"十二五"普通高等教育本科国家级规划教材

国家卫生健康委员会"十四五"规划教材
全国高等学校教材
供八年制及"5+3"一体化临床医学等专业用

外科学（上册）

Surgery

第4版

主　　编　陈孝平　张英泽　王　俊
副 主 编　兰　平　王行环　廖国庆　蔡秀军

数字主编　兰　平　胡俊波
数字副主编　沈柏用　林天歆　项　帅

分篇负责人
外科基础　吴国豪　蔡秀军　张志伟
麻　　醉　黄宇光
神经外科　赵继宗
心胸外科　胡盛寿　王　俊
普通外科　陈孝平　兰　平　廖国庆
血管外科　符伟国
泌尿外科　叶章群　王行环
骨　　科　张英泽

编写秘书　梅　斌

人民卫生出版社
·北　京·

图书在版编目（CIP）数据

外科学：上册、下册 / 陈孝平，张英泽，王俊主编
. —4 版 . —北京：人民卫生出版社，2025.8
全国高等学校八年制及“5+3”一体化临床医学专业
第四轮规划教材
ISBN 978-7-117-35704-3

Ⅰ. ①外… Ⅱ. ①陈… ②张… ③王… Ⅲ. ①外科学
－高等学校－教材 Ⅳ. ①R6

中国国家版本馆 CIP 数据核字（2023）第 239994 号

外 科 学

Waikexue

（上、下册）

第 4 版

主　　编：陈孝平　张英泽　王　俊
出版发行：人民卫生出版社（中继线 010-59780011）
地　　址：北京市朝阳区潘家园南里 19 号
邮　　编：100021
E - mail：pmph @ pmph.com
购书热线：010-59787592　010-59787584　010-65264830
印　　刷：人卫印务（北京）有限公司
经　　销：新华书店
开　　本：850 × 1168　1/16　　总印张：70
总 字 数：2071 千字
版　　次：2005 年 8 月第 1 版　　2025 年 8 月第 4 版
印　　次：2025 年 8 月第 1 次印刷
标准书号：ISBN 978-7-117-35704-3
定价（上、下册）：198.00 元
打击盗版举报电话：010-59787491　E-mail：WQ @ pmph.com
质量问题联系电话：010-59787234　E-mail：zhiliang @ pmph.com
数字融合服务电话：4001118166　E-mail：zengzhi @ pmph.com

编委名单

（以姓氏笔画为序）

数字编委

（数字编委详见二维码）

数字编委名单

融合教材阅读使用说明

融合教材即通过二维码等现代化信息技术，将纸书内容与数字资源融为一体的新形态教材。本套教材以融合教材形式出版，每本教材均配有特色的数字内容，读者在阅读纸书的同时，通过扫描书中的二维码，即可免费获取线上数字资源和相应的平台服务。

本教材包含以下数字资源类型

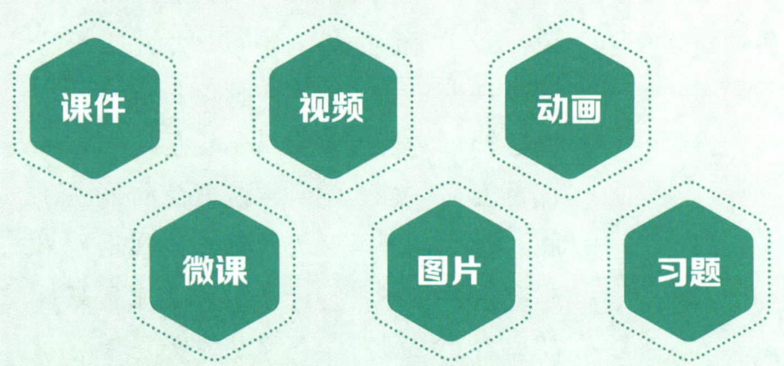

本教材特色资源展示

获取数字资源步骤

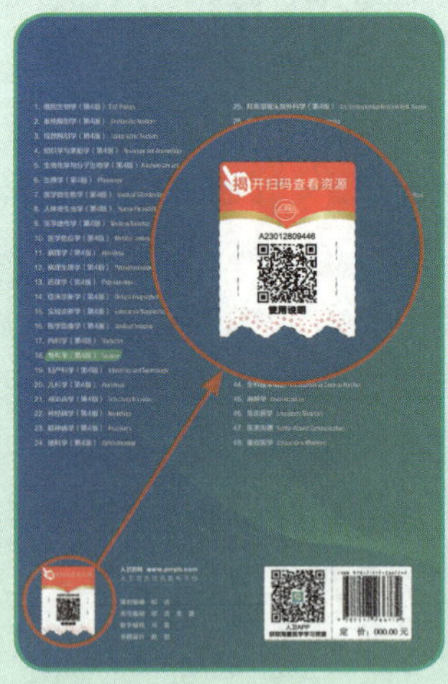

①扫描封底红标二维码，获取图书“使用说明”。

②揭开红标，扫描绿标激活码，注册/登录人卫账号获取数字资源。

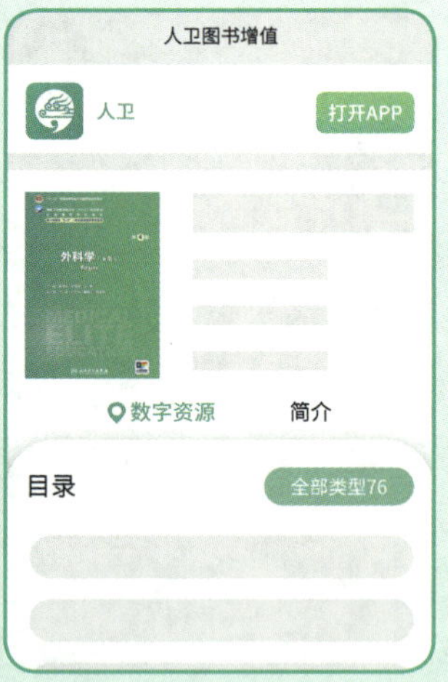

③扫描书内二维码或封底绿标激活码随时查看数字资源。

④登录 zengzhi.ipmph.com 或下载应用体验更多功能和服务。

APP 及平台使用客服热线　400-111-8166

读者信息反馈方式

欢迎登录“人卫 e 教”平台官网“medu.pmph.com”，在首页注册登录(也可使用已有人卫平台账号直接登录)，即可通过输入书名、书号或主编姓名等关键字，查询我社已出版教材，并可对该教材进行读者反馈、图书纠错、撰写书评以及分享资源等。

全国高等学校八年制及“5+3”一体化临床医学专业 第四轮规划教材 修订说明

为贯彻落实党的二十大精神，培养服务健康中国战略的复合型、创新型卓越拔尖医学人才，人卫社在传承20余年长学制临床医学专业规划教材基础上，启动新一轮规划教材的再版修订。

21世纪伊始，人卫社在教育部、卫生部的领导和支持下，在吴阶平、裘法祖、吴孟超、陈灏珠、刘德培等院士和知名专家亲切关怀下，在全国高等医药教材建设研究会统筹规划与指导下，组织编写了全国首套适用于临床医学专业七年制的规划教材，探索长学制规划教材编写“新”“深”“精”的创新模式。

2004年，为深入贯彻《教育部 国务院学位委员会关于增加八年制医学教育（医学博士学位）试办学校的通知》（教高函〔2004〕9号）文件精神，人卫社率先启动编写八年制教材，并借鉴七年制教材编写经验，力争达到“更新”“更深”“更精”。第一轮教材共计32种，2005年出版；第二轮教材增加到37种，2010年出版；第三轮教材更新调整为38种，2015年出版。第三轮教材有28种被评为“十二五”普通高等教育本科国家级规划教材，《眼科学》（第3版）荣获首届全国教材建设奖全国优秀教材二等奖。

2020年9月，国务院办公厅印发《关于加快医学教育创新发展的指导意见》（国办发〔2020〕34号），提出要继续深化医教协同，进一步推进新医科建设、推动新时代医学教育创新发展，人卫社启动了第四轮长学制规划教材的修订。为了适应新时代，仍以八年制临床医学专业学生为主体，同时兼顾“5+3”一体化教学改革与发展的需要。

第四轮长学制规划教材秉承“精品育精英”的编写目标，主要特点如下：

1. 教材建设工作始终坚持以习近平新时代中国特色社会主义思想为指导，落实立德树人根本任务，并将《习近平新时代中国特色社会主义思想进课程教材指南》落实到教材中，统筹设计，系统安排，促进课程教材思政，体现党和国家意志，进一步提升课程教材铸魂育人价值。

2. 在国家卫生健康委员会、教育部的领导和支持下，由全国高等医药教材建设研究学组规划，全国高等学校八年制及“5+3”一体化临床医学专业第四届教材评审委员会审定，院士专家把关，全国医学院校知名教授编写，人民卫生出版社高质量出版。

3. 根据教育部临床长学制培养目标、国家卫生健康委员会行业要求、社会用人需求，在全国进行科学调研的基础上，借鉴国内外医学人才培养模式和教材建设经验，充分研究论证本专业人才素质要求、学科体系构成、课程体系设计和教材体系规划后，科学进行的，坚持“精品战略，质量第一”，在注重“三基”“五性”的基础上，强调“三高”“三严”，为八年制培养目标，即培养高素质、高水平、富有临床实践和科学创新能力的医学博士服务。

4. 教材编写修订工作从九个方面对内容作了更新：国家对高等教育提出的新要求；科技发展的趋势；医学发展趋势和健康的需求；医学精英教育的需求；思维模式的转变；以人为本的精神；继承发展的要求；统筹兼顾的要求；标准规范的要求。

5. 教材编写修订工作适应教学改革需要，完善学科体系建设，本轮新增《法医学》《口腔医学》《中医学》《康复医学》《卫生法》《全科医学概论》《麻醉学》《急诊医学》《医患沟通》《重症医学》。

6. 教材编写修订工作继续加强“立体化”“数字化”建设。编写各学科配套教材“学习指导及习题集”“实验指导 / 实习指导”。通过二维码实现纸数融合，提供有教学课件、习题、课程思政、中英文微课，以及视频案例精析（临床案例、手术案例、科研案例）、操作视频 / 动画、AR 模型、高清彩图、扩展阅读等资源。

全国高等学校八年制及“5+3”一体化临床医学专业第四轮规划教材，均为国家卫生健康委员会“十四五”规划教材，以全国高等学校临床医学专业八年制及“5+3”一体化师生为主要目标读者，并可作为研究生、住院医师等相关人员的参考用书。

全套教材共 48 种，将于 2023 年 12 月陆续出版发行，数字内容也将同步上线。希望得到读者批评反馈。

全国高等学校八年制及“5+3”一体化临床医学专业第四轮规划教材　序言

“青出于蓝而胜于蓝”，新一轮青绿色的八年制临床医学教材出版了。手捧佳作，爱不释手，欣喜之余，感慨千百位科学家兼教育家大量心血和智慧倾注于此，万千名医学生将汲取丰富营养而茁壮成长，亿万个家庭解除病痛而健康受益，这不仅是知识的传授，更是精神的传承、使命的延续。

经过二十余年使用，三次修订改版，八年制临床医学教材得到了师生们的普遍认可，在广大读者中有口皆碑。这套教材将医学科学向纵深发展且多学科交叉渗透融于一体，同时切合了“环境 - 社会 - 心理 - 工程 - 生物”新的医学模式，秉持“更新、更深、更精”的编写追求，开展立体化建设、数字化建设以及体现中国特色的思政建设，服务于新时代我国复合型高层次医学人才的培养。

在本轮修订期间，我们党团结带领全国各族人民，进行了一场惊心动魄的抗疫大战，创造了人类同疾病斗争史上又一个英勇壮举！让我不由得想起毛主席《送瘟神二首》序言：“读六月三十日人民日报，余江县消灭了血吸虫，浮想联翩，夜不能寐，微风拂煦，旭日临窗，遥望南天，欣然命笔。”人民利益高于一切，把人民群众生命安全和身体健康挂在心头。我们要把伟大抗疫精神、祖国优秀文化传统融会于我们的教材里。

第四轮修订，我们编写队伍努力做到以下九个方面：

1. 符合国家对高等教育的新要求。全面贯彻党的教育方针，落实立德树人根本任务，培养德智体美劳全面发展的社会主义建设者和接班人。加强教材建设，推进思想政治教育一体化建设。

2. 符合医学发展趋势和健康需求。依照《“健康中国 2030”规划纲要》，把健康中国建设落实到医学教育中，促进深入开展健康中国行动和爱国卫生运动，倡导文明健康生活方式。

3. 符合思维模式转变。二十一世纪是宏观文明与微观文明并进的世纪，而且是生命科学的世纪。系统生物学为生命科学的发展提供原始驱动力，学科交叉渗透综合为发展趋势。

4. 符合医药科技发展趋势。生物医学呈现系统整合 / 转型态势，酝酿新突破。基础与临床结合，转化医学成为热点。环境与健康关系的研究不断深入。中医药学守正创新成为国际社会共同的关注。

5. 符合医学精英教育的需求。恪守“精英出精品，精品育精英”的编写理念，保证“三高”“三基”“五性”的修订原则。强调人文和自然科学素养、科研素养、临床医学实践能力、自我发展能力和发展潜力以及正确的职业价值观。

6. 符合与时俱进的需求。新增十门学科教材。编写团队保持权威性、代表性和广泛性。编写内容上落实国家政策、紧随学科发展，拥抱科技进步、发挥融合优势，体现我国临床长学制办学经验和成果。

7. 符合以人为本的精神。以八年制临床医学学生为中心，努力做到优化文字：逻辑清晰，详略有方，重点突出，文字正确；优化图片：图文吻合，直观生动；优化表格：知识归纳，易懂易记；优化数字内容：网络拓展，多媒体表现。

8. 符合统筹兼顾的需求。注意不同专业、不同层次教材的区别与联系，加强学科间交叉内容协调。加强人文科学和社会科学教育内容。处理好主干教材与配套教材、数字资源的关系。

9. 符合标准规范的要求。教材编写符合《普通高等学校教材管理办法》等相关文件要求，教材内容符合国家标准，尽最大限度减少知识性错误，减少语法、标点符号等错误。

最后，衷心感谢全国一大批优秀的教学、科研和临床一线的教授们，你们继承和发扬了老一辈医学教育家优秀传统，以严谨治学的科学态度和无私奉献的敬业精神，积极参与第四轮教材的修订和建设工作。希望全国广大医药院校师生在使用过程中能够多提宝贵意见，反馈使用信息，以便这套教材能够与时俱进，历久弥新。

愿读者由此书山拾级，会当智海扬帆！

是为序。

中国工程院院士
中国医学科学院原院长 刘德培
北京协和医学院原院长
二〇二三年三月

主编简介

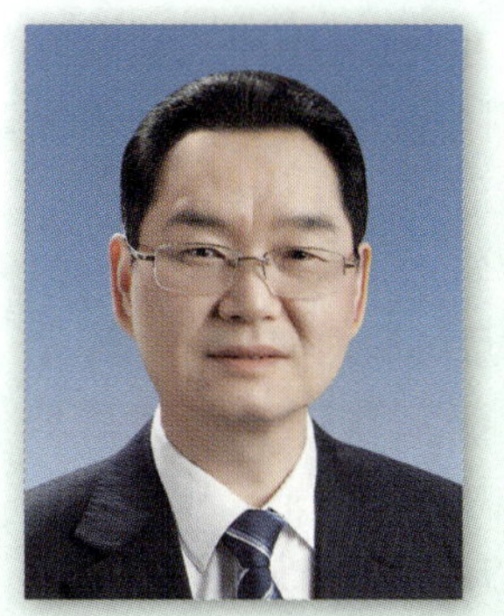

陈孝平

中共党员，中国科学院院士，中国医学科学院学部委员。教授、主任医师、博士生导师。肝胆胰外科和器官移植领域专家。华中科技大学同济医学院名誉院长，华中科技大学同济医学院附属同济医院外科学系主任，器官移植教育部重点实验室主任，国家卫生健康委员会器官移植重点实验室主任，肝胆胰外科研究所所长；中国医学科学院器官移植重点实验室主任；中国人体器官捐献管理中心专家委员会主任委员；意大利 Insubria 大学医学院外科名誉教授。

担任第八届全国高等学校 5 年制本科临床医学专业教材评审委员会常务副主任委员，教育部高等学校临床医学类专业教学指导委员会副主任委员。担任全国高等学校 5 年制本科临床医学专业国家级规划教材《外科学》第 8~10 版主编；全国高等学校七年制及八年制临床医学专业国家级规划教材《外科学》第 1~4 版主编，担任《黄家驷外科学》(第 9 版) 主编；另外主编辅助教材、专著和参考书 30 余部。主持和参与了 10 余项教学改革项目，获国家级教学成果奖二等奖 2 项、湖北省教学成果奖特等奖和一等奖各 1 项。2020 年主持的《外科学》课程荣获教育部首批国家级一流本科课程线下一流课程。先后获得第二届国家级教学名师奖、宝钢优秀教师特等奖及卫生部“有突出贡献中青年专家”“国家高层次人才特殊支持计划”教学名师等荣誉称号。2021 年荣获首届全国教材建设奖“全国教材建设先进个人”称号。

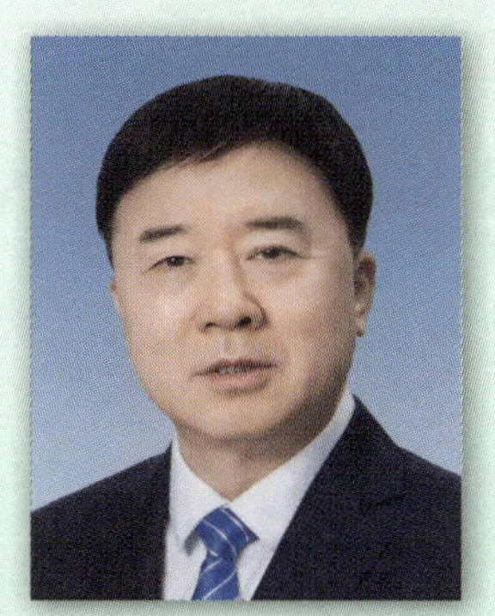

张英泽

中国工程院院士，河北省骨科研究所所长，国家卫生健康委员会骨科智能器材重点实验室主任。美国科罗拉多大学、华中科技大学、华南理工大学、南方医科大学等国内外 12 所大学的客座教授。兼任中华医学会骨科学分会主任委员、中国医师协会骨科医师分会会长、中国康复医学会修复重建外科专业委员会主任委员、华裔骨科学会会长、中国解剖学会骨科解剖学分会主任委员，河北省医师协会会长。

以通信作者和第一作者发表中华医学会系列期刊、论文 500 余篇，SCI 论文 400 余篇 (单篇最高影响因子 39.3)。主编、主译学术专著 40 余部，在德国 Thieme 出版社和 Springer 出版社出版英文专著 5 部。获得授权发明专利 92 项，美国发明专利 8 项，进行成果转化，获批 15 项注册证。系列成果获国家技术发明奖二等奖 1 项、国家科技进步奖二等奖 2 项、省部级科技奖一等奖 14 项，获何梁何利基金科学与技术进步奖，入选“国家高层次人才特殊支持计划”(“万人计划”) 领军人才。团队获评“全国专业技术人才先进集体”“全国高校黄大年式教师团队”荣誉称号。担任《中华老年骨科与康复杂志》《中华创伤骨科杂志》《中国骨与关节杂志》总编辑，任 *Journal of Bone and Joint Surgery* (*JBJS*) 中文版主编，《中华外科杂志》《中国矫形外科杂志》《中国临床医生杂志》《临床外科杂志》与 *Orthopedics* 副总编辑。

主编简介

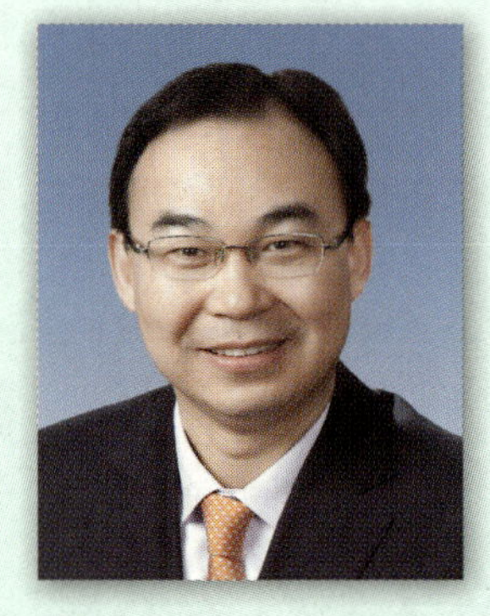

王　俊

胸外科主任医师，北京大学博雅讲席教授，博士研究生导师，中国工程院院士，中国医学科学院学术咨询委员会学部委员，中国中医科学院学部委员，北京大学人民医院院长，政协第十四届全国委员会常务委员，九三学社中央常委。

我国胸部微创事业的开拓者和奠基人，从事临床教学工作近40年。在中国最早成功开展电视胸腔镜手术，并且保持着手术难度和数量的国内领先和国际先进水平；研发适合国情的胸腔镜手术器械，创建适合国人特点的肺癌胸腔镜手术“王氏技术”，显著提高了手术的安全性和精准度，引领我国胸外科完成从传统开胸到现代微创的革命性转型；培训了我国早期80%以上的胸腔镜医师；完成了多项肺癌诊疗的创新性研究，成果写入多项国际指南，建立肺癌微创综合诊疗体系，显著提高我国早期肺癌的诊治水平。主要获奖包括，国际胸心外科最高青年奖Graham Fellowship（1997），国家科学技术进步奖二等奖（2012），享受国务院政府特殊津贴（2014），吴阶平医药创新奖，吴阶平-保罗·杨森医学药学奖（2015），光华工程科技奖（2018），中央保健工作杰出专家奖（2021），北京大学国华杰出学者奖（2021），谈家桢生命科学成就奖（2022）。发表论文近400篇，编写中英文专著14部。

副主编简介

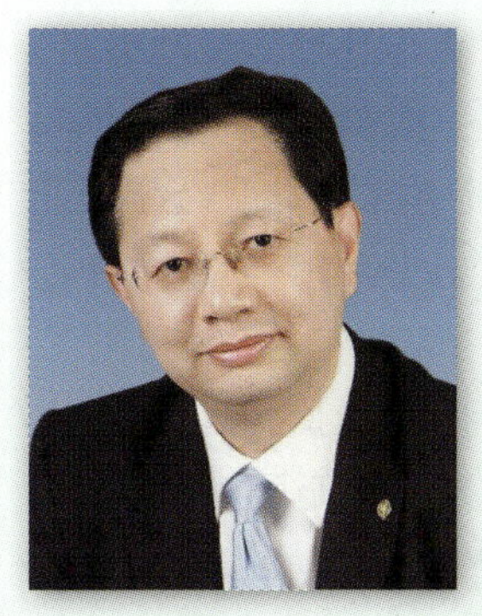

兰 平

教授、主任医师，博士生导师，中山大学原副校长，广东省胃肠病学研究所所长，广东省消化病临床研究中心主任，中山大学附属第六医院胃肠外科首席专家。享受国务院政府特殊津贴，国之名医"卓越建树"奖获得者、卫生部有突出贡献中青年专家、"南粤百杰"人才、《中华胃肠外科杂志》主编。

从事结直肠外科临床和教学工作30余年，主编和副主编外科学教材9部，主编的专升本教材《外科学》(第4版)获首届全国教材建设奖全国优秀教材一等奖。牵头获得国家重点研发计划项目(两项)、国家自然区域创新发展联合基金重点项目等40余项基金资助。获国家科学进步奖二等奖、教育部高等学校科学研究优秀成果奖一等奖、广东省科技进步奖一等奖等奖项20余项。

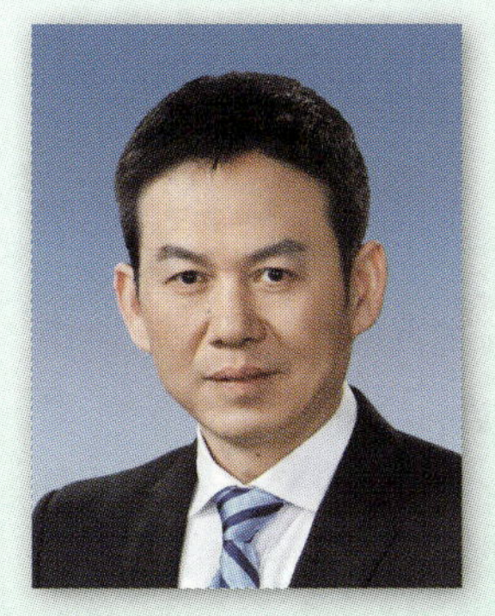

王行环

教授、主任医师，博士生导师。现任武汉大学泌尿外科研究所所长、武汉大学中南医院院长、国务院学位委员会学科评议组成员、中国研究型医院学会泌尿外科学专业委员会主任委员、中国医师协会泌尿外科医师分会副会长等。

从事临床、教学工作30余年，主持国家重点研发计划项目4项，牵头制定国家级行业标准20余部(英文4部)；发表论文300余篇，其中SCI收录论文200余篇，他引万余次。以第一完成人获国家技术发明奖二等奖、全国创新争先奖牌。获全国最美科技工作者、吴阶平医药创新奖、荆楚好老师特别奖等。

副主编简介

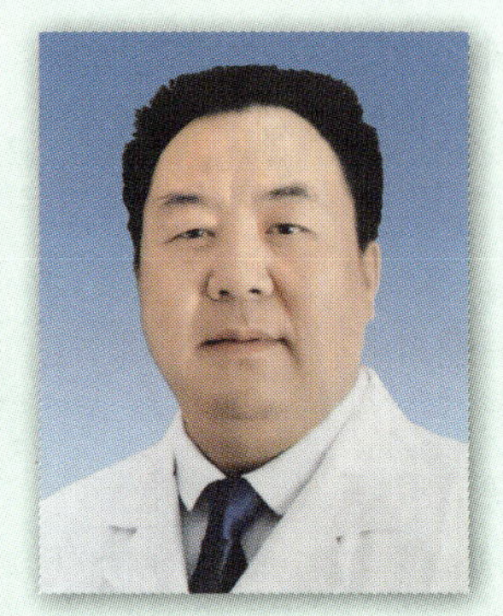

廖国庆

外科学教授，博士生导师。现任中华医学会外科学分会胃肠外科学组委员，中国医师协会外科医师分会微创外科专业委员会常务委员，中国抗癌协会胃肠间质瘤专业委员会常务委员，中国医师协会外科医师分会胃肠道间质瘤诊疗专业委员会常务委员，湖南省医学会外科学专业委员会腹腔镜与内镜外科学组主任委员等。

从医30余年来一直致力于胃肠外科的基础研究和临床工作，擅长胃肠道良、恶性肿瘤的诊断与治疗。率先在我国开展胃肠道间质瘤GIST的临床诊断与治疗的临床及基础研究，并参与制定全国治疗规范标准。在省内率先开展腹腔镜下结直肠癌及胃癌手术，在胃癌根治术、全直肠系膜切除、低位保留肛门和保护性功能的直肠癌根治术等方面进行了研究并有丰富的经验，对于腹腔镜治疗外科疾病有自己独特的见解。重视教学和科研工作，对肿瘤转移复发，尤其是胃肠道肿瘤的实验室和临床研究颇有造诣。重视团队研究和建设，并先后于国内外学术期刊以第一作者或通信作者发表论文50余篇，主持参与多项科研课题。主编专著1部，参编3部；参编全国高等学校医学教材1部。

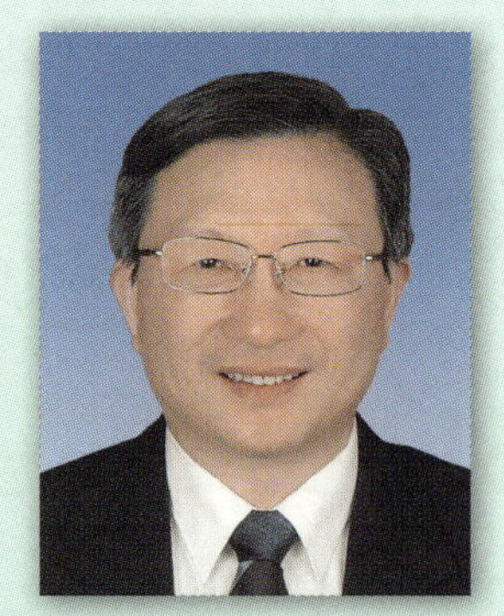

蔡秀军

主任医师，教授、博士生导师。现任全国政协常委、浙江省政协副主席，民进中央常委、浙江大学医学院附属邵逸夫医院院长，中国医学科学院学术咨询委员会学部委员，微创器械创新及应用国家工程研究中心主任、中华医学会外科学分会副主任委员、中国医师协会外科医师分会微创外科医师委员会主任委员、中国医学装备协会转化医学分会会长、浙江省医学会外科学分会主任委员、美国外科学院委员、英国皇家外科学院委员、国际肝胆胰外科协会委员等。

长期在临床、科研、教学一线工作，在微创外科领域有很深的造诣及影响力。承担多项863计划、国家科技支撑计划、国家自然科学基金、国际科技合作与交流重大专项等国家级和省部级重大科研项目。曾荣获国家技术发明奖二等奖、国家科技进步奖二等奖、教育部科技进步奖一等奖、何梁何利科学与技术创新奖、浙江省科学技术重大贡献奖、全国优秀医院院长等荣誉。入选新世纪百千万人才工程国家级人选，是教育部长江学者特聘教授、卫生部有突出贡献中青年专家、国家“万人计划”科技创新领军人才，也是全国创新争先奖状、谈家桢生命科学奖（临床医学奖）获得者。

前 言

为了适应我国高等医药院校教学改革和发展的需要，2002 年我们编写出版了七年制医学类专业教材《外科学》；2005 年，在七年制教材《外科学》的基础上，编写出版了八年制和七年制共用临床医学专业教材《外科学》，并于 2010 年再次修订。据调查，全国 90% 以上招收七年制和八年制医学生的大学都使用了这本教材，总体评价优秀。为了适应科学的发展和医学知识的更新，全国高等医药教材建设研究会决定对八年制及 "5+3" 一体化临床医学等专业共用教材进行第 4 次修订，其中包括这本《外科学》。

第 4 版全国高等医药院校八年制及 "5+3" 一体化临床医学等专业共用教材《外科学》的编写，仍然贯彻 "三基、五性和三特定" 的原则。三基：即基础理论、基本知识、基本技能。五性：思想性、科学性、先进性、启发性、适用性。三特定：①特定对象：临床医学专业八年制及 "5+3" 一体化临床医学专业学生。②特定目标：与培养目标相适应。八年制临床医学专业的培养目标主要定位于临床医学专业博士学位，毕业后从事临床医疗工作；即当医生，要会看病，并有一定的独立科研能力。③特定限制：既有别于专著，又不同于讲义和授课提纲。同时强调 "更新、更深、更精" 三个方面的要求。更新：要有更新的内容、更新的思想和更新的风格，能反映当今外科学的最新知识和内容。如本书中对微创外科概念和技术进展有更多的介绍。更深：相关内容要更深一些，概念、理论要更完整一些。要提出的是：深，不是文字越多越好，而是层次更深，力求概念和理论的完整。传授知识不仅要使学生知其然，还要知其所以然。对近年来出现的新观点或新技术，也略作介绍，如快速术后康复理念、人工控制机械手臂辅助（又称机器人）外科手术以及器官移植的适应证等。更精：文字和语言尽可能精练，内容易读懂。一些有争论的观点点到为止，给老师讲课留有扩展的空间。

全书由上一版的 78 章调整为 80 章。增加了内镜、腔镜及介入技术，功能性神经系统疾病外科治疗，脑与脊髓疾病后遗症三章。在其他章节增加了胃肠道间质瘤和病态肥胖症的外科治疗、下消化道大出血，以及小儿常见腹部肿瘤、睾丸扭转、肩胛骨骨折、胸椎退行性疾病等内容。删除了人类免疫缺陷病毒感染与外科手术、组织移植。细化了整形外科基本技术及常见疾病诊治的内容。调整了肺部疾病章节的结构层次。为了便于教学和使学生掌握外科专业英语词汇，对主要疾病、手术等专有医学名词列出中英文名词对照索引；与本教材相配套的外科学的数字资源（包括课件、视频、动画、微课、图片、习题）将同步上线，《外科学学习指导及习题集》《外科学实习指导》《外科手术基本操作》也将同步出版发行，以便于学生拓宽知识面、自学和复习，同时也便于老师授课时参考。

为了确保教材内容及质量满足要求，我们参阅了国外权威外科学教材，按集体定制计划进行编写；先由编写人完成初稿，经分编小组审阅，再经分编小组负责人集体讨论定稿，最后由主编全面整理，并强调分篇负责人制度。

参加编写本书的 64 名编写人员均有长期从事教学工作的经历，95% 以上从事过七年制或八年制临床医学教学工作，他们均为博士生导师。为了确保本教材的权威性及代表性，本届编委会成员来自全国 20 个省、自治区、直辖市的 47 所院校和医疗单位。

我们力求本教材能够达到上述要求，以适应我国八年制及 "5+3" 一体化临床医学等专业教学的需求。尽管我们竭尽全力，但书中一定还存在不少缺漏和错误，诚恳地希望各院校的师生在使用中发现问题后，给予指正！

陈孝平　张英泽　王　俊

2023 年 8 月

目　　录

上　　册

下 册

第一章
绪　论

第一节　外科学范畴

外科一词的英文名 surgery，来自拉丁文 Chirurgia，由希腊文 cheir（手）和 ergon（工作）组合而成。由此可见，当时的外科强调通过动手（包扎、手法操作或手术）来治疗伤病，以区别通过药物治疗疾病的内科。在古老的外科中，因为没有有效的麻醉镇痛与止痛，手术突出的是轻、快、巧。在现代外科中，手术仅为其组成部分之一。当今外科医生不但要做手术，还要研究与外科疾病相关的基础理论，包括病因、病理、发病机制、诊断、预防和治疗等。现代科学和医学的发展，推动了临床各学科的进步，使临床学科在分工上相互交叉增多。例如，腔镜和内镜技术的迅速发展，使外科与内科的界限更加难分。近十多年来，提倡多学科协作（multidisciplinary collaboration）的医疗服务概念，即从一个人到一个团队（person to team）的服务；在医学教育上提倡按系统疾病、基础与临床和内外科整合来讲授与实践。因此，很难给外科学提出一个确切的定义或规定范围，只能根据外科现状，从如下两个方面来理解外科学的范畴。

（一）外科疾病

大致分为 7 类：

1. 创伤（trauma）　由暴力或其他致伤因子引起的人体组织破坏，例如内脏破裂、骨折、烧伤等，多需要外科手术或其他技术处理，以修复组织和恢复功能。

2. 感染（infection）　致病的微生物侵袭人体，导致组织、器官的损害、破坏，发生坏死和实体脓肿形成，这类感染性疾病适合手术治疗，例如坏疽阑尾的切除、肝脓肿的引流术等。

3. 肿瘤（tumor）　实体肿瘤原则上都需要手术切除。良性肿瘤切除可完全治愈；对恶性肿瘤，手术能达到根治、延长生存时间或者缓解症状的效果。

4. 畸形　先天畸形（congenital deformity），例如先天性心脏病、肛管直肠闭锁等，均需施行手术治疗；后天畸形，例如烧伤后瘢痕挛缩，也需手术整复，以恢复功能和改善外观。

5. 内分泌功能失调　如甲状腺和甲状旁腺功能亢进症等。

6. 寄生虫病（parasitosis）　如肝棘球蚴病和胆道蛔虫症等。

7. 其他　空腔脏器阻塞，如肠梗阻、尿路梗阻或梗阻性黄疸等；血液循环障碍如下肢静脉曲张和门静脉高压症等；结石形成，如胆石症和尿路结石等，以及不同原因引起的大出血（massive hemorrhage）等，常需手术治疗。

需要指出的是，外科疾病和内科疾病在许多情况下是相对的。因为外科疾病并不一定都要手术治疗，例如局部感染性病变，经药物治疗有时可以得到完全控制，只有形成脓肿时才需要切开或穿刺引流。而有些内科疾病，发展到一定的阶段也可能需要手术。如胃十二指肠溃疡，并发穿孔、大出血或癌变时，常需要手术。不仅如此，由于医学科学的进展，有的原来认为应当手术的疾病，现在可以用非手术治疗，例如大部分肾结石可以应用体外震波，使结石粉碎排出。有的原来不能施行手术的外科疾病，如某些先天性心脏病，现在可以在体外循环下，用手术方法来治疗。还有，有些过去完全属于内科治疗的疾病，如肝豆状核变性，现在可以行肝移植治疗。

(二) 外科所属专科

到20世纪中期，随着外科范围的扩大，任何一位外科医生都不可能掌握外科学的全部知识和技能。外科学向专业化发展已成为必然。分科的方法有很多种：如根据工作对象和性质，分为实验外科和临床外科。在临床外科，根据人体的系统又分为骨科、泌尿外科、神经外科、血管外科；按人体部位，分为头颈外科、胸心外科、腹部外科；按年龄特点，分为小儿外科、老年外科；现在可为胎儿做手术，但尚未成为专科；按手术方式，分为整复外科、显微外科、移植外科；按疾病性质，分为肿瘤外科、急症外科；按器官功能分出内分泌外科等。而有些原属外科的学科，如妇产、口腔、眼和耳鼻咽喉专业等随着自身不断发展而脱离外科，成立了自己的专科。

第二节 中医外科学发展简史

我国外科学（surgery）的起源并不清楚。早在旧石器时代，我们的祖先就已开始用人工制造的器具（如砭石）治疗伤病。进入新石器时代（公元前5000—公元前3000年）发展成石针，又称箴石，用于治痈肿。青铜器时代制造出青铜砭针。在殷墟出土的甲骨文中证明，商代（公元前1300年—公元前1046年）已有各种疾病名称，如“龋齿”“疥”“疮”。周代（公元前1066—公元前481年），传统医学（traditional medicine）中分出“疡科”，主治未溃肿物、已溃疮疡、刀枪箭伤及骨折等人体外部和四肢伤病。汉代外科名著《五十二病方》（1973年长沙马王堆出土的医书）中强调预防破伤风，并开始用疝带和疝罩治疗腹股沟疝。要指出的是，马王堆汉墓女尸肌肤、内脏和脑均保存完整，说明当时已有相当先进的防腐技术。

在《史记·扁鹊仓公列传》中，记载了商周时期很多解剖名称：“俞跗……乃割皮解肌……湔浣肠胃，漱涤五脏……”公元前400年，以五脏六腑和经络气血等相结合的医学理论体系形成。《黄帝内经》中对血液循环已有认识。公元190年《难经》对人体解剖有较详细的描述。1045年，《欧希范五脏图》正式出版。1797年王清任解剖犯人的尸体，撰写《医林改错》一书，纠正前人解剖中的许多错误。需要指出的是，中医（traditional Chinese medicine）中的解剖名称与西方医学并不相同，它强调功能，自成体系。

扁鹊（公元前407年—公元前310年）抢救尸厥（休克？）获愈，且有用毒酒作麻醉进行外科手术的记载。华佗（145—208年）使用酒服麻沸散为病人进行过死骨剔除术、剖腹术等。危亦林（1337年）主张在骨折或脱臼的整复前用乌头、曼陀罗等药物先行麻醉，强调“若其人如酒醉，即不可加药，切不可过多”。也就是说，要严格掌握麻醉药的用量，确保安全性。明代，王肯堂将川乌、草乌、南星、半夏和川椒制成糊剂用于体表手术，开创了药物局部麻醉的先例。

对外科伤病的认识和治疗方法也在不断地提高。196—204年，张仲景描述了肠痈（阑尾炎）、肺痈（肺脓疡）、阴吹（直肠阴道瘘）等，并创用了人工呼吸法急救自缢以及灌肠术。而在西方，到1667年Hooke才开始使用人工呼吸的方法。499年，在《刘涓子鬼遗方》中论述了金疮、痈疽、疮疖等化脓性感染的诊断和治疗原则，如脓肿切开引流术，强调手术刀要用火烧红后方可使用。650年，将海藻、海蛤等制成丸散治疗地方性甲状腺肿，比西方人Parry（1786年）对甲状腺肿的记述早1 100多年。652年，山西绛州僧死后进行病理解剖，发现食管内扁体鳞状物，即食管癌。841年，蔺道人科学地论述了肩关节、髋关节脱臼手法复位，四肢及脊柱骨折的手法、手术复位及夹板固定技术。1337年，危亦林首创“悬吊复位法”治疗脊柱骨折，比西方人用此方法早600多年。1554年，薛铠创用烧灼断脐法预防婴儿破伤风。1604年，申斗垣提出对筋瘤“以利刀去之”，对血瘤“以利刀割去，以银烙匙烧红一烙即不流血……不再生”；他强调外科器械使用前要经过煮沸处理，这些观念和措施比西方人的消毒观念和肿瘤外科原则至少早200多年。

第三节 工业革命与现代外科学发展

在古代，西方国家很多医疗记载多为神话传说。到 18 世纪中期工业革命开始，欧洲外科学才得到发展。1761 年，Morgagni 出版了《用解剖学研究疾病的部位和原因》一书，被誉为 18 世纪最伟大的医学成就之一。1766 年，Desault 开始用绷带包扎治疗骨折。1794 年，Hunter 的《论血液、炎症和枪伤》一书出版，使炎症（inflammation）逐渐成为外科第一原理；他的另一贡献是提出在正常部位结扎血管治疗股动脉或腘动脉的动脉瘤（aneurysm），由于有足够的侧支循环而可避免截肢。

直到 19 世纪，由于完善了对人体器官结构解剖的认识，解决了麻醉、止血和输血、术后感染以及外科手术的基本操作技术等问题，这才奠定了现代外科学的基础。

1. 解剖 在以前对人体解剖认识的基础上，1811 年 Bell 发表了《脑解剖新论》，阐述了脊髓后根神经的作用，1832 年 Cooper 发表《甲状腺解剖学》，等等。1859 年 Gray 出版的《图解和外科的解剖学》，作为医学教科书一直沿用至今。

2. 麻醉 1800 年 Davy 发现了笑气的麻醉作用。1842 年美国 Long 用乙醚麻醉施行皮肤肿瘤切除；1846 年麻省总医院 Morton 为一例手术病人成功地施行了乙醚麻醉。1847 年爱丁堡的 Simpson 用氯仿进行麻醉获得成功。1848 年中国第一次试用氯仿麻醉法。1874 年 Ore 应用水合氯醛进行静脉麻醉。至此，外科进入了一个崭新时代，手术速度再也不是作为评价外科医生是否高明的标准。1640 年 Severino 用冰雪进行局部麻醉试验，这是最原始的低温麻醉技术。1887 年德国的 Schleich 开始用可卡因作局部浸润麻醉，由于其毒性大，很快被普鲁卡因所代替。迄今，普鲁卡因仍是一种安全有效的局部麻醉剂。

3. 输血 大出血是造成创伤和手术死亡的另一重要原因。输血可以挽救病人生命。1665 年 Lower 进行了从狗到狗的输血试验；1667 年 Denis 首次在人体进行输血试验。至 1901 年奥地利 Landsteiner 发现血型后，输血安全性才得以保证。初期采用直接输血法，但操作复杂，输血量不易控制；1915 年德国 Lewisohn 提出混加枸橼酸钠溶液，使血不凝固，建立了间接输血法。建立了血库后，使输血方便易行。

4. 术后感染 在 100 年前，手术感染是一大难题。当时，截肢手术的死亡率高达 40%~50%。外科医生已经注意到常见的坏疽（gangrene）、丹毒（erysipelas）、脓血症（pyemia）、败血症（septicemia）等与手术环境的关系，并称其为“医院病（hospitalism）”。美国 Holmes（1809—1894 年）明确提出产后发热（puerperal fever）是经医生的手带给产妇的。匈牙利产科医生 Semmelweis（1818—1865 年）证明产后发热是感染性疾病，并要求医生在接生前必须用漂白粉溶液（chlorinated lime solutions）将手洗净。采用这种方法后，产妇死亡率由 10% 降到了 1%。这是抗菌术（antisepsis）的开端。

英国的 Lister（1827—1912 年）是公认的外科抗菌创始人。他使用的主要抗菌剂是苯酚，用以浸泡器械、喷洒手术室。1867—1870 年期间，他用此方法施行截肢术，病人的病死率从 45% 降至 15%。

德国细菌学家 Koch 于 1878 年发现了伤口感染的病原菌，医生 Bergmann（1836—1907 年）创用蒸气灭菌法对敷料进行灭菌，由此抗菌法演进至无菌法（asepsis）。1887 年 Mikulicz-Radecki 倡议手术者戴口罩；1889 年德国 Fürbringer 提出了手臂消毒法；1890 年美国 Halsted 提倡戴灭菌橡皮手套。至此，无菌术得到完善。1928 年英国 Fleming 发现了青霉素，1935 年德国 Domagk 提倡应用百浪多息（磺胺类），使术后感染的预防和治疗提高到了一个新的水平。

5. 手术基本操作技术 Matas（1860—1957 年）曾这样说，回忆起 19 世纪 80 年代，除非意外事故损伤（accident injuries），头、胸和腹部仍是不能手术的禁区。在这些部位施行手术要解决的问题很多，其中有：①如何在术中控制出血和止血。19 世纪以前已有了丝线结扎血管的止血方法。1872 年英国人 Wells 在术中正式用止血钳止血，1873 年德国 Esmarch 在截肢时提倡用止血带控制出血，

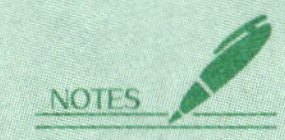

1908 年 Pringle 以示指和拇指捏紧肝十二指肠韧带控制肝手术中出血，术中控制出血和止血技术逐步完善。②如何将空腔器官的两个断端重新连接起来是另一问题，特别是胃肠道和血管。Wolfler（1881 年）和 Billroth（1829—1894 年）完善了胃肠吻合技术；Lembert 提出缝合小肠的基本原则（the basic principle of intestinal suture），即浆膜对浆膜吻合法；Carrel（1902 年）通过三定点缝线（three holding sutures）把血管断端的圆口变为三角形，以方便缝合，并因此于 1912 年获得诺贝尔生理学或医学奖。

对于现在的医学生来说，手术治疗某种疾病是理所当然的。实际上，一直到 20 世纪初，外科学整体水平仍然很低。外科学真正进入高速发展阶段是 20 世纪中期以后，科学理论出现重大突破，开启了第三次工业革命。在这期间，基础医学、计算机技术、信息技术和生物工程等高新科技的进步，使外科学的发展突飞猛进。20 世纪 50 年代初，低温麻醉和体外循环技术研究成功，心脏直视手术成为可能。20 世纪 60—70 年代，提出了“两减一保”为代表的加速术后康复理念；显微外科技术推动了创伤外科、整复和断肢再植技术的进步。而后，超声、磁共振成像（MRI）和 CT 等影像技术成功应用于临床，使外科疾病正确诊断率显著提高，手术方案制订更加合理。电刀、超声刀、超声吸引刀（CUSA）和吻合器等医疗器械，降低了手术难度，减少了术中出血量和术后并发症的发生，提高了手术安全性。内镜、腹腔镜、经管腔插入导管介入技术以及复合手术（hybrid operation），推动了微创外科的发展。新一代抗排斥药物和器官保存液研制成功，使临床器官移植成为一种安全、有效、可行的常规外科手术。2013 年德国提出“工业 4.0”概念，开启了第四次工业革命，进入智能化时代。一系列前沿科技与医学不断融合，推动着现代医学持续向前发展。人工智能（artificial intelligence，AI）、混合现实（mixed reality，MR）、手术机器人（surgical robotics）、远程医疗（telemedicine）、3D 打印（three-dimensional printing）、脑机接口（brain-computer interface，BCI）、计算机辅助手术导航系统（computer assisted surgical navigation system）、区块链（blockchain）等先进的科学技术被应用于外科的临床与教学中，为目前外科学领域亟待解决的问题提供了新的方案和思路，推动着外科学不断向前发展和进步。

第四节 学习外科学的目的、方法和要求

（一）树立良好的医德医风，全心全意为病人解除疾苦

学习外科学的根本问题和首要问题，仍是如何更好地为人民健康服务的问题。现代医学，已从生物医学模式转向生物-心理-社会医学的模式。古今中外都非常重视医生在医学道德方面的修养。医学道德主要体现在对医学科学的追求以及对病人的同情心和责任感。要经常想到，我们面对的不单是病，更重要的是一个生了病的人。只有具备良好的医德医风，才能发挥医术的作用。如果外科医生思想不端正，工作疏忽大意，就会给病人带来痛苦，甚或导致病人身心受到严重伤害。手术是外科治疗工作中的一个重要手段，也是治疗成败的关键，但片面地强调手术，认为外科就是手术，手术就能解决一切的想法是不正确的、有害的。如果在疾病的诊断尚未肯定或手术方案尚未确定之前，即贸然进行手术，不仅有可能未治好疾病，还可能因为手术而给病人带来不可弥补的伤害；即使是一个成功的手术，也可能由于术前准备或术后处理不当而失败。因此，学习外科学首先要严格掌握外科疾病的手术适应证，如能以非手术疗法治愈的，不应采用手术治疗；如能以小的或简单的手术治愈的，不应采用大的或复杂的手术。要充分做好手术前准备，不但要有详细的手术计划，对术中可能发生的意外也要有所准备。手术时要选用最合适的麻醉，安全而良好的麻醉是手术成功的先决条件。手术中要正确执行每一个操作步骤，要特别注意如何保护健康组织。手术后的处理要细致，防止发生任何疏忽或差错。我们一定要纠正单纯手术的观点，坚决杜绝为手术而手术和为练习技术而手术的错误行为。

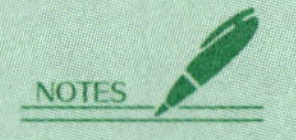

另外，如果医生对病人具有耐心和爱心，就容易与病人建立良好的互信关系，得到病人和其家庭的配合，有利于完成各项检查和治疗。

（二）贯彻理论必须与实践相结合的正确学习方法

外科学是一门实践性很强的学科。医学生经过系统理论学习后，开始进入临床实践阶段。这一阶段必须贯彻理论与实践相结合的正确学习方法。不同的外科疾病，可能会有相同的临床表现，如急性化脓性阑尾炎和急性胃穿孔，临床上都可表现为转移性右下腹痛；而同一种外科疾病，临床表现也可能不同，如结肠癌病人，有的是以便血或腹泻为主，而有的发病时就出现肠梗阻。外科医生不仅要诊断疾病、观察病情和合理地选择药物治疗，更重要的是要施行正确的手术操作。这些知识和技能必须亲自参加临床实践才能学到，要予以重视。

大量经验和实例证明，外科医生在实践机会相同的情况下，收获和进步快慢往往不同。是否坚持理论联系实际，是造成这种差距的重要因素。知识来源于实践，更重要的是要将它应用于实践，这就是理论与实践相结合的原则。回顾外科发展过程中的每一进展，都是遵循这一原则的结果。举例来说，早年医生曾经施行胃空肠吻合或胃部分切除术治疗十二指肠溃疡，术后发现溃疡复发率很高。通过研究了解到胃酸分泌与产生溃疡病的关系，乃确立了胃大部切除术的原则。然而，胃大部切除术虽可避免溃疡复发，但却带来了生理功能紊乱等各种并发症。又经过对胃生理和溃疡病病因的不断深入研究，先后应用迷走神经干切断术→选择性迷走神经切断术→高选择性迷走神经切断术治疗十二指肠溃疡，使之不断完善而更符合生理要求。现在又发现幽门螺杆菌是溃疡病的致病原因，通过抗幽门螺杆菌以及质子泵抑制剂治疗，可治愈溃疡病。

（三）狠抓“三基”教育，打好坚实的外科基础

“三基”是指基本知识（basic knowledge）、基本技能（basic technical ability）和基础理论（basic theory）。基本知识包括基础医学知识和临床其他各学科的知识，如解剖学、病理学和病理生理学以及临床诊断学等。对外科医生来说，这些基本知识的重要性不言而喻。要做好腹股沟疝的修补术，就必须熟悉腹股沟区的局部解剖；施行乳癌根治切除术，就应了解乳癌的淋巴转移途径。Galen 有句名言：“一个不熟悉解剖的外科医生要在病人身上做手术而不犯错误，等于要一个盲人完成一座完美的雕刻那样困难。”还有，鉴别梗阻性黄疸与肝细胞性黄疸，就要知道胆红素的代谢过程。所以，对基本知识的学习要很认真，达到准确无误。若认为这类知识较粗浅而无须用心，结果会使自己认识模糊，既不能对外科疾病作出正确的诊断和鉴别诊断，更不能很好地进行处理。

在基本技能方面，首先要学会询问病史、体格检查、写好病史记录，这样才能较全面地了解和判断病情。要培养严格的无菌观念，熟悉各种消毒方法。要重视外科基本操作的训练，如切开、分离、止血、结扎、缝合以及引流、换药等，都要按照一定的外科准则，而不可草率行事，否则会影响到手术的效果。其他处理如血管穿刺、胃肠减压、气管内插管或切开、胸膜腔闭式引流、导尿等，都需认真学习并掌握操作方法。

至于为什么要重视基础理论，这是因为它能帮助外科医生在临床实践中加深理解、加深认识。如果一个外科医生只会手术操作，而不知道为什么要施行这样的手术，也就是“知其然而不知其所以然”，就很难正确地把握手术适应证。这样很容易造成医疗工作中的差错，甚至危害病人健康。例如，要解决异体皮肤和器官的移植问题，就必须了解人体的免疫反应；不懂得人体微循环的结构和功能，就不了解休克的病程演变，更不能正确处理不同阶段的休克病人。总之，具有了扎实的基础理论，才能使外科医生在临床工作中做到原则性与灵活性相结合，乃至开拓思路，有所创新。

第五节　怎样才能成为一名优秀的外科医生

外科前辈裘法祖提出，一位好的外科医生应做到三会，即“会做（会开刀、会治病）”“会说（会讲课、会做学术报告）”和“会写（会撰写论文、会写总结报告）”。随着各学科相互交叉融合的趋势增加，一位外科医生只会看病、做手术已远远不够，还应要求他们更加善于思考，博学多才，具备驾驭多学科联合诊疗的能力。要想满足以上要求，成为一名优秀的外科医生，就必须严格要求自己，加强自身教

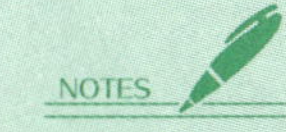

育，做到“做人要知足、做事要知不足、做学问要不知足”。外科手术是一项集体工作，一定要有团队精神。在这个团队里，所有人都要有一个相同的目标，为团队整体着想，把集体荣誉放在第一位，讲奉献，守纪律，形成一个和谐、开放和民主的工作氛围。要客观地认识自己，对自己的学术水平、手术技能有一个客观的评价，知道自己所能与所不能，虚心学习，刻苦钻研，不断开拓进取。要时刻记住“三人行必有我师”这个道理。要想别人尊重自己，首先要学会尊重别人，尊重别人的学术思想、劳动与成果。只有这样严格要求，才有可能把自己培养成一名真正德才兼备的优秀外科医生。

（陈孝平）

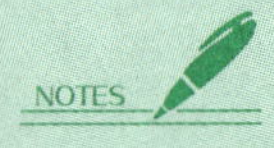

第二章
围手术期处理

扫码获取
数字内容

围手术期是指从确定手术治疗时起，至与本次手术有关的治疗基本结束为止的一段时间，包括手术前、手术中和手术后三个阶段。围手术期处理（management of perioperative period）是指以手术为中心而进行的各项处理措施，包括病人体质与精神准备、手术方案选择、特殊情况处理、术中监护、术后并发症的预防与处理等，即术前准备、术中保障和术后处理三大部分。

近年来，加速术后康复（enhanced recovery after surgery，ERAS）的理念已被广泛接受和应用于临床。ERAS以循证医学证据为基础，以减少手术病人生理和心理创伤应激反应为目的，通过外科、麻醉、护理、营养等多学科协作，对围手术期处理的临床路径予以优化，并贯穿于住院前、手术前、手术中、手术后、出院后的完整治疗过程，从而减少围手术期应激反应及术后并发症，缩短住院时间，促进病人康复。

高度重视围手术期处理，对保障病人安全、提高治疗效果有重要意义。本章主要讲述术前准备与术后处理。术中保障详见本书麻醉章节。

第一节 术前准备

术前准备（preoperative preparation）是指针对病人的术前全面检查结果及预期施行的手术方式，采取相应的措施，尽可能使病人具有良好的心理准备和机体条件，以便更安全地耐受手术。

术前准备与疾病的轻重缓急、手术范围的大小密切相关。按照手术的时限性可分为三种：①急症手术（emergency operation）：例如急性胃肠穿孔、外伤性肝脾破裂，为抢救生命，需短时间内进行必要准备，紧急实施手术。②限期手术（confine operation）：例如各种恶性肿瘤根治术、甲状腺功能亢进已行碘剂术前准备拟行甲状腺大部切除术等，为手术做好充分准备，适当延长手术时间，但不宜延迟过久，以防病情进展，错过最佳手术时机。③择期手术（selective operation）：例如一般的良性肿瘤切除术及腹股沟疝修补术等，手术应在充分的术前准备后选择合适的时机进行。

需要说明的是，同一外科疾病的不同发展阶段手术种类可能会不同。如胃溃疡是择期手术，如发生癌变就成了限期手术，如并发急性穿孔、腹膜炎，则可能成为急诊手术。

手术前科学、全面了解病人情况，对于明确是否存在增加手术危险性或对手术恢复的不利因素至关重要。因此，要详细询问病史、进行全面体格检查和必要的辅助检查，评估手术耐受力，制订手术计划，减少和避免术后并发症。

（一）一般准备

主要包括心理和生理两方面。

1. 心理准备 外科手术会引起病人和家属的焦虑、恐惧等不良心理，甚至引起病人血压升高、精神异常、不配合治疗等情况，严重影响手术和预后。因此，医务人员应从关怀、鼓励出发，加强宣教，以恰当的言语和安慰的口气，就病情及手术有关情况向病人做适度的解释、向家属做详细的介绍，告知病情、施行手术的必要性、预期取得的效果、手术的危险性、可能发生的并发症、术后恢复过程和预后，以及术中输血的可能并发症和不良反应等，对于儿童病人可以采用视频播放同龄患儿的良好手术表现等方法，缓解其焦虑、恐惧及紧张情绪，使病人能以积极的心态接受手术，使家属能配合整个治疗过程，并签署手术知情同意书、输血治疗同意书和麻醉知情同意书等医疗文书。

2. 生理准备　主要指针对病人生理状态及拟实施手术对病人生理状态可能造成的影响，采取相应的措施，使病人能够在较好的状态下，安全度过手术和术后恢复过程。

（1）适应性锻炼：对术后可能不便下床的病人，术前要练习床上大小便；对术后因切口疼痛不愿咳嗽，可能会影响呼吸道分泌物及时排出的病人，术前应教会病人正确的咳嗽、咳痰方法；有吸烟习惯的病人，术前 2 周应停止吸烟。甲状腺手术等需要进行肩部垫高、头后仰的适应性锻炼。

（2）输血和补液：贫血及水、电解质和酸碱平衡失调，术前应积极治疗，至少部分纠正。对大、中手术，术中可能有较多失血，术前应做血型和交叉配血试验，配好一定数量的血制品以备术中使用。

（3）预防感染：术前如发现手术病人伴有龋齿等活动性感染，应及时处理，同时也应避免与感染病人接触。手术中需严格遵循无菌原则。以下情况需要预防性应用抗生素：①涉及感染病灶或接近感染区域的手术；②胃肠道手术；③操作时间长、创面大的手术；④开放性创伤，创面已污染或有广泛软组织损伤，创伤至实施清创的间隔时间较长，或清创所需时间较长以及难以彻底清创者；⑤肿瘤手术；⑥涉及大血管的手术；⑦需要植入人工制品的手术；⑧器官移植术。

预防性应用抗生素的原则：①应同时包括针对需氧菌及厌氧菌的抗生素；②应于切开皮肤前 30 分钟至 1 小时输注完毕；③如果手术时间>3 小时或术中出血量>1 000ml，可在术中追加使用 1 次。

（4）胃肠道准备：根据 ERAS 理念，对无胃肠道梗阻和运动障碍及急诊手术病人，术前 2 小时禁饮，6 小时禁食，禁饮前可口服少量（300~500ml）含碳水化合物的清饮料，禁食前可进食淀粉类固体易消化食物。除非有胃肠道梗阻，一般不常规放置胃管减压。幽门梗阻的病人，术前应洗胃并胃肠减压。对某些特殊疾病（如急性弥漫性腹膜炎、急性胰腺炎等），术前可行胃肠减压。一般不常规行术前机械性肠道准备，但对平时有严重便秘和术中拟行结肠镜检查的病人，术前应行机械性肠道清理，如清洁灌肠或口服泻药等。

（5）其他：手术前清洗术区皮肤，如有毛发影响手术操作应予剃除。手术前夜，保证良好的睡眠，必要时可给予镇静剂。如发现病人出现与疾病无关的体温升高或女性月经来潮等情况，非急症应延期手术。一般不常规放置导尿管，进手术室前，应排尽尿液。但估计手术时间较长或者施行的是直肠、盆腔手术，应留置导尿管，使膀胱处于空虚状态。如果病人有活动义齿，应予取下，以免麻醉或手术过程中脱落或造成误咽、误吸。

（二）特殊准备

除了要做好上述一般的术前准备外，还需根据病人的具体情况，做好以下特殊准备。

1. 营养不良　营养不良所造成的低蛋白血症和负氮平衡对心肺功能会有严重影响，并可引起组织水肿，影响愈合，同时可使病人抵抗力低下，容易并发感染，因此术前应积极纠正。当合并下述任一情况，应视为存在严重营养风险：6 个月内体重下降>10%；疼痛数字评分法（NRS）评分>5 分；体质指数（BMI）<18.5kg/m^2；血清白蛋白<30g/L。对此类病人应进行支持治疗，首选肠内营养。择期手术最好从术前 1 周左右开始，通过口服或静脉提供充分的热量、蛋白质和维生素，以利于术后组织修复和创口愈合，提高抗感染能力。

2. 贫血　许多外科疾病常伴随贫血。术前可以通过输血进行治疗。输血可有效改善微循环，维持组织供氧，但肿瘤病人大量输血可诱导免疫耐受，增加术后肿瘤复发率，所以应严格掌握输血指征。一般来说，血红蛋白（Hb）>100g/L 可以不输血；Hb<70g/L 应考虑输血；Hb 在 70~100g/L，应根据病人的年龄、心肺代偿功能和术后是否有继续出血可能等情况，决定是否输血。

3. 高血压　病人血压在 160/100mmHg 以下，可不做特殊准备。如血压高于 180/100mmHg，麻醉诱导和手术应激可使脑血管意外和充血性心力衰竭等危险增加，术前应选用合适的降压药物（如钙通道阻滞剂或血管紧张素Ⅱ受体拮抗剂等）以控制血压，但并不要求血压降至正常水平才手术。术前如服用耗竭儿茶酚胺类神经递质贮存类抗高血压药物（如利血平等），术中易出现顽固性低血压，所以术前两周应停用或更换为其他类降压药物。对于原有高血压病史，进入手术室血压急骤升高的病人，

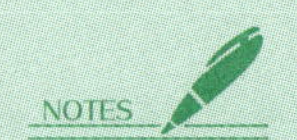

应与麻醉师共同抉择，必要时延期手术。对病史较长的高血压病人还应结合病人的具体情况，注意有无继发性脏器损害（如心、脑、肾等脏器）及相关的伴随病（如高脂血症、糖尿病等），进行相应的检查与治疗。

4. 心脏病 虽然伴有心脏疾病的病人，其总体手术死亡率高于非心脏病病人，但实际上大多数病人手术耐受力仍然良好。只有在其进展、不稳定期或失代偿时，危险性才明显增加，成为非心脏手术的禁忌证，如新近的心肌梗死、不稳定或进展型的心绞痛、心力衰竭、严重的主动脉瓣或二尖瓣狭窄及严重的高血压心脏病等。

不同的心脏病类型，病人的手术耐受力也不同。①耐受力良好的心脏病包括：非发绀型先天性心脏病、风湿性和高血压心脏病。②耐受力较差的心脏病包括：冠状动脉粥样硬化性心脏病、房室传导阻滞。③耐受力很差的心脏病包括：急性心肌炎、急性心肌梗死和心力衰竭，除急症抢救手术外，均应推迟手术。

Goldman 指数（Goldman's index）用于评估 40 岁以上接受非心脏手术病人围手术期心脏并发症的发生风险（表 2-1）。心脏致命性并发症的发生率及心源性死亡的危险性随着总评分的增加而升高。Goldman 指数、并发症发生率、死亡率之间的关系分别为：0~5 分，<1%，0；6~12 分，7%，0；13~25 分，13%，2%；>26 分，78%，56%。Goldman 指数评分可以改变，如心力衰竭完全纠正后可减 11 分，急性心肌梗死延期手术可减 10 分等。

表 2-1 Goldman 指数评分要点

发现	得分
收缩期第二心音奔马律或高静脉压	11
近 6 个月内的心肌梗死	10
心电图任何导联>5 次/分室性期前收缩	7
非窦性节律或最后一次心电图上出现房性期前收缩	7
年龄>70 岁	5
急症手术	4
胸腔、腹腔或主动脉手术	3
严重的主动脉狭窄	3
健康情况差	3

术前准备，包括：①长期低盐饮食和使用利尿药物、已有水和电解质失调的病人，术前需纠正。②贫血病人携氧能力较差，对心肌供氧有影响，术前应少量多次输血以矫正。③有心律失常者，应依不同情况区别对待。偶发的室性期外收缩，一般不需特别处理；如有心房颤动伴心室率增快达 100 次/分以上者，用毛花苷 C（西地兰）0.4mg 加入 25% 葡萄糖溶液 20ml，缓慢静脉推注，或口服普萘洛尔 10mg，每日 3 次，尽可能将心率控制在正常范围。老年冠心病病人，如出现心动过缓，心室率在 50 次/分以下者，术前可用阿托品 0.5~1mg，必要时需放置临时性心脏起搏器。④急性心肌梗死的病人发病后 6 个月内不做择期手术。6 个月以上无心绞痛发作者，可在良好的监护条件下施行手术。心力衰竭病人，最好在心力衰竭控制 3~4 周后手术。

5. 肺功能障碍 术前肺功能不全的病人，术后肺部并发症如低氧血症、肺不张和肺炎的发生率增加。长期吸烟史、重度咳嗽病史、肥胖、年龄超过 60 岁、胸部或上腹部大手术，以及慢性阻塞性肺疾病、支气管扩张、麻醉时间超过 3 小时等均是术后肺部并发症的易感因素。凡有肺功能不全的病人，术前都应该做血气分析、肺功能检查、胸部 X 线片和心电图等。血气分析动脉血氧分压（PaO_2）<60mmHg 和动脉血二氧化碳分压（$PaCO_2$）>45mmHg，围手术期肺部并发症明显增加。用力肺活量（forced vital capacity，FVC）和第 1 秒用力呼气容积（forced expiratory volume in one second，FEV_1）

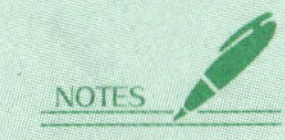

检查对肺功能的评估极有价值。术前肺功能检查具有重要意义，结合病人的年龄和体型，若 FEV_1<2L 时，可能发生呼吸困难，一秒率（FEV_1/FVC）<50%，提示肺重度功能不全，术后并发症明显增多，可能需要术后机械通气和特殊监护。

术前准备，包括：①停止吸烟 2 周，病人多练习深呼吸和咳嗽，以增加肺通气量和排出呼吸道分泌物。②应用麻黄碱、氨茶碱等支气管扩张剂及异丙肾上腺素等雾化吸入剂，对阻塞性肺功能不全有良好作用。③经常发作哮喘的病人，可口服地塞米松等药物，以减轻支气管黏膜水肿。④痰液稠厚的病人，可采用雾化吸入，或使用药物使痰液稀薄，易于咳出。经常咳脓痰的病人，术前 3~5 天使用抗生素，并指导病人作体位引流，促使脓性分泌物排出。⑤麻醉前给药量要适当，以免抑制呼吸。使用减少呼吸道分泌物的药物（如阿托品）也要适量，以免增加痰液黏稠度，造成排痰困难。⑥重度肺功能不全及并发感染者，必须采用积极措施，改善肺功能、控制感染后才施行手术。⑦急性呼吸道感染者，择期手术应推迟至治愈后 1~2 周，如系急症手术，需用抗生素并避免吸入麻醉。

6. 肝疾病 肝炎和肝硬化是最常见的肝疾病。鉴于肝病病人可以无明确的肝病史，亦无明显的临床表现，因此病人术前都应做肝炎病毒标志物检测及肝功能检查，临床常用评估肝功能的方法包括：肝功能 Child-Pugh 分级、终末期肝病评分模型（MELD）、吲哚菁绿（ICG）排泄试验等。肝功能 Child-Pugh C 级、吲哚菁绿 15 分钟血浆滞留率（$ICGR_{15}$）>40% 者，手术耐受力显著降低，必须经过较长时间保肝治疗，肝功能改善后方可施行择期手术。术前可给予高糖、优质蛋白质饮食，可静脉滴注极化液（GIK）以增加肝糖原储备。必要时可输入血白蛋白、新鲜冰冻血浆、各种维生素（如维生素 B、C、K 等），以纠正贫血、低蛋白血症，增加凝血因子等，改善全身情况。有胸、腹腔积液时，应限制钠盐，同时用利尿剂。

7. 肾疾病 麻醉、手术创伤、某些药物等都会加重肾脏负担，所以病人术前应常规检测肾功能状况。可依据 24 小时肌酐清除率和血肌酐将肾功能损害分为轻、中、重三类（表 2-2）。轻、中度肾功能损害者，经过适当的内科处理，一般能较好地耐受手术；重度损害在有效的透析疗法保护下，也可以安全地耐受手术，透析应在计划手术 24 小时以内进行。有肾功能损害者，手术前应最大限度地改善肾功能，尽量避免使用对肾有毒性的药物，如氨基糖苷类抗生素、非甾体抗炎药等。

表 2-2 肾功能损害程度

测定法	肾功能损害		
	轻度	中度	重度
24 小时肌酐清除率/（ml/min）	51~80	21~50	≤20
血肌酐/（μmol/L）	133~177	178~442	≥443

8. 糖尿病 糖尿病病人的手术耐受力差，术后感染等并发症发生率增高，术前应控制血糖，纠正水、电解质和酸碱平衡失调，改善营养状况。对糖尿病病人术前评估包括糖尿病慢性并发症（如心血管、肾疾病）和血糖控制情况，并作相应处理：①仅以饮食控制病情者，术前不需特殊准备。②口服降糖药的病人，应继续服用至手术前夜；如口服长效降糖药，应在术前 2~3 天停服，改为胰岛素皮下注射，每 4~6 小时 1 次，维持血糖轻度升高状态（5.6~11.2mmol/L）较为适宜。禁食病人需静脉输注葡萄糖加胰岛素。③平时用胰岛素者，术前应以葡萄糖加胰岛素维持正常糖代谢，术前抽血做空腹血糖测定后，开始静脉滴注 5% 葡萄糖溶液，取平时清晨胰岛素用量的 1/3~2/3 做皮下注射。术中可按 5∶1 比例（葡萄糖 5g 加胰岛素 1U）在葡萄糖溶液中加入胰岛素。术后根据每 4~6 小时血糖测定结果调整胰岛素用量，继续维持血糖在轻度升高水平，注意防范危险性更大的低血糖。④伴有酮症酸中毒的病人，如需接受急诊手术，应尽可能纠正酸中毒、血容量不足、电解质失衡（特别是低血钾）。

9. 肾上腺皮质功能不全 除慢性肾上腺皮质功能不全的病人外，凡是正在用激素治疗或近期内曾用激素治疗 1~2 周者，肾上腺皮质功能可能有不同程度的抑制。应在术前 2 天开始用氢化可的松，

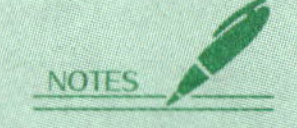

每日 100mg；第 3 天即手术当天，给 300mg。术中、术后根据应激反应（低血压）情况，决定激素用量及停药时间。

10. 免疫功能低下 各种感染、营养不良、恶性肿瘤、结缔组织病、衰老、内分泌系统疾病、长期使用肾上腺皮质激素、某些抗生素、抗肿瘤药物、放疗以及外科手术等都可引起病人免疫力低下，反复发生感染，术前应积极提高免疫力治疗，保证围手术期顺利度过。除加强营养、纠正贫血等一般支持疗法及合理选用抗生素外，还要根据需要进行针对性的免疫补偿治疗，如应用丙种球蛋白、高效价免疫球蛋白、胸腺素、转移因子、干扰素、中医药等。

对于人类免疫缺陷病毒（HIV）感染的病人，如一般状况良好，且 $CD4^+$ T 淋巴细胞计数大于 500 个/μl，无须特殊处理，积极针对原发病进行手术治疗；如 $CD4^+$ T 淋巴细胞计数在 200~500 个/μl，可耐受中等手术，术后应进行积极的抗感染治疗；如 $CD4^+$ T 淋巴细胞计数小于 200 个/μl，以非手术治疗为主，非常必要时才行手术治疗。艾滋病病人手术前应继续抗病毒治疗，同时应根据情况选择免疫补偿治疗，如应用胸腺素、干扰素及白细胞介素-2 等以增强细胞免疫功能，以期短期内改善病情、降低手术风险。另外，应加强病人的隔离和消毒措施，防止传染。

11. 老年人 世界卫生组织（WHO）将 65 岁以上者称为老年人，我国的标准目前仍为 60 岁以上。由于现代外科学和老年医学的发展，单纯年龄因素已不是手术的禁忌。在没有心血管、肾或其他系统严重疾病的情况下，老年人进行一般大手术的危险性仅有轻度增加。然而，由于其各种脏器的生理功能减退，对手术的承受能力较年轻人明显减弱；此外，伴随衰老出现的一些常见病，如冠心病、高血压、肺部感染、糖尿病等，对手术也会产生不利影响，手术本身也会引起这些伴随疾病的恶化。再者，手术还有可能使一些实验室检查属正常范围、无明显临床症状的老年性生理功能衰退由功能性变化演变为器质性疾病，从而成为围手术期的主要危险因素。因此，老年人的术前准备应更加广泛、充分，除全面体格检查和常规实验室检查外，应对心、肺、肝、肾等主要脏器功能进行测定，并对合并疾病给予适当治疗，对病人做全面分析，最后判断能否耐受手术并预测手术的危险性。还应合理应用抗生素预防及治疗感染。存在营养不良及水和电解质平衡失常时，应测算出病人所需补充的热量、蛋白质、水和电解质的精确数值，并要注意静脉输液不要过量。

12. 妊娠女性 妊娠女性患外科疾病需行手术治疗时，围手术期处理除外科医生外，应该有产科医生、新生儿科医生共同参与，同时应加强与家属及病人的沟通。由于外科疾病本身对母、胎会产生影响，以及围手术期一系列必需的外科处理或合并症等的影响，病人可能会发生流产或早产，应予以密切注意并采取积极的防治措施。但必须将外科疾病本身对母、胎的影响放在首位考虑。妊娠合并急性阑尾炎穿孔，胎儿死亡率为 8.7%，并发弥漫性腹膜炎，妊娠晚期病人可导致早产，胎儿死亡率上升为 35.7%。所以当临床上提示必须做紧急外科手术时，妊娠不应妨碍手术施行。当然，如果允许手术时机有一定的选择，与妊娠早期易引起流产、妊娠晚期易引起早产相比，妊娠中期相对安稳，胎儿足月则可考虑手术与剖宫产术一并进行。因妊娠对全身各脏器都有一定的影响，术前如时间允许，应尽可能全面检查各系统、器官的功能，特别是心脏、肾脏、呼吸和肝脏功能等。如果发现明显异常，术前尽量纠正并在手术方式、时机的选择上予以全面综合考虑。确有必要时，允许行放射线诊断，但必须加强必要的保护性措施，尽量使辐射剂量低于 0.05~0.1Gy。为了治疗外科疾病而必须使用药物时，应该尽量避免对孕妇、胎儿影响较大的药物。镇痛药吗啡对胎儿呼吸有持久的抑制作用，故应慎用。哌替啶可代替吗啡，但应控制剂量，且分娩前 2~4 小时内不用。安定类药物毒性较小，如无肝、肾功能障碍可使用。抗生素的选择，要根据具体情况全面考虑。青霉素类被公认对胎儿无毒，可以比较安全地使用。除此之外，其他类抗生素都应慎用甚至忌用。总之，首先应以病人的生命安全为主，同时兼顾胎儿。在两者不能兼顾的情况下，以挽救母体生命为主，对胎儿副作用的考虑居次要地位。

（三）会诊和术前小结

会诊是术前准备的一个重要环节。存在以下情况下时有必要进行术前会诊：①有医学法律的重

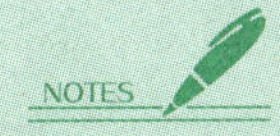

要性时；②治疗意见有分歧；③手术危险性极大；④病人存在其他专科疾病或异常；⑤术前麻醉科常规会诊；⑥病人及其家属要求。

术前小结是对术前诊断和准备工作的最后审查和综合归纳。书写术前小结应在手术前完成，包括下列项目：①术前诊断、鉴别诊断及其依据；②拟行手术；③手术指征；④术前准备；⑤术中注意事项（解剖关系、主要手术步骤、手术难点等）；⑥术后可能出现的并发症及其预防、处理；⑦麻醉方式；⑧手术日期；⑨手术者。

第二节 术后处理

术后处理（postoperative management）是指针对麻醉的残余作用及手术创伤造成的影响，采取综合措施，尽快地恢复生理功能，防止可能发生的并发症，促使病人早日康复。

手术后数小时内，病人对手术的急性反应和麻醉残留效应尚在，应在复苏室内，按特定的程序进行系统监护、严密观察。当心血管、肺、神经系统功能恢复至正常水平时（一般需 1~3 小时），病人可离开复苏室。对于需要进行持续监护、心肺支持的危重病人，须转入重症监护病房（intensive care unit，ICU）。

（一）体位

术后合适的体位，有利于病人呼吸和循环等功能的发挥。应根据麻醉及病人全身状况、术式、疾病性质等进行选择，使病人感到舒适和便于活动，但要注意保护各种体腔引流管。全身麻醉尚未清醒的病人，应平卧、头转向一侧，使口腔内分泌物或呕吐物易于流出，避免吸入气管。蛛网膜下腔麻醉病人，应去枕平卧 4~6 小时，以防颅内压降低而引起的头痛。全身麻醉清醒后、蛛网膜下腔麻醉 4~6 小时后、硬脊膜外腔及局部麻醉手术结束后，即可根据手术需要安置病人体位：颅脑手术后如无休克或昏迷，可取 15°~30° 头高脚低斜坡卧位；施行颈、胸部手术后，多采用高半坐卧位，便于呼吸和有效引流；腹部手术后，多取低半坐卧位或斜坡卧位，以减少腹壁张力；脊柱或臀部手术后，可采用俯卧或仰卧位；腹腔内有污染的病人，在病情许可情况下，尽早改为半坐位或头高脚低位；休克病人，应取下肢抬高 20°~30°、头部和躯干抬高 10°~15° 的抗休克体位；肥胖病人可取侧卧位，有利于呼吸和静脉回流。

（二）监护

合理的术后监护是及时了解术后病情变化和治疗反应的重要保障。最基本的监护项目有以下几个方面。

1. 生命体征 每 15~30 分钟记录一次血压、脉搏和呼吸频率，直至病情平稳，随后的监护频率取决于手术情况和病人术后的恢复情况。留置的动脉导管有利于血压和脉搏的持续监测。同时经面罩或鼻导管给氧。有气管内插管的病人，要及时吸痰和进行其他必要的呼吸系统治疗。

2. 中心静脉压 如果手术中有大量失血或体液丢失，手术后早期应监测中心静脉压。呼吸功能或心脏功能不全的病人有时采用 Swan-Ganz 导管（漂浮导管）以监测肺动脉压、肺动脉楔压及混合静脉血氧分压等。

3. 体液平衡 对于中等及较大的手术，术后要继续详细记录出入量，包括失血量、尿量、胃肠减压量、各种引流的丢失量及液体的入量等，用来评估体液平衡和指导补液。尿量是反映生命器官血液灌流情况的重要指标，危重病人应留置导尿管观察每小时尿量。手术及麻醉方式对病人的水、电解质和酸碱平衡影响较大；机械通气易致高氧血症、呼吸性碱中毒；腹腔镜手术由于 CO_2 气腹可使 $PaCO_2$ 升高，可形成高碳酸血症；泌尿系统微创手术由于冲洗液通过创面进入循环，易形成循环高负荷；心肺手术对病人的血气影响更复杂，所以应及时行血气分析检查，早期发现问题并及时纠正。

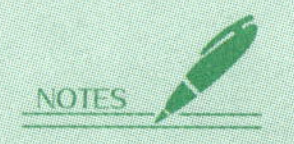

4. 体温 在手术中，由于麻醉药物、吸入干冷气体、低温环境、手术区暴露、低温液体输入和冲洗等因素造成病人体温低于 36.0℃的情况很常见。低体温使酶活性降低，导致心率呼吸减慢、心律失常

加重、血压下降、麻醉苏醒延迟、凝血障碍、免疫功能紊乱、感染率上升等不良后果。低体温、凝血障碍及代谢性酸中毒，三者恶性循环、相互促进，死亡率极高，称为死亡三联征。所以术中及术后应注意病人的保温，如使用保温毯、输入加温液体、吸入保湿加温气体等。

5. 其他监护项目 根据原发病及手术情况而定。例如胰岛素瘤手术需定时测血糖、尿糖；颅脑手术应监测颅内压及苏醒程度；血管疾病病人术后应监测肢(趾)端末梢循环状况等。

(三) 活动

病人手术后原则上应该早期下床活动。术后早期活动可促进呼吸、胃肠、肌肉骨骼、膀胱等多系统功能恢复，有利于预防肺部感染，减少腹胀、压疮、尿潴留的发生和下肢深静脉血栓形成。术后清醒即可在床上适量活动，术后第 1 天即可开始下床活动，建立每日活动目标，逐日增加活动量。实现早期下床活动应建立在术前宣教、多模式镇痛以及早期拔除鼻胃管、导尿管和腹腔引流管等各种导管，特别是病人自信的基础之上。

若有休克、心力衰竭、严重感染、出血、极度衰弱等情况，以及有特殊制动要求的手术病人，则不宜早期下床活动，需要医护人员给予指导和帮助，如鼓励病人在床上深呼吸、咳痰、四肢主动活动及协助间歇翻身等。

(四) 饮食和输液

经口进食、饮水及早期口服辅助营养可促进肠道运动功能恢复，有助于维护肠黏膜功能，防止菌群失调和移位，还可以降低术后感染发生率及缩短术后住院时间，所以在麻醉反应消失、全身反应减轻后，应尽早恢复饮食，可遵循由稀到稠，少量多次的原则，一旦病人恢复通气可由流质饮食转为半流质饮食，摄入量根据胃肠耐受量逐渐增加。摄食量不足期间，经口能量摄入少于正常量的 60% 时，首先应鼓励添加口服肠内营养辅助制剂，必要时需静脉输液补充水、电解质，不能进食持续超过 7 天者，需给予肠外营养支持。

(五) 引流物的种类及处理

常用的引流物有烟卷、乳胶片、乳胶管、双套管及 T 管、胃肠减压管、导尿管等，具体选择应根据手术部位、病情及放置引流物的目的而定。乳胶片引流、烟卷引流需用一个安全别针或缝线在出皮肤处固定，以防滑入腹腔。为了保证引流通畅，引流管的位置必须合适，且术后要经常检查引流管有无阻塞、扭曲和脱出等情况。若引流液黏稠，可通过负压吸引防止堵塞。及时换药、观察记录引流量和颜色的变化。置于皮下等较表浅部位的乳胶片，一般在术后 1~2 天拔除。烟卷引流大都在术后 3 天左右拔除，放置过久则会失去引流作用且易致感染。如引流时间需 1 周以上者，应使用乳胶管或双套管引流。双套管引流有不易堵塞的优点，其内芯还可接入负压吸引，在手术部位形成局部负压区，可以引流更大范围的积液。还可通过外套管进行间歇冲洗，适用于肠瘘、胰腺炎、肝脏手术等引流物较为稠厚者。胸腔引流管接水封引流瓶，24 小时内引流量不超过 50~60ml，经物理诊断及胸部透视证实肺膨胀良好者，可于术后 36~48 小时内拔除；如为肺部手术，则需延至术后 2~4 天拔管。外科手术目前一般不常规放置鼻胃管减压，这样可降低术后肺不张及肺炎的发生率。导尿管一般术后 24 小时后拔除，行经腹低位直肠前切除术的病人可留置导尿管 2 天左右。

(六) 切口的缝线拆除和愈合记录

缝线的拆除时间，可根据切口部位、局部血液供应情况及病人年龄、营养状况来决定。一般头、面、颈部术后 4~5 天拆线，下腹部、会阴部 6~7 天，胸部、上腹部、背部、臀部 7~9 天，四肢 10~12 天(近关节处可适当延长)，减张缝线 14 天。青少年病人拆线时间可以适当缩短，年老、营养不良病人拆线时间则可延迟，有时可先间隔拆线，1~2 天后再将剩余缝线拆除。

初期完全缝合的切口可分为三类：①清洁切口，用“Ⅰ”表示，指无菌切口，如甲状腺大部分切除、疝修补术等。②清洁-污染切口，用“Ⅱ”表示，指手术时有可能被污染的切口，如胃大部切除、胆囊切除术等。皮肤不容易彻底灭菌的部位、6 小时内的切口经过清创后缝合、新缝合的切口再度切开者，也都属此类。③污染切口，用“Ⅲ”表示，指邻近感染区或组织直接暴露于感染区的切口，如穿孔阑尾

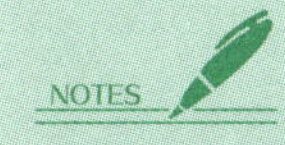

的切除术、肠梗阻肠坏死的手术等。

切口的愈合分为三级:①甲级愈合,用“甲”表示,指愈合优良,无不良反应;②乙级愈合,用“乙”表示,指愈合处有炎症反应,如红肿、硬结、血肿、积液等,但未化脓;③丙级愈合,用“丙”表示,指切口化脓,需要做切开引流等处理。

应按照上述分类分级方法,观察切口愈合情况并做记录。如甲状腺大部切除术后愈合优良,则记为“Ⅰ/甲”;胃大部切除术后切口血肿,则记为“Ⅱ/乙”;阑尾穿孔切除术后切口愈合优良,则记为“Ⅲ/甲”等。

(七) 各种不适的处理

1. 疼痛 麻醉作用消失后的切口疼痛,与手术部位、损伤程度、切口类型、病人对疼痛耐受程度等因素有关。切口疼痛在术后最初24小时内最剧烈,2~3天后明显减轻。如果切口持续疼痛,或在减轻后再度加重,可能存在切口血肿、炎症乃至脓肿形成,应仔细检查,及时处理。

处理原则:指导病人在咳嗽、翻身、活动肢体时用手按抚切口部位,以减轻切口张力增加所致的疼痛。目前多采用低剂量阿片类药物的病人自控镇痛(PCA)联合非甾体抗炎药(NSAIDs)方案术后镇痛。也有采用局麻药伤口浸润或连续浸润镇痛、腹横筋膜阻滞镇痛、连续中胸段硬膜外病人自控镇痛等方法术后镇痛。

2. 发热 中等以上的手术病人术后可有不同程度的发热,一般升高幅度在1.0℃左右,称为吸收热。如体温升高幅度过大,或恢复接近正常后再度发热,或发热持续不退,就应寻找原因。术后24小时内发热,常常是由于应激导致的代谢或内分泌异常、低血压、肺不张或输血反应所致。术后3~6天的发热,要警惕感染的可能,如静脉导管相关性感染、留置导尿管并发尿路感染、手术切口或肺部感染等。如果发热持续不退,要密切注意是否有感染性并发症发生,如体腔内感染或残余脓肿等。

处理原则:除了应用退热药物或物理降温法对症处理外,更应从病史和术后不同阶段可能引起发热的原因做综合分析,针对性地行胸部X线片、超声、CT、创口分泌液涂片和培养、血培养、尿液检查等明确诊断,进行相应治疗。

3. 恶心、呕吐 常见原因是麻醉反应,待麻醉作用消失后,即可停止。其他原因有颅内压增高、糖尿病酸中毒、尿毒症、低钾、低钠等。如腹部手术后出现反复呕吐,可能是胃轻瘫或肠梗阻。

处理原则:分析查明原因,进行针对性治疗,有胃潴留时应予胃肠减压。一般应用两类止吐药物:5-羟色胺3(5-HT3)受体拮抗剂为一线用药,可以复合小剂量地塞米松(4~8mg);二线用药包括抗组胺药、丁酰苯和吩噻嗪类药物。

4. 腹胀 术后早期腹胀是由于胃肠道蠕动受抑制所致。随着胃肠道蠕动恢复即可自行缓解。如术后已数日仍未排气且有腹胀,可能是腹膜炎或其他原因所致的肠麻痹。如腹胀伴有阵发性绞痛、肠鸣音亢进,可能是早期肠粘连或其他原因(如腹内疝等)所引起的机械性肠梗阻,应做进一步检查和处理。严重腹胀可使膈肌升高,影响呼吸功能,也可使下腔静脉受压,影响血液回流,此外也会影响胃肠吻合口和腹壁切口的愈合,需及时处理。

处理原则:可予以持续胃肠减压,放置肛管,以及高渗溶液低压灌肠等。如非胃肠道手术,亦可应用促进肠蠕动的药物如新斯的明肌内注射等。对于腹腔内感染或机械性肠梗阻,非手术治疗不见好转者,常需再次手术。

5. 呃逆 术后呃逆者并不少见。可能是神经中枢或膈肌直接受刺激引起。多为暂时性,但有时为顽固性。

处理原则:术后早期发生者,可采用压迫眶上缘,短时间吸入二氧化碳,抽吸胃内积气、积液,给予镇静或解痉药物等措施。上腹部手术后,出现顽固性呃逆,要特别警惕吻合口或十二指肠残端漏、膈下感染的可能。应行X线片或超声检查,明确诊断后予以及时处理。如未查明原因且上述一般治疗无效时,尚可使用针灸或中药治疗,严重者可做颈部膈神经封闭治疗。

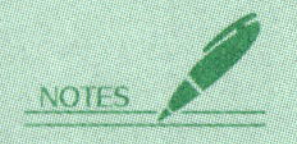

6. 尿潴留 较为多见,尤其是老年病人。全身麻醉或蛛网膜下腔麻醉后排尿反射受抑制、切口

疼痛引起膀胱和后尿道括约肌反射性痉挛(尤其是骨盆及会阴部手术后),以及病人不习惯在床上排尿等,都是常见原因。凡术后6~8小时未排尿,或虽有排尿但尿量甚少、次数频繁,往往提示存在尿潴留。下腹部耻骨上区叩诊,可发现有明显浊音区,即表明有尿潴留。

处理原则:应安抚病人情绪。如无禁忌,可协助病人坐于床沿或站立排尿。下腹部热敷,轻柔按摩,用镇痛药解除切口疼痛,或用氯贝胆碱(氨甲酰甲胆碱)等刺激膀胱收缩药物,都能促使病人自行排尿。如无效,应行导尿术。尿潴留时间过长、导尿时尿液量超过500ml者,应留置导尿管1~2天,有利于膀胱壁肌肉收缩力恢复。会阴手术会破坏骶丛神经节,导尿管应至少放置4~5天。

第三节 术后并发症的处理

术后由于原有疾病本身、手术对机体造成的扰乱或原有疾病复发等因素引起的所有病症总称为术后并发症(postoperative complications)。绝大多数并发症发生在手术后早期。术前对病人病情、全身情况、危险因素的确切了解及相应的准备有助于预防术后并发症的发生。例如,术前戒烟6周可使肺部并发症的发生率从50%降至10%。医护人员对病人的细致观察能使术后并发症尽早发现。术后并发症可分为两类:一类是各种手术后都可能发生的并发症,有其共性,本节将予以重点介绍;另一类是与手术方式相关的特殊并发症,如胃大部切除术后的胃肠吻合口瘘等,这些将在相应章节予以介绍。

(一) 出血

术中止血不完善、创面渗血未完全控制、原痉挛的小动脉断端舒张、结扎线脱落、凝血障碍、低体温等,都是造成术后出血的原因。

术后出血可以发生在手术切口、空腔脏器及体腔内。覆盖切口的敷料反复被血渗湿时,应考虑手术切口出血。体腔手术后的出血位置隐蔽,如腹部手术后腹腔内出血,早期临床表现往往不明显,只有通过密切、细致的临床观察,必要时进行腹腔穿刺或者超声检查,才能明确诊断。胸腔手术后,若胸腔引流量持续超过100ml/h,就提示有内出血。若在术后早期出现失血性休克的各种临床表现,如病人烦躁、心率增快(往往先于血压下降)、血压下降、中心静脉压低于5cmH_2O、每小时尿量少于25ml,以及输入足够血液后休克征象不好转或加重,或好转后又恶化者,都提示有术后出血可能。

术后出血应以预防为主。手术时务必做到严密止血,结扎血管规范牢靠,切口关闭前仔细检查,保证没有活动性出血。如发生术后出血,首先判断有无凝血机制障碍,可通过输血、输液,输注凝血因子、止血药物,纠正酸中毒,升高体温等措施进行非手术治疗。如上述措施无效,且确诊有内出血者,应紧急手术止血。

(二) 切口感染

切口感染的原因除了细菌侵入外,还受血肿、异物、局部组织血供不良、全身抵抗力削弱等因素的影响。

临床表现:术后3~4天,切口疼痛加重,并伴有体温升高、脉率加快和白细胞计数增高。切口局部有红、肿、热和压痛,或有波动感等典型体征。必要时行局部穿刺,或拆除部分缝线撑开切口观察是否有分泌物,以明确诊断。分泌液应做细菌学检查,为选择有效抗生素提供依据。

切口感染的预防应着重于:①术中严格遵守无菌技术、手术操作轻柔精细、严密止血。②加强手术前、后处理,增强病人抗感染能力。③按规范预防性应用抗生素。如切口已有早期炎症现象,应使用有效抗生素和局部理疗等,使其不发展为脓肿。已形成脓肿者,应切开引流,待创面清洁时,可考虑行二期缝合,以缩短愈合时间。

(三) 切口裂开

切口裂开多见于腹部及肢体邻近关节部位,影响因素有:①全身因素:营养不良使组织愈合能力差。在糖尿病、尿毒症、黄疸、脓毒症、低蛋白血症、癌症、肥胖、接受皮质类固醇激素、免疫抑制剂治疗

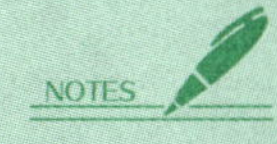

的病人以及老年病人中常见。②局部因素：切口缝合技术有缺陷，如缝线打结不紧、组织对合不全等；腹腔内压力突然增高，如剧烈咳嗽或严重腹胀等；切口感染、积血、积液及经切口放置引流管使切口愈合不良。

腹壁切口裂开常发生于术后1周左右。病人在一次突然用力时，自觉切口剧痛，随即肠或网膜脱出，大量淡红色液体自切口流出。切口裂开可分为完全性的全层裂开与深层裂开而皮肤缝线完整的部分裂开。

预防措施：①对估计发生该并发症可能性很大的病人，在逐层缝合腹壁切口的基础上，加全层腹壁减张缝合；②应在良好麻醉、腹壁松弛条件下缝合切口，避免强行缝合造成腹膜等组织撕裂；③及时处理腹胀；④病人咳嗽时，最好平卧，以减轻咳嗽时横膈突然大幅度下降、骤然增加的腹内压力；⑤使用腹带加压包扎腹部切口等措施，也有一定的预防作用。

切口裂开后应立刻用无菌敷料覆盖，送手术室重新予以缝合，同时加用减张缝线。术后常有肠麻痹，应予胃肠减压。切口部分裂开的处理，视具体情况而定，如病人情况尚可，争取再次手术进行缝合。

（四）肺不张

常发生在胸、腹部大手术后，多见于老年人、长期吸烟和患有急、慢性呼吸道感染者。病人术后呼吸活动受到限制，肺泡和支气管内容易积聚分泌物，堵塞支气管则造成肺不张。

临床表现：术后早期发热、呼吸和心率增快，气管可向患侧偏移。胸部叩诊在肺底部有浊音或实音区，听诊有局限性湿性啰音，呼吸音减弱、消失或管状呼吸音。血气分析 PaO_2 下降和 $PaCO_2$ 升高，胸部X线或CT检查有典型的肺不张征象。继发感染时，体温明显升高，白细胞和中性粒细胞计数增加。

预防措施：①术前锻炼深呼吸，腹部手术者应练习胸式深呼吸，胸部手术者应练习腹式深呼吸；②术后避免限制呼吸的固定或绑扎；③术前2周停止吸烟以减少肺泡和支气管内的分泌液；④鼓励咳痰，利用体位或药物以利排出支气管内分泌物；⑤防止术后呕吐物或口腔分泌物误吸。

肺不张的治疗包括：鼓励病人深吸气、多翻身。帮助及教会病人咳痰：用双手按住病人季肋部或腹部切口两侧，在深吸气后用力咳痰，并做间断深呼吸。若痰液黏稠不易咳出，可使用蒸汽吸入、超声雾化器或口服氯化铵等。痰量过多而不易咳出者，可经支气管镜吸痰，必要时可考虑做气管切开。同时给予抗生素治疗。

（五）尿路感染

尿潴留和经尿道的器械操作或检查是术后并发尿路感染的常见原因。有尿路感染病史者更易发生。尿路感染多先发生于膀胱，若上行感染可引起肾盂肾炎。

临床表现：急性膀胱炎的主要表现为尿频、尿急、尿痛，有时伴有排尿困难。一般都无明显全身症状，尿液检查可见较多的红细胞和脓细胞。急性肾盂肾炎多见于女性，主要表现为怕冷、发热，肾区疼痛，白细胞计数升高，中段尿镜检可见大量白细胞和细菌。尿液培养大多数是革兰氏阴性肠源性细菌。

防治措施：尽量避免不必要的留置导尿，术后导尿管尽早拔除，此外还应预防和及时处理尿潴留。如尿潴留量超过500ml时，应放置导尿管做持续引流。安置导尿管和冲洗膀胱时，应严格掌握无菌技术。尿路感染的治疗，主要包括应用有效抗生素，维持充分的尿量，以及保持排尿通畅。

（六）下肢深静脉血栓形成

下肢深静脉血栓形成（deep venous thrombosis，DVT）发生率与种族相关，在西方国家很常见，发病率高达30%~50%，我国发病率为2.6%，近年来发病率有所上升。鉴于术后DVT早期可引起急性肺栓塞，甚至猝死，后期可并发下肢深静脉功能不全，治疗均非常棘手，因此应以预防为主。其发病原因与静脉壁损伤、血流缓慢和血液凝固性增高等因素有关。高龄、肥胖、吸烟、长期卧床、有血栓形成病史、大手术（特别是盆腔、泌尿外科、下肢和肿瘤手术）、恶性肿瘤及静脉曲张等均为高危因素。

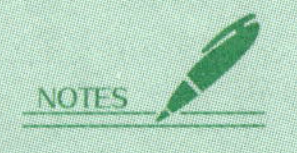

该并发症早期仅表现为腓肠肌部位疼痛及压痛，血栓如继续向上蔓延累及髂股静脉，表现为下肢肿胀、皮肤发白，伴有浅静脉曲张、腘窝或股管部位有压痛。严重者下肢深、浅静脉广泛受累，表现为股青肿。如并发感染，可出现畏寒、发热、心率加快和白细胞计数升高。

术中用电流刺激腓肠肌收缩，用充气袖带、弹力绷带或气靴外部挤压腓肠肌；术后补充足够的水分以减轻血液浓缩、降低血液黏度，抬高下肢、积极进行下肢运动、穿弹力袜促进下肢静脉回流等，可减少 DVT 的发生。

对高危人群可进行预防性抗凝治疗。确诊病人应卧床休息，避免用力排便、咳嗽等以防血栓脱落，可介入放置下腔静脉滤器防止肺栓塞。治疗主要是应用溶栓剂（首选尿激酶，仅限于病史不超过 3 天者）及抗凝剂（肝素、华法林），也可采用中药治疗。

原发性髂股静脉血栓形成及股青肿病程在 72 小时以内者，可通过手术或 Fogarty 导管行血栓摘除术，在 48 小时内进行治疗者效果较好。

（七）肝功能异常

全麻手术病人有 1% 的发生率。胰腺切除术、胆道引流术、肝硬化门静脉高压症各种断流术、分流术等术后的发生率更高。临床表现不一，严重者可导致肝衰竭。术后黄疸是其常见临床表现，病因很多，但不外乎为肝前性、肝细胞性和阻塞性三类。

红细胞溶解、出血或血肿再吸收，营养不良，使用可以引起溶血的药物等都是造成术后肝前性胆红素增高的常见原因。

肝细胞性术后肝功能异常常见于使用肝脏毒性药物、感染及脓毒症、术中失血及休克造成的肝脏缺血缺氧、输血性肝炎以及特殊手术后（如门体静脉断流术、分流术或肝大部切除术等），可造成术后肝细胞性肝功能异常，是术后黄疸的最常见原因。

阻塞性术后肝功能异常常见于术后良性肝内胆汁淤积，常常与术中低血压和多次输血有关。也见于胆管水肿、胆管损伤、胆管残留结石、胆管外在压迫和胰腺炎等造成的胆汁引流不畅。血清胆红素升高幅度不一，血清碱性磷酸酶亦较高，病人一般不发热。胆汁淤积亦可发生在接受肠外营养的病人。

超声、CT、经内镜逆行胆胰管成像（ERCP）和肝活检对其诊断有一定的价值。这类病人可能随时会出现肾功能衰竭，因此对肾功能也必须密切监测。肝功能异常重在预防，一旦发生，尽可能明确病因，在积极病因治疗的同时，予以护肝及支持等治疗。

（张志伟）

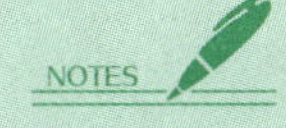

扫码获取
数字内容

第三章 外科病人的体液和酸碱平衡失调

人体的新陈代谢在体液环境中进行，疾病和外界环境变化导致体液分布、电解质浓度发生变化和酸碱平衡失调，这些紊乱若得不到及时纠正，会引起严重后果，甚至危及生命。

第一节 概 述

体液是由水和溶解于其中的电解质、低分子有机化合物及蛋白质等组成，广泛分布于组织细胞内外。成人体液总量占体重 60% 左右，其中细胞内液（intracellular fluid，ICF）约占体重 40%，细胞外液（extracellular fluid，ECF）约占体重 20%，细胞外液中血浆约占体重 5%，其余 15% 为组织间液。细胞外液构成了人体内环境，是沟通组织细胞之间和机体与外界环境之间的媒介，内环境相对稳定是机体发挥各种生理功能和进行正常新陈代谢的前提。

细胞外液和细胞内液中电解质成分和浓度差异很大。细胞外液中最主要的阳离子是 Na^+，其次是 K^+、Ca^{2+}、Mg^{2+} 等；阴离子主要是 Cl^-、HCO_3^-、HPO_4^{2-}、SO_4^{2-} 和有机酸及蛋白质。细胞内液中主要阳离子是 K^+，其次是 Na^+、Ca^{2+}、Mg^{2+} 等，主要阴离子是 HPO_4^{2-} 和蛋白质，其次是 HCO_3^-、Cl^-、SO_4^{2-} 等。溶液的渗透压取决于溶质分子或离子的数目，体液中起渗透作用的溶质主要是电解质。细胞外液和细胞内液渗透压相等，正常血浆渗透压 280~310mmol/L。晶体渗透压的稳定是维持细胞内、外液平衡的保证。

正常人每天水摄入和排出处于动态平衡中，水的来源有饮水、食物水和代谢水。机体排出水的途径有消化道、肾脏、皮肤和肺。体液容量及渗透压的稳定通过神经-内分泌系统调节，渗透压感受器主要分布在下丘脑视上核和室旁核，当渗透压变化时可影响抗利尿激素分泌。血容量和血压等非渗透性变化则可通过容量感受器和颈动脉窦、主动脉弓的压力感受器而影响抗利尿激素分泌。当机体水分不足或摄入较多食盐时，细胞外液渗透压增高，刺激下丘脑渗透压感受器，产生口渴感觉，机体会主动饮水以补充水。此外，高渗透压一方面促进抗利尿激素分泌，增加肾远曲小管和集合管对水重吸收，减少水排出；另一方面，抑制醛固酮分泌，降低肾小管对 Na^+ 的重吸收，增加 Na^+ 的排泄，从而降低细胞外液渗透压。反之，当体内水过多时，细胞外液渗透压降低，一方面通过抑制抗利尿激素分泌，减弱肾远曲小管和集合管对水重吸收，排出体内多余水；另一方面促进醛固酮分泌，加强肾小管对 Na^+ 的重吸收，减少 Na^+ 的排出，使已降低的细胞外液渗透压回升至正常。抗利尿激素分泌对渗透压的反应十分敏感，只要细胞外液渗透压有 1%~2% 的变化就可影响抗利尿激素释放。

人体体液环境同样须有适宜的酸碱度才能维持正常代谢和生理功能，正常人体血浆酸碱度在很窄范围内变动，用动脉血 pH表示为 7.35~7.45。机体对体液酸碱度的调节主要通过体液缓冲系统、组织细胞、肾和肺的调节来维持。血液缓冲系统主要有碳酸氢盐缓冲系统、磷酸盐缓冲系统、血浆蛋白缓冲系统、血红蛋白和氧合血红蛋白缓冲系统，其中以碳酸氢盐缓冲系统最为重要，约占血液缓冲系统总量的 1/2 以上，缓冲能力强，可以缓冲所有固定酸。组织细胞内液缓冲作用主要是通过离子交换进行，如 H^+-K^+、H^+-Na^+、Na^+-K^+ 交换以维持电中性，当细胞外液 H^+ 过多时，H^+ 弥散入细胞内，而 K^+ 从细胞内移出；反之，当细胞外液 H^+ 减少时，H^+ 由细胞内移出。肾脏调节作用是通过排出固定酸及保留碱性物质来维持血浆 HCO_3^- 浓度，使血浆 pH 保持相对恒定。挥发酸的缓冲主要靠非碳酸氢盐缓冲系统,特别是血红蛋白和氧合血红蛋白缓冲系统。肺在酸碱平衡中的作用是通过改变 CO_2 排出量来调节血浆碳酸浓度,使血浆中 HCO_3^- 与 H_2CO_3 比值接近正常,以保持 pH 相对恒定。

第二节　水、钠代谢紊乱

水、钠代谢紊乱往往同时或相继发生,并相互影响,关系密切,临床上常将两者同时考虑。根据体液容量和渗透压变化,将水、钠代谢紊乱分为脱水(dehydration)和水过多(overhydration)。

一、脱水

脱水是指人体由于饮水不足或消耗、丢失大量水而无法及时补充,导致细胞外液减少而引起新陈代谢障碍的一组临床综合征。脱水常伴有血钠和渗透压变化,根据其伴有的血钠和渗透压变化,脱水分为低渗性脱水、高渗性脱水和等渗性脱水。

(一) 低渗性脱水

低渗性脱水(hypotonic dehydration)即细胞外液减少合并低血钠,特点是 Na^+ 丢失多于失水,血清 Na^+ 浓度<135mmol/L,血浆渗透压<280mmol/L,伴有细胞外液量减少和细胞内水肿。

1. 病因　①大量消化液丢失而只补充水,这是最常见原因。如大量呕吐、长期胃肠减压引流导致大量含 Na^+ 消化液丢失而只补充水或仅输注葡萄糖溶液。②液体在第三间隙集聚:如腹膜炎、胰腺炎形成大量腹腔积液、肠梗阻导致大量肠液在肠腔内集聚、胸膜炎形成大量胸腔积液等。③长期连续应用排钠利尿剂如依他尼酸、噻嗪类药物等。肾上腺功能不全,醛固酮分泌不足,肾小管对 Na^+ 重吸收减少。此外,肾实质性疾病或肾小管中毒等均可引起 Na^+ 排出增加。④经皮肤丢失:如大量出汗、大面积烧伤等均可导致体液和 Na^+ 大量丢失,若只补充水则可造成低渗性脱水。

2. 临床表现　低渗性脱水临床表现随缺钠程度而不同。一般均无口渴感,常见症状有恶心、呕吐、头晕、视觉模糊、软弱无力、起立时容易晕倒等。当循环血量明显下降时,肾滤过量相应减少,以致体内代谢产物潴留,可出现神志淡漠、肌痉挛性疼痛、腱反射减弱、呼吸困难和昏迷等。

根据缺钠程度,低渗性脱水可分为三度:轻度缺钠者血钠浓度在 135mmol/L 以下,病人感疲乏、头晕、手足麻木,尿 Na^+ 减少。中度缺钠者血钠浓度在 130mmol/L 以下,病人除有上述症状外,尚有恶心、呕吐、脉搏细速,血压不稳定或下降,脉压变小,浅静脉萎陷,视物模糊,站立性晕倒。尿量少,尿中几乎不含钠和氯。重度缺钠者血钠浓度在 120mmol/L 以下,病人神志不清,肌痉挛性疼痛,腱反射减弱或消失;出现木僵、呼吸困难甚至昏迷,常发生低血容量性休克。

3. 诊断　如病人有上述体液丢失病史和临床表现,可初步诊断为低渗性脱水。进一步检查包括:①尿液检查:尿比重常在 1.010 以下,尿 Na^+ 和 Cl^- 常明显减少。②血钠测定:血钠浓度<135mmol/L。血钠浓度越低,病情越重。③红细胞计数、血红蛋白量、血细胞比容及血尿素氮值均增高。

4. 治疗　首先应积极处理致病原因。针对低渗性脱水时细胞外液缺钠多于缺水的血容量不足情况,应静脉输注含盐溶液或高渗盐水,以纠正细胞外液低渗状态和补充血容量。临床上治疗原则是根据血钠降低速度、程度及症状进行补钠,出现急性症状特别是有严重神经症状时必须处理。低渗性脱水补钠量可按下列公式计算:需补充钠量(mmol)=[血钠正常值(mmol/L)-血钠测得值(mmol/L)]×体重(kg)×0.6(女性为 0.5)。总输入量应分次完成,一般先补充缺钠量的一部分,以解除急性症状,然后再根据临床表现及血 Na^+、Cl^- 浓度、动脉血血气分析等指标补完剩余量。重度缺钠出现休克者,应先补足血容量,以改善微循环和组织器官灌注,可应用平衡盐溶液或含稍高浓度 Na^+ 的晶体溶液、白蛋白及血浆等胶体溶液。输注高渗盐水时应严格控制滴速,每小时不应超过 100~150ml,随后根据病情及血钠浓度再调整治疗方案。

(二) 高渗性脱水

高渗性脱水(hypertonic dehydration)即细胞外液减少合并高血钠,其特点是失水多于失钠,血清

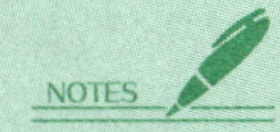

Na^+>150mmol/L，血浆渗透压>310mmol/L，细胞外液量和细胞内液量都减少，又称低容量性高钠血症。

1. 病因 ①摄入水分不足，临床上多见于进食和饮水困难等情况，如食管癌致吞咽困难、危重病人给水不足。②水丧失过多，如高热、大量出汗、甲状腺功能亢进及大面积烧伤，均可通过皮肤丢失大量低渗液体。③呕吐、腹泻及消化道引流等可导致等渗或含钠低的消化液丢失。④中枢性或肾性尿崩症时均可经肾排出大量低渗性尿液，使用大量脱水剂如甘露醇、葡萄糖等高渗溶液，以及昏迷病人鼻饲浓缩的高蛋白饮食，均可因为溶质性利尿而导致失水。⑤任何原因引起的过度通气，可使呼吸道黏膜不显性蒸发增加，丢失更多不含电解质的水分。

2. 临床表现 缺水程度不同，症状亦不同。可将高渗性脱水分为轻、中、重三度：轻度缺水者除口渴外，无其他症状，缺水量为体重的2%~4%；中度缺水者有极度口渴、乏力、尿少、唇舌干燥、皮肤失去弹性、眼窝下陷、烦躁不安、肌张力增高、腱反射亢进等，缺水量为体重的4%~6%；重度缺水者除上述症状外，出现躁狂、幻觉、错乱、谵妄、抽搐、昏迷甚至死亡。缺水严重者有心动过速、体温上升、血压下降等症状。

3. 诊断 病史和临床表现有助于高渗性脱水诊断。实验室检查异常包括：①尿比重和尿渗透压高；②红细胞计数、血红蛋白量、血细胞比容轻度升高；③血清 Na^+ 浓度>150mmol/L 或血浆渗透压>310mmol/L。

4. 治疗 治疗原则是积极治疗原发病，控制钠摄入，纠正细胞外液容量异常，若有液体持续丢失应予以持续性补充。严重症状性高钠血症通常分两个阶段治疗，首先快速纠正细胞外液容量减少以改善组织灌注、休克，然后再逐步纠正缺水，包括补充持续的水丢失。所需补充液体量应根据临床表现，估计丧失水量占体重百分比，然后按每丧失体重1%补液400~500ml计算，总补水量还应该包括不显性失水、尿和胃肠道失水量。能进食者可以口服，无法口服的病人可静脉输注5%葡萄糖溶液或0.45%氯化钠溶液。纠正高渗性脱水速度不宜过快，一般不超过0.5~1.0mmol/(L·h)，以避免快速扩容导致脑水肿。治疗期间应监测全身情况及血钠浓度，酌情调整后续补给量。

高渗性脱水者体内总体钠是减少的，只不过是由于失水多于失钠，故在纠正脱水过程中，应适当补充钠。

（三）等渗性脱水

等渗性脱水（isotonic dehydration）即细胞外液减少而血钠正常，其特点是水钠成比例丢失，血容量减少但血清 Na^+ 浓度和血浆渗透压仍在正常范围内。

1. 病因 任何等渗性液体大量丢失所造成的血容量减少，短时间内均属等渗性脱水。临床上常见病因有：①消化液急性丧失，如肠外瘘、大量呕吐、腹泻等。②体液丧失在感染区或软组织内，如腹腔内或腹膜后感染、肠梗阻等。③大量抽放胸腔积液、腹腔积液，大面积烧伤等。等渗性脱水如不及时处置，病人可通过不显性蒸发或呼吸等途径不断丢失水分而转变成高渗性脱水。如果补充过多低渗液体则可转变为低渗性脱水和低钠血症。

2. 临床表现 临床症状有恶心、厌食、乏力、少尿等，但不口渴。体征包括：舌干燥，眼窝凹陷，皮肤干燥、松弛等。若在短期内体液丧失量达到体重的5%，即丧失25%细胞外液，病人则会出现脉搏细速、肢端湿冷、血压不稳定或下降等血容量不足的症状。当体液继续丧失达体重的6%~7%时（相当于丧失细胞外液的30%~35%），则有更严重的休克表现。

3. 诊断 多数病人有消化液或其他体液大量丧失病史，失液量越大、失液持续时间越长则症状越明显。因此，依据病史和临床表现常可确定诊断。实验室检查可发现血液浓缩现象，包括红细胞计数、血红蛋白量和血细胞比容均明显增高。血清 Na^+、Cl^- 等一般无明显降低，尿比重增高，动脉血血气分析可判别是否有酸、碱平衡失调存在。

4. 治疗 原发病治疗十分重要，若能消除病因则脱水将很容易纠正。等渗性脱水治疗可静脉输注平衡盐溶液或等渗盐水，使血容量得到尽快补充。对已有脉搏细速和血压下降等血容量不足表现者，需从静脉快速输注以恢复其血容量。另外，静脉快速输注上述液体时必须监测心脏功能，包括心

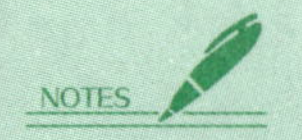

率、中心静脉压或肺动脉楔压等。

平衡盐溶液是治疗等渗性脱水比较理想的制剂，目前常用平衡盐溶液有乳酸钠或醋酸钠与复方氯化钠溶液的混合液，以及碳酸氢钠与等渗盐水溶液的混合液两种。在纠正缺水后，排钾量会有所增加，血清 K^+ 浓度也因细胞外液量的增加而被稀释降低，故应注意预防低钾血症的发生。

二、水过多

水过多是指身体体液容量相对过多，按照水和钠增多的比例不同，细胞外液也会出现不同的张力变化。外科病人涉及的水过多是指水潴留使体液量明显增多，血清 Na^+ 浓度<130mmol/L，血浆渗透压<280mmol/L，但体钠总量正常或增多，故又称之为高容量性低钠血症，也称为水中毒。水肿（edema）或积液（effusion）是指过多液体在组织间隙或体腔内聚集。

1. 病因　①急性肾功能衰竭，各种原因所致的抗利尿激素分泌过多。水中毒最常发生于肾功能不全病人，肾功能良好病人一般不容易发生水中毒。②持续性大量饮水或精神性饮水过量，静脉输入不含盐或含盐量少液体过多过快，超过肾脏排水能力。全身性水肿原因多见于充血性心力衰竭、肾病综合征和肾炎、肝脏疾病，也见于营养不良和某些内分泌疾病。局限性水肿常见于器官组织局部炎症，静脉或淋巴管阻塞等情况。

2. 临床表现　急性水中毒发病急骤，水过多所致脑细胞肿胀可造成颅内压增高，引起一系列神经、精神症状，如头痛、嗜睡、躁动、精神紊乱、定向能力失常、谵妄，甚至昏迷，若发生脑疝则出现相应的神经定位体征。慢性水中毒症状往往被原发疾病的症状所掩盖，可有软弱无力、恶心、呕吐、嗜睡等。体重明显增加，皮肤苍白而湿润。实验室检查：红细胞计数、血红蛋白量、血细胞比容和血浆蛋白量均降低；血浆渗透压降低，以及红细胞平均容积增加和红细胞平均血红蛋白浓度降低，提示细胞内、外液量均增加。

皮下水肿是水肿重要的临床特征，当皮下组织过多液体集聚时，皮肤肿胀、弹性差，用手指按压时可出现凹陷，称为凹陷性水肿。水肿出现的部位因发病原因不同各有不同，心源性水肿首先出现在低垂部位，肾性水肿先表现为眼睑或面部水肿，肝性水肿则以腹腔积液为多见。

3. 治疗　原发病防治十分重要，急性肾功能衰竭、心力衰竭病人应严格限制水摄入，预防水中毒发生。疼痛、失血、休克、创伤及大手术等因素容易引起抗利尿激素分泌过多，对该类病人输液治疗应注意避免过量。轻度水中毒者只要停止或限制水摄入，在机体排出多余水后，水中毒即可解除。程度严重者，除严格禁止水摄入外，还需用利尿剂以促进水排出。一般可用渗透性利尿剂，如静脉快速滴注 20% 甘露醇或 25% 山梨醇 200ml 可减轻脑细胞水肿并增加水排出，也可静脉注射呋塞米等强利尿剂以促进体内水排出。

第三节　钾代谢紊乱

钾是机体最重要矿物质之一。正常人体内约 90% 钾存储于细胞内，骨钾约占 7.6%，跨细胞液钾约占 1%，仅约 1.4% 的钾在细胞外液中。K^+ 具有维持细胞新陈代谢、保持细胞静息膜电位、调节细胞内外渗透压和酸碱平衡等多种重要生理功能。机体可通过以下几条途径维持血钾平衡：①通过细胞膜 Na^+-K^+ 泵改变钾在细胞内外液中的分布；②通过细胞内外 H^+-K^+ 交换影响细胞内外钾的分布；③通过肾小管上皮内外跨膜电位的改变影响钾的排泄量；④通过醛固酮和远端小管调节肾排钾量；⑤通过出汗方式或结肠排泄钾。正常血清钾浓度为 3.5~5.5mmol/L，钾代谢异常有低钾血症和高钾血症。

（一）低钾血症

血清钾浓度低于 3.5mmol/L 称为低钾血症（hypokalemia）。通常情况下血钾浓度能反映体内总钾含量，但有些情况下两者并不一定一致。

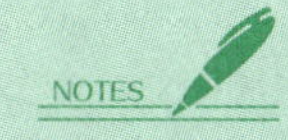

1. 病因 低钾血症常见原因：①消化道梗阻、长期禁食、昏迷、神经性厌食等导致钾摄入不足；②严重呕吐、腹泻、持续胃肠减压、肠瘘等，从消化道途径丧失大量钾；③长期应用呋塞米或噻嗪类利尿剂，肾小管性酸中毒，急性肾衰竭多尿期，以及盐皮质激素过多使肾排出钾过多；④长期输注不含钾盐的液体，或肠外营养液中钾补充不足；⑤钾向组织内转移，见于大量输注葡萄糖和胰岛素，或代谢性、呼吸性碱中毒者。

2. 临床表现 最早的临床表现是肌无力，先是四肢软弱无力，以后可延及躯干和呼吸肌，出现弛缓性瘫痪、腱反射减退或消失。病人有厌食、恶心、呕吐或腹胀、肠蠕动消失等肠麻痹表现。心脏受累主要表现为窦性心动过速、传导阻滞和节律异常。低钾血症典型心电图改变为早期出现 ST 段压低，T 波降低、增宽或倒置，随后出现 Q-T 间期延长和 U 波，严重者出现 P 波幅度增高、QRS 增宽、室上性或室性心动过速、房颤。但并非每个病人都有上述心电图改变，故不应仅凭心电图异常诊断低钾血症。低钾血症临床表现有时可以很不明显，特别是当病人伴有严重细胞外液减少时，其临床表现主要是缺水、缺钠所致的症状。但当缺水被纠正之后，由于钾浓度被进一步稀释，此时即会出现低钾血症的表现。

3. 诊断 根据详细的病史、临床表现以及实验室检查即可作低钾血症的诊断，血钾浓度低于 3.5mmol/L 有诊断意义，心电图检查可作为辅助性诊断手段。

4. 治疗 通过积极处理造成低钾血症的病因，纠正较轻的低钾血症并不困难。补钾主要是根据血清钾浓度、是否存在低钾的症状和体征以及是否有钾持续丢失而进行。轻度低钾血症者可鼓励其进食含钾丰富的食物，如橘子、香蕉、咖啡等，或以口服氯化钾缓释片为佳。无法进食病人需经静脉补给，补钾量可参考血钾浓度降低程度，每天补钾 40~80mmol 不等，但应注意输注速度不应过快、每日补充总量不应过高。以每克氯化钾相当于 13.4mmol 钾计算，每天补氯化钾约 3~6g。静脉补钾有浓度及速度限制，通常浓度为每升输液中含钾量不宜超过 40mmol（相当于氯化钾 3g），溶液应缓慢滴注，输注速度控制在 20mmol/h 以下。如果含钾溶液输入过快，血清钾浓度在短期内快速增高，将有致命的危险。对于少数出现危及生命的心律失常或瘫痪的低钾病人，可进行更高浓度和速度补钾，但应通过中心静脉并且应用输注泵给予，必须严密监测血钾、肌张力并进行持续性心电监护，一旦危情纠正，应减慢补钾速度。对于伴有休克病人，应先尽快恢复血容量，待尿量超过 40ml/h 后再静脉补钾。值得注意的是，临床上补钾后血钾浓度上升只是暂时的，因为大多数补充的钾将进入细胞内以补充细胞内钾的缺失，因此补钾过程中应密切进行血钾浓度监测。

（二）高钾血症

血清钾浓度高于 5.5mmol/L 称为高钾血症（hyperkalemia）。

1. 病因 高钾血症常见原因：①进入体内钾太多，如口服含钾药物或静脉输入过多钾，以及大量输入保存较久的库血等；②肾排钾功能减退，如急、慢性肾衰竭；应用保钾利尿剂如螺内酯、氨苯蝶啶等，以及盐皮质激素不足等；③细胞内钾的移出，如溶血、组织损伤（如挤压综合征），以及酸中毒等。

2. 临床表现 高钾血症时肌肉轻度震颤，手足感觉异常，肢体软弱无力，腱反射减退或消失，甚至出现弛缓性麻痹。高钾血症可以引起窦性心动过缓、房室传导阻滞或快速性心律失常，最危险的是心室颤动或心搏骤停。高钾血症常有心电图异常变化，早期改变为 T 波高而尖，Q-T 间期缩短，QRS 波增宽伴幅度下降，P 波波幅下降并逐渐消失。

3. 诊断 有引起高钾血症原因的病人，当出现无法用原发病解释的上述临床表现时，应考虑到有高钾血症可能。血清钾浓度超过 5.5mmol/L 即可确诊，心电图有辅助诊断价值。

4. 治疗 高钾血症一旦诊断确定应予积极治疗，首先应立即停用一切含钾药物或溶液，同时可采取下列措施降低血钾。

（1）稳定心肌细胞膜，促使 K^+ 转入细胞内：①10% 葡萄糖酸钙溶液 10~20ml 稀释后缓慢静脉注射，该方法起效快但持续时间短；②5% $NaHCO_3$ 溶液 250ml 静脉滴注，既可增加血容量而稀释血清 K^+，又能促使 K^+ 移入细胞内或由尿排出，同时还有助于酸中毒的治疗；③10U 常规胰岛素（regular

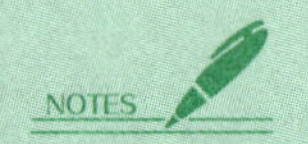

insulin）加入 10% 葡萄糖溶液 300~500ml 中持续 1 小时静脉滴注，可以降低血钾 0.5~1.2mmol/L。

（2）利尿剂：常用袢利尿剂，如呋塞米 40~100mg，或噻嗪类利尿剂，可促使钾从肾排出，但对于肾功能障碍病人效果不佳。

（3）阳离子交换树脂：可用聚磺苯乙烯（降钾树脂）15g 口服，每日 2~3 次，无法口服病人可灌肠，可从消化道排出钾离子。

（4）透析疗法：最快速有效的降低血钾方法，有血液透析和腹膜透析两种，前者对钾的清除速度明显快于后者，可用于上述治疗仍无法降低血钾浓度或者严重高钾血症病人。

第四节　钙磷、镁代谢紊乱

一、钙磷代谢紊乱

钙和磷是人体内含量最丰富的无机元素，体内约 99% 钙和 86% 磷以羟磷灰石形式存在于骨骼和牙齿中，其余以溶解状态分布于体液和软组织中。血钙指血清中所含的总钙量，成人正常浓度为 2.25~2.75mmol/L。血液中磷以有机磷和无机磷两种形式存在，血磷通常是指血浆中的无机磷，成人正常浓度为 1.1~1.3mmol/L。钙主要生理功能是形成和维持骨骼、牙齿的结构，维持细胞正常生理功能，调节细胞功能和酶的活性，维持神经-肌肉兴奋性，参与凝血过程。磷是机体所有细胞中的核酸组成成分，细胞膜的必需构成物质，也是物质代谢反应以及骨骼、体液构成等不可少的成分。磷参与机体能量代谢过程，调控生物大分子的活性。磷酸盐还是血液缓冲体系的重要组成部分。

（一）低钙血症

血钙浓度<2.25mmol/L 时称为低钙血症（hypocalcemia）。

1. 病因　低钙血症常见于：①维生素 D 缺乏：食物中维生素 D 摄入缺少或光照不足；梗阻性黄疸、慢性腹泻、脂肪泻等影响肠道吸收，肝硬化或肾衰竭等导致维生素 D 羟化障碍。②甲状旁腺功能减退，临床上常见于甲状旁腺切除或甲状腺手术误切甲状旁腺，导致甲状旁腺激素缺乏，破骨减少、成骨增加，造成低血钙。③慢性肾衰竭时肠道钙吸收减少，同时血磷升高，血钙降低。④急性胰腺炎时机体对甲状旁腺激素的反应性下降，胰高血糖素分泌亢进，胰腺炎症或坏死释放出的脂肪酶与钙结合成钙皂影响肠吸收。

2. 临床表现　低钙血症时神经肌肉兴奋性升高，出现口周和指（趾）尖麻木及针刺感、手足抽搐、腱反射亢进、Chvostek 征或 Trousseau 征阳性，严重时可导致喉、气管痉挛、癫痫发作甚至呼吸暂停。精神症状表现为烦躁不安、抑郁及认知能力减退。低钙对心血管的影响主要为传导阻滞等心律失常，严重时可出现室颤、心力衰竭。心电图典型表现为 Q-T 间期和 ST 段明显延长。低钙时可出现骨骼疼痛、病理性骨折、骨骼畸形。

3. 诊断　根据病史、体格检查及实验室检查常可明确诊断，血钙浓度低于 2.25mmol/L 有诊断价值。

4. 治疗　低钙血症出现手足抽搐、喉头痉挛等症状时应立即处理，一般用 10% 葡萄糖酸钙 10~20ml 稀释后缓慢静脉注射，通常用药后立即起作用。然后可用 10% 葡萄糖酸钙稀释于 5% 葡萄糖溶液中滴注，调整滴注速度直至血清钙浓度达到正常值下限。对伴有低镁血症病人，补充镁有助于低钙血症纠正。慢性低钙血症首先要治疗原发病，如维生素 D 缺乏、甲状旁腺功能减退，通常推荐联合应用钙和维生素 D 制剂，临床上应用最多的是骨化三醇加碳酸钙或葡萄糖酸钙等钙剂，治疗目标是维持血清钙浓度于正常值低限。

（二）高钙血症

血钙浓度>2.75mmol/L 时称为高钙血症（hypercalcemia）。

1. 病因　高钙血症常见于：①甲状旁腺功能亢进症：常见于甲状旁腺腺瘤或增生；②白血病、多

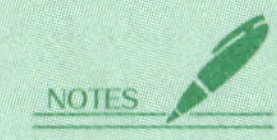

发性骨髓瘤等恶性肿瘤或恶性肿瘤骨转移;③维生素 D 中毒:长期大量服用维生素 D 可造成维生素 D 中毒,导致高钙高磷血症。

2. 临床表现 轻度高钙血症常无特异性症状,血钙浓度进一步增高尤其是合并甲状旁腺功能亢进病人,可出现疲乏无力、精神不集中、失眠、抑郁、腱反射迟钝、肌力下降等,严重者可出现神志不清甚至昏迷。恶心、呕吐、便秘在高钙血症病人中十分常见,少数病人合并溃疡病及胰腺炎。对骨骼系统影响为尿路结石、骨骼疼痛、畸形或病理性骨折。高钙可使心肌兴奋性增加,容易出现心律失常及洋地黄中毒,心电图表现为 Q-T 间期缩短,很多病人合并高血压。极为严重者可出现高钙危象,需紧急救治。

3. 诊断 血清蛋白浓度正常时,血清钙>2.75mmol/L 可确诊为高钙血症,根据病史、体格检查及实验室检查即可诊断。

4. 治疗 包括病因治疗和降低血钙治疗,甲状旁腺功能亢进者手术切除腺瘤或增生的腺组织可彻底治愈。常用的降低血钙方法有:①增加尿钙排出:高钙血症常有低血容量,补充血容量可增加尿钙排出;袢利尿剂可抑制钙重吸收而增加尿钙排泄。②抑制骨吸收:降钙素可抑制骨吸收、增加尿钙排泄;唑来膦酸盐是目前治疗恶性肿瘤骨转移的标准疗法。③减少肠道钙吸收:糖皮质激素通过抑制维生素 D 减少肠道对钙的吸收,增加肾脏排出钙;口服磷制剂可以降低肠道对钙的吸收。④透析:透析可有效降低血钙浓度,对肾功能不全或心功能不全病人尤为适用。

(三)低磷血症

血清无机磷<0.8mmol/L 称为低磷血症(hypophosphatemia)。

1. 病因 低磷血症常见于:①饥饿、长期禁食,反复呕吐、腹泻等导致肠道吸收磷减少;②急性乙醇中毒、甲状旁腺功能亢进、长期应用糖皮质激素或利尿剂、代谢性酸中毒、糖尿病等可使得尿磷排泄增加;③应用胰岛素、雄性激素、大量静脉输注葡萄糖等可促使磷进入细胞内;④长期肠外营养未补充磷制剂。

2. 临床表现 轻度低磷血症往往无特异性的临床表现。低磷血症可引起代谢性脑病,表现为易激动、神志障碍,重症者可有木僵、昏迷。神经肌肉症状表现为肌无力,甚至可因呼吸肌无力出现呼吸困难、呼吸衰竭。胃肠道症状为食欲减退、恶心、呕吐、腹泻、便秘等。重度低磷血症临床上还可出现心律失常、急性心力衰竭、心搏骤停、低血压、休克等表现。

3. 诊断 根据病史、临床症状及实验室检查常可明确诊断,测定尿磷和血磷有助于诊断,血清无机磷<0.8mmol/L 时诊断成立。

4. 治疗 低磷血症主要是针对病因治疗,轻度无症状的低磷血症无须特别处理,或每日口服补充磷 1~2g,分次给予。严重低磷血症或症状明显病人需要静脉补充磷,当血清磷<0.3mmol/L,每日静脉补充磷酸盐量为 0.3mmol/kg,在 24 小时内给予。血磷浓度在 0.3~0.6mmol/L 时,一般每日静脉补充 50~60mmol 磷酸盐安全且有效。补充磷制剂时应注意低钙血症、抽搐、低血压、腹泻等,应及时纠正存在的低钾血症和低镁血症以及水、酸碱平衡紊乱,维护心、肺等重要脏器功能。

(四)高磷血症

成人血清无机磷>1.6mmol/L 为高磷血症(hyperphosphatemia)。

1. 病因 高磷血症常见于:①急、慢性肾功能不全,肾排磷减少;②甲状旁腺功能减退,尿磷排出减少;③维生素 D 中毒时可促进肠道及肾脏对磷的重吸收;④甲状腺功能亢进可促进溶骨发生;⑤急性酸中毒、骨骼肌破坏、高热、恶性肿瘤等可促使磷向细胞外移出。

2. 临床表现 高磷血症并不产生特殊临床症状,急性高磷血症增加钙磷沉淀风险,从而导致软组织及肾脏钙化,引起肾衰竭。高磷常继发性低钙血症,病人可因为低钙引起抽搐、心律失常、低血压等临床症状。

3. 治疗 除对原发病作防治外,无症状或肾功能正常的高磷血症无须特殊治疗,过量的磷可以通过肾脏排出。急性肾衰竭或伴明显高磷血症者,可通过血液透析治疗清除过高的血磷。慢性高磷血症的治疗包括限制食物中磷的摄入,口服钙盐、氢氧化铝等。

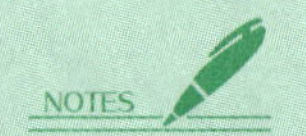

二、镁代谢紊乱

机体 60% 的镁存在于骨骼中，其余大部分在骨骼肌及其他组织器官细胞内，仅有 1%~2% 在细胞外液中。镁具有多种生理功能，包括调节各种离子通道的电流，催化体内多种酶参与三磷酸腺苷（ATP）代谢，在调控细胞生长、维持心肌、骨骼肌及胃肠道平滑肌的兴奋性等方面均具有重要作用。正常血清镁浓度为 0.75~1.25mmol/L，正常情况下体内镁平衡主要靠肾脏调节。

（一）低镁血症

血清镁浓度<0.75mmol/L 时称为低镁血症（hypomagnesemia）。

1. 病因 低镁血症常见于：①长期禁食、厌食或长时间肠外营养而没有补充镁；②严重腹泻、长期胃肠减压引流、肠瘘以及短肠综合征等导致镁经胃肠道丢失；③大量应用利尿剂及某些肾脏疾病，导致经肾排出镁增多而重吸收减少；④高钙血症可使肾小管对镁及磷酸盐重吸收减少；⑤糖尿病酮症酸中毒、甲状腺功能亢进以及严重甲状旁腺功能减退均使肾小管对镁重吸收减少。

2. 临床表现 主要症状有肌震颤、手足搐搦及 Chvostek 征阳性等，严重者表现为癫痫大发作。此外，低镁血症常有眩晕、共济失调、手足徐动症、肌无力和肌萎缩。因此凡有诱因且有上述症状者，应疑有镁缺乏。低镁血症容易引起心律失常，心电图表现包括 P-R 间期和 Q-T 间期延长。低镁血症者急性缺血性心脏病、充血性心力衰竭及冠状动脉性心脏病发生率均高于正常。值得注意的是血清镁浓度与机体镁缺乏不一定相平行，即镁缺乏时血清镁浓度不一定降低。

3. 治疗 轻度无症状低镁血症可以通过口服补充镁剂加以纠正，但由于口服镁剂特别是高剂量时容易发生腹泻，故当口服吸收障碍者或严重低镁血症病人应静脉补充镁。对于有症状性的低镁血症或严重低镁血症病人，临床上一般可用 25% 硫酸镁 5~10ml 加入 5% 葡萄糖溶液中缓慢滴注。由于镁从细胞外液向细胞内分布相对较慢，因此即使血清镁浓度正常仍应谨慎继续补充镁 1~2 天。此外，在纠正低镁血症同时，应纠正低血钙、低血钾、低血磷及碱中毒等其他电解质紊乱。

（二）高镁血症

血清镁浓度>1.25mmol/L 时称为高镁血症（hypermagnesemia）。

1. 病因 高镁血症常见于：①肾衰竭是高镁血症最常见的病因，多见于急、慢性肾衰竭少尿或无尿时；②严重脱水伴少尿时，镁随尿排出减少；③肾上腺皮质功能减退、甲状腺功能减退时，肾脏排镁障碍；④静脉内补镁过多过快；⑤分解代谢亢进疾病，如糖尿病酮症酸中毒使细胞内镁移至细胞外。

2. 临床表现 高镁血症可抑制内脏平滑肌功能，临床表现有嗳气、呕吐、便秘和尿潴留等症状。高镁抑制神经-肌肉兴奋性传递，出现乏力、疲倦、腱反射减退，严重时出现肌肉弛缓性麻痹、嗜睡或昏迷。高镁血症对心血管的影响表现为抑制房室和心室内传导，降低心肌兴奋性，心电图检查表现为传导性阻滞和心动过缓，严重时出现血压下降甚至心搏骤停。

3. 治疗 肾功能正常的轻度高镁血症无须特殊治疗，因为肾脏能快速清除镁，且镁的血清半衰期仅为 1 天。有明显心血管症状病人应立即静脉注射钙剂，可用 10% 葡萄糖酸钙（或氯化钙）溶液 10~20ml 缓慢注射，可以对抗镁对心脏和肌肉的抑制。也可在充分扩容时应用利尿剂以利镁排出。若上述处理后疗效不佳可采用透析治疗，血液透析是治疗肾衰竭伴高镁血症的有效方法。

第五节 酸碱平衡失调

正常生物体内的 pH 相对稳定，这主要依靠体内各种缓冲系统以及肺、肾的调节来实现。机体这种处理酸碱物质的含量和比例以维持 pH 在恒定范围的过程称为酸碱平衡。临床上，许多因素可以引起酸碱负荷过度或调节机制障碍，导致体液酸碱度稳定性破坏，称为酸碱平衡失调。酸碱平衡失调很多情况下是某些疾病或疾病过程的继发性变化，但酸碱平衡失调又会使得病情加重或更加复杂，甚至危及病人生命。因此，及时发现和正确处理酸碱平衡失调往往是治疗成败的关键。

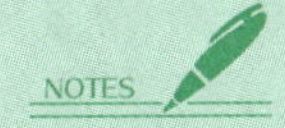

（一）代谢性酸中毒

代谢性酸中毒（metabolic acidosis）是指细胞外液 H^+ 增加和/或 HCO_3^- 丢失引起的 pH 下降，以血浆原发性 HCO_3^- 减少为特征，是临床上最常见的酸碱平衡失调类型。

1. 病因 ①碱性物质丢失过多：严重腹泻、肠瘘、胰瘘、胆道引流等均可引起 $NaHCO_3$ 大量丢失；②肾脏排酸保碱功能障碍：肾功能衰竭、肾小管中毒时体内固定酸由尿中排出障碍，HCO_3^- 在近曲小管重吸收下降；应用碳酸酐酶抑制剂如乙酰唑胺可抑制肾小管上皮细胞内碳酸酐酶活性，排 H^+ 及重吸收 HCO_3^- 减少；③酸性物质产生过多：任何原因引起的缺氧和组织低灌注时，细胞无氧糖酵解增强而产生乳酸性酸中毒；糖尿病、严重饥饿或酒精中毒时，体内脂肪分解加速，产生大量酮体，引起酮症酸中毒；④外源性固定酸摄入过多，消耗 HCO_3^- 缓冲，如大量摄入阿司匹林、长期服用氯化铵、盐酸精氨酸或盐酸赖氨酸等药物；⑤高钾血症：各种原因引起细胞外液 K^+ 增高，K^+ 与细胞内 H^+ 交换，引起细胞外 H^+ 增加，导致代谢性酸中毒。

代谢性酸中毒时血液中增多的 H^+ 立即被血浆缓冲系统进行缓冲，HCO_3^- 等缓冲碱被消耗。此外，H^+ 浓度增高通过化学感受器引起呼吸中枢兴奋，增加呼吸深度和频率，加速 CO_2 呼出，降低血液中 H_2CO_3 浓度，维持 HCO_3^-/H_2CO_3 的比值接近正常，从而使血液 pH 趋向正常。代谢性酸中毒时肾通过增加 H^+ 和 NH_4^+ 的分泌以及重吸收 HCO_3^- 进行调节，但肾功能障碍引起的代谢性酸中毒，肾的代偿机制几乎不能发挥。

2. 临床表现 轻度代谢性酸中毒可无明显症状。重症病人可有疲乏、眩晕、嗜睡，感觉迟钝或烦躁。最明显的表现是呼吸加快加深，典型者称为 Kussmaul 呼吸。酮症酸中毒者呼出气带有酮味，病人面颊潮红，心率加快，血压常偏低。可出现腱反射减弱或消失、神志不清或昏迷。病人常有轻微腹痛、腹泻、恶心、呕吐、胃纳下降等胃肠道症状。代谢性酸中毒可降低心肌收缩力和周围血管对儿茶酚胺的敏感性，病人容易发生心律不齐、急性肾功能不全和休克，一旦产生则很难纠正。

3. 诊断 根据病人有严重腹泻、肠瘘或休克等病史，又有深而快的呼吸，即应怀疑有代谢性酸中毒。动脉血气分析及血生化检测可以明确诊断，并可了解代偿情况和酸中毒严重程度。此时血液 $pH<7.35$、HCO_3^- 明显下降。代谢性酸中毒代偿期，血 pH 可在正常范围，但 HCO_3^-、碱剩余（BE）和 $PaCO_2$ 均有一定程度降低。代谢性酸中毒的血气分析参数：标准碳酸氢盐（SB）、实际碳酸氢盐（AB）以及缓冲碱（BB）值均降低，BE 负值加大，pH 下降、$PaCO_2$ 继发性降低，AB<SB。

4. 治疗 代谢性酸中毒治疗最重要的是针对原发病的治疗，如乳酸性酸中毒应首先纠正循环障碍、改善组织灌注、控制感染；糖尿病酮症酸中毒应及时输液、应用胰岛素控制血糖、纠正电解质紊乱。由于机体具有较强调节酸碱平衡能力，可通过肺通气排出更多 CO_2，又能通过肾排出 H^+ 和保留 Na^+ 及 HCO_3^-，因此只要能消除病因，再辅以补充液体以纠正缺水，较轻的代谢性酸中毒（血浆 HCO_3^- 为 16~18mmol/L）常可自行纠正，不必应用碱性药物。低血容量性休克所致的轻度代谢性酸中毒，经补液、输血等措施纠正休克之后也可随之被纠正，不宜过早使用碱剂，否则反而可能造成代谢性碱中毒。

对血浆 HCO_3^- 低于 10mmol/L 的重症酸中毒病人，应立即输液和用碱剂进行治疗。常用的碱性药物是碳酸氢钠溶液，该溶液进入体液后即离解为 Na^+ 和 HCO_3^-，HCO_3^- 与体液中的 H^+ 化合成 H_2CO_3，再离解为 H_2O 及 CO_2，CO_2 则自肺部排出，从而减少体内 H^+，使酸中毒得以改善。Na^+ 留于体内则可提高细胞外液渗透压和增加血容量。临床上根据酸中毒严重程度，首次可静脉输注 5% $NaHCO_3$ 溶液 100~250ml，用后 2~4 小时复查动脉血血气分析及血浆电解质浓度，根据测定结果再决定是否需继续给药及用量。5% $NaHCO_3$ 溶液为高渗溶液，过快过多输入可致高钠血症和高渗透压，应注意避免。此外，酸中毒纠正时容易导致低钾血症和低钙血症，出现相应的临床表现，应及时注意防治。

（二）代谢性碱中毒

代谢性碱中毒（metabolic alkalosis）是指细胞外液碱增多和/或 H^+ 丢失引起 pH 升高，以血浆 HCO_3^- 原发性增多为特征。

1. 病因 ①酸性物质丢失过多：呕吐剧烈、长时间胃肠减压使得胃液中 H^+、Cl^- 及 K^+ 丢失，肠液

和胰腺的 HCO_3^- 得不到 H^+ 中和而被吸收入血，导致低氯低钾性碱中毒；使用髓袢或噻嗪类利尿剂可抑制髓袢对 Cl^- 的主动重吸收和 Na^+ 的被动重吸收，促进远曲小管和集合管细胞分泌 H^+ 及 K^+ 增加，H^+ 经肾大量丢失使 HCO_3^- 重吸收增加；肾上腺皮质激素增多尤其是醛固酮可促进 H^+ 经肾排出，也可通过保 Na^+ 排 K^+ 促进 H^+ 排泄，造成低钾性碱中毒。②碱性物质摄入过多：消化性溃疡病人服用过多 $NaHCO_3$，或静脉输注过量 $NaHCO_3$；摄入乳酸钠、乙酸钠或大量输注含柠檬酸盐抗凝的库血，这些有机酸盐在体内氧化可产生 $NaHCO_3$，造成浓缩性碱中毒。③H^+ 向细胞内移动：低钾血症引起细胞内 K^+ 向细胞外转移，同时细胞外 H^+ 向细胞内移动，可发生代谢性碱中毒。此时，肾小管细胞内缺钾，K^+-Na^+ 交换减少，代之 H^+-Na^+ 交换增加，H^+ 排出及 HCO_3^- 重吸收增加，尿液呈酸性，称为反常性酸性尿。

呼吸对代谢性碱中毒的代偿反应较快，血浆 H^+ 浓度下降使得呼吸中枢抑制，呼吸变浅变慢以减少 CO_2 排出，血浆 H_2CO_3 升高，使 HCO_3^-/H_2CO_3 的比值接近正常以降低血 pH。肾的代偿较慢，肾小管上皮细胞的碳酸酐酶和谷氨酰胺酶活性降低，H^+ 和 NH_3^+ 分泌减少，HCO_3^- 重吸收减少，从而使血 HCO_3^- 减少。

2. 临床表现 轻度代谢性碱中毒一般无明显症状，其临床表现往往被原发病所掩盖。神经肌肉系统的影响表现为烦躁不安、精神错乱或谵妄等中枢神经兴奋的表现，面部及肢体肌肉抽动、腱反射亢进及手足抽搐。碱中毒抑制呼吸中枢可导致呼吸变浅变慢，换气量减少。碱中毒可引起各种心律失常、心脏传导阻滞、血压下降甚至心搏骤停。

3. 诊断 根据病史可作出初步诊断。血气分析可确定诊断及其严重程度，代偿期血液 pH 可基本正常，但 HCO_3^- 和 BE 均有一定程度的增高。失代偿时血液 pH 和 HCO_3^- 明显增高，$PaCO_2$ 正常。代谢性碱中毒的血气分析参数变化规律：pH 升高，AB、SB 及 BB 值均升高，AB>SB，BE 正值加大，$PaCO_2$ 继发性升高。

4. 治疗 首先应积极治疗原发疾病，对丧失胃液所致的代谢性碱中毒，输注等渗盐水或葡萄糖盐水，既恢复了细胞外液量又补充 Cl^-，血液稀释后 HCO_3^- 很快下降并随尿排出，即可纠正轻症低氯性碱中毒。另外，代谢性碱中毒时常伴有低钾血症，可同时补给氯化钾，补充后 K^+ 进入细胞内将其中的 H^+ 交换出来。另外，通过补钾可促进肾脏排泄 HCO_3^- 增加，将利于加速碱中毒的纠正。治疗严重碱中毒时为迅速中和细胞外液中过多的 HCO_3^-，可应用 0.1~0.2mol/L 稀盐酸溶液，可将 1mol/L 盐酸 100ml 溶入 0.9% NaCl 或 5% 葡萄糖溶液 1 000ml 中，经中心静脉导管缓慢滴入（25~50ml/h）。每 4~6 小时监测血气分析及血电解质，必要时第二天可重复治疗。

（三）呼吸性酸中毒

呼吸性酸中毒（respiratory acidosis）是指 CO_2 排出障碍或吸入过多引起的 pH 下降，以血浆 H_2CO_3 浓度原发性升高为特征。

1. 病因 ①颅脑损伤、脑血管意外、呼吸中枢抑制剂或麻醉药物用量过大，呼吸机使用不当使得 CO_2 排出障碍。②喉头痉挛或水肿、异物堵塞气管、溺水等可以引起急性呼吸性酸中毒；慢性阻塞性肺疾病、支气管哮喘、严重胸廓畸形、呼吸肌麻痹、气胸或胸腔积液等均可引起慢性呼吸性酸中毒。③心源性急性肺水肿、重度肺气肿、严重肺炎、肺广泛纤维化等均可引起通气障碍。④环境中 CO_2 浓度过高，吸入 CO_2 过多。

急性呼吸性酸中毒时主要靠细胞内外离子交换及细胞内缓冲系统代偿，但这种调节和代偿十分有限，常表现为失代偿状态。慢性呼吸性酸中毒时 $PaCO_2$ 和 H^+ 浓度持续升高，肾小管上皮细胞内碳酸酐酶和谷氨酰胺酶活性增高，肾小管上皮排泄 H^+ 和 NH_3^+ 以及对 HCO_3^- 的重吸收增加。

2. 临床表现 急性严重的呼吸性酸中毒常表现为呼吸急促、呼吸困难以及明显的神经系统症状，起初病人可有头痛、视物模糊、烦躁不安，进一步发展可出现震颤、神志不清甚至谵妄、昏迷等。脑缺氧可致脑水肿、脑疝，甚至呼吸骤停。pH 下降以及高 CO_2 血症可引起外周血管扩张，导致心律失常、血压下降等症。慢性呼吸性酸中毒病人大多数是因为慢性阻塞性肺疾病等引起，因此临床上常以这

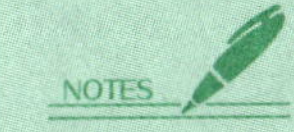

些疾病相关表现为主，包括咳嗽、气促、呼吸困难、发绀等缺氧症状。

3. 诊断 病人多有呼吸功能受影响病史，又出现上述症状，即应怀疑有呼吸性酸中毒。呼吸性酸中毒的血气分析参数变化规律：$PaCO_2$ 增高，pH 降低，通过肾代偿后，代谢性指标继发性升高，AB、SB 及 BB 值均升高，AB>SB，BE 正值加大。

4. 治疗 急性呼吸性酸中毒时应迅速去除引起通气障碍的原因，改善通气功能，使蓄积的 CO_2 尽快排出。如呼吸停止、气道阻塞引起者应尽快插管，机械通气，可有效地改善机体通气及换气功能；由吗啡导致的呼吸中枢抑制者可用纳洛酮静脉注射。慢性呼吸性酸中毒病人应积极治疗原发病，针对性地采取控制感染、扩张小支气管、促进排痰等措施，以改善换气功能和减轻酸中毒程度。

（四）呼吸性碱中毒

呼吸性碱中毒（respiratory alkalosis）是指肺泡通气过度引起的 $PaCO_2$ 降低、pH 升高，以血浆 H_2CO_3 浓度原发性减少为特征。

1. 病因 ①中枢神经系统疾病如脑血管障碍、脑炎、脑外伤或脑肿瘤等刺激呼吸中枢引起通气过度；癔症发作时可引起精神性通气过度；某些药物如水杨酸、铵盐等可以直接兴奋呼吸中枢使得通气增强；机械通气使用不当，潮气量设置过大可引起严重呼吸性碱中毒。②高热、甲状腺功能亢进、疼痛、创伤、革兰氏阴性杆菌败血症等机体代谢亢进可刺激引起呼吸中枢兴奋，导致通气过度。③环境氧分压低、各种原因引起的低氧血症均可因为缺氧刺激引起呼吸运动增强，CO_2 排出增多。

急性呼吸性碱中毒时主要靠细胞内外离子交换及细胞内缓冲系统代偿，由于血浆 H_2CO_3 浓度降低而 HCO_3^- 相对增高，H^+ 从细胞内移出至细胞外并与 HCO_3^- 结合，从而降低血浆 HCO_3^- 浓度。此外，细胞内其他缓冲系统也参与了代偿。慢性呼吸性碱中毒时才会发生肾脏的代偿调节，持续低碳酸血症时，肾小管上皮排泄 H^+ 和 NH_3^+ 减少，而随尿排出却增加，使血浆中 HCO_3^- 代偿性降低。

2. 临床表现 多数病人有呼吸急促、心率加快表现。碱中毒可促进神经肌肉兴奋性增高，表现为手、足和口周麻木及针刺感，肌震颤、手足搐搦等症状。此外，呼吸性碱中毒病人可有眩晕、神志淡漠、意识障碍等神经系统功能障碍表现，这除与碱中毒对脑功能损伤有关外，还与低碳酸血症引起脑血管收缩所致的脑血流量减少有关。危重病人发生急性呼吸性碱中毒常提示预后不良，或将发生急性呼吸窘迫综合征。

3. 诊断 结合病史和临床表现常可作出诊断。呼吸性碱中毒的血气分析参数变化规律：$PaCO_2$ 降低，pH 升高，AB<SB，代偿后，代谢性指标继发性降低，AB、SB 及 BB 值均降低，BE负值加大。

4. 治疗 首先应防治原发病、去除引起通气过度的原因。急性呼吸性碱中毒病人可吸入含 5% CO_2 的混合气体或嘱病人反复屏气，或用纸袋罩住口鼻使其反复吸回呼出的 CO_2 以维持血浆 H_2CO_3 浓度，症状即可迅速得到控制。对精神性通气过度病人可酌情使用镇静剂。对因呼吸机使用不当所造成的通气过度，应调整呼吸频率及潮气量。危重病人或中枢神经系统病变所致的呼吸急促，可用药物阻断其自主呼吸，由呼吸机进行适当的辅助呼吸。有手足抽搐的病人可静脉注射葡萄糖酸钙进行治疗。

（五）混合性酸碱平衡失调

临床上有些病人并不是单一的原发性酸碱失衡，而是存在两种以上混合性酸碱失衡。常见的双重性酸碱失衡类型有：①呼吸性酸中毒合并代谢性酸中毒；②呼吸性酸中毒合并代谢性碱中毒；③呼吸性碱中毒合并代谢性酸中毒；④呼吸性碱中毒合并代谢性碱中毒；⑤高阴离子间隙的代谢性酸中毒合并代谢性碱中毒。常见的三重性酸碱失衡类型有：①呼吸性酸中毒合并高阴离子间隙的代谢性酸中毒+代谢性碱中毒；②呼吸性碱中毒合并高阴离子间隙的代谢性酸中毒+代谢性碱中毒。这些混合性酸碱平衡失调往往是由多种复杂的原因所致，必须在充分了解、分析原发病情基础上，密切观察临床表现变化，结合血气等实验室检查进行综合分析才能作出正确的判断，制订相应的治疗措施。

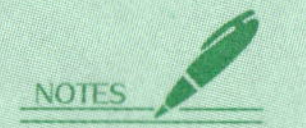

（吴国豪）

第四章
输　　血

输血（blood transfusion）是将全血、血液成分和血液制品输入病人循环系统的治疗过程，是临床上一项重要的治疗和急救措施。输血可治疗多种急慢性疾病，在外科领域的应用较为广泛，但也可引起输血反应，甚至严重的输血并发症。临床用血应遵循合理、科学的原则，不得浪费和滥用血液和血液制品。因此，外科输血中应准确评估输血指征及合理选择血液制品的种类，尽可能地减少用血并节约用血，做到安全、科学、有效地输血。

第一节　输血的适应证、方法与注意事项

（一）适应证

1. 大量失血　是指 24 小时内丢失正常成人体重 7% 的自身血容量（儿童为体重的 8%~9%）；或 3 小时内丢失 50% 自身血容量；或成人出血速度达到 150ml/min；或出血速度达到 1.5ml/（kg·min）超过 20 分钟。大量失血为输血的主要适应证，而补充血容量是治疗因手术、严重创伤、烧伤或其他各种原因所致的低血容量性休克的关键措施。其具体适应证为：①血红蛋白（Hb）<80g/L 或急性失血病人具有以下 2 项或以上者：急性出血>15% 血容量，舒张压<60mmHg，或与基础血压比较收缩压下降>30mmHg，心率>100 次/分，少尿或无尿，精神状态改变；②失血或预计有较多失血的冠心病或肺功能不全病人，Hb<100g/L。

2. 改善贫血　贫血常因慢性失血、红细胞破坏增加或合成不足而引起，其治疗原则应首先消除病因。慢性贫血病人可通过血浆容量扩大、心输出量增加、红细胞 2,3-二磷酸甘油酸（2,3-DPG）含量升高而促使氧离曲线右移及组织氧利用率提高等途径以满足机体的正常氧需求，因此即使 Hb 低至 70~80g/L，病人仍能较好地耐受贫血。慢性贫血病人输血的主要适应证为具有以下表现之一者：①心率>100 次/分；②精神状态改变；③具有心肌缺血包括心绞痛的证据；④轻微活动即感气短或眩晕；⑤直立性低血压。由于贫血时心率加快、搏出量增加等因素可加重心肌的负荷，加之慢性贫血病人原有的慢性疾病，会增加麻醉和手术的风险，故一般应将 Hb 维持在 100g/L 水平。为减轻输血对心血管系统的负荷和多次输血引起的输血反应，如术前准备时间充足（10~14 天），可通过肠内和肠外营养并辅以应用红细胞生成素（erythropoietin，EPO）治疗；如术前准备时间较短，可采用少量多次输血加以改善，每天输注不超过 1 个单位的浓缩红细胞，使机体有充足的时间排出多余的血容量。

3. 凝血异常　病人合并先天性或继发性出血性疾病，应根据原发疾病及引起凝血异常的原因输注新鲜全血、血小板和新鲜冰冻血浆等相关血液成分以改善因凝血障碍所致的出血，如血友病病人输凝血因子Ⅷ，纤维蛋白原缺乏症者输注纤维蛋白原制剂，血小板减少症或血小板功能障碍者输注血小板。

4. 低蛋白血症　输血可提供各种血浆蛋白包括白蛋白、抗体和补体等，以提高血浆蛋白水平，增强病人的抗感染和修复能力。输注丙种球蛋白制剂对严重感染病人有较好的疗效。

（二）方法与注意事项

1. 输血流程　输血前应仔细核对受血者姓名、血型、交叉配血报告和供血者信息等，并检查血袋严密性，血液制品的外观及保存时间有无异常。不得向血液内加入其他药物，如需稀释，只能用静脉

注射用生理盐水。输血时应严密监测病人的体温、脉搏、血压及尿液颜色等生命体征，询问有无不适症状，若出现输血反应须立即处理。输血完毕后仍需观察病人病情，及早发现慢性输血反应，并将血袋送回血库保存至少1天，受血者和供血者的血样应保存于2~6℃冰箱至少7天，以便必要时对输血不良反应的原因进行追查。

2. 输血途径 有静脉输血和动脉输血两种途径，其中最常用和最方便的途径是静脉输血。动脉输血有发生肢体缺血和动脉栓塞等并发症的危险，仅在特殊情况下采用。一般病人可选择较大的浅表静脉如肘正中静脉、贵要静脉或大隐静脉等。大出血病人应立即行深静脉穿刺插管或使用加压输血器以保证输血的速度，在无条件行深静脉穿刺插管时可采用大隐静脉切开术。小儿常采用头皮静脉途径。

3. 输血速度 应视病人病情而定：①成人一般5ml/min，老年人或心脏病病人约1ml/min，小儿10滴/分；②大出血时输入速度宜快，要参照血压、中心静脉压、每小时尿量、病人的意识状态等调节输血的量和速度；③若无失血情况，术前输血速度一般宜为1~2ml/min；④术后早期因水钠潴留，若无明显失血，输血速度应予以控制。

第二节 大量输血

严重创伤、心血管大手术或脏器移植手术等情况下因大量失血而需要大量输血。所谓大量输血(massive transfusion，MT)是指3小时内输血量大于病人50%的生理血容量，或24小时内的输血量达到或超过病人生理血容量。MT对于抢救大量失血病人起着至关重要的作用，然而MT可引起严重的输血并发症和较高的死亡率。保存在1~6℃含有枸橼酸盐的血液，随着时间的推移能引起血液中钾离子浓度升高、pH下降、红细胞内ATP、2,3-DPG含量降低、血小板破坏增多和凝血因子障碍等改变，因此MT除引起输血并发症外，还可引起病人机体代谢状况的显著改变，甚至导致严重后果。

(一) 低体温

大量快速输入冷藏的血液可引起严重的低体温，对开胸或开腹手术的病人尤其严重。低体温增加了Hb对氧的亲和力，加剧组织缺氧。当体温低于34℃时，会引起血小板功能降低。低体温还会降低凝血因子的活性，研究显示体温每降1℃，凝血因子活性降低10%，当体温降至33℃时，凝血因子活性降至原来活性的一半以下。另外，低体温可抑制窦房结功能，如通过中心静脉导管输血，当导管尖端接近窦房结时可导致致命的心律失常。

(二) 电解质、酸碱平衡失调

随着血液储存的时间延长，钾离子浓度升高，大量快速输血可引起高钾血症，特别是当病人存在严重的肾功能不全和挤压伤时。如果大量输入新鲜冰冻血浆和晶体，又会引起稀释性低钾血症，特别是病人因失血性休克等需快速输血时，体内醛固酮、抗利尿激素及皮质类固醇激素等增加，如无肾功能不全，往往导致低钾血症。血液制品中的枸橼酸根和血清中的钙离子结合会形成难以解离的枸橼酸钙，再加上MT的稀释作用，可引起低钙血症。由于抗凝剂枸橼酸钠转化成碳酸氢钠，MT可引起碱中毒。碱中毒时Hb与氧的亲和力增加，其对组织摄氧的影响视碱中毒的程度而不同。轻度碱中毒时，由于其同时促进糖酵解酶的活性，增加细胞内2,3-DPG浓度，抵消了Hb对氧亲和力增加的不良作用。严重碱中毒时则因Hb对氧的亲和力显著增加，可导致组织缺氧。当输入大量储存血时，因血浆的酸度和钾离子浓度增高，亦可引起一过性代谢性酸中毒，若机体代偿功能良好，可迅速自行纠正，否则酸中毒可持续发展。大量快速输血时，不同的病情可产生不同的电解质、酸碱平衡紊乱，及时的血气分析和电解质检测有助于正确地判断。

(三) 枸橼酸中毒

当病人在低体温、肝功能障碍和休克时，机体对枸橼酸的代谢减慢，在输入大量含枸橼酸钠抗凝剂的血液或血浆时可发生枸橼酸中毒，其毒性主要由低钙血症所致。低钙血症可引起低血压、脉压缩

小;左心室压、终末期舒张压、肺动脉压和中心静脉压升高。临床表现为抽搐或惊厥,手术中渗血增多,心律失常,血压下降,甚至心搏骤停。

(四) 2,3-DPG 的变化

储存 3 周的红细胞内 2,3-DPG 含量明显降低,当大量输入接近储存末期的这类血液时可导致 Hb 的氧释放量下降,如果病人在血细胞比容(Hct)降低时伴心功能不全,2,3-DPG 的降低对病人可能有害。

(五) 凝血功能的变化

MT 会引起凝血功能障碍。大量输入储存的血液可导致凝血因子和血小板被稀释,引起的稀释性凝血功能障碍是主要原因之一。低体温会导致凝血因子和血小板功能的降低,而且钙离子是凝血因子Ⅳ,参与凝血途径的激活,所以 MT 引起的低体温和低钙血症也是凝血功能障碍的原因。另外,合并酸中毒则更加重病人的凝血功能障碍。

临床遇到需大量输血的病人时应有充分的思想准备,一方面使用加压输血器快速输血以保障需求,另一方面输血前应使用医用输血加温器适当加温(不超过 40℃,以免溶血)防止低体温的发生,同时做好病人的保暖工作。在大量输血时应积极监测病人的血气、电解质变化,每输注 500~1 000ml 血液宜静脉注射 10% 葡萄糖酸钙 20ml 以预防枸橼酸盐中毒。若已出现酸碱平衡、电解质紊乱,应及时纠正。发现凝血功能障碍时应及时补充新鲜全血、冷沉淀、新鲜血浆或新鲜冰冻血浆,有条件时可根据凝血因子缺乏的情况补充相应成分。

第三节 输血的并发症与防治

输血可以引起各种不良反应和并发症,严重者可危及生命。但是,只要严格掌握输血指征,遵守输血操作规程,大多数输血反应和输血相关的并发症是可以预防的。

(一) 免疫性输血反应

1. 发热性非溶血性输血反应 发热性非溶血性输血反应(febrile non-hemolytic transfusion reactions, FNHTR)是指在输血过程中或输血终止后 4 小时内以发热和/或寒战为临床表现,且能排除溶血、细菌污染、严重过敏及原发病等原因所导致的一类输血反应,为最常见的输血反应。FNHTR 多发生于反复输血或多次妊娠的受血者,体内产生抗白细胞或血小板抗体引起的免疫反应为其主要原因,一些细胞因子包括白介素(IL)-1、IL-6、IL-8、肿瘤坏死因子(TNF)-α 等发挥增强或协同作用。临床一般表现为寒战、高热、皮肤潮红、头痛等,有时伴有恶心和呕吐,症状多在输血后 1 小时内发生,持续 1~2 小时后逐渐缓解,全身麻醉时很少出现发热反应。

FNHTR 预防有赖于严格执行无致热原技术与消毒技术,对有多次输血史者输血前可肌内注射哌替啶 50mg 或异丙嗪 25mg,或选用洗涤红细胞,也可采用一次性去白细胞输血器移除大多数粒细胞和单核细胞。如已发现发热反应,要立即减慢输血速度,严重者应停止输血,并可给予物理降温和口服阿司匹林等治疗。

2. 过敏反应 它是过敏原与体内已有的抗体间相互作用所致。在一些情况下,输入来自具有遗传性过敏体质的献血者的抗体也会发生,部分可见于先天性 IgA 缺乏的病人。根据临床表现可分为局部性与全身性过敏反应。临床表现轻者为皮肤红斑、瘙痒和荨麻疹,严重者可发生喉头水肿、哮喘、呼吸困难、神志不清甚至过敏性休克等。防治措施主要包括选择合适的献血者,有过敏性疾病者最好排除;献血者献血前 4 小时不吃含蛋白质丰富的食物;如受血者有过敏史可在输血前半小时肌内注射异丙嗪 50mg,并尽量选用洗涤红细胞。对已发生过敏反应者应停止输血,保持静脉输液通畅,可肌内注射异丙嗪 50mg 或皮下注射 0.1% 肾上腺素 0.1~1ml,氢化可的松 100~200mg 加于 5% 葡萄糖溶液静脉滴注,必要时行气管切开以防窒息。

3. 溶血反应 包括急性溶血性输血反应(acute hemolytic transfusion reaction, AHTR)和慢性溶

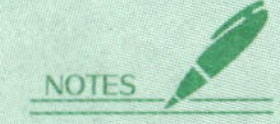

血性输血反应(chronic hemolytic transfusion reaction,CHTR)。AHTR 又称速发型溶血性输血反应(immediate hemolytic transfusion reaction,IHTR),是在输血过程中、输血终止后即刻或输血后 24 小时内,由于输入血液与受血者之间的免疫不相容导致的红细胞裂解或清除加速,多为血管内溶血。AHTR 是输血最严重的并发症,可引起休克、急性肾衰竭甚至死亡。常见原因为误输 ABO 血型不匹配的红细胞所致,少数可能由于血液在输入前保存处理不当(如血液保存时间过长,温度过高或过低,血液受剧烈震动)或误加入低渗液体致大量红细胞被破坏所致。典型的临床表现为输入异体血 10~20ml 后病人即感头痛、胸痛、心前区压迫感、全身不适、腰背酸痛、寒战、高热、恶心、呕吐、脸色苍白、烦躁不安、呼吸急促、脉搏细速,甚至休克;随后出现血红蛋白尿、溶血性黄疸及异常出血。若未能及时有效纠正休克,则出现少尿、无尿等急性肾衰竭症状。麻醉中的手术病人由于无主诉症状,其最早征象是不明原因的血压下降、手术野渗血和血红蛋白尿。

症状轻者早期有时不易与发热反应相区别,典型者根据输血后迅速发生的上述表现多可及时确诊。当怀疑有溶血反应时应立即停止输血,仔细核对受血者姓名、血型和供血者信息等,抽取静脉血观察血浆色泽。溶血者血浆呈粉红色。同时做离心涂片检查,溶血时血清内含血红蛋白。观察病人每小时尿量及尿色,溶血时尿呈褐色或深褐色,做尿血红蛋白测定可发现尿内血红蛋白。收集供血者血袋内血和受血者输血前后血样本,重新做血型鉴定、交叉配血及细菌涂片和培养以查明溶血的原因。

预防主要在于加强责任心,严格查对制度,加强采血、保存等管理,若发现血液有溶血及颜色改变应做废弃处理。此外,随着移植医学的发展,临床有可能遇到 ABO 血型不匹配的移植病人如何输血的问题,为预防该类病人的溶血反应,应掌握输注红细胞应与供受双方血浆相容,输注血浆应与供受双方红细胞相容两大原则。如受者为 A 型,供者为 O 型时,输注红细胞应选择 O 型,输注血浆应选择 A 或 AB 型;如受者为 A 型,供者为 B 型时,输注红细胞应选择 O 型,输注血浆应选择 AB 型。

治疗的重点为:①抗休克:静脉输入血浆、低分子右旋糖酐或同型新鲜全血以纠正低血容量性休克;静滴糖皮质激素如氢化可的松 300~600mg 或者地塞米松 10~30mg 以控制过敏性休克。②保护肾功能:血压稳定时静脉输注 20% 甘露醇(0.5~1g/kg)或呋塞米 40~60mg,必要时每 4 小时重复 1 次,直到血红蛋白尿基本消失为止;静脉滴注 5% 碳酸氢钠 250ml 以碱化尿液,促进血红蛋白结晶溶解,防止肾小管阻塞。③维持水电解质与酸碱平衡。④防治弥散性血管内凝血(DIC):除应用右旋糖酐外,可静滴双嘧达莫和肝素治疗。⑤如果输入的异体血量过大或症状严重时可考虑血浆置换。

CHTR 又称延迟性溶血性输血反应(delayed hemolytic transfusion reaction,DHTR)是指在输血 24 小时后或数天后才发生的溶血反应,主要由记忆性免疫应答引起,以血管外溶血为主。临床主要表现为不明原因的发热和贫血,黄疸和血红蛋白尿也常见。一般症状并不严重,经对症处理都可痊愈。近年,DHTR 被重新重视主要是由于它可引起全身炎症反应综合征(SIRS),临床表现有体温升高或下降,心律失常,白细胞溶解及减少,血压升高或外周阻力下降甚至休克、呼吸衰竭、急性呼吸窘迫综合征(ARDS)致多脏器功能衰竭等,应引起临床注意,一般可通过置换性输血治疗。

4. 输血相关性急性肺损伤(transfusion-related acute lung injury,TRALI) 是指输血中或输血后 6 小时内出现的急性呼吸困难伴低氧血症,PaO_2/FIO_2(氧合指数)≤300mmHg,同时胸部 X 线显示双侧肺部浸润,且无左心房高压(如循环过载),排除输血前存在急性肺损伤和其他导致急性肺损伤的危险因素。以往一直将 TRALI 描述为“过敏反应”“变应性肺水肿”等。临床上 TRALI 常与肺部感染、吸入性肺炎或毒素吸入等非输血所致的 ARDS 难以区别。TRALI 也有急性呼吸困难、严重的双侧肺水肿及低氧血症,可伴有发热和低血压,后者对输液无效。这些症状常发生在输血后 1~6 小时内,其诊断应首先排除心源性呼吸困难。与 ARDS 不同,TRALI 如能及时采取有效治疗(插管、输氧、机械通气等),48~96 小时内临床和生理学改变都将明显改善。随着临床症状的好转,X 线片示肺部浸润在 1~4 天内消退,少数可持续 7 天。

TRALI 的发生与年龄、性别和原发病无关,其发生机制现认为是供血者血浆中存在白细胞凝集素或人类白细胞抗原(human leukocyte antigen,HLA)特异抗体所致。输血时发生的急性呼吸困难是临

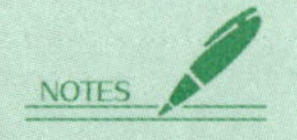

床考虑的基础，一旦心脏原因排除，应对供血者做淋巴细胞毒性试验、白细胞聚集试验及中性粒细胞抗体试验以提供证据。将供血者血清与受血者的白细胞混合，如有反应，诊断即可成立，但即使试验阴性，也不能完全排除 TRAIL（40% 可无反应）。禁用多次妊娠供血者的血浆制作的血液制品，可减少 TRALI 的发生。

5. 输血相关移植物抗宿主病（transfusion associated graft versus host diseases，T-GVHD） 是一种发病率低但致命的输血并发症。它是由存在于血液制品中具有免疫活性的淋巴细胞经输血进入易感受血者体内，在受血者体内存活、增殖并攻击宿主细胞，致使受血者出现发热、皮肤损害、肝功能障碍及骨髓抑制性贫血、淋巴细胞浸润等症状和病理改变。T-GVHD 的前提是宿主不能发生针对供者细胞成分的免疫反应，故患有严重免疫缺陷病、白血病或作为造血干细胞预处理时需应用细胞毒或免疫抑制剂者均为高危人群。

临床表现为发热 38℃以上、皮肤红斑、肝功能异常和严重的全血细胞减少、死亡率高（>90%），死亡的主要原因为严重感染。

由于 T-GVHD 的临床表现与其他疾病如感染、药疹等十分相似，易误诊，加之治疗效果很差，因此重点在于防范高危病人发生 T-GVHD 的可能。预防的有效措施是用 γ 射线照射成分血和血液制品以破坏免疫活性淋巴细胞，照射剂量为 15~25Gy。

6. 免疫抑制 输血可使受血者的非特异免疫功能下降和抗原特异性免疫抑制，增加术后感染率，并可促进肿瘤生长、转移及复发，降低 5 年生存率。输血所致的免疫抑制同输血的量和成分有一定的关系。少于或等于 3 个单位的红细胞成分血对肿瘤复发影响较小，而异体大量输入全血或红细胞悬液则影响较大，故肿瘤病人输血应尽量小于 3 个单位。

另外，围手术期输血因免疫抑制引起的术后感染也越来越受到临床的关注。目前认为因输血免疫抑制引起的术后感染与血液制品的成分和储存时间、血液制品中白细胞的含量和活性、血浆中的生物活性物质、输血量均有关系。围手术期输血病人中，自体输血、去白红细胞输血者的术后感染率较低；而输注全血、未去除白细胞的红细胞和血小板者，术后感染率较高。

（二）非免疫性输血反应

1. 细菌污染反应 临床较少见，但后果严重。常见的细菌为革兰氏阴性（G^-）杆菌，如大肠埃希菌，可在 4~6℃的血液冷藏期内迅速繁殖。有时也可为革兰氏阳性（G^+）球菌或所谓的“非致病菌”，由于毒性小，可能只引起一些类似发热的反应。其原因有采血或输血时无菌技术不严，操作不规范；保存液、输血用具等消毒不严格或消毒后放置时间太长；献血者有化脓性病灶；血液在室温中放置时间太长或输血时间太长等。临床表现轻者仅有寒战、发热，与发热反应不易区别；重者表现为烦躁不安、剧烈寒战、高热、呼吸困难、发绀、腹痛等，甚至可发生感染性休克、急性肾衰竭、肺水肿致病人短期内死亡。

快速诊断的方法是对血袋内剩余血液做直接涂片检查，同时进行病人血和血袋中血液的细菌培养，必要时可反复培养。

预防应严格执行采血、储血、输血的各项规章制度，凡血袋内血浆浑浊、有絮状物、血浆呈粉红色或黄褐色及血浆发现较多气泡者均应认为有细菌污染而不能使用。如疑有细菌污染反应，应立即停止输血，在诊断明确前即应迅速抗感染和抗休克治疗，具体措施与感染性休克的治疗相同。

2. 输血相关循环超负荷（transfusion-associated circulation overload，TACO） 是由于输血速度过快和/或输血量过大或受血者的潜在心肺疾病，输注的容量不能有效地被受血者所接受，可引起急性心力衰竭和肺水肿。临床表现为心率加快、呼吸急促、发绀或咳吐粉红色泡沫痰，并可出现颈静脉怒张、中心静脉压增高及肺内湿啰音、奔马律等，尤其是心脏病病人、老年人、幼儿或慢性严重贫血病人。循环超负荷后由于酸碱平衡、电解质紊乱也可导致各种心律失常，甚至室颤或心搏骤停。预防在于对有心功能低下者，严格控制输血速度和输血量，对于严重贫血者应以输浓缩红细胞为主。若已发生心力衰竭、肺水肿、心律失常等，应积极抢救。

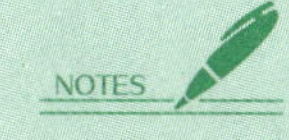

3. 输血对肝的影响 创伤或大手术如行门静脉-腔静脉分流术时，失血量较大，当输入较多储存血时，可使血内胆红素含量增加。肝功能正常的病人，肝脏有能力将其排出，但肝功能不全的病人，可出现或加重黄疸。

（三）疾病传播

病毒和细菌性疾病均可通过输血途径传播。病毒包括 EB 病毒、巨细胞病毒、肝炎病毒、HIV 和人 T 细胞白血病病毒（HTLV）Ⅰ、Ⅱ型等。细菌性疾病包括梅毒、疟疾、布氏杆菌等。其中以输血后肝炎和疟疾最常见。预防措施有：①严格掌握输血适应证；②严格献血者体格检查；③在血液制品生产过程中采用有效措施灭活细菌和病毒；④自体输血等。

第四节 自体输血

自体输血（autologous blood transfusion）是采集病人自身的全血或血液成分，在其术中或术后或紧急情况时予以回输的一种输血治疗方式。其主要优点是既可节约血液，又可减少输血反应和疾病传播，且不需要检测血型和进行交叉配血试验。如按规则使用，通常很少发生严重并发症。目前外科自体输血常用的有三种方法。

（一）血细胞回收（cell salvage）

术中将手术吸引装置中的血液和/或手术创口流出的血液回收，并进行洗涤等处理后回输的过程。此法主要适用于外伤性脾破裂、异位妊娠破裂等造成的腹腔内出血，大血管、心内直视手术及门静脉高压症等手术时的失血回输和术后 6 小时内的引流血液回输等。早先常采用简单的纱布过滤后就回输的非洗净回收式，而现在一般采用洗净回收式，即利用血液回收机收集失血，经自动处理去除血浆和有害物质后，可得到 Hct 达 50%~65% 的浓缩红细胞，然后进行回输。经过处理的血液，由于白细胞在不同的回收机中去除率不同，加之回收血液中的中性粒细胞可能产生趋化效应和呼吸爆发效应，释放炎症介质、蛋白酶和氧自由基，导致 DIC 和 ARDS 等所谓的“回收血液综合征”，特别在具有休克、低体温、缺血再灌注损伤和多器官功能衰竭的危重病人中容易发生。在术中洗涤时，回收血液中的凝血因子会随之减少，大量输入回收血液可导致稀释性凝血功能障碍，故回输血液应不超过自身血量 2/3 为宜，超过时应输入新鲜冰冻血浆和血小板。

（二）术前自体血储存（preoperative autologous blood donation，PAD）

术前一次或多次采集病人自体全血或血液成分并储存起来，根据病人情况在术中或术后将其回输病人体内。PAD 通常被用于择期手术病人，术前估计病人术中出血量较大需予输血，只要病人无感染且 Hct≥30%，根据所需的预存血量不同，从择期手术前的一个月开始采血，每 3~4 天一次，每次可采 300~400ml，直到术前 3 天为止。采得的血液存储以备手术之需。PAD 病人必须每日补充铁剂和给予营养支持。现在，所有年龄组的病人包括患有心脏病者均可安全地进行术前自体血储存，采血反应的发生率为 7.4%，以迷走神经反应（低血压和心动过缓）最为常见。

（三）急性等容血液稀释（acute normovolemic hemodilution，ANH）

术前为病人采集并暂存血液，用晶体溶液或胶体溶液补充循环血容量，使血液稀释，减少术中红细胞丢失，术后再行血液回输的过程。该输血方式一度发展缓慢，主要是原来认为血液稀释后会产生心肌抑制因子对心肌造成损伤，且低 Hct 会造成胃黏膜酸度上升而损伤胃黏膜。目前认为，ANH 输血方式并不会产生上述不良反应，且它的单位用血的医疗费用低，并可避免不必要的血液检测和管理。在获取手术用血方面，它的价值还明显优于预存式。操作一般是在手术当天早上，从病人一侧静脉采血，同时从另一侧静脉输入 3~4 倍的电解质溶液及血浆增量剂等补充血容量。采血量取决于病人状况和术中可能的失血量，每次可采 800~1 000ml，一般 Hct 不低于 25%，白蛋白 30g/L 以上，Hb 为 100g/L 左右为限。采血速度约为每 5 分钟 200ml，采得的血液备术中回输用。血液稀释后手术时失血中所含的红细胞量减少，且由于血液黏稠度降低，心输出量增加，微循环的血流速度加快，因此，不

至于造成因红细胞减少而导致的组织缺氧。当术中失血量超过 300ml 时可开始输给自体血，应先输最后采的血液，因为最先采取的血液中最富于红细胞和凝血因子，宜在最后输入。

自体输血的禁忌证包括：①血液已受胃肠道内容物、消化液或尿液等污染者；②血液可能含肿瘤细胞者；③肝、肾功能不全者；④已有严重贫血者；⑤有脓毒症或菌血症者；⑥胸、腹腔开放性损伤超过 4 小时或在体腔中存留的血液超过 3 天者。

第五节 血液成分制品和生物工程制品

(一) 血液成分制品

血液成分（blood component）输注具有疗效好、副作用少及节约血液资源等优点，应用越来越广泛。常见的血液成分制品包括血细胞、血浆和血浆蛋白成分三类。

1. 血细胞成分 有红细胞、血小板和白细胞三类。

（1）红细胞制品：见表 4-1。

表 4-1 红细胞制品

品名	特点	适应证
浓缩红细胞	每袋含 200ml 全血中的全部红细胞，总量 110~120ml，Hct 70%~80%	各种急性失血、慢性贫血及心肺功能不全者的输血
洗涤红细胞	200ml 中含红细胞 170~190ml，内含少量血浆、无功能白细胞及血小板，去除了肝炎病毒和抗 A、B 抗体	对白细胞凝集素有发热反应者及高钾血症和肾功能不全者
冰冻红细胞	200ml 中含红细胞 170~190ml，不含血浆，在含甘油媒介中-65℃可保存 3 年	稀有血型病人的输血
去白红细胞	200ml 全血去除 90% 的白细胞，残留的白细胞约 1×10^8 个，可减少 HLA 抗原的同种免疫反应	多次输血产生白细胞抗体者；预期需长期或反复输血者

（2）血小板制品：血小板输注适用于血小板减少症和/或血小板功能障碍所致出血或具有较大出血可能的病人。其主要适应证为：①24 小时内血小板计数 $\leqslant 10\times10^9$/L，用于预防出血；②24 小时内血小板计数 $\leqslant 50\times10^9$/L，具有微血管出血征象或已计划做外科手术或其他侵入性操作者；③已有微血管出血征象且血小板计数持续下降者；④手术病人已输注 10 个单位血液，具有微血管出血征象者；⑤具有血小板功能障碍史（如出血时间>15 分钟，血小板功能试验异常）者伴瘀点、瘀斑、微血管出血或需外科手术及侵入性操作者。

（3）白细胞制品：白细胞制品主要指浓缩粒细胞（600ml 内含 5×10^9~30×10^9 个粒细胞），主要用于粒细胞减少症（$<0.5\times10^9$/L）病人伴有感染征象如血培养阳性，体温持续高于 38.5℃而对抗生素无反应者，需每日输注浓缩粒细胞直至感染控制或粒细胞计数 $>1\times10^9$/L。由于输注后并发症较多，现已较少应用。

2. 血浆成分 主要有新鲜冰冻血浆、冰冻血浆和冷沉淀三种。

（1）新鲜冰冻血浆（fresh frozen plasma，FFP）和冰冻血浆（frozen plasma，FP）：用于补充凝血因子和大面积烧伤、创伤。1 个单位（250ml）FFP 含接近正常水平的所有凝血因子，包括 400mg 纤维蛋白原，能提高病人凝血因子水平约 3%。只要凝血因子水平保持在 30% 以上，就可使病人的凝血功能达到正常。凝血酶原时间（PT）和活化部分凝血活酶时间（APTT）可用来评估 FFP 的治疗效果。禁止将 FFP 作为扩容剂使用，禁止用 FFP 促进伤口愈合。FFP 保存一年后即为普通冰冻血浆（FP），其中有些凝血因子如Ⅴ、Ⅷ已丧失作用，主要用于补充血浆蛋白和稳定的凝血因子如Ⅱ、Ⅶ、Ⅸ、Ⅹ等。

（2）冷沉淀（cryoprecipitate）：是 FFP 在 4℃溶解时不溶的沉淀物，内含凝血因子Ⅴ、Ⅷ及纤维蛋白原和血管性假血友病因子等，适用于特定凝血因子缺乏所引起的疾病，如血友病、先天性或获得性

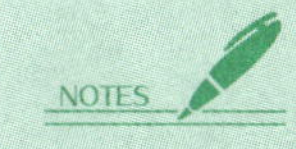

凝血因子缺乏症和纤维蛋白原缺乏症等。

3. 血浆蛋白成分 包括白蛋白制剂和其他一些制剂。

(1)白蛋白制剂:常用20%的浓缩白蛋白液,可在室温下保存,体积小,便于携带和运输。当稀释成5%溶液应用时不但能提高血浆蛋白水平,还可用来补充血容量,效果与血浆相当;如直接应用则有脱水作用,适用于治疗营养不良性水肿,肝硬化或其他原因所致的低蛋白血症。

(2)其他:包括纤维蛋白原(fibrinogen)制剂,凝血酶原复合物制剂,浓缩抗血友病因子,含有特种抗体的球蛋白制品(如抗乙肝、抗破伤风和抗牛痘)等,用来补充特定因子缺乏所致的疾病以及预防和治疗相应的疾病。

(二)造血生物工程制品 随着基因工程技术的发展,目前已能生产重组EPO、血小板生成素(thrombopoietin,TPO)、粒细胞集落刺激因子(granulocyte colony stimulating factor,G-CSF)和重组的凝血因子Ⅶa等,用于各种治疗目的。

1. EPO 主要适用于:①恶性肿瘤、风湿病等所致的贫血,对骨髓异常增生综合征、多发性骨髓瘤、再生障碍性贫血和溶血性贫血也有一定的疗效。小剂量的EPO特别适用于那些接受血液透析的慢性肾衰竭病人所致的贫血。②用于提高肿瘤放射治疗和化学治疗的疗效,如配合应用G-CSF可产生协同作用。③增加手术病人术前的自体捐血量,减少术中输血及输血风险和费用。

2. TPO 主要适用于:①大多数骨髓源性血小板减少症,可促进骨髓巨核细胞的增殖和成熟,扩增骨髓的原始造血细胞库;②应用TPO截短后的分子重组人巨核细胞生长和发育因子能加速血小板、红细胞和白细胞的恢复,用于血小板减少症、贫血和白细胞减少症的治疗;③加速肿瘤放射治疗、化学治疗或干细胞移植后血小板、红细胞系和白细胞系的造血恢复。

3. G-CSF 主要适用于:①各种原因所致的粒细胞减少症,能特异地诱导粒系祖细胞的增殖、分化和成熟,促进骨髓中中性粒细胞和干细胞释放到外周血中;②用于骨髓移植,加速粒细胞的恢复,增强粒细胞的功能,缩短发热天数和抗生素的应用时间;③配合EPO用于肿瘤的放射治疗和化学治疗。

4. 凝血因子Ⅶa 主要适用于:①有凝血因子Ⅷ和Ⅸ抗体的先天性或后天性A型或B型血友病病人的出血;②预防先天性Ⅶ因子缺乏病人手术或侵袭性检查中的过量出血,且对于大手术或创伤的获得性凝血障碍导致的出血也具有潜在的治疗价值。

第六节 血液替代品

血液替代品(blood substitute)分血红蛋白替代品和血浆替代品两种。

(一)血红蛋白替代品

红细胞制品由于其产量往往受到供血数量的影响,同时又存在疾病传播的风险,研究人员一直在寻找能够代替Hb运输和释放氧到组织的非细胞载体。近年来血红蛋白替代品的发展迅速,包括全氟化碳、基于人或牛的血红蛋白氧载体等,虽然尚无法用于临床治疗,但无疑是目前研究的重点与热点。

1. 全氟化碳 为一种具有携氧及快速运输功能的氟碳化合物,但全氟化碳的氧离曲线为直线型,不利于组织摄氧,并且有时可造成肝脾肿大,制约了其临床应用,目前未被批准用于急性出血的临床治疗。

2. 血红蛋白氧载体(hemoglobin-based oxygen carriers,HBOCs) 指利用不同方法对人或动物血红蛋白进行化学修饰后制备的以血红蛋白为基础的载氧溶液,主要分为三种:牛血红蛋白氧载体、人血红蛋白氧载体和重组血红蛋白氧载体。虽然该类产品在红细胞的替代治疗中具有一定价值,但其存在的安全性问题仍使其无法在临床推广应用。

(二)血浆替代品

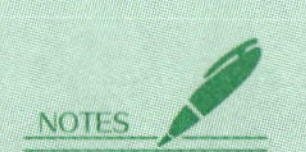

血浆替代品是天然或人工合成的高分子物质制成的胶体溶液,可以代替血浆扩充血容量,具有成

批生产、价格低廉、便于保存和运输及输用前不必检查血型等优点。目前常用的为右旋糖酐、羟乙基淀粉和明胶。

1. 右旋糖酐 是一种多糖物质，常用的为中分子（分子量7万~10万）和低分子（分子量4万左右）两种。中分子右旋糖酐的渗透压较高，每克可增加血容量15ml，作用保持6~12小时，用于低血容量性休克。低分子右旋糖酐有渗透性利尿的作用，注入后3小时即从肾排出50%，增加血容量的作用仅维持1.5小时，主要用于降低血液黏稠度、减轻血管内红细胞聚集、改善微循环等，有利于休克或外伤后的组织灌流，对预防血栓形成等并发症也有作用。由于右旋糖酐会发生红细胞假凝集现象，在做血型鉴定和交叉配血试验时应注意。大量输入右旋糖酐后会引起凝血障碍，故24小时用量不宜超过1 500ml。输注右旋糖酐偶尔会发生过敏反应甚至休克，必须重视。

2. 羟乙基淀粉（hydroxy ethyl starch，HES） 目前应用最多的是分子量为13万的羟乙基淀粉，常用HES为6%，用量55ml/(kg·d)，半衰期4小时，有效维持血容量4~8小时，能够迅速改善血流动力学及组织氧供，提高器官灌注压，降低血液黏滞度，防止毛细血管漏，减少休克时血浆和白蛋白的渗出。HES对肾功能无损害，对凝血机制也无明显影响，较右旋糖酐和明胶类血浆替代品有更多的优点。但是，目前有较多的研究证实，大剂量使用HES有增加感染性休克和重度脓毒症病人肾功能损害的风险及增加连续性肾脏替代治疗（CRRT）的概率。

3. 明胶 明胶类血浆替代品均是各种胶原的降解产物，通过化学方法合成。临床上主要分为三种：聚明胶肽注射液、琥珀酰明胶注射液和氧化聚明胶注射液。明胶类血浆代用品较HES和右旋糖酐易对凝血功能产生影响，但对肾功能的影响较小。目前临床上最为常用的为琥珀酰明胶注射液，较另外两类明胶产品对凝血功能的副作用最小。

（梁廷波）

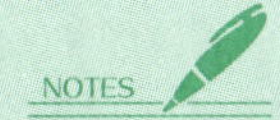

扫码获取
数字内容

第五章
外科休克

第一节 概 述

休克（shock）是机体有效循环血量减少和组织灌注不足导致细胞缺氧和功能受损的综合病征，如诊断不及时或治疗不当，休克最终将发展成器官功能衰竭。休克的病因很多，无论哪一种休克，共同特点是有效循环血量锐减。有效循环血量的维持与三个要素有密切关系，即充足的血容量、足够的心输出量和适宜的外周血管张力，任一要素发生严重异常都会导致有效循环血量的减少。

通常可把休克分为低血容量性、感染性、心源性、神经性和过敏性休克五类。创伤和失血引起的休克可划入低血容量性休克。在外科领域，常见的是低血容量性休克和感染性休克。

（一）病理生理

各类休克共同的病理生理基础是有效循环血量锐减所致的组织灌注不足，涉及内容包括微循环改变、代谢变化和内脏器官的继发性损害等病理生理过程。

1. 微循环改变 伴随休克发生、发展的全过程，在不同阶段呈现不同的功能特点。

休克早期，有效循环血量显著减少使动脉血压下降，机体通过一系列代偿机制调节矫正所发生的病理变化，如主动脉弓和颈动脉窦压力感受器引起血管舒缩中枢加压反射、交感-肾上腺轴兴奋致大量儿茶酚胺释放和肾素-血管紧张素分泌增加等，选择性收缩外周和内脏的小血管使循环血量重新分布，保证心、脑等重要器官的有效灌注。由于内脏小动、静脉血管平滑肌及毛细血管前括约肌受儿茶酚胺等影响发生强烈收缩，动静脉间短路开放，促使外周血管阻力和回心血量均有所增加，以助组织液重吸收和血容量的部分补偿。但组织灌注降低，使其处于低灌注、缺氧状态。在此时去除病因、积极复苏，休克常容易得到纠正。

休克中期，微循环的动静脉短路和直接通道大量开放，加剧了组织灌注不足，因严重缺氧细胞处于无氧代谢状态，出现能量不足、乳酸类产物蓄积和组胺、缓激肽等舒血管介质释放。这些物质直接引起毛细血管前括约肌舒张，而后括约肌则因对其敏感性低仍处于收缩状态，导致血液滞留、毛细血管网内静水压升高、通透性增强，致血浆外渗、血液浓缩和血液黏稠度增加。回心血量进一步降低，致心输出量继续下降，心、脑器官灌注不足，休克进入抑制期。此时微循环毛细血管广泛扩张，临床上表现为血压进行性下降、意识模糊、发绀和酸中毒。

休克后期，淤滞在微循环内的黏稠血液在酸性环境中处于高凝状态，进入不可逆性休克。红细胞和血小板发生聚集并在血管内形成微血栓，甚至引起弥散性血管内凝血（DIC）。此时，由于组织灌注降低，细胞处于严重缺氧和缺乏能量的状态，细胞内溶酶体破裂并溢出多种酸性水解酶，引起细胞自溶和损害周围细胞，导致大片组织、整个器官乃至多个器官功能受损。

2. 代谢变化 由于组织灌注不足和细胞缺氧，体内的葡萄糖经无氧糖酵解所获的能量比有氧代谢时所获得的能量明显减少，组织细胞发生能量代谢障碍。乳酸盐不断增加和丙酮酸盐下降，使乳酸盐/丙酮酸盐（L/P）比值升高，微循环障碍无法及时清除酸性代谢产物，且肝脏对乳酸的代谢能力下降，使乳酸盐不断堆积，发生代谢性酸中毒。重度酸中毒（$pH<7.2$）对机体影响极大，生命器官功能受累，可致心率减慢、血管扩张和心输出量降低，呼吸深快，意识障碍等。另外，休克期间其他的代谢改变还包括蛋白合成受抑而分解增强、血糖升高和脂肪分解加强等。

3. **内脏器官的继发性损害**

（1）肺：在休克的低灌注和缺氧状态下，肺毛细血管内皮细胞和肺泡上皮细胞均受到损害，血管壁通透性增加，肺间质水肿。肺泡表面活性物质生成减少、表面张力升高，可继发肺泡萎陷，出现局限性肺不张，引发肺分流和无效腔通气增加。这些变化都会加重病人的缺氧状态。在临床上，表现为进行性呼吸困难，即急性呼吸窘迫综合征（ARDS），常发生于休克期内或稳定后48~72小时内。

（2）肾：由于肾血管收缩、血流量减少，使肾小球滤过率锐减，尿量减少。生理情况下，85%的血流供应肾皮质肾单位，而休克时肾内血流重新分布，近髓循环短路，大量开放使血流主要转向髓质，以致滤过尿量减少，肾皮质和肾小管发生缺血坏死，引起急性肾衰竭，表现为少尿或无尿。

（3）心：休克早期一般无心功能异常。但休克加重后心率过快可使舒张期过短，舒张期压力下降，冠状动脉血流量明显减少，缺氧和酸中毒可导致心肌损害。当心肌微循环内血栓形成时，还可引起心肌局灶性坏死。此外，心肌含有黄嘌呤氧化酶系统，也易遭受缺血-再灌注损伤。

（4）脑：休克进展使动脉血压进行性下降后，脑灌注压和血流量下降，导致脑缺氧。缺氧和酸中毒会引起血管通透性增加，可继发脑水肿并出现颅内压增高。

（5）胃肠道：因肠系膜血管对血管加压物质的高敏感性，休克时肠系膜动脉血流量减少以保证心、脑等生命器官的灌注。胃肠道可因严重缺血缺氧致使黏膜糜烂、出血。另外，受损细胞可释放有细胞毒性的蛋白酶和细胞因子，加剧休克病情。正常的肠屏障功能遭到破坏之后，肠腔内的细菌或其毒素可发生移位，是使休克继续发展并发生多器官功能障碍综合征的重要因素。

（6）肝：在缺血、缺氧和血流淤滞的情况下，肝细胞受损明显，肝窦和中央静脉可有微血栓形成，致肝小叶中心坏死。肝脏的解毒和代谢能力均下降，可发生内毒素血症、各种代谢紊乱和酸中毒。

（二）临床表现

按休克病程演变，其临床表现可分为两个阶段，即休克代偿期和休克抑制期，或称休克早期和休克期。

1. **休克代偿期** 机体启动代偿机制，通过提高中枢神经系统和交感-肾上腺轴兴奋性代偿有效循环血量的减少。表现为精神紧张、兴奋或烦躁不安，皮肤苍白、四肢发凉，并伴有心率加速、呼吸变快和尿量减少等。血压正常或稍高，但因小动脉收缩使舒张压升高，脉压缩小。此时若能及时明确诊断并予治疗，休克常能较快纠正。若病情继续发展，则进入休克抑制期。

2. **休克抑制期** 病人可出现神情淡漠、反应迟钝，甚至昏迷等意识障碍表现。脉搏细速、血压进行性下降，可伴口唇、肢端发绀。严重时全身皮肤和黏膜明显发绀，四肢厥冷，脉搏微弱、血压测不出，少尿甚至无尿。若皮肤、黏膜出现瘀斑或消化道出血，提示病情已发展至DIC阶段。若出现进行性呼吸困难、烦躁、发绀，吸氧治疗不能改善呼吸状态，应考虑已发生呼吸窘迫综合征。各期休克的临床表现要点见表5-1。

（三）诊断

有典型临床表现时，休克的诊断不难，关键在于能否早期发现并及时处理。首先应重视病史，凡遇到严重损伤、大量出血、重度感染、过敏病人和有心功能不全病史者，应警惕并发休克的可能。根据临床表现、血流动力学改变和血乳酸水平常可作出休克的诊断。①低血压：收缩压<90mmHg或平均动脉压（MAP）<70mmHg或收缩压较基础值下降40mmHg应怀疑休克的存在，但部分休克的病人仍可能具有正常的血压。②组织灌注不足的症状、体征：尿量、皮肤改变和精神状态是常见的反映组织灌注的三个指标。出现兴奋、少尿、出冷汗、皮肤苍白等症状，应认为已存在休克，须作积极处理。若病人出现神志淡漠、反应迟钝、呼吸浅快及少尿，则提示已进入休克抑制期。③乳酸：高乳酸血症是提示细胞氧代谢异常的一个敏感指标，乳酸>1.5mmol/L提示休克存在。在临床中，应结合病情及其变化综合判断。

（四）休克的监测

休克的监测极为重要，既有助于了解病情程度，利于确立治疗方案，同时也能反映治疗的效果。

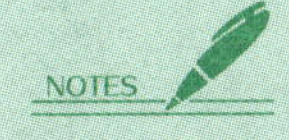

表 5-1 休克各期的临床表现要点

分期	程度	神志	口渴	皮肤黏膜		脉搏	血压	体表血管	尿量	估计失血量 *
				色泽	温度					
休克代偿期	轻度	神志清楚，伴有痛苦表情，精神紧张	口渴	开始苍白	正常，发凉	100 次/分以下，尚有力	收缩压正常或稍升高，舒张压增高，脉压缩小	正常	正常	20% 以下（800ml 以下）
休克抑制期	中度	神志尚清楚，表情淡漠	很口渴	苍白	发冷	100~120 次/分	收缩压为 90~70mmHg，脉压小	表浅静脉塌陷，毛细血管充盈迟缓	少尿	20%~40%（800~1 600ml）
	重度	意识模糊，甚至昏迷	非常口渴，可能无主诉	显著苍白，肢端青紫	厥冷（肢端更明显）	速而细弱，或摸不清	收缩压在 70mmHg 以下或测不到	毛细血管充盈非常迟缓，表浅静脉塌陷	少尿或无尿	40% 以上（1 600ml 以上）

注：* 成人的低血容量性休克。

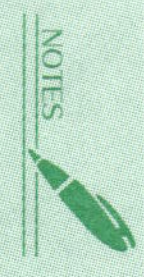

1. 一般监测

（1）精神状态：是脑组织血流灌注的反应，为监测休克的一项敏感指标。若病人神志清楚，对外界的刺激能正常反应，提示病人循环血量基本满足。相反，若病人表情淡漠，或烦躁、谵妄，或嗜睡、昏迷，则提示脑组织供血不足，存在不同程度休克。

（2）皮肤温度、色泽：是体表血管灌流情况的标志。如病人的四肢温暖，皮肤干燥，轻压指甲或口唇时有局部暂时缺血呈苍白，松压后色泽迅速转为正常，表明末梢循环已恢复、休克好转；反之说明休克情况仍存在。感染性休克者有时会表现为四肢温暖，即所谓"暖休克"，对此要有足够的认识，不要疏漏。

（3）脉率：脉率增快多出现在血压下降之前，是休克的早期表现。休克病人治疗后，尽管血压仍然偏低，若脉率已下降至接近正常且肢体温暖者，常表示休克已趋向好转。常用脉率（次/分）/收缩压（mmHg）计算休克指数（shock index，SI），帮助判定休克的有无及轻重。但要注意心率变化的个体差异，有时心率变化和病情并不平行，如创伤性休克多表现为心动过缓，而出血量不大的创伤时则出现心动过速。

（4）血压：是休克治疗中最常用的监测指标，但休克时血压变化并不十分敏感，这是由于机体的代偿机制在起作用。例如，心输出量已有明显下降时，血压下降却可能滞后发生；当心输出量尚未完全恢复时，血压可已趋正常。因此，在判断病情时还应兼顾其他的参数进行综合分析。动态地观察血压变化，显然比单个测定值更有临床意义。通常认为，收缩压<90mmHg、脉压<20mmHg 是休克存在的表现；血压回升和脉压增大则是休克好转的征象。

（5）尿量：是反映肾血流灌注有效指标，反映生命器官的血流灌注情况。少尿通常是休克早期和休克复苏不全的表现。对休克者，应留置导尿管并连续监测每小时尿量。充分补液后尿量仍<0.5ml/（kg·h）提示仍然存在肾血管收缩和血容量不足；血压正常但尿量仍少且比重偏低者，提示有急性肾衰竭可能。若尿量稳定维持在 30ml/h 以上，则提示休克已被纠正。

2. 其他血流动力学监测

（1）中心静脉压（CVP）：代表右心房或胸段腔静脉内的压力变化，在反映全身血容量及心功能状态方面早于动脉压。CVP 的正常值为 5~10cmH_2O。CVP<5cmH_2O 表示血容量不足；>15cmH_2O 提示心功能不全、静脉血管床过度收缩或肺循环阻力增高。若 CVP 超过 20cmH_2O，则表示存在充血性心力衰竭。临床上强调连续测定 CVP，以动态观察变化趋势。

（2）肺毛细血管楔压（PCWP）：经上臂静脉将 Swan-Ganz 漂浮导管置入肺动脉及其分支，可分别测得肺动脉压（PAP）和 PCWP。与 CVP 相比，PCWP 反映的左心房压更为确切。PAP 的正常值为 10~22mmHg，PCWP 的正常值为 6~15mmHg。若 PCWP 低于正常值，则提示有血容量不足（较 CVP 敏感）。PCWP 增高则常见于肺水肿等肺循环阻力增高。从临床角度，若发现有 PCWP 增高，即使此时 CVP 值尚属正常，也应限制输液量，以免发生肺水肿。另外，通过 Swan-Ganz 漂浮导管还可获得混合静脉血标本进行血气分析，不仅可了解肺内动静脉分流和通气/血流比值的变化情况，而且混合静脉血氧分压（PvO_2）是重症病人的重要预后指标。为便于连续监测，可采用带有血氧光度计的肺动脉导管，测得的混合静脉血氧饱和度（SvO_2）与 PvO_2 具有相同意义。SvO_2 降低反映氧供不足，影响因素有心输出量、血红蛋白浓度和动脉血氧分压等。若 SvO_2 值低于 75%，提示有严重缺氧，预后不良。虽然 PCWP 的临床价值很大，但由于肺动脉导管技术属有创性，且有发生严重并发症可能，故仍应严格掌握适应证。

（3）心输出量和心脏指数：心输出量（CO）是每搏输出量与心率的乘积，用 Swan-Ganz 漂浮导管由热稀释法测出，成人 CO 正常值为 4~6L/min。单位体表面积的心输出量称心脏指数（CI），正常值为 2.5~3.5L/（min·m^2）。根据上述的 CO 值，可按下列公式计算出总外周血管阻力（SVR），正常值为 100~130kPa·s/L。

$$SVR=\frac{MAP-CVP}{CO}\times 80$$

休克时,CO值均有不同程度降低,但有些感染性休克者CO值却可能正常或增加。SvO_2值降低则反映氧供不足,可因心输出量降低、血红蛋白浓度或动脉氧饱和度降低所致。

(4)氧输送及氧消耗:休克时氧输送(DO_2)和氧消耗(VO_2)的变化及其相互关系是重要监测指标。DO_2是指单位时间内机体组织所能获得的氧量,VO_2是指单位时间内组织所消耗的氧量。DO_2和VO_2可通过公式计算而得:

$DO_2=1.34\times SaO_2$(动脉血氧饱和度)$\times$Hb(血红蛋白)$\times CO\times 10$

$VO_2=[CaO_2$(动脉血氧含量)$-CvO_2$(静脉血氧含量)$]\times CO\times 10$

$CaO_2=1.34\times SaO_2\times Hb$

$CvO_2=1.34\times SvO_2$(混合静脉血氧饱和度)$\times Hb$

正常值:DO_2=400~500ml/(min·m^2),VO_2=120~140ml/(min·m^2)

氧输送和氧消耗在休克监测中的意义是当VO_2随DO_2而相应提高时,提示此时的DO_2还不能满足机体代谢需要,应该继续提高DO_2,直至VO_2不再随DO_2升高而增加。如达到这种状态,即使此时CO值仍低于正常,也表明DO_2基本满足机体代谢需要。

(5)动脉血气分析:动脉血氧分压(PaO_2)正常值为80~100mmHg,反映血液携氧状态。二氧化碳分压($PaCO_2$)正常值为36~44mmHg,是通气和换气功能的指标,可用于诊断呼吸性酸碱平衡失调。过度通气可使$PaCO_2$降低,也可能是代谢性酸中毒代偿所致。碱剩余(BE)正常值为±3mmol/L,可反映代谢性酸中毒或碱中毒。BE值过低和过高,则提示存在代谢性酸中毒和碱中毒。血酸碱度(pH)则是反映总体的酸碱平衡状态,正常值为7.35~7.45。在酸中毒或碱中毒的早期,通过代偿机制,pH可在正常范围之内。

(6)动脉血乳酸测定:血乳酸是组织低氧的确切指标,是反映休克的一个较敏感的指标,监测其变化有助于评估休克程度及复苏趋势。正常值为1~1.5mmol/L,危重病人可能增至2mmol/L。血乳酸值越高,预后越差。

(7)凝血功能检测:微循环功能障碍加重的表现为机体凝血功能的紊乱,严重者可致DIC。应测定血小板的数量和质量、凝血因子的消耗程度和反映纤维蛋白溶解(简称纤溶)活性的多项指标,有条件者应用血栓弹力图可进行更有效的监测。下列五项指标中若有三项以上出现异常,临床上又有休克及微血管栓塞症状和出血倾向时,便可诊断DIC。包括:①血小板计数低于80×10^9/L;②凝血酶原时间比对照组延长3秒以上;③血浆纤维蛋白原低于1.5g/L或呈进行性降低;④血浆鱼精蛋白副凝试验(3P试验)阳性;⑤血涂片中破碎红细胞超过2%。

(8)炎症因子:无论是创伤性休克还是感染性休克,炎症反应均参与了整个病理过程,也是某些休克相关并发症的诱因。因此,循环中炎性指标的变化对于评估休克病情发展及转归也有指导意义。常用的监测指标有C反应蛋白(CRP)、降钙素原(PCT)和TNF-α、IL-1、IL-6等。

(五)治疗

如上所述,虽然引起休克的原因不同,但其病理生理改变及其临床表现基本相同,因此对各类休克的治疗也有其共同的原则。

1. 一般紧急治疗 首先应进行如创伤的制动、活动性大出血的控制、保证呼吸道通畅等处理。同时予鼻导管或面罩吸氧,必要时气管内插管。采取头和躯干抬高20°~30°、下肢抬高15°~20°的体位,以增加回心血量。及早建立静脉通路以便液体复苏和药物使用,注意保温,酌情给予镇痛剂。

2. 补充血容量 积极补充血容量是扭转组织低灌注和缺氧的关键,也是纠正休克的基础。可在连续监测动脉血压、尿量和CVP的基础上,结合病人皮肤温度、末梢循环、脉率及毛细血管充盈时间等情况,判断所需补充的液体量。容量复苏首选晶体溶液,有证据表明平衡盐溶液可引起相对少的炎症反应、免疫失调和电解质紊乱,常作为首选。对于低血容量性休克病人,可以联用胶体补充血容量;

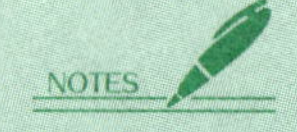

对于感染性休克病人，使用白蛋白作为胶体补充血容量效果更好。另外，应用高渗盐溶液（3%~7.5%）行休克复苏治疗也有一定效果，利用其高渗作用将组织间隙和肿胀细胞内的水分吸收进入血管内而起到扩容的效果，高钠还有助于增加碱储备和纠正酸中毒。当血细胞比容低于25%~30%时，应给予浓缩红细胞，大量出血时可快速输注全血。开始液体复苏时，一般需补液速度较快，使收缩压维持在80~90mmHg或者MAP维持在40~60mmHg以上，但应根据微循环灌注如尿量、精神状态和皮肤表现调整补液速度和量。过度补充血容量会增加心脏负担，导致肺水肿，影响复苏效果。

3. 积极处理原发病 迅速识别休克的病因并采取积极的治疗措施是抗休克治疗成功的关键，其意义与改善有效循环血量具有同等的重要性。外科疾病引起的休克，大多存在需手术处理的原发病灶，例如内脏大出血、坏死肠袢、消化道穿孔、腹腔脓肿、胆管阻塞和张力性气胸等。治疗原则应在尽快恢复有效循环血量后，及时对原发病灶做手术处理。有时应在积极抗休克的同时行手术治疗，休克才能纠正。

4. 纠正酸碱平衡失调 休克状态下，由于组织灌注不足和细胞缺氧、机体的代偿而存在不同种类的酸碱代谢紊乱，其中以代谢性酸中毒最常见。酸性环境对心肌、血管平滑肌和肾功能都有抑制作用，应予纠正。由于不严重的酸性环境对氧从血红蛋白解离是有利的，且机体在获得充足血容量和微循环得到改善后，轻度酸中毒常可缓解，故不主张早期使用碱性药物。但重度休克经扩容治疗后仍有严重代谢性酸中毒时，需使用碱性药物，常用药物是5%碳酸氢钠。应连续监测动脉血气分析，根据结果调整治疗措施。

5. 血管活性药物的应用 血管活性药物的使用应建立在充分液体复苏的前提下，以维持有效组织灌注和改善微循环。血管活性药物可分为血管收缩剂和血管扩张剂两大类，在经历了相当长的认识过程中不断进行了重新评价。常见的用于抗休克治疗的血管活性药物有肾上腺素能受体激动剂，由于起效快、作用强、半衰期短的特点，在使用中易于调整剂量，常作为血管收缩剂的首选。①去甲肾上腺素：主要兴奋 α 受体、轻度兴奋 β 受体的血管收缩剂，能兴奋心肌、收缩血管、升高血压及增加冠状动脉血流量，作用时间短。在升血压的同时很少引起心率和心输出量的改变。目前推荐其作为大多数类型休克治疗的首选，尤其是对于病因未明的外科休克，常用量为0.1~2.0μg/(kg·min)。②多巴胺：具有多种作用，包括兴奋 α、β_1 受体和多巴胺受体等作用。其药理作用与剂量有关，小剂量[<10μg/(kg·min)]时，主要是 β_1 和多巴胺受体作用，可增强心肌收缩力和增加心输出量，并扩张肾和胃肠道等内脏血管；大剂量[>15μg/(kg·min)]时则为 α 受体作用，使血管收缩，外周阻力增加。抗休克时主要取其强心和扩张内脏血管的作用，故宜采取小剂量，可作为部分休克病人治疗的药物之一。③多巴酚丁胺：对心肌的正性肌力作用较多巴胺强，能增加心输出量，降低肺毛细血管楔压，改善心泵功能。起始剂量为2.5~3μg/(kg·min)。除肾上腺素能受体激动剂外，还可选择作用 V_1 受体的血管升压素，常用剂量是0.02~0.04U/min。

用于休克治疗的血管活性药物还很多，包括血管收缩剂如肾上腺素、间羟胺、去氧肾上腺素，血管扩张剂如异丙肾上腺素、酚妥拉明、酚苄明、硝普钠，抗胆碱能药物如阿托品、山莨菪碱和东莨菪碱等。这些药物均有其各自的药理作用，可根据病情和临床医师的实践经验酌情选用。

主要的强心药物是强心苷，如去乙酰毛花苷，有增强心肌收缩力、减慢心率的作用。若充分扩容后动脉压仍低，且中心静脉压已超过15cmH_2O时，提示存在心功能不全，此时可经静脉注射毛花苷C，首次剂量为0.4mg，有效时可再给维持量，使达到快速洋地黄化（0.8mg/d）。

有时，可通过联用血管收缩剂和扩张剂把强心与改善微循环同时进行，以望提高重要脏器的灌注水平。如去甲肾上腺素0.1~0.5μg/(kg·min)和多巴胺5~10μg/(kg·min)联合应用。联用可望增加心脏指数约30%，减少外周阻力约45%。从而使MAP提高到70mmHg以上，尿量维持在0.5ml/(kg·h)以上。此法的实施有难度，处理不当会出现血压忽高忽低，病情反而不稳定，因此需在有经验的医师指导下进行。

6. DIC的治疗 DIC是休克终末期的表现，一旦发生可用肝素抗凝治疗，一般剂量为1.0mg/kg，

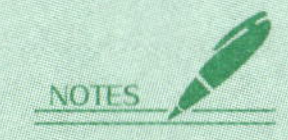

每 6 小时 1 次，成人首次可用 10 000U（1mg 相当于 125U）。有时还可使用抗纤溶药，如氨甲苯酸、氨基己酸，以及抗血小板黏附和聚集的药物如阿司匹林、氯吡格雷和低分子右旋糖酐等。

7. 糖皮质激素 用于休克的作用主要有：①阻断 α 受体兴奋作用，使血管扩张，降低外周血管阻力，改善微循环；②保护细胞内溶酶体，防止溶酶体破裂；③增强心肌收缩力，增加心输出量；④增强线粒体功能和防止白细胞凝集；⑤促进糖异生，使乳酸转化为葡萄糖，减轻酸中毒。糖皮质激素在顽固性休克，即经充分补液复苏及使用 2~3 种血管活性药物仍不能维持循环功能时可以使用。在血流动力学稳定后即应停止。通常使用氢化可的松 200mg 持续泵注 6 小时或 50mg 静脉注射，每 6 小时 1 次。主张早期使用，一般只用 1~2 天，重症病人可能需延长时间。

8. 其他治疗 包括预防应激性溃疡、保护胃肠道黏膜、加强营养支持、免疫调节、控制血糖和预防深静脉血栓等。

第二节 失血性休克

失血性休克（hemorrhagic shock）属于低血容量性休克，在外科休克中很常见。多见于大血管破裂、内脏破裂出血、消化道大出血等。通常在迅速失血超过全身总血量的 20% 时发生。主要表现为 CVP 降低、回心血量减少和心输出量下降所致的低血压。在神经-内分泌调节机制作用下可引起外周血管收缩、血管阻力增加和心率加快以优先保证重要脏器灌注。若血容量得不到及时纠正，最终可因微循环障碍造成各组织器官功能不全和衰竭。及时补充血容量、明确病因和控制继续失血是治疗失血性休克的关键，否则病情将无法控制。

1. 补充血容量 失血性休克者所丢失的血量并非都是可见血，可根据血压和脉率以及血液检查结果的变化来估计失血量（见表 5-1），并制订相应补液策略。临床处理时，可先经静脉快速（30~45 分钟内）滴注平衡盐溶液 1 000~2 000ml 扩容。若病人血压即可恢复正常并维持，表明失血量较小且已不再继续出血。如上述治疗仍不能维持循环容量、血压仍很低时，则应输入胶体维持血浆渗透压和快速补充循环血量。在急性失血超过总量的 30% 或者血红蛋白低于 70g/L 时，可输入血制品，对需进行输血治疗的病人，应遵循血浆与红细胞的比例为 1∶1 的原则进行输注。血红蛋白在 70~100g/L 时，应综合病人病因、尿量和血流动力学来决定是否需要输注红细胞。

临床上，可根据动脉血压和中心静脉压两个参数做综合分析，判断其异常现象的原因，并作出相应的处理（表 5-2）。

表 5-2 中心静脉压与补液的关系

中心静脉压	血压	原因	处理原则
低	低	血容量严重不足	充分补液
低	正常	血容量不足	适当补液
高	低	心功能不全或血容量相对过多	给强心药物，纠正酸中毒，舒张血管
高	正常	容量血管过度收缩	舒张血管
正常	低	心功能不全或血容量不足	补液试验 *

注：* 补液试验：于 5~10 分钟内静脉输注 250ml 等渗盐水。如血压升高而中心静脉压不变，提示血容量不足；如血压不变而中心静脉压升高 3~5cmH$_2$O，则提示心功能不全。

2. 止血 外科医师必须及时对失血性休克的原因作出判断，并决定是否需要及时止血。否则，即使大量扩容也难以维持循环稳定，休克也不可能被纠正。首先应选择简单有效的止血措施控制出血，例如用指压法控制体表动脉的大出血，三腔双囊管压迫控制门静脉高压食管-胃底静脉曲张破裂出血等。对于活动性出血病人，应考虑使用止血药物辅助止血，包括氨甲环酸、蛇毒血凝酶类药物等。对于多数内脏破裂出血病人，应在积极抗休克的同时行手术探查止血。但对于部分病情较重病人，不

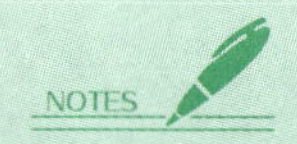

能耐受长时间手术时，应采用快捷、简单的操作即"损伤控制性手术"及时控制病情进一步恶化，为病人争取复苏时机，待病情平稳后继续进行完整合理的分期手术。

第三节 创伤性休克

创伤性休克（traumatic shock）见于严重的外伤，如复杂性骨折、挤压伤或大手术等。其虽与失血性休克同属于低血容量性休克，但在病理生理过程上又有其特殊性。创伤性休克在发生功能性体液直接丢失的同时，受损组织产生的组胺、蛋白酶等血管活性物质可引起微血管扩张和通透性增高，又使有效循环血量进一步降低。损伤还可刺激神经系统，引起疼痛和神经-内分泌系统反应，影响心血管功能。有的创伤本身可使内环境紊乱，如胸部伤可直接影响心肺功能，截瘫可使回心血量暂时减少，颅脑伤可使血压下降等。创伤性休克的治疗原则与失血性休克基本相同，但也有其特殊性。

1. 补充血容量 判断创伤性休克者的低血容量程度有一定难度，除可见的外出血之外，创伤区域的组织内出血、水肿和渗出等都是导致血容量降低的原因。因此，常常会对实际的失液量估计不足。为此，应强调对补充血容量后的结果作认真的监测和分析，然后修正治疗方案，以免因补液不足而使休克不能及时被纠正。

2. 纠正酸碱失调 创伤后早期因病人疼痛所致的过度换气以及神经-内分泌反应所致的保钠排钾，常会发生碱中毒。但在后期，由于组织缺氧和继发感染，产生大量酸性代谢产物，代谢性酸中毒转而替代了早期的碱中毒。应连续监测动脉血气结果，纠正酸碱失调。

3. 手术治疗 对危及生命的创伤，如开放性或张力性气胸、连枷胸等，应做紧急处理。失血性休克中的损伤控制性手术原则同样在创伤性休克中适用。

4. 其他 低体温已被认为是严重创伤性休克病人预后不良的因素，因此对于创伤性休克的病人，应注意低体温的预防与处理。对于严重创伤的病人可考虑使用镇痛剂进行疼痛治疗，但应注意防止发生呼吸抑制。

第四节 感染性休克

感染性休克（infectious shock）是指各种感染所致脓毒症（sepsis）而诱发的组织灌注不足、细胞代谢紊乱和功能障碍的病理过程，常见于急性腹膜炎、胆道感染、绞窄性肠梗阻及胆道或泌尿系统感染等，病死率可达50%。由于其主要致病菌为G^-杆菌，释放的内毒素成为导致休克的主要因素，故又可称其为内毒素性休克。内毒素与体内的补体、抗体或其他成分结合后，可刺激交感神经引起血管痉挛并损伤血管内皮细胞。同时，内毒素可促使组胺、激肽、前列腺素及溶酶体酶等炎症介质释放，引起全身炎症反应综合征（SIRS），最终可导致微循环障碍、代谢紊乱，甚至多器官功能障碍综合征（MODS）。

感染性休克病人血流动力学变化比较复杂。休克早期，大部分病人心输出量显著增加，少数重症者心输出量减少；但在后期心输出量则均显著减少。周围血管阻力变化的差异性就更大，有些病人血管平滑肌受损，外周血管扩张，表现为肢端皮肤温暖，反之则皮肤湿冷，但病人均有微循环障碍和有效循环血量减少。所谓的"暖休克"和"冷休克"之说，实质上反映了周围血管阻力状态，不能由此作出病因诊断。因为无论是G^+菌还是G^-菌所致的脓毒症，在休克早期都可能由于发热、周围血管扩张而表现为肢端皮肤温暖；而在休克后期则都表现为湿冷。而且病人血流动力学状态会随其病情的好转或恶化而发生变化。因此，在临床处理时还是要全面地掌握病人即时的血流动力学状态(包括心功能、血容量及周围血管阻力)，针对性地制订抗休克措施，以取得较好的治疗效果。

感染性休克的病理生理变化比较复杂，治疗也比较困难。在确诊感染性休克后，首先应尽快进行抗感染治疗，纠正休克与控制感染应并重。同时，还应积极地寻找感染源以及决定是否需要手术干预。

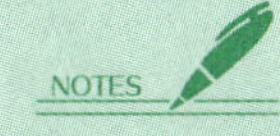

1. 液体复苏 宜先输注晶体溶液，对于无出血或无计划进行有创操作的病人，不推荐预防性输注血浆等血制品。CVP的监测应列为常规。补液的前6小时非常关键，应达到CVP在8~12cmH_2O，MAP≥65mmHg，尿量达到0.5ml/(kg·h)以上。为保证正常的心脏充盈压、动脉血氧含量和较理想的血黏度，将血红蛋白浓度调节至70~90g/L，血细胞比容达25%~30%为最佳状态。感染性休克病人常有心、肾功能受损，应警惕因输液过多导致的不良后果。

2. 控制感染 首先明确可能的感染病灶并采集标本进行病原学培养，抗菌药物应在确诊为休克后1小时内及时使用，初始经验性抗感染治疗方案应采用覆盖所有可能致病菌的单药或联合治疗，多可使用一种广谱的β-内酰胺类或碳青霉烯类药物。已知致病菌种时，则应选用敏感而抗菌谱较窄的抗生素。感染性休克的外科病人大都有明确的原发感染病灶，例如弥漫性腹膜炎、肝脓肿、急性化脓性胆管炎等，应尽早进行外科干预，包括引流、清创和去除感染病灶，及时进行手术处理是纠正休克的关键点和转折点。

3. 纠正酸碱失衡 感染性休克时经常伴有严重的酸中毒，而且发生较早，需及时纠正。可在补充血容量的同时，从另一静脉途径滴注5%碳酸氢钠100~250ml。监测动脉血气分析并根据结果调整用量。

4. 心血管药物的应用 经补充血容量、纠正酸中毒后而休克仍未见好转，应加用血管活性药物维持平均动脉压在65mmHg以上，首选去甲肾上腺素。联合使用垂体后叶素（0.03U/min）可减少去甲肾上腺素的量和维持MAP。有时还可联合应用以α受体兴奋为主，兼有轻度兴奋β受体的血管收缩剂和兼有兴奋β受体作用的α受体阻滞剂，以抵消血管收缩作用，保持、增强β受体兴奋作用，而又不致使心率过于增速，例如去甲肾上腺素与多巴胺（或多巴酚丁胺）的联用。感染性休克时，心功能常受损害，改善心功能可给予强心苷。

5. 糖皮质激素治疗 糖皮质激素是促炎性细胞因子产生的重要抑制剂，可在所有层次上调节宿主的防御反应，能抑制多种炎症介质的释放和稳定溶酶体膜，缓解SIRS。糖皮质激素应尽量在充分的液体复苏和血管活性药物不能维持血流动力学稳定的情况下使用，并应在病程的早期使用。可使用氢化可的松200mg/d，当停止使用血管活性药物后，激素应逐渐减量。

6. 其他治疗 包括营养支持，DIC的处理，对重要器官功能不全的处理等。

（刘　彤）

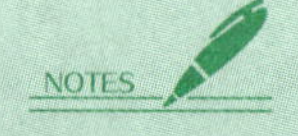

第六章
外科病人的代谢及营养治疗

扫码获取
数字内容

人体在正常生命活动过程中需要不断摄取各种营养物质，通过转化和利用以维持机体的新陈代谢。外源性营养底物包括碳水化合物、脂肪、蛋白质、水、电解质、微量元素和维生素，这些营养物质进入人体后，参与体内一系列代谢过程，通过氧化过程产生能量，成为机体生命活动必不可少的能源，通过合成代谢使人体结构得以生长、发育、修复及再生。

外科病人营养不良发生率高，主要原因是原发疾病状况及治疗引起的营养物质摄入减少、胃肠功能不全、机体代谢变化和自身组织消耗。此外，手术创伤应激导致机体分解代谢增加、炎症反应、蛋白质分解代谢，影响机体组织、器官功能以及机体的康复，增加术后并发症发生率及病死率，从而影响病人的预后。因此，充分了解外科病人各种状况下机体的代谢变化，有效地提供合适的营养底物，选择正确的营养方式和时机，可降低应激状况下机体的分解代谢，维护重要脏器功能，提高救治成功率，改善病人的临床结局。

第一节 外科病人的代谢变化

正常情况下机体将食物中所含的营养物质转化成生命活动所需的能量或能量储存形式，以维持机体正常新陈代谢和生理功能。饥饿、创伤应激等疾病状态下机体发生一系列代谢改变，以维持疾病状态下组织、器官功能以及生存所需。

（一）正常情况下的物质代谢

人体在正常生命活动中需要不断摄取各种营养物质，通过转化和利用以维持机体新陈代谢。人体所需的营养底物包括糖、脂肪、蛋白质、水、电解质、微量元素和维生素，这些营养物质进入人体后，参与体内一系列代谢过程，通过合成代谢使人体结构得以生长、发育、修复及再生，并为机体生命活动提供必不可少的能源。

1. 糖 糖类物质是人类食物的主要成分，其主要生理功能是供能，同时也是细胞结构的重要成分。一般情况下，维持成人机体正常功能所需能量的 55%~65% 由碳水化合物提供，机体一些组织器官如大脑神经细胞、肾上腺及血细胞等则完全依赖葡萄糖氧化供能。此外，葡萄糖的某些代谢产物可为机体其他代谢途径提供必需的物质，也是组成人体组织结构的重要成分。食物中的糖以淀粉为主，经消化道消化、分解为单糖时才能被小肠上皮细胞所吸收。糖在体内代谢过程主要体现为葡萄糖代谢，正常情况下，进入和移出血液中的葡萄糖处于相对平衡状态，使血糖维持在 4.5~5.5mmol/L 水平。血糖来源于食物中糖的消化和吸收、肝糖原分解或肝脏糖异生作用；血糖去路则为周围组织及肝脏摄取利用、糖原合成、转化为非糖物质或其他含糖物质。血糖水平保持恒定是糖、脂肪、氨基酸代谢协调的结果，也是肝脏、肌肉、脂肪组织等器官组织代谢协调的结果。

2. 蛋白质 是构成生物体的重要组成成分，在生命活动中起着极其重要的作用。蛋白质主要生理功能是参与构成机体各种细胞组织，维持细胞组织生长、更新和修复，参与多种重要生理功能及氧化供能。食物中蛋白质是人体蛋白质的主要来源，在蛋白酶及肽酶的作用下水解成为寡肽及氨基酸而被吸收。正常情况下机体内各种蛋白质始终处于动态更新之中，蛋白质的更新包括蛋白质分解和合成代谢，其合成和降解的相互协调对维持机体组织、细胞功能及调节生长和控制体内各种酶的生物活性起着十分重要的作用。

3. 脂肪 主要生理功能是提供能量、构成身体组织、供给必需脂肪酸并携带脂溶性维生素等。膳食中脂类是人体脂肪的主要来源，脂类不溶于水，在消化道中经胆汁酸盐、胰脂酶、磷脂酶 A_2、胆固醇脂酶等作用下消化形成甘油一酯、脂肪酸、胆固醇、溶血磷脂等，乳化成更小的微团后被消化酶消化。短链和中链脂肪酸构成的甘油三酯，经胆汁酸盐乳化后即可被吸收。在肠黏膜细胞内脂肪酶的作用下，水解成脂肪酸及甘油，通过门静脉进入血液循环。长链脂肪酸构成的甘油三酯与磷脂、胆固醇及载脂蛋白结合形成乳糜微粒，通过淋巴进入血液循环。甘油三酯是机体储存能量的形式。

（二）能量代谢及需求

生物体内碳水化合物、蛋白质和脂肪在代谢过程中所伴随的能量释放、转移和利用称为能量代谢。准确地了解和测定临床上不同状态下病人的能量消耗是提供合理有效营养支持以及决定营养物质需要量与比例的前提和保证。

1. 机体能量消耗组成、测定及计算 机体每日的能量消耗包括基础能量消耗（或静息能量消耗）、食物的生热效应、兼性生热作用、活动的生热效应几个部分，其中基础能量消耗在每日总能量消耗所占比例最大（60%~70%），是机体维持正常生理功能和内环境稳定等活动所消耗的能量。由于测定基础代谢率的要求十分严格，因此，临床实践中通常测定机体静息能量消耗而非基础能量消耗。

临床上最常用的机体能量消耗测定方法是间接测热法，其原理是通过测量机体气体交换而测定物质氧化率和能量消耗。机体在消耗一定量蛋白质、脂肪及碳水化合物时会产生一定量热量，同时相应地消耗一定量氧并产生一定量二氧化碳。因此，测定机体在单位时间内所消耗的氧和产生的二氧化碳量，即可计算出机体在该时间内的产热即能量消耗。

Weir 公式是间接测热法计算机体 24 小时静息能量消耗的公式：

$$REE(kcal/d)=[3.9(VO_2)+1.1(VCO_2)]\times 1\,440$$

式中 VO_2 为氧耗量（L/min）；VCO_2 为二氧化碳产生量（L/min），可通过非侵入性间接测热法进行测定。通过测定 VO_2 及 VCO_2 还可计算出呼吸商（RQ）：$RQ=VCO_2/VO_2$，根据呼吸商值可了解各种营养物质氧化代谢情况。

由于设备或条件的限制，临床实践中并非所有单位或部门均能实际测量病人的静息能量消耗以指导临床营养实施，因此需要一些简便、有效的能量消耗计算公式供临床使用。Harris-Benedict 公式是计算机体基础能量消耗的经典公式：

$$BEE(kcal/d)=66+13.7W+5.0H-6.8A\cdots\cdots 男$$

$$BEE(kcal/d)=655+9.6W+1.85H-4.7A\cdots\cdots 女$$

（W：体重/kg；H：身高/cm；A：年龄/岁）

Harris-Benedict 公式是健康机体基础能量消耗估算公式，临床上各种疾病状态下病人的实际静息能量消耗值与 Harris-Benedict 公式估算值之间存在一定的差异，如择期手术增加 10% 左右，严重创伤、多发性骨折、感染时可增加 20%~30%，大面积烧伤时能量消耗增加更明显，最大可增加 100% 左右。

2. 机体能量需要量的确定 准确的能量供给与营养疗效和临床结局直接相关，能量摄入不足可造成机体蛋白质消耗，影响器官结构和功能，从而影响病人预后。相反，过多的能量摄入同样会对病人的预后产生不良影响。尽管间接测热法测定机体静息能量消耗值是判断病人能量需要量理想的方法，但临床上大多数病人尚无法实时测量机体的能量消耗值，较多的仍然是应用预测公式或凭经验估计来确定病人的能量需求。目前认为，对于非肥胖病人 25~30kcal/（kg·d）能满足大多数住院病人的能量需求，而 BMI≥30kg/m^2 的肥胖病人，推荐的能量摄入量为正常目标量的 70%~80%。

（三）饥饿、创伤状况下机体代谢变化

外科病人由于疾病或手术治疗等原因，常常处于饥饿或感染、创伤等应激状况，此时机体会发生一系列代谢变化，以维持机体疾病状态下组织、器官功能以及生存所需。

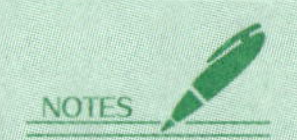

1. 饥饿时机体代谢改变 外源性能量底物和营养物质缺乏是整个饥饿反应的基础，饥饿时机体正常代谢途径可能部分或全部停止，一些途径则被激活或出现新代谢途径。饥饿时机体生存有赖于自身储存的脂肪、糖原及细胞内的功能蛋白。饥饿早期，机体首先利用肝脏及肌肉中的糖原储备消耗以供能直至糖原耗尽，然后再依赖糖异生作用。此时，机体能量消耗下降，肝脏及肌肉蛋白分解以提供糖异生前体物质，蛋白质合成下降。当饥饿持续时，体内的脂肪储备就成为长期饥饿时机体主要能源供应物质，脂肪分解代谢增加成为主要能源物质，脂肪酸的氧化，体内酮体形成及糖异生作用增强，大脑及其他组织越来越多利用酮体作为能源，从而减少了骨骼肌蛋白分解程度，其目的是尽可能地保存机体的蛋白质，使生命得以延续。

2. 创伤应激状态下机体代谢变化 外科感染、手术创伤等应激情况下，机体发生一系列代谢改变，其特征为静息能量消耗增加、高血糖及蛋白质分解增强。应激状态时糖代谢改变主要表现为内源性葡萄糖异生作用明显增加，组织、器官葡萄糖的氧化利用下降以及外周组织对胰岛素抵抗，从而造成高血糖。创伤后蛋白质代谢变化是蛋白质分解增加、负氮平衡，其程度和持续时间与创伤应激程度、创伤前营养状况、病人年龄及应激后营养摄入有关，并在很大程度上受体内激素反应水平的制约。脂肪是应激病人的重要能源，创伤应激时机体脂肪分解增强，其分解产物作为糖异生作用的前体物质，从而减少蛋白质分解，保存机体蛋白质。

第二节 营养评价、营养风险筛查及营养不良诊断

营养评价及营养风险筛查是临床营养治疗的重要组成部分，通过合适的营养评价方法和营养风险筛查工具，了解或评判病人的营养状况及营养不良的程度，预测是否存在或潜在与营养因素相关的可能会导致病人出现不利临床结局的风险，从而根据具体情况制订恰当的营养治疗方案，最终改善病人的临床结局。

（一）营养评价

营养评价（nutritional assessment）是通过临床检查、人体测量、生化检查、人体组成测定及综合营养评价等手段，判定机体营养状况，确定营养不良的类型和程度。理想的营养评价方法应当能够准确判定机体营养状况，预测营养相关性并发症的发生和临床结局。

1. 临床检查 是通过病史采集和体格检查来发现是否存在营养不良。病史采集包括膳食调查、病史、精神史、用药史及生理功能史等。膳食调查可记录一段时期内每日、每餐摄入食物和饮品量，以了解有无厌食、进食量改变情况。体格检查可以及时发现肌肉萎缩、毛发脱落、皮肤损害、水肿或腹腔积液、必需脂肪酸及维生素等缺乏的体征并判定其程度。

2. 人体测量 通过人体测量可了解机体体重、脂肪和肌肉含量，用于判断机体营养状况，监测营养治疗效果。常用的人体测量指标包括体重、身高、皮褶厚度、肌围等。①体重：体重是机体脂肪组织、瘦组织群、水和矿物质的总和，是营养评价中最简单、直接而又可靠的方法。由于体重个体差异较大，临床上通常用体重改变作为营养状况评价的指标。②体质指数（body mass index，BMI）：BMI被公认为反映营养不良或肥胖的可靠指标，计算公式如下：BMI=体重（kg）/身高^2（m^2）。正常值为18.5~24kg/m^2，<18.5kg/m^2为营养不良，>24kg/m^2为超重，>28kg/m^2为肥胖。③皮褶厚度与上臂围：通过肱三头肌皮褶厚度、上臂中点周径及上臂肌肉周径的测定可以推算机体脂肪及肌肉含量，间接反映机体营养状况。④握力测定：握力是机体营养状况评价中一个良好的客观测量指标，握力与机体营养状况密切相关，是反映肌肉功能十分有效的指标。正常男性握力≥35kg，女性握力≥23kg。

3. 生化及实验室检查 包括：营养成分的血液浓度测定，营养代谢产物的血液及尿液浓度测定，与营养素吸收和代谢有关的各种酶活性测定，毛发、指甲中营养素含量测定等。

（1）血浆蛋白：血浆蛋白水平可以反映机体蛋白质营养状况、疾病的严重程度，是临床上常用的营养评价指标，可预测病人的临床结局。常用的血浆蛋白指标有白蛋白、前白蛋白、转铁蛋白和视黄

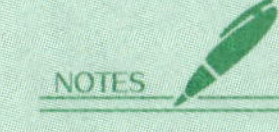

醇结合蛋白等。白蛋白半衰期为18天，营养治疗对其浓度的影响需较长时间才能表现出来。血清前白蛋白、转铁蛋白和视黄醇结合蛋白半衰期短、血清含量少且全身代谢池小，是更敏感、更有效反映营养状况的指标。

（2）氮平衡与净氮利用率：氮平衡是评价机体蛋白质代谢状况的可靠指标。氮平衡=摄入氮-排出氮。氮的摄入量大于排出量为正氮平衡，氮摄入量小于排出量为负氮平衡。正氮平衡时机体合成代谢大于分解代谢，意味着蛋白净合成。负氮平衡时，分解代谢大于合成代谢。

（3）免疫功能：总淋巴细胞计数是评价细胞免疫功能的简易方法，测定简便、快速，适用于各年龄段，其正常值为（2.5~3.0）$\times 10^9$/L，低于 1.8×10^9/L 为营养不良。

4. 综合性营养评价指标 是结合多项营养评价指标来评价病人营养状况，以提高诊断的敏感性和特异性。常用的综合营养评价指标有以下几种。

（1）主观全面评定（subjective global assessment，SGA）：以病史和临床检查为基础，省略实验室检查，其内容主要包括病史和体格检查7个项目的评分。A级为营养良好，B级为轻～中度营养不良，C级为重度营养不良。SGA是临床上应用广泛的营养评价方法，对于并发症的发生率、住院时间及死亡率有着良好的预测精度。

（2）微型营养评定（mini nutritional assessment，MNA）：这是一种评价老年人营养状况的简单快速方法，包括人体测量、整体评定、膳食问卷以及主观评定等18项内容评分相加即为MNA总分。分级标准如下：①MNA≥24表示营养状况良好；②17≤MNA<24指存在发生营养不良危险；③MNA<17确定有营养不良。

5. 人体组成测定 可准确地测定体脂、瘦组织群和体细胞群等各组成含量，了解疾病状况下机体各种成分的改变情况，动态监测营养支持时机体各种组织的恢复情况，为营养治疗提供参考依据，因而越来越多用于评价病人的营养状况。目前临床上常用的人体组成测定方法有生物电阻分析法（BIA）、双能X射线吸收技术（DEXA）、计算机断层扫描（CT）和磁共振成像（MRI）。

（二）营养风险及营养风险筛查工具

营养风险（nutritional risk）是指“现存或者潜在的与营养因素相关的导致病人出现不利临床结局的风险”。营养风险是一个与临床结局相关联的概念，其重要特征是营养风险与生存率、病死率、并发症发生率、住院时间、住院费用、成本-效果比及生活质量等临床结局密切相关。常用的营养风险筛查工具有营养风险筛查2002（nutritional risk screening，NRS-2002）和营养不良通用筛查工具（malnutrition universal screening tools，MUST）。

1. NRS-2002 是目前住院病人营养风险筛查首选工具，应用相对简单、易用，能够较好预测住院病人临床结局和营养支持效果，已广泛应用于临床实践中。NRS-2002包括三方面内容：①营养状况受损评分（0~3分）；②疾病严重程度评分（0~3分）；③年龄评分（年龄≥70岁者加1分）。总分为0~7分，≥3分存在营养风险，<3分则无营养风险。

2. MUST 包括三方面内容：①BMI测定（0~2分）；②体重变化情况（0~2分）；③急性疾病影响情况（如果已经存在或将会无法进食>5天者加2分）。总评分等于上述三个部分评分之和，0分为低风险，1分为中等风险，2分为高风险。MUST对于住院时间、死亡率或并发症的发生率具有良好的预测精度。

（三）营养不良的诊断

营养不良（malnutrition）是指能量、蛋白质和/或其他营养素缺乏或过剩（或失衡）状况。营养不足（undernutrition）是临床上最常见的营养不良形式，也是传统定义中的营养不良，是指由于能量、蛋白质等营养物质摄入不足或吸收障碍，导致特异性的营养物质缺乏或失衡；或者是由于疾病、创伤、感染等应激反应，导致营养物质消耗增加，从而产生营养不足或营养素缺乏。营养过剩就是营养素摄入量超过需要量而在体内蓄积，导致肥胖或其他不良后果，也是一种特殊类型的营养不良。长期营养过剩时机体会积蓄脂肪导致肥胖，而肥胖症又会引起代谢综合征和许多其他并发症。营养不良损害机

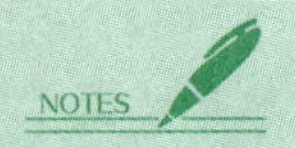

体器官、组织生理功能和结构，对临床结局造成不良影响。

营养不良的诊断须结合病史、临床检查及相关实验室检测结果，经过分析后综合判断。由于各种营养评价方法均存在一定的局限性，故尚无一个或一组评价方法能对营养不良作出既敏感又特异的诊断，不同的营养评价指标得出的营养不良程度也存在一定差异。目前国际上推荐的营养不良诊断标准为：①BMI<18.5kg/m^2；②非自主性体重丢失合并BMI或机体瘦组织群指数（fat free mass index，FFMI）降低。非自主性体重丢失是指非有意控制体重、无时间限定情况下体重丢失>10%或3个月内丢失>5%。BMI降低指<70岁者BMI<20kg/m^{2}或≥70岁者BMI<22kg/m^2。FFMI降低指女性<15kg/m^2，男性<17kg/m^2。凡符合上述2条中任何一条，均可诊断为营养不良。近年来，为了统一营养不良定义及诊断标准，建立了全球营养不良评定工作组，确定了统一的营养不良评定标准，简称GLIM（global leadership initiative on malnutrition）标准。GLIM标准主要内容是将营养不良评定明确分为"营养筛查"和"诊断评定"两个步骤。第一步是营养筛查，特别强调应用经过临床有效性验证的营养筛查工具进行营养筛查。第二步则是在筛查阳性的基础上，继而进行营养不良评定以及严重程度分级。营养不良评定内容包含表现型指标（非自主性体重丢失、BMI降低、FFMI降低）和病因型指标（食物摄入或吸收降低，疾病负担/炎症），营养不良诊断至少需要符合1项表现型诊断标准和1项病因型诊断标准。

第三节 肠外营养

肠外营养（parenteral nutrition，PN）是指通过胃肠道以外途径（即静脉途径）提供营养的方式。肠外营养是肠道功能衰竭病人必不可少的治疗措施，挽救了大量危重病人的生命，疗效确切。凡是需要营养治疗，但无法通过胃肠道途径供给或通过胃肠道无法完全满足机体对营养素需要量的病人均为肠外营养的适应证。

（一）肠外营养制剂

肠外营养由碳水化合物、脂肪乳剂、氨基酸、水、维生素、电解质及微量元素等基本营养素组成，以提供病人每日所需的能量及各种营养物质，维持机体正常代谢。

1. 碳水化合物制剂 葡萄糖是肠外营养中最主要能源物质，其来源丰富，价廉，无配伍禁忌，符合人体生理要求，省氮效果肯定。肠外营养时葡萄糖的供给量一般为3~3.5g/（kg·d），供能约占总热量的50%~60%。严重应激状态下病人，葡萄糖供给量降至2~3g/（kg·d），以避免摄入过量所致的代谢副作用。

2. 氨基酸制剂 氨基酸是肠外营养氮源物质，是机体合成蛋白质所需的底物。由于各种蛋白质由特定的氨基酸组成，因此输入的氨基酸液中各种氨基酸配比应该合理，才能提高氨基酸的利用率，有利于蛋白质的合成。肠外营养理想的氨基酸制剂是含氨基酸种类较齐全的平衡型氨基酸溶液，包括所有必需氨基酸。肠外营养时推荐的氨基酸摄入量为1.2~1.5g/（kg·d），严重分解代谢状态下需要量增加。

3. 脂肪乳剂制剂 脂肪乳剂是肠外营养中理想的能源物质，可提供能量、生物合成碳原子及必需脂肪酸。脂肪乳剂具有能量密度高、等渗、不从尿排泄、富含必需脂肪酸、对静脉壁无刺激、可经外周静脉输入等优点。一般情况下肠外营养中脂肪乳剂应占30%~40%总热量，剂量为0.7~1.3g甘油三酯/（kg·d）。脂肪乳剂的输注速度为1.2~1.7mg/（kg·min）。存在高脂血症（血甘油三酯>4.6mmol/L）的病人，脂肪乳剂摄入量应减少或停用。临床上常用的脂肪乳剂有长链脂肪乳剂、中/长链脂肪乳剂、含橄榄油脂肪乳剂以及含鱼油脂肪乳剂，不同脂肪乳剂各有其特点。

4. 电解质制剂 电解质对维持机体水、电解质和酸碱平衡，保持人体内环境稳定，维护各种酶的活性和神经、肌肉的应激性均有重要作用。

5. 维生素及微量元素制剂 维生素及微量元素是维持人体正常代谢和生理功能所不可缺少的

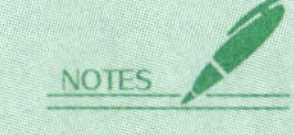

营养素。肠外营养时需要添加水溶性和脂溶性维生素以及微量元素制剂，以避免维生素及微量元素缺乏症。

（二）肠外营养液的配制

为使输入的营养物质在体内获得更好的代谢、利用，减少污染等并发症的机会，主张采用全营养液混合方法（total nutrient admixture，TNA）将各种营养制剂混合配制后输注。肠外营养液配制所需的环境、无菌操作技术、配制流程、配制顺序均有严格的要求。目前，我国许多医院均建立了静脉药物配制中心，充分保证了肠外营养液配制的安全性。为确保混合营养液的安全性和有效性，不允许在肠外营养液中添加其他药物。近年来随着新技术、新材料不断问世，出现了标准化、工业化生产的肠外营养产品。这种营养产品有多个分隔腔，分装氨基酸、葡萄糖和脂肪乳剂等制剂，隔膜将各成分分开以防相互发生反应，使用前用手加压即可撕开隔膜，使各成分立即混合。标准化多腔肠外营养液节省了配制所需的设备，简化了步骤，常温下可保存较长时间，有很好的临床应用前景。

（三）肠外营养输注途径

肠外营养输注途径主要有中心静脉和周围静脉途径。中心静脉途径适用于需要长期肠外营养，需要高渗透压营养液的病人。临床上常用的中心静脉途径有：①颈内静脉途径；②锁骨下静脉途径；③经外周静脉穿刺的中心静脉导管（peripherally inserted central venous catheter，PICC）途径。周围静脉途径是指浅表静脉，大多数是上肢末梢静脉。周围静脉途径具有应用方便、安全性高、并发症少而轻等优点，适用于只需短期（<2 周）肠外营养者。

（四）肠外营养液输注方式

肠外营养输注有持续输注法和循环输注法两种。持续输注是指营养液在 24 小时内持续均匀输入体内。由于各种营养素同时按比例输入，对机体氮源、能量及其他营养物质的供给处于持续状态，对机体的代谢及内环境的影响较少。其缺点是耗时长，影响病人日常活动或其他液体、药物的输注，该方法一般提倡应用于初始实施肠外营养的病人。循环输注法是在持续输注营养液基础上缩短输注时间，方便病人日常活动。其缺点是对机体代谢影响较大，容易引起高血糖、短时体液负荷过大等。循环输注法通常适合于病情稳定、需长期肠外营养而且肠外营养量无变化者。

（五）肠外营养并发症及防治

肠外营养并发症主要有导管相关的并发症、代谢性并发症、脏器功能损害及代谢性骨病等。

1. 导管相关的并发症 分为非感染性并发症及感染性并发症两大类，前者大多数发生在中心静脉导管放置过程中发生气胸、空气栓塞、血管损伤、神经损伤等，少数是长期应用、导管护理不当或拔管操作所致，如导管脱出、导管折断、导管堵塞等。感染性并发症主要指静脉导管相关感染（catheter-related infection，CRI），CRI 的发生与置管的部位、留置时间、导管类型以及病人的基础疾病等有关，包括导管局部皮肤或周围组织的感染和全身相关血流感染。导管性菌血症或败血症是肠外营养严重的导管相关性感染，临床上常表现为寒战、高热，呼吸急促，低血压，严重者可出现意识模糊，应及时处理。周围静脉相关并发症主要是血栓性静脉炎。

2. 代谢性并发症 肠外营养提供的营养物质直接进入血液循环，营养底物过量或不足容易引起机体代谢紊乱和器官功能异常，产生代谢性并发症，如高血糖、低血糖、氨基酸代谢紊乱、高血脂、电解质及酸碱代谢失衡、必需脂肪酸缺乏、再喂养综合征、维生素及微量元素缺乏症等。

3. 脏器功能损害 长期肠外营养可引起肝脏损害，主要病理改变为肝脏脂肪浸润和胆汁淤积，其主要原因与长期禁食时肠内缺乏食物刺激、肠道激素的分泌受抑制、过高能量供给或不恰当的营养物质摄入等有关。此外，长期禁食可导致肠黏膜上皮绒毛萎缩，肠黏膜上皮通透性增加，肠道免疫功能障碍，导致肠道菌群异常，肠道细菌移位和肠源性感染。

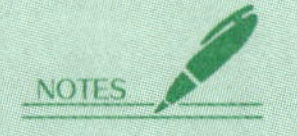

4. 代谢性骨病 部分长期肠外营养病人出现骨钙丢失、骨质疏松、血碱性磷酸酶增高、高钙血症、尿钙排出增加、四肢关节疼痛，甚至出现骨折等表现，称之为代谢性骨病。

第四节 肠内营养

肠内营养(enteral nutrition,EN)是指通过胃肠道途径提供营养的方式,它具有符合生理状态、能维持肠道结构和功能完整、费用低、使用和监护简便、并发症较少等优点,因而是营养治疗的首选方法。肠内营养适应证取决于病人胃肠道是否具有吸收和利用所提供的各种营养素的能力,以及胃肠道是否能耐受肠内营养制剂,只要具备上述两个条件,当病人因疾病或治疗等原因无法正常经口摄食,或摄食量不足以满足机体合成代谢需要时,均可采用肠内营养。

(一) 肠内营养制剂

肠内营养制剂根据其组成可分为非要素型、要素型、组件型及疾病专用型制剂四类。

1. 非要素型制剂 也称整蛋白型制剂,该类制剂以整蛋白或蛋白质游离物为氮源,渗透压接近等渗,口感较好,口服或管饲均可,使用方便,耐受性强。适于胃肠道功能良好病人,是应用最广泛的肠内营养制剂。

2. 要素型制剂 该制剂是氨基酸或多肽类、葡萄糖、脂肪、矿物质和维生素的混合物。具有成分明确、营养全面、无须消化即可直接或接近直接吸收、残渣少、不含乳糖等特点,但其口感较差。适合于胃肠道消化、吸收功能部分受损病人,如短肠综合征、胰腺炎等病人。

3. 组件型制剂 该制剂是仅以某种或某类营养素为主的肠内营养制剂,可对完全型肠内营养制剂进行补充或强化,以适合某些病人的特殊需要。主要有蛋白质组件、脂肪组件、糖类组件、维生素组件和矿物质组件等。

4. 疾病专用型制剂 此类制剂是根据不同疾病特征设计的针对特殊病人的专用制剂,主要有糖尿病、肝病、肿瘤、肺病、肾病、创伤等专用制剂。

肠内营养制剂有粉剂及溶液两种,临床上应根据各种制剂的特点、病人的病情进行选择,以达到最佳的营养效果。

(二) 肠内营养方式和途径选择

肠内营养支持方式有口服营养补充(oral nutritional supplements,ONS)和管饲两种方式。口服营养补充是以增加口服营养摄入为目的,将能够提供多种宏量营养素和微量营养素的营养液体、半固体或粉剂等制剂加入饮品和食物中经口使用。一般来说,消化道功能正常或具有部分消化道功能病人如果普通饮食无法满足热量需求时应优先选择口服营养补充。对于口服营养补充无法达到热量及蛋白质目标量,或无法经口进食病人,应选择通过管饲进行肠内营养。

肠内营养的输入途径有口服、鼻胃/十二指肠置管、鼻空肠置管、胃造口、空肠造口等,具体投给途径取决于疾病情况、喂养时间长短、病人精神状态及胃肠道功能。

1. 鼻胃/十二指肠、鼻空肠管喂养 通过鼻胃或鼻肠置管进行肠内营养简单易行,是临床上使用最多的管饲喂养方法。鼻胃管喂养优点在于胃容量大,对营养液的渗透压不敏感,适合于各种完全性营养配方,缺点是有反流与吸入气管的风险。鼻十二指肠和鼻空肠管喂养是将喂养管分别放置入十二指肠和空肠内,减少了反流风险。鼻胃或鼻肠置管喂养适合于需短时间(<2 周)营养病人,长期置管可出现咽部黏膜红肿、不适,呼吸系统并发症增加。

2. 胃或空肠造口 常用于需要较长时间进行肠内喂养病人,具体可采用手术造口或经皮内镜辅助胃/空肠造口,后者无须麻醉与手术,具有操作简便、创伤小等优点。

(三) 肠内营养输注方式

肠内营养输注方式有一次性投给、间隙性重力滴注和连续性经泵输注三种。

1. 一次性投给 将配好的营养液或商品型肠内营养液用注射器缓慢注入喂养管内,每次 200ml 左右,每日 6~8 次。该方法常用于需长期家庭肠内营养的胃造瘘病人,因为胃容量大,对容量及渗透压的耐受性较好,使用简便。

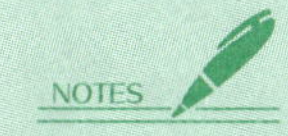

2. 间隙性重力滴注 将配制好的营养液经输液管与肠道喂养管连接，借重力将营养液缓慢滴入胃肠道内，每次 250~400ml，每日 4~6 次。此法优点是病人有较多自由活动时间，类似正常饮食。

3. 连续性经泵输注 应用输液泵 12~24 小时均匀持续输注，是临床上推荐的肠内营养输注方式，该方式胃肠道不良反应相对较少，营养效果好。

肠内营养液输注应循序渐进，开始时采用低浓度、低剂量、低速度，随后再逐渐增加营养液浓度、滴注速度以及投给剂量。一般第 1 天用 1/4 总需要量，营养液浓度可稀释两倍。如能耐受第 2 天可增加至 1/2 总需要量，第 3、4 天增加至全量，使胃肠道有逐步适应、耐受肠内营养液过程。开始输注时速度一般为 25~50ml/h，以后每 12~24 小时增加 25ml/h，最大速率为 125~150ml/h。输入体内的营养液的温度应保持在 37℃左右，过凉易引起胃肠道并发症。

（四）肠内营养并发症及防治

肠内营养常见并发症有机械方面、胃肠道方面、代谢方面及感染方面并发症。

1. 机械性并发症 主要有鼻、咽及食管黏膜损伤，喂养管堵塞，喂养管拔出困难，造口并发症等。

2. 胃肠道并发症 恶心、呕吐、腹泻、腹胀、肠痉挛等症状是常见的消化道并发症，这些症状大多数能够通过合理的操作来预防和及时纠正、处理。

3. 代谢性并发症 代谢方面并发症主要有水、电解质及酸碱代谢异常，糖代谢异常，微量元素、维生素及脂肪酸缺乏，各脏器功能异常。

4. 感染性并发症 肠内营养感染性并发症主要与营养液误吸和营养液污染有关。吸入性肺炎是肠内营养最严重并发症，常见于幼儿、老年病人及意识障碍病人。防止胃内容物潴留及反流是预防吸入性肺炎的重要措施，一旦发现误吸应积极治疗。

（吴国豪）

第七章
器官功能不全与衰竭

扫码获取
数字内容

第一节 多器官功能障碍综合征

在严重感染、创伤和休克等急性危重病情况下，两个或者两个以上器官或系统同时或先后发生功能不全或衰竭，临床上称其为多器官功能障碍综合征（multiple organ dysfunction syndrome，MODS）。MODS是危重病人的严重并发症和主要死亡原因之一。1973年Tilney首先提出“序贯性系统功能衰竭”的概念，即在严重的创伤、感染等情况下，并未被原发病因累及的器官或称远距离器官可以发生功能衰竭，当初命名为多器官功能衰竭（multiple organ failure，MOF）。随着临床和基础医学的发展，20世纪90年代以来已将MOF改名为MODS，而MOF则视为MODS的终末阶段。改名的目的在于强调MODS是一个动态发展的过程，属于全身性的病理生理连锁反应。

（一）发病机制

1. MODS的诱发因素 多种危重情况易诱发MODS：①创伤、烧伤或大手术等致组织严重损伤或失血、失液；②严重的感染；③各种原因引起的休克；④呼吸、心搏骤停经复苏后；⑤重症胰腺炎、绞窄性肠梗阻、全身冻伤复温后；⑥输血、输液、用药或呼吸机应用失误；⑦原有基础疾病，如冠心病、肝硬化、慢性肾病等。此外，糖尿病、营养不良和长期应用免疫抑制剂而致免疫功能低下者易发生MODS。

2. MODS的发病机制

（1）过度炎症反应：MODS的发病机制尚未被完全阐明，目前较趋一致的看法是全身炎症反应综合征（systemic inflammatory response syndrome，SIRS）可能是形成MODS最主要的原因。机体受到严重损害时，可发生剧烈的防御性反应，一方面起到稳定自身的作用，另一方面也使自身受到损害。各种免疫细胞、内皮细胞和单核吞噬细胞系统被激活后会产生大量细胞因子、炎症介质及其他病理性产物，包括TNF、IL-1、IL-2、IL-6、组胺、缓激肽、NO、血栓素（TXA_2）、心肌抑制因子、血小板活化因子（PAF）、白三烯、补体C3a和C5a等，还可引起酶类失常和氧自由基过多。这种炎症反应一旦失控，可以不断地自我强化，当促炎反应大于抗炎反应时可造成广泛的组织破坏，从而启动MODS。

MODS不一定是一次性严重生理损伤的后果，往往是由多次重复打击所造成，即“二次打击学说”。严重损伤构成第一次打击，可使全身免疫系统处于应激状态，激活免疫细胞，使促炎因子释放构成第二次打击。当机体受到再次打击时，全身炎症反应将成倍扩增，可超大量地产生各种继发性炎症介质。这些炎症介质作用于靶细胞后还可导致更多级别的新的介质产生，从而形成炎症介质“瀑布”反应。由此可见，MODS是在过度应激反应和过度全身炎症反应失控基础上出现的两个或两个以上器官功能受损的临床综合征。

（2）促炎与抗炎反应失衡：在SIRS发生的同时，机体存在着导致免疫功能降低的内源性抗炎反应。炎症反应的转归取决于促炎、抗炎两类生物活性物质的平衡关系。代偿性抗炎反应综合征（compensatory anti-inflammatory response syndrome，CARS）是指抗炎症介质（如IL-4、IL-10等）与促炎症介质形成交叉网络，力求控制全身炎症反应在恰当的范围内，不至于产生破坏性。当SIRS>CARS时，MODS即易发生。

（3）肠道动因学说：肠道是机体最大的细菌和内毒素库，因此肠道很可能是MODS的菌血症的主要来源。肠道也是重要的免疫器官，肠黏膜内有大量的淋巴细胞，因而是免疫、炎症细胞激活和大量炎症介质释放的重要场所。肠道屏障功能障碍是 MODS 形成的重要原因。危重病情况下肠黏膜因灌注不足而遭受缺氧性损伤，可导致细菌移位，形成"肠源性感染"，从而诱发多种炎症介质释放，引起远距离器官损伤。另外，缺血-再灌注的肠道释放出反应性氧中间产物（ROI）等因子，使肠道区域性循环血液中中性粒细胞首先被预激，继而与血管内皮细胞发生相互作用，引发炎症反应，从而导致 MODS，因此有学者认为肠道是 MODS 的"启动器官"。

3. 重要脏器功能不全的发生机制 MODS 的早期可发生肺衰竭，表现为肺毛细血管内皮损伤、肺间质水肿、肺泡表面活性物质丢失和肺泡塌陷、部分肺血管栓塞、肺分流和无效腔通气增加，即急性呼吸窘迫综合征（acute respiratory distress syndrome，ARDS）。当 MODS 同时存在严重肝功能不全时，可使肝的合成和代谢功能恶化。MODS 时，由于肠道屏障功能障碍发生细菌移位或存在其他感染源，细菌和毒素长期刺激或激活肝库普弗细胞（Kupffer cell），导致炎症介质持续释放，且不可控制。MODS 时肾功能不全可以是组织低灌注的结果，被激活的炎症细胞及其介质亦可直接损伤肾组织。冠状动脉血流减少、内毒素的直接毒性和血液循环中的心肌抑制因子可引起心功能不全。

（二）临床表现和诊断

MODS 的临床过程有两种类型：①一期速发型，是指原发急症发病 24 小时后有两个或更多的器官系统同时发生功能不全，如 ARDS+急性肾衰竭（ARF），DIC+ARDS+ARF。由于原发急症甚为严重，24 小时内病人即可因器官衰竭而死亡，一般归于复苏失效，未列为 MODS。②二期迟发型，一个重要器官或系统先发生功能不全，常为肾、肺或心血管的功能不全，经过一段近似稳定的维持时间，继而发生更多的器官或系统功能不全，此型多因继发感染所致，与二次打击有关。迄今，MODS 的诊断指标尚未统一，初步诊断标准见表 7-1。应强调早期、及时诊断 MODS，为此应做到以下几点。

1. 熟悉 MODS 的高危因素。一旦发现严重感染、创伤、烧伤或急性重症胰腺炎等诱发因素，即应提高警惕。当危重病人出现呼吸加快、心率加速和血压偏低、神志异常，尿量减少等，必须考虑到 MODS 的可能性。其中严重感染者更容易发展为 MODS，故及时诊断和抗感染治疗尤为重要。

表 7-1 MODS 初步诊断标准

器官系统	病症	临床表现	检验或监测
心	急性心力衰竭	心动过速，心律失常	心电图异常
外周循环	休克	无血容量不足的情况下血压降低，肢端发凉，尿少	平均动脉压降低，微循环障碍
肺	ARDS	呼吸加快、窘迫，发绀，需吸氧和辅助呼吸	血气分析有血氧降低等，监测呼吸功能异常
肾	ARF	无血容量不足的情况下尿少	尿比重持续在 1.010 左右，尿钠、血肌酐增多
胃肠	应激性溃疡 肠麻痹	进展时呕血、便血 腹胀，肠鸣音减弱	胃镜检查可见散在出血点或溃疡
肝	急性肝衰竭	进展时呈黄疸，神志异常	实验室检查肝功能异常，血胆红素升高
脑	急性中枢神经功能衰竭	意识障碍，对语言、疼痛刺激等反应减退	—
凝血功能	DIC	进展时有皮下出血瘀斑、呕血、咯血等	血小板减少，凝血酶原时间和部分活化凝血活酶时间延长，其他凝血功能试验也可异常

2. 根据发病机制，MODS 的诊断标准应该是全身炎症反应综合征（SIRS）同时伴有器官功能不全。也就是说，虽然许多病理情况均可导致器官功能损害，但 MODS 指的是失控的炎症反应和平衡失调。因此，只有确认是在全身炎症反应过程中出现的或加重的器官功能不全才可诊断为 MODS。

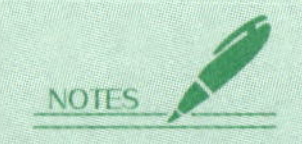

3. MODS 的特点是多个器官同时或序贯地发生功能不全，相继发生功能不全的器官可以是远距离器官，而并不一定是最初受损的器官。因此，发现某一系统器官有明显的功能不全，即应根据对其他系统器官的影响、病理连锁反应的可能性做有关的检查，以便及时发现发生功能不全的其他器官。临床上，在呼吸功能衰竭之后序贯地发生肝、胃肠道和肾衰竭的现象很常见。

4. 应更重视器官功能不全而不是衰竭，要以动态的观点来看待 SIRS 向 MODS 转化和演变的全过程。器官功能不全可以加重，也可以好转，故应该重视器官功能在病程发展过程中的变化，只要病人器官功能不断恶化并超出目前公认的正常值范围，即可认为是器官功能不全。

5. 心血管、肺、脑和肾的功能不全早期大多有明显的临床表现；而肝、胃肠和血液凝固系统等的功能不全，至较重时才有明显的临床表现。因此，MODS 的诊断还需进行辅助检查，如血气分析可以显示肺换气功能；胃肠黏膜内 pH（intra-mucosal pH，pHi）监测可反映胃肠屏障功能和内脏组织的灌流状态；尿比重和血肌酐等的测定可以显示肾功能；心电图、中心静脉压、平均动脉压监测、经 Swan-Ganz 导管的监测可以反映心血管功能；血清降钙素原与 IL-6 测定可能有助于鉴别感染和非感染性 SIRS 等。

（三）预防和治疗

迄今对 MODS 的治疗主要是进行综合治疗和器官功能的支持。因对其病理过程缺乏有效的遏制手段，故 MODS 仍有相当高的死亡率。积极治疗原发病，预防 MODS 的发生，这是提高危重病人生存率的最重要措施。

1. 提高复苏质量　重视病人的循环和呼吸，及早纠正低血容量、组织低灌注和缺氧。在现场急救和住院治疗的过程中，应及时处理失血、失液、休克、气道阻塞、换气功能低下等。各项措施都要强调时间紧迫性，因为组织低灌注和缺氧的时间愈久，组织损害及缺血-再灌注损伤也愈加严重。MODS 病人最早和最常见的是 ARDS，应管理好呼吸，及早纠正低氧血症，必要时给予机械通气。

2. 防治感染　是预防 MODS 极为重要的措施。尽可能使感染病变局限化，减轻毒血症。应根据致病菌和药物敏感试验选用有效的抗生素。外科感染常由多种致病菌引起，故常需广谱抗生素或几种抗生素的联合应用，注意尽可能避免使用具有器官毒性的抗生素。院内感染可能成为第二次打击，特别应对体腔导管和血管内插管进行严格消毒处理，并加强无菌操作。明确感染灶液化时必须及时有效引流，彻底清除坏死组织。

3. 及早处理最先发生功能不全的器官　阻断病理的连锁反应，以免发生 MODS。早期识别器官功能不全，就可做到在出现明显的器官衰竭以前进行早期治疗，阻止 MODS 的进展。

4. 改善全身情况　如水、电解质和酸碱平衡、营养状态等，以减轻其对机体产生的不良影响。

5. 为维护肠黏膜屏障功能，防止细菌和内毒素移位，在创伤和休克早期应在 pHi 指引下快速、有效地输液治疗和应用血管活性药物，以防止或减轻肠黏膜缺血。尽可能采用肠内营养，添加食用纤维素和给予特殊营养物质，如谷氨酰胺和生长激素等。有些肠内营养配方中还含有精氨酸、核苷酸和 ω-3 多不饱和脂肪酸，可增强免疫功能和减少感染发生。

6. 免疫治疗　阻断介质的释放或削弱其作用，内毒素、TNF 和 IL-1 被认为是最重要的炎症介质，可采用这些介质的特异性抗体和拮抗剂，如抗内毒素抗体、IL-1 受体拮抗剂、TNF 单抗、血小板激活因子受体拮抗剂和巨噬细胞特异性免疫调节剂等。还可采用血液净化措施去除血液循环中的细胞因子和炎症介质。

第二节　急性呼吸窘迫综合征

创伤、感染等危重病时并发急性呼吸衰竭，以严重低氧血症、弥散性肺部浸润及肺顺应性下降为特征，称急性呼吸窘迫综合征（acute respiratory distress syndrome，ARDS）。各种损伤打击诱发全身炎症反应，产生肺损伤，进而发展为 ARDS，并可能导致 MODS。

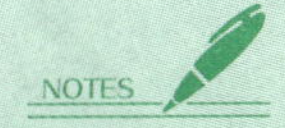

(一) 发病原因

ARDS 发病的主要因素为全身性感染、多发性创伤和误吸。

1. 损伤

(1) 肺内损伤:如肺挫伤、呼吸道烧伤、侵蚀性烟气和毒气吸入、误吸胃内容物、溺水、肺冲击伤等;用呼吸机纯氧或高浓度氧吸入也可引起 ARDS。

(2) 肺外损伤:烧伤或创伤,骨折后并发脂肪栓塞症。

(3) 手术:如体外循环术后,大血管手术后或其他大手术后可发生 ARDS。

2. 感染 肺部感染,全身感染伴全身炎症反应综合征(SIRS)如重症胆管炎、烧伤后脓毒症、腹腔脓肿等。

3. 肺外器官系统其他病变 如急性坏死性胰腺炎、急性肾衰竭、急性肝衰竭。

4. 休克和 DIC

5. 其他 严重的颅脑损伤、癫痫、吸食海洛因、巴比妥类中毒,大量输血或过量输液可诱发 ARDS。

若按发病率为序排列,全身感染占首位,约占 40%,且病死率高;其次为创伤、肺炎、休克、输血、误吸、溺水等。

(二) 临床表现

ARDS 发生前有创伤、感染等诱因存在。起病急,可发生在各年龄段。

1. 初期 病人呼吸加快,有呼吸窘迫感,且用一般的吸氧法不能得到缓解。尚无明显的呼吸困难和发绀,肺部听诊无啰音。X 线胸片亦无明显异常。

2. 进展期 病人有明显的呼吸困难和发绀;呼吸道分泌物增多,肺部有啰音。发生意识障碍,如烦躁、谵妄或昏迷。体温可增高,白细胞计数增多;X 线胸片有广泛性点、片状阴影。此时必须气管内插管给予机械通气支持,才能缓解缺氧症状。

3. 末期 病人陷于深昏迷,心律失常,心跳变慢,乃至停止。

(三) 诊断

应强调及时发现和诊断 ARDS,在损伤、感染等病人的观察过程中密切监测病人的呼吸状态。发现呼吸率超过 30 次/分、呼吸窘迫或困难和烦躁不安等症状,应及时行肺部 X 线等检查。如果排除了气道阻塞、肺部感染、肺不张、急性心力衰竭等常见原因,就应考虑 ARDS。

1. 血气分析 动脉血氧分压(PaO_2)正常参考值为 90mmHg,ARDS 初期临床症状不严重时,PaO_2 就可降低至 60mmHg。因 PaO_2 可随吸入氧浓度(FiO_2)增加而增高,故应以 PaO_2/FiO_2 的比值表示呼吸衰竭程度,即 $PaO_2/FiO_2 \leqslant 200mmHg$ 作为 ARDS 的诊断标准之一。动脉血二氧化碳分压($PaCO_2$)正常参考值为 40mmHg;$PaCO_2$ 增高,表示病情加重。

2. 呼吸功能监测 包括肺泡气-动脉血氧分压差($P_{A\text{-}a}O_2$,正常值 5~20mmHg),无效腔-潮气量之比(V_D/V_T,正常为 0.3)、肺分流率(Q_S/Q_T,正常为 5%)、吸气力(正常为 -100~-80cmH_2O)、有效动态顺应性(EDC,正常为 100ml/100Pa)、功能性残气量(FRC,正常者 30~40ml/kg)等。$P_{A\text{-}a}O_2$ 反映肺泡功能,用呼吸机时应以 $P_{A\text{-}a}O_2/FiO_2$ 的数值表示。V_D/V_T 反映肺排出 CO_2 的能力,可从 $PaCO_2$ 及呼气 CO_2 分压测定推算。Q_S/Q_T 反映肺血管变化对换气的影响,须经血流动力学监测结果推算。以上三项监测结果在 ARDS 时均增加。吸气力、EDC 和 FRC 均反映通气的能力,在 ARDS 时降低。

3. 血流动力学监测 置入 Swan-Ganz 漂浮导管,监测肺动脉压(PAP)、肺动脉楔压(PAWP)、心输出量(CO)、混合静脉血氧分压(PvO_2)等。了解有无左心房高压及缺氧程度等。

4. 其他 胸部 X 线片显示双肺浸润,提示肺水肿。但早期肺野清晰并不能排除有肺水肿。必要时做胸部 CT,确定有无肺部感染。

(四) 治疗

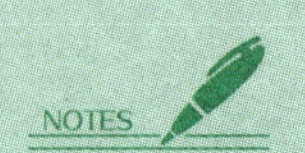

1. 一般性措施 包括早期发现和有效处理各种相关性基础疾病和原发病,抑制炎症性损伤过

程。首先应控制感染，常见的感染源来自肺或腹腔，容易并发 ARDS。ARDS 发生后又可并发肺部感染。

2. 维持循环　病人若有低血容量，必须及时输液，为避免输液过量加重肺间质和肺泡水肿，应监测尿量、中心静脉压和肺动脉楔压等。以输入晶体溶液为主，适当给予白蛋白或血浆，再酌情用利尿剂。为减少肺水肿，ARDS 最初几天内设法维持肺动脉楔压在较低水平。为了维持血压和心输出量，在恰当范围内还应酌情选用多巴酚丁胺、多巴胺、毛花苷 C、硝普钠、硝酸甘油等心血管药物。

3. 呼吸治疗　用呼吸机和氧气，施行定容、定压的人工呼吸，以纠正低氧血症和改善肺泡换气功能。初期，可用戴面罩的持续气道正压通气，使肺泡复张，增加换气面积并增加吸入氧浓度（FiO_2）。ARDS 进展期，需插入气管内导管，行呼气末正压通气（positive end expiratory pressure ventilation，PEEP）或间歇指令通气（intermittent mandatory ventilation，IMV）。PEEP 目的在于使肺泡在整个呼吸周期保持开放，使塌陷的肺泡重新通气，将水肿液从肺泡内移向间质。

进行机械通气时，PEEP 和潮气量应设定在恰当的水平。为了迅速纠正低氧血症，开始时呼吸机需用较高浓度的 FiO_2，然后逐步降低，维持在 0.6 以下。通常将 PEEP 调到 5~15cmH_2O 之间。潮气量保持 10~15ml/kg，适当调节吸气呼气流速之比（约 1∶2），使通气分布比较均匀。长时间使用较高的 PEEP 会降低心输出量而影响循环，又可能造成肺气压伤，故应联合 IMV。其他方式的机械通气还有高频正压通气（HFPPV）、高频喷射通气（HFJV）、高频振荡通气（HFOV）及反比通气（IRV）等。

使用呼吸机过程中应监测血气变化，及时调节，并注意并发症和不良反应。PEEP 可能引起：①肺泡破裂、气胸；②减少心输出量，影响肾、肝器官功能；③使颅内压增高，可加重脑水肿；④较长时间高浓度氧吸入，尤其是 $FiO_2 \geqslant 0.8$ 时，可引起氧中毒，造成肺损害。“膜肺”装置如体外膜氧合器（ECMO）治疗或低频正压通气体外二氧化碳去除法（LFPPVECCO_2R）亦可降低血二氧化碳含量。

4. 对 ARDS 病变的药物治疗　可选用：①肾上腺皮质激素如地塞米松、氢化可的松，可减轻炎症反应，但只宜短期间断用药以免抑制免疫；②低分子右旋糖酐或加以前列腺素 E_1 和布洛芬，可改善肺的微循环；③川芎嗪可减轻肺水肿；④肺表面活性物质雾化吸入，可能改善肺泡功能；⑤TNF-α 抗体和己酮可可碱可减少中性粒细胞在肺内聚积的损害，还有超氧化物歧化酶（SOD）、肝素或尿激酶等；⑥一氧化氮吸入可选择性地扩张肺血管床。但是上列药物疗法尚未完全定型，需要继续研究改进。

第三节　急性肾衰竭

由各种原因引起的急性肾功能损害，及由此所致的氮质血症、水与电解质平衡紊乱等一系列病理生理改变，称为急性肾衰竭（acute renal failure，ARF）。尿量突然减少是 ARF 发生的标志。成人 24 小时尿量少于 400ml 称为少尿（oliguria），尿量不足 100ml 为无尿（anuria）。但亦有 24 小时尿总量超过 800ml，而血尿素氮、肌酐呈进行性增高者，称为非少尿型急性肾衰竭（nonoliguric acute renal failure）。

（一）病因与分类

由于含氮复合物在血液内潴留，ARF 的临床表现为氮质血症，根据不同病因和早期处理的差异通常将其分为三类。

1. 肾前性　因脱水、血容量减少、心输出量下降使肾灌注不足，可引起可逆性肌酐清除率下降。常见的病因有大出血、休克、脱水等。初时，肾本身尚无损害，属功能性肾功能不全，肾前性氮质血症是完全可逆的。若不及时处理，可使肾血流量进行性减少，发展成急性肾小管坏死。故应寻找发病原因，及时纠正肾低灌注状态，以避免发生肾实质性损害。

2. 肾后性　因双侧输尿管或肾的尿液突然受阻，而继发 ARF。多见于双侧输尿管结石、前列腺肥大、盆腔肿瘤压迫输尿管等。在肾未发生严重实质性损害前，肾后性氮质血症也是完全可逆的，解除梗阻后肾功能可恢复。

3. 肾性　肾缺血和肾中毒等各种原因引起肾本身病变，急性肾小管坏死是其主要病理基础，约

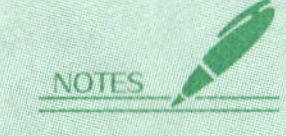

占3/4。大出血、脱水、全身严重感染、血清过敏反应等可造成缺血性肾小管上皮损伤。造成肾中毒的物质有氨基糖苷类抗生素如庆大霉素、卡那霉素、链霉素；重金属如铋、汞、铅、砷等；其他药物如对比剂、阿昔洛韦、顺铂、两性霉素B；生物性毒素如蛇毒、鱼胆、蕈毒等；有机溶剂如四氯化碳、乙二醇、苯、酚等。大面积烧伤、挤压伤、感染性休克、肝肾综合征等，既可造成肾缺血，又可引起肾中毒。

（二）发病机制

1. 肾缺血 肾小球滤过率（GFR）主要取决于肾小球内静水压。肾小球入球小动脉与出球小动脉形成对肾血流的阻力，从而调节肾小球内静水压。当平均动脉压下降至<90mmHg时，GFR下降；若下降至60mmHg，GFR则下降一半。但血压恢复后，肾功能并不恢复，表明尚有其他因素，如前列腺素平衡紊乱、肾素-血管紧张素系统紊乱和内皮素（endothelin，ET）的作用。

2. 肾小管上皮细胞变性坏死 这是急性肾衰竭（ARF）持续存在的主要因素，多由肾毒性物质或肾持续缺血所致，可引起肾小管内液返漏和肾小管堵塞。肾细胞损伤后代谢障碍性钙内流，使细胞质内钙离子浓度明显增加，激活了钙依赖性酶如一氧化氮合酶、钙依赖性细胞溶解蛋白酶（calpain）、磷脂酶A_2（PLA_2）等，导致肾小管缺氧性损伤和肾小管细胞坏死。

3. 肾小管机械性堵塞 也是ARF持续存在的主要因素。脱落的黏膜、细胞碎片、T-H蛋白均可在缺血后堵塞肾小管；滤过压力降低更加重肾小管堵塞；严重挤压伤或溶血后产生的血红蛋白、肌红蛋白亦可导致肾小管堵塞。

4. 缺血-再灌注损伤 肾缺血时细胞ATP浓度急剧下降，膜的转运功能受损，细胞内Na^+、Ca^{2+}积聚，细胞器功能障碍。肾血供恢复后可产生大量氧自由基，可引起膜的脂质过氧化损伤，导致细胞功能障碍或死亡，还可引起血管功能异常。

5. 感染和药物引起间质性肾炎 某些细菌、真菌或病毒性感染，以及某些抗生素如β-内酰胺、利福平、磺胺等，可引起急性间质性肾炎而导致ARF。一般病程较短，经恰当治疗，肾功能可以恢复。另外，全身感染引发的炎症介质“瀑布”反应可明显影响肾血流，内毒素可激活并促使释放去甲肾上腺素、加压素、血管紧张素Ⅱ、血栓素、内皮素等，使肾血管收缩。

6. 非少尿型急性肾衰竭 因肾单位损伤的量和程度以及血流动力学变化不一致所引起。当仅有部分肾小管细胞变性坏死和肾小管堵塞，肾小管与肾小球损害程度不一致时，或者某些肾单位血流灌注量并不减少，血管并无明显收缩和血管阻力不高时，可发生非少尿型ARF。

（三）临床表现

急性肾衰竭在病理上有肾小管坏死和修复两个阶段，临床上表现为少尿或无尿和多尿两个不同时期。

1. 少尿或无尿期 一般为7~14天，有时可长达1个月。少尿期是整个病程的主要阶段，此期越长，病情越严重。

（1）水、电解质和酸碱平衡紊乱

1）水中毒：引起高血压、肺水肿、脑水肿、心衰和软组织水肿等。出现恶心、呕吐、头晕、头痛、心悸、呼吸困难、水肿、嗜睡、肌肉抽搐，以及癫痫发作和昏迷等。

2）高钾血症：少尿后2~3天之内，血清钾便开始增高，4~5天可达危险的高度，是少尿或无尿阶段最重要的电解质失调，为ARF死亡的常见原因之一。正常人90%的钾离子经肾排泄。少尿或无尿时，钾离子排出受限。若同时有严重挤压伤、烧伤或感染时，分解代谢增加，更有大量钾从细胞内释出，血钾迅速增高达危险水平。另外，代谢性酸中毒、输库存较久的血、注射含钾盐的药物均可促使高钾血症的发生。

病人可出现周身无力、肌张力低下、手足感觉异常、口唇和肢体麻木、神志恍惚、烦躁、嗜睡等一系列神经系统症状。检查时发现腱反射减退或消失，心跳缓慢。影响心脏功能时可出现心律失常，甚至心搏骤停。最初心电图变化表现为Q-T间期缩短及T波高尖；若血钾升高至6.5mmol/L以上，可出现QRS间期延长、P-R间期增宽、P波降低。如不紧急处理，则有引起心肌纤颤或心搏骤停可能。

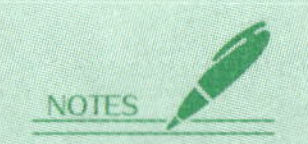

3）高镁血症：正常情况下，60% 的镁由粪便排泄，40% 由尿液排泄。在 ARF 时，血镁与血钾呈平行改变，因此当有高钾血症时必然有高镁血症。高血镁引起神经肌肉传导障碍，可出现低血压、呼吸抑制、麻木、肌力减弱、昏迷甚至心脏停搏。心电图表现为 P-R 间期延长、QRS 增宽和 T 波增高。

4）高磷血症和低钙血症：ARF 时会发生血磷升高，并出现低钙血症。低血钙会引起肌肉搐搦，并加重高血钾对心肌的毒性作用。

5）低钠血症：主要是因体内水过多，血液中钠被稀释之故。同时还有下列情况可能产生低钠血症：钠过多丢失，如呕吐、腹泻、大量出汗时；代谢障碍使"钠泵"效应下降，细胞内钠不能泵出，细胞外液钠含量下降；肾小管功能障碍，钠重吸收减少。当血清钠<125mmol/L 时，可出现疲惫、淡漠、无神、头痛、视物模糊、运动失调等，严重时可发展为嗜睡、谵妄、惊厥以致昏迷。

6）低氯血症：因氯和钠往往是以相同比例丢失，故低钠血症常伴有低氯血症。若大量胃液丢失，如频繁呕吐时，氯比钠丢失更多。

7）代谢性酸中毒：是 ARF 少尿期的主要病理生理改变之一。常伴有阴离子间隙（anion gap）增大，酸性代谢产物如硫酸盐、磷酸盐等不能排出；肾小管功能损害丢失碱基和钠盐，以及氢离子不能与 NH_3 结合而排出；无氧代谢增加，造成代谢性酸中毒，并加重高钾血症。突出的表现为呼吸深而快，呼气带有酮味，面部潮红，并可出现胸闷、气急、乏力、嗜睡及神志不清或昏迷，严重时血压下降，心律失常，甚至发生心脏停搏。

（2）代谢产物积聚：蛋白代谢终末产物不能经肾排泄，存留体内，从而发生氮质血症。血中尿素氮和肌酐快速升高，病情严重，预后差。血尿素氮还受脱水、肠道积血等因素的影响，血肌酐则由肾排泄，可较好地反映肾功能。当伴有发热、感染、损伤时，分解代谢增加，形成尿毒症。临床表现为恶心、呕吐、头痛、烦躁、倦怠无力、意识模糊甚至昏迷。可能合并心包炎、心肌病变、胸膜炎及肺炎等。

（3）出血倾向：原因有血小板质量下降、多种凝血因子减少和毛细血管脆性增加等。常有皮下、口腔黏膜、牙龈及胃肠道出血。消化道出血更加速血钾和尿素氮的升高，有时可发生 DIC。胃肠道出血为常见，但大多易于控制。

2. 多尿期　尿量增至 400ml 以上时，预示多尿期开始。尿量不断增加，可达 3 000ml 以上，一般历时 14 天。在开始的一周内因肾小管功能尚未完全恢复，氮质血症还可能会恶化，尿量虽有所增加，但血尿素氮、肌酐和血钾继续上升，仍属于少尿期的延续。当肾功能逐渐恢复，尿量大幅度增加后，可出现低血钾、低血钠、低血钙、低血镁和脱水现象。此时仍处于氮质血症和水、电解质失衡状态。由于体质虚弱，极易发生感染，如肺部感染、尿路感染等，仍有一定的危险性。

多尿期尿量增加有三种形式：突然增加、逐步增加和缓慢增加。缓慢增加者在尿量增加至一定程度时若不再增加，提示肾损害难以恢复，预后不佳。

3. 恢复期　多尿期后进入恢复期，需待数月方能恢复正常。由于严重消耗及营养失调，病人仍极其衰弱、消瘦、贫血、乏力，应加强调理，以免产生并发症或发展为慢性肾衰竭。

非少尿型急性肾衰竭每日尿量常超过 800ml，与少尿型相比，血肌酐虽呈进行性升高，但其升高幅度低，临床上易被忽视。严重的水、电解质和酸碱平衡紊乱、消化道出血和神经系统症状较少尿型为少见，感染发生率亦较低。临床表现轻、进程缓慢、需要透析者少，如果能及时诊断和正确处理，预后相对较好。

（四）诊断

对危重病人要随时想到 ARF 发病的可能性，应详细询问病史，有无各种引起低血压的原因，是否接受过输血和接受过经肾排泄或有肾毒性药物治疗。严重创伤或严重感染的病人、大手术后，特别是术中曾有低血压的病人，应高度警惕发生 ARF。

1. 体格检查　颈静脉充盈程度是估计 CVP 的简易方法；心肺听诊可了解有无心力衰竭；有无额前和肢体水肿及水、电解质平衡紊乱。肾后性 ARF 常表现为突然无尿，全身症状往往不明显。

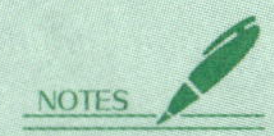

2. 尿量及尿液检查

（1）危重病人应留置导尿管，精确记录每小时尿量。

（2）注意尿液的物理性状。酱油色尿液提示有溶血或软组织严重破坏。

（3）尿比重或尿渗透压测定：肾前性ARF尿液浓缩，尿比重和渗透压高；肾性ARF通常为等渗尿，尿比重恒定于1.010~1.014之间。

（4）尿常规检查：急性肾小管坏死时可见肾衰管型，为有宽大颗粒管型的肾小管上皮细胞。

（5）尿钠浓度测定简单易行，可鉴别急性少尿型肾衰竭和血容量不足性少尿，前者因肾小管再吸收功能遭到破坏，尿钠一般大于40mmol/L；后者因血容量不足，肾加强保留钠，故尿钠浓度低。

3. 血液检查

（1）血尿素氮和肌酐呈进行性升高，正常血尿素氮含量为2.9~7.5mmol/L，血清肌酐男性为53~106μmol/L、女性为44~97μmol/L。若尿素氮升高较肌酐明显，表示有高分解代谢存在，常见于严重烧伤及脓毒症。

（2）血清电解质测定，pH或血浆[HCO_3^-]测定。

根据血、尿实验室检查结果计算，以滤过钠排泄分数（FE_{Na}）和肾衰指数（RFI）最为敏感，尿渗透压、自由水清除率（ml/h）及尿钠排出量的诊断价值次之。尿比重虽准确性差，但简便。滤过钠排泄分数和肾衰指数的计算公式为：FE_{Na}（%）=尿Na/血Na（U_{Na}/P_{Na}）× 血肌酐/尿肌酐（P_{Cr}/U_{Cr}）×100，$RFI=U_{Na}\times(P_{Cr}/U_{Cr})$。即使尿量超过500ml/d，只要$FE_{Na}$和RFI均>1仍可提示肾性ARF。

4. 补液试验和利尿剂试验 补液试验可作为急性少尿型肾衰竭与血容量不足性少尿的鉴别。5%葡萄糖溶液250~500ml，在30分钟内静脉滴完，若尿量增加、尿比重降低，为血容量不足性少尿；反之，可能为ARF。心肺功能不全和老年人不宜应用。

利尿剂试验可用于肾前性ARF和肾性ARF。若血容量已补足，尿量仍少者，可采用20%甘露醇液50~100ml，于10~15分钟内静脉注入。若每小时尿量增加40ml，一般多系肾前性ARF；若尿量不超过40ml/h，或尿液不增加，3小时后再依上法用1次，无反应者则考虑肾性ARF。如仍需利尿剂，可改用呋塞米20~40mg，溶于50%葡萄糖溶液20~40ml内静脉推注，以诱导利尿，尿量依然不增者，按肾性ARF处理。

（五）预防

1. 处理高危因素 严重创伤、较大的手术、全身性感染等因素引起的持续性低血压以及肾毒性物质，可引起肾缺血或中毒，均应及时处理，以免发展到不可逆的阶段。

2. 补充血容量、解除肾血管收缩、尽量缩短肾缺血时间，并积极纠正水、电解质和酸碱平衡失调。

3. 严重软组织挤压伤及误输异型血者，在处理原发病的同时，应输注5%碳酸氢钠250ml以碱化尿液，并应用甘露醇防止血红蛋白、肌红蛋白阻塞肾小管或其他肾毒素损害肾小管上皮细胞。

4. 施行影响肾血流的手术时，术前应扩充血容量，术中、术后应用甘露醇或呋塞米，以保护肾功能。

5. 出现少尿时，可通过补液试验和利尿试验鉴别是肾前性或肾性ARF，并做相应处理。

（六）治疗

已发展到肾性ARF，不论少尿型或多尿型ARF，均应计出入水量、防止高血钾、维持营养和热量供给，防止和控制感染。

1. 少尿期治疗

（1）利尿剂：应早期用药。①甘露醇：可产生强有力的渗透性利尿作用，并能扩张肾小动脉。一次用量12.5~25.0g，快速静脉滴注效果较好。②呋塞米：可增加肾小球滤过率而产生利尿。初次静脉注射40mg，无效时可每隔2小时分别给予80mg、160mg和200mg，直至出现利尿。超过200mg仍无反应者，表明无效。呋塞米和小剂量多巴胺联用，有良好的协同作用。多巴胺0.5~2μg/（kg·min）可使肾血管扩张，以增加肾小球滤过率和肾血流量。

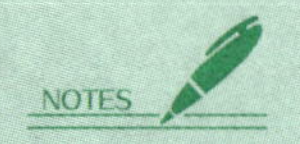

（2）限制水分和电解质：严格限制液体摄入。记录24小时出入水量，包括尿液、粪便、引流物、呕吐物和异常出汗量。量出为入，以每天体重减少0.5kg为最佳，表明无液体潴留。根据“显性失水+非显性失水-内生水”的公式作为每日补液量的依据，宁少勿多，以免引起水中毒。显性失水为尿、粪和失血等的总和，不显性失水为皮肤和呼吸道挥发的水分，一般为600~1 000ml/d，内生水为体内代谢所产生的水分，约400~500ml/d。通过中心静脉压或肺动脉楔压监测血容量状况。严禁钾的摄入，包括食物和药物中的钾。低钠血症常由液体过多所致，一般不补充钠盐，血钠维持在130mmol/L左右即可。注意钙的补充。

（3）营养治疗：给予足够的蛋白质，补充分解代谢消耗，不必过分限制口服蛋白质，每日摄入40g蛋白质并不加重氮质血症，以血尿素氮和肌酐之比不超过10∶1为准。透析时应适量增加蛋白质的补充。摄入足够的热量，主要由碳水化合物和脂肪供给，目的是减少蛋白分解代谢至最低程度，减缓尿素氮和肌酐的升高，减轻代谢性酸中毒和高血钾。注意维生素的补充，尽可能通过胃肠道补充营养。

（4）预防和治疗高血钾：高血钾是少尿期最主要的死亡原因。应严格控制钾的摄入，并减少导致高血钾的各种因素，如供给足够的热量，控制感染、清除坏死组织、纠正酸中毒、不输库存血等。当血钾超过5.5mmol/L，应予以治疗（参见第三章第三节）。

（5）纠正酸中毒：一般情况下，酸中毒发展较慢，并可通过呼吸代偿。在血浆[HCO_3^-]低于15mmol/L时才应用碳酸氢盐治疗。但注意所用的液量，以免导致血容量过多。在有严重创伤、感染或循环系统功能不全时，易发生严重酸中毒。血液滤过是治疗严重酸中毒的最佳方法。

（6）预防和控制感染：静脉通路、导尿管等可能是引起感染的途径。需应用抗生素时，应避免有肾毒性及含钾药物。并根据其半衰期调整用量和治疗次数。两性霉素B、头孢噻啶、头孢唑林、氨基糖苷类、万古霉素等对肾有明显毒性，应尽量避免选用。

（7）血液净化（hemopurification）：经上述治疗无效而出现以下情况时，应采用血液净化技术：血肌酐超过442μmol/L，血钾超过6.5mmol/L，严重代谢性酸中毒，尿毒症症状加重，出现水中毒症状和体征。

1）血液透析（hemodialysis）：通过血泵将血液输送至透析装置（人工肾）。透析器内半透膜将血液与透析液分隔，根据血液与透析液间浓度梯度以及溶质通过膜的扩散渗透原理进行溶质与溶液交换，以达到去除水分和某些代谢产物的目的。经透析的血液回输入病人体内。其优点是能快速清除过多的水分、电解质和代谢产物。缺点是需要建立血管通路，抗凝治疗会加重出血倾向，并对血流动力学有影响，适用于高分解代谢的急性肾衰竭，病情危重、心功能尚稳定，不宜行腹膜透析者。

2）腹膜透析（peritoneal dialysis）：腹膜毛细血管和腹膜腔之间的静水压和渗透压的差即为跨膜压，是形成超滤的动力。腹腔内淋巴组织极为丰富，具有很强的吸收作用。通过腹腔内置管和注入透析液，以腹膜作为透析膜，清除体内积聚的水分、电解质和代谢产物。一般用8 000~10 000ml透析液可透出水分500~2 000ml，尿素氮每日平均下降3.3~7.8mmol/L；应用无钾透析液，每日可清除钾离子7.8~9.5mmol/L。其优点是无须特殊设备，不影响循环动力的稳定性，不用抗凝剂，不需要血管通路。缺点是对水、电解质和代谢产物的清除相对较慢，会引起腹腔内感染和漏液。近期有腹部手术史、腹腔有广泛粘连、肺功能不全和置管有困难者不适合腹膜透析。腹膜透析适用于非高分解代谢型ARF，有心血管功能异常，建立血管通路有困难、全身肝素化有禁忌及老年病人。

3）连续性动-静脉血液滤过（continuous arteriovenous hemofiltration，CAVH）或连续性动-静脉血液透析滤过（continuous arteriovenous hemodiafiltration，CAVHDF）：是利用病人自身血压将血液送入血液滤过器，通过超滤清除水分和溶质。血液及替代液体再回输入体内。超滤率10~12ml/min，若动脉血不足以维持血液流动，可应用血液透析机的外部血泵提供动力，进行血液滤过。其优点是血流动力学稳定性好，不需昂贵的设备和专门训练，能快速移除水分。血流动力学不稳定时更适用于这类方法，如感染和MODS时。缺点是需动脉通道以及持续应用抗凝剂，且K^+、内生肌酐、血尿素氮的透析

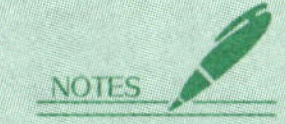

效果不佳。

2. 多尿期治疗 多尿期初，尿量虽有所增加，但肾的病理改变并未完全恢复，病理生理改变仍与少尿期相似。当尿量明显增加时，又面临水、电解质失衡状态。这一阶段全身情况仍差，虚弱、蛋白质不足、易于感染，故仍需积极治疗、认真对待。

应保持水、电解质平衡，加强营养，补充蛋白质，增强体质，预防和控制感染，注意并发症的发生。当出现大量利尿时，应防止水分和电解质的过度丢失。但补液量勿过多，避免延长多尿期。一般补充前一天尿量的 2/3 或 1/2，呈轻度负平衡且不出现脱水现象即可，并酌情补充电解质。如尿量超过 1 500ml，可口服钾盐。当尿量超过 3 000ml 时，应补钾 3~5g/d，此时，应补充适量的胶体，以提高胶体渗透压。多尿期由于水、电解质失衡，感染等导致死亡者并不少见，故不能放松警惕。

第四节 胃肠功能障碍

急性胃肠功能障碍（acute gastrointestinal dysfunction，AGD）是继发于创伤、烧伤、休克和其他全身性病变的一种胃肠道急性病理改变，以胃肠道黏膜损害以及运动和屏障功能障碍为主要特点。应激性溃疡（stress ulcer）是机体在严重应激状态下发生的一种急性上消化道黏膜病变，以胃为主，表现有急性炎症、糜烂或溃疡，严重时可发生大出血或穿孔。此病可属于 MODS，也可单独发生。

肠功能障碍包含消化、吸收障碍与肠黏膜屏障功能障碍。肠屏障除黏膜屏障外，还有免疫屏障及生物屏障。肠黏膜屏障功能发生障碍与细菌、内毒素移位有关，常可产生严重的全身性反应和感染，偶有黏膜糜烂大出血。

（一）病因和发病机制

1. 中度、重度烧伤，可继发胃、十二指肠的急性炎症及溃疡，又称柯林（Curling）溃疡。

2. 颅脑损伤、颅内手术或脑病变，可继发胃、十二指肠或食管的急性炎症及溃疡，又称库欣（Cushing）溃疡。

3. 其他重度创伤或大手术，特别是伤及腹部者可继发本病。

4. 重度休克、严重全身感染、麻醉并发症、心脑肺复苏后等可诱发本病。

上列情况诱发机体神经内分泌系统的应激反应。受此影响，腹腔动脉系统发生收缩，使胃肠缺血，引起缺血性损伤和能量代谢障碍。由于 ATP 降低，不能维持 H^+ 浓度梯度，造成 H^+ 反流增加，pHi 降低；另外，此类病人常有胃酸分泌亢进和黏膜表面黏液层分解，可造成黏膜损伤。缺血-再灌注过程中产生的氧自由基可损伤内皮细胞，也可破坏胃黏膜防御功能，加上缺血、缺氧及胃酸等损伤因素的共同作用，可发生应激性溃疡。胃的急性炎症还可由饮酒、服用阿司匹林或吲哚美辛等药物直接引起，黏膜病变近似应激性溃疡，但是，停止饮酒和服药后较易治愈。

（二）临床表现和诊断

早期临床表现往往不明显，本病不严重时无上腹痛和其他胃部症状，常被忽视。由于原发病危重，掩盖了消化系统的症状，故呕血和排柏油样便常为其早期表现；大出血可导致休克；反复出血可导致贫血。诊断主要依靠病史，病人有创伤、烧伤、休克或脓毒症等过程。胃镜检查可证明病变。胃、十二指肠并发穿孔时，即有腹部疼痛、压痛、肌紧张等腹膜炎表现。

（三）治疗

积极治疗原发病，控制严重创伤、烧伤、休克及全身感染等原发病的发生与发展是防治应激性溃疡的关键。

1. 降低胃酸和保护黏膜 可以缓解胃十二指肠的炎症，以免大出血和穿孔。可用胃管尽量吸出胃液，同时用：①抗酸药类，氢氧化铝凝胶 10~15ml，每日 3~4 次，和甘珀酸钠等黏膜保护剂；②组胺 H_2 受体拮抗药，如雷尼替丁、西咪替丁、法莫替丁等；③质子泵抑制剂，如奥美拉唑，它可通过抑制胃壁细胞的 H^+/K^+ ATP 酶达到抑酸分泌作用。如病人正在用肾上腺皮质激素类药物，应予停药。

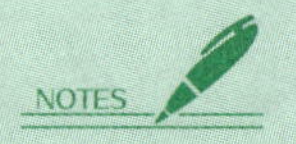

2. 溃疡大出血的非手术疗法 包括：①置入胃管，先以冷盐水冲洗去除胃内血液和凝血块；继而用去甲肾上腺素或肾上腺素液冲洗；②由胃管内持续缓慢滴入要素饮食，既可中和胃酸利于止血，还能增强胃肠黏膜屏障功能；③静滴西咪替丁等降低胃酸的药物；④静脉注射生长抑素；⑤或使用血管升压素 20U 加入 5% 葡萄糖 200ml，静脉滴注，30 分钟内滴完，可减少腹腔动脉血流；⑥经内镜止血：在内镜下局部喷洒止血剂，也可采用热凝固方式止血，例如高频电凝止血，纤维光导激光止血等；⑦栓塞治疗：是比较有效的止血方法，尤其是对胃左动脉分支出血的治疗效果更佳。

3. 手术治疗 经上述治疗仍继续反复大量出血或持续大量出血，在 6~8 小时内输血 600~800ml 不能维持血压；合并溃疡穿孔或腹膜炎者为手术适应证。以选择性迷走神经切断加局部止血，或加胃窦切除或次全胃切除为常用术式。此类病人术后可能再度出血，应提高警惕。

4. 肠黏膜屏障功能障碍的治疗

（1）营养支持：包括肠外和肠内营养，肠内营养除供给营养外，还具有促进黏膜生长的特殊作用。

（2）维护肠黏膜屏障功能：合理应用生长激素、谷氨酰胺、膳食纤维等能促进肠黏膜代偿。

（3）维护肠免疫及生物屏障作用：避免人为地抑制、减少胃液的产生和分泌量，勿滥用抗生素，以保持肠内细菌的生态平衡。

第五节 急性肝衰竭

急性肝衰竭（acute hepatic failure，AHF）可在急性或慢性肝病、中毒或其他系统器官衰竭等的过程中发生，预后凶险，病死率高。

（一）发病原因

严重创伤、休克、严重感染均可导致 AHF。原先有肝硬化、梗阻性黄疸等肝功能障碍的病人易并发 AHF。广泛性肝切除术和门体静脉分流术后可能并发 AHF。其他原因有病毒性肝炎、化学物中毒等。

（二）临床表现和诊断

1. 意识障碍 多由肝性脑病引起。肝衰竭时代谢紊乱，如血中增多的游离脂肪酸、硫醇、酚、胆酸、芳香族氨基酸等均可能影响中枢神经。低血糖、酸碱失衡等也可影响脑。此外还可能有缺氧或 DIC 等因素损及脑。肝性脑病的轻重程度可分为四度：Ⅰ度（前驱期）为情绪改变；Ⅱ度（昏迷前期）为瞌睡和行为不自主；Ⅲ度（昏睡期或浅昏迷期）为嗜睡，但尚可唤醒；Ⅳ度（昏迷期）为昏迷不醒，对各种刺激失去反应、瞳孔散大、过度换气和循环障碍。

2. 黄疸 出现早，而且很快加深，为血胆红素增高的表现。

3. 肝臭 呼气常有特殊的甜酸气味（似烂水果味），可能为肝的代谢功能紊乱，血中硫醇增多所致。

4. 出血 肝合成各种凝血因子和纤维蛋白原减少，血小板数量减少，DIC 或消耗性凝血病。皮肤有出血斑点、注射部位出血或胃肠道出血等。

5. 并发其他器官系统功能障碍

（1）脑水肿：均发生在Ⅲ～Ⅳ度肝性脑病基础上，可加深昏迷，抽搐、呼吸不规则、血压升高，视盘水肿及脑疝。

（2）肺水肿：主要是肺毛细血管通透性增加造成，呼吸加深加快，起初可引起呼吸性碱中毒，到后期可并发 ARDS。

（3）肝肾综合征。

（4）发生或加重感染：原发性细菌性腹膜炎最多见，以大肠埃希菌为主，并可加重 AHF 的进程。

6. 实验室检查

（1）转氨酶可增高，血清谷丙转氨酶（ALT）及谷草转氨酶（AST）是肝细胞破坏、细胞膜通透性

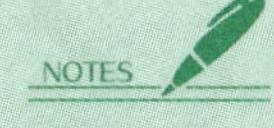

增加及线粒体损伤的敏感指标，但发生弥漫性肝坏死时可不增高。

（2）血胆红素增高，其值越高，预后越差。

（3）血小板常减少，白细胞常增多。

（4）血肌酐和尿素氮可增高，提示肾功能障碍。

（5）血电解质紊乱。

（6）酸碱失衡，多为代谢性酸中毒，早期可能有呼吸性或代谢性（低氯、低钾）碱中毒。

（7）出现DIC时，凝血时间、凝血酶原时间或活化部分凝血活酶时间延长，纤维蛋白原可减少，其降解物质（FDP）增多，优球蛋白试验可呈阳性。

（三）预防和治疗

急性肝衰竭的病死率较高，应尽量预防其发生。用药时注意对肝的不良作用。施行创伤性较大的手术时，术前应重视病人的肝功能情况，尤其对原有肝硬化、肝炎、黄疸、低蛋白血症等病变者，要有充分的准备。麻醉应避免用肝毒性药物。术中和术后要尽可能防止缺氧、低血压或休克、感染等，以免损害肝细胞；术后保持呼吸循环良好、抗感染和维持营养代谢。

1. 病因治疗 由毒剂、药物引起的AHF，要尽快清除毒性物质并积极进行解毒治疗。

2. 支持治疗 适量输新鲜血、血浆和白蛋白。输注葡萄糖溶液可配用少量胰岛素和胰高血糖素，每日输入支链氨基酸250ml，限用一般的氨基酸合剂，不用脂肪乳剂。有严重出血倾向者可输入凝血酶原复合物和纤维蛋白原。促肝细胞生长素（HGF）的应用可降低各型AHF的病死率。

3. 药物治疗 口服乳果糖以排软便每日2~3次为度；也可灌肠。口服肠道抗菌药，以减少肠内菌群，如用甲硝唑。静脉滴注乙酰谷氨酰胺、谷氨酸或氨酪酸，以降低血氨。静滴左旋多巴，可能有利于恢复大脑功能。

4. 防治MODS 纠正酸碱失衡，碱中毒较多见，对病人危害大，重症碱中毒可静脉滴注0.1mmol/L稀盐酸或大剂量维生素C，并补钾。注意抗感染治疗。意识障碍并有视盘水肿时需用甘露醇等脱水剂；呼吸加快、口唇发绀等可能为ARDS表现，应做血气分析和增加氧吸入，或用呼吸机等；尿量过少时需用利尿剂。

5. 人工肝辅助治疗和肝移植 将病人的血液通过体外的动物肝灌流，或用活性炭等吸附作用和半透析作用（类似“人工肾”），以清除肝衰竭病人血中有害物质；对肝病引起的AHF还可行肝移植。

（张志伟）

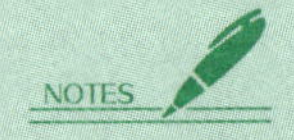

第八章
麻　醉

扫码获取
数字内容

第一节　概　　述

麻醉学（anesthesiology）的范畴包括临床麻醉（clinical anesthesia）、疼痛治疗（pain management）、急救复苏（first-aid and resuscitation）和重症治疗（intensive care），其中临床麻醉是麻醉学科的主要工作。

临床麻醉指的是应用药物或某种方法暂时使病人意识丧失（unconsciousness）或即使意识存在，但对疼痛无感知，以保证手术及其他诊断、治疗操作能够安全、顺利地进行；在完成上述操作后，意识和各种感觉及生理反射能够及时、平稳地恢复正常。给予麻醉药物后，使病人从清醒状态进入到意识消失或虽意识存在但对疼痛无感知的状态，称为麻醉诱导（induction）。麻醉诱导完成后适时地使用麻醉药物，维持病人处于无知晓，或虽意识存在，但对手术、诊断和治疗操作无感知的状态，称为麻醉维持（maintenance）。病人从麻醉状态恢复到意识存在，机体各部位痛觉恢复正常，各种反射恢复正常的状态，称为麻醉恢复（recovery）。

麻醉作用的出现，主要是麻醉药物作用于神经系统某一特定部位的结果。根据麻醉药物给药途径的不同以及作用部位的差异，将临床麻醉分为两大类，即全身麻醉（general anesthesia）和局部麻醉（local anesthesia）。

全身麻醉是麻醉药作用于中枢神经系统的某些部位，暂时使病人意识丧失，周身不感到疼痛，包括吸入麻醉（inhalational anesthesia）、静脉麻醉（intravenous anesthesia）和静吸复合麻醉。吸入麻醉是使麻醉药物通过呼吸道到达肺泡，进入血液循环，作用于中枢神经系统，产生全身麻醉作用。静脉麻醉是将麻醉药物经静脉注射后进入血液循环，作用于中枢神经系统，产生全身麻醉状态。临床麻醉中应用最多的全身麻醉方法是静吸复合麻醉，是将静脉麻醉药和吸入麻醉药先后或同时使用，通常是先给予静脉麻醉药完成麻醉诱导，再给予吸入麻醉药和肌肉松弛药维持麻醉。

广义的局部麻醉是指麻醉药物作用于脊髓的某些节段或某些外周神经，使机体的某部位暂时失去疼痛的感觉，包括表面麻醉（topical anesthesia）、局部浸润麻醉（local infiltration anesthesia）、静脉局部麻醉（Bier block）、外周神经阻滞（peripheral nerve block）、神经丛阻滞（nerve plexus block）和椎管内麻醉（intrathecal anesthesia）。椎管内麻醉包括蛛网膜下腔阻滞（subarachnoid block）、硬膜外阻滞（epidural block）和骶管阻滞（caudal block）。

临床麻醉中常常是将几种麻醉药物和不同麻醉方法联合使用，通过控制每一种麻醉药的剂量以及可能出现的副作用，来维持麻醉过程中病人生命体征稳定，获得满意的麻醉效果，病人亦可迅速地从麻醉状态恢复到正常的生理状态。

为了满足某些手术的特殊要求，降低其风险，有时必须采取一些措施，如使用药物主动、适当地降低病人的血压，减少术中失血或降低大血管的张力，避免手术操作时引起大血管破裂的措施，称为控制性降压（deliberate hypotension）；通过降低病人全身或局部体温，以提高器官组织耐受缺血、缺氧的能力，称为人工低温（deliberate hypothermia）；为减少手术中失血和输入异体血液，术前将病人自身的血液采集保存，同时输入一定量的晶体或胶体溶液，维持循环血容量不变，待可能引起较多失血的操作完成后，再将预先采集的病人血液输回给病人，称为急性等容血液稀释（acute normovolemic hemodilution, ANH)。这些措施虽然与消除病人的疼痛感觉无关,但却是手术中麻醉管理的重要部分。

在实施麻醉时,为了给予麻醉药和维持病人的生命体征正常,必须进行某些操作,如气管内插管、椎管内穿刺置管等,这些操作以及麻醉药在产生麻醉作用的同时,有可能给机体的生理功能带来不利的影响。现代麻醉学的水平已经能够消除或显著地减少麻醉药、麻醉操作和手术创伤对机体产生的不利影响,同时还能够在整个麻醉过程中积极、主动地对病人的重要生理功能(呼吸、循环、肾、肝、凝血和中枢神经系统等功能)进行监测和维持,在保证病人生命体征稳定的前提下,为手术的顺利进行提供最佳条件,并能够使病人术后无痛苦地迅速、顺利恢复。

麻醉科承担的无痛胃肠镜、无痛支气管镜检查和治疗、无痛人工流产和分娩镇痛等舒适化诊疗工作解除了病人有创检查和治疗时的痛苦,正在成为临床麻醉的一个重要部分。此外,急性术后疼痛、慢性疼痛和癌性疼痛的治疗也是现代麻醉学的重要内容。

医疗技术的进步使处于年龄两极的病人(极低龄和极高龄)以及伴有复杂合并症的病人接受麻醉和手术成为可能,麻醉学科参与管理更多具有复杂合并症的病人,外科预后得到显著改善,因此麻醉学科在逐渐向围手术期医学拓展,并且延伸到围手术期医学之外,例如睡眠医学和缓和医疗等。

第二节　麻醉前准备

临床麻醉的围手术期管理策略包括术前评估、术中管理及术后管理。为了确保病人安全,使麻醉能够顺利实施,避免或减少围手术期并发症,圆满地完成手术治疗,必须充分做好麻醉前准备工作。麻醉前准备包括病人准备、麻醉选择、药品和器械准备及麻醉前用药。

一、病人准备

(一) 病情评估

麻醉前必须访视病人,或病人到麻醉门诊完成评估,以了解病人的健康状况、焦虑程度;了解既往麻醉史和手术史;进行必要的体格检查。体格检查时应集中检查呼吸道、肺和心脏,以排除呼吸系统疾病、心功能不全或其他可能没有被诊断的疾病,并应了解影响呼吸道通畅程度以及气管内插管的因素,如病态肥胖、下颌关节活动受限或颈椎病等。根据实验室和特殊检查结果,重点了解病人心、肺、肝、肾和中枢神经系统等重要脏器功能,以及水、电解质和酸碱平衡状态,了解并确定病人存在的麻醉相关危险因素。美国麻醉医师协会(American Society of Anesthesiologists, ASA)将手术病人病情分为6级,对评估病情有重要参考价值。

1级:病人没有全身性疾病,仅有局部的病理改变。

2级:病人有轻度到中度系统性疾病,但其功能代偿良好。

3级:病人有严重系统性疾病,但其功能尚能代偿。

4级:有严重系统性疾病,危及生命。

5级:濒死病人,手术是唯一的治疗措施,如腹主动脉破裂或严重颅脑创伤。

6级:脑死亡病人,计划进行捐献器官的切除。

ASA 1、2级病人对麻醉和手术的耐受能力较好;ASA 3级病人对接受麻醉存在一定的危险,麻醉前需做好充分准备,麻醉药物的选择应十分慎重,麻醉中需采用相关的监测措施,对麻醉中和麻醉后可能出现的并发症要采取相应措施积极预防;ASA 4、5级病人的麻醉危险性极大,充分、细致的麻醉前准备尤为重要。

急诊手术在相应级别补充标记“E”(emergency),如1E、2E等,表示急诊手术的危险性明显增加。

(二) 病人身体和精神方面的准备

全身麻醉病人意识丧失,保护性生理反射被抑制,可能出现胃内容物反流、呕吐或误吸而造成呼吸道梗阻或吸入性肺炎。因此,择期手术的病人应在麻醉前禁食含油炸或高脂肪食物8小时,禁清淡

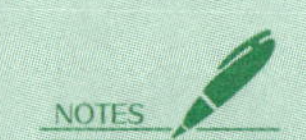

饮食6小时，小儿应在术前6小时内禁食配方奶、牛奶和固体食物，4小时内禁饮母乳，2小时内禁饮清饮料，不能耐受长时间禁食的小儿应静脉输液。上述禁食水方案适用于拟行择期手术且无胃肠排空功能障碍的病人。饱胃而又必须在全身麻醉下实施手术的急诊病人，可以考虑清醒气管内插管，或在全麻时采用快速顺序诱导（rapid sequence induction）的方法，即充分面罩给氧，静脉快速诱导，不做正压通气，压迫环状软骨以堵塞食管开口，同时进行气管内插管。对于饱胃病人，即使施行椎管内阻滞，仍有发生呕吐、误吸乃至呼吸道堵塞、窒息的危险，特别是联合使用麻醉性镇痛药或镇静催眠药时。

病人精神方面的准备，重点要消除病人对麻醉和手术的忧虑及恐惧。术前访视时，应向病人简要介绍麻醉施行方案和安全保障措施，耐心听取并解答病人的问题，取得病人的信任。对于极度紧张的病人，术前可给予镇静药。

（三）非外科疾病的治疗

病人日常活动情况、营养状态、贫血等对麻醉和手术的耐受能力会有一定的影响，术前应予以改善。如分次输血以纠正贫血；纠正术前存在的水、电解质和酸碱平衡紊乱；合并冠心病、高血压、糖尿病或慢性阻塞性肺疾病者，术前访视时必须对这些疾病的严重程度作出正确评估，并通过积极、有效的治疗，使受累器官的功能达到最佳状态，以增强对麻醉和手术的耐受力。同时还必须详细了解术前服药情况，认真考虑病人现在服用的药物和麻醉用药之间可能出现的相互作用。治疗高血压和冠心病的药物，有些需要持续用至手术日清晨，有些则需提前停药；长期服用皮质类固醇激素的病人，近期无论是否停用，术前仍需继续使用皮质激素至术后数日，以防止围手术期发生肾上腺皮质功能不全。

术前准备充分与否与麻醉的安全性密切相关，许多麻醉意外是在对病人的病情没有详尽了解，病理生理状态没有得到必要纠正的情况下发生的。但亦应注意，对于急诊手术和恶性肿瘤的病人，应在不延误手术时机的前提下，尽力做好术前全身准备工作。

二、麻醉选择

必须根据病情、手术种类、麻醉医师水平以及可供使用的麻醉药物、麻醉及监测设备来决定麻醉方式。首先，麻醉医师应选择自己最为熟悉的麻醉方法和药物。其次，外科医师和麻醉医师及时、充分的沟通十分重要。外科医师最清楚拟施行手术范围、手术所需时间、病人有何顾虑或偏好等问题，均有可能改变麻醉方案。小儿不易合作，以采用全身麻醉为多，也可行全身麻醉复合局部浸润麻醉、外周神经阻滞或椎管内麻醉。老年人各脏器呈现退行性变化，且常合并心、肺、肝、肾疾病，选择麻醉时应考虑周全，麻醉诱导和维持用药应谨慎，注意适当减量，通常采取滴定法给药。休克病人为防止循环功能进一步恶化，不宜选用椎管内麻醉。麻醉成功与否不单纯是麻醉选择和技术操作，重要的还包括在确保病人没有痛苦感觉的同时，了解麻醉可能导致的呼吸、循环和神经系统功能变化，以及手术操作对生理功能产生的影响。麻醉期间应妥善用药，及时发现并正确处理各种异常变化，使得麻醉诱导平稳。麻醉期间既要创造满意的手术条件，又要维持各项生理指标正常，使麻醉恢复迅速、顺利。

三、药品、器械准备

为了使麻醉和手术能够安全顺利地进行，按照不同的麻醉方法，术前必须充分准备好相应的麻醉用具、药品、麻醉机、监测设备和某些特殊药品及抢救药品。需要全面估计麻醉过程中病人生理功能可能出现的变化，认真准备应对变化所需的药品和器械。许多麻醉严重并发症或麻醉意外是麻醉期间对突发情况判断失误或术前准备欠妥，延误抢救时机而造成的。无论施行何种麻醉，都必须保证麻醉机功能正常，并能够随时使用麻醉机完成纯氧正压通气。麻醉期间必须监测病人的基本生命体征，即心电图（ECG）、血压、脉搏氧饱和度（SpO_2），全麻病人应监测呼气末 CO_2 分压（$P_{ET}CO_2$）。ASA 3级以上病人及心血管手术、胸科手术和长时间复杂手术病人应尽可能采用多种监测手段（包括有创监测），例如有创动脉压（invasive blood pressure）、中心静脉压（central venous pressure）、肺动脉压

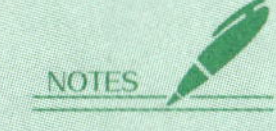

(pulmonary artery pressure)和心输出量(cardiac output)。麻醉前应核实各种监测仪器功能正常，准备好必需的抢救药品，如阿托品(atropine)、麻黄碱(ephedrine)、去氧肾上腺素(phenylephrine)和肾上腺素(epinephrine)等，再开始麻醉。

四、麻醉前用药

(一) 麻醉前用药(premedication)的目的

1. 镇静(sedation)和催眠(hypnosis) 消除病人手术前紧张、焦虑、恐惧情绪，使病人能够情绪稳定，充分合作，避免因过分紧张引起血压升高、心率增快，以及可能由此引起的心肌缺血甚至心肌梗死等严重后果。

2. 镇痛(analgesia) 缓解或消除原发疾病或麻醉操作(硬膜外腔穿刺，桡动脉穿刺置管等)可能引起的疼痛和不适，使病人在麻醉操作过程中能够充分合作。同时也可以增强镇静催眠药的效果，减少麻醉药用量。

3. 抑制腺体分泌 给予抗胆碱能药物，减少呼吸道腺体的分泌，有利于维持呼吸道通畅。

4. 抑制不良反射 消除或减弱因麻醉药物、麻醉操作或手术引起的不良反射，如牵拉眼外肌和眼球引起的眼心反射、牵拉内脏引起的迷走神经反射等，以维持血流动力学稳定。

(二) 麻醉前常用药物

1. 镇静药(sedative) 主要用苯二氮䓬类(benzodiazepines)药物，这类药物具有抗焦虑、镇静、催眠、顺行性遗忘、抗惊厥和中枢性肌肉松弛等作用，并且能够提高中枢神经系统的局部麻醉药中毒阈值。常用地西泮(diazepam，安定)，成人用量为5~10mg，口服或静脉注射；咪达唑仑(midazolam)，成人口服量为7.5mg，肌内注射剂量为5~10mg，静脉注射剂量为2~5mg。

2. 催眠药(hypnotics) 主要使用巴比妥类(barbiturates)药物，具有镇静、催眠和抗惊厥作用，并能预防局麻药的毒性反应。苯巴比妥(phenobarbital，鲁米那)，成人口服剂量为30~90mg，肌内注射剂量为0.1~0.2g。

3. 镇痛药(analgesics) 主要使用阿片类(opioids)药物，能提高中枢神经系统疼痛阈值，缓解术前疼痛，使病人安静合作，与全身麻醉药起协同作用，减少麻醉药的用量。常用药物有吗啡(morphine)，成人肌内注射剂量为10mg；哌替啶(pethidine)，成人肌内注射剂量为25~50mg。

4. 抗胆碱药 主要使用毒蕈碱样受体拮抗类药物，阻断节后胆碱能神经所支配效应器的毒蕈碱样受体，松弛多种平滑肌，抑制多种腺体分泌，减少呼吸道黏液和唾液的分泌，有利于保持呼吸道通畅。此类药还有减弱迷走神经反射的作用，亦用于椎管内麻醉。常用药物有阿托品(atropine)，成人肌内注射剂量为0.5mg；东莨菪碱(scopolamine)，成人肌内或静脉注射剂量为0.3mg。

(三) 麻醉前特殊用药

麻醉前还必须根据病人的特殊病情，给予某些特定的药物，如高血压、冠心病病人所服用的β受体阻滞剂、钙通道阻滞剂以及硝酸酯类药物等继续服用至手术当日，有利于病人围手术期血流动力学稳定，注意避免上述药物停用后出现的血压反跳现象。接受抗高血压或抗心绞痛药物的病人，施行椎管内阻滞时，应该及时补充循环血容量，必要时给予血管活性药物，以避免麻醉期间出现严重的低血压。口服降血糖药的半衰期较长，糖尿病病人术前须停用口服降血糖药，必要时改用胰岛素。支气管哮喘者可给予氨茶碱，如果合并有呼吸道感染，应给予有效的抗生素治疗，必要时将吸入支气管扩张剂随病人带进手术室，以备支气管哮喘发作时使用。

(四) 注意事项

对于一般状况欠佳、年老、体弱、恶病质、休克、甲状腺功能减退(简称甲减)或呼吸功能欠佳者，使用吗啡、哌替啶、巴比妥等药物时应减量或不用，以避免出现不良反应。产妇禁用阿片类镇痛药。情绪激动、高血压、冠心病或甲状腺功能亢进(简称甲亢)病人，麻醉前用药剂量应酌增。心动过速者、甲亢病人、高热、暑天或炎热地区，不宜用阿托品，可少量给予东莨菪碱。心动过缓者，在施行椎管内

麻醉时，应该给予阿托品。小儿腺体分泌旺盛，全身麻醉前使用抗胆碱能药物的剂量应略加大。急诊手术病人多在手术室内静脉给予麻醉前用药，并注意减量，严密观察病人反应。

第三节 全身麻醉

全身麻醉是指麻醉药经呼吸道吸入或经静脉、肌内注射进入体内，产生中枢神经系统抑制，使病人意识消失，对手术过程中医护人员的谈话和手术中发生的任何事情完全不知晓，全身不适感觉和痛觉消失，可免除手术中伤害性刺激引起疼痛不适的感觉和由此所触发的疼痛反射，有一定程度的肌肉松弛作用，为外科医师的手术操作提供满意手术条件的麻醉方法。全身麻醉既能有效地抑制外科手术创伤导致的应激反应，又能维持术中机体的基本生理反射正常。这种中枢神经系统抑制的程度与麻醉药在脑和脊髓中的浓度有关。此抑制作用是可以控制的，也是可逆的，当麻醉药从体内排出或在体内代谢后，病人将逐渐恢复意识，对中枢神经系统无残留作用或任何后遗症。

一、吸入麻醉

麻醉药经呼吸道吸入体内，产生全身麻醉作用，称为吸入麻醉。用于吸入麻醉的药物为吸入麻醉药。

（一）吸入麻醉药的摄取和分布

吸入麻醉药经呼吸道进入肺泡，再通过肺泡膜进入血液循环后，到达中枢神经系统，产生全身麻醉作用。与静脉注射麻醉药的主要不同点在于，药物以经肺泡交换入血的途径进入体内，并以原形呼出而排泄，少量通过肝脏、皮肤等脏器代谢，并且吸收和排泄不会显著改变药物特性。因此，吸入麻醉药的输送依赖于肺通气，摄取和清除则依赖于肺血流灌注。影响吸入麻醉药进入体内的因素有以下几项。

1. 麻醉药的吸入浓度 麻醉药的吸入浓度愈高，进入呼吸道麻醉药的量愈大，肺泡气中麻醉药的浓度也就愈高，弥散到循环血流中麻醉药的量也就愈多。

2. 肺泡通气量 增加潮气量和通气频率，使肺泡通气量增加，可将更多的麻醉药送达肺泡以补偿肺循环对药物的摄取，提高肺泡内药物浓度，促进药物进入体内。

3. 心输出量 麻醉药是在分压差驱动下以弥散的方式由肺泡向血液转移的。心输出量的改变将影响肺泡的血液灌流量。在肺泡通气量不变时，心输出量增加，通过肺循环的血流量增加，被肺血摄取并离开肺的麻醉药也增加，结果肺泡内麻醉药浓度上升的速度减慢。

4. 麻醉药的物理特性 吸入麻醉药的物理性能主要是其在不同组织中的溶解度，常用分配系数（λ）表示。λ 是麻醉药分压在两相中达到平衡时麻醉药的浓度比。血/气分配系数（blood/gas partition coefficient，$λ_{血/气}$）是指吸入麻醉药在血液中的溶解度，其定义为在密闭的容器中，吸入麻醉药的分压在血液和空气中相等时，容器内血液中该吸入麻醉药的浓度与空气中该吸入麻醉药的浓度比。$λ_{血/气}$愈低，表示麻醉药愈容易离开血液，进入中枢神经系统或返回肺泡排出体外，愈容易加深或减浅麻醉，麻醉诱导与苏醒速度越快。所以，吸入麻醉药的可控性与血/气分配系数成反比。

（二）吸入麻醉药的麻醉强度

吸入麻醉药的麻醉强度与麻醉药的油/气分配系数（oil/gas partition coefficient，$λ_{油/气}$）有关。$λ_{油/气}$是在平衡状态下，药物在橄榄油和大气中分布的比例，反映药物的脂溶性。吸入麻醉药的 $λ_{油/气}$愈大，其更易进入中枢神经系统，麻醉效能愈强。吸入麻醉药的麻醉强度临床上以最低肺泡有效浓度（minimal alveolar concentration，MAC）表示。MAC 指在一个大气压下吸入麻醉药与氧同时吸入，使 50% 病人在切皮时无体动的最低肺泡浓度。MAC 愈小，麻醉效能愈强。吸入麻醉药的 $λ_{血/气}$、$λ_{油/气}$和 MAC 见表 8-1。从表 8-1 可见，氟烷 $λ_{油/气}$最大，MAC 值最小，其麻醉效能最强；氧化亚氮 $λ_{油/气}$最小，MAC 值最大，其麻醉效能也最弱。

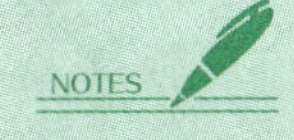

表 8-1 吸入麻醉药的物理特性和麻醉效能

药物	分子量/D	$\lambda_{血/气}$（37℃）	$\lambda_{油/气}$（37℃）	MAC/vol%
氧化亚氮	44	0.47	1.4	104
氟烷	194	2.50	224	0.74
恩氟烷	184	1.80	96.5	1.68
异氟烷	184	1.40	90.8	1.15
七氟烷	200	0.65	47.2	2.05
地氟烷	168	0.45	18.7	6.00

（三）吸入麻醉的实施

吸入麻醉药较少用于成人的全身麻醉诱导，常用于小儿全麻诱导。氧化亚氮和七氟烷对呼吸道无刺激性，是常用的吸入诱导药。诱导时将麻醉面罩置于儿童的口鼻部，开启氧气和麻醉药挥发器，逐渐增加麻醉药的吸入浓度，待患儿意识消失后，进行静脉穿刺接输液装置，然后静脉注射肌肉松弛药和麻醉性镇痛药，完成气管内插管。

吸入麻醉药主要用于全身麻醉的维持。气体性吸入麻醉药氧化亚氮 $\lambda_{血/气}$低，麻醉作用起效快，但麻醉效能弱，难以单独使用来维持麻醉。挥发性吸入麻醉药（如异氟烷和七氟烷）麻醉效能强，吸入后可使病人意识丧失，镇痛完全，并可获得一定的肌肉松弛效果，能够单独用于全麻的维持。临床上常将氧化亚氮-氧-挥发性吸入麻醉药合并使用，氧化亚氮的吸入浓度维持在 60%~70%，再根据手术刺激调节挥发性吸入麻醉药的吸入浓度，必要时给予肌肉松弛药和麻醉性镇痛药，维持麻醉过程平稳，手术结束后停止给予吸入麻醉药，病人可快速苏醒。

（四）吸入麻醉的优缺点

1. 优点

（1）作用全面：挥发性吸入麻醉药达一定浓度时，既能够使病人意识丧失，全身痛觉消失，有效抑制伤害性刺激引起的应激反应，又能够产生一定程度的肌肉松弛效果。

（2）麻醉深度易于控制：与静脉麻醉相比，吸入麻醉的可控性更强。在麻醉维持期间，吸入麻醉药在肺泡气、血液和中枢神经系统浓度达到平衡后，肺泡气中的麻醉药浓度基本上可以反映血中乃至中枢作用部位的麻醉药浓度，因此只要监测呼气末吸入麻醉药浓度，就能够了解血液和中枢部位的麻醉药浓度。由于麻醉药的吸入浓度和肺泡通气量决定了吸入麻醉药进入或排出体内的量，因此，麻醉医师根据手术进行的情况，只要增减新鲜气流量，调节麻醉药挥发器，提高或降低麻醉药吸入浓度，增减潮气量或通气频率，就能够加深或减浅麻醉，乃至使病人苏醒。

（3）心肌保护作用：挥发性吸入麻醉药可激活 ATP 敏感钾离子通道，对缺血心肌具有一定的保护作用，增强心肌耐受缺血的能力。

（4）支气管扩张作用：挥发性吸入麻醉药通过下调细胞内钙离子浓度和/或降低对钙离子的敏感性而发挥扩张支气管的作用，可缓解化学或者机械刺激引起的气道阻力升高和支气管痉挛。

2. 缺点

（1）环境污染：吸入麻醉药若排放到手术室，将污染手术室内的空气；排放到手术室外，会产生温室效应，破坏臭氧层。氧化亚氮经紫外线照射后可产生有毒物质。

（2）肝毒性：主要是氟烷，其在体内代谢率为 11%~25%，经还原途径代谢生成无机氟化物，该无机氟化物与肝细胞表面蛋白结合后具有抗原性，再次使用氟烷时，可引起肝细胞损害，目前国内已很少使用。

（3）抑制低氧性肺血管收缩（hypoxic pulmonary vasoconstriction，HPV）：是指在肺泡通气不足时，肺泡气中氧分压降低，肺泡血管收缩，减少了灌注到该部分的血流量，以维持通气-血流比值正常，防止肺内分流量增加，避免出现低氧血症（hypoxemia）的现象，属于机体正常的保护性生理反射。吸入

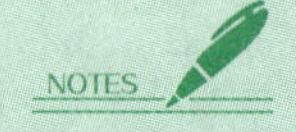

麻醉药能够抑制 HPV，在胸内手术单肺通气给予吸入麻醉药时，有可能导致或加重低氧血症。

（4）恶心、呕吐：与静脉麻醉相比，吸入麻醉术后恶心呕吐的发生率较高。

（5）恶性高热（malignant hyperthermia）：挥发性吸入麻醉药（特别是氟烷），能够诱发恶性高热，使骨骼肌异常收缩，代谢异常急剧增加，机体温度迅猛升高（每 5 分钟升高 1℃），同时发生骨骼肌强直、心动过速、二氧化碳分压异常增高（$PaCO_2$ 可达 100mmHg 以上），并出现严重的代谢性酸中毒，如果处理不及时，死亡率很高。

（五）常用吸入麻醉药

1. 氧化亚氮（nitrous oxide，俗称“笑气”） 无色、无刺激性的气体，不燃烧，不爆炸，其结构式为 N_2O，在 50 个大气压 22℃时成为液态，贮存于钢瓶中备用。氧化亚氮麻醉效能比较弱，需与其他麻醉药复合应用。在与其他吸入麻醉药同时使用时，产生相加效应，减少对其他吸入麻醉药的需要量。短时间内使用，是毒性较小的吸入麻醉药，对呼吸道无刺激性，对肝肾功能亦无影响。

氧化亚氮须与氧同时使用，氧浓度应在 30% 以上才安全，特别是对于肺功能障碍的病人。由于氧化亚氮血气分配系数（$\lambda_{血/气}$）低（0.47），吸入后易于弥散至含有空气的体腔（如气胸、气腹或肠腔）或可能存在气栓的气泡内，使体腔内压增加，气栓成倍增大，对体内重要脏器造成危害。因此，对于张力性气胸、肠梗阻等病人不应使用。氧化亚氮通过不可逆氧化维生素 B_{12} 中的钴原子，抑制依赖维生素 B_{12} 的酶活性。维生素 B_{12} 依赖酶包括甲硫氨酸合成酶（髓鞘合成必需酶）和胸腺嘧啶核苷酸合成酶（DNA 合成必需酶）。长时间暴露于麻醉浓度的氧化亚氮可导致骨髓抑制（巨幼细胞贫血）和神经缺陷（外周神经疾病）。对吸入氧化亚氮浓度大于 60%，时间长于 6 小时者，应补充维生素 B_{12}。氧化亚氮通过改变中性粒细胞的趋化性和活动力，有可能改变机体对感染性疾病的免疫能力。

在终止氧化亚氮麻醉时，如让病人立即吸入空气，体腔内和血液中的氧化亚氮将迅速进入肺泡，使肺泡内氧分压急剧下降，导致低氧血症，称为弥散性缺氧（diffused hypoxemia）。因此，麻醉终止时，应先停止吸入氧化亚氮，并以高流量纯氧吸入十余分钟，才可避免弥散性缺氧的发生。

2. 异氟烷（isoflurane） 恩氟烷（目前临床很少使用）的同分异构体。沸点 45.5℃，为无色透明液体，有一定刺激性气味，性能稳定，与钠石灰接触不分解，具有不燃烧、不爆炸的特性。

异氟烷麻醉性能强，麻醉后苏醒较恩氟烷快。异氟烷能明显扩张外周血管，对心肌抑制轻微，不影响心输出量。在麻醉过程中血压和器官灌流量容易维持。增加异氟烷的吸入浓度（2.5%~5%），可用于术中控制性降压，心率可反射性增加，但不增加心肌对儿茶酚胺的敏感性。近年来证实，异氟烷、七氟烷等吸入麻醉药具有缺血预处理效应（preconditioning），即给予异氟烷或七氟烷后，能够在一定程度上缓解心肌随后出现的缺血性损害。异氟烷能够扩张支气管平滑肌，对呼吸中枢抑制较轻，还具有一定骨骼肌松弛作用。其体内生物转化率较低（0.2%），对肝肾功能无影响。有刺激气味，不宜用于麻醉诱导，主要用于麻醉维持，特别是心血管功能障碍病人的麻醉维持。

3. 七氟烷（sevoflurane） 沸点 58.6℃，$\lambda_{血/气}$为 0.65，接近氧化亚氮，为无色透明液体，具有特殊的芳香气味，无刺激性，可溶于乙醇和乙醚，难溶于水。在空气中无可燃性。麻醉性能较强，MAC 为 2.05%，麻醉诱导迅速、苏醒快。七氟烷可使心肌收缩力和外周血管阻力下降，但对心血管的抑制轻微，对心率影响不大，也不增加心肌对儿茶酚胺的敏感性。对呼吸道无刺激，但有呼吸抑制作用。骨骼肌松弛作用较好，也能增强非去极化肌肉松弛药的肌松作用。体内生物转化率较低（5%），无肝肾毒性。七氟烷在钠石灰中不稳定，70℃时遇钠石灰可产生约 3% 的五种分解产物；而在 40℃以下时仅生成一种分解产物，即三氟甲基乙烯醚，在低流量麻醉、回路中温度增高时其浓度明显增加，该分解产物在动物模型中表现出肾脏毒性，至今还没有发现人类使用七氟烷造成肾脏毒性的证据。

七氟烷适用于小儿吸入麻醉诱导。用于维持麻醉时，术中血流动力学易于维持平稳。麻醉后苏醒迅速，术后恶心呕吐发生率较低。

4. 地氟烷（desflurane） 沸点 23.5℃，在室温下的蒸气压接近 1 个大气压，故与其他吸入麻醉药

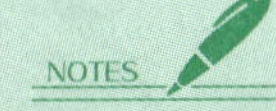

不同，不能使用常用的麻醉药挥发器，必须使用电加温挥发器，使挥发器温度保持在23~25℃。地氟烷的$\lambda_{血/气}$(0.45)比氧化亚氮(0.47)低，在体内溶解度低。地氟烷麻醉性能较弱，MAC高达6%。对心肌收缩力无明显抑制，对心率和血压影响较轻，并不增加心肌对外源性儿茶酚胺的敏感性；但在吸入浓度迅速增加时，可兴奋交感神经系统，引起血压升高和心率增快。对呼吸有抑制作用。与非去极化肌肉松弛药之间有明确的协同作用。此药几乎全部由肺脏排出，对肝肾无毒性作用，但有较强的呼吸道刺激作用，不宜用于全身麻醉的诱导。地氟烷在目前临床使用的吸入麻醉药中$\lambda_{血/气}$最低，用于麻醉维持后，病人苏醒最快，苏醒后恶心呕吐发生率较低，因此特别适用于短时间的小手术和日间手术。

二、静脉麻醉

将麻醉药直接经静脉注入血液循环，作用于中枢神经系统，产生全身麻醉作用，称为静脉麻醉。经静脉注入体内产生麻醉作用的药物为静脉麻醉药。

（一）静脉麻醉的实施

麻醉诱导期，静脉麻醉药经静脉直接注入，病人无明显不适，意识很快消失。注药过程中必须严密观察循环和呼吸变化，当病人神志消失后，应用面罩吸入纯氧，以氧气替换出肺泡气中的氮气，并静脉注射肌肉松弛药，待全身肌肉松弛后，行人工通气，进行气管内插管。为减轻气管内插管引起的应激反应，插管前应静脉注射阿片类镇痛药，如芬太尼等。

静脉麻醉也可以用于全身麻醉的维持，即在麻醉诱导完成后，根据手术刺激的强度、病人循环状态以及麻醉药的药理特性，分次或持续静脉注射静脉麻醉药、麻醉性镇痛药和肌肉松弛药，达到稳定的麻醉状态。

静脉麻醉药进入人体后，经过分布、生物转化和排泄，在中枢神经系统中的浓度下降，麻醉作用逐渐消退。为了维持静脉麻醉的稳定，需要重复给药或持续静脉输注药物。单次静脉注药后血药浓度减少一半的时间用分布半衰期($t_{1/2}\alpha$)和消除半衰期($t_{1/2}\beta$)表示。$t_{1/2}\alpha$或$t_{1/2}\beta$都不能反映重复注射或持续输注药物后血药浓度减少的情况。药物持续输注一定时间，维持血药浓度稳定后停止给药至药物在血浆中浓度减少一半的时间，可以用时量相关半衰期(context-sensitive half-time，$t_{1/2}cs$)来表示。静脉麻醉药物之间$t_{1/2}cs$差异很大。在选择药物以及追加药物和估计病人何时从麻醉中苏醒时，必须考虑这一特性。$t_{1/2}cs$短的药物用于短时间的小手术，$t_{1/2}cs$长的药物适合较长时间的手术或术后需要长时间镇静镇痛的手术。

（二）静脉麻醉的优缺点

1. 优点 使用静脉麻醉药进行麻醉诱导的速度快，诱导过程比较平稳，病人感觉舒适。静脉麻醉药对呼吸道无刺激作用，对环境无污染，使用时不需要特殊的设备。因不需要通过呼吸道给药，特别适用于气管和支气管手术。静脉麻醉药不抑制低氧性肺血管收缩，能够更好地维持开胸手术单肺通气时机体的氧合状态。

2. 缺点 静脉麻醉药作用的终止仅依赖于其药代动力学特性，即药物在体内经过分布、生物转化和排泄，逐渐从体内消除。麻醉医师对其主动干预的能力有限。对静脉麻醉药的反应个体差异大，与吸入麻醉相比其可控性较差。另外，除氯胺酮外，静脉麻醉药均无良好的镇痛作用，单独使用难以满足手术需要，常需同时给予麻醉性镇痛药和肌肉松弛药，才能达到最佳麻醉状态。

（三）常用静脉麻醉药

1. 丙泊酚(propofol，异丙酚) 是20世纪70年代初期合成的苯酚衍生物，1983年正式用于临床。为乳白色、无味液体。临床使用的丙泊酚是1%等张水包油乳剂。该混悬液的溶媒含甘油、卵磷脂、大豆油、氢氧化钠和水。丙泊酚是起效迅速的超短效静脉麻醉药，起效时间30秒，作用维持时间为7分钟左右。其作用时间取决于药物在体内的再分布和肝内代谢失活。丙泊酚抑制γ-氨基丁酸(GABA)的摄取并增强GABA的作用，影响$GABA_A$受体，产生中枢神经系统抑制作用。

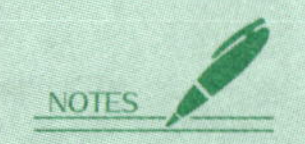

丙泊酚能使颅内压降低,脑灌注压轻度减少,脑氧代谢率降低;可引起剂量相关的心血管和呼吸系统抑制,注药速度过快时,心血管系统的抑制特别明显;不会诱发恶性高热;长时间输注后,不改变肝肾功能,不影响皮质醇的合成和肾上腺皮质激素的释放。不过脂肪乳剂本身可减少血小板积聚。已有报道给予丙泊酚后会产生幻觉、性幻想等现象。

丙泊酚可以用于麻醉诱导和维持,长时间持续给药,停药后病人很快苏醒,并且清醒质量高,很少出现恶心呕吐,特别适用于时间短的小手术、无痛人流和无痛内镜检查。丙泊酚无镇痛作用,应与麻醉性镇痛药合用。也可以用于重症监护病房中维持病人深镇静或浅麻醉状态,因丙泊酚能够有效地降低咽喉部的敏感性,使得病人镇静时能更好地耐受气管内导管。

丙泊酚静脉注射诱导剂量为 2.0mg/kg,麻醉维持剂量为 6~12mg/(kg·h)持续输注或以 3μg/ml 血浆浓度靶控输注,持续镇静的剂量为 0.3~3mg/(kg·h)。小剂量丙泊酚具有明确的止吐作用,10mg 即可有效地处理术后恶心。丙泊酚静脉注射时可能引起注射部位的疼痛,可给予小剂量利多卡因预防。丙泊酚的溶剂是良好的细菌培养基,故配制、抽吸和给予丙泊酚时,必须严格遵循无菌操作。

在大剂量、长时间(>48 小时)输注后可能引起横纹肌溶解、代谢性酸中毒、高钾血症、高脂血症、肝脏肿大、难治性心力衰竭、急性肾衰竭等严重并发症,甚至导致死亡,即所谓的“丙泊酚输注综合征”(propofol infusion syndrome,PRIS)。PRIS 多见于小儿,绝大多数发生在给药剂量超过每小时 4mg/kg 的重症病人,可能与大剂量丙泊酚抑制脂肪酸氧化、干扰 ATP 生成有关。给予足够量的碳水化合物,及时发现病人的异常变化,立即停止输注丙泊酚,积极地心肺功能支持,必要时进行血液透析,是目前治疗丙泊酚输注综合征的方法。

近年来研制出中长链丙泊酚制剂,是将丙泊酚的溶媒由单纯长链甘油三酯改为由中链甘油三酯和长链甘油三酯各一半组成。改变后的中长链丙泊酚制剂中水相游离丙泊酚明显减少,大大减少了丙泊酚注射痛的发生率,并且明显减轻了肝脏对脂肪代谢的负担,从而降低长时间给予丙泊酚后高甘油三酯血症的发生率。

2. 苯二氮䓬类 包括地西泮(diazepam)和咪达唑仑(midazolam)等。

脑内有两类神经元可影响情绪反应,并互相制约:去甲肾上腺素能神经元增加焦虑反应,5-羟色胺能神经元则抑制焦虑反应。苯二氮䓬类药主要作用于脑干网状结构和大脑边缘系统(包括杏仁核、海马等),可增加脑内 5-羟色胺水平,并增强抑制性递质 GABA 的作用,GABA 则可抑制去甲肾上腺素能神经元的作用。

苯二氮䓬类药物能够降低脑血流量和脑耗氧量,提高局麻药的中枢惊厥阈值。小剂量苯二氮䓬类药物对血流动力学影响小;随剂量增加,全身血管阻力减低,血压有所降低,心率减慢,如果同时给予芬太尼,血压下降更为显著,这可能与交感神经张力减低有关。苯二氮䓬类药物具有剂量相关的中枢性呼吸抑制作用,合并慢性阻塞性肺疾病,同时使用阿片类镇痛药的病人,给予苯二氮䓬类药物后,呼吸抑制更为显著。

咪达唑仑合成于 1979 年,是第一个水溶性的苯二氮䓬制剂,其溶液 pH 为 3.5,pKa 6.2,脂溶性强。随着剂量不同,可产生抗焦虑、镇静、催眠、顺行性遗忘、抗惊厥和中枢性肌肉松弛等不同的临床作用。

咪达唑仑的中枢作用是通过占据苯二氮䓬受体,进而影响 $GABA_A$ 受体起作用的。苯二氮䓬受体主要集中在大脑皮质、嗅球、小脑、海马、黑质和下丘脑,是 $GABA_A$ 受体复合物的一部分。该复合物有不同物质(苯二氮䓬、巴比妥和 GABA)的结合部位,苯二氮䓬受体紧邻 $GABA_A\gamma_2$ 亚单位,GABA 的结合位点在 $GABA_A\beta$ 亚单位。咪达唑仑与苯二氮䓬受体结合后,改变了 $GABA_A$ 受体复合物的构型,使其激活,氯离子通道开放,氯离子内流增加,细胞膜呈超极化状态。20% 苯二氮䓬受体被咪达唑仑占据时,产生抗焦虑作用;30%~50% 苯二氮䓬受体被占据时,出现镇静作用;60% 以上受体被占据时,病人意识丧失。

地西泮难溶于水,静脉注射其有机溶液后会引起疼痛和静脉炎;咪达唑仑可溶于水,可以减少静脉炎等并发症。诱导时,静脉注射用量分别为地西泮 0.4mg/kg 或咪达唑仑 0.2mg/kg。与地西泮相

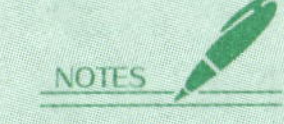

比，咪达唑仑起效快，半衰期短，安全性强，常用于麻醉诱导和静脉复合麻醉。静脉注射后30秒内起效，17分钟后病人意识恢复。现在更多的是利用咪达唑仑与阿片类药物和其他静脉麻醉药产生的协同效应，进行联合诱导，即给予0.02mg/kg咪达唑仑后，再注射丙泊酚，后者的诱导剂量可减少40%以上。咪达唑仑无镇痛作用，气管内插管和麻醉维持时，须与麻醉性镇痛药同时使用。咪达唑仑可在术前、诊断性操作、局部麻醉时和术后用于镇静、抗焦虑，提高局麻药的中毒阈值，用量为肌内注射0.07mg/kg或静脉注射0.05~0.07mg/kg。在此期间病人处于浅睡眠状态，意识并未完全丧失，但对指令和周围的事件并无记忆，表现为顺行性遗忘。

3. 氯胺酮（ketamine） 1962年合成并在1970年用于临床，是苯环己哌啶衍生物。临床使用的氯胺酮注射液是等量左旋和右旋异构体溶于氯化钠溶液中的无色透明液体，pH 3.5~5.5，室温下性能稳定。氯胺酮是目前唯一一个同时具有镇痛和麻醉作用的静脉麻醉药，但会产生某些不利的心理影响。氯胺酮非竞争性拮抗N-甲基-D-天冬氨酸（NMDA）受体，可选择性地抑制大脑联络径路、丘脑和新皮层系统，激活边缘系统和海马等部位，但对神经中枢的某些部位（如脑干网状结构）影响轻微。氯胺酮的其他作用机制包括激活阿片受体，主要是μ受体；与毒蕈碱样乙酰胆碱受体相互作用，产生抗胆碱能症状（心动过速、支气管扩张等）。氯胺酮在肝内被微粒体混合功能氧化酶代谢，代谢产物与葡萄糖醛酸结合为水溶性物质，经肾脏排出体外。

氯胺酮产生的麻醉状态和其他静脉麻醉药不同，注药后病人并非处于类似正常的睡眠状态，而是呈现一种木僵状态，即对周围环境的变化不敏感，表情淡漠，意识丧失，眼睑或张或闭，泪水增多，眼球震颤，瞳孔散大，对手术刺激有深度镇痛作用，表现出与传统全身麻醉不同的意识与感觉分离现象，因此称之为分离麻醉（dissociation anesthesia）。氯胺酮麻醉时，病人角膜、呛咳和吞咽反射抑制较轻，下颌不松弛，舌不后坠，一般都能保持呼吸道通畅，但因唾液分泌显著增多，仍可发生反流误吸，故麻醉前应使用抗胆碱能药物。静脉注射氯胺酮时可抑制呼吸，用量过大、注药过快或与其他镇静药、麻醉性镇痛药合用时，可出现短暂的呼吸暂停。氯胺酮具有交感神经兴奋作用和气管平滑肌直接松弛作用，可使支气管扩张，改善肺顺应性，特别适用于呼吸道应激性较高病人的麻醉诱导和维持。氯胺酮兴奋交感神经系统，常出现心率增快，血压升高，使肺动脉压增加；同时氯胺酮对心肌有直接抑制作用，当病人心血管功能显著低下，内源性儿茶酚胺耗竭时，其对心肌的负性肌力作用最为显著，可引起血压下降，甚至心脏停搏。氯胺酮可增加脑血流量、脑氧代谢率和颅内压，也可使眼外肌张力增加，眼压升高，因此，颅内压增高病人、眼开放性创伤和青光眼病人不宜应用此药。

低剂量氯胺酮有明确的镇痛效应，可作为镇痛药用于危重病人和哮喘病人，还可用于小儿心导管、放射科检查，以及更换敷料和牙科操作等检查和手术。肌内注射氯胺酮还适用于烧伤病人的植皮和换药。

氯胺酮静脉注射1~2mg/kg，可维持麻醉10~15分钟，必要时追加半量。肌内注射5mg/kg，维持时间30分钟左右。低剂量咪达唑仑0.05~0.15mg/kg和低剂量氯胺酮0.5mg/kg联合静脉注射，广泛用于危重病人、局麻和门诊手术病人的镇静和镇痛。儿童给予氯胺酮后较少出现血流动力学显著影响，因此更适合于儿童麻醉的诱导和维持，以及小儿的镇静和镇痛。氯胺酮6mg/kg与可乐0.2ml/kg合用是儿童易于接受的术前用药，口服20~25分钟后出现镇静作用，无显著不良反应。儿童肌内注射氯胺酮4~6mg/kg可用于麻醉诱导，肌内注射2~3分钟后儿童意识丧失，开放静脉通路并静脉给予肌肉松弛药，完成气管内插管，或者肌内注射氯胺酮后给予局部麻醉，进行某些诊断或小手术，而不需要气管内插管。

新型静脉麻醉药艾司氯胺酮是氯胺酮的右旋异构体。据报道，与传统氯胺酮相比效价更强，不良反应（如呼吸抑制、分泌物增加、交感神经兴奋等）发生率降低，安全性有所提升。

4. 依托咪酯（etomidate） 为咪唑的衍生物，1972年用于临床。不溶于水，在中性溶液中不稳定，临床使用的是其硫酸盐，溶剂为磷酸盐缓冲液。起效迅速，静脉注射后，几秒内病人即可入睡，作用时间可维持3~5分钟。依托咪酯静脉注入量的90%在肝内代谢，代谢产物经肾脏排出。对循环系统几

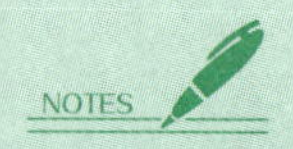

乎无不良影响，很少引起血压和心率的变化，心输出量和每搏量也无显著改变；对呼吸系统无明显抑制。但无镇痛作用，注射后部分病人出现肌震颤。因此，麻醉诱导时应和麻醉性镇痛药及肌肉松弛剂同时使用。依托咪酯可引起剂量相关的可逆性抑制肾上腺皮质 11β-羟化酶和碳链酶的作用，与细胞色素 P450 结合后游离咪唑基团还抑制抗坏血酸的再合成，影响皮质醇的生成，降低血中皮质醇的水平。补充维生素 C 能够使接受依托咪酯的病人皮质醇水平恢复正常。脓毒症、肾上腺皮质功能低下和休克病人应用依托咪酯后，应补充肾上腺皮质激素。

临床上依托咪酯特别适合心血管疾病、呼吸系统疾病和感染性休克等危重病人的麻醉诱导，剂量为 0.2~0.6mg/kg。

5. 右美托咪定（dexmedetomidine） 美托咪定的右旋体。右美托咪定是高选择性 α_2 肾上腺素能受体激动剂，与其他镇静催眠药不同，可产生自然非动眼睡眠状态，睡眠中机体的唤醒系统功能仍然存在；还具有镇痛作用，但有封顶效应；能够降低血浆儿茶酚胺浓度，产生中枢性降压和减慢心率，抑制抗利尿激素分泌和拮抗抗利尿激素的肾小管作用而利尿，抑制唾液腺分泌。

主要与葡萄糖醛酸结合和经细胞色素 P450 代谢失活，极少部分以原形从尿和粪便中排出。分布半衰期（$t_{1/2}\alpha$）6 分钟，消除半衰期（$t_{1/2}\beta$）2 小时，时量相关半衰期（$t_{1/2}cs$）随输注时间增加显著延长，若持续输注 10 分钟，$t_{1/2}cs$ 为 4 分钟，若持续输注 8 小时，$t_{1/2}cs$ 为 250 分钟，稳态分布容积 118L，清除率 39L/h。

右美托咪定适用于全麻诱导和维持的辅助用药，有利于维持血流动力学稳定，可用于有创检查和机械通气重症病人的镇静。

负荷剂量 0.5~1μg/kg，需在 10 分钟内缓慢注射，维持剂量为 0.2~0.7μg/(kg·h)，血浆浓度为 0.3~1.25ng/ml。老年病人和肝肾功能受损病人应减量。与其他麻醉药、麻醉性镇痛药和镇静催眠药同时使用时，所有药物都需要适当减量。

可能出现的不良反应为一过性高血压（负荷剂量注射过快时）、低血压、心动过缓和口干。合并房室传导阻滞、严重心血管功能紊乱、低血容量、糖尿病、高血压或同时服用血管扩张剂及 β 受体阻滞剂的病人慎用。

三、肌肉松弛药在麻醉中的应用

肌肉松弛药（muscle relaxant，以下简称肌松药）主要作用于骨骼肌运动终板，干扰神经肌肉之间正常冲动的传递，使骨骼肌暂时失去收缩力而松弛，有利于完成气管内插管和外科手术操作。在临床用量范围内维持通气功能正常情况下，肌松药对心肌和平滑肌无明显影响，对中枢神经系统功能亦无影响，不能使病人神志和痛觉消失，对机体生理功能通常无明显干扰。因此，应用肌松药的同时必须给予足够的静脉或吸入麻醉药和麻醉性镇痛药，才能够保证病人术中无知晓和无痛苦。

（一）肌松药的作用原理和分类

神经肌肉接合部包括运动神经末梢和运动终板。在生理状态下，当神经冲动传导到运动神经末梢时，引起存在于运动神经末梢中的囊泡与神经膜融合，并将囊泡中乙酰胆碱释放，乙酰胆碱离开神经末梢后与运动终板上的乙酰胆碱受体结合，使离子通道开放，Na^+ 内流，导致肌细胞膜去极化，触发肌肉收缩。根据肌松药对神经肌肉接合部位神经冲动干扰方式的不同，可将肌松药分为去极化肌松药（depolarizing muscle relaxant）和非去极化肌松药（nondepolarizing muscle relaxant）。

1. 去极化肌松药 分子结构与乙酰胆碱相似，能够与运动终板乙酰胆碱受体结合，引起运动终板短暂去极化，使运动终板暂时丧失对乙酰胆碱的正常反应，肌肉处于松弛状态。随着药物分子逐渐与受体解离，运动终板恢复正常的极化状态，神经肌肉传导功能恢复正常。临床应用的去极化肌松药只有琥珀胆碱（succinylcholine，司可林）。给予琥珀胆碱后，产生肌肉松弛以前，常会出现短暂的肌纤维不协调颤搐，这是由于运动终板开始去极化，部分肌纤维不协调成束收缩，但尚未延及整个肌肉的结果。当所有肌纤维全部去极化后，肌肉收缩能力丧失，肌肉松弛。与非去极化肌松药不同，胆碱酯

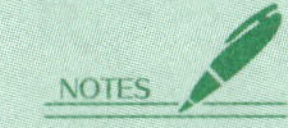

酶抑制剂不仅不能拮抗去极化肌松药产生的肌肉松弛作用，反而会增加去极化阻滞作用。

2. 非去极化肌松药 其与运动终板乙酰胆碱受体结合后，不改变运动终板的膜电位，而是妨碍乙酰胆碱与其受体的结合，使肌肉松弛。在出现肌肉松弛以前，不产生因肌纤维不协调成束收缩引起的肌肉颤搐。属于此类的药物有维库溴铵（vecuronium），阿曲库铵（atracurium，卡肌宁），顺阿曲库铵（cisatracurium），罗库溴铵（rocuronium，爱可松），米库氯铵（mivacurium，美维松），哌库溴铵（pipecuronium，阿端）等。非去极化肌松药与乙酰胆碱竞争受体遵循质量作用定律，给予胆碱酯酶抑制剂后，乙酰胆碱的分解减慢，有更多的乙酰胆碱分子与非去极化肌松药分子竞争受体，从而能够拮抗非去极化肌松药的阻滞作用，恢复正常的神经肌肉传导。

（二）常用肌松药

1. 琥珀胆碱 是起效迅速的短效去极化肌松药，静脉注射后被血浆胆碱酯酶水解，代谢产物经尿排出。琥珀胆碱不引起组胺释放，可兴奋心脏毒蕈碱样乙酰胆碱受体，引起心动过缓或心律不齐，特别是在重复大剂量使用时。琥珀胆碱应用后可使血清钾升高，高血钾病人（严重创伤、烧伤等）禁用。上运动神经元损伤（例如截瘫）和骨骼肌病变的病人使用琥珀胆碱时，更易使血清钾急剧上升，甚至因高血钾引起心脏停搏，亦应禁用。琥珀胆碱可使眼内压升高，有穿透性眼损伤及青光眼的病人应慎用。琥珀胆碱引起肌肉颤搐可致病人术后肌痛，预先用小量非去极化肌松药（维库溴铵0.5~1mg）可以防止琥珀胆碱引起肌肉颤搐的发生，减轻术后肌痛。琥珀胆碱可诱发恶性高热，对有恶性高热病史、家族史或其他恶性高热易感者禁用。

临床主要用于全身麻醉和抢救病人时的气管内插管，特别是插管困难的病人。琥珀胆碱的95%有效剂量（ED_{95}）为0.5mg/kg，气管内插管时静脉注射1~1.5mg/kg，20秒内出现肌肉颤搐，60秒肌肉松弛，作用持续8~10分钟。

2. 维库溴铵 为氨基甾类肌松药，肌松作用强，副作用少，ED_{95}为0.05mg/kg，但作用时间较短，对心血管系统影响小，不引起组胺释放。给药后部分经肝脏代谢，由胆汁排出，少部分以原形从肾脏排出。肝肾功能严重障碍的病人，其作用时间延长。

临床用于全身麻醉时气管内插管和术中维持肌肉松弛。静脉注射0.07~0.1mg/kg，2~3分钟后完成气管内插管，45分钟后可追加2~4mg。手术结束时，给予胆碱酯酶抑制剂可拮抗其残留的肌松作用。

3. 阿曲库铵 为苯胼异喹啉类化合物，肌松效能仅为维库溴铵的1/5~1/4，ED_{95}为0.25mg/kg。静脉注射后约82%与白蛋白结合，主要经霍夫曼消除（Hofmann elimination）和非特异性酯酶水解而失活。霍夫曼消除是单纯的热分解化学反应，不需要生物酶参与。阿曲库铵在生理pH和温度下即可经霍夫曼消除为N-甲基四氢罂粟碱和单季铵丙烯酸盐，因此应贮存于4℃、pH 3.5的条件下。其代谢产物主要由尿和胆汁排出。能引起一定程度的组胺释放，导致皮肤发红、出现荨麻疹及短暂的低血压，亦可出现支气管痉挛及类过敏反应，故不适合用于支气管哮喘病人。大剂量使用后，主要代谢产物N-甲基四氢罂粟碱达一定浓度时，对中枢神经系统有兴奋作用。

临床用于全身麻醉时气管内插管和维持术中肌肉松弛，尤其适用于肝、肾功能不全的病人，静脉注射0.5~0.6mg/kg，2~3分钟后完成气管内插管，35分钟后可追加15~25mg。若长时间、大剂量使用，在手术结束拔除气管内导管前应给予胆碱酯酶抑制剂拮抗其残留肌松作用。

4. 顺阿曲库铵 是阿曲库铵10个异构体中的一个，其与阿曲库铵一样均为中时效肌松药，肌松作用强度是阿曲库铵的5倍，ED_{95}为0.05mg/kg，起效时间为3~5分钟，比阿曲库铵长2分钟，时效45分钟。顺阿曲库铵的恢复指数不受给药总量及给药方式的影响，长期输注或重复多次注射无蓄积作用。其清除率约为5ml/(kg·min)，稳态分布容积141ml/kg，消除半衰期约为24分钟，消除主要通过霍夫曼消除，主要代谢产物N-甲基四氢罂粟碱和单季铵丙烯酸盐，后者经非特异性酯酶水解，形成单季铵醇，代谢物主要经胆汁和肾脏排出。顺阿曲库铵的药效动力学和药代动力学与阿曲库铵相似，不受肝肾功能及年龄影响。无组胺释放作用，迅速给予8倍ED_{95}的顺阿曲库铵，也不引起组胺释放。

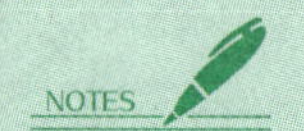

临床用于全身麻醉时气管内插管和维持术中肌肉松弛以及ICU呼吸机治疗，尤其适用于肝、肾功

能不全的病人。

5. 罗库溴铵 单季铵甾类化合物，分子结构与维库溴铵相似，是目前起效最快的非去极化肌肉松弛药，ED_{95} 为 0.3mg/kg。罗库溴铵不引起组胺释放，对心率和血压无明显影响。部分在肝脏代谢，主要代谢产物是 17-羟罗库溴铵，经胆道排出；部分以原形经胆道排出。经肝胆机制排出的量占注射量的 76%，仅少量以原形经肾脏排出。

临床上用于全身麻醉诱导和维持术中肌肉松弛。插管剂量为 0.6mg/kg，静脉注射后 50~90 秒起效，可行气管内插管，作用时间为 30~45 分钟，追加剂量为 0.1~0.2mg/kg。手术结束拔除气管内导管前，应给予胆碱酯酶抑制剂拮抗其残留的肌松作用。现已经研制出罗库溴铵的特异性拮抗剂（舒更葡糖钠，sugammadex），它是 γ 环糊精衍生物，能够与罗库溴铵形成复合物，使罗库溴铵离开神经肌肉接合部，从肾脏排出，神经肌肉传导功能得以恢复正常。

6. 哌库溴铵 季铵甾类化合物，为长效非去极化肌松药，ED_{95} 为 0.05mg/kg。很少有组胺释放和迷走神经阻滞作用，对心血管系统无明显影响。静脉注射后 64% 以原形从尿中排出，少部分以原形从胆汁排出。在肝脏中经去酰化代谢，代谢产物从胆汁排出。

临床上用于全身麻醉气管内插管和术中维持肌肉松弛。特别适用于高血压、缺血性心脏病、心动过速和心血管功能不全需长时间手术的病人，以及术后需要呼吸机治疗的病人。静脉注射 0.08~0.1mg/kg，2~4 分钟后完成气管内插管，60~100 分钟后追加 2~4mg 维持，手术结束拔除气管内导管前，应给予胆碱酯酶抑制剂拮抗其残留肌松作用。

7. 米库氯胺 短时效苄异喹啉类非去极化肌松药，可被血浆胆碱酯酶水解，有少量药物经肾脏排出。ED_{95} 为 0.08mg/kg，气管内插管剂量为 0.2mg/kg，起效时间 3~4 分钟，肌松维持时间 15~20 分钟，术中追加剂量为 0.05~0.1mg/kg，也可静脉 3~15μg/（kg·min）持续输注。肌松作用消退时间与给药剂量和输注速度无明显关系，体内较少蓄积。适用于麻醉诱导插管和短小手术，可安全用于终末期肾衰竭病人。当注射剂量较大、注射速度过快时，极易引起明显组胺释放，导致心动过速和血压下降，因此给药时应缓慢、分次注射。

（三）应用肌松药的注意事项

1. 麻醉中应用肌松药，病人的自主呼吸将受到抑制，甚至消失。因此，在给予肌松药后，应保持呼吸道通畅，必要时气管内插管或置入喉罩，并进行辅助呼吸或控制呼吸，直至肌松药作用消退，病人自主呼吸恢复到满意的程度。

若病人呼吸受到抑制，但尚保持自主、有节律性、较弱的呼吸，可随着病人呼吸节律，于吸气时挤压呼吸囊，借以增加吸气量，于呼气时停止挤压，称为辅助呼吸。若病人呼吸已经停止，肺泡的膨胀和萎缩全部由挤压和放松呼吸囊来完成，称为控制呼吸。呼吸囊挤压次数（频率）、幅度（潮气量）、周期（吸气和呼气期所占时间比例）和气道压力等均影响病人的肺泡通气量。因此，必须测定呼吸次数、潮气量、呼气末二氧化碳分压（$P_{ET}CO_2$）和脉搏氧饱和度（SpO_2），必要时测定动脉血 pH、PaO_2 和 $PaCO_2$，以保证给予肌松药后病人通气和氧合正常，防止通气过度或不足。

2. 重症肌无力、恶病质、低血钾和酸中毒病人对非去极化肌松药敏感，应减量使用。异氟烷、七氟烷和地氟烷等吸入麻醉药和某些抗生素（氨基糖苷类、多黏菌素 B、卡那霉素、氯霉素和杆菌肽等）能增强非去极化肌松药的肌松作用，使用时应注意。

3. 新斯的明抑制胆碱酯酶分解乙酰胆碱，乙酰胆碱与非去极化肌松药竞争运动终板烟碱样受体，可促进神经肌肉冲动的传递，恢复肌肉的正常收缩状态。因此，手术结束时，应给予新斯的明（40~70μg/kg）拮抗非去极化肌松药的残留作用。新斯的明对去极化肌松药无拮抗作用，反而使其肌松作用增加。使用新斯的明的同时必须给予阿托品（20~35μg/kg），以阻断乙酰胆碱对毒蕈碱样受体的兴奋作用所带来的不良反应（唾液分泌增加、肠痉挛、心动过缓，甚至心脏停搏）。

4. 评估肌松药的残留作用可使用尺神经刺激器，观察手指收缩状态或抬头试验、双手握力以及测定病人潮气量、呼气末 CO_2 和动脉血气。在病人神志恢复并确定无肌松药残余作用后，方可拔除气

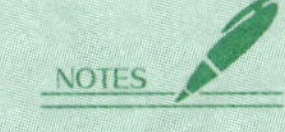

管内导管，拔管后观察一段时间，确定病人呼吸道通畅、呼吸功能正常、各项保护性反射（呛咳和吞咽反射等）恢复满意后，再将病人送回病房。

四、气管内插管术

全身麻醉时为了在不同手术体位下保证病人呼吸道通畅，有效管理病人的呼吸，保证术中通气和换气功能正常，常需将特制的气管内导管，通过口腔或鼻腔置入病人气管内。气管内插管后可以减少呼吸道无效腔，有利于肺泡通气，便于吸入麻醉药的应用，可防止异物进入呼吸道，利于及时清除气管和支气管内的分泌物。因此，气管内插管也是抢救病人时不可缺少的措施。

气管内插管的方法有很多，根据插管途径可以分为经口腔插管法、经鼻腔插管法和经气管造口插管法；根据插管前的麻醉方法可分为诱导插管法、清醒插管法和半清醒插管法；根据是否显露声门分为明视插管法和盲探插管法。随着各种新型可视化插管设备的出现，盲探插管法越来越少应用于临床。

（一）经口腔明视插管

先将病人头向后仰，若病人口未张开，可用右手拇指对着下齿列，示指对着上齿列，以旋转力量启开口腔。左手持喉镜自舌体中右 1/3 放入口腔，将舌推向左方，徐徐向前推进，显露悬雍垂，再略向前深入，使弯型喉镜窥视片前端进入舌根与会厌角内，然后依靠左臂力量将喉镜向上、向前提起，增加舌骨会厌韧带的张力即可显露声门（图 8-1）。如系直型喉镜，其前端应挑起会厌软骨，显露声门（图 8-2）。当声门暴露清楚后，右手执导管后端，使其前端自右口角进入口腔，使气管内导管前端接近声门，以旋转的力量轻轻将导管旋入声门，至气管内导管套囊完全送入气管内 1~2cm，取出喉镜，连接麻醉机，安置牙垫。病人若有自主呼吸，观察导管外端有无气体进出，观察麻醉机呼吸囊随病人呼吸有无张缩；如果病人呼吸已经停止，可经麻醉机呼吸囊手动吹入气体，观察病人胸部是否有起伏运动，并用听诊器听诊双肺呼吸音是否出现且对称，有条件者应监测 $P_{ET}CO_2$，证实导管位置准确无误后，于口腔外将牙垫与气管内导管一同固定于上、下唇皮肤上。

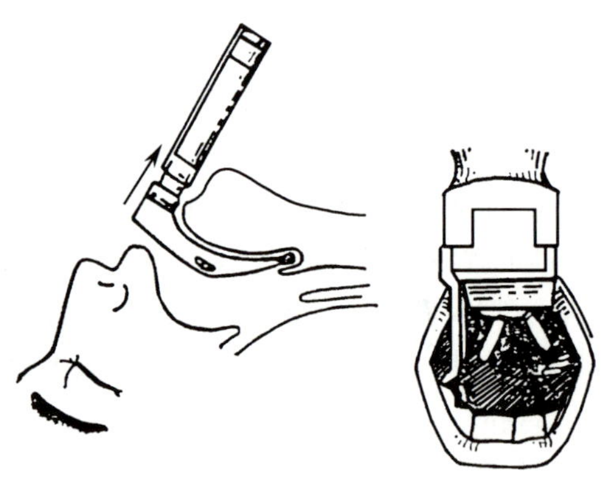

图 8-1 用弯喉镜显露声门

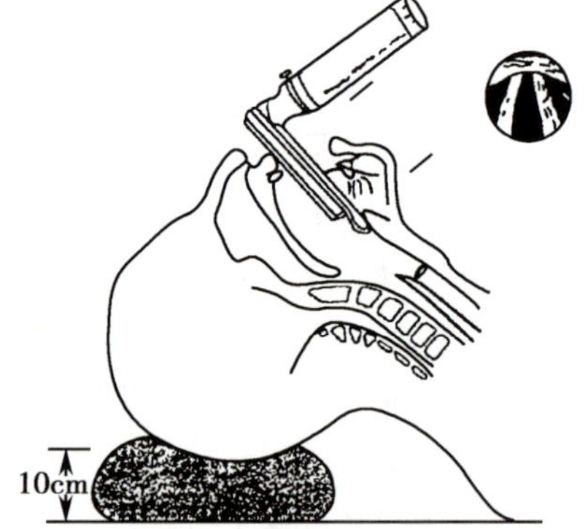

图 8-2 用直喉镜显露声门

（二）经鼻腔盲探插管

应首先检查鼻腔通畅无异常，插管过程中给予静脉麻醉药和麻醉性镇痛药使病人意识丧失但须保留病人自主呼吸，根据插管时经导管呼出气流的强弱判断导管的位置。插管前鼻腔内滴入麻黄碱使鼻腔黏膜血管收缩，以降低导管通过鼻腔时引起鼻腔内出血的风险。选用合适管径的气管内导管，在导管外部涂上局麻药膏，右手持管，将导管自鼻孔缓慢送入。当导管前端出鼻后孔接近喉部时，麻醉医师以耳接近导管外端，随时了解呼出气流的强度，同时左手适当地改变病人头的位置，使气管内导管尖端接近声门（图 8-3），在导管外端探寻到最大通气声时，表明气管内导管的尖端已达声门。随呼吸时相，在吸气（声门张开）时将导管插入气管（图 8-4）。如果气管内导管进入声门后，经导管呼出

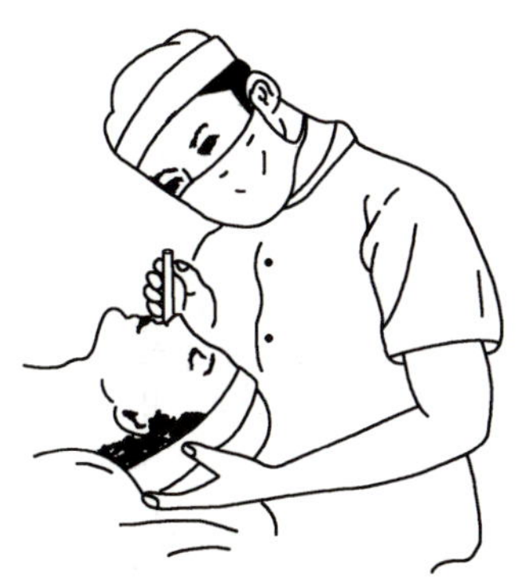
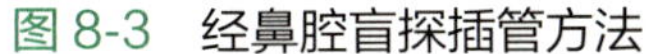
图 8-3 经鼻腔盲探插管方法

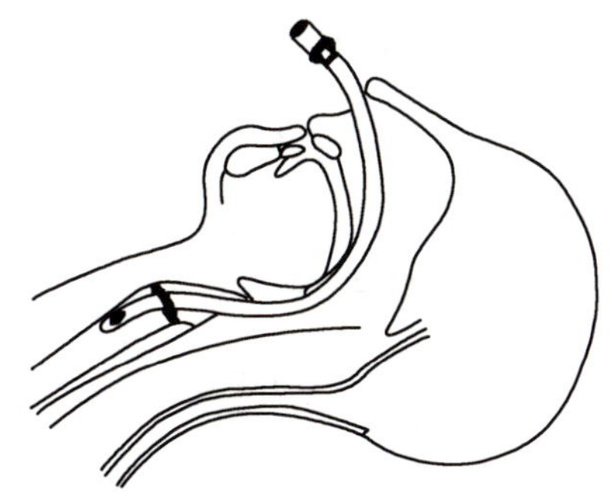
图 8-4 导管经鼻腔进入气管内

气流强，有时病人出现呛咳，接麻醉机后可见呼吸囊随病人呼吸而张缩。在盲探插管困难时，应借助纤维喉镜或纤维支气管镜完成气管内插管。

（三）气管内插管的并发症

1. 呼吸道损伤 喉镜是金属器械，气管内导管属异物，如插管时动作粗暴或用力不当，可致牙齿脱落或损伤口、鼻腔和咽喉部黏膜，引起出血。应该经过严格、正规的培训后，才能够实施气管内插管。气管内插管过程中，必须严格遵循操作常规，特别要避免动作粗暴或用力不当。导管过粗、过硬，容易引起喉头水肿，长时间留置甚至出现喉头肉芽肿，应该根据病人性别、年龄和身高，选用与病人气管内径相匹配的气管内导管。

2. 过度应激 在麻醉和手术过程中，气管内插管对病人是最强的刺激之一，浅麻醉下进行气管内插管可引起剧烈呛咳、屏气或支气管痉挛，有时由于自主神经系统过度兴奋而产生血压升高、心动过缓、心动过速、心律失常甚至心搏骤停。因此，行气管内插管前应达到足够的麻醉深度，可应用镇静药、麻醉性镇痛药和肌肉松弛药，使咽喉部肌肉完全松弛，减少导管通过声门时对咽喉部的刺激，或行喉头和气管表面麻醉，减少插管的应激反应。这些措施对于高血压、甲亢、嗜铬细胞瘤和心脏病病人尤为重要。

3. 呼吸道梗阻或肺不张 导管过细、过软，会增加呼吸阻力；导管被压迫、扭折可使导管堵塞；呼吸道分泌物较多，未能及时吸出，时间稍长后，分泌物在导管内积聚、变干，使导管内径变窄，甚至完全堵塞，影响病人正常通气，导致 CO_2 潴留。气管内导管插入过深，误入支气管内，一侧肺脏不通气，引起通气不足、缺氧或术后肺不张。因此，气管内插管完成后，应仔细进行胸部听诊，确保双肺呼吸音正常，避免气管内导管置入过深。呼吸道内的任何分泌物都应及时清除，怀疑导管内已经有痰痂不易清除，并使导管内径变窄时，应更换气管内导管。

五、麻醉机的基本结构

麻醉机（anesthetic machine）可以供给病人氧气、空气、麻醉气体和进行人工呼吸，是临床麻醉和急救复苏必不可少的设备。麻醉机的类型虽多，但基本组成部分是一样的。为确保临床麻醉的安全，要求麻醉科医师全面熟悉麻醉机的结构、性能、操作及其可能出现的故障和危险。麻醉机的主要结构见图 8-5。

（一）气源（gas supply）

主要指储存氧气、空气或氧化亚氮来供给临床使用的设备，即装有压缩氧气、空气和液态氧化亚氮的钢瓶。经过压力调节器（减压阀）将压缩气体钢瓶中高达 140kg/cm^2 的气体压力降至 3kg/cm^2 后，成为低压气流，通过中心供气管道送入麻醉机以供使用。进入麻醉机的氧气、空气或氧化亚氮气体统称为新鲜气体，这些气体通过它们各自的流量计调节后，以一定的流量供给病人。为使麻醉机的呼吸囊快速充满氧气，并能够有效地进行人工呼吸，麻醉机还设有快速充氧阀。

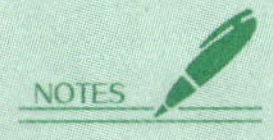

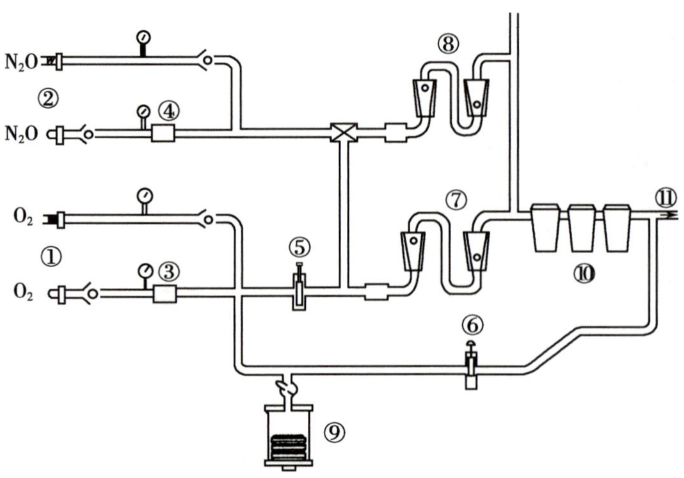

图 8-5 麻醉机的主要结构示意图
①氧气源;②氧化亚氮气源;③氧气减压阀;④氧化亚氮减压阀;⑤氧气总开关;⑥快速充氧阀;⑦氧气流量表;⑧氧化亚氮流量表;⑨呼吸器;⑩蒸发器;⑪新鲜气体出口。

(二) 蒸发器(vaporizer)

挥发性吸入麻醉药在室温下均呈液态。蒸发器能有效地将挥发性麻醉药液蒸发为气体,并能精确地调节麻醉药蒸气输出的浓度。麻醉药的蒸发需要热量,蒸发器周围的温度是决定挥发性麻醉药蒸发速度的主要因素。当代的麻醉机广泛采用了温度-流量补偿型蒸发器,即在温度或新鲜气流量发生变化时,能通过自动补偿机制来保持挥发性吸入麻醉药蒸发速度恒定,从而保证吸入麻醉药的输出浓度稳定。由于不同挥发性吸入麻醉药的沸点和饱和蒸气压等物理特性不同,因此,蒸发器具有药物专用性,如异氟烷蒸发器和七氟烷蒸发器等相互不能通用。

(三) 麻醉呼吸回路(anesthetic breathing circle)

将麻醉机的气体输出口与病人呼吸道相连,形成一个回路,称为麻醉呼吸回路。通过麻醉呼吸回路将新鲜气体和吸入麻醉药输送到病人的呼吸道内,并将病人呼出的气体排出到体外。可根据呼吸气体与大气相通程度、呼气再吸入量、有无贮气囊、二氧化碳吸收罐及导向活瓣等情况对麻醉呼吸回路进行分类。呼出气体完全不被重复吸入者为开放式或无再吸入式;无二氧化碳吸收装置,有部分呼出气体被重复吸入者为半开放式;有二氧化碳吸收装置,呼出气体较多的部分被重吸入者为半紧闭式;有二氧化碳吸收装置,呼出气体全部(经二氧化碳吸收后)被重复吸入者为紧闭式。

1. 开放系统(open system) 无贮气囊和呼出气重复吸入,是结构最简单、价格最低廉的装置,系统与病人呼吸道之间无机械连接,因此并不增加呼吸阻力。由于大量麻醉药弥散在手术室内,不能控制通气,麻醉深度不易稳定。

2. 半紧闭或半开放回路 病人呼出和吸入的气体部分受麻醉机的控制,呼气时呼出气体可由呼气活瓣逸出。逸出气体的量取决于活瓣的阻力,但主要是取决于新鲜气流量的大小。新鲜气流量小时,仍有部分呼出气体(包括 CO_2 和麻醉气体)留在呼吸囊中,吸气时可被病人重复吸入。新鲜气流量小于每分钟通气量,重复吸入的 CO_2 高于 1% 容积时,称为半紧闭回路;新鲜气流量大于每分钟通气量,重复吸入的 CO_2 小于 1% 容积时,称为半开放回路。

3. 紧闭回路 病人呼出和吸入的气体完全受麻醉机的控制,呼出的气体进入该回路,吸气时被病人吸入。因此,紧闭回路中必须设有 CO_2 吸收器,呼出气体通过吸收器将 CO_2 吸收后,才进入吸气通路。进入紧闭回路的新鲜气流量等于病人的氧耗量和氧化亚氮摄取量。应用紧闭系统时,新鲜气流量最少,氧气、氧化亚氮和吸入麻醉药的消耗量亦是最少,比较容易保证吸入气体的温度和湿度接近生理状态。但是必须有可靠的 CO_2 吸收器、精确的氧浓度和麻醉气体浓度监测仪,才能够保证病人

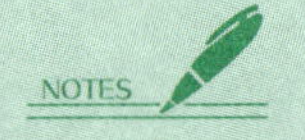

在麻醉过程中不至发生缺氧和 CO_2 潴留。

(四) 呼吸器(ventilator)

麻醉机内装有呼吸器,麻醉期间可用呼吸器来控制病人的呼吸。麻醉机中的呼吸器可设置呼吸频率(f)、潮气量(V_T)或每分钟通气量(VE)、吸呼比(I∶E)等参数,以保证病人通气正常。有的呼吸器还可设置呼气末正压(PEEP),以提高病人的功能残气量(FRC),改善病人氧合状态。呼吸器都能设置 VE 和气道压的报警界限,以保证使用呼吸器期间病人通气功能正常。

六、全身麻醉的并发症及其处理

(一) 呼吸系统并发症

1. 呕吐与误吸 全身麻醉时因病人的意识消失,吞咽及咳嗽反射消失,贲门松弛,胃内容物较多时,极易发生呕吐或胃内容物反流(regurgitation)。一旦有反流物到达咽喉部,即可发生误吸(aspiration),造成窒息(apnea)或吸入性肺炎(aspiration pneumonia)。呕吐或反流可以发生在麻醉诱导期、术中或麻醉苏醒期。产科病人、饱胃病人及上消化道出血和肠梗阻的病人,麻醉时呕吐、反流及误吸的发生率较高。病人在呕吐前常有恶心、唾液分泌增加、吞咽动作及痉挛性呼吸等先兆症状。病人一旦出现呕吐,应将其身体上半部放低,头偏向一侧,使呕吐物容易引出口腔外,避免其进入呼吸道,同时用纱布及吸引器将口、鼻腔内的食物残渣、呕吐物清除干净。必要时立即进行气管内插管或支气管镜检查,清除呼吸道内误吸物。依误吸物的种类、pH 和误吸物的量不同,临床表现和预后差别很大。误吸物量大,特别是含有大量固体食物时,可引起急性完全呼吸道阻塞,病人可因窒息、缺氧导致心脏停搏。误吸胃液的量大于 25ml、pH 低于 2.5 时,将迅速引起炎症反应、肺间质出血和水肿,出现哮鸣、咳嗽和发绀等化学性肺炎症状。对化学性肺炎的治疗,除给予氨茶碱和抗生素外,可经气管内导管或支气管镜以每次 5~10ml 生理盐水做支气管内反复冲洗,给予大剂量糖皮质激素 2~3 天,以抑制支气管周围的渗出反应。必要时行呼吸机治疗,维持机体通气和氧合正常,等待小支气管周围渗出和水肿的消退。

吸入性肺炎病情凶险,预后差,应认真防止麻醉中发生呕吐与误吸。择期手术的病人,术前必须严格禁食、禁饮,使胃排空。凡饱食后又必须进行手术者,可以选用局部麻醉或椎管内麻醉,并保持病人神志清醒。若必须施行全身麻醉,必须严格按照饱胃病人的麻醉处理原则实施麻醉。

2. 呼吸道梗阻 以声门为界,呼吸道梗阻分为上呼吸道梗阻和下呼吸道梗阻。

(1) 上呼吸道梗阻:最常见的原因是舌后坠(图 8-6)及咽喉部积存分泌物。上呼吸道梗阻时常以吸气困难为主要症状。舌后坠时可听到鼾声,咽喉部有分泌物则呼吸时有水泡声。上呼吸道完全梗阻时,病人出现鼻翼扇动和三凹征,虽有强烈的呼吸动作而无气体交换。只要把下颌托起(图 8-7),放入口咽导气管或鼻咽导气管(图 8-8、图 8-9),及时将咽喉部的分泌物吸净,便可解除梗阻。

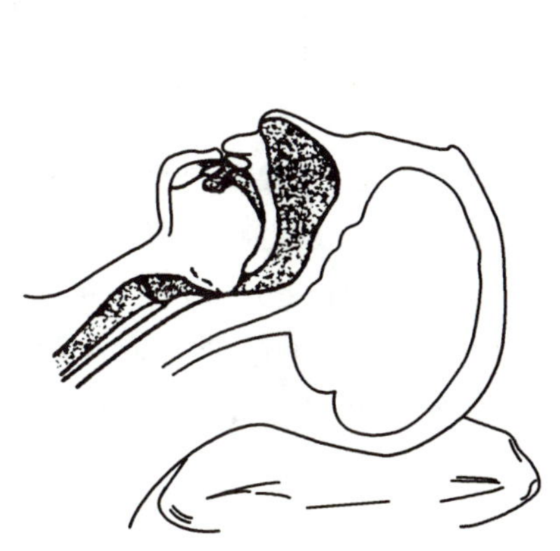

图 8-6 舌后坠引起呼吸道梗阻

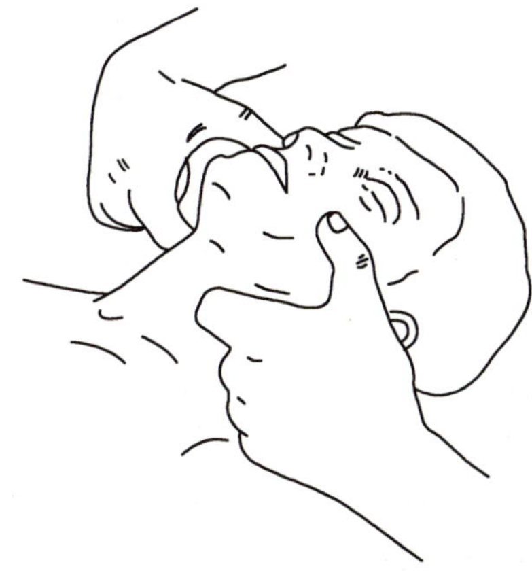

图 8-7 托下颌的方法

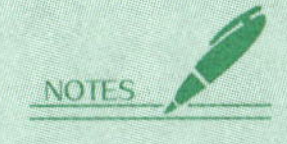

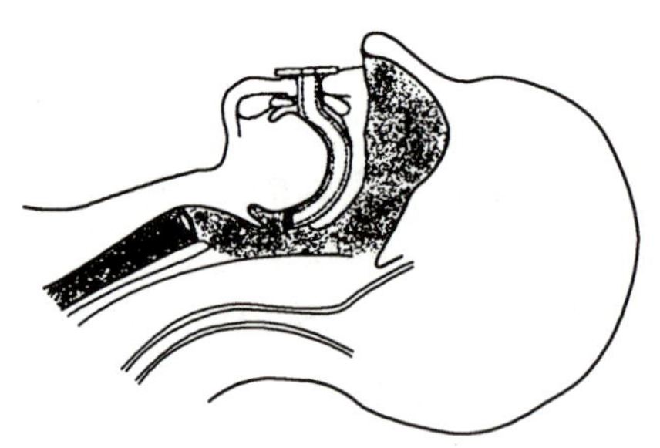
图 8-8 放置口咽通气道

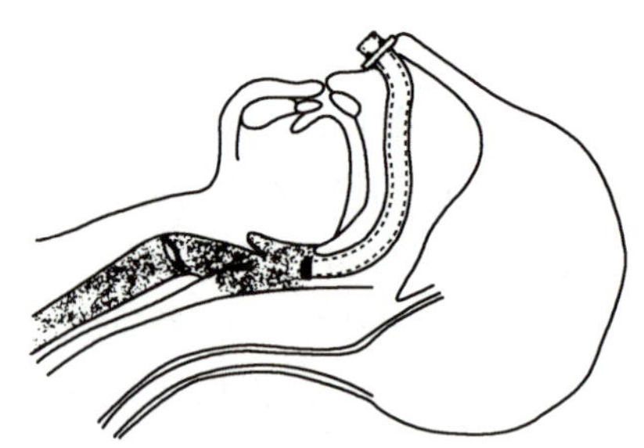
图 8-9 放置鼻咽通气道

喉头水肿同样可以引起上呼吸道梗阻,轻者给予糖皮质激素可以缓解,严重者应立即气管内插管或紧急气管切开。喉头水肿多发生于婴幼儿气管内插管后及气管内插管困难的病人,也可因手术牵拉或刺激喉头引起。

上呼吸道梗阻的另一常见原因为喉痉挛,易发生在浅麻醉下异物触及喉头或行尿道、子宫颈扩张及刺激肛门括约肌时。出现喉痉挛时,病人表现为呼吸困难,吸气时伴有喉鸣声,并可因缺氧而发绀。处理原则是去除诱发原因,经面罩加压给氧,维持通气,轻者可自行缓解,严重者可给予丙泊酚静脉镇静,上述处理无效者,须静脉注射肌肉松弛药,进行气管内插管或置入喉罩通气。

(2)下呼吸道梗阻:常因气管、支气管内分泌物或者支气管痉挛引起,多发生在有哮喘史或患有慢性阻塞性肺疾病(COPD)的病人。这类病人支气管平滑肌张力较高,全身麻醉诱导时,若麻醉过浅,一旦气管内导管进入气管,即可引起严重的气管和支气管痉挛,导致下呼吸道梗阻,严重时气体难以进出肺脏。围手术期给予病人的多种药物均可诱发组胺释放,使支气管平滑肌张力增加,诱发支气管痉挛。梗阻严重者可出现 CO_2 潴留、缺氧、心动过速和血压下降。因此,全身麻醉时应及时吸净呼吸道内分泌物,必须待麻醉深度足够时,方可进行气管内插管。氯胺酮和吸入麻醉药均有支气管扩张作用,是哮喘病人首选的麻醉药物。支气管痉挛时,可缓慢静脉注射氨茶碱 250~500mg、氢化可的松 100mg 或吸入支气管扩张药,并增加吸入氧浓度,防止缺氧。

3. 急性肺不张(acute atelectasis) 呈现弥漫性肺泡萎陷或肺段、肺叶甚至一侧肺完全萎陷,失去通气功能。呼吸道阻塞是肺不张最常见的原因。分泌物较多且黏稠度增加,咳痰无效,阻塞支气管;远端肺泡内气体如果仅为氧气,氧气一旦被吸收入血,肺泡随之萎陷。全身麻醉时施行间歇正压通气(IPPV),潮气量比较恒定,吹入气并不能均匀地分布到所有肺泡,大多数吹入的气体仅集中进入一定肺区,长时间后某些部分未被膨胀的肺泡内气体被吸收后,肺泡即萎陷。因此,多痰的病人术前应充分准备,术中及时清理呼吸道分泌物,使用保护性肺通气策略,定时采用肺复张手法吹张肺。胸科手术病人关胸前应吸痰后彻底吹张所有肺泡。如果条件允许,应该避免吸纯氧,要保持吸入气体一定的温度和湿度,因为长时间纯氧吸入,易出现吸收性肺萎陷。术后应该经常变动病人体位,施行完善的术后镇痛,鼓励病人咳嗽,早期离床活动。发生肺不张时,小片散在肺不张可无明显症状;大片肺不张可出现咳嗽、呼吸急促和发绀。如咳嗽及吸痰仍不能缓解肺不张时,应行纤维支气管镜吸痰,加强雾化吸入,并给予抗生素治疗。

4. 通气不足 主要表现为 CO_2 潴留。麻醉期间发生通气不足,主要是全身麻醉药、麻醉性镇痛药和肌肉松弛药产生中枢性或外周性呼吸抑制,同时也是辅助呼吸或控制呼吸的每分钟通气量不够造成的,应增加潮气量或增加呼吸频率。病人出现严重支气管痉挛时,虽每分钟机械通气量并不少,但实际肺泡通气量仍不足。只有切实舒张支气管平滑肌,积极解除支气管痉挛,才有可能解除肺泡通气不足。麻醉苏醒期发生通气不足,主要是各种麻醉药物,特别是麻醉性镇痛药和肌肉松弛药的残留作用,引起中枢性呼吸抑制和呼吸肌功能障碍的结果,必要时给予相应的拮抗药物。

(二)循环系统并发症

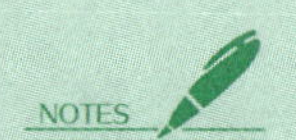

1. 低血压(hypotension) 收缩压低于 80mmHg 或下降超过基础值的 30% 时称为低血压。麻醉

期间出现低血压最常见的原因是麻醉过深、术中失血过多而血容量补充不当或手术直接刺激迷走神经或牵拉内脏，反射性兴奋迷走神经，引起血压明显下降。过敏反应、肾上腺皮质功能低下以及心肌收缩功能障碍，亦可以导致低血压。长时间严重的低血压会使器官灌注不足，组织氧合障碍，器官功能紊乱，出现代谢性酸中毒。麻醉期间出现低血压时，应尽早明确原因，必要时减浅麻醉，补充血容量，暂停手术操作，给予收缩血管药物，待麻醉深度调整适宜，血压平稳后再继续手术。手术牵拉内脏引起反射性血压下降者，多伴有心动过缓，应及时停止手术刺激，必要时给予阿托品治疗。

2. 高血压（hypertension） 成人收缩压高于 140mmHg 或高出基础值的 30% 时称为高血压。手术中血压过高会增加失血量，增加心肌氧耗量，使脑血管意外的危险性增加，应及时予以处理。原发性高血压、甲亢、嗜铬细胞瘤、原发性醛固酮增多症等病人，麻醉诱导药物剂量不足时进行气管内插管以及麻醉期间麻醉过浅，均易引发高血压。通气不足和 CO_2 潴留，是围手术期引起血压增高的常见原因之一。某些药物如泮库溴铵、氯胺酮，注射过快、剂量过大时，亦可引起一过性血压升高。麻醉中出现高血压时，首先必须消除诱发血压增高的各种因素，并且要保证麻醉深度适宜。对于血压过度增高的病人，可同时给予血管扩张剂，如尼卡地平（nicardipine）、乌拉地尔（urapidil）或酚妥拉明（phentolamine）。麻醉期间给予血管扩张剂时，应遵循小剂量、分次的原则，注意血管扩张剂与麻醉药之间的协同效应。

3. 心律失常（arrhythmia） 麻醉深度不当、手术刺激过强、低血压、高血压、CO_2 潴留及缺氧均可引起心律失常；原有心功能不全，特别是术前存在心律失常的病人，麻醉中更易发生心律失常；血清电解质和体液酸碱失衡，特别是低血钾，也容易诱发心律失常。应保证麻醉深度适宜，积极维持麻醉病人循环容量正常、血流动力学稳定，维持心肌氧供需平衡，并针对诱发心律失常的不同原因进行相应的处理。房性期前收缩对血流动力学无显著影响，无须特殊处理。房颤心室率过快时，可给予维拉帕米（verapamil，异搏定）2.5~7.5mg 或毛花苷C 0.4~0.8mg，将心室率控制在 120 次/分以下。出现室性期前收缩，应保证血压正常；如合并心率较慢时，可给予阿托品，一旦心率加快，室性期前收缩多可消失。如果室性期前收缩较为频发（>5 次/分），或出现多源特征或 R-on-T 现象时，须积极处理，否则有变为室性心动过速，甚至心室颤动的危险。先静脉注射利多卡因 1~1.5mg/kg，必要时持续静脉注射利多卡因 1~4mg/min。疗效欠佳时可缓慢静脉注射胺碘酮（amiodarone，乙胺碘呋酮）150mg，并将血清钾提高到 5mEq/L，有助于室性心律失常的控制。

4. 心搏骤停（sudden cardiac arrest）**与心室颤动**（ventricular fibrillation，VF） 是麻醉手术中最严重的意外事件。两者都使心脏失去泵血功能，全身血液循环陷入停顿状态，各个器官失去血液供应。心搏骤停和心室颤动的原因较为复杂，但多发生在已有心肌缺血、休克、电解质紊乱、体温过低和严重缺氧的病人。麻醉深浅不当，呼吸道梗阻、强烈的手术刺激、血流动力学急剧变化等，都可以成为触发因素。心搏骤停和心室颤动须及时诊断，并积极进行心肺脑复苏处理。

（三）体温异常

1. 高热（hyperthemia） 机体中心温度超过 38℃。麻醉中高热虽可见于各年龄段病人，但以感染病人和小儿尤其婴幼儿多见。婴幼儿的体温调节中枢未发育健全，自我调控体温于正常范围的能力有限，受术中多种因素（多层布料覆盖、感染性疾病和某些麻醉药物等）影响，术中容易发生高热。如不立即处理，可以引起抽搐甚至惊厥。当发现体温升高时，应积极控制体温。当抽搐既已发生，则需立即静脉注射咪达唑仑，提高吸入氧浓度，同时积极进行物理降温，特别是头部降温。若麻醉中发生不明原因的体温急剧升高，呈现高代谢状态时，应警惕出现恶性高热（malignant hyperthermia），因其死亡率较高，须及时诊断，立即抢救。

2. 低温（hypothermia） 机体中心温度低于 36℃。麻醉中的低温十分常见，且未引起足够的重视。麻醉时体温调节中枢受到抑制，外周血管扩张后增加体表热量丢失，全麻气管内插管后经呼吸道热量散失可能增加，体腔开放后体热进一步丢失，静脉输入大量的室温液体和冷的库存血均可使机体温度明显降低。低温主要导致凝血功能障碍、各种麻醉药物代谢减慢和麻醉苏醒延迟。低温还可导

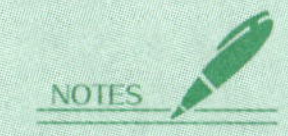

致麻醉苏醒时病人寒战，使全身氧耗量增加，诱发心肌缺血。体温低于 32℃时，易发生心律失常，心肌收缩力受抑制，血压下降；体温低于 28℃时，极易出现心室颤动。

全身麻醉气管内插管的病人应该使用湿化器，以减少经呼吸道热量丢失；所有欲输入体内的液体须加温至 40℃后再输注；须使用温盐水进行体腔冲洗；长时间手术病人、小儿和老年病人以及术中体液变化较大的病人，应该监测体温，并使用温毯机维持体温正常。

（四）中枢神经系统并发症

1. 麻醉苏醒延迟　全麻手术结束不久病人即可清醒。若全身麻醉后超过 2 小时意识仍不恢复，在排除昏迷后，可认为是麻醉苏醒延迟。麻醉苏醒延迟主要是麻醉药物过量或病人对麻醉药物极度敏感，也可能因循环或呼吸功能恶化，发生了严重低氧血症和严重 CO_2 潴留以及体温过低，严重水、电解质紊乱或糖代谢异常所致。应查明原因进行相应处理，促使病人意识恢复正常。

2. 昏迷　全身麻醉使病人意识丧失是可逆的，全身麻醉药物在体内再分布、代谢或排出后，病人的意识即可恢复，记忆力和理解力等也不受影响。麻醉过程中各种原因（主要是脑卒中、呼吸严重抑制或心搏骤停）使中枢神经系统发生弥漫性缺氧或严重局灶性缺氧，排除了麻醉苏醒延迟后，可诊断病人的意识丧失为昏迷。处理原则为必须维持呼吸循环正常，查明并纠正中枢神经系统缺血缺氧的原因，积极进行脑复苏，等待病人意识恢复。

第四节　局部麻醉与外周神经阻滞

局部麻醉（local anesthesia）简称局麻，是指应用局部麻醉药（简称局麻药）暂时阻断某些周围感觉神经的传导功能，使其支配区域产生麻醉作用，运动神经可能被部分阻断或保持完好的状态。局麻简便易行、安全有效、并发症少，对人体的生理功能影响小，适用于较表浅、局限的小手术，或者术中应用以阻断不良神经反射等。广义的局部麻醉有表面麻醉（topical anesthesia）、局部浸润麻醉（loacl infiltration anesthesia）、区域阻滞（regional block）和神经传导阻滞等。神经传导阻滞又包括外周神经阻滞和椎管内麻醉。静脉局部麻醉（intravenous regional anesthesia）是局部麻醉的另一种形式，目前临床较少应用。整形外科医生在吸脂术中应用肿胀麻醉（tumescent anesthesia）实际上也是一种局部麻醉技术。

一、局麻药药理学

（一）局麻药的作用机制

局麻药的作用机制学说较多，目前公认的是局麻药直接作用于神经细胞膜电压门控性 Na^+ 通道，阻断 Na^+ 内流，使神经冲动传导被阻滞，从而产生局麻作用。局麻药对静息电位和阈电位无影响，但可降低动作电位的上升速率，而使其不能达到阈电位。

（二）局麻药的化学结构及分类

常用局麻药的分子化学结构由芳香族环、胺基团和中间链三部分组成。根据中间链的不同可将局麻药分为两类：酯类局麻药，如普鲁卡因、丁卡因等；酰胺类局麻药，如利多卡因、布比卡因、罗哌卡因等。局麻药的分子化学结构是决定局麻药的脂溶性、解离度、蛋白结合率和代谢方式等主要理化性质的化学基础。临床上常依据局麻药作用持续时间的长短进行分类，一般把布比卡因、罗哌卡因、丁卡因等列为长效局麻药，作用持续时间在 4 小时以上；利多卡因、丙胺卡因等属于中效局麻药，作用持续时间为 2~4 小时；普鲁卡因、氯普鲁卡因等属于短效局麻药，作用持续时间在 1 小时左右。

（三）理化性质与临床麻醉特性

局麻药的理化性质可影响其麻醉性能，较为重要的是解离度、脂溶性及蛋白结合率，分别决定了该局麻药的显效时间、麻醉效能及阻滞作用持续时间。

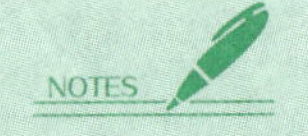

1. 解离常数（pKa）与起效时间　pKa 是指局麻药分子在溶液中分离成带阳离子部分（BH^+）和

不带电荷非离子部分(碱基,B)各占 50% 时的 pH。pKa 是局麻药起效快慢的决定因素。各种局麻药的 pKa 多在 7.6~9.1 之间(表 8-2),pKa 越接近正常组织液 pH(7.4),有药理活性碱基部分越多,则该局麻药起效越快,反之越慢。

表 8-2 常用局麻药的理化性质和麻醉效能

局麻药	pKa	脂溶性	蛋白结合率/%	药理活性碱基比例/%			强度	显效时间/min	持续时间 */h
				pH 7.2	pH 7.4	pH 7.6			
普鲁卡因	8.9	0.6	6	2	3	5	1	1~3	0.75~1
丁卡因	8.5	80	76	5	7	11	8	5~10	1~1.5
利多卡因	7.9	2.9	70	17	25	33	2	1~3	2~3
丙胺卡因	7.9	0.9	55	17	24	33	2	1~3	1.5~3
布比卡因	8.1	28	95	11	15	24	6	5~10	3~7
罗哌卡因	8.1		94			94	8	5~15	4~8

注:* 局部浸润注射后持续时间。

2. 脂溶性与麻醉效能 一般来说,脂溶性越高,越易于穿透神经组织膜并发挥对电位传导的阻滞效能,临床麻醉效能也就越强,反之则弱。

3. 蛋白结合率与作用持续时间 局麻药通过与 Na^+ 通道受体蛋白结合发挥神经阻滞效应。蛋白结合率大的局麻药与受体蛋白结合数量多,使 Na^+ 通道关闭时间延长,阻滞作用持续时间也相应延长。

另外,局麻药的扩血管作用及注射部位不同对起效快慢及阻滞作用持续时间也有较大影响。

(四) 局麻药的药代动力学

1. 局麻药的吸收 局麻药自作用部位吸收后,进入血液循环,决定其吸收量及速度的主要因素是:①药物剂量及浓度:血药峰值浓度(C_{max})与单位时间内注药剂量成正比。为避免药物中毒,对每种局麻药均规定了一次用药限量。②给药途径:静脉给药直接进入血液循环,黏膜表面麻醉吸收入血较快(咽喉部、气管、支气管黏膜及肺泡的吸收速度接近于静脉注射),皮下注射及皮内注射吸收最慢。③局麻药本身的理化特性:普鲁卡因、丁卡因可使注射部位血管明显扩张,加快药物吸收;罗哌卡因和布比卡因易与蛋白结合,吸收速率减慢。④是否合用缩血管药物:局麻药液中加入缩血管药物(如肾上腺素)可使局部血管收缩,延缓药物吸收、降低单位时间内血药浓度,从而延长作用时间并减少毒性作用。

2. 局麻药的分布 吸收入血的局麻药大部分与血浆蛋白结合,再分布于其他组织内,血管越丰富、组织灌注越好的器官,再分布量越多。蛋白结合率高的药物,如布比卡因和罗哌卡因,不易透过胎盘屏障分布至胎儿。

3. 局麻药的生物转化及排除 酰胺类局麻药主要在肝细胞内质网由微粒体酶水解,故肝功能不全的病人应酌减用量。酯类局麻药主要经血浆假性胆碱酯酶水解,属于肝外代谢,如病人先天性假性胆碱酯酶异常,或因肝硬化、严重贫血、恶病质及晚期妊娠等致此酶生成减少者,则应减少酯类局麻药用量。局麻药仅少量以原形经尿和粪便排泄。

(五) 局麻药的不良反应

1. 局麻药毒性反应 包括全身毒性和局部神经毒性。局麻药的神经毒性是局麻药与神经组织直接接触引起的毒性反应。全身毒性反应最常见原因是局麻药误注入血管和给药量过多导致药物的血液浓度过高,也可由局麻药吸收速度过快等引起,单位时间内血液中局麻药浓度超过了机体的耐受量而产生的毒性反应,主要表现为中枢神经系统和心血管系统功能紊乱。

(1) 常见原因:①局麻药过量;②误注入血管内;③注射部位血供丰富,并未加用缩血管药物,使

血液吸收速度过快；④病人机体状态，如高热、恶病质、休克、老年人等对局麻药耐受力降低。

（2）临床表现：因中枢神经系统对局麻药更为敏感，故中枢神经系统毒性表现往往先于心脏毒性。轻度毒性反应病人表现为眩晕、多语、吵闹、耳鸣、理智丧失、血压升高、心率增快等；如继续发展则表现为烦躁不安，血压明显升高，而脉搏趋向缓慢，并伴有缺氧和脊髓刺激症状，可发展为肌肉痉挛、抽搐、惊厥，进行性心动过缓和低血压，最终可导致心血管系统全面抑制，出现严重心肌和心脏传导抑制，表现为严重低血压、心律失常，甚至心搏骤停，如不处理，可迅速导致死亡。

（3）治疗：早发现早治疗是成功治疗局麻药中毒的关键。一旦发现毒性反应需立即寻求帮助，并应立即保证呼吸道通畅，吸入纯氧，以避免缺氧和呼吸性酸中毒而加重局麻药毒性使复苏更加困难，同时抑制抽搐惊厥，因全身抽搐可引起缺氧和代谢性酸中毒，加重局麻药毒性。可选择苯二氮䓬类药、硫喷妥钠或丙泊酚静脉注射尽快解除惊厥。血流动力学不稳定者禁用丙泊酚，因其对心血管系统的抑制作用以及作用于心肌细胞线粒体特异性敏感部位，可能加重局麻药对心肌的抑制。一旦发生室性心律失常，胺碘酮是最佳选择；如发生心搏骤停，需立即进行心肺复苏。必要时行气管内插管进行人工通气或机械通气，同时维持循环稳定。

近年来，已将脂肪乳剂作为局麻药全身毒性的解毒剂。静脉注射20%脂肪乳可迅速逆转布比卡因、甲哌卡因、罗哌卡因、丙胺卡因、左旋布比卡因及利多卡因等局麻药引起的心脏毒性，提高因局麻药毒性导致心搏骤停的复苏成功率。一旦局麻药中毒的诊断成立，在气道处理和控制惊厥的同时，应尽早给予脂肪乳剂治疗。推荐剂量为：20%脂肪乳剂（如长链脂肪乳剂，英脱利匹特，intralipid）1.5ml/kg静脉注射，注射时间1分钟以上，然后以0.25ml/（kg·min）持续静脉输注；如循环功能仍然不稳定可重复静脉单次注射1~2次，持续输注剂量可加倍至0.5ml/（kg·min）；当循环功能稳定后还要持续输注至少10分钟；推荐最初30分钟内脂肪乳使用剂量上限为10ml/kg。

（4）预防措施：①严格限定局麻药的安全剂量；②根据病人状态及注射部位确定最佳剂量；③注药前必须回抽，无血液时方可注药；④对缩血管药无禁忌者，局麻药液内可加入适量肾上腺素，以减慢吸收；⑤麻醉前给予适量巴比妥类或苯二氮䓬类药物，提高局麻药毒性阈值；⑥要警惕和密切观察病人的反应，如有毒性症状立即停药。

2. 过敏反应 即变态反应，罕见。酯类局麻药引起变态反应远较酰胺类多见，后者极为罕见，有时将毒性反应误认为过敏反应。注入少量局麻药后一旦出现荨麻疹、喉头水肿、支气管痉挛、低血压等表现必须立即处理，首先停止给药，保持呼吸道通畅、吸氧、维持循环稳定，适当补充血容量，紧急时可静脉注射小剂量肾上腺素，同时给予糖皮质激素和抗组胺药物。局麻药皮试意义不大，因局麻药可使局部血管扩张，或其稳定剂可使皮肤充血，假阳性率在50%以上，而且皮试阴性者也不能防止过敏反应发生。

（六）常用局麻药

1. 普鲁卡因（procaine，奴佛卡因，novocaine） 酯类局麻药，作用时效45~60分钟；麻醉效能低，穿透力和弥散力差，不用于表面麻醉和硬膜外阻滞；毒性较小，适用于局部浸润麻醉或神经阻滞，常用浓度为0.5%；一次最大剂量为1.0g；其代谢产物可减弱磺胺类药物的作用，使用时应注意。

2. 丁卡因（tetracaine，地卡因，pontocaine，amethocaine） 酯类长效局麻药，麻醉效能是普鲁卡因的10倍，但毒性也较普鲁卡因明显增大。起效时间为10~15分钟，作用持续时间可达3小时以上。常用于表面麻醉，浓度为1%~2%，一次限量为40mg；滴眼浓度为0.5%~1%，硬膜外阻滞可用0.2%~0.3%的浓度，一次限量为40~60mg，持续时间2~3小时。因其毒性较大且起效较慢，不用于局部浸润麻醉。

3. 利多卡因（lidocaine，lignocaine，赛罗卡因，xylocaine） 属于中作用时间酰胺类局麻药，具有起效快、弥散广、穿透性强、无明显扩张血管作用等特点，可用于各类局部麻醉。表面麻醉浓度为2%~4%，一次用量为100mg；局部浸润麻醉浓度为0.25%~0.5%，作用时间为60~120分钟；神经阻滞则用1.0%~2.0%的浓度，作用时间为60~120分钟；硬膜外阻滞用1.0%~2.0%的浓度，作用时间为

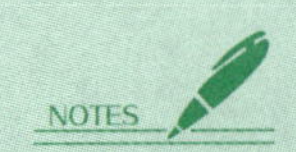

90~120 分钟，后三种麻醉一次限量为 400mg。蛛网膜下腔阻滞则用 2.0%~4.0% 的浓度，作用时间为 60~90 分钟，一次限量为 40~100mg。

4. 布比卡因（bupivacaine，丁吡卡因，麻卡因，marcaine） 脂溶性高，是一种强而长效的局麻药，麻醉效能和持续时间是利多卡因的 2~3 倍。临床常用浓度为 0.25%~0.75%，成人安全剂量为 150mg，极量为 200mg。胎儿/母血浓度比为 0.30~0.44，胎盘透过量少。0.25%~0.5% 的布比卡因溶液可用于神经阻滞；0.5% 的等渗溶液可用于硬膜外或蛛网膜下腔阻滞；0.75% 的溶液起效时间缩短，且运动神经阻滞更趋于完善，但因其心脏毒性大而禁用于产妇。布比卡因不用于表面麻醉，也极少用于局部浸润麻醉。

5. 罗哌卡因（ropivacaine，罗比卡因） 脂溶性和麻醉效能大于利多卡因，但小于布比卡因，对运动神经阻滞和感觉神经阻滞的分离作用较布比卡因更为明显，对心脏毒性较布比卡因小，故尤其适用于硬膜外镇痛。常用麻醉浓度为 0.5%~1.0%，感觉神经阻滞可达 3~5 小时，一次限量为 200mg。

二、局部麻醉方法

（一）表面麻醉

将穿透性强的局麻药施用于局部黏膜表面，使黏膜产生麻醉现象，称为表面麻醉。多用于眼、鼻、口腔、咽喉、气管及支气管、尿道和肛管等处的浅表手术或检查。角膜常用 0.5%~1.0% 的丁卡因滴入法，可持续 30 分钟。鼻腔表面麻醉常用喷雾器或浸有局麻药的棉片涂敷。咽喉、气管及支气管表面麻醉可采用 1%~2% 的丁卡因或 2%~4% 的利多卡因喷雾法，气管内表面麻醉还可以通过环甲膜穿刺注入 2% 利多卡因 2~3ml 或 0.5% 丁卡因 2~4ml，鼓励病人咳嗽使药液呈喷雾状分布。尿道和肛管可采用注入法给药。

（二）局部浸润麻醉

沿手术切口分层注入局麻药，阻滞神经末梢而产生麻醉作用，称为局部浸润麻醉。操作方法：在手术切口一端进针，刺入皮内，注药后形成一个橘皮样皮丘，若需浸润远端组织，在第一个皮丘边缘进针以减少多次刺痛，皮内注药形成第二个皮丘，如此连续进行，在切口线上形成皮丘带。然后经皮丘分层注药，注药时应加压注射，边注射边进针，在组织内形成张力性浸润，借水压作用浸润神经末梢，增强麻醉效果，并对周围组织起到水压分离及止血作用。常用药物为加入肾上腺素的 0.5% 普鲁卡因溶液，最大剂量为 0.8~1.0g，或 0.25%~0.5% 利多卡因溶液，最大剂量为 400~500mg。

注意事项：①每次注药前应回抽，以免局麻药注入血管内；②注药不要超过限量，以防局麻药毒性反应；③肌膜表面、肌膜下和骨膜处神经末梢分布较多，且常有粗大神经通过，应加大局麻药剂量，必要时可提高浓度；④穿刺针应缓慢进入，如需改变穿刺针方向，应先退针至皮下，避免针头弯曲或折断；⑤实质脏器和脑组织等无痛觉，不必注药；⑥感染或肿瘤部位不宜用局部浸润麻醉。

（三）区域阻滞

围绕手术区，在其四周及底部注射局麻药，阻滞进入手术区的神经干及神经末梢，称为区域阻滞。主要适用于小囊肿或小肿块切除术、腹股沟疝修补术及组织活检等门诊手术。区域阻滞的操作要点及局麻药配制与局部浸润麻醉相同。其优点在于：①可避免刺入病理组织或肿瘤组织；②不致因局部浸润麻醉后，部分小肿块不易触及或局部解剖结构难以辨认而增加手术难度。

三、外周神经阻滞

将局麻药注射至神经干、神经丛、神经节的周围，暂时阻滞神经传导功能，使其支配区域产生麻醉作用，称为外周神经阻滞。由于神经干或神经丛往往都是混合性神经，不但阻滞感觉神经，还不同程度地阻滞了运动神经、交感神经、副交感神经，故其麻醉效果优于局部浸润麻醉。临床常用的外周神经阻滞有颈神经丛、臂神经丛、腰神经丛阻滞，坐骨神经、肋间神经阻滞，以及疼痛诊疗用的星状神经节和腰交感神经节阻滞等。

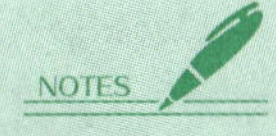

（一）神经定位方法

神经阻滞定位的方法很多，传统有异感法、血管旁法、血管穿透法和筋膜突破法等，近年又出现了神经电刺激法、超声及X线定位等方法。传统寻找异感法无须特殊设备，已成功应用很久，但有赖于病人合作，并可引起病人不适。目前，临床常用神经刺激器和超声引导进行神经定位。神经刺激器的基本原理是当电脉冲沿运动神经纤维传递时，可引起效应器肌肉收缩，当电脉冲沿感觉神经纤维传递时，可引起分布区域产生异感。设定神经刺激器的初始电流为1~2mA，使针头接近欲阻滞的神经，直至该神经所支配的肌群产生运动。调整针头位置和刺激器电流，直至用最小的电流（0.3~0.5mA）亦可产生最大的肌肉颤搐，表明针尖已接近神经，可注入局麻药。神经刺激方法可用于不能准确说明异感的病人，并可减少不适感。超声引导则是利用超声波生成神经、血管等解剖结构的实时影像来引导穿刺和注射局麻药。常使用高频线阵超声探头，可增加图像分辨率，进行表浅部位的神经阻滞，如臂丛神经阻滞；对于坐骨神经等较深部位的神经阻滞，则可使用低频的凸阵超声探头，以提高超声信号的穿透性。利用超声引导进行神经阻滞，不但能实时判断阻滞针与神经、血管的关系，降低损伤神经、血管、胸膜等的风险，还可评估局麻药液的分布，提高阻滞效果，提高外周神经阻滞的有效性和安全性。

（二）颈神经丛阻滞（cervical plexus block）

颈神经丛由C_{1-4}脊神经前支组成。C_1主要是运动神经，C_{2-4}均为感觉神经，阻滞时主要针对此三对神经进行阻滞。每一束脊神经出椎间孔后，经椎动脉及椎静脉后面到达横突尖端分为浅支（皮肤）和深支（肌肉），在胸锁乳突肌后面相互连接成一系列环状，即为颈神经丛。颈神经丛分为浅丛和深丛，颈浅丛位于胸锁乳突肌后缘中点，呈发射状分支至皮肤及浅表结构。颈深丛支配颈部侧面及前面深部区域。颈神经丛阻滞可用于甲状（旁）腺手术、气管切开术和颈动脉内膜剥脱术等颈部手术。

1. 颈浅丛阻滞 病人去枕平卧，头偏向对侧，双手放于身体两侧。操作者戴无菌手套，常规消毒后，自胸锁乳突肌后缘中点局麻皮丘刺入，沿胸锁乳突肌背面，向头侧及尾侧注入药液，深度不超过4cm。局麻药可选择2%利多卡因5ml与1%罗哌卡因5ml混合液，于两侧各注5ml即可。或用加肾上腺素的1%利多卡因6~8ml。

2. 颈深丛阻滞 常采用颈前阻滞法。体位同上，先从乳突尖端至颈椎最突出的C_6横突作一连线，穿刺点在此线上，C_4横突在胸锁乳突肌与颈外静脉交叉点附近，按压该处病人可有异感，在此水平进针2~3cm，可触及横突，此时病人可有酸胀感，回抽无血液或脑脊液，即可注入含有肾上腺素的1%利多卡因10ml或2%利多卡因5ml与1%罗哌卡因5ml的混合液3~5ml。

颈浅丛阻滞并发症较少，并发症多发生于颈深丛阻滞，包括：①膈神经阻滞。②喉返神经阻滞：可引起病人声音嘶哑或失音；临床上禁忌双侧颈深丛阻滞，以防止双侧膈神经和喉返神经阻滞。③药液误入硬膜外腔或蛛网膜下腔：可引起高位硬膜外阻滞或全脊髓麻醉。④局麻药毒性反应：颈部血管丰富、吸收入血液循环快，如误入椎动脉，药液直接进入脑内。⑤霍纳综合征（Horner syndrome）。⑥椎动脉损伤引起出血。

（三）臂神经丛阻滞（brachial plexus block）

C_{5-8}和T_1脊神经前支从椎间孔穿出，在前、中斜角肌之间的肌间沟合并组成臂神经丛，横过肩胛舌骨肌后方趋于集中成束，走行于锁骨下动脉的上方，后转至外侧，在斜角肌间隙与锁骨下动脉并列，经锁骨中点下行进入腋窝顶，并转向腋下与腋动脉包在共同的血管神经鞘（腋鞘）内。临床上常根据手术所需的阻滞范围，选用不同径路进行臂神经丛阻滞，主要有锁骨上、肌间沟及腋窝径路（图8-10）。

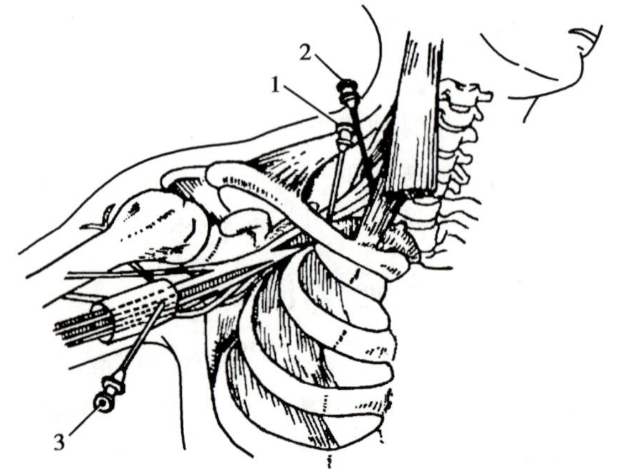

图8-10 臂神经丛阻滞的不同径路
1. 锁骨上径路；2. 肌间沟径路；3. 腋窝径路。

1. 锁骨上径路 病人去枕仰卧，头偏向对侧，

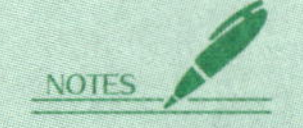

患侧肩下垫一薄枕，并尽量使患侧肩胛下垂，使臂神经丛拉紧更接近于皮肤表面。在锁骨中点上方1.0~1.5cm处作一局麻皮丘，经皮丘向内、后及下方进针，进针1~2cm可刺中第1肋骨，紧贴第1肋骨纵轴表面移动针尖，如上肢出现异感，抽吸无回血，即可注药。常用1%~1.5%利多卡因，剂量为20~30ml，或0.5%罗哌卡因20ml。气胸、血胸是异感法主要并发症，尤其是延迟性气胸的危险性更高，因此，寻找第1肋骨时不应进针过深。

超声引导阻滞：实时成像可以直视穿刺针的路径避开胸膜，理论上能显著减少发生气胸的风险。操作时体位同上，将超声探头倾斜地置于锁骨中点获得锁骨下动脉图像，可见臂神经丛在锁骨下动脉的上方，呈葡萄状分布。在实时成像下可以确认穿刺针路径及注入的局麻药分布情况。锁骨上径路超声图像见图8-11。

2. 肌间沟径路 穿刺体位同锁骨上径路，让病人略抬头以显露胸锁乳突肌的锁骨头，用示指沿其后缘向后滑动，可隐约触及前、中斜角肌肌间沟，穿刺点在锁骨上径路穿刺点上方1~1.5cm，肩胛舌骨肌上方，相当于环状软骨水平与肌间沟的交点。在此处向沟内重压时，病人诉有异感向前臂传导，即证实定位正确。进针时垂直皮肤，向后、向下呈45°边进针边观察异感，出现明显异感、回抽无血时注药。使用神经刺激器时可引出肩部和手臂部的肌肉收缩，如电流强度小于0.5mA时仍可引出肩部和手臂部的肌肉收缩即可注药。一般用1.3%利多卡因25ml或0.5%罗哌卡因20ml。

超声引导阻滞：体位同上，超声探头置于肌间沟获得前、中斜角肌和神经图像，在实时成像引导下观察进针路径和注入的局麻药分布。超声引导下肌间沟径路臂神经丛阻滞见图8-12。

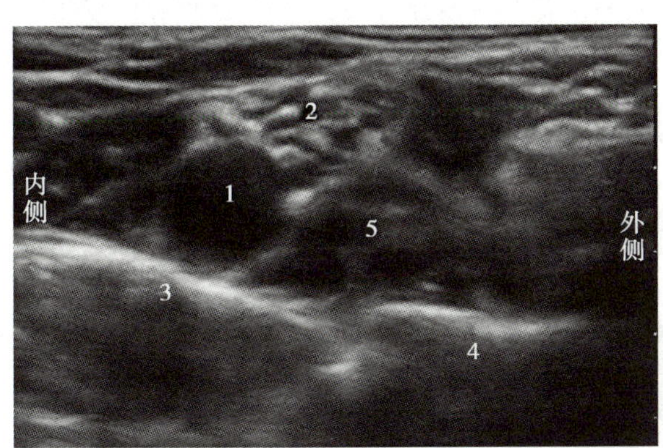

图8-11 超声引导锁骨上径路臂神经丛阻滞
1. 锁骨下动脉；2. 臂神经丛；3. 胸膜；4. 第1肋骨；5. 中斜角肌。

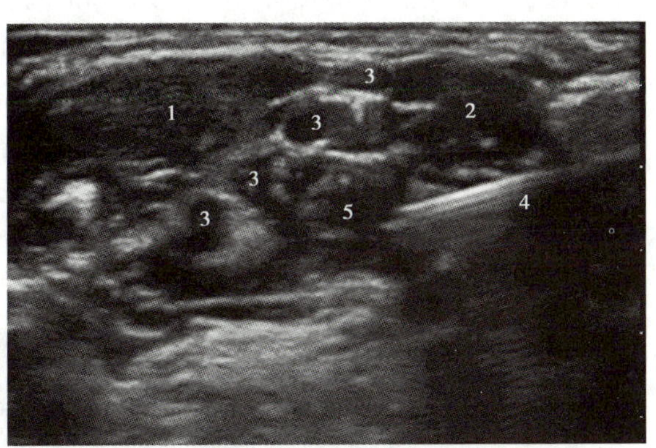

图8-12 超声引导肌间沟径路臂神经丛阻滞
1. 前斜角肌；2. 中斜角肌；3. $C_{5\sim8}$神经根；4. 神经阻滞针；5. 局麻药。

肌间沟径路臂神经丛阻滞的优点包括：①易于掌握；②小剂量局麻药即可阻滞上臂及肩部；③不易造成气胸。缺点及并发症有：①尺神经阻滞起效延迟或效果欠佳；②有误入硬膜外腔和蛛网膜下腔的危险；③易引起膈神经、喉返神经麻痹和霍纳综合征。

3. 腋窝径路 病人仰卧，腋窝备皮，患肢外展90°，前臂呈90°屈曲，或将患肢手掌枕于头下，呈行军礼姿势。麻醉医生站在病人的患侧，在腋窝顶部触及腋动脉搏动后，左手示指及中指固定皮肤和腋动脉，右手持针在腋动脉的尺侧缘或桡侧缘与皮肤垂直进针。穿破腋鞘时有明显的突破感，或病人出现异感后停止进针。松开手指可见针头固定并随腋动脉而搏动，即可连接注射器，抽吸无回血后注药。一般注入1.3%利多卡因30ml或0.5%罗哌卡因25ml。如在注药前于上臂用止血带加压或用手指压迫注射点远端，可使药液向上扩散增加阻滞范围。使用神经刺激器时可准确定位正中神经、尺神经、桡神经及肌皮神经。

超声引导阻滞：超声图像直视下可以看到臂神经丛围绕在腋动脉的周围，而且喙肱肌或筋膜内的肌皮神经呈清晰的高回声图像，并能在注药后看到局麻药液在每一根神经周围的分布。超声引导腋

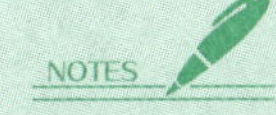

窝径路阻滞见图 8-13。

腋窝径路的优点包括：①臂神经丛在腋鞘内，位置表浅，腋动脉搏动明显，易于定位；②并发症发生率低；③可在腋鞘内放入留置针或导管进行连续阻滞。此法最常见的并发症是血管痉挛和血肿形成。

（四）腰神经丛阻滞（lumbar plexus block）

适用于腰神经丛支配区域的下肢手术。病人侧卧，患侧向上，髋关节屈曲。髂嵴连线向尾侧3cm，距后正中线4~5cm处为进针点，穿刺针垂直皮肤进针，若触到 L_4 横突，针尖再偏向头侧，用神经刺激器引发股四头肌颤搐，回抽无血液和脑脊液后注药。常用局麻药为1.3%利多卡因或0.5%罗哌卡因30~40ml。主要并发症有：①硬膜外阻滞；②全脊髓麻醉；③对于正在接受抗凝治疗的病人，可能出现腹膜后血肿或肾包膜血肿，所以麻醉管理原则与椎管内阻滞相同。

（五）坐骨神经阻滞（sciatic nerve block）

坐骨神经起源于 L_4~S_3 神经根，坐骨神经发出后从近端的臀肌深部到远端表浅的腘窝都可以进行阻滞。常用于下肢手术的麻醉，特别是在硬膜外阻滞或脊髓麻醉有禁忌和/或顾虑的情况下应用，其优点是不阻滞交感神经，常与腰神经丛阻滞或股神经、闭孔神经阻滞联合应用。

1. 后路坐骨神经阻滞 病人侧卧位，患侧向上，膝关节略屈曲，股骨大转子最突出的部位与髂后上棘连线，在连线中点向内侧作一垂线，沿此垂线4~5cm处即为穿刺点。超声引导联合神经刺激器阻滞时，多选择中低频凸阵探头（2~5Hz）。在坐骨结节和大转子作一连线，将探头长轴面与皮肤呈90°角置于此连线上，可以显示出坐骨结节和大转子图像，在两者之间呈现高回声、卵圆形或唇形结构即为坐骨神经。穿刺部位常规消毒、铺巾及局部浸润麻醉后，选择100mm长21号阻滞针，并与神经刺激器（设置：1.5~2.0mA，2Hz，100μs）及装有局麻药的注射器相连。将坐骨神经图像固定于屏幕中央，在探头外侧面进针，由于进针角度较大、位置较深，超声图像常难以清晰显示阻滞针尖位置，可开启神经刺激器，若引出踝关节屈伸或腓肠肌收缩反应，结合超声图像即可确认针尖位置。在坐骨神经周围注射局麻药15~25ml。超声引导后路坐骨神经阻滞见图 8-14。

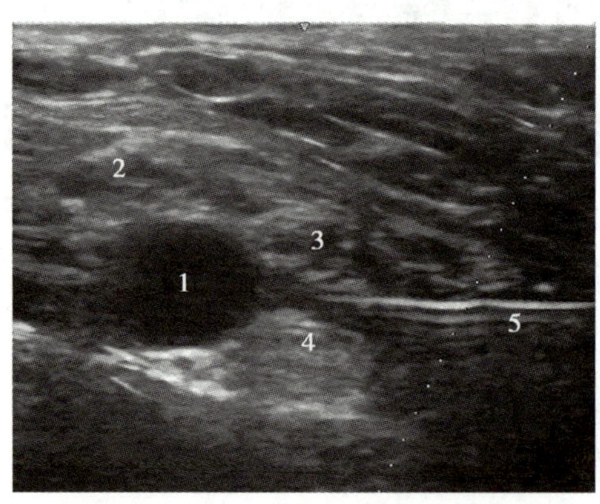

图 8-13 超声引导腋窝径路臂神经丛阻滞

1. 腋动脉；2. 正中神经；3. 尺神经；4. 桡神经；5. 神经阻滞针。

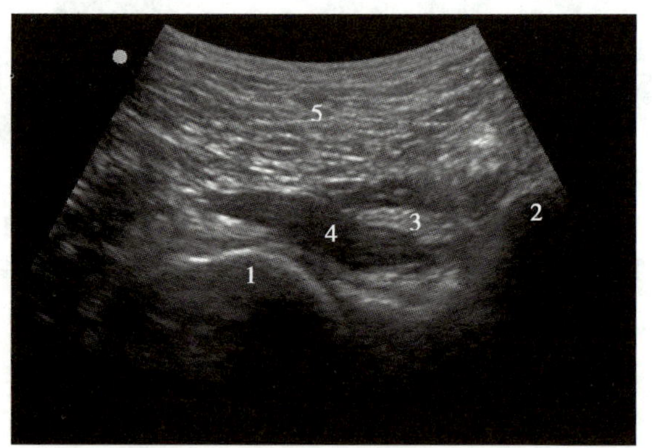

图 8-14 超声引导后路坐骨神经阻滞

1. 股骨大转子；2. 坐骨结节；3. 坐骨神经；4. 局麻药；5. 臀大肌。

2. 前路坐骨神经阻滞 病人取仰卧位，将同侧髂前上棘与耻骨结节连线三等分，然后经股骨大转子处作一平行线，由前者中内1/3处向后者作垂线，连线的交点即为穿刺点。常规消毒铺巾，局麻，穿刺针与皮肤垂直进针，寻找异感，有异感发生且回抽无血即可注药。如使用神经刺激器，当电流强度小于0.3mA时仍可引起小腿后部腓肠肌抽搐或足伸屈运动可注药，一般用1%利多卡因10ml+0.5%罗哌卡因10ml，或单独给予0.5%罗哌卡因20~25ml。

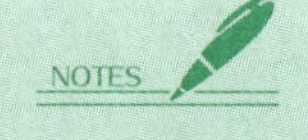

(六) 肋间神经阻滞(intercostal nerves block)

肋间神经起源于 $T_{2\sim11}$ 脊神经前支,绕躯干环行于相应的肋间隙。肋间神经阻滞常用于肋间神经痛、胸部手术后、带状疱疹及肋骨骨折等痛症的治疗,也可作为胸部、腹部小手术的麻醉及腹腔与腹壁疼痛的鉴别诊断。肋间神经在肋骨角处贴近肋骨下缘的肋沟,在腋前线处分出外侧皮神经,并离开肋沟,故阻滞应选择肋骨角、腋后线或痛点最明显处。病人侧卧、俯卧或坐位,上肢外展,前臂上举。肋骨角位于距后正中线 6~8cm 处,常规消毒铺巾,局麻后,在肋骨下缘稍上方垂直进针,直达骨外侧面,然后将针头轻轻移至肋骨下缘,再进入 0.3cm 即至肋间隙,亦可有异感,回抽无血、无气,即可注药。一般用 1.0%~1.5% 利多卡因每对肋间各注射 1.5~2.0ml。切忌穿刺过深,以防发生气胸(图 8-15)。

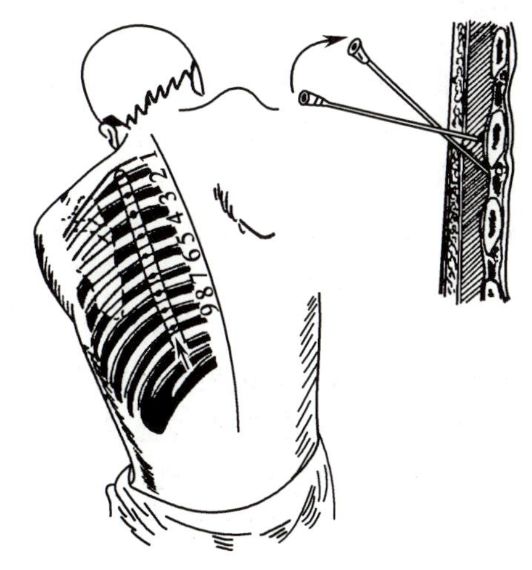

图 8-15 肋间神经阻滞

第五节 椎管内麻醉

将局麻药注入椎管内的不同腔隙,阻滞脊神经根,使其支配的相应区域产生麻醉作用,称为椎管内麻醉(intrathecal anesthesia)。局麻药注入蛛网膜下腔产生的阻滞作用称为蛛网膜下腔阻滞(subarachnoid block),又称脊髓麻醉(spinal anesthesia,SA)或腰麻;局麻药注入硬膜外腔产生的阻滞作用称为硬膜外阻滞(epidural block)。将脊髓麻醉和硬膜外阻滞两种技术同时应用以增强麻醉效果,称为腰-硬联合麻醉(combined spinal-epidural anesthesia,CSEA)。

一、椎管内麻醉的解剖基础

(一) 脊柱和椎管

脊柱由脊椎重叠而成。脊椎由前方的椎体、后方的椎弓及由椎弓发出的棘突构成,中间为椎孔,上、下所有椎孔连通在一起呈管状,即为椎管。椎管上起枕骨大孔,下至骶裂孔,骶椎部分的椎管又称骶管。颈椎和腰椎的棘突基本呈水平排列,而胸椎棘突呈叠瓦状排列。正常脊柱有四个生理弯曲,即颈曲、胸曲、腰曲和骶曲,颈曲和腰曲前突,胸曲和骶曲后突。仰卧位时,L_3 和 C_3 位置最高,T_5 和骶部最低,这对脊髓麻醉时局麻药液的流动有重要影响,是通过改变病人体位调节阻滞平面的重要解剖基础(图 8-16)。

(二) 韧带

连接椎弓的韧带与椎管内麻醉关系密切。从外至内依次为棘上韧带、棘间韧带和黄韧带(图 8-17)。棘上韧带连接所有脊椎棘突尖端,质地较坚韧,老人常发生钙化;棘间韧带连接于上、下两棘突间,质地较松软;黄韧带连接上、下椎弓,覆盖椎间孔,坚韧而富有弹性,是三层韧带中最坚韧的一层,穿刺时有明显的阻力,穿破后有落空感。

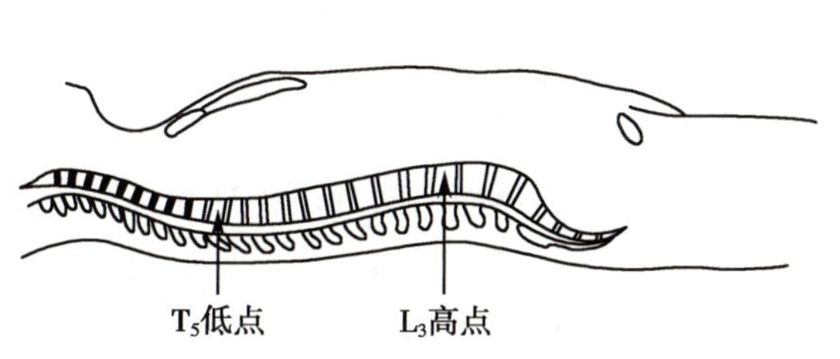

图 8-16 病人体位与阻滞平面的调节

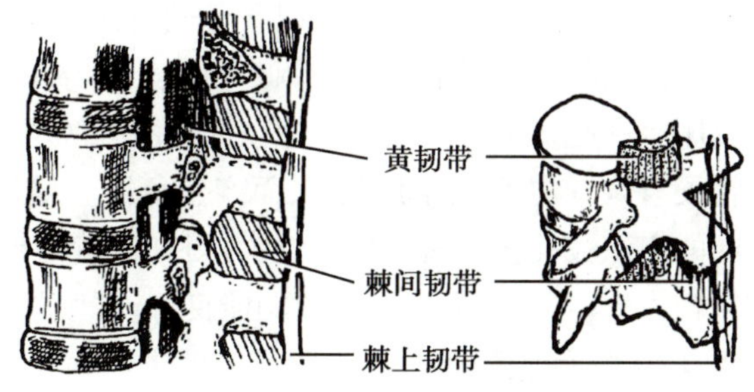

图 8-17 脊柱韧带的解剖

(三) 脊髓

脊髓上端从枕骨大孔开始，容纳于椎管内并有三层被膜包裹。因为脊髓比椎管短，脊神经根离开脊髓后在椎管内向下斜行，才能从相应的椎间孔穿出，该现象越接近脊髓末端越明显，成人脊髓下端终止于 L_1 下缘或 L_2 上缘，L_2 以下的蛛网膜下腔内只有脊神经根，即马尾神经，所以脊髓麻醉穿刺多选择 L_2 以下间隙，小儿应在 L_3 以下穿刺，以免损伤脊髓。

(四) 脊膜与腔隙

脊髓三层被膜从内至外分别为：软膜、蛛网膜和硬脊膜。软膜紧密覆着于脊髓表面，与蛛网膜之间形成的腔隙称为蛛网膜下腔。脊蛛网膜下腔上端与脑蛛网膜下腔相通，下端止于 S_2 水平，内含脑脊液。硬脊膜与椎管内壁（即黄韧带和骨膜）之间的腔隙为硬膜外腔，内有脂肪和疏松结缔组织，并有极丰富且较粗的静脉丛，穿刺或置入硬膜外导管时有可能损伤静脉丛而出血（图 8-18）。蛛网膜与硬脊膜之间有一潜在腔隙，称为硬膜下腔。

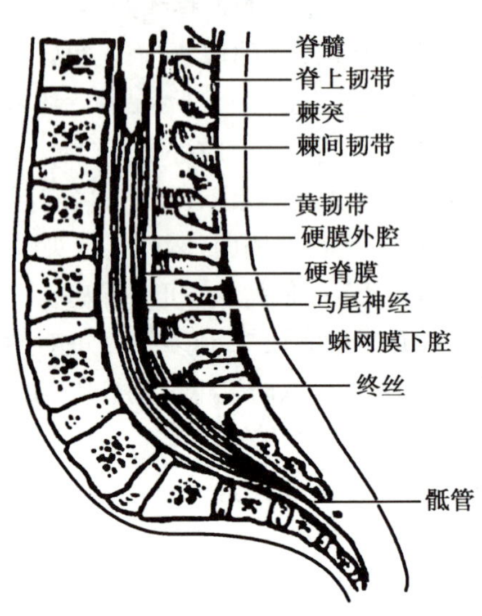

图 8-18 腰骶段椎管矢状面示意图

(五) 骶管（sacral canal）

骶管上起硬脊膜囊即 S_2 水平，止于骶裂孔，是硬膜外腔的一部分，呈长三角形，从上至下逐渐变小，长约 47mm。在此腔隙注入局麻药产生的麻醉称为骶管阻滞，是硬膜外阻滞的一种。骶裂孔呈 V 形或 U 形，表面有骶尾韧带覆盖，两旁各有一蚕豆大骨性突起，称骶角。骶裂孔和骶角是骶管穿刺的重要解剖标志。在骶管穿刺时，勿超过 S_2 水平，以免误入蛛网膜下腔。

(六) 脊神经

脊神经共 31 对，其中 8 对颈神经、12 对胸神经、5 对腰神经、5 对骶神经和 1 对尾神经。每对脊神经根分为前根和后根。前根从脊髓前角发出，由运动神经纤维和交感神经传出纤维组成；后根由感觉神经纤维和交感神经传入纤维组成，进入脊髓后角。硬脊膜、蛛网膜和软膜均沿脊神经根向两侧延伸，包裹脊神经根，分别成为根硬膜、根蛛网膜和根软膜。

二、椎管内麻醉的生理

(一) 蛛网膜下腔生理

成人脑脊液总量为 120~150ml，脊蛛网膜下腔仅占 25~30ml。正常成人脑脊液无色透明，pH 为 7.35，比重 1.003~1.009，男性较女性稍高，侧卧位压力为 70~170mmH$_2$O，坐位时为 200~300mmH$_2$O，老年人或脱水病人脑脊液压力降低。脊髓麻醉时脑脊液起到稀释和扩散局麻药的作用。

(二) 硬膜外腔生理

硬膜外腔是一个环绕硬脊膜囊的潜在腔隙，总容积约为 100ml，其中骶部占 25~30ml。妊娠晚期，硬膜外腔静脉丛呈怒张状态；老年人骨质增生或纤维化使椎间孔变窄，硬膜外腔均相对变小。硬膜外腔内的结缔组织在中线处交织致密成膜样，似将硬膜外腔左右隔开，此现象在颈段、胸段较为明显，有时使注入的药液扩散偏向一侧。硬膜外腔穿刺时呈现负压，此并非生理性负压，重新穿刺可出现二次负压。一般认为是极度前屈体位使硬膜外腔增大而产生负压，也可能是穿刺针进入硬膜外腔后，针尖将硬脊膜推向前方，间隙增大而产生负压。最近还认为硬膜外腔穿刺时，针尖压陷黄韧带，硬膜外腔内的组织被推挤至压力低的位置，当刺破黄韧带出现落空感时，黄韧带弹性回缩，即可出现负压现象。年轻人脊柱前屈幅度大，呼吸功能良好，硬膜外腔负压明显；相反，老年人韧带硬化，脊柱屈曲受限，呼吸功能差，硬膜外腔负压不明显或消失。病人咳嗽、屏气、妊娠可使硬膜外腔负压变小、消失，甚至出现正压。

(三) 药物的作用部位

蛛网膜下腔阻滞时，局麻药选择性地透过软膜作用于裸露的脊神经前根、后根，部分直接作用于脊髓表面。硬膜外阻滞作用机制较复杂，局麻药主要经椎旁组织、蛛网膜下腔等途径作用于脊神经和脊髓表面。注入蛛网膜下腔的药液，可被脑脊液稀释，所以用于蛛网膜下腔阻滞的局麻药浓度较硬膜外阻滞高；但是，因蛛网膜下腔的脊神经根是裸露的，易被阻滞，故用药总量及总容积较硬膜外阻滞小。

(四) 阻滞顺序与麻醉平面

局麻药对脊神经前根、后根均产生阻滞作用，但由于各种神经纤维粗细不等以及传导神经冲动的功能不同，相同浓度的局麻药阻滞不同神经纤维的作用、速度及效能也不相同。不同神经纤维被阻滞的先后顺序为：交感神经→冷觉→温觉（消失）→温度识别觉→钝痛觉→锐痛觉→触觉→运动神经（肌松）→压力觉（减弱）→本体感觉，阻滞消退顺序与阻滞顺序相反。神经阻滞范围亦不相同，交感神经阻滞平面比感觉神经高或宽 2~4 个节段，感觉神经阻滞平面又较运动神经高或宽 1~4 个节段。临床所指的麻醉平面是指痛觉消失的平面。参照体表标志（图 8-19），不同部位的脊神经支配分别为：胸骨柄上缘为 T_2，乳头连线为 T_4，剑突下为 T_6，季肋部肋缘为 T_8，平脐线为 T_{10}，耻骨联合上 2~3cm 为 T_{12}，大腿前面为 $L_{1\sim3}$，小腿前面和足背为 $L_{4\sim5}$，大腿和小腿后面及会阴区为 $S_{1\sim5}$。例如，痛觉消失范围上界平乳头连线，下界平脐线，则麻醉平面表示为 $T_{4\sim10}$。

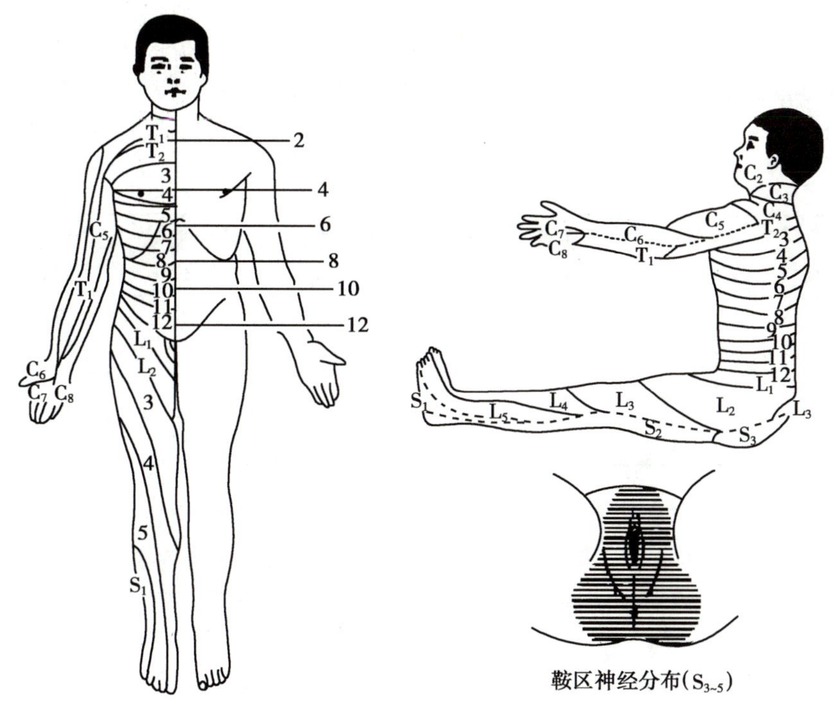

图 8-19 脊神经的体表节段分布

C：颈椎；T：胸椎；L：腰椎；S：骶椎。

(五) 椎管内麻醉对机体的影响

1. 对呼吸的影响 低位椎管内麻醉对通气无影响。当阻滞平面高达胸部时，可出现肋间肌麻痹，使胸式呼吸减弱或消失，但只要膈神经（$C_{3\sim5}$）未被阻滞，腹式呼吸仍能保证基本的肺通气量，但对于呼吸功能储备差（如病态肥胖）的病人，其通气功能可显著受损。故采用高位硬膜外阻滞时，为防止对呼吸功能产生严重影响，应降低局麻药浓度，使运动神经不被阻滞或轻度被阻滞。

2. 对循环的影响 血压降低和心率减慢是椎管内麻醉最常见的生理反应。血压降低的程度与交感神经阻滞程度直接相关。交感神经阻滞引起动脉和静脉扩张，体循环阻力降低，使静脉回心血量

减少，心输出量下降，导致血压降低。如阻滞平面超过 T_4，则压力感受器活动增强，可引起上肢血管收缩；心交感神经被阻滞，导致心动过缓，心输出量减少，进一步降低血压。在低血容量病人、老年人及静脉回流受阻（如孕妇）的病人，上述改变更加明显。预先输液、给予缩血管药和/或抗胆碱药在很大程度上能减轻此方面的影响。

3. 对体温的影响 椎管内麻醉可引起病人中心体温下降，其机制为交感神经阻滞引起外周血管扩张，一方面增加热量的丢失，另一方面使机体热量由中心向外周再分布。该作用在麻醉后 30~60 分钟达高峰，可使中心体温下降 1~2℃，年龄越大、阻滞平面越广则体温下降幅度越大。另外，超出体表温度实际上升程度的主观温暖感觉，降低了寒战和血管收缩的温度阈值，使机体温度调节机制减弱，进一步加重了中心体温的下降。

4. 对其他系统的影响 由于交感神经被阻滞，迷走神经兴奋性相对增强，胃肠道蠕动亢进，容易诱发恶心、呕吐。蛛网膜下腔阻滞时，常因膀胱括约肌及膀胱逼尿肌松弛，使膀胱排尿功能受抑制，发生尿潴留。

三、蛛网膜下腔阻滞

蛛网膜下腔阻滞又称腰麻或脊髓麻醉，阻滞平面达到或低于 T_{10} 为低平面脊髓麻醉，高于 T_{10} 但低于 T_4 为中平面脊髓麻醉，达到或高于 T_4 为高平面脊髓麻醉，高平面脊髓麻醉现已不用。

（一）常用药物

1. 局麻药种类 蛛网膜下腔阻滞常用的局麻药有普鲁卡因、丁卡因、利多卡因和布比卡因。脊髓麻醉的持续时间除与药物的种类、剂量有关外，还取决于药物的浓度，与其呈正相关，但浓度过高可损害神经而致永久麻痹。因此临床上限定了蛛网膜下腔阻滞不同药物的适宜浓度（表 8-3）。

表 8-3 蛛网膜下腔常用局麻药剂量及浓度

药名	高平面/mg	中平面/mg	低平面/mg	鞍区/mg	最高剂量/mg	最低有效浓度/%	常用浓度/%	维持时间/min
普鲁卡因	120~180	100~150	75~125	50~100	180	2.5	5~6	45~90
丁卡因	10~12	8~10	6~8	4~6	15	0.1	0.33	75~120
利多卡因	100~120	80~100	60~80	40~60	120	—	2~4	75~180
布比卡因	12~15	7.5~12	4.0~7.5	2.5~6	20	—	0.5~0.75	180~360

2. 局麻药液比重 由于蛛网膜下腔充满脑脊液，局麻药与脑脊液比重之间的差异对药物在蛛网膜下腔内移动及扩散的范围有较大影响，按局麻药液比重的不同，可分为重比重液、轻比重液和等比重液。利用轻比重液“上浮”、重比重液“下沉”的特性，配合体位可调节阻滞平面。

3. 药物的配制

（1）普鲁卡因：选择专用于脊髓麻醉的普鲁卡因结晶（150mg 装）。应用时以 5% 葡萄糖溶液溶成 5% 溶液 3ml 重比重溶液，再加入 0.1% 肾上腺素 0.25ml。一次用量为 100~150mg，最多不超过 180mg。

（2）丁卡因：临床常用 1% 丁卡因 1ml，加 10% 葡萄糖溶液和 3% 麻黄碱各 1ml，配制成所谓的 1∶1∶1 重比重溶液。一次用量 10mg，最多不超过 15mg。

（3）利多卡因：临床常用 2% 利多卡因溶液，加入 5% 葡萄糖溶液 0.5ml 即配制成重比重液。一次用量为 60~100mg，最多不超过 120mg。

（4）布比卡因：取 0.5% 布比卡因 2ml 或 0.75% 布比卡因 2ml，加 10% 葡萄糖 1ml，配制的 3ml 重比重液中分别含布比卡因 10mg 或 15mg。成人剂量一般为 10~15mg，老年人应酌情减量。

（二）麻醉准备

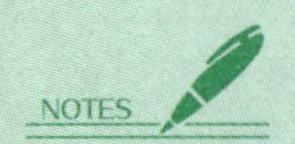

1. 麻醉前用药 目的是镇静和增强对局麻药的耐受性。常用巴比妥类，如苯巴比妥钠 0.1~0.2g

肌内注射。非胃肠道手术，也可口服地西泮 10mg。

2. 麻醉用品 20G 及 22G 腰椎穿刺针各一根，5ml 注射器及针头（抽取脊髓麻醉用药），2ml 注射器及针头（局麻用），手套、无菌巾、皮肤消毒用品和麻醉药等，上述用品均需灭菌处理。目前多采用市售的一次性椎管内麻醉穿刺包。

3. 病人体位 一般取侧卧位或坐位（鞍区麻醉）。如为单侧肢体手术做重比重药液阻滞时，手术侧向下；轻比重药液阻滞时手术侧向上。背部需与床面垂直、与床沿靠齐，嘱病人尽量将腰部向后弯曲，使棘突间隙开大以利于穿刺。

4. 穿刺部位与消毒范围 穿刺前需严格消毒皮肤，消毒范围自肩胛下角至 S_2，两侧至腋后线。消毒后铺无菌巾。穿刺间隙一般选择 $L_{3\sim4}$ 或 $L_{2\sim3}$ 间隙，可用四指按摸髂骨翼最高点，拇指在两侧髂骨翼连线与脊柱交叉处，正对第 4 腰椎或 $L_{3\sim4}$ 棘突间隙进行体表定位（图 8-20）。

（三）脊椎穿刺术

先在穿刺点以 0.5%~1.0% 普鲁卡因或 0.5% 利多卡因做皮内、皮下和棘间韧带逐层浸润麻醉。皮下注药量不宜过多，否则易使棘突间隙分辨不清。常用脊椎穿刺方法有如下两种。

1. 直入穿刺法 用左手示指和中指固定穿刺点皮肤，将穿刺针刺入棘突间隙中点，保持与病人背部垂直，针尖稍偏向头侧缓慢进入，仔细体会穿过各层次阻力时的变化，针头抵达黄韧带时阻力增加，当突破黄韧带时阻力突然消失，即所谓"落空感"，继续进针，使用腰麻针将硬脊膜及蛛网膜一起穿破，可有第二个落空感，进入蛛网膜下腔。

2. 侧入穿刺法 在棘突间隙中点旁开 1.5cm 处作局麻皮丘，穿刺针经皮丘向中线倾斜，与皮肤约成 75° 角，对准棘间孔方向刺入，突破黄韧带和硬脊膜而达蛛网膜下腔（图 8-21）。另外，较为简便的方法为旁侧穿刺法，即在下位棘突上缘，距中线 0.5~1cm 处，做局麻浸润直至椎板。穿刺针经皮丘垂直入皮肤，至椎板后略将针体外提，先将针斜向头侧，推至椎板上缘，再外提后将针尖斜向中线，向棘间孔刺入，突破黄韧带和硬脊膜进入蛛网膜下腔。本方法可避开棘上韧带和棘间韧带。老年韧带硬化、脊椎病变腰部不易弯曲或棘突间隙不清的肥胖病人采用此法较为方便。

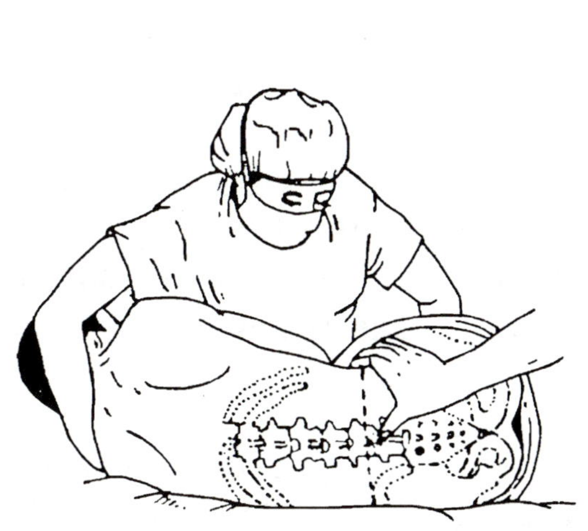
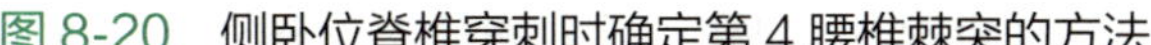

图 8-20 侧卧位脊椎穿刺时确定第 4 腰椎棘突的方法

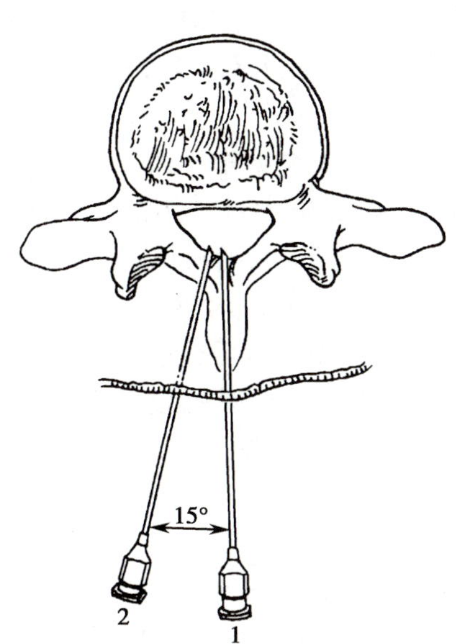

图 8-21 直入法与侧入法

穿刺成功的确切标志是腰麻针有脑脊液流出。若未见脑脊液流出，首先应考虑颅内压过低所致，可采用压迫颈静脉或嘱病人屏气、咳嗽等增加颅内压的方法；如怀疑针体阻塞，可用针芯反复通透；如针尖开口受阻，旋转针体后可能解除。经上述处理仍未见脑脊液流出时，应调整进针深度或重新穿刺。穿刺成功后，将装有配制好局麻药的注射器与穿刺针紧密衔接，稍加回抽后将药液以 1ml/5s 的

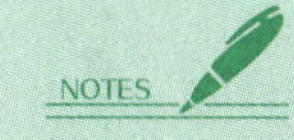

速度注入，注入后再次回抽以证实注入蛛网膜下腔，然后将针体同注射器一起拔出。

（四）麻醉平面调控

临床上常以针刺皮肤试痛或浸过冷盐水的棉棒测试冷温觉来测知阻滞平面。阻滞平面的调控是蛛网膜下腔阻滞操作技术最重要的环节之一，应在极短的时间内，将麻醉平面控制在手术所需要的范围内，避免平面过高对病人生理的过多影响，或平面过低导致麻醉失败。影响阻滞平面的因素很多，如局麻药的种类、浓度、剂量、容量及比重、病人身高、脊柱生理弯曲和腹腔内压力等。如果这些因素已经确定，则穿刺部位、病人体位、针口方向和注药速度成为调节麻醉平面的重要因素。

1. 穿刺部位 由于脊柱存在正常生理弯曲，病人仰卧位时 L_3 位置最高，T_5 和骶椎最低，因此，经 $L_{3\sim4}$ 间隙穿刺注入重比重局麻药，病人转为仰卧位后，大部分药液向骶段流动，麻醉平面容易偏低。如经 $L_{2\sim3}$ 穿刺注药，病人仰卧后大部分药液向胸段流动，麻醉平面容易偏高。

2. 病人体位 病人体位对于麻醉平面的调节十分重要。例如，平面过低时，由于重比重药液在脑脊液中向低处扩散，可将手术台调至头低位，使麻醉平面上升，一旦平面足够，立即将手术台调至水平位。调节平面应在注药后 5~10 分钟内完成，一旦麻醉平面固定，则难以通过体位调节麻醉平面。

3. 针口方向和注药速度 这两个因素应综合考虑，如针口朝向头侧，注药速度越快，药液越向上扩散，麻醉范围越广；如针口朝向尾侧，即使注药速度较快，麻醉平面也不易上升，注药速度越慢，麻醉平面越窄。注药速度为每 5 秒注射 1ml 为宜，鞍区麻醉可减慢至每 30 秒注射 1ml，以使药液集中在骶部。

（五）并发症

1. 术中并发症

（1）血压下降：脊髓麻醉时可因脊神经被阻滞，麻醉区域血管扩张，回心血量减少，心输出量降低导致血压下降。血压下降的发生率及严重程度与阻滞平面密切相关。平面越高，阻滞范围越广，血压下降也越明显。合并高血压或血容量不足者，更易发生低血压。血压下降多发生在注药后 5~10 分钟，少数病人血压可骤然下降。严重者可因脑缺氧引起恶心、呕吐、不安，甚至意识消失。少量静脉注射麻黄碱（10~20mg）或加快输液速度多可恢复。亦可临时抬高病人双下肢，增加回心血量。阻滞平面超过 T_4 时，心脏交感神经被阻滞，迷走神经相对亢进，易引起心率减慢，可予阿托品 0.3~0.5mg 静脉注射。

（2）呼吸抑制：麻醉平面过高时，可因肋间肌麻痹而引起呼吸抑制，病人感到胸闷气促、说话无力、胸式呼吸减弱、发绀。应给予吸氧或面罩辅助通气，直至肋间肌活动恢复。如因全脊髓麻醉呼吸停止，应立即气管内插管机械通气。

（3）恶心、呕吐：发生率为 13%~42%，女性多于男性。多因低血压致脑缺氧，兴奋恶心呕吐中枢所致。另外，脊髓麻醉后交感神经阻滞使迷走神经功能亢进致胃肠蠕动增强、外科手术牵拉等因素也易引起恶心呕吐。如因平面过高引起低血压，应用缩血管药物提升血压及吸氧多能解除；如因呼吸抑制所致，则需辅助呼吸方能缓解；如为手术牵拉内脏所致，可行内脏神经阻滞或静脉注射辅助镇静镇痛药物。

2. 术后并发症

（1）头痛：发生率 4%~37%，女性（16%）高于男性（4%），尤其是年轻女性。头痛多出现在麻醉作用消失后 6~24 小时，2~3 天最剧烈，7~14 天缓解，个别病人可持续 1~5 个月甚至更长。头痛原因尚不完全清楚，多数认为与脑脊液流失导致颅内压降低有关，细穿刺针可明显减少脑脊液外漏，降低脊髓麻醉后头痛的发生率。

脊髓麻醉后头痛的处理：轻度头痛者，保持病人平卧 2~3 天，头痛可自行消失；中度头痛者，每天补液或饮水 2 500~4 000ml，应用小剂量镇痛药或镇静药；严重头痛经上述处理无效者，可行硬膜外腔自体血充填法，即采集自体血 10ml，经穿刺针注入硬膜外腔（10 秒内），平卧 1 小时，有效率可达 95% 以上。

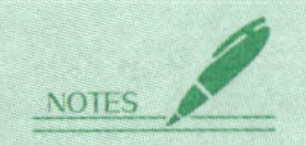

（2）尿潴留：多因支配膀胱的骶神经功能恢复较晚所致，也可因会阴及肛周手术后疼痛、下腹部手术刺激膀胱以及病人不习惯卧位排尿等引起，可采用针刺足三里、三阴交等穴位或膀胱区热敷处理，必要时应留置导尿管。

（3）脑神经受累：脊髓麻醉后脑神经受累多发生于第Ⅵ对和第Ⅶ对脑神经。多发生在术后 2~21 天，前驱症状有剧烈头痛、畏光、眩晕，相继出现复视或斜视等症状。治疗上应缓解头痛，给予维生素 B_1，多数病人在 4 周左右自行恢复。

（4）假性脑膜炎：即无菌性脑膜炎或化学性脑膜炎。多发生在脊髓麻醉后 3~4 天，起病急，主要表现为头痛、颈强直、凯尔尼格征（Kernig sign）阳性，有时伴有复视、眩晕、呕吐等。可按脊髓麻醉后头痛处理，同时应用抗生素，症状可很快消失。

（5）粘连性蛛网膜炎：是一种较少见的严重并发症。多由药物化学刺激所致。因此，局麻药配制时应注意药物的纯度、浓度及渗透压，穿刺时应注意防止出血等，多能避免此并发症发生。粘连性蛛网膜炎潜伏期为 1~2 天，初期表现为运动障碍，后期发展为完全肢体瘫痪。无特效治疗方法，主要是促进神经功能的恢复。手术治疗效果不佳。

（6）马尾综合征：以脊髓圆锥水平以下神经根受损为特征的临床综合征，其表现为不同程度的大便失禁及尿道括约肌麻痹、会阴部感觉缺失和下肢运动功能减弱。病因可能与局麻药的直接神经毒性、硬膜外血肿或脓肿等压迫性损伤或操作损伤有关。目前尚无有效的治疗方法，预防尤为重要。

（六）适应证及禁忌证

适用于 2~3 小时以内的下腹部、盆腔、下肢及会阴部手术。高平面阻滞对病人的生理功能影响较大，而且单次脊髓麻醉持续时间有限，所以很少用于上腹部手术麻醉。

禁忌证：①中枢神经系统疾病，如脑脊膜炎、脊髓多发性硬化、高颅压等；②脓毒症、败血症；③休克；④穿刺部位感染；⑤脊柱外伤、结核、转移癌；⑥急性心力衰竭或重症冠心病。

四、硬膜外阻滞

硬膜外阻滞分为连续法和单次法两种。连续硬膜外麻醉（continuous epidural anesthesia，CEA）是通过硬膜外腔穿刺将一塑料留置管置入硬膜外腔，根据病情、手术要求、手术时间长短分次注药或持续输注，可随时掌握用药量，使麻醉持续时间按手术需求延长，是临床普遍应用的麻醉方法之一。单次硬膜外阻滞一次用药量偏大，阻滞范围可控性差，极少应用。

（一）常用药物

成人常用局麻药的浓度和剂量见表 8-4。

表 8-4 硬膜外阻滞常用局麻药的浓度和剂量

局麻药	浓度/%	一次最大剂量/mg	起效时间/min	作用时效/min
丁卡因	0.2~0.3	75~100	15~20	90~180
利多卡因	1.5~2.0	400	5~15	60~120
布比卡因	0.5~0.75	150~225	10~20	120~240
罗哌卡因	0.5~1.0	200	10~20	120~240

注药方法：穿刺置管后，将病人转为仰卧位，注入试验剂量局麻药 3~5ml，目的在于排除误入蛛网膜下腔的可能。5~10 分钟后，在穿刺部位的上下各 2~3 节段的皮肤支配区出现感觉迟钝，病人无下肢痛觉消失，下肢运动正常，循环稳定，则可注入追加剂量，20 分钟内阻滞范围可扩大到所预期的范围，麻醉也趋完全，针刺皮肤测痛可得知阻滞的范围和效果。试验剂量和追加剂量之和称为诱导剂量，诱导剂量不应超过每种局麻药的最大限量。诱导剂量作用消失前，可注入诱导剂量的 1/3~1/2 维持麻醉。

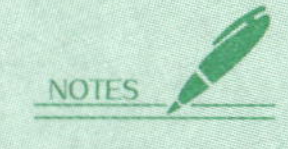

（二）麻醉前准备

硬膜外阻滞时，局麻药用量较大，为减少局麻药中毒机会，术前可给予巴比妥类或苯二氮䓬类药物，合用阿托品可防止心动过缓。

（三）硬膜外腔穿刺术

穿刺体位、进针部位及穿刺针经过的层次与脊髓麻醉基本相同。由于硬膜外腔无脑脊液，药液注入后，主要依赖药液本身的容积向两端扩散，故穿刺点应选择手术区中央的相应棘突间隙。棘突间隙一般参考体表的解剖标志确定，如颈部最明显的棘突为 C_7；两侧肩胛下角连线交于 T_7 棘突；两侧髂嵴最高点连线交于 L_4 棘突或 $L_{3\sim4}$ 棘突间隙。硬膜外腔穿刺也有直入法和侧入法。

硬膜外穿刺针呈勺状，针尖略钝，因此针尖抵黄韧带时的阻力及突破黄韧带时的“落空感”均较脊髓麻醉穿刺时明显，结合负压现象，可判断穿刺是否成功。

1. 阻力消失法 穿刺过程中，开始阻力较小，当穿刺针针尖抵达黄韧带时阻力增大，并有韧性感。此时取下针芯，接上无阻力注射器，推动注射器芯，有回弹感觉。此后边进针边推动注射器芯试探阻力，突破黄韧带时，阻力消失并有落空感，同时注液无阻力，回抽无脑脊液流出，表明针尖已达硬膜外腔。

2. 负压法 ①悬滴法：穿刺针针尖抵达黄韧带时，取出针芯，在针尾放一滴液体（局麻药或生理盐水），继续进针，当突破黄韧带进入硬膜外腔时，此滴液体即被吸入；②玻璃接管测定法：一般操作同悬滴法，将悬滴液体改为玻璃接管，管内充有少许液体，当穿刺针进入硬膜外腔呈现负压时，管内液体被吸入或随负压变化而波动（图 8-22），较悬滴法更确切。确定穿刺针已进入硬膜外腔后，将硬膜外腔留置管插入，超出针口 3~4cm，然后边拔针边固定留置管，直至将针体拔出皮肤之后固定导管。

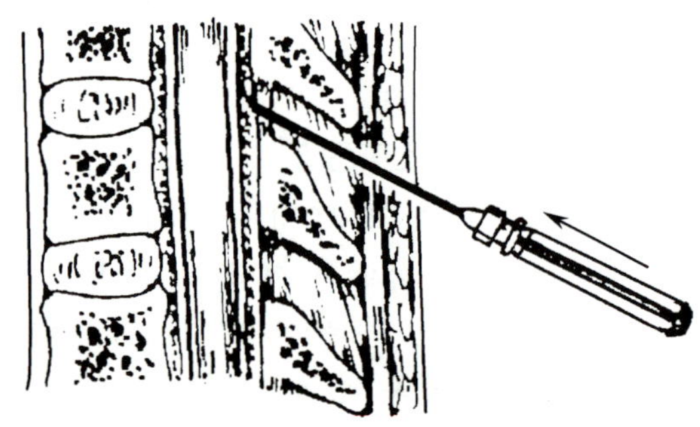

图 8-22 衔接玻璃管试探负压

（四）硬膜外阻滞平面的调节

局麻药在硬膜外腔的扩散，不受药物比重及脑脊液稀释的影响，影响阻滞平面最重要的因素是穿刺部位，一般上肢手术穿刺点在 $C_6\sim T_1$ 棘突间隙，乳腺手术穿刺点在 $T_{3\sim4}$，上腹部手术在 $T_{8\sim10}$，中腹部手术在 $T_{9\sim11}$，下腹部手术在 $T_{12}\sim L_2$，下肢手术在 $L_{3\sim4}$，会阴部手术在 $L_{4\sim5}$。此外，影响阻滞平面的主要因素还有：

1. 药物容量及注药速度 容量越大、注药越快，则阻滞范围越广，反之则阻滞范围越窄。但注药过快时，血管吸收率增加，扩大阻滞范围作用有限。

2. 留置管位置及方向 头侧置管时，药物易向头侧扩散；尾侧置管时，药物易向尾侧扩散。如果留置管偏向一侧，可出现单侧麻醉，如留置管误入椎间孔，则只能阻滞单个脊神经根。

3. 体位 局麻药液在硬膜外腔内的扩散很少受体位影响，但调节体位后再加速注药，药液可向低处扩散 1~2 个节段。

4. 病人状况 老年人、婴幼儿、动脉硬化、妊娠或腹腔巨大肿物病人的硬膜外腔相对狭小，药液易向头侧扩散，药量应减少。另外，全身状况差、脱水、血容量不足、腹压增高等因素均可加快药液扩散，用药时应慎重。

（五）并发症

1. 术中并发症

（1）全脊髓麻醉（total spinal anesthesia）：多由硬膜外阻滞剂量的局麻药误入蛛网膜下腔所致。由于硬膜外阻滞的局麻药用量远高于脊髓麻醉用药量，注药后迅速出现广泛的全部脊神经阻滞。临床表现为病人在注药后几分钟内全部脊神经支配区痛觉消失、血压下降、心动过缓、意识模糊或消失、

双侧瞳孔散大固定、呼吸停止，处理不及时可导致心搏骤停。

全脊髓麻醉处理原则：①立即停止局麻药注入；②纯氧人工辅助通气或机械通气；③应用阿托品、麻黄碱和肾上腺素纠正心动过缓和低血压；④加快静脉输液，保持血流动力学稳定；⑤严密监护直至神经阻滞症状消失；⑥如发生心搏骤停应立即施行心肺复苏。注药前观察有无脑脊液流出和采用试验剂量注药是预防或避免全脊髓麻醉的重要措施。

（2）局麻药毒性反应：硬膜外腔有丰富的静脉丛，局麻药吸收较快；穿刺或置管损伤血管，加快局麻药的吸收；硬膜外留置管误入血管内，局麻药直接进入循环；一次局麻药剂量过大，都可引起不同程度的局麻药毒性反应。

（3）血压下降：主要由交感神经被阻滞使阻力血管和容量血管扩张所致。胸段交感神经阻滞的范围较广，可阻滞心交感神经引起心动过缓，更易发生低血压。硬膜外阻滞起效较慢，故血压下降出现也较晚，一般在注药后15~30分钟出现；加快输液，必要时静脉注射麻黄碱10~15mg，可有效提升血压。

（4）呼吸抑制：阻滞平面低于T_8对呼吸功能基本无影响。颈段、胸段硬膜外阻滞多有不同程度的呼吸抑制，尤其感觉阻滞平面达T_2以上者，病人通气储备功能显著下降。因颈段、胸段硬膜外腔相对较小，应采用小剂量、低浓度局麻药，以减轻运动神经阻滞。在硬膜外阻滞期间，必须严密观察病人的呼吸，常规面罩吸氧，并做好呼吸急救的准备。

（5）恶心呕吐：与脊髓麻醉相同。

2. 术后并发症

（1）脊神经根损伤：穿刺针针体偏斜或操作粗暴，可能损伤脊神经根或脊髓，穿刺时如病人有电击样异感并向肢体放射或疼痛，说明已触及神经，应立即停止进针，调整进针方向，以免加重损伤；如疼痛持续存在则建议放弃椎管内阻滞改行其他麻醉方法。

（2）硬膜外腔血肿：罕见。病人术后剧烈背痛，或末次硬膜外腔注药2小时后肢体感觉、运动功能及反射仍未恢复，或上胸段硬膜外阻滞后病人出现呼吸困难等症状应高度警惕，如上述症状进行性加重，伴有大便失禁，则硬膜外血肿所致截瘫诊断即可成立。应行CT或磁共振定位，确诊后应尽早（8小时内）行椎板切开减压术，清除血肿。超过12小时常可致永久性截瘫。有凝血功能障碍或接受抗凝治疗者，禁用硬膜外阻滞。

（3）留置管拔出困难或折断：遇到硬膜外腔留置管拔出困难，可将病人处于原穿刺体位，多可顺利拔出；如椎旁肌群强直，可热敷或在留置管周围注射局麻药，然后均匀用力拔出；若仍未成功，可留置2~3天，待导管周围组织疏松后拔出。如强行拔管或由其他原因造成留置管折断，导管断端位于硬膜外隙或深部组织内，无感染或神经刺激症状者，残留体内的导管不必手术取出，可严密观察，一般不会引起并发症。

（六）适应证和禁忌证

适用于上、下腹部与盆腔、腰部及下肢各种手术。禁忌证与脊髓麻醉相似。出凝血功能障碍、抗凝治疗、溶栓治疗、神经系统病变、脊柱结核或严重畸形、穿刺部位皮肤感染者禁用；病人拒绝或不能配合完成操作视为绝对禁忌证。

五、骶管阻滞

骶管阻滞（caudal block）是经骶裂孔将局麻药注入骶管腔内阻滞脊神经的麻醉方法，是硬膜外阻滞的一种。适用于直肠、肛门及会阴部手术，亦可用于小儿下腹部手术的麻醉与镇痛。

1. 常用药物 常用1.33%~1.6%利多卡因、0.5%布比卡因或罗哌卡因溶液，加入1∶200 000肾上腺素，成人一次用量12~15ml。

2. 穿刺点定位 病人取侧卧或俯卧位。侧卧位时髋关节、膝关节尽量屈曲，俯卧位时髋部垫一厚枕，两腿略分开，足跟外旋，臀肌放松。穿刺前先触及尾骨尖，沿尾骨中线向头侧3~4cm处可摸到

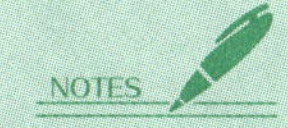

一个V形或U形的弹性凹陷,其两侧各有一蚕豆大骨质结节(骶角),此凹陷即为骶裂孔。骶裂孔中心与两侧髂后上棘连线呈一等边三角形,即为骶管三角区(图8-23)。髂后上棘连线平S_2水平,为硬膜囊的终止部位,骶管穿刺不得越过此连线,否则有误入蛛网膜下腔发生全脊髓麻醉的危险。

3. 骶管穿刺术 消毒、铺无菌巾后,于骶裂孔中心行皮内、皮下局部浸润麻醉。用20G或22G穿刺针垂直刺入皮肤,穿破骶尾韧带时有阻力突然消失的落空感,此时将针体向尾侧倾斜与皮肤成30°~45°角,适当调整角度,使针体与骶管纵轴方向一致,顺势进针2cm进入骶管腔(图8-24)。衔接注射器回抽无脑脊液和血液后,注入生理盐水或空气无阻力感,也无皮下肿胀,证实针尖确在骶管腔内,即可注入试验剂量局麻药液3~5ml,5分钟后无脊髓麻醉现象,即可注入全部剂量。注药不宜过快,下肢出现异感常表明穿刺针确在骶管内。

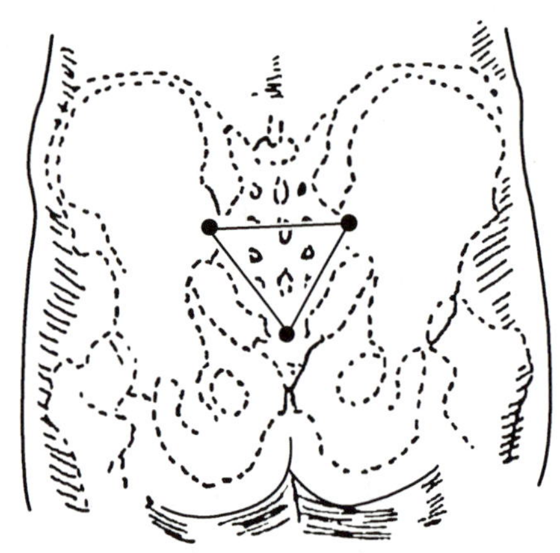

图8-23 骶椎穿刺的三角区图

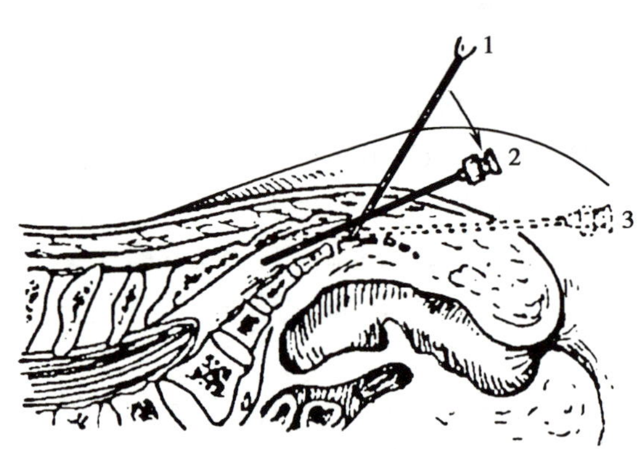

图8-24 骶管穿刺方法

刺破骶尾韧带后将针从1位置放至2位置,即能进入骶管,过度放平如3位置易遇骶管后壁。

4. 并发症 骶管腔有丰富的静脉丛,穿刺易出血,局麻药吸收也较快,易引起局麻药毒性反应,如注药过快可产生眩晕和头痛;穿刺过深进入硬膜囊内,药液可注入蛛网膜下腔发生全脊髓麻醉;因骶神经阻滞时间较长,术后尿潴留也较多见。另外,因骶裂孔解剖变异较多,畸形或闭锁约占10%,故穿刺失败率较高,如穿刺失败或回抽有较多血液时,应改用鞍区麻醉或腰段硬膜外阻滞。

六、蛛网膜下腔与腰段硬膜外联合阻滞

蛛网膜下腔与腰段硬膜外联合阻滞简称为腰-硬联合阻滞,既有脊髓麻醉起效迅速、镇痛及运动神经阻滞完全的优点,又有硬膜外阻滞可经留置管连续或间断给药以满足长时间手术需要的长处,弥补了两者各自的不足,广泛应用于下腹部及下肢手术。腰-硬联合阻滞穿刺方法有如下两种(图8-25)。

1. 两点穿刺法 病人体位与脊髓麻醉相同,先于较高位棘突间隙如T_{12}~L_1行硬膜外腔穿刺,置

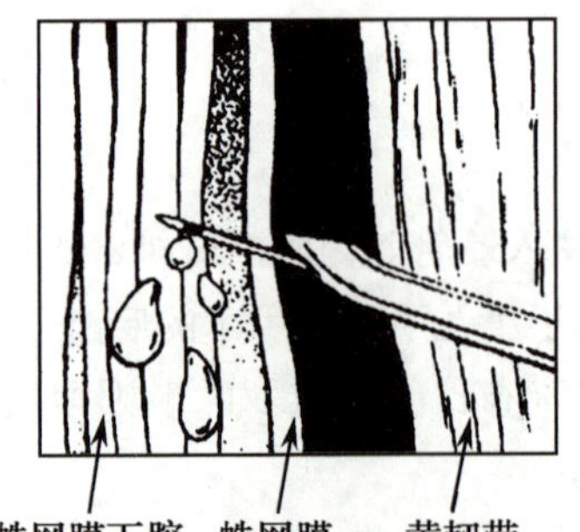

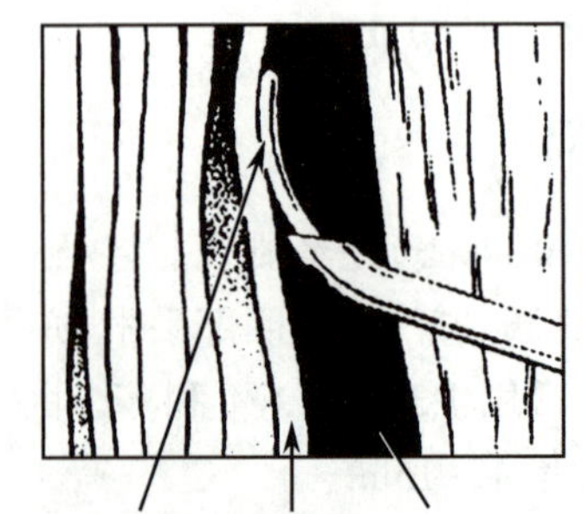

图8-25 腰-硬联合阻滞穿刺置管法

入留置管，再于 $L_{3\sim4}$ 或 $L_{4\sim5}$ 间隙行蛛网膜下腔穿刺，注入局麻药行脊髓麻醉。

2. 一点穿刺法 一般选 $L_{2\sim3}$ 或 $L_{3\sim4}$ 间隙用特制的联合穿刺针穿刺，当硬膜外穿刺成功后，用 25G 腰麻针经硬膜外穿刺针管腔行蛛网膜下腔穿刺，有脑脊液缓慢流出后，将局麻药注入蛛网膜下腔，然后拔出腰麻针，再经硬膜外穿刺针向头侧置入硬膜外腔留置管 3~4cm，将硬膜外穿刺针拔出，固定导管备用。

第六节 麻醉期间及麻醉恢复期的监测与管理

麻醉管理不仅是麻醉实施，还包括术中对病人的多种处理，包括体位安置、血管内置管、无创及有创监测、输血、输液和药物治疗、麻醉诱导与维持、置入留置管用于术后镇痛、决定病人术后处置、处理麻醉苏醒期出现的各种情况等。麻醉监测和管理是提高麻醉质量、保证病人安全不可缺少的手段，也是临床麻醉的重要组成部分。

一、麻醉期间的监测与管理

（一）麻醉期间的监测

麻醉监测种类日益繁多，ASA 制定了麻醉最低监测标准，无论何种麻醉方法均应执行此标准：①麻醉期间，麻醉医师及麻醉护士应时刻在病人身边，对病人进行监测和及时处理；②至少每 5 分钟测定一次血压和心率；③心电图；④全麻病人应连续实施呼吸监测，例如观察或触摸呼吸囊、听诊呼吸音、监测吸入或呼出气流，特别是监测呼气末 CO_2 分压和吸入氧浓度；⑤呼吸环路脱落报警；⑥体温；⑦其他：某些病人还需增加监测项目，如中心静脉压、肺动脉压、肺毛细血管楔压、心输出量等。虽然各种监测装置能提供丰富的生命指标资料，但均不能代替麻醉医师对病人的望、触、叩、听及对病情全面正确的分析和判断。

（二）循环系统监测及管理

循环系统主要监测：①脉搏；②动脉压；③心电图；④中心静脉压；⑤微循环变化；⑥其他血流动力学参数。围麻醉期间，发生循环紊乱的原因非常复杂，表现形式多种多样。

1. 低血压 平均动脉压低于基础血压 20% 或血压<80/60mmHg，即可诊断为低血压。原因主要有三个方面：①基础疾病：病人术前存在水、电解质紊乱，心血管疾病，肾上腺皮质功能不全等。②麻醉因素：某些麻醉药（如丙泊酚）和麻醉方法（如椎管内麻醉等）可引起血压下降；辅助或控制呼吸时，过度通气可增加胸腔内压，造成回心血量减少，也可出现低血压。③手术因素：创伤出血、手术牵拉、神经反射、药物过敏、输血反应等均可造成低血压。

处理：①如为麻醉过深所致，应减浅麻醉深度；②如血容量不足，应合理输血、输液，维持血容量；③神经反射性低血压，应暂停手术操作数分钟，充分供氧及避免 CO_2 蓄积，可行局部浸润麻醉；④纠正机械因素：如气胸则行胸腔引流，全麻时减少或停止呼气末正压通气（PEEP）；⑤解除腔静脉压迫（如使妊娠子宫左移）；⑥适当应用血管活性药物：常用麻黄碱 5~10mg 静脉注射以增加血管阻力，或用多巴胺 2~4mg 增加每搏量，若伴有心动过缓，静脉注射阿托品等。

2. 高血压 平均动脉压高于基础血压 20% 或血压>140/90mmHg，即可诊断为高血压。主要原因包括：①麻醉因素：麻醉过浅或镇痛作用不全，气管内插管或拔管刺激，输血、输液过量，局麻药中肾上腺素吸收过快，缺氧和 CO_2 蓄积等；②内分泌因素：嗜铬细胞瘤手术时可分泌大量儿茶酚胺，甲亢病人甲状腺素过多入血也可使血压升高；③并存疾病：动脉硬化性高血压、妊娠高血压、颅内压增高者。

处理：①去除病因；②适当加深麻醉；③如上述处理后仍未达到满意效果，可在严密监测下适当应用血管活性药物。降压药的应用原则为分次少量，密切观察，避免降压过快。常用药物有：具有中枢和外周双重降压作用的乌拉地尔 0.6mg/kg 静脉注射；钙通道阻滞剂尼卡地平 30~50μg/kg 静脉注射或 5~15mg/h 静脉泵注；硝酸甘油滴鼻或静脉滴注；嗜铬细胞瘤手术中应准备酚妥拉明，可在探查或刺

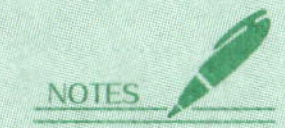

激瘤体前预防性静脉注射 1~2mg 或持续静脉泵注。

3. 心肌缺血（myocardial ischemia） 常见原因包括：①应激反应：紧张、恐惧、麻醉过浅、镇痛不全、气管内插管或拔管刺激；②血流动力学波动剧烈：低血压可使冠状动脉灌注明显减少，高血压可使心肌做功增加，增加耗氧量；③围手术期通气障碍；④病人情况：高龄，术前合并冠心病、心律失常或糖尿病等。

防治：①防止心肌氧供减少：纠正低血压，维持接近正常的血容量；适度通气，防止缺氧；防止麻醉药对循环功能的过度抑制。②避免心肌耗氧增加：避免心率过快、血压升高。③尽量减轻应激反应，维持适当麻醉深度，充分镇痛，减轻气管内插管、拔管反应。④预防性扩张冠状动脉治疗。

4. 心律失常 常见原因包括：①术前原有心律失常。②某些麻醉用药可能作用于心脏传导系统引起心律失常，多与药物剂量和浓度有关。③麻醉或手术操作因素：如支气管内插管或拔管，气管镜或食管镜检查，牵引肺门等可造成心动过缓、窦性心律失常，偶尔发生房室传导阻滞或心脏停搏。④缺氧和 CO_2 蓄积。⑤电解质紊乱：急性低血钾，使心肌兴奋性增高，易出现期前收缩、室性心动过速或心室颤动；高血钾可出现窦房传导阻滞、房室传导阻滞甚至心脏停搏。⑥低温麻醉。

处理：①寻找和消除诱因，应将治疗重点放在原发病的治疗上；②针对不同类型的心律失常，适当应用抗心律失常药物；③心室颤动、恶性室性心动过速应立即施行直流电复律；④有症状的缓慢型心律失常如三度房室传导阻滞应安装起搏器；⑤由异常传导旁路所致的室上性心动过速如预激综合征，应行射频消融手术治疗。

（三）控制性降压

控制性降压是指利用药物或/和麻醉技术有意识地降低病人血压，并根据手术需要控制降压程度和持续时间的方法。控制性降压能够减少出血和输血以及输血并发症；降低血管内张力，有利于手术操作，缩短手术时间；降低心脏前后负荷，减少心肌做功；减少结扎烧灼组织，使水肿程度减轻，加快伤口愈合。理想的低血压水平取决于病人的年龄、身体状况、体位以及手术需要。手术病人需在全身麻醉下复合应用血管扩张药（如硝普钠、硝酸甘油、尼卡地平等）实施控制性降压。一般认为，收缩压或平均动脉压允许降至基础血压的 2/3 为宜。应严格掌握适应证和禁忌证。主要适应证：①血管丰富区域手术，如头颈部、盆腔手术；②血管手术，如主动脉瘤、动脉导管未闭、颅内血管瘤手术；③创面较大、止血困难的手术，如髋关节离断成形、脊柱侧弯矫正、颌面外科手术；④区域狭小、要求术野清晰的精细手术，如中耳手术、鼻内镜手术；⑤大量输血有困难或有输血禁忌证者。禁忌证：①麻醉医师不熟悉控制性降压的理论和技术；②有重要脏器疾病，如脑血管病变、心功能不全、严重肝功能或肾功能障碍等；③血管病变，如缺血性周围血管疾病、动脉硬化等；④严重贫血或低血容量性休克；⑤术前未经药物控制的严重高血压；⑥哮喘病人应避免应用 β 受体阻滞剂实施控制性降压。

（四）呼吸系统监测与管理

呼吸系统监测包括：①对于自主呼吸病人，观察呼吸运动的方式、节律、频率和幅度；②呼吸功能监测：氧浓度、潮气量、呼吸频率、每分通气量、呼气末二氧化碳分压（$P_{ET}CO_2$）、气道压及峰值压、PEEP 等；③脉搏氧饱和度；④必要时进行血气分析。

呼吸异常的表现及处理：①屏气：多发生在麻醉诱导期，麻醉过浅、手术刺激骨膜或内脏神经等情况，应暂停手术，加深麻醉。②呼吸过速：在有自主呼吸情况下，呼吸频率>40 次/分，幅度可深可浅，常见于缺氧和 CO_2 蓄积时，并以 CO_2 蓄积时深快呼吸最为明显。后者可由气管内导管插入单侧支气管或支气管麻醉引起气体交换面积不足、气道不畅、钠石灰失效、麻醉机活瓣失灵、肺水肿、肺不张、休克、心力衰竭、麻醉过浅等原因造成，一旦发生，须立即查找原因，进行处理。③支气管痉挛：表现为呼气性呼吸困难、喘鸣、两肺广泛干啰音，已建立人工气道者，麻醉机可示气道阻力增加，同时可出现心率增快，甚至心律失常；尽量选用有支气管扩张作用、无组胺释放作用的药物如氯胺酮、异氟烷及维库溴铵等，注意防止误吸，及时清除气道分泌物，麻醉不宜过浅；一旦发生，应消除诱因和充分吸氧，并给予解痉平喘处理。④喉痉挛：药物、麻醉过浅、低氧、分泌物、喉镜致咽喉部应激等均可诱发喉痉挛。

轻度喉痉挛，仅在吸气时出现喉鸣，局部刺激解除即可缓解；中度者吸气和呼气均有喉鸣，应立即解除病因，面罩加压吸氧；严重者呼吸道完全梗阻，病人有强烈的呼吸动作而无喉鸣，正压通气常无法进行，需立即静脉注射肌松药行气管内插管，人工控制呼吸，紧急情况下可行环甲膜穿刺或气管切开。

（五）体温监测与管理

全身麻醉可抑制体温调节中枢，因此，麻醉中体温易受外界因素影响，特别是小儿体表面积与体重比值大，更易发生体温波动。温度变化也使机体产生一定的应激反应，体温升高使机体耗氧量增加、代谢加快、严重者可发生高热惊厥；体温降低机体代谢减慢，麻醉药物清除半衰期延长，易发生血小板和凝血功能障碍导致术中出血增加，严重低温可诱发心律失常，常需通过调控手术室内温度，采用保温措施如变温毯、空气加温器、输血输液加温仪防止低体温的发生。有些手术如心脏手术、大血管手术及体外循环需全身低温，即在全身麻醉下，人为地用物理方法降低病人的体温，旨在降低全身及各组织器官尤其是脑组织的温度和代谢率，减少耗氧量，增加细胞对缺氧的耐受力，从而保护大脑及其他新陈代谢率较高的器官免受局部缺血或缺氧的损害。低温按其程度分为浅低温（29~35℃）、中低温（23~28℃）和深低温（22℃以下）。在某些恶性高热易感病人，术中使用强效挥发性吸入麻醉药和去极化肌松药时可能存在诱发恶性高热的风险，除了去除诱发因素之外，麻醉期间进行体温监测也十分重要。术中常采用鼻咽温监测体温，有些情况还要监测食管或直肠核心体温。

围手术期控制体温的方法包括：①调节手术室温度，减少病人对环境温度的应激反应；②输液加温装置、气体加温加湿器、变温毯等加温装置的应用可减少病人热量的损失；③体外循环时使用变温水箱直接对血液温度进行调节，可很好地满足手术对体温的需求；④辐射加温器主要用于术后升温，防止寒战；⑤食管加温器，可通过食管内的加温导管进行局部加温而提升体温。

（六）麻醉深度监测

理想的麻醉深度应该保证病人术中无痛觉和意识活动，血流动力学平稳，恢复过程苏醒充分且无术中记忆。目前尚无一种准确、有效判断麻醉深度的方法。临床上主要依据病人血压、心率、呼吸幅度及节律、眼部症状、肌松程度等临床症状，结合麻醉监测技术，综合判断麻醉深度。目前临床主要应用基于脑电图（electroencephalogram，EEG）分析的麻醉深度监测技术，例如数量化脑电图、脑电双频谱指数（bispectral index，BIS）、诱发电位（evoked potential）、熵（entropy）、麻醉意识指数（anesthesia index，AI）、病人状态指数（patient state index，PSI）和脑状态指数（cerebral state index，CSI）等。神经成像技术具有改善全身麻醉期间监测潜在意识的潜力，但尚需进一步研究评估其在外科手术中实施的可行性。

二、麻醉后恢复期的监测与管理

病人在从麻醉状态苏醒的过程中，手术及麻醉对病人的生理影响并未完全消除，病人的呼吸及循环功能仍处于不稳定状态，各种保护性反射仍未完全恢复，仍存在潜在的危险。因此，应注重病人麻醉后恢复期的监测与管理。麻醉后恢复室（post-anesthesia care unit，PACU）也称恢复室（recovery room）或苏醒室，为病人麻醉后平稳恢复及危急情况下抢救提供了场所和空间，术后进行短时监护，待病人完全清醒、病情稳定后，再将病人送回病房。

（一）监测

应常规监测：①脉搏氧饱和度；②心电图；③至少每 5 分钟记录一次生命体征，包括血压、心率、呼吸频率及病人清醒程度；④体温；⑤苏醒延迟、呼吸功能尚未完全恢复而需辅助通气者，应定期监测潮气量和自主呼吸频率，必要时行动脉血气分析。

（二）管理

1. 呼吸系统管理 呼吸道梗阻、通气不足及肺部病变是 PACU 最常见的呼吸系统问题，最终转归均为低氧血症，所以在 PACU 对脉搏氧饱和度的监测至关重要。气道阻塞者，应吸氧、调整头部位置、保持气道通畅、清除气道分泌物；呼吸抑制者，解除病因后行呼吸支持更为安全；对于有肺部病变

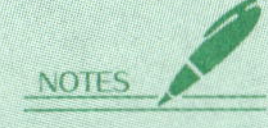

者，根本的解决方法是膨胀肺泡，除给予较大潮气量外，可应用呼气末正压通气（PEEP）。

2. 循环系统管理 低血压和高血压最为常见。①低血压的最常见原因是血容量不足，多见于术中补液不足、引流及术后出血或血管扩张引起的相对容量不足。低体温时静脉血管收缩可能掩盖低血容量的存在，病人体温回升时静脉血管扩张可导致迟发性低血压。此外，其他特殊原因如心源性休克、张力性气胸、严重低血糖等均有相应的症状，参考病史一般不难诊断，应针对病因予以处理。②术后高血压在PACU很常见，手术切口疼痛、导尿管及其他引流管刺激、缺氧、高碳酸血症、颅内压升高等是其主要原因；术前已有动脉硬化或高血压的病人，术后血压升高更为明显。处理原则为去除病因、对症治疗，根据血压及病人情况合理选择降压药。

3. 苏醒延迟 一般认为术后超过2小时仍未苏醒，应考虑苏醒延迟。导致苏醒延迟的因素包括：①麻醉药的残余作用；②呼吸功能不全；③术中出现严重意外：大出血、心肌缺血或梗死、颅内动脉瘤破裂等；④体温异常：体温降低时麻醉药的抑制作用加强，延缓苏醒。遇此情况，应先维持循环稳定、通气功能正常和充分氧供，然后进一步查找原因，针对病因进行治疗。

4. 疼痛 术后急性疼痛是术后常见问题，可选用静脉阿片类或非甾体抗炎药镇痛，目前多采用外周神经阻滞或椎管内阻滞与静脉药物同时使用的多模式平衡镇痛方法。同时应考虑到外科并发症，如腹腔内出血引流不畅等也会导致疼痛，避免急于镇痛而掩盖症状，延误治疗。

5. 恶心、呕吐 常发生于以吸入麻醉药为主、时间较长的全麻后，尤其是妇女和儿童，多由麻醉药刺激化学感受器所致。除外低血压等原因，可用5-羟色胺3（5-HT3）受体拮抗剂如格拉司琼等止吐。地塞米松和氟哌利多可降低其发生率。

6. 苏醒期躁动 手术结束后，某些病人在麻醉苏醒期可出现短暂的神志障碍，表现为迷惘、兴奋、乱语、梦幻、狂躁，伴有肢体乱动，称为苏醒期躁动（emergence agitation）。诱发苏醒期躁动的因素包括：①年龄：多见于儿童和年轻人；②手术种类：乳房、睾丸及尿道等部位手术后苏醒期躁动发生率较高；③术前焦虑状态、潜在疾病和辅助用药；④体位；⑤制动不恰当；⑥药物：麻醉药中的依托咪酯、氯胺酮、高浓度挥发性吸入麻醉药如七氟烷和地氟烷、肌松药残余作用等均可引起苏醒期躁动；⑦呼吸、循环功能障碍；⑧其他：疼痛、尿潴留、口渴等，也是导致苏醒期躁动的诱因。

预防和处理：①减轻术前焦虑；②术中维持适当的麻醉深度；③术后充分镇痛、避免不良刺激；④去除可能的诱因；⑤维持呼吸和循环功能，避免缺氧和 CO_2 蓄积；⑥注意保护、妥善固定病人，防止意外发生；⑦药物预防和治疗：例如使用右美托咪定、芬太尼等。

（黄宇光）

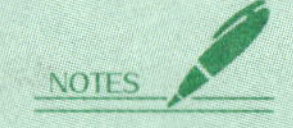

第九章

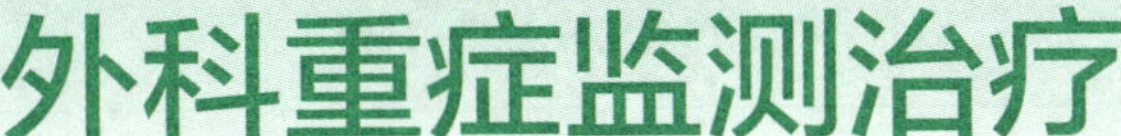

第一节 概 述

外科重症监护是20世纪以来外科学与重症医学发展的重要成果之一。危重或潜在危重的病人往往有多器官功能损伤，“牵一发而动全身”，需要密切监护生命体征和及时支持器官功能。因此在医院内出现了一种“集中危重病人、集中诊疗空间、集中医护技专家、集中监测治疗设备”的医疗单元，被命名为重症监护病房（intensive care unit，ICU），并形成了一个以ICU作为临床基地的临床医学亚专业——重症医学（critical care medicine，CCM）。

ICU主要收治有可能恢复生活质量的危重病人，包括：①已经出现器官功能不全且危及生命的病人；②器官功能虽尚可代偿，但疾病及其治疗的副损伤可能导致器官功能失代偿、具有潜在生命危险的病人；③基本生命功能不能自行维持、需要器官支持治疗方可生存的病人；④疾病终末期临终关怀病人。其中前两类病人应该是ICU主要收治的病人。

“重症”是多种致病因素导致的一组病理生理机制近似且危及生命的临床表现。可谓“多因而近果”。由于病因各异，宿主反应不同，因此ICU病人的病情评估难有普适的统一标准。但若无统一的病情评估标准，则难以比较各个病人病情轻重及各ICU诊疗质量优劣。因此，国内外学者多年来仍致力于探索建立各种评估标准，其中被较多采用的评估系统包括以下几种。

1. 急性生理学和慢性健康状况评分（acute physiology and chronic health evaluation，APACHE） 根据病人的生理储备（年龄及合并疾病）与急性生理异常的程度（采取入ICU第一个24小时内的最差值）评估病人病情严重程度。目前在临床应用最广泛的仍然是1985年的第2版，即APACHE Ⅱ（表9-1）。

表9-1 APACHE Ⅱ评分的指标及分数

（1）急性生理学评分

指标	+4	+3	+2	+1	0	+1	+2	+3	+4
T/℃	≥41	39~40.9		38.5~38.9	36~38.5	34~35.9	32~33.9	30~31.9	≤29.9
MAP/mmHg	≥160	130~159	110~129		70~109		50~69		≤49
HR/(次/分)	≥180	140~179	110~139		70~109		55~69	40~54	≤39
RR/(次/分)	≥50	35~49		25~34	12~24	10~11	6~9		≤5
二选一 $P_{A-a}O_2$ FiO_2>0.5	≥500	350~499	200~349		≤200				
二选一 PaO_2 FiO_2<0.5					≥70	61~70		55~60	≤55
pH（动脉血）	≥7.7	7.6~7.69		7.5~7.59	7.33~7.49		7.25~7.32	7.15~7.24	<7.15
Na^+/（mmol/L）	≥180	160~179	155~159	150~154	130~149		120~129	111~119	≤110
K^+/（mmol/L）	≥7	6~6.9		5.5~5.9	3.5~5.4	3~3.4	2.5~2.9		<2.5
Cr/（μmol/L）	≥309	177~308	133~176		53~132		<53		
Hct/%	≥60		50~59.9	46~49.9	30~45.9		20~29.9		<20

续表

指标	+4	+3	+2	+1	0	+1	+2	+3	+4
WBC/（$\times10^9$/L）	≥40		20~39.9	15~19.9	3~14.9		1~2.9		<1
GCS=15−实际GCS									
合计									

GCS，指格拉斯哥昏迷量表的评分。

（2）年龄评分

年龄	评分	年龄	评分
≤44	0	65~74	5
45~54	2	≥75	6
55~64	3		

（3）慢性健康状况评分

合并器官功能障碍或免疫抑制状态，包括：
肝脏：病理诊断的肝硬化和门静脉高压病史；门静脉高压导致的上消化道出血；既往肝衰/肝昏迷。
心血管系统：纽约心功能分级为Ⅳ级。
呼吸：COPD 导致严重活动受限；继发性红细胞增多；严重肺动脉高压（>40mmHg）；呼吸机依赖。
免疫抑制：接受抑制抗感染能力的治疗，如免疫抑制剂、化疗、放疗、新近长期应用激素；严重进行性的抑制抗感染能力的疾病，如白血病、淋巴瘤、AIDS。

非手术或急诊手术	5 分
择期手术	2 分
无上述情况	0 分

注：总分：1+2+3 项。

2. 序贯器官衰竭评分（sequential organ failure assessment，SOFA） 对多个器官功能状态分级评分并汇总，以判定比较多器官功能障碍的程度，在严重全身感染诊断中，已作为器官功能障碍的评估标准（表 9-2）。

表 9-2 SOFA 评估系统

系统	检测项目	0 分	1 分	2 分	3 分	4 分	得分
呼吸	PaO_2/FiO_2/（mmHg）	≥400	<400	<300	<200	<100	
	呼吸支持（是/否）				是	是	
凝血	血小板/（$\times10^9$/L）	≥150	<150	<100	<50	<20	
肝脏	胆红素/（μmol/L）	<20	20~32	33~101	102~204	>204	
循环	平均动脉压/mmHg	≥70	<70				
	多巴胺剂量/[μg/（kg·min）]			≤5	>5	>15	
	肾上腺素剂量/[μg/（kg·min）]				≤0.1	>0.1	
	去甲肾腺剂量/[μg/（kg·min）]				≤0.1	>0.1	
	多巴酚丁胺（是/否）			是			
神经	GCS 评分	15	13~14	10~12	6~9	<6	
肾脏	肌酐/（μmol/L）	<110	110~170	171~299	300~440	>440	
	24 小时尿量/（ml/24h）				<500	<200	

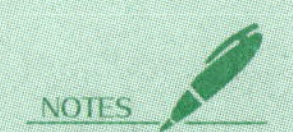

注：每日评估时应采取每日最差值；分数越高，预后越差。

除上述多器官综合评分外，某些专科疾病还有特殊的评分法，如评价烧伤的烧伤指数、评价急性胰腺炎的 Ranson 评分及亚特兰大标准、评价肝硬化的 Child-Pugh 评分、评价神经系统功能的格拉斯哥昏迷评分（详见本章第四节）、评价心脏功能的 Goldman 多因素心脏危险指数等。

第二节　呼吸功能的监测和治疗

一、呼吸功能监测

呼吸系统由三部分组成，即：驱动器（中枢）、效应器（气道、肺），以及辅助肌肉组织（膈肌、肋间肌）。基本的呼吸功能监测包括：神经中枢、呼吸道和呼吸肌肉功能。

呼吸功能监测的目的是评价呼吸系统的通气与换气（血液-气体交换）功能。肺通气是肺泡与外界空气的交换过程，而肺换气是血液与肺泡气体的交换过程。

（一）基本监测

1. 意识状态　中枢神经系统轻、中度缺氧可导致病人兴奋多语、定向力障碍等，而严重缺氧和二氧化碳潴留可导致意识障碍，呼吸节律紊乱；同时还增加误吸风险。

2. 皮肤黏膜颜色　急性二氧化碳蓄积可表现皮肤黏膜充血、潮红，缺氧则可出现口唇和甲床发绀。但皮肤黏膜的表现缺乏特异性，应结合其他指标综合判断病情。

3. 呼吸动作　通过观察胸廓或腹部起伏，可了解呼吸运动的频率、节律、幅度、有无矛盾呼吸及双侧呼吸运动是否对称，并可对病人的通气量、人工气道建立是否妥当、自主呼吸与呼吸机指令是否协调、有无病理性呼吸动作等作出基本判断。

有自主呼吸的病人，呼吸频率变化是病情变化的一个敏感指标。呼吸频率异常减慢（<10 次/分）或增快（>24 次/分）均可能是疾病引起的病理生理改变；肺部听诊通过对有无异常呼吸音及其出现部位和性质等变化的监测，可了解肺部病变严重程度及呼吸治疗效果，判断呼吸道分泌物的量、黏稠度及部位，还可了解人工气道的位置及是否通畅。

4. 吸/呼比　生理状态的吸气时间（I）短于呼气时间（E），I∶E 约为 1∶（1.5~2.5），其异常变化多见于呼吸窘迫、COPD、哮喘发作以及中枢损伤、代谢性酸中毒等情况。

（二）通气功能监测

肺通气功能监测反映肺通气容量、节律及代偿能力的动态变化。最基本的肺通气功能观察是呼吸频率，正常生理范围是 12~20 次/分，超出此范围往往提示通气不足或呼吸窘迫。最主要的通气功能指标则是潮气量（tidal volume，V_T），但这需要通过专门的设备或呼吸机监测。

通气功能损伤既可因呼吸中枢病变，也可因气道、肺脏以及呼吸肌肉的疾病所致。外周肺通气功能障碍可以分为两类：①阻塞性：气道阻塞或狭窄；②限制性：肺脏膨隆受限（如过度肥胖、胸廓畸形、胸腔大量积液、中重度气胸、腹压过高等）。

动脉血二氧化碳分压（$PaCO_2$）可以反映肺通气功能是否充分，正常值为 35~45mmHg。$PaCO_2$ 降低多提示通气过度，而增高则反映通气不足。

（三）换气功能监测

肺换气是指肺泡与肺毛细血管血液之间的气体交换，其功能与影响通气（V）和血流（Q）的许多因素有关，如肺泡通气容量（潮气量）改变、肺毛细血管血流改变、血液/气体弥散屏障改变（肺水肿、间质纤维化）、V/Q 分布失衡、血液成分变化等。临床上常用的监测指标有以下几项。

1. 动脉血氧分压（PaO_2）　是动脉血中物理溶解的 O_2 所产生的压力，在海平面（一个大气压）和 37℃条件下，正常范围约为 80~100mmHg。但由于 PaO_2 受吸入氧浓度等多种因素的影响，故目前多采用“改良氧合指数”（PaO_2/FiO_2，正常值≥300mmHg）以及动脉血气分析的“肺泡气-动脉血氧分压差”（$P_{A\text{-}a}O_2$，正常值 15~70mmHg）作为肺换气功能的指标。

2. V_D/V_T 是指生理无效腔与潮气量之比，主要反映肺泡有效通气量，正常值为20%~30%。由于肺毛细血管血流减少、组织无效腔（V_D）增加所致的"无效通气"，其实质是有（通）气而无血（流），V_D/V_T增大见于各种原因引起的肺血流减少或肺血管栓塞。

3. 动脉血氧饱和度（SaO_2）和脉搏氧饱和度（SpO_2） 指血液中血红蛋白实际结合氧量与最大结合氧量的百分比，反映血流中红细胞的氧合状态。可据动脉血气分析（SaO_2）或脉搏氧饱和度仪（SpO_2）测定。SpO_2监测简便、无创、结果稳定、能连续监测，已成为临床监测血液氧合状态的常规方法。

低海拔地区，正常成人SpO_2为94%~98%，新生儿为91%~94%。SpO_2的测定在低血压、低SaO_2、黄疸、严重贫血时准确性下降。

（四）呼吸肌功能监测

呼吸肌主要包括膈肌与肋间肌。膈肌是最主要的呼吸肌。

1. 最大吸气压（maximal inspiratory pressure，MIP） 自主呼吸的吸气末，病人努力吸气所产生的气道压力下降最大值。该值大小与病人吸气肌肉力量有关（主要是膈肌）。MIP>25mmHg提示可能成功撤机，主要用于神经-肌肉疾病和COPD慢性呼吸衰竭病人的撤机前评估。

2. 膈肌超声 可了解膈肌的位置、厚度及活动度，判断膈肌功能状态。此外，跨膈压、膈肌电活动监测都能一定程度地反映膈肌功能。

（五）合并不同基础疾病病人的呼吸监测重点

所有病人都需密切监测潮气量、呼吸频率、SpO_2、动脉血气分析。但基础病情不同，仍各有侧重。

1. COPD病人、哮喘病人 这类病人的呼气阻力增大，容易出现动态肺过度充气。除监测气道阻力外，还需密切观察病人是否有足够的呼气时间，包括呼吸频率，吸呼比，$PaCO_2$以及$P_{ET}CO_2$。

2. ARDS病人 这类病人因心源性以外的各种原因导致肺水含量增加、肺顺应性减低、肺泡萎陷、通气血流比例失调。因此应注意监测潮气量、呼吸系统顺应性，改良氧合指数（PaO_2/FiO_2）等肺换气功能。肺部影像学有助于判断这类病人肺通气容积状态并指导通气参数的设置。

3. 肺栓塞病人 这类病人因肺动脉主干或其分支栓塞，无效腔通气量增加，通气血流比失调而出现低氧血症，应监测病人V_D/V_T、肺泡气-动脉血氧分压差$P_{A\text{-}a}O_2$、PaO_2/FiO_2等换气指标。

4. 术后病人 胸部和上腹部术后病人因伤口疼痛而呼吸肌运动减弱、胸肺顺应性下降，易出现浅快呼吸、肺不张，需监测病人的呼吸频率、潮气量、胸肺顺应性、SpO_2等；颅脑术后病人需注意监测病人自主呼吸节律与频率，以及反映呼吸驱动能力的口腔闭合压（P0.1）等指标。

二、呼吸治疗

呼吸治疗除针对原发病治疗外，主要有氧疗和机械通气等。

（一）氧疗（oxygen therapy）

氧疗是指通过提高吸入氧浓度（FiO_2）或吸入氧分压（PiO_2），以改善肺血气交换，增加动脉血氧分压（PaO_2），提高血液氧含量的治疗方法。氧疗的目的是纠正低氧血症，进而增加循环氧输送，防治组织器官的缺氧损伤。氧疗本质是一种对症治疗，不能替代针对缺氧病因的治疗。

氧疗适应证：机体存在低氧血症。在吸入空气情况下，PaO_2<60mmHg或SaO_2小于90%；存在明显的缺氧临床表现，如呼吸急促、心率过快、发绀等；以及某些特定的临床情况，如术后、休克、创伤、急性心肌梗死、早产儿等。

氧疗根据压力可分为常压氧疗及高压氧疗，以前者常用。高压氧疗是在2~3个标准大气压的高压氧舱内的氧疗；此时动脉血中物理溶解的氧量显著增加。临床上一氧化碳中毒是其绝对适应证，此外，还可用于脑缺血性疾病、气性坏疽、减压病等的治疗。本节主要讨论常压氧疗。即在一个标准大气压下的氧疗。

1. 低流量氧疗 低流量氧疗的特点为供氧装置提供的氧气流量不能满足病人的所有通气需求，病人还需额外吸入外界空气作为补充，因此吸入氧浓度难以精确与恒定。吸入氧浓度受氧流量、病人

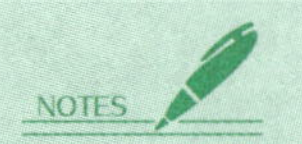

潮气量、补充吸入空气量、呼吸频率及储气囊容量影响(表9-3)。

(1)鼻导管与鼻塞:可提供低浓度的氧气,氧浓度估算公式为 $FiO_2(\%) \approx 21+4\times$氧流量(L/min),但实际吸入氧浓度受病人呼吸状态和通过湿化瓶的氧气流速影响较大。当氧气流速超过5L/min时可导致鼻黏膜干燥不适、分泌物结痂。当病人需要高于40%的吸入氧浓度时,应考虑更换氧疗设备。

(2)普通面罩:可提供40%(氧流量5L/min)到60%(氧流量10L/min)的中等浓度氧气。为防止呼出的 CO_2 在面罩中蓄积,要求使用普通面罩时氧流量不低于5L/min。适用于较为严重的单纯低氧血症的病人。但面罩氧疗的缺点是病人进食、咳痰等活动时多需摘除,此时可因 FiO_2 明显下降而缺氧。

(3)储氧面罩:分为重复呼吸式及非重复呼吸式储氧面罩。

1)重复呼吸式储氧面罩:在面罩远鼻侧配一个储气袋,连接贮入纯氧。吸气时,储气袋内气体可提供较高浓度氧气;但呼气时,部分呼出气体可进入储气袋稀释氧浓度,剩余部分则通过呼气孔排出;此装置供氧浓度最高可达60%。

2)非重复呼吸式储氧面罩:与前者的区别在于该面罩有两组单向活瓣,一组覆盖在面罩两侧孔,单向呼气,以保证吸入气体完全来自高氧的储气袋;另一活瓣在面罩和储气袋之间,单向吸气以保证呼出气不进入储气袋。该面罩可提供的 FiO_2 较高,当氧气流量超过10L/min时,FiO_2 可达80%左右。

表9-3 常用氧疗装置的比较

吸氧装置	氧流量	氧浓度	适用情况
鼻导管	1~5L/min	25%~40%,不恒定	术后病情较稳定,SpO_2 轻度下降,家庭长期氧疗
普通面罩	5~10L/min	40%~60%,不恒定	无 CO_2 潴留,需较高氧浓度
储氧面罩	10~15L/min	60%~100%,不恒定	无 CO_2 潴留,需高氧浓度
可调式通气面罩	根据所需氧浓度调节	24%、28%、31%、35%、40%等,恒定	有 CO_2 潴留,需精确控制氧浓度

2. 高流量氧疗 该类氧疗装置提供的空氧混合流量完全可满足病人的通气需求,病人不需要额外吸入空气,因此吸入氧浓度可保持恒定准确。吸入氧浓度不受氧流量、病人潮气量、呼吸频率影响。常用设备如下。

(1)可调式通气面罩(文丘里面罩):根据文丘里(Venturi)原理制成,即氧气经过狭窄孔径高速喷射进入面罩时,在气流周围产生负压,从喷射口旁侧窗带入一定量的空气,调节氧气流速及喷射口旁侧窗的大小可改变空气与氧气的比例,以提供较为准确浓度的氧气,通常可提供24%、28%、31%、35%、40%的 FiO_2。适用于低氧血症伴高碳酸血症而需要严格控制 FiO_2 的病人。

(2)经鼻高流量氧疗(high flow nasal therapy,HFNT):通过特定设备和高流量鼻塞持续为病人提供可调控且准确浓度(21%~100%)、湿度、温度(31~37℃)的高流量(8~80L/min)氧气的治疗方式。病人耐受性较好。

HFNT适用于生命体征相对稳定且清醒,普通氧疗难以维持氧合的轻中度低氧血症(PaO_2/FiO_2 100~300mmHg)病人,对轻度通气功能障碍(pH≥7.3)病人也可谨慎使用,但要做好更换为无创通气或气管内插管的准备。不适用于心跳呼吸骤停、重度呼吸衰竭、中重度呼吸性酸中毒高碳酸血症(pH<7.3)、心衰以及多脏器功能不全的病人。

(二)机械通气

机械通气治疗是指应用呼吸机替代或辅助病人通气的治疗。根据送气的形式可分为正压通气及负压通气;目前临床上机械通气多指正压通气,又根据是否需要气管内插管而分为有创机械通气和无创机械通气两类。

1. 无创正压通气(non-invasive positive pressure ventilation,NPPV) 简称无创通气,是指通过鼻罩、口鼻面罩或全脸面罩等无创性方式将病人与呼吸机相连进行的正压辅助通气。推荐对慢性阻塞

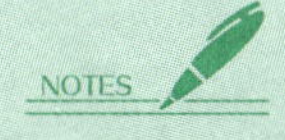

性肺疾病急性加重（acute exacerbation of chronic obstructive pulmonary disease，AECOPD）及急性充血性心衰病人应用 NPPV，还适用于肿瘤化疗等炎症风暴致呼吸衰竭病人。在外科领域，NPPV 主要用于部分合并上述疾病病人术后拔除气管内插管后的序贯机械通气。

（1）适应证及禁忌证：应用 NPPV，病人必须清醒、具备自主呼吸和咳痰等气道自洁能力，血流动力学稳定，并能较好地配合机器指令。主要适用于轻中度呼吸衰竭病人。

具体适用指标为：病人出现中重度呼吸窘迫，表现为呼吸急促（持续呼吸频率>24 次/分）；辅助呼吸肌参与代偿或胸腹矛盾运动；血气分析异常：pH<7.35，$PaCO_2$>45mmHg，或 PaO_2/FiO_2<200mmHg。

NPPV 的禁忌证为：①心跳或呼吸停止；②昏迷、气道自洁能力下降，胃潴留、误吸危险性高；③合并其他器官功能衰竭（血流动力学不稳定、恶性心律失常，消化道大出血或穿孔，严重脑部疾病等）；④自主呼吸微弱；⑤上呼吸道梗阻或鼻咽腔解剖学异常；⑥颈面部手术、创（烧）伤及畸形，上消化道术后早期；⑦病人明显不配合，人机对抗强烈。

（2）常用模式及参数设置

1）连续气道正压通气模式（continuous positive airway pressure，CPAP）：该模式只需设置一个正压数值，贯穿整个呼吸周期，病人的呼吸频率及潮气量完全由病人自主呼吸决定。主要用于阻塞性睡眠呼吸暂停综合征、自主呼吸较强的病人。

设置参数：CPAP、FiO_2。

2）S/T 模式：自主呼吸模式与时间控制模式的结合（spontaneous/timed，S/T）。须预设通气频率，当病人自主呼吸频率高于呼吸机预设频率时，呼吸机与病人的呼吸频率保持完全同步，实际吸气时间及吸呼比由病人自主控制；当病人自主呼吸频率低于呼吸机预设频率时，则按照预设指令参数通气。

设置参数：吸气正压（IPAP）、呼气正压（EPAP）、FiO_2、压力上升时间、呼吸频率（RR）、吸气时间（Ti）、呼气切换灵敏度。

3）PCV 模式：参看有创通气 PCV 模式，较少使用。

2. 有创正压机械通气 是借助气管内插管将病人与呼吸机相连的机械通气方式。与手术时全身麻醉的气道和呼吸管理近似，也是外科术后病人机械通气最常选用的方式。

（1）适应证与禁忌证：广义上机械通气适用于任何原因所致的呼吸衰竭。此外，大手术、心力衰竭、严重休克液体复苏等治疗中可预防或保护性应用机械通气。

机械通气没有绝对的禁忌证，如果缺氧和二氧化碳潴留成为主要矛盾，以下疾病也只是相对禁忌证：严重肺大疱和未经引流的气胸、大咯血、支气管胸膜瘘等。

（2）常用通气模式

1）控制通气（control ventilation，CV）：也称间歇正压通气（IPPV），主要适用于无自主呼吸或自主呼吸微弱的病人，也用于手术麻醉中使用肌松药的病人。呼吸做功完全由呼吸机承担。病人呼吸由呼吸机控制。

2）辅助控制通气（assist/control ventilation，A/CV）：有自主呼吸的病人吸气时（流量或压力）的变化可触发呼吸机产生同步正压通气。但无论自主触发或指令通气，每一次呼吸的潮气量或压力均按照机器预置的参数完成。

3）同步间歇指令通气（synchronized intermittent mandatory ventilation，SIMV）：给予病人指令通气的同时允许病人自主呼吸。此时自主呼吸潮气量和机器指令潮气量可以不等，但分钟总通气量是二者之和。病人的吸气努力只能在呼吸周期的特定时相触发呼吸机送气，其时长与潮气量均取决于病人自身努力，与参数设置无关。

SIMV 模式下需要尽可能使病人的自主潮气量（吸气压）与指令通气所设潮气量数值相近，以减少人-机对抗。故 SIMV 模式多与压力支持通气（PSV）联用。

A/CV 与 SIMV 旨在保留病人的自主呼吸触发努力，有利于保持和锻炼病人的自主呼吸。

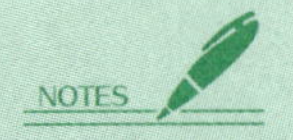

4）压力支持通气（pressure support ventilation，PSV）：自主吸气相，呼吸机提供预设的气道正压，

帮助病人克服吸气阻力，减少呼吸肌做功与呼吸肌肉疲劳，呼气相该压力消失病人可自由呼气。该模式用于有自主呼吸的病人，已成为呼吸机撤离过程中的主要通气支持模式。

（3）主要通气参数设置

1）呼气末正压通气（positive end expiratory pressure ventilation，PEEP）：是正压通气最重要的参数之一。正常人呼气末存在生理性 PEEP 约 4~6cmH_2O，故一般 PEEP 设置为 5~10cmH_2O。PEEP 可使呼气末的气道压及肺泡内压维持高于大气压的水平，防止小气道闭合，帮助陷闭的肺泡开放，增加功能残气量（FRC），改善病人换气功能。应用 PEEP 还可调节回心血量，减轻肺水肿，降低肺内分流量，纠正低氧血症。

2）潮气量（tidal volume，V_T）：正常成人的潮气量大约在 10~15ml/kg（理想体重），是通气功能和呼吸系统顺应性的重要指标。潮气量过小，则通气不足而导致呼吸窘迫。但在急性呼吸窘迫综合征（ARDS）病人，由于肺水肿和顺应性下降，多需要设定小潮气量（6~8ml/kg 理想体重）以降低跨肺压、减轻肺泡在正压呼吸时的剪切损伤，减少呼吸机相关肺损伤（ventilator induced lung injury，VILI）。

3）呼吸频率与吸/呼比（I：E）：正常成人呼吸频率为 12~20 次/分，呼吸频率应首先设定于此范围，再据 $PaCO_2$ 和 PaO_2 等通气及氧合指标酌情调节。正常 I：E 约为 1：（1.5~2.5）。

吸气时相过短，易致潮气量不足或气道峰压升高，血气交换时间缩短，甚至跨肺压过高而损伤肺组织；而吸气相过长，则可能因病人不适而人机对抗，且呼气不完全可致内源性 PEEP 增加。对严重 COPD 及哮喘发作的病人，需延长呼气相，使 I：E 达到 1：（3~4）。

4）吸气压力（P_{ins}）：于压力控制（PCV）或压力支持模式（PSV）等定压通气模式设置，所选压力数值应使得病人潮气量以及呼吸频率稳定或接近于正常范围。为避免过高的跨肺压造成肺损伤，吸气压力最大值不宜超过 PEEP 值以上 20cmH_2O。

正压机械通气是非生理性通气。过高的气道压力与潮气量都可能升高跨肺压而引起机械通气相关肺损伤（VILI），因此必须密切监测病人的反应：容量模式要监测气道峰压（平台压）变化，压力模式则需监测潮气量变化。

机械通气模式及参数的设置和调节必须围绕下列原则进行：①恢复并维持有效的肺泡通气；②调节改善 V/Q 及血气交换氧合；③尽量减轻 VILI。表 9-4 列举了机械通气常用的模式与参数设置，可作为开始机械通气时的参考，临床应根据病情变化及血气分析结果随时调整。

呼吸机的常用通气模式包括“辅助控制通气（A/CV）”“同步间歇指令通气（SIMV）”，以及“压力支持通气（PSV）”。前面两种通气模式又根据吸气/呼气的切换方式而分为容量控制（VCV、V-SIMV）和压力控制（PCV、P-SIMV）。

表 9-4　呼吸机模式与参数的常规设置

通气参数	一般设置范围
潮气量（V_T）	8~12ml/kg（ARDS 病人：6~8ml/kg）
吸气压力	6~20cmH_2O（PEEP 水平以上）
每分通气量（V_E）	6~10L/min
总呼吸频率（RR）	12~20 次/分（指令通气频率可少于总呼吸频率）
吸入氧浓度（FiO_2）	30%~100%
吸/呼比（I：E）	1：（1.5~2.5）
吸气时间	1~2 秒
吸气停顿时间	0~0.6 秒
吸气流速波型	减速波
湿化温度	34~37℃
气道压上界报警线	病人气道压上界加 20%
V_E 报警线	V_E 上下界的 20%

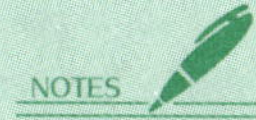

3. 呼吸机撤离 简称撤机，是指病人自主呼吸逐步恢复、氧合改善后，逐渐降低机械通气支持水平并最终脱离呼吸机的过程。对于所有机械通气病人，每日应常规评估其撤机的可能性。

主要评估内容包括：①导致机械通气的病因好转或去除；②呼吸频率<25 次/分，PaO_2/FiO_2>250mmHg，PEEP≤5~6cmH_2O，FiO_2≤40%，动脉血 pH>7.30；③血流动力学稳定，无心肌缺血改变，临床上无显著的低血压，无或少量血管活性药物；④有气道自洁能力。

如满足上述评估标准，可继续进行自主呼吸试验（spontaneous breathing trial，SBT）。SBT 可采用以下三种方式：①T 型三通法：直接断开呼吸机，通过连接气管内插管的 T 型三通插入导管吸氧；②低水平 CPAP：将呼吸机调整至 CPAP 模式，压力一般设为 5cmH_2O；③低水平 PSV：将呼吸机调整至 PSV 模式，支持压力一般设为 5~6cmH_2O。上述三种方法进行 SBT 的效果基本一致，可结合病人具体情况选用 SBT 的方式。

撤机失败是指未能通过自主呼吸试验或者拔除气管内插管后 48 小时内再次上机。当病人具有以下情况时，撤机失败风险相对较高：意识障碍、咳嗽力度弱、需频繁吸痰、浅快呼吸[呼吸频率/潮气量（L）>100]、改良氧合指数（PaO_2/FiO_2）<250mmHg、有严重心衰或水、电解质平衡紊乱。

4. 人工气道撤除 人工气道多指气管内插管，撤离机械通气不等于拔除气管内插管。在撤除人工气道前，需认真评估病人意识、气道自洁能力及拔管后有无上气道梗阻风险。①气道自洁能力评估：病人意识状态，有无过多的气道分泌物和需要吸痰的频率（吸痰间隔时间应>2 小时）、呛咳反射等。②气道通畅性评估：上气道水肿常见于插管时间较长，气管内插管过粗，气囊压力过高，插管困难或插管损伤的病人。临床常采用套囊漏气试验来评估上气道有无梗阻：即在机械通气并确保管路密闭情况下，使病人半卧位，采用容量控制通气，充分吸除口腔分泌物后完全抽空气管内插管气囊，观察至少 3 个呼吸周期吸气与呼气潮气量的差值（漏气量），如果平均漏气量小于 110ml 或小于吸入潮气量的 15%，为漏气试验阳性，提示拔管后出现上呼吸道梗阻可能性较大。

一旦病人出现拔管后喘鸣或上呼吸道梗阻，可以使用类固醇和/或肾上腺素雾化以改善上气道水肿，对气道保护能力较差、误吸风险较高的病人需考虑尽早行气管切开。

第三节 循环血流动力学的监测和调控

血液循环的主要目的在于氧输送：将肺毛细血管内血液与肺泡内气体交换排出二氧化碳，获得氧气并通过体循环输送至全身各组织器官，再经过组织器官内的毛细血管微循环将各种营养底物供给细胞并交换出其代谢产物，从而保证细胞的新陈代谢与物质交换。因此，循环功能障碍将直接导致多器官功能损伤。

氧输送（oxygen delivery，DO_2）：心脏每分钟向主动脉输出的氧量被称为氧输送，正常成人约为 1 000ml/min。DO_2 计算公式为：$DO_2=1.34\times Hb\times SaO_2\times CO+0.003\times PaO_2$，其中 1.34 是血红蛋白的氧结合常数，$DO_2$ 主要影响因素包括血红蛋白浓度（Hb）、动脉血氧饱和度（SaO_2）、心输出量（CO）；其中心输出量和 Hb 在围手术期相对变化较大，故更为重要。

氧消耗（oxygen consumption，VO_2）指每分钟全身组织消耗氧的总量，计算公式近似于氧输送，通过体循环两端（主动脉和肺动脉）的动-静脉氧饱和度之差计算：$VO_2=1.34\times Hb\times(SaO_2-SvO_2)\times CO$。$SaO_2$ 与 SvO_2 分别是动脉和混合静脉血氧饱和度。

有效的循环功能至少包括了循环容量、心脏泵功能以及血管舒缩功能三个要素。所有外科病人的原发疾病损伤、术前禁食水的低血容量、麻醉诱导的血管张力变化、术中失血与大量液体补充、围手术期的水与电解质及酸碱平衡紊乱等都可能导致循环功能变化。

一、血流动力学监测

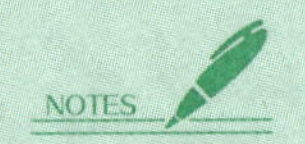

1. 心率（heart rate，HR） 最简单、最基本的监测指标，常用脉搏计数代替。但速率不等于节律，

当脉律不齐时，应行心脏听诊，计数心率并了解节律及有无杂音。此外，还可通过监护仪以及脉搏氧饱和度仪等显示心率及其节律。

正常心率为 60~100 次/分。心率增快，心肌因舒张期缩短供血减少，同时心肌做功耗氧增加；对于外科大手术创伤失血病人，特别是高龄或合并糖尿病、冠状动脉硬化的病人，心率过快（>100次/分）将使心肌缺血损伤的风险大幅度增加。

因此，对于围手术期病人，特别是高龄或糖尿病等合并动脉硬化的病人，务必努力控制心率于正常范围，在保证血压正常的基础上使心率尽量接近正常低限（60~80 次/分）。

2. 心电图（electrocardiogram，ECG） 通过心律（率）及电生理形态监测可及时发现和诊断心律失常、心肌缺血、心肌梗死及电解质紊乱，并可观察起搏器工作情况。术前基础心电图的记录，以及之后的连续动态监测比对，将有助于通过心电图波形的演变判断心脏功能或损伤的变化。

3. 动脉血压（arterial blood pressure，ABP） 动脉血压监测可以通过上臂袖带无创间断测量，也可以通过动脉置管有创连续监测。若病人处于休克状态或液体复苏治疗时，应首选有创动脉置管连续监测，以实时了解循环功能的变化并指导调整治疗。

平均动脉压（MAP）比收缩压与舒张压更为重要。因为组织器官的灌注压主要取决于平均动脉压。平均动脉压受舒张压（DBP）的影响多于收缩压（SBP）：MAP=DBP+（SBP−DBP）/3。老龄和糖尿病等动脉硬化病人，脉压加大，MAP 降低，此时单看收缩压数值容易掩盖组织器官低灌注损伤的风险。

4. 每搏输出量（stroke volume，SV）**和心功能** 每搏输出量（SV）是心脏功能最重要的指标，正常值为 60~100ml。正常甚至稍高的 SV 意味着回心血容量充足，心脏（肺循环）能够接纳并搏出充足的血流，充盈体循环产生足够的血压完成组织灌注。

在快速补充液体的容量负荷试验中，如果随着积极扩容而 SV 增加，说明循环容量不足，补液确实增加了 SV 而改善有效循环，亦即心脏具有“容量反应性”。反之，快速补液而 SV 不增，甚至需加快心率增加心脏做功以代偿前负荷的增加，则说明心脏没有“容量反应性”，循环容量并非主要矛盾，改善心功能更重要。

每搏输出量（SV）排除了心率因素干扰，较心输出量（CO）指标能够更真实地反映心脏功能。

（1）超声心动图（ultrasonic cardiogram，UCG）：临床上 UCG 既可以通过经胸心脏超声（TTE），也可以采用经食管超声心动图检查（TEE）测得。前者方便易行，但难以连续动态监测；后者多用于全麻手术中，此时食管探头容易固定于食管前壁，紧贴心脏无遮挡干扰，且病人由于麻醉而容易耐受并可连续监测。UCG 可监测计算每搏输出量、左心室射血分数（EF）、心室舒张末期容积（EDV）、心室壁运动状态等。

床旁超声技术近年发展迅速，其可视性的优势将许多过去仅能读取数值的生理功能指标拓展为形态可见并与功能关联的连续动态监测，已经从传统疾病诊断发展为床旁连续动态监测的“视诊器”。

（2）右心漂浮导管（Swan-Ganz 导管）与跨肺热稀释：右心漂浮导管是前端带有可充气球囊，并在固定位置装有热敏电阻的多腔导管，自穿刺静脉经上腔或下腔静脉，球囊充气后随血流漂浮依次进入右心房和右心室，直至嵌入一侧肺动脉主干。其连接传感器可以测得血温、中心静脉压（CVP）、右心房压（RAP）、右心室压（RVP）、肺动脉压（PAP）及肺动脉楔压（PAWP）等参数，并可通过注入固定容积和温度的生理盐水（多采用 5ml 或 10ml 的 0℃冰盐水），观察血温变化以热稀释法计算右心输出量，并推算其他血流动力学参数。

需要强调的是，压力指标只是间接反映容量状态，且受多种因素影响，在病理状态时需要慎重解读并结合动态变化趋势判读。

常用的右心漂浮导管压力测量值及其意义可参考表 9-5。

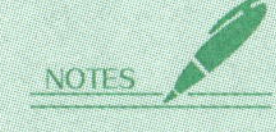

表 9-5 右心漂浮导管对心脏前后负荷的压力监测指标及其正常值

	右心前负荷	右心后负荷	左心前负荷	左心后负荷
理论监测指标	RAP	PAP	LAP	ABP
临床监测指标	CVP	PAP	PAWP	SBP
正常范围/mmHg	4~9	15~30	5~12	90~130

由于右心漂浮导管通过热稀释方法测得的心输出量仅能反映右心进入肺循环的血流量，在病理状态下往往受到肺循环变化以及肺水和胸腔压力等多种因素的影响，因此自 20 世纪 90 年代以来，以脉搏指示连续心输出量监测（pulse indicator continuous cardiac output，PICCO）为代表（通过中心静脉和股动脉分别置管）的跨肺热稀释技术已逐渐成为监测评估心脏功能的主要手段。其最主要的监测参数仍然是每搏输出量（SV）。（详见本节前述：心输出量和心功能）

5. 中心静脉压（central venous pressure，CVP） 是临床了解循环容量状态与心脏功能的常用指标，正常值为 5~12cmH_2O。只有当导管尖端距离右心房入口 2cm 之内时，才能称之为中心静脉导管，测得的压力才是 CVP。因为 CVP 近似右心房压（RAP），可间接反映右心前负荷。

CVP 低于正常提示循环容量不足，多无歧义。常见于低血容量或分布性休克，需要液体复苏治疗。

CVP 增高则未必代表循环容量过多，而可能受多种因素的干扰，例如腹压、胸腔内压、心功能、肺水肿、心包或胸腔积液、气胸、正压机械通气、胸廓畸形等，需谨慎鉴别。

6. 混合静脉血氧饱和度（SvO_2） 是将传感器置入右心室接近肺动脉开口处所测定的血氧饱和度，结合动脉氧饱和度（SaO_2）比较，可以反映体循环两端血氧饱和度变化，从而了解全身组织氧消耗情况。SvO_2 正常值约为 70%~75%。

SvO_2 受氧输送与氧消耗多种相关因素的影响，有效血容量与心输出量（CO）、动脉血氧饱和度（SaO_2）、血红蛋白（Hb）的变化均能引起 SvO_2 的改变。

二、血流动力学调控

原发伤病、术前准备与禁食水、术中麻醉时交感中枢抑制、血管张力调节下降、术中大量出血与输液、术后疼痛不适等均可能造成围手术期病人血流动力学状态的波动。

术前长时间禁食水加之伤病减少进食，使许多病人处于隐匿性低血容量状态，但由于术前的焦虑紧张，交感神经调节血管张力代偿，往往并不出现血压下降，但机体实际已处于低灌注状态；一旦麻醉诱导抑制了交感中枢代偿，往往可能出现血压骤然下降而加重器官缺血低灌注，特别是合并动脉硬化的老年病人，尤易导致心肌缺血损伤，需要较为积极的液体复苏。近年来 ERAS 概念的普及，实质即在于使得手术病人在围手术期尽可能保持其生理状态，以减轻各种围手术期处理的副损伤。

（一）前负荷的调节

前负荷即循环的容量状态。临床上前负荷可以通过 CVP、PAWP 及心腔与腔静脉直径变化的监测结果综合判断。当动脉血压、CVP 和 PAWP 均低时，提示循环血容量不足，此时应积极补充血容量。而 CVP、PAWP 升高，须结合其他临床征象，若判断心脏前负荷过高、超出心脏功能代偿能力，可采取以下方法处理。

1. 体位 取半卧位或坐位垂腿以减少静脉回心血量，降低前负荷。

2. 利尿剂 通过抑制肾脏水、钠重吸收而利尿，降低前负荷、减轻肺淤血、改善心室功能。需注意预防低钾血症的发生。

3. 静脉血管扩张药 通过扩张容量血管减轻心脏前负荷，减少心肌耗氧，改善心室功能。临床上常用硝酸酯类药物，其中硝酸甘油扩张静脉血管的作用比扩张小动脉的作用强，降低前负荷的作用

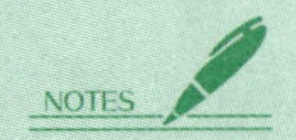

明显。心力衰竭伴高容量负荷时首选使用硝酸甘油，起始剂量 0.5μg/(kg·min)，短期内最大剂量可达 10μg/(kg·min)，以后可据 CVP、PAWP 和动脉血压调整维持剂量。

4. 正压机械通气 通过调节呼气末正压(PEEP)水平，并降低气道压波动幅度，胸腔内正压可减少腔静脉进入右心及肺循环的血流，寻找到能够适应左心功能而减轻肺淤血并提升肺顺应性的“最佳 PEEP”。

(二) 后负荷的调节

后负荷反映循环血管阻力与心室做功状态。后负荷过高提示心室射血阻力与心肌做功及氧耗增加，而过低又可能影响组织灌注、导致组织器官缺血。调节后负荷的具体方法如下。

1. 血管收缩药 当存在严重低血压而液体复苏显示容量反应性不佳且正性肌力药物治疗无效时，宜考虑应用血管收缩药物。目前较多推荐的是去甲肾上腺素，一般剂量为 0.02~2.0μg/(kg·min)，持续泵入；若反应不佳，亦可合并应用或更换为血管升压素，尽可能保证平均动脉压超过 70mmHg。此时需注意积极纠正酸中毒。

2. 血管扩张药 只有在一些特定情况下才考虑使用。其中以硝普钠最为常用，硝普钠扩张小动脉的作用比扩张静脉作用强，因而降低后负荷作用突出。心力衰竭伴血压高、低心输出量者首选硝普钠，起始剂量 0.1μg/(kg·min)，以后根据疗效和动脉血压调整维持剂量，最大剂量可达 10μg/(kg·min)。

肾上腺素能受体阻滞剂乌拉地尔和钙通道阻滞剂尼卡地平可有效扩张小动脉平滑肌，降低后负荷。两种药物的用法用量宜参照说明书。

α_1 受体阻滞剂酚苄明、酚妥拉明主要用于嗜铬细胞瘤的准备和术中高血压危象的处理。

(三) 心肌收缩力的调节

心泵功能即心肌收缩力，是血液循环的动力基础，任何造成心肌损伤及做功疲劳的因素均可降低心肌收缩力。

1. 正性肌力药物 包括洋地黄类、交感胺类和磷酸二酯酶抑制剂类。

(1) 洋地黄类：仍常用于慢性心力衰竭的治疗；但因显效慢、消除时间长、不易控制、易于出现中毒等，在急性心力衰竭，尤其术中的使用已大受限制。一般首选毛花苷 C 静脉注射，每次 0.2~0.4mg，24 小时总量 1~1.6mg。注射后 5~10 分钟起效，0.5~1 小时达高峰。

(2) 拟交感胺类

1) 肾上腺素：为强效正性肌力药，在成人给予 1~2μg/min 时以 β 受体作用为主，2~10μg/min 时兼有 α、β 受体作用，10~20μg/min 时则主要兴奋 α 受体。在急性左心衰竭病人单次给予 2~8μg/min 可产生较强的心脏兴奋作用，持续 1~5 分钟；以 0.03~0.1μg/(kg·min) 速度持续输注可用于其他交感胺类药物效果不佳时。其不良反应为心动过速、心律失常和持续外周血管收缩所引起的外周组织低灌注，临床也常与血管扩张药合用以减轻外周组织低灌注。

2) 多巴胺：作用于 α_1、β_1 及多巴胺受体，其对受体的作用与剂量相关。0.5~2μg/(kg·min) 时主要作用于多巴胺受体，2~6μg/(kg·min) 时心脏 β_1 受体作用表现明显，心肌收缩力增加；而大于 10μg/(kg·min) 时，外周 α 受体作用明显而表现为血管收缩。因此临床上多巴胺一般用于既需要强心又需要收缩血管的休克病人。

3) 多巴酚丁胺：兴奋心肌 β_1 受体增加心肌收缩力，其兴奋外周 α_1 受体导致的血管收缩作用被其 β_2 受体兴奋导致的血管扩张作用所抵消，因而表现为弱的血管扩张作用。临床多用于心脏术后和急性心肌梗死后的急性心衰及慢性充血性心衰急性加重。较之多巴胺，多巴酚丁胺增加心肌收缩力、降低外周阻力和室壁张力的作用略强，而增加心率的作用较弱。常用剂量为 1~10μg/(kg·min)。

(3) 磷酸二酯酶(PDE)-Ⅲ抑制剂：临床常用的药物包括氨力农和米力农。PDE-Ⅲ抑制剂既有正性肌力作用又有血管扩张作用。其抑制 PDE-Ⅲ活性提高了心肌细胞内 cAMP 浓度，cAMP 激活心肌内质网钙通道，促进心肌收缩时钙内流而增强心肌收缩；但在血管平滑肌细胞，cAMP 却促使钙经内

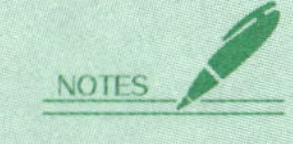

膜外流，导致血管扩张。米力农（milrinone）是第二代 PDE-Ⅲ抑制剂，它的正性肌力作用约为氨力农的 20 倍。

（4）左西孟旦（levosimendan）：是一种钙离子增敏剂。该药在细胞内与肌钙蛋白结合，使钙离子诱导收缩的心肌纤维蛋白空间构型得以稳定，从而使心肌收缩力增加，而心率、心肌耗氧无明显变化。该药还具有强力的扩血管作用，通过激活三磷酸腺苷（ATP）敏感的钾通道使血管扩张，扩张外周静脉，使心脏前负荷降低，对治疗心力衰竭有利。

2. 负性肌力药物 主要有 β 受体阻滞剂和部分钙通道阻滞剂。该组药物虽有负性肌力作用，但由于降低心率，相应延长心肌舒张时间而增加心肌供血并降低氧耗，从而保护和改善心脏功能。

β 受体阻滞剂：通过阻断心脏 β 受体而降低心率和心肌收缩力。临床常用的静脉制剂有美托洛尔（metoprolol）和艾司洛尔（esmolol）。美托洛尔为中效制剂，艾司洛尔为短效制剂。

第四节 其他脏器功能的监测和治疗

一、脑功能监测与治疗

各种疾病、创伤及炎症所引起的组织器官缺血、缺氧、低灌注事件，都可能导致器官功能障碍，包括急性脑损伤（acute brain injury，ABI）。相对于其他器官，脑功能损伤往往容易被忽略。

（一）围手术期常用脑功能监测

脑功能监测方法包括常规的意识、感觉、运动、生理与病理反射和脑神经功能检查，以及脑功能相关评分和部分客观指标监测。

1. 脑功能评分 对于危重病人，主要包括格拉斯哥昏迷量表（Glasgow coma scale，GCS）。

GCS 评分主要用于病人意识水平的评估，包括睁眼反应（1~4 分）、言语反应（1~5 分）、运动反应（1~6 分）三个方面。三个方面的评分相加即得出总评分，最好 15 分提示无昏迷，13~14 分代表轻度昏迷，9~12 分代表中度昏迷，5~8 分代表重度昏迷，5 分以下为极重度昏迷，最差 3 分（表 9-6）。GCS 评分≤5 分时，应进一步评估脑干功能，包括自主呼吸和呛咳反射、吞咽反射等，判断是否发生脑干死亡。

表 9-6 格拉斯哥昏迷量表（GCS）

睁眼反应	得分	言语反应	得分	运动反应	得分
正常睁眼	4	回答正确	5	按吩咐动作	6
呼唤睁眼	3	回答错误	4	对疼痛刺激能定位	5
刺痛睁眼	2	言语错乱	3	对刺痛有躲避反应	4
无睁眼	1	含糊不清	2	刺痛时肢体屈曲（去皮层状态）	3
		无反应	1	刺痛时肢体过伸（去大脑状态）	2
				无反应	1

2. 谵妄 是一过性的意识障碍与认知障碍，是围手术期病人的常见表现之一，多见于老年、体外循环心血管手术、严重感染及动脉硬化病人，其实质属于急性脑功能障碍（ABI）。

谵妄可表现为意识水平与注意力下降、认知功能减退以及睡眠-觉醒周期紊乱，可伴有幻觉、定向力障碍或短时记忆障碍。根据临床表现可分为缄默型、躁动型及混合型。目前临床常用的诊断方法以主观评估为主，如 ICU 病人意识模糊评估表（CAM-ICU，表 9-7）。需要注意：谵妄并非昏迷，其损伤包括意识和认知两个方面，因此评估时病人不能处于深镇静状态，其 RASS 镇静程度评分应高于 −2 分（表 9-8）。

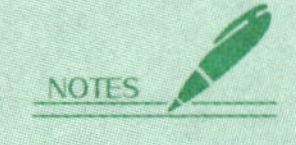

表 9-7　ICU 病人意识模糊评估表(CAM-ICU)

特征 1:意识状态急性改变或波动	阳性标准	如阳性在这里打√
意识状态是否与其基线状况不同? 或 在过去的 24 小时内,病人的意识状态是否有任何波动?表现为镇静量表(如 RASS)、GCS 或既往谵妄评估得分的波动。	任何问题答案为“是”	
特征 2:注意力障碍		
数字法检查注意力(用图片法替代请参照培训手册) 指导语:跟病人说,“我要给您读 10 个数字,任何时候当您听到数字‘8’,就捏一下我的手表示。”然后用正常的语调朗读下列数字,每个间隔 3 秒。 6 8 5 9 8 3 8 8 4 7 当读到数字“8”病人没有捏手或读到其他数字时病人作出捏手动作均计为错误。	错误数>2	
特征 3:意识水平改变		
如果 RASS 的实际得分不是“清醒且平静(0 分)”为阳性。	RASS 不为“0”	
特征 4:思维混乱		
是非题(需更换另一套问题请参照培训手册)。 1. 石头是否能浮在水面上? 2. 海里是否有鱼? 3. 1 斤是否比 2 斤重? 4. 您是否能用榔头钉钉子? 当病人回答错误时记录错误的个数。 执行指令 跟病人说:“伸出这几根手指”(检查者在病人面前伸出 2 根手指),然后说:“现在用另一只手伸出同样多的手指”(这次检查者不做示范)。 如果病人只有一只手能动,第二个指令改为要求病人“再增加一个手指”。 如果病人不能成功执行全部指令,记录 1 个错误。	错误总数>1	
CAM-ICU 总体评估特征 1 加 2 和特征 3 或 4 阳性=CAM-ICU 阳性	符合标准 不符合标准	CAM-ICU 阳性(谵妄存在) CAM-ICU 阴性(无谵妄)

表 9-8　RASS 镇静程度评估表

分值	描述	行为、状态
+4	有攻击性	有暴力行为
+3	非常躁动	试着拔出呼吸管、胃管或静脉输液器
+2	躁动焦虑	身体激烈地移动,无法配合呼吸机
+1	不安焦虑	焦虑紧张,但身体只有轻微的移动
0	清醒平静	清醒自然状态
-1	昏昏欲睡	没有完全清醒,但可保持清醒超过 10 秒
-2	轻度镇静	无法维持清醒超过 10 秒
-3	中度镇静	对声音有反应
-4	重度镇静	对身体刺激有反应
-5	昏迷	对声音及身体刺激都无反应

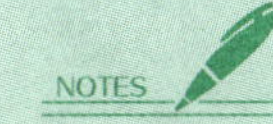

3. 客观监测技术 随着科技进步，一些客观监测技术也逐渐进入临床。目前应用相对较多的包括脑电双频指数（bispectral index，BIS）和脑氧饱和度等监测技术。

BIS是将脑电图的功率和频率经双频分析得到的混合信息拟合成数字，用0到100表示。BIS值为100表示完全清醒；BIS值为0表示无脑电活动。一般认为BIS值在86~100为正常状态；66~85为镇静状态；40~65为麻醉状态。BIS监测更适用于全麻术中，此时肌松药物抑制了肌电活动对脑电的干扰，其数值更接近于真实的意识状态。而在术后非肌松状态下则可能受到肌电等其他生物电的干扰。

脑氧饱和度监测是利用无创技术（如近红外光谱）对脑组织内外血管的血液氧饱和度进行连续监测并反映其变化，其技术正在进步之中。结合脑氧饱和度监测进行循环管理，保障脑组织氧供需平衡，对减少术后病人谵妄、改善预后有一定作用。

（二）围手术期脑保护相关治疗

围手术期脑保护治疗的核心在于保证脑组织的氧输送并酌情降低脑组织的氧消耗。鉴于颅腔刚性限制的特殊性，必须监测与控制颅内压、尽可能减轻脑组织水肿，才能够保证足够的入颅血流提供充分的氧输送，同时也需要利用镇静、低温、治疗原发疾病、控制炎症反应等手段降低脑组织的氧耗。

高颅压是颅内肿瘤、卒中、创伤等疾病的常见合并症。当病人出现高颅压时应连续严密地监测其瞳孔变化和各对脑神经功能，动态评估病人的感觉、运动、意识及生理和病理反射，结合颅脑影像检查。治疗上除原发病控制、甘露醇及高渗盐水提高血浆渗透压（保持于320~330mOsm/L）、手术去骨瓣减压等治疗外，抬高病人床头以降低颅内压并防止误吸、维持较高平均动脉压（MAP≥80mmHg）保证脑灌注、镇痛镇静以及亚低温降低脑代谢等治疗都很重要。保持血钠于正常高限水平，可以稳定提高细胞外液渗透压而减轻脑细胞水肿，减少输注甘露醇、减轻肾脏损伤。

谵妄目前尚无特效治疗药物，重点是早期识别和预防，尽可能避免脑组织（特别是大脑皮质）缺血缺氧。目前推荐非药物性的多元化方案预防谵妄，包括：鼓励早期活动、优化睡眠、改善认知、减少使用苯二氮䓬类药物等。

二、肾功能监测和急性肾损伤治疗

（一）肾功能监测

肾脏是人体单位重量血流最丰富的器官，同时也是循环容量之闸，调节水-电解质、酸碱平衡的重要器官。肾脏与心脏关系密切，与心脏功能交互影响。

急性肾损伤（acute kidney injury，AKI）主要指肾小球滤过功能的急性下降，表现为尿量减少和血清肌酐升高，目前多以改善全球肾脏病预后组织（Kidney Disease：Improving Global Outcomes，KDIGO）的AKI工作组制订的KDIGO标准对其进行分期（表9-9）。

表9-9 KDIGO-AKI分期

分期	血清肌酐	尿量
1	1.5~1.9倍基线或增加≥0.3mg/dl（26.5μmol/L）	连续6~12小时<0.5ml/（kg·h）
2	2.0~2.9倍基线	连续超过12小时<0.5ml/（kg·h）
3	3.0倍及以上基线或增加≥4.0mg/dl（353.6μmol/L）	连续24小时以上<0.3ml/（kg·h）或无尿≥12小时

1. 肾小球滤过功能测定 肾小球滤过率（GFR）指单位时间内从肾小球滤过的血浆量，代表着肾脏最重要的功能。目前临床上常用内生肌酐清除率（Ccr）来反映肾小球滤过功能。肌酐是人体内肌酸的代谢产物，一旦代谢生成后，既不被机体组织重新摄取，也不与蛋白结合，经由肾小球滤出而不被肾小管重吸收，因此其血浆清除率被认为近似反映肾小球滤过功能。其正常值为80~120ml/min。

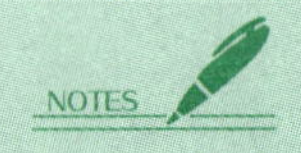

2. 血清肌酐（Cr）测定 血清肌酐升高提示肾小球滤过功能障碍。但血清肌酐基础水平还受机

体肌肉与内脏蛋白总量及其代谢状态的影响。只有当GFR低于正常水平的1/3时，血肌酐才明显上升。血清肌酐正常值小于106μmol/L（1.2mg/dl），女性较男性略低。

3. 尿量 正常成人的尿量一般不低于1ml/(kg·h)。尿量若低于0.5ml/(kg·h)，则不能满足机体充分排出代谢废物的需要，提示存在肾（小球滤过）功能损伤。

4. 血尿素氮（BUN）测定 BUN水平亦可反映肾小球滤过功能。但其影响因素较多：感染、高热、脱水、消化道出血等蛋白分解亢进，高蛋白饮食、肠内外营养摄入不当或过多等原因，均可致BUN升高；一般肾小球滤过功能必须下降至正常的1/2以下时BUN才会升高。故BUN水平并非反映肾小球滤过功能的敏感指标。BUN的正常值约为2.9~7.5mmol/L。

5. 肾小管功能测定 肾小管功能包括近端肾小管功能和远端肾小管功能。例如通过测定尿比重反映远端肾小管浓缩尿的能力：一天内每3小时测定一次尿比重，若一次尿比重达1.020以上，最低与最高比重之差大于0.008，则表示肾小管功能基本正常。本法虽然简单，但易受饮食、营养、肾血流量（尤其髓质血流量）及内分泌等因素影响。此外，尿钠分数、24小时尿钾钠定量以及尿液pH等检查，也分别反映肾小管功能。

（二）急性肾功能损伤的治疗

积极治疗原发病、改善循环功能保证肾小球灌注血流是治疗急性肾衰竭的基础。充分的循环容量与心输出量，正常的平均动脉压，是恢复肾小球滤过功能的前提。其他治疗还包括严格控制水、钠入量，纠正水、电解质、酸碱平衡失调，连续性肾脏替代治疗（CRRT）（血液滤过、血液透析、腹膜透析），控制感染等。

另外，腹腔（腹膜后）高压、超大剂量液体复苏治疗时心输出量过大、肾小球血流量骤增亦可导致肾动-静脉压差和跨肾小球滤过压差下降。这与肾脏灌注血流减少相似，同样可能导致肾小球滤过下降，出现急性肾损伤甚至肾衰竭。

以连续静脉-静脉血液滤过（CVVH）为代表的连续性肾脏替代治疗（CRRT）技术已日臻成熟，CVVH治疗以时间换效率，避免了间断血液透析（IHD）时病人容量和内环境的急剧变化紊乱和多器官的竭力代偿做功，成为危重病人急性肾损伤的主要治疗手段。

利尿药物应慎用。其虽然可以抑制肾小管重吸收原尿而增加尿量，调节心脏前负荷，但并不能改善肾小球滤过功能，甚至可能干扰肾小管的水-电解质与酸碱平衡调节。

三、肝功能监测和治疗

（一）肝脏功能的测定

肝脏是人体的化工中枢，是主要的代谢器官；其功能包括水解、转化、合成、分泌等多种代谢活动。

一般不宜以单一检查项目来评估肝功能，目前临床上主要仍采用Child-Pugh改良分级法以评估肝功能及其可能导致的手术风险（表9-10）。

表9-10 Child-Pugh分级

异常程度得分	1分	2分	3分
血清胆红素/(mmol/L)	<34.2	34.2~51.3	>51.3
血浆白蛋白/(g/L)	>35	28~35	<28
腹腔积液	无	轻度	中重度
肝性脑病	无	轻度（1~2级）	中重度（3~4级）
凝血酶原时间延长/s	<4	4~6	>6

注：A级：5~6分（手术风险低）。
B级：7~9分（手术风险中等）。
C级：10~15分（手术风险很高）。

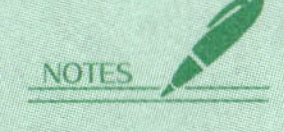

绝大多数凝血因子在肝脏合成。肝功能及其储备直接关系到围手术期出血与止血的风险与难易度。因此，黄疸、凝血功能障碍以及腹腔积液（可能导致纤溶亢进）应当尽可能予以纠正，并动态监测其变化。

（二）围手术期肝脏功能保护

1. 避免缺血缺氧 肝脏作为代谢主要器官的氧需求很大，虽然有肝动脉和门静脉双重供血，但氧供主要源于肝动脉，缺氧低灌注极易造成肝脏功能损伤，表现为血浆肝酶水平上升、凝血异常。应注意维持 MAP≥70mmHg。

同时，肝脏或其他上腹部手术后还因疼痛及膈肌运动减弱，易致呼吸浅快、肺不张甚至低氧血症。因此，术后应予病人充分镇痛镇静及肺复张治疗，鼓励深呼吸与早下地行走，尽可能避免肺不张等通气功能损伤导致低氧；半坐体位可使膈肌下降，有助于改善通气。

2. 早期肠内营养，减轻代谢负担 早期肠内营养可以促进胃肠道运动、降低腹压，改善肝脏血供。生理途径的肠内营养也可为肝脏提供代谢底物，减轻或避免非生理肠外营养的代谢应激。另外，宜尽量避免应用经肝脏代谢和胆道排泄的抗菌药物，既减轻肝脏负担，也降低肠道菌群紊乱风险。

3. 积极控制应激性高血糖 正常人体的葡萄糖主要在肝脏和肌肉以糖原形式储备。围手术期应激使得糖原分解增加而合成下降，容易出现应激性高血糖，增加感染和心脑血管并发症的发生风险。一般择期手术中少有葡萄糖溶液输注，但术后病人的血糖仍多偏高。因此，监测血糖变化、严控输糖速度（一般不超过 5~6g/h）、必要时辅以胰岛素治疗使血糖≤9mmol/L，也是肝功能保护的重要一环。需要强调的是，低血糖的危害更加严重，必须重视血糖监测，防止血糖<3.3mmol/L。

四、凝血功能监测与纠正

手术本身也是一种创伤，与原发疾病及基础伴随疾病一起，可能诱发严重的出凝血障碍甚至导致手术失败、危及生命。

减少出血、合理止血、改善凝血并预防深静脉血栓是围手术期处理的核心问题。

原发疾病的影响、术中损伤、大量液体与血液及血制品输注、长时间卧床以及某些药物影响，都是导致围手术期出凝血紊乱的高危因素。

除了观察各种引流液的量与性状以及血流动力学指标之外，血常规中血红蛋白和血小板计数的动态变化以及某些凝血因子数量及功能检查、止凝血的物理检查均是围手术期经常需要监测并判读的内容。特别是存在血小板与血浆纤维蛋白原（FIB）数量进行性下降而血浆 D-二聚体和纤维蛋白降解产物（FDP）进行性升高时，应该警惕可能存在活动性出血。

（一）主要的凝血功能检查

1. 凝血酶原时间（prothrombin time，PT） 正常值为 11~13 秒。由于试剂中含有大量的组织因子，所以 PT 延长对Ⅶ因子的缺乏或功能障碍更敏感，主要反映外源性凝血途径的功能。

各种原因导致Ⅶ因子以及凝血共同通路的Ⅹ因子、凝血酶原（Ⅱ因子）和纤维蛋白原（Ⅰ因子）功能障碍或数量缺乏，例如：严重肝病、大出血、原发性纤溶症、维生素 K 缺乏症等，均可致 PT 延长。

PT 及其国际标准化比值（INR）是监测口服抗凝剂（如华法林）的首选抗凝试验。人口老龄化使得外科病人中长期服用抗凝、抗血小板药物者增多，可能影响 PT 测定结果，必要时需加做“纠正试验”加以鉴别。

2. 活化部分凝血活酶时间（activated partial thromboplastin time，APTT） 正常值为 25~37 秒。由于试剂中含有类似高岭土的内源性凝血因子激活成分，故主要反映内源性凝血途径的功能。

各种原因导致内源性凝血因子（Ⅷ、Ⅸ、Ⅺ、Ⅻ）以及共同通路因子（Ⅹ、Ⅱ和纤维蛋白原等）数量与功能的异常，都可能影响 APTT。

APTT 延长往往提示凝血系统中内源性或/和共同通路的凝血因子活性已低于正常水平的 30%。例如：接受肝素治疗的病人由于抗凝血酶活化后对多种凝血因子活性的抑制，APTT 延长。因此，

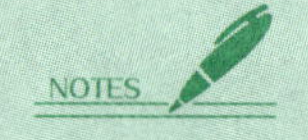

APTT 也常用于监测常规肝素抗凝的效果。必要时,也需要辅以“纠正试验”加以鉴别。

若 PT 与 APTT 均延长,提示至少共同通路的凝血因子数量减少或/和功能障碍,可能合并内外源凝血因子的功能或数量降低;若 PT 或 APTT 仅有一方变化,则往往提示内源或外源某单一途径的凝血变化。

3. 纤维蛋白原(fibrinogen,FIB)　作为血液中含量最多且最主要的凝血因子,纤维蛋白原在凝血酶活化下形成纤维蛋白,构成凝血块(血栓)的主体。因此,纤维蛋白原不足或快速消耗降低往往提示出血风险或活动性出血。而纤维蛋白原的骤然上升则需警惕全身炎症反应加重以及血栓形成风险。

4. D-二聚体(D-dimer)　是纤维蛋白原被激活形成纤维蛋白多聚体过程中以及该多聚体溶解过程中所产生的纤维蛋白二聚体,其升高提示大量的纤维蛋白原活化聚合凝血以及同时的纤溶降解和修饰,因此临床上 D-二聚体的突然显著升高,往往提示机体有出血和凝血过程广泛启动;其次也可能反映大量纤维蛋白多聚体解聚的纤溶亢进状态,需结合血浆纤维蛋白原水平和纤维蛋白降解产物(FDP)等指标的变化综合解读。

5. 纤维蛋白降解产物(fibrin degradation product,FDP)　是纤维蛋白或纤维蛋白原被降解后的产物水平,其显著上升往往提示纤维蛋白(原)溶解亢进,出血风险增加。

(二)血栓弹力图(thromboelastography,TEG)

TEG 是应用物理方法对血液样本在体外凝固及纤溶状态的描记(图 9-1)。它采用探针在血液样本中往复运动,随着血液凝固及纤溶,探针运动的阻力会连续发生变化,描记其时间与角度并结合凝血的生理机制过程,即可判读大致的损伤环节与影响因素。它记录了血栓形成的全过程:血凝块形成和发展、血凝块回缩和溶解;提供了血栓形成速度、强度和稳定性等血栓形成过程的信息,动态评估了血小板与凝血因子的相互作用。

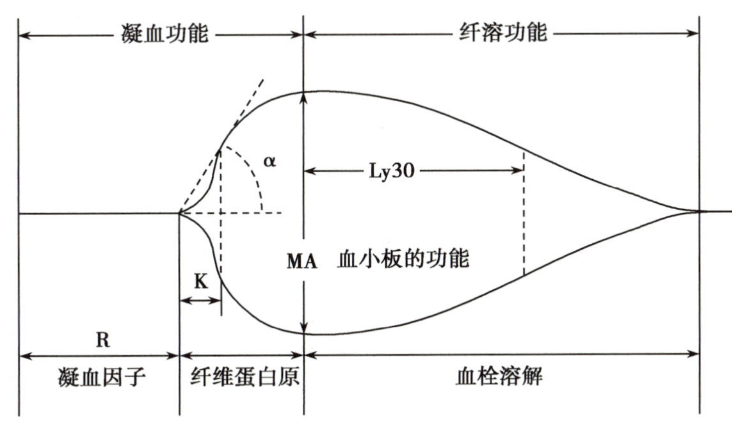

图 9-1　TEG 图形及参数

R=反应时间;K=血块形成时间;α=凝血块形成速度;MA=TEG 最大幅度。

与前述的凝血五项检查相比,TEG 可以反映整个凝血止血及纤溶过程的全貌,便于发现可能的损伤环节,类似于一种“粗筛”。而凝血五项检查结合起来相互参照,则有助于判断凝血损伤是外源或内源途径分别或共同影响,凝血与纤溶的功能状态测定,判读相对“细化”。

近年来,TEG 在肝移植及心肺转流术中对凝血功能的监测得到广泛应用。TEG 与凝血五项检查相互配合,必要时,甚至结合各个凝血因子数量与功能的分别测定,将有助于更精准地了解出凝血损伤及血栓发生发展的原因与程度并动态指导治疗。

TEG 的参数包括:①反应时间(R):开始形成凝血所需的时间,正常为 6~8 分钟,表示最初纤维蛋白形成;②血块形成时间(K):评估血凝块强度达到某一水平的速度或动力学特性,正常为 3~6 分钟,相当于凝血酶生成时间;③Alpha(α)角度:反映凝血块形成的速率,正常值为 50°~60°;④最大波幅

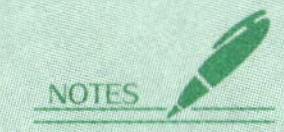

（MA）：正常值为 50~60mm，反映血小板数量和功能以及纤维蛋白原浓度，用于评估正在形成的凝块最大强度或幅度；⑤纤溶指数（Ly30）：MA 值后 30 分钟血凝块幅度减少速率，正常值<7.5%。

（三）凝血紊乱纠正

1. 积极补充凝血底物 围手术期一旦发生大出血，除外科或介入操作止血外，保守治疗首先应该考虑补充凝血底物。因为任何试图恢复和改善循环容量的液体复苏都必定伴有血液（凝血成分）稀释，即使是大量输血亦难免。因为红细胞的主要功能是携氧，不具备凝血功能，因此在病人循环氧输送和组织氧合尚能维持时，大出血的保守治疗首先是补充凝血底物，特别是纤维蛋白原，同时注意监测并抑制纤溶。在各种血液成分中，冷沉淀和新鲜冰冻血浆含有相对较多的纤维蛋白原以及少量其他的凝血因子，因此宜首先输注补充。在血浆纤维蛋白原基本正常后，可考虑补充其他凝血因子。因为血浆中其他凝血因子的寿命较短且含量低，故大量需要时应使用凝血酶原复合物以及活化Ⅶ因子、Ⅷ因子等血液制品。

2. 适度抑制纤维蛋白溶解 凝血与纤溶相辅相伴，凝血失控的同时往往也伴有纤溶的失衡。若纤溶亢进，宜应用氨甲环酸等药物抑制过高的纤溶。大量输血和血制品时，应同时积极补充维生素K、钙离子，维持病人体温和血温在 37℃左右，预防和纠正酸中毒，以最大限度地发挥所输注凝血底物的作用。

3. 预防静脉血栓栓塞（VTE） 围手术期出血势必会导致全身凝血亢进而增加静脉血栓栓塞的危险，加上大量输注凝血底物、围手术期卧床制动、血流动力学不稳定等原因，导致深静脉血栓形成（DVT）的风险大大增加，而一旦上述深静脉的血栓脱落，随血流经腔静脉进入右心，将有可能发生致命的肺动脉栓塞（PAE）。因此，对于高危病人围手术期必须进行 VTE 风险评估和凝血功能监测，鼓励早期床上或下地活动，辅以物理预防（如下肢应用间歇加压泵帮助静脉回流）和适时的抗凝、抗血小板药物治疗。

（安友仲）

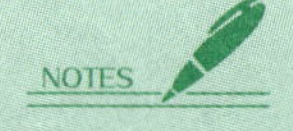

第十章 心肺脑复苏

扫码获取
数字内容

第一节 概　述

为了战胜死亡，经过千百年的探索和实践，人类终于从原始的祈求神灵发展到现代的心肺脑复苏术。20 世纪 50~60 年代，对人工呼吸与胸外心脏按压的重新认识与重视，标志着现代心肺脑复苏体系与学说的建立，成为现代心肺脑复苏与心血管急救的里程碑。1960 年首次报道了 14 例采用胸外按压存活的心搏骤停病例。1974 年，美国心脏协会制定了第一个心肺复苏指南，普及了复苏知识。《2005 AHA 心肺复苏和心血管急救指南》的面世具有划时代的意义，在普及基本知识和基本技能，提高复苏成功率，提升和恢复病人的生活质量等方面都具有重大意义。2020 年，美国心脏协会颁布了最新的心肺脑复苏指南。

心搏骤停是直接危及人类生命的健康问题，据统计，全球医院外心搏骤停的发生率为（20~140）/100 000 人年。一旦发生心搏骤停，生存率不到 15%，这一比例在亚洲国家更是低至 5% 以内。针对全球院外发生心搏骤停病人行心肺脑复苏预后的荟萃分析显示，恢复自主循环（return of spontaneous circulation，ROSC）的发生率为 29.7%，存活出院的比例为 8.8%，一个月生存率为 10.7%，一年生存率为 7.7%。心肺脑复苏（cardiopulmonary cerebral resuscitation，CPCR）是挽救心搏骤停病人最重要的措施，也是医生必须掌握的技能之一。

（一）心搏骤停（sudden cardiac arrest）

指心脏因各种急性原因突然停止有效的排血（并非停止跳动）而致循环和呼吸停顿的“临床死亡”状态。凡原有严重心脏病或其他治疗无效的慢性病晚期发生的心脏停搏不属于此范畴。

1. 类型　根据心电图（electrocardiogram，ECG）可将心搏骤停分为：①心脏停搏（asystole）为完全持续的电活动缺失，心脏大多处于舒张状态，心肌张力低，ECG 呈一直线；②心室颤动（ventricular fibrillation，VF），心室呈不规则蠕动而无排血功能，ECG 呈不规则的锯齿波；③无脉性室速（pulseless ventricular tachycardia，PVT），QRS 波宽大畸形，心率>100 次/分，但无有效脉搏；④无脉电活动（pulseless electrical activity，PEA）指不包括 VT 与 VF 的心脏有电活动而无搏出的心律失常，包括心电机械分离（electro-mechanical dissociation，心电图仍有低幅的心室复合波，而心脏无有效搏血）、室性自主节律、室性逸搏心律等。

2. 病因　心搏骤停的起因以心源性最为常见，也可以是非心源性的。原发于心脏的原因包括冠心病心肌缺血、心律失常、心肌炎、瓣膜病等；常见的非心源性因素有淹溺、窒息等缺氧因素，严重创伤、大量出血等缺血因素，肺栓塞、大动脉疾病、脑血管疾病和中毒等。在这些原因中，最常见的为“6H”和“6T”：低血容量（hypovolemia）、低氧（hypoxia）、酸中毒（hydrogen ion）、低/高钾（hypo-/hyperkalemia）、低血糖（hypoglycemia）、低温（hypothermia）和中毒（toxins）、心脏压塞（tamponade，cardiac）、张力性气胸（tension pneumothorax）、心肌梗死（thrombosis of coronary）、肺栓塞（thrombosis of pulmonary）、创伤（trauma）。

3. 安全时限　指心搏骤停后大脑缺血缺氧尚未出现不可逆损伤的时间。大脑对缺氧的耐受时间为 4~6 分钟，随后即发生生物学死亡，因此心搏骤停的安全时限通常定义为 5 分钟。按国际医学界惯例，心脏停搏时间是从心搏骤停起算，至有效的心肺脑复苏开始为止。因此，越早进行有效的心肺脑复苏，复苏的成功率越高，脑功能的恢复越好。

（二）心肺复苏与心肺脑复苏

心肺复苏（cardiopulmonary resuscitation，CPR）是指针对呼吸和循环骤停所采取的抢救措施，以人工呼吸代替病人自主呼吸，以心脏按压形成暂时的人工循环，并通过各种手段诱发心脏自主搏动。在复苏过程中，维持脑组织血流是重点，中枢神经系统功能（脑功能）的恢复是目标，心肺复苏也就扩展为心肺脑复苏（CPCR），成为现代完整的复苏概念。

CPCR 通常分为三个阶段：初步复苏（basic life support，BLS）、加强复苏（advanced life support，ALS）和复苏后治疗（post-resuscitation treatment，PRT）。

第二节 心肺脑复苏的实施

传统诊断呼吸停止是通过"一看、二听、三感觉"来进行的，一看病人胸廓或腹部是否有起伏、二听病人口鼻是否有气流的声音、三用脸颊靠近病人口鼻感觉是否有气流出入，检查时间不得超过 10 秒。诊断心搏骤停相对较可靠的标准为大动脉（颈动脉或股动脉）搏动，若在 10 秒内没有摸到明确的脉搏，即判断为发生心搏骤停。

若在救援的过程中出现误判，对并未发生心搏骤停的病人实施了心肺脑复苏，并不会对重要器官功能产生任何损伤，病人感受不适的发生率也仅有 10% 左右。因此，一旦病人出现意识丧失，呼吸停止或不正常（喘息样呼吸），就可以初步诊断为心搏骤停，从而立即开始 CPCR 程序。对医务工作者和有经验的专业救援人员而言，可以通过触诊大动脉搏动来诊断心搏骤停，但应注意检查时间不得超过 10 秒，且其在诊断心搏骤停的同时，应能迅速判断发生意外的最可能原因。

一、初步复苏

初步复苏是发生呼吸循环骤停的现场急救措施，包括发现呼吸循环骤停的现象、进行人工呼吸与心脏按压、电除颤等。初步复苏包括 ABCD 四项内容：A（airway，气道）指保持气道通畅；B（breathing，呼吸）指进行有效的人工呼吸；C（circulation，循环）指建立有效的人工循环；D（defibrillation，电除颤）指使用除颤仪进行电除颤。对于明确由于呼吸系统原因如窒息等引起的心搏骤停，推荐初步复苏程序为 ABC+D，而其余大多数呼吸心搏骤停者均推荐 CAB+D 的复苏程序。

（一）保持气道通畅

开放气道、保持气道通畅是有效 CPCR 的保证，也是复苏工作的首要任务。在气道开放前首先要注意清除口腔和呼吸道内的异物。对于有明确气道异物的病人，若病人意识尚存，可使用背部拍击法、胸部冲击法或腹部冲击法将异物排出。

最简单的开放气道的方式是将病人头后仰、下颌抬高（仰头举颌法）。若病人存在颈椎损伤可能，应该将病人的下颌向上、向后托起（双手托举下颌法），以保持气道通畅，避免脊髓损伤导致截瘫。在有条件的场合（如医疗单位），可置入口咽/鼻咽通气道以辅助开放气道，但应注意后者禁用于可疑颅底骨折的病人。气管内导管是最有保证的人工气道，但并非 BLS 所必需。气管内插管后应通过听诊等临床手段证明气管内导管的位置，并推荐所有气管内插管病人进行连续呼气末二氧化碳（end-tidal CO_2 pressure，$ETCO_2$）监测以确保气管内导管位置正确。

（二）人工呼吸

人工呼吸的目的是保持合适的氧供。在 CPCR 过程中，肺血流量明显减少，肺摄取氧和排出二氧化碳都减少，此时若潮气量过大、呼吸频率过快，会使胸膜腔内压增高、静脉回心阻力增加，从而减少心输出量、冠状动脉和脑的灌注。因此在 CPCR 过程中保持低于正常的潮气量和呼吸频率非常重要，潮气量 6~7ml/kg（此潮气量恰可观察到胸部抬高）、成人呼吸频率 8~10 次/分，小儿呼吸频率 20~30 次/分，每一次呼吸持续的时间应超过 1 秒。

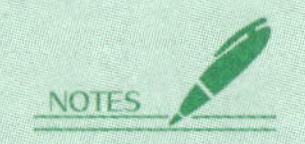

1. 口对口(鼻)人工呼吸 是最适宜于院外现场复苏的人工呼吸方法。施行口对口人工呼吸时，应按上述方法保持呼吸道通畅。操作者一手捏住病人的鼻子，正常吸气（而不是深吸气，以免操作者出现过度通气症状）后，以口唇包紧病人口部，形成一口对口的密闭腔，将呼出气吹入病人口中。当病人口腔严重损伤、张口困难、在水中救援或其他原因所致的口对口人工呼吸未能生效时，可改用口对鼻人工呼吸法。口对鼻人工呼吸的要求与口对口人工呼吸基本相同。

2. 使用简易呼吸器人工呼吸 是院内急救与专业急救人员最常用的方法。单人使用面罩简易呼吸器时，操作者一手托病人下颌开放气道，并将面罩紧紧地扣在病人面部，另一手捏皮囊，每一次呼吸，都必须保证病人胸部抬高；双人面罩简易呼吸器人工呼吸时，一人将面罩紧紧地扣在病人面部，始终保持气道开放，另一人捏皮囊，两人都要注意病人胸部抬高情况。

3. 按压环状软骨 无论何种人工呼吸方法，均有引起胃扩张，反流误吸的危险。因此，当急救人员超过3人时，可由助手进行环状软骨按压，使用2kg左右的力量，将气管压向颈椎前方，使食管闭合，以减少反流误吸的机会。但此操作可能增加插管时气道损伤的风险，因此建议仅在存在明显误吸风险且不影响插管和通气的情况下，由经过培训的医务人员谨慎实施。

（三）心脏按压（人工循环）

初步复苏的重要步骤是尽快通过心脏按压建立人工循环，以维持心脏的充盈和搏出，并诱发心脏自律搏动。即使 CPCR 未在发生心搏骤停即刻进行，在第一次电除颤前进行 2 分钟左右的胸外按压，仍可明显提高复苏的成功率。

1. 胸外心脏按压 在胸壁外（胸骨下部）实施的心脏（间接）按压，称胸外心脏按压。胸外按压时，迅速将病人仰卧于硬质平面（如硬板床或地板，或将气垫床放气）上，操作者跪在病人胸部边上或立在床旁。先摸到剑突尖端，向上两指宽处为按压点，即胸骨下半部。操作时将一手掌根部置于此部位之上，另一手掌根部置于前者之上，两手手指伸直并相互交叉，两臂伸直，上身前倾，使两臂与病人前胸壁垂直，利用上身的重量，通过两臂垂直地有节奏地下压，使胸骨下陷 5~6cm，超过 6cm 会增加肋骨骨折、内脏器官损伤的风险。然后突然放松，不施加任何压力，且与胸骨接触的手掌不要离开胸骨，任胸廓自行回弹。若胸廓未完全回弹，胸膜腔内压增高，反而减少冠状动脉与脑的灌注。因此胸廓完全回弹是有效 CPCR 的重要条件，必须得到保证。按压频率为 100~120 次/分，按压时间与释放时间比约为 1：1。通过胸外按压视听反馈装置实时评估优化 CPCR 效果是合理的。

婴幼儿胸壁柔软，胸外按压时应注意按压力量，使胸廓下陷的距离为胸部前后径的至少 1/3（婴儿约 4cm，儿童约 5cm）即可。婴儿单人 CPCR 时可将示指与中指置于患儿乳头连线水平的胸骨柄上，进行胸外按压；婴儿双人 CPCR 时，一人双手环绕婴儿胸部，四指抱住后胸，双大拇指并拢置于胸骨柄下段。按压时双大拇指与其余各指同时用力，挤压胸部，另一人行人工呼吸。按压频率亦为 100~120 次/分。

无论成人还是小儿，单人复苏时，胸外按压与人工呼吸的比例为 30：2，即每进行 30 次胸外按压后，做两次人工呼吸，周而复始。成人双人复苏时胸外按压与人工呼吸的比例亦为 30：2，儿童双人复苏时胸外按压与人工呼吸比例可降至 15：2。仅当病人已建立可靠的人工气道且双人复苏时，可按固定频率进行胸外按压（100~120 次/分）与人工呼吸（8~10 次/分）。

高质量的 CPCR 包括尽量减少按压中断，保证按压频率和深度，避免按压间隔身体倚靠及避免过度通气。应尽可能避免与减少各种原因（包括检查脉搏、气管内插管等）导致的胸外按压中断，检查脉搏的时间不超过 10 秒/次。胸外按压分数（chest compression fraction，CCF）是指胸外按压在整个心肺脑复苏中所占的比例，CCF 应维持在 60% 以上，与良好的预后相关。同时，务必保证胸外按压的有效性，避免因疲劳使胸外按压的频率和深度不佳，多人 CPCR 时，应每 2 分钟交换胸外按压人员一次，每次交换人员的时间不得超过 10 秒。

2. 胸内心脏按压 切开胸壁直接按压心脏者，称胸内心脏按压。胸内直接按压心脏较胸外按压

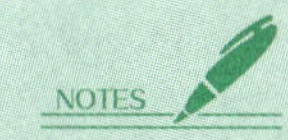

能更好地维持血流动力学稳定，更容易恢复心脏自主节律，有利于脑功能的保护。目前仅胸廓严重畸形、外伤性张力性气胸、多发肋骨骨折、心脏压塞、胸心外科手术已开胸的病人，首选胸内心脏按压。开胸切口选于第4~5肋间，于胸骨左缘2cm处，沿肋间至左腋前线。横断上下肋软骨或使用器械撑开肋骨后，术者一手伸入纵隔将心脏托于掌心进行按压或将心包剪开进行心包内按压。按压时应以除拇指以外的四指对准鱼际肌群部位进行按压，忌用指端着力，以免损伤心肌。

3. 其他人工循环技术与设备 除传统胸外心脏按压与胸内心脏按压外，为提高CPCR质量，近20年来发展了数项辅助CPCR技术与设备，如同步腹部按压技术（interposed abdominal compression CPR，IAC-CPR，即在胸外按压的放松期由助手进行同步腹部按压）、主动按压减压心肺复苏技术（active compression decompression CPR）、压力分散带（load-distributing band，一种环形胸外按压装置，包括由空气或电驱动的紧缩带和后挡板）、机械活塞装置技术（mechanical piston CPR，通过气动活塞压迫胸骨的CPR技术）、Lund大学心搏骤停系统（Lund University Cardiac Arrest System，LUCAS，气动或电动活塞设备，可产生一致的胸外按压频率和深度）、阻抗阈装置（impedance threshold device，ITD，一种胸外按压胸部回复时限制空气进入肺部的阀，用于降低胸膜腔内压）等，可以有效地解放救援人员的双手并适用于CT检查等特殊场合。

（四）电除颤

引起成人心搏骤停最常见的原因是室颤，人工呼吸和胸外按压可以提高冠状动脉灌注压，延长室颤持续时间，但并不能使心脏转为正常节律。电除颤是在电击之后300~500ms之内发生的电物理现象，原理是除颤仪产生电流通过胸壁，到达心肌细胞，使心肌细胞去极化，从而终止室颤，为唯一有效的终止室颤的方法。每延迟电除颤一分钟，复苏成功率下降7%。但对心脏停搏或严重心动过缓的病人并无作用，胸外按压、药物治疗和起搏才是治疗此类病人的有效手段。

1. 胸外电除颤 行胸外电除颤前，应先暴露病人前胸部皮肤，将导电胶涂满整个电极面，以降低经胸电阻。双相波电除颤仪也可选用一次性粘贴电极板。将右胸电极置于病人胸骨右侧第2肋间（锁骨中线上），左胸电极放置于病人左腋中线第4或第5肋间，左乳头左边；或将右胸电极放在左侧或右侧背部的上方，左胸电极放在病人心尖部位。选择合适的除颤能量，将除颤仪充电，保证无人接触病人后，按压放电按钮进行电除颤。若病人安装有永久起搏器，勿将电极放置于靠近起搏器的位置，以免损坏起搏器。成人单相波电除颤仪使用的除颤能量为360J，双相波电除颤仪根据型号不同有所不同，通常在120~200J之间；若操作者对所用除颤仪不熟悉，则统一使用200J的除颤能量；小儿除颤能量为2~4J/kg，第二次和随后的能量应与第一次相当，且可考虑使用更高能量。与单相波电除颤仪相比，双相波电除颤仪使用的除颤能量较小，不易引起复苏后心肌功能损害，因此只要条件允许，应尽可能使用双相波电除颤仪除颤。电除颤的准备阶段应尽可能减少胸外按压中断；电除颤之后，立即继续胸外按压，待5个胸外按压和人工呼吸周期（约2分钟）之后再检查病人心律，研究显示电除颤后停止胸外按压进行心律分析并不能提高生存率，并会降低ROSC的发生率。

2. 胸内电除颤 胸腔已经切开的病人，可直接采用胸内电除颤。胸内电除颤时，打开心包暴露心脏，将电极板用生理盐水湿透的棉巾包裹，分别放置在心脏的前、后壁将心脏夹紧。胸内电除颤的除颤能量，成人为20~100J，小儿为5~50J，一般由小剂量开始，逐渐加量。若电除颤无效，不宜无限制增加电能，而应使用肾上腺素、利多卡因、碳酸氢钠等药物治疗，继续按压与人工呼吸，当室颤由细颤转为粗颤时，电除颤效果较好。

3. 自动体外除颤器（automated external defibrillator，AED） 是一种可靠的电脑程控装置，通过声音和图像向急救人员提供信息，以便安全地进行电除颤治疗。安装好AED之后，AED会自动分析病人心律，并发现室颤或无脉性室速，急救人员的任务就是将除颤仪的电极置于病人胸部正确部位，打开AED开关，AED程序会提示急救人员是否需要进行电除颤，若选择“要”，AED会自动进行电除颤；若病人心律为室性逸搏等非室颤或无脉性室速引起的心搏骤停，AED会提示继续进行胸外按压与人

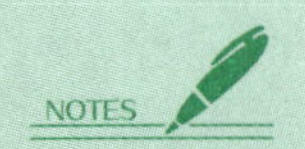

工呼吸，而不是电击治疗。

成人与儿童初步复苏（BLS）流程见图 10-1。

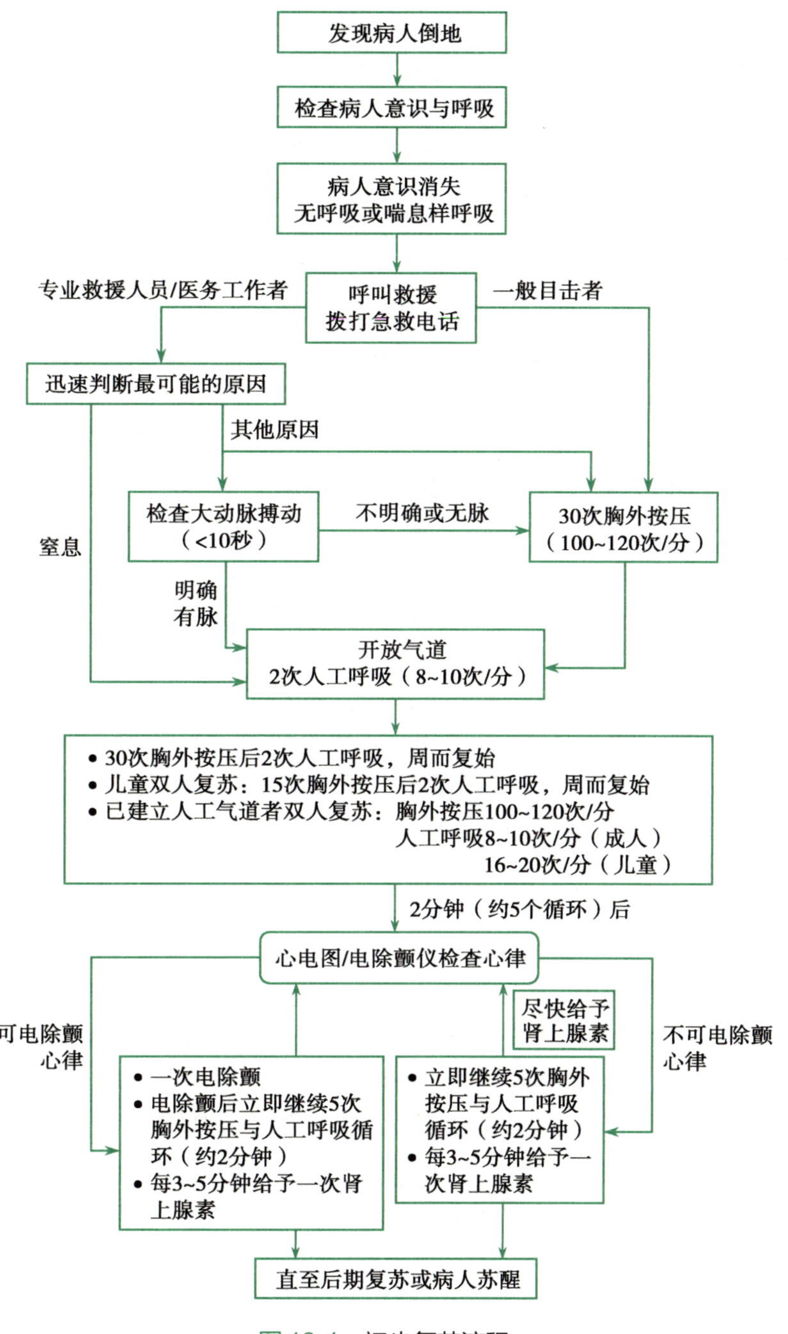

图 10-1 初步复苏流程

二、加强复苏

加强复苏（ALS）是 BLS 的继续，主要在加强监测的同时借助先进的器械和设备进行呼吸支持、药物和液体治疗，使病人能够维持足够的氧供和心输出量，找出造成病人心搏骤停的原因并治疗可逆性因素，为病人恢复自主循环创造条件。

（一）监测

迄今为止，还没有可靠的临床指标及实时监测技术可用于评价心肺脑复苏的有效性，临床监测标

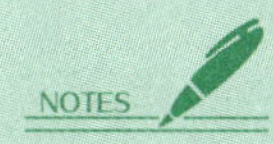

准为触摸到大动脉搏动与观察瞳孔大小。大动脉搏动不仅是判断心搏骤停的临床指标之一，也是恢复自主循环的标志，但由于干扰因素众多，这一标准并不可靠，仅能作为临床参考。瞳孔持续缩小或先扩大后缩小比瞳孔持续扩大或先缩小再扩大者复苏成功和神经功能恢复的可能性更大。

1. 心电图 心电图监测在ALS阶段十分必要。如前述，心搏骤停的原因包括心脏停搏与心室颤动等，只有通过心电图检查才能对各种心搏骤停的原因进行鉴别，其不仅可提示心脏节律的类型，为治疗提供重要的依据，还可作为治疗效果的评价手段之一。

2. 呼气末二氧化碳分压与波形监测 越来越多的证据表明，$P_{ET}CO_2$ 监测为预测自主循环恢复可能性的客观指标。CO_2 的产生、肺泡通气量和肺血流量是决定呼气末 CO_2 分压的主要因素。心搏骤停时，体内仍然持续不断地产生 CO_2，CO_2 排出的速度主要取决于其由外周向肺输送的速度。CPCR期间人体处于低血流状态，通气相对充足，因此 $P_{ET}CO_2$ 低。若保持通气不变，$P_{ET}CO_2$ 可反映心输出量的变化，$P_{ET}CO_2$ 的迅速增加（通常>40mmHg）往往是自主循环恢复的第一临床征象。按压深度每增加10mm，$P_{ET}CO_2$ 增加1.4mmHg。ALS 20分钟后，$P_{ET}CO_2$ 仍低于10mmHg，病人预后差，$P_{ET}CO_2$ 高于20mmHg与ROSC密切相关。调整按压目标应使 $P_{ET}CO_2$ 至少为10mmHg，理想情况下为20mmHg或更高。

3. 直接动脉血压与中心静脉压（CVP）监测 ALS期间应尽早进行直接动脉压监测以连续反映动脉血压情况。有条件者亦可放置中心静脉导管监测CVP且便于给药和输液。

4. 中心静脉血氧饱和度（central venous oxygen saturation，$ScvO_2$）与冠状动脉灌注压（coronary perfusion pressure，CPP）监测 $ScvO_2$ 与CPP均为提示CPCR质量与恢复自主循环可能性的较为可靠的参考指标。正常成人 $ScvO_2$ 为60%~80%。若CPCR期间 $ScvO_2$ 低于30%，说明CPCR效果较差。CPP为主动脉舒张压与右心房舒张压之差，可灵敏地反映胸外按压和药物治疗的效果。CPP通过直接动脉血压与CVP监测计算得到近似值。若没有放置中心静脉导管的条件，动脉舒张压可间接提示CPP。CPP超过15mmHg预示着恢复自主循环的可能性极大，动脉舒张压小于20mmHg则建议提高CPCR质量。以血流动力学为指导的心肺复苏（HD-CPR）建议目标值为CPP>20mmHg，动脉舒张压>25mmHg。

（二）呼吸支持

在ALS阶段，只要有条件，通常使用纯氧进行呼吸支持。BLS中所使用的人工呼吸方法均可在ALS中实施，但更推荐在此阶段建立人工气道，并使用简易呼吸器或机械通气进行人工呼吸。常用的人工气道包括食管-气管联合导管、喉罩、气管内导管等，其中气管内导管是最有保证的人工气道。建立人工气道后，必须立即通过观察气流、听诊、$ETCO_2$ 监测等手段明确导管位置，并将导管可靠固定。POSC后仍昏迷的病人，应避免长期高浓度吸氧，维持目标脉搏氧饱和度为92%~98%。

（三）药物治疗

复苏时用药的目的是纠正引起心搏骤停的可逆性因素，增加心脏兴奋性、增强心肌收缩力，防止心律失常，纠正体液、水、电解质和酸碱失衡。常用的给药途径有静脉、经骨与经气管给药。通常选用外周静脉给药，当电除颤及经外周静脉、经骨、经气管给药均未能恢复病人自主循环或需要进行CVP监测时，应进行中心（锁骨下、颈内、股）静脉穿刺和置管。

1. 肾上腺素与血管升压素 肾上腺素是久经考验的心脏复苏药，常作为心肺脑复苏药物治疗的首选。通过兴奋α肾上腺素能受体作用，肾上腺素可使外周血管收缩，从而保持心肌和脑等重要脏器的血供，适用于VF、VT、无脉电活动和心脏停搏等各种心搏骤停的复苏。对于不可电击心律的心搏骤停，尽早给予肾上腺素，早期给予肾上腺素与ROSC密切相关。对于可电击心律的心搏骤停，可在最初数次除颤尝试失败后给予肾上腺素，建议在第三次电击后给予。CPCR过程中，肾上腺素的常用剂量为1mg，每3~5分钟可重复使用一次。大剂量肾上腺素并不能改善病人的存活出院率或神经系统预后，反而可引起复苏后中毒性高肾上腺素状态、心律失常、增加肺内分流、加重复苏后心功能不全以及对脑细胞有直接毒性作用等。仅当特殊情况，如β受体阻滞剂或钙通道阻滞剂过量时才可使

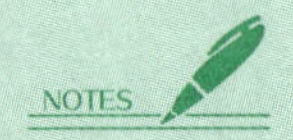

用高剂量肾上腺素。

血管升压素即抗利尿激素，当给药剂量远大于其发挥抗利尿激素效应时，即发挥一种非肾上腺素能样的周围血管收缩作用（直接刺激平滑肌 V_1 受体）。CPCR 时血管升压素与 V_1 受体作用后可引起周围皮肤、骨骼肌、小肠和脂肪血管的强烈收缩，而对冠状动脉血管和肾血管床的收缩作用相对较轻，对脑血管亦有扩张作用。但心搏骤停后，血管升压素代替肾上腺素单独使用或与肾上腺素合用并无优势。

2. 胺碘酮、利多卡因与镁剂 胺碘酮是目前临床上使用最广泛的抗心律失常药物，其可影响钠、钾、钙通道，并有 α 和 β 肾上腺素能阻断作用，可延长所有心脏组织的动作电位时间和不应期，适用于对电除颤、CPCR 和血管活性药物治疗无效的 VF 或 PVT。其推荐起始剂量为 300mg，在 10 分钟内推注完毕，此后 1mg/min 维持 6 小时，0.5mg/min 维持 18 小时。持续且血流动力学不稳定的多形性室速应首先快速行电除颤治疗。

利多卡因亦为抗心律失常药物，但尚无有力证据证明其对心搏骤停者的有利作用，因此目前利多卡因仅作为胺碘酮的替代品在紧急情况下使用。

镁剂可有效终止尖端扭转性室速，但对正常 Q-T 间期的不规则或多形性室速无效。对于明确的尖端扭转性室速，建议首先使用镁剂治疗；对电复律、胺碘酮或利多卡因治疗难以转复的 VF 或 PVT，可试用镁剂治疗。

3. 多巴胺与多巴酚丁胺 血管活性药物一般只宜作为暂时提升血压的措施，不宜用于长时“维持血压”。多巴胺或/和多巴酚丁胺为常用的维持血压和加强心肌收缩力的药物。

4. 钙剂 钙离子是正常肌肉收缩和神经电生理活动必不可少的阳离子，其可一过性增加心肌兴奋性、收缩性及外周血管阻力。在 CPCR 过程中，钙剂适用于高钾血症、低钙血症和钙通道阻滞剂过量的治疗。

5. 阿托品与异丙肾上腺素 二者均非 CPCR 的一线用药。阿托品为抗迷走药物，可促进房室传导，逆转胆碱能介导的心率下降、全身血管收缩和血压下降，不适用于无脉电活动和心脏停搏的病人，可用于心肌梗死等原因所致严重窦性心动过缓合并低血压。

异丙肾上腺素并非 CPCR 的常用药物，常用于房室传导阻滞及阿托品治疗效果不佳的心动过缓，保持心率 60 次/分左右即可。

6. β 肾上腺素能受体阻滞剂 可降低循环中儿茶酚胺的作用，降低心率和血压，对急性冠脉综合征病人有心脏保护作用，减少 CPCR 过程中心肌缺血与心肌梗死的发生。无 β 肾上腺素能受体阻滞剂禁忌情况下，所有怀疑急性心肌梗死和高危不稳定型心绞痛病人均建议使用 β 肾上腺素能受体阻滞剂。

7. 碳酸氢钠 为临床常用药物之一，但其不良反应众多，包括：①可引起低钾血症和氧离曲线左移，不利于组织对氧的摄取；②引起高钠血症和血浆高渗透压；③CO_2 产生增加不仅可导致高碳酸血症，并可弥散到心肌和脑细胞内而引起其功能的抑制。研究并未发现其对心搏骤停病人恢复自主循环及改善预后的有利作用，因此并非 CPCR 治疗的常规药物。仅当心搏骤停经初步治疗（BLS 及药物治疗）无反应、已知心搏骤停前存在代谢性酸中毒、复苏期间出现重度代谢性酸中毒和高钾血症时，可考虑使用碳酸氢钠。复苏过程中监测动脉血与混合静脉血血气分析有助于分析机体酸碱平衡情况，进而合理纠正酸中毒。

（四）液体治疗

血容量过高或过低均不利于病人的恢复。组织缺血缺氧、酸性代谢产物蓄积均可使血管扩张以及毛细血管的通透性增加，导致不同程度的血管内液外渗等，引起相对或绝对的血容量不足。为了防止脑水肿而采取的脱水、利尿措施，可进一步加重低血容量。低血容量心搏骤停时，病人常表现为循环休克、无脉电活动，此时应快速补液。以晶体溶液为主，适当输入胶体溶液，并通过有创（如经肺热稀释）和无创（如床旁超声、被动直腿抬高试验、补液试验等）的血流动力学监测技术评估容量反应性

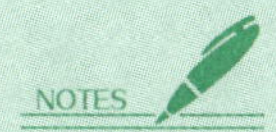

和耐受性。

三、复苏后治疗

经过 BLS 与 ALS 两个阶段，病人的一般情况已基本稳定，但这只是暂时的，还应该时刻警惕主要由脑损伤、心功能不全和缺血再灌注损伤组成的 CPCR 后综合征，其中缺血/缺氧及再灌注引起的损伤成为主要矛盾，神经系统预后亦难以评估。重建有效的器官和组织灌注、防止多器官功能不全和缺血缺氧性脑损伤、开始有关提高长期生存率和神经功能恢复的治疗成为 PRT 阶段的主要内容。

（一）器官功能评估与支持

无论病人的初始治疗如何，在 PRT 阶段，应建立安全可靠的人工气道，保证病人良好的通气和氧供，监测各种生命体征，开放静脉通路，进一步药物与液体治疗；反复评估病人情况，判断病情变化，及时处理各种异常情况；寻找并治疗发生心搏骤停的可逆性原因，如上文提及的“6H”和“6T”等。

病人自主循环恢复后，仍可能存在呼吸功能不全，部分病人需要持续机械通气支持。随着病人自主呼吸增强，应逐渐减少呼吸支持的程度，直至自主呼吸完全恢复而脱机。

CPCR 期间，众多因素均可导致心血管系统功能受损，如缺血再灌注损伤、电除颤引起的一过性心肌顿抑、冠状动脉低灌注引起的心肌缺血甚至心肌梗死。在 PRT 阶段，血流动力学不稳定极其常见，应尽可能早期行有创动脉血压、每搏变异度（SVV）及中心静脉压监测，采用目标导向液体治疗策略，合理进行液体复苏，并配合血管活性药、正性肌力药和强心药等治疗，以稳定血流动力学，若在 ALS 阶段曾使用抗心律失常药物辅助病人恢复自主循环，建议在 PRT 阶段继续使用维持剂量，以防止再次发生心律失常。β 受体阻滞剂对缺血性心脏病病人有心肌保护作用，PRT 阶段若无禁忌证，可选择使用。

若病人恢复自主循环之后 24 小时内持续缺乏神经活动的临床征象，则预示着病人的预后很差。在 PRT 阶段，更可靠地评估病人的神经系统预后的指标包括 APACHE 评分系统、格拉斯昏迷评分系统、脑电图、体感诱发电位和脑血流图等，建议自主循环恢复后仍昏迷伴癫痫发作的病人行脑电图监测。神经功能预后不良的指征包括：心搏骤停后 72 小时或更长时间双侧瞳孔对光反射或角膜反射仍消失；心搏骤停 72 小时内出现肌阵挛；心搏骤停 72 小时内血清神经元特异性烯醇化酶（neuron specific enolase，NSE）高水平；心搏骤停后 72 小时或更长时间出现癫痫持续状态；心搏骤停后 72 小时或更长时间脑电图出现爆发-抑制；心搏骤停 24 小时后体感诱发电位提示双侧皮层反应缺失。

（二）维持内环境稳定

心搏骤停的病人恢复自主循环之后，代谢性酸中毒在所难免。若酸中毒的程度较轻（pH>7.30），一般并无给予碱性药物的必要，随着通气和循环的恢复，酸血症会自然改善。若要使用碳酸氢钠纠正代谢性酸中毒，应在血气分析的指导下用药，并遵循“宁酸勿碱”的原则。

血糖过高或过低均对心搏骤停复苏后的病人不利。许多研究证实心搏骤停复苏后的高血糖与神经功能预后不良相关，即使血糖仅较正常水平轻度增高，亦可明显加重脑缺血再灌注损伤。反之，低血糖本身可导致不可逆性脑损伤，而昏迷状态下低血糖的症状极易被忽视。因此，应密切监测血糖，维持血糖于 7.8~10mmol/L。

（三）脑保护

防治心脏停搏后缺血缺氧性脑损伤所采取的措施称为脑保护或脑复苏。

1. 脑血、氧供需平衡 脑灌注压为平均动脉压与颅内压之差。正常情况下，当脑灌注压在 50~150mmHg 范围内变动时，脑血流可保持稳定。但心搏骤停后，脑血流自身调节功能受损，此时脑血流更多地依赖于脑灌注压。因此，在 PRT 阶段，宜使病人的血压控制于平时较高水平，以利脑内微循环的重建。

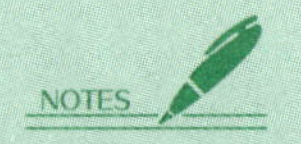

高压氧是指机体在高气压环境中所呼吸的纯氧，其可改善机体对氧的摄取和利用，使血氧分压增高，氧弥散能力增强，改善组织微循环和有氧代谢，因此可用于治疗缺氧缺血性脑损伤。

过度通气产生的低二氧化碳血症，可使脑血管收缩，降低脑血流，加重脑缺血和缺血性损伤；过度通气增加气道压，产生内源性呼气末正压，增高脑静脉压力和颅内压，进一步减少脑血流。反之，高碳酸血症可引起颅内“窃血”现象，正常脑组织血管扩张，缺血区脑组织血管收缩，加重脑缺血；而轻度过度通气产生轻微呼吸性碱中毒引起的脑血管收缩可减缓脑水肿的发展。因此在PRT阶段，过度通气与通气不足都是不可取的。成人行机械通气时，推荐潮气量为6~8ml/kg，初始通气频率为10次/分，持续调整，维持$PaCO_2$ 35~45mmHg。婴儿和儿童行机械通气时，呼吸频率为20~30次/分。

2. 控制体温　研究证明，心搏骤停复苏后体温较高的病人预后较差，而低体温不仅降低脑组织氧耗量，减轻乳酸积聚，而且在能量重建、功能修复、抑制损伤因子的形成等方面均具有有益作用。体温每降低1℃，脑代谢率下降5%~6%，脑血流量降低约6.7%，颅内压下降5.5%。有证据表明，浅低温（32~36℃）有助于减轻缺血缺氧后脑损伤，无明显副作用，目前已成为脑保护的首选措施之一。一般来说，心搏骤停复苏后自发性轻度低体温（大于32℃）耐受性佳，并发症少，对病人神经功能恢复有益，不应积极主动复温；心搏骤停复苏后体温正常者，可以使用人工低温的方法，将体温降至32~36℃，达到目标体温后至少维持24小时，随后缓慢复温（0.25~0.5℃/h）。心搏骤停复苏后持续昏迷与体温升高者，尤其是合并有抽搐的病人，应积极降温，并保持于浅低温水平。

人工低温的方法包括体外低体温技术（如使用降温毯、冰帽和冰袋等）和体内降温技术（如输注冰生理盐水、血管内降温导管），还可以合并使用冬眠合剂（氯丙嗪、异丙嗪与哌替啶）等药物以辅助降温并加强低温效果。降温措施宜尽早开始，最好能在复苏开始后的5分钟内施行。降温过程中应连续监测体温，并防止降温过程中出现的寒战。

3. 防止脑水肿　脱水、低温和糖皮质激素治疗是较为行之有效的防止急性脑水肿的措施。脱水时应维持血浆胶体压不低于15mmHg，维持血液渗透浓度不低于280~330mOsm/L。20%甘露醇与3%高渗盐水均为较常用的降低颅内压、减轻脑水肿的药物。脑水肿的发展一般于第3~4天达到高峰，因此脱水治疗有必要持续达5~7天之久。

糖皮质激素可抑制血管内凝血、降低毛细血管通透性、维持血-脑屏障的完整性；有减少自由基、稳定溶酶体膜、防止细胞自溶的作用。目前糖皮质激素仅为PRT阶段的辅助措施。用药原则是“速用速停”：在发生心搏骤停的60分钟内开始用药，每日使用氢化可的松100~200mg或甲泼尼龙80~120mg，首剂之后可使用30mg/d地塞米松替代，一般使用3~4天。

4. 脑保护药物　除上述具有脑保护作用的药物之外，延缓能量耗竭剂（如腺苷、硫喷妥钠）、保护细胞膜药物（如尼莫地平、胰岛素+葡萄糖）、保护组织结构药物、调节蛋白合成药物、减少再灌注损伤的自由基清除药及保护线粒体药物均有脑保护及改善脑功能的作用，但其效果均尚未肯定，未能够确定明确疗效。

5. 控制癫痫　临床症状明显的癫痫发作对大脑有潜在的危害，建议药物控制。丙戊酸钠、左乙拉西坦、苯妥英钠均证实能有效控制癫痫，苯妥英钠导致低血压的发生率更高。常规的镇静药如丙泊酚和咪达唑仑对抑制心搏骤停后癫痫活动也有效。

第三节　心肺脑复苏的进展

美国心脏协会每5年左右均会出台新版的心肺脑复苏指南，为此众多学者进行了大量的研究，研究方向涉及心搏骤停动物模型的建立、合理的CPCR程序、适用于各个不同地域的心肺脑复苏标准操作规程的设立、新的CPCR技术与方法的探讨、新型辅助CPCR设备、有效的治疗药物、脑保护措施与药物等各个方面。

体外心肺复苏术（extracorporeal cardiopulmonary resuscitation，ECPR）是指在潜在的可逆病因能够去除的前提下，对已使用传统心肺脑复苏不能恢复自主心律，或反复心搏骤停不能维持自主心律的病人，实施体外膜氧合（extracorporeal membrane oxygenation，ECMO），提供暂时的循环与氧合支持的技

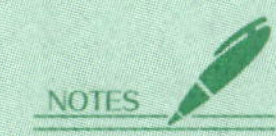

术。目前没有充分的证据推荐心搏骤停的病人常规使用 ECPR，对心搏骤停的病因可逆且可从临时的心肺支持获益的病人可考虑使用，如急性冠脉综合征、肺栓塞、低体温、药物过量等。建议心搏骤停后 60 分钟内建立有效的 ECMO 循环，推荐超声引导下置管并判断导管位置。冠状动脉病变约占表现为休克心律的可逆性心搏骤停病因的 80%，ECPR 可以在冠状动脉再通前保证重要器官的灌注。

实时超声（point-of-care ultrasound，POCUS）主要对非休克型心律（无脉电活动、心脏停搏）的可逆性的病因进行鉴别，如心脏压塞、肺栓塞、低血容量、张力性气胸等。经食管超声心动图检查（trans-esophageal echocardiography，TEE）的优点在于可以连续监测且不影响胸外按压的实施，并能对胸外按压的有效性（按压位置和深度）进行评估。

随着研究的进展、认识的深入，心肺脑复苏的理论和实践迅猛发展，心搏骤停病人的预后亦将逐渐改善。

（朱 彪）

NOTES

第十一章
疼痛治疗

扫码获取
数字内容

第一节 概 述

疼痛(pain)是一种与实际或潜在组织损伤相关的、不愉快的感觉和情绪情感体验,或与此相似的经历。疼痛治疗(pain management)是指对于各种原因所致的疼痛,采用药物、神经阻滞和微创介入等多种综合方法进行治疗,以缓解或消除症状,从而提高病人生活质量的方法。因此,疼痛治疗并不局限于镇痛,还包含通过各种治疗措施改善局部或全身功能状态来提高生活质量。疼痛治疗也不能仅是对症治疗,还需针对病因进行治疗。但应明确,对某些疼痛如急腹症痛、肿瘤病人的疼痛等,在明确诊断之前不能盲目进行单纯镇痛治疗,以免掩盖病情。

目前国际上,疼痛被认为是继呼吸、脉搏、血压、体温之后的第五生命体征。疼痛治疗是现代医学的一个重要组成部分,并已逐渐发展成为研究疼痛机制和治疗的疼痛医学。

第二节 疼 痛 机 制

疼痛的发病机制尚不完全清楚。一般认为感觉神经末梢,即伤害性感受器(nociceptor),受到各种伤害性刺激(物理或化学性),经过传导系统(传入神经、脊髓)传至大脑,而产生疼痛感觉。同时,中枢神经系统对疼痛感觉的发生及发展具有调控作用。

(一) 伤害性感受器

手术可引起组织损伤,从而导致组胺以及炎症介质如肽类(如缓激肽)、脂质(如前列腺素类)、神经递质(如5-羟色胺)、神经营养因子(如神经生长因子)等的释放。炎症介质的释放可激活外周伤害性感受器,启动伤害性感受信息向中枢神经系统转导与传递;炎症介质的释放还激活神经源性炎症的过程,使外周神经释放神经递质(如P物质和降钙素基因相关肽),导致血管扩张和血浆外渗。伤害性感受器包括感觉神经的游离端、终末神经小体和无施万鞘无髓细胞的末梢轴索。根据身体分布的部位及接受刺激的不同,可将伤害性感受器分为皮肤、肌肉、关节和内脏伤害感受器。这些感受器将接收到的刺激经传入神经传到脊髓,通过上行传导束传入大脑,形成疼痛感觉。

(二) 疼痛在外周的传导

疼痛刺激传导通过细的有髓鞘的Aδ和无髓鞘的C传导神经纤维来完成。其中有髓鞘的Aδ纤维传导速度快,传导针尖样刺痛和温度觉;无髓鞘的C纤维传导速度慢,传导钝痛和灼热痛。疼痛通过外周伤害性感受器转导,从躯体和内脏经Aδ纤维和C纤维传递到脊髓后角的中间神经元,兴奋后的中间神经元再通过脊髓丘脑束和脊髓网状束将疼痛传递到更高级的中枢。

(三) 疼痛在中枢的传导

主要有两条途径:①经脊髓丘脑束到达丘脑再传至大脑皮质,使机体感知疼痛的存在和发生部位;②经脊髓网状束传至脑干网状结构、丘脑下部及大脑边缘系统,引起机体对疼痛刺激的情绪反应和自主神经系统的反应。

(四) 疼痛的感知和识别

疼痛冲动传入中枢后,其感知和识别需要经过整合和分析。其中,中央后回负责感知疼痛的部位;网状结构、大脑边缘系统、额叶、顶叶、颞叶等大脑皮质负责综合分析,并对疼痛产生情绪反应和意识性运动。

除了上述疼痛机制外,近年来的研究表明,外周敏化和中枢敏化过程在疼痛(尤其是慢性疼痛)发生机制中发挥重要作用。

1. 外周敏化(peripheral sensitization) 在组织损伤和炎症反应时,受损部位的细胞如肥大细胞、巨噬细胞和淋巴细胞等释放多种炎症介质。同时,伤害性刺激本身也可导致神经源性炎症反应,进一步促进炎症介质释放。这些因素使外周伤害性感受器发生敏化,表现为兴奋性阈值降低,平时低强度的阈下刺激也可导致疼痛,兴奋时放电频率增加以及基础(自发性)放电频率增加,即外周敏化。

外周敏化可表现为:①静息疼痛或自发痛(spontaneous pain):指在无外周伤害性刺激情况下所产生的痛觉,系由外周伤害性感受器自主激活所致;②原发性痛觉过敏(primary hyperalgesia):尽管疼痛刺激轻微,但疼痛反应剧烈,系因感受器对伤害性刺激过度反应所致;③痛觉超敏(allodynia):受非伤害性刺激如轻压时即可引起疼痛。

2. 中枢敏化(central sensitization) 组织损伤后,不仅受损伤区域对正常的无害性刺激出现反应,邻近部位未损伤区域对机械刺激的反应也增强,即所谓的继发性痛觉过敏。这是因疼痛发生后,中枢神经系统发生可塑性变化,脊髓后角神经元兴奋性增强,呈现"上扬"效应,也即中枢敏化。

在疼痛传递过程中,有许多神经递质作用于脊髓后角神经元突触的多种受体。其中,N-甲基-D-天冬氨酸(NMDA)受体与脊髓后角的"上扬"效应、中枢敏化的发生以及外周感受区域的扩大等现象密切相关。

第三节 疼痛对机体的影响

未控制的疼痛可能引起交感神经系统兴奋,导致一系列潜在的有害生理反应。

1. 精神、情绪反应 短期急性疼痛可导致病人情绪处于兴奋、焦虑状态;长期慢性疼痛可导致抑郁、对环境淡漠、反应迟钝。

2. 神经内分泌及代谢 疼痛刺激可引起应激反应,促使体内释放多种激素,如儿茶酚胺、促肾上腺皮质激素、皮质醇、醛固酮、抗利尿激素等。由于促进分解代谢的激素分泌增加,合成代谢激素分泌减少,使糖原分解作用加强,从而导致水钠潴留,血糖水平升高,酮体和乳酸生成增加,机体呈负氮平衡。

3. 心血管系统 疼痛可兴奋交感神经系统,使病人血压升高,心率加快,甚至心律失常,增加心肌耗氧量。这些变化对伴有高血压、冠状动脉供血不足的病人极为不利。剧烈的深部疼痛有时可引起副交感神经兴奋,引起血压下降,心率减慢,甚至发生虚脱、休克。

4. 呼吸系统 腹部或胸部手术后疼痛对呼吸功能影响较大。疼痛引起肌张力增加及膈肌功能降低,使肺顺应性下降;病人呼吸浅快,肺活量、潮气量、残气量和功能残气量均降低,通气/血流比值下降,易产生低氧血症等。由于病人不敢用力呼吸和咳嗽,积聚于肺泡和支气管内的分泌物不易排出,易并发肺不张和肺炎。

5. 消化系统 疼痛可导致恶心、呕吐等胃肠道症状。急性术后疼痛可能因交感神经系统兴奋而延迟术后胃肠功能恢复。慢性疼痛常引起消化功能障碍,食欲减退。

6. 泌尿系统 疼痛本身可引起膀胱或尿道排尿无力,同时由于反射性肾血管收缩,垂体抗利尿激素分泌增加,导致尿量减少。较长时间排尿不畅可引起尿路感染。

7. 骨骼、肌肉系统 疼痛可诱发肌肉痉挛进一步加重。同时,由于疼痛时交感神经活性增加,可进一步增加末梢伤害感受器的敏感性,形成痛觉过敏。

8. 免疫系统 疼痛可引起机体免疫力下降。对预防或控制感染、促进手术伤口愈合以及控制肿瘤扩散不利。

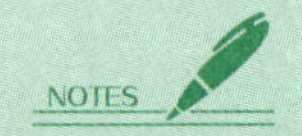

9. 凝血机制 疼痛导致的神经内分泌应激反应可能是诱发术后高凝状态的一个重要因素。疼痛使病人活动受限，以及凝血功能增强（如天然抗凝物质水平的降低和促凝物质水平的增加）、纤维蛋白溶解功能减弱、血小板黏附功能增强和血液黏滞度增加，都可能促使术后与高凝状态相关不良事件（如深静脉血栓形成、血管移植失败和心肌缺血）的发生率增高。

第四节 疼痛的分类

疼痛的分类尚无统一标准，临床上常用的有以下几种。

1. 按疼痛的神经生理机制分类 ①伤害感受性疼痛，包括由各种伤害性刺激所导致的躯体痛和内脏痛。②非伤害感受性疼痛，包括神经病理性疼痛和精神心理性疼痛。神经病理性疼痛（neuropathic pain）指由躯体感觉神经系统的损伤或疾病直接造成的疼痛。其中，疼痛发源于中枢神经系统时，称之为中枢性神经病理性疼痛（central neuropathic pain）；发源于外周神经系统时，则称之为外周性神经病理性疼痛（peripheral neuropathic pain）。精神心理性疼痛（psychogenic pain）指无明确的伤害性刺激及神经性原因的疼痛。

2. 按疼痛持续时间分类 ①急性疼痛（acute pain），最近产生且持续时间较短的疼痛。通常是由肌肉及内脏损伤、疾病或功能异常引发的伤害性刺激造成。如发生于创伤、胃肠道穿孔和手术后的疼痛等。②慢性疼痛（chronic pain），各种原因所致的持续一个月以上长期不愈的疼痛。超过急性疾病的常规病程以及合理恢复期之后仍持续存在，如慢性腰腿痛、晚期癌症痛等。

3. 按疼痛在躯体的解剖部位分类 头痛、颌面痛、颈肩痛、上肢痛、胸痛、腹痛、腰背痛、盆腔痛、下肢痛、会阴痛等。

4. 按疼痛的发生深浅部位分类 ①浅表痛，位于体表皮肤或黏膜；②深部痛，内脏、关节、胸膜、腹膜等部位的疼痛。

5. 按疼痛的表现形式分类 局部痛、放射痛、牵涉痛等。

6. 按疼痛的性质分类 刺痛、灼痛、酸痛、胀痛、绞痛等。

第五节 疼痛的测定和评估

疼痛作为一种主观感受，要客观判定疼痛程度比较困难。目前常用的定量测定方法如下。

1. 语言分级评分法（verbal rating scale，VRS） 通过病人描述自身感受的疼痛程度，一般将疼痛分为四级：①无痛；②轻微疼痛；③中度疼痛；④剧烈疼痛。此法虽很简单，病人也易理解，但不够精确。

2. 视觉模拟评分法（visual analog scale，VAS） 方法是在纸上画一条直线，长度为 10cm，两端分别标明有“0”和“10”字样。0 端代表无痛，10 端代表最剧烈的疼痛，3 以下为轻度疼痛，4~6 为中度疼痛，7 以上为重度疼痛。让病人根据自己所感受到的疼痛程度，在直线上标出相应的位置，然后用尺量出起点至记号点的距离长度（以 cm 表示），即为评分值。

3. 数字分级评分法（numerical rating scale，NRS） 以 0~10 共 11 点来描述疼痛强度的评分方法。0 表示无疼痛，10 表示最剧烈的疼痛。被测者根据个人疼痛感受选择一个数字表示疼痛程度。

此外，临床上还有其他一些疼痛评估方法，例如疼痛问卷表、行为疼痛测定法、痛阈耐痛阈测定法、生理生化指标测定法等。上述方法各有一定的特点和适用范围，有的还在不断修正、完善中。在临床应用时应根据每种疼痛的特点综合考虑，选择最适合病人的方法。

第六节 急性术后疼痛治疗

术后疼痛是最常见的急性疼痛，其影响因素很多，临床上应综合考虑，需要选择对病人适宜的药

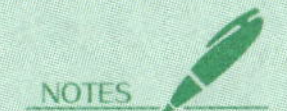

物或技术，以达到最佳的镇痛效果，并将副作用降到最低，在提高病人器官功能和生活质量的同时，促进病人术后康复。

(一) 镇痛药物

根据手术创伤大小和疼痛严重程度，术后镇痛最常用的药物可以选用阿片类药，如芬太尼、舒芬太尼和吗啡等；非阿片类药物中应用较多的有曲马多、非甾体抗炎药等；局麻药常选用罗哌卡因用于外周神经阻滞或硬膜外镇痛。

(二) 镇痛方法

目前主张多模式镇痛，即联合应用不同作用机制的多种镇痛药物或方法，使病人获得全程、及时和完全的镇痛，从而达到减少单一药物所引起的镇痛不足和药物过量，减少阿片类药物用量及其副作用目的的镇痛模式。例如非甾体抗炎药与麻醉性镇痛药联合全身应用，局麻药联合麻醉性镇痛药椎管内给药，外周神经阻滞联合静脉或口服镇痛药等。

1. 全身镇痛 对于术后不能进食的病人，经胃肠外途径（如静脉、肌内注射、透皮贴剂）给予阿片类药物、非阿片类镇痛药等可以提供较好的镇痛效果。传统的术后镇痛方法是在病人感觉疼痛时肌内注射哌替啶，目前在临床已经逐步被其他方法和药物所取代。这种单次给药的传统镇痛方法缺点包括：①不能及时镇痛。②血药浓度波动大，极易造成刚注射后血药浓度过高，病人虽不痛但嗜睡；血药浓度下降后，病人再次出现疼痛。③不能进行个体化用药。④重复肌内注射易造成注射部位疼痛。

2. 外周神经阻滞镇痛 包括局部浸润、外周单支神经阻滞或神经丛阻滞等。目前临床上多采用神经刺激器定位或超声引导下外周神经阻滞技术。外周神经阻滞镇痛的一线药物是局麻药。一般首选长效、毒性低、对运动神经影响小的药物，如低浓度罗哌卡因、布比卡因等。也可放置导管连续输注，以维持较长时间的镇痛。外周神经阻滞镇痛应避免误注入血管内或过量局麻药吸收入血而导致局麻药中毒。优点包括：①对术后呼吸、循环及神经内分泌功能影响较小；②减少术后深静脉血栓形成和出血的风险。缺点是神经刺激器和超声定位技术需要适当的培训，对特殊部位阻滞需要积累足够的临床经验等。

3. 椎管内镇痛 采用在硬膜外腔或蛛网膜下腔使用局麻药、阿片类药或其他镇痛药物，减轻或阻止伤害性刺激的传入，以达到镇痛的目的。此方法具有与外周神经阻滞镇痛相同的优缺点，但因为是椎管内操作，阻滞范围相对较大，镇痛更为完善，对血流动力学有一定影响，并发症发生率较高且危险，对镇痛管理及监测要求也高。

4. 病人自控镇痛（patient-controlled analgesia，PCA） 是指使用专门设计的多功能、具有安全控制系统的微电脑输液泵给药，麻醉医生设定给药方案和剂量，病人感觉疼痛时通过按压给药按钮自行给药，以满足镇痛治疗个体化需要的镇痛方法。PCA 装置通常包括三部分：储药泵、给药装置和连接导管。其参数包括单次剂量（bolus dose）、锁定时间（lockout time）、背景输注（background infusion）、单位时间最大剂量（maximum dose），较复杂的 PCA 装置还可以有负荷量（loading dose）、注药速率以及数据回顾等。根据给药途径不同，目前 PCA 的模式有病人自控静脉镇痛（patient controlled intravenous analgesia，PCIA）、病人自控硬膜外镇痛（patient controlled epidural analgesia，PCEA）、病人自控神经丛镇痛（patient controlled nerve analgesia，PCNA）和病人自控皮下镇痛（patient controlled subcutaneous analgesia，PCSA）等，其用药原则和方法相同，只是药物的配伍及浓度不同。术后镇痛药物配方和 PCA 注射泵参数设置是否有效应根据病人静息和运动时的 VAS 评分、无效按压次数和总按压次数、是否寻求其他镇痛药物作为镇痛补救措施和病人的满意度等进行评估并及时调整。

PCA 将病人个体差异和药物治疗窗的理念有机地结合。采用 PCA 治疗急性术后疼痛的主要优点有：①镇痛及时、迅速，无须报告、开医嘱、药物准备和注射等一系列等待过程；②基本消除不同病人对镇痛药剂量的个体差异，镇痛效果好；③减少剂量相关性不良反应的发生；④减少护理人员的工作量；⑤使用方便，可携带；⑥病人满意度高。但 PCA 技术也有其明显的缺点，如相对于传统肌内注射方式，其费用较高；人为失误或机械故障可能导致用药过量或不足，影响镇痛效果。在使用PCA之前，

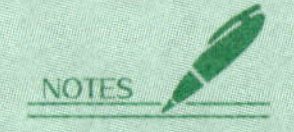

应向病人详细解释，并进行操作培训。当应用较为复杂的电子 PCA 泵时，对护理人员的培训更为重要。实施 PCA 镇痛治疗，还应配备相关专业人员，定时对病人的 PCA 使用情况进行检查、反馈和回顾性分析。目前，术后疼痛治疗团队协作模式——急性疼痛服务（acute pain service，APS）已经逐步完善。APS 是通过组织构建一支由麻醉医师、手术医师、护理人员、宣教人员等组成的队伍，专职于医院范围内所有急性疼痛的治疗和监测的服务。

第七节 慢性疼痛治疗

急性疼痛是疾病的一种症状，而慢性疼痛本身就是一种疾病。慢性疼痛是由生物、心理和社会因素等共同导致，多数情况下往往需要多方面治疗。与急性疼痛相比，慢性疼痛病史长，临床表现各异而且复杂，治疗也较困难。慢性疼痛治疗除了要运用到有关疼痛的基础医学知识以及麻醉和其他临床各科知识，还要涉及心理学、康复医学、社会学等各个方面。只有具备这些知识方能作出正确诊断，制订相应治疗方针和采用合适的治疗方法，达到安全、有效解除疼痛的目的，提高诊疗水平。因此，在开始治疗前，须仔细复习病史及查体，结合辅助检查结果及其他相关学科会诊意见进行鉴别诊断，以便对慢性疼痛作出正确的诊断，并按治疗原则采取相应措施。

（一）诊治范围

慢性疼痛主要有以下几种：①头痛：如偏头痛、紧张性头痛、丛集性头痛等；②颈肩痛和腰背痛：如颈椎病、颈肌筋膜炎、肩周炎、腰椎间盘突出症、腰椎骨质增生症、腰背肌筋膜炎、腰肌劳损；③四肢慢性损伤性疾病：如滑囊炎、狭窄性腱鞘炎、腱鞘囊肿、肱骨外上髁炎（网球肘）等；④神经病理性疼痛与神经炎：如三叉神经痛、肋间神经痛、坐骨神经痛、幻肢痛、带状疱疹和带状疱疹后遗神经痛、周围神经炎等；⑤周围血管疾病：如血栓闭塞性脉管炎、雷诺综合征等；⑥癌性疼痛；⑦心理性疼痛。

（二）常用治疗方法

1. 药物治疗 是最基本、最常用的方法。一般慢性疼痛病人需较长时间用药，为了维持治疗水平的血浆药物浓度，应定时定量服用。

（1）非甾体抗炎药（nonsteroidal anti-inflammatory drugs，NSAIDs）：可用于轻到中度的非癌性疼痛，如骨骼肌功能紊乱、关节炎、痛经和头痛等。常用药物有阿司匹林和对乙酰氨基酚（扑热息痛）等。

（2）阿片类药：该类药镇痛效能强，但具有成瘾性，仅适用于重度慢性非癌性疼痛及晚期癌性疼痛病人镇痛。常用的药物有长效控释吗啡或长效控释羟考酮以及芬太尼透皮贴剂等。对于非癌性疼痛病人，仅在充分证实利大于弊时，才能尝试使用阿片类药物，并且给予最低有效剂量并不断重新评估相关利弊。

（3）抗癫痫药：用于治疗神经病理性疼痛，如三叉神经痛、幻肢痛等。常用药物有加巴喷丁、普瑞巴林和卡马西平。

（4）抗抑郁药：用于治疗由紧张及焦虑等精神、心理因素导致的疼痛，以及治疗慢性疼痛病人的抑郁症状。此类药包括三环类抗抑郁药（如阿米替林、多塞平）、单胺氧化酶抑制药和选择性 5-羟色胺再摄取抑制剂（如氟西汀、帕罗西汀、舍曲林）等。

（5）催眠镇静药：以苯二氮䓬类最常用，如地西泮和硝西泮等。该类药物在慢性疼痛治疗中多用作辅助用药，但反复应用后，可引起药物依赖和耐药性，故避免长期使用。

2. 神经阻滞 是治疗慢性疼痛的主要手段之一。神经阻滞对于主要由伤害性刺激产生的疼痛（如烧灼痛）效果较为理想；对于行为或精神因素引起的疼痛无效。一般应用长效局麻药，常用的阻滞方法见第八章第四节，相关操作可在超声或 X 线引导下实施。

许多疾病的疼痛与交感神经有关，如偏头痛、幻肢痛、血栓闭塞性脉管炎、雷诺病（肢体动脉痉挛症）、带状疱疹等，可通过交感神经阻滞进行治疗。常用的交感神经阻滞法有星状神经节阻滞和腰交感神经节阻滞，目前主张在超声或 CT 引导下实施。

（1）星状神经节阻滞（stellate ganglion block）：星状神经节由下颈交感神经节和第一胸交感神经节融合而成，位于第7颈椎和第1胸椎之间的前外侧，支配头、颈和上肢。阻滞时病人平卧，肩下垫一薄枕，取颈后仰位。在环状软骨平面摸清第6颈椎横突。术者用两手指将胸锁乳突肌、颈总动脉和颈内静脉一起拨向外侧。用22G 3.5~4cm长的穿刺针（7号），在环状软骨外侧垂直进针，触及第6颈椎横突，将针后退0.3~0.5cm，回抽无血、无脑脊液后，针尖斜面朝向尾侧注入含肾上腺素的0.25%布比卡因或1%利多卡因10ml（图11-1）。通常先注入试验剂量1ml，若无任何副作用，再回抽无血后注入全量。药液可通过弥散作用而阻滞星状神经节。注药后同侧出现霍纳综合征（Horner syndrome）和手温度增高，说明阻滞成功。并发症包括：①药物误注入血管引起局麻药毒性反应；②药液误注入硬膜外腔或蛛网膜下腔，引起异常广泛阻滞或全脊髓麻醉；③气胸；④膈神经麻痹；⑤喉返神经麻痹。

（2）腰交感神经节阻滞（lumbar sympathetic ganglion block）：腰交感神经节位于腰椎椎体前侧面，腰大肌及其筋膜前。左侧神经节在腹主动脉后，右侧在下腔静脉后方。左右有4~5对神经节，支配盆腔内脏及下肢血管，其中L_2交感神经节尤为重要。阻滞时取侧卧位或俯卧位。侧卧位时阻滞侧在上，俯卧位时在下腹部垫一枕头，使背部突出。在L_3棘突上缘旁开4cm处做皮丘，取22G 10cm长的穿刺针，经皮丘垂直刺入，直至针尖触及椎体。然后调整针的方向，沿椎体旁滑过再进入1~2cm，抵达椎体前外侧缘，深度离横突不超过4cm，回抽无血及脑脊液后，注入含肾上腺素的0.25%布比卡因或1%利多卡因10ml，即可阻滞L_2交感神经节（图11-2）。阻滞成功后下肢温度升高，血管扩张。并发症包括：①药液误注入蛛网膜下腔，引起全脊髓麻醉；②药液误注入血管内引起局麻药毒性反应；③损伤邻近大血管引起局部血肿。

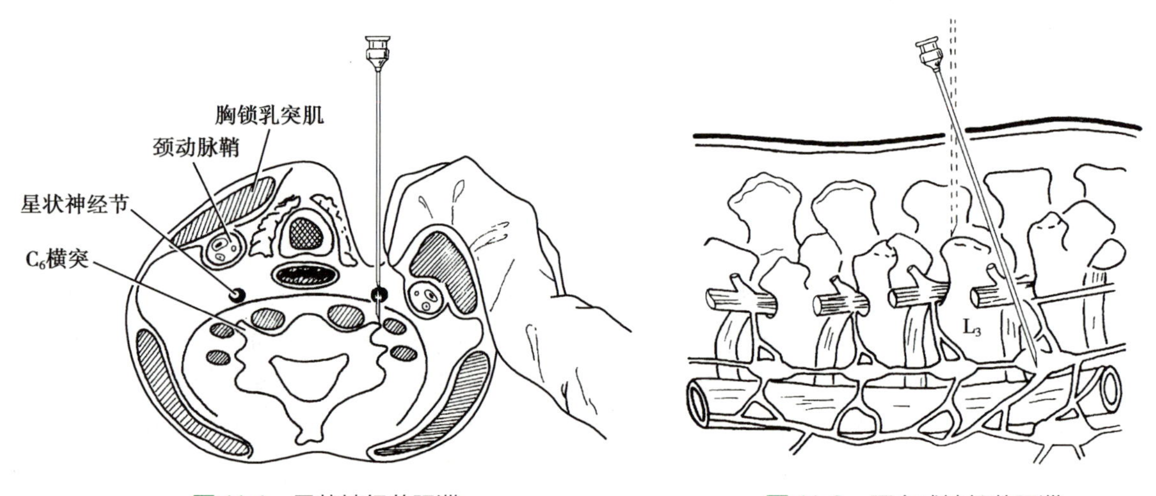

图11-1 星状神经节阻滞　　图11-2 腰交感神经节阻滞

3. **硬脊膜外腔注药**

（1）糖皮质激素：主要治疗颈椎病和腰椎间盘突出症，每周注射一次，三次为一疗程。如病情有所好转，但未康复，可以间隔1~2个月后再注射一疗程。常用药物为泼尼松龙混悬液。一般认为其作用机制是，脊神经根受机械性压迫以及髓核突出后释放糖蛋白和类组胺物质所引起的化学性刺激，可使局部产生炎症。采用硬膜外腔注射糖皮质激素的疗法可以消除神经根的炎症和肿胀，从而缓解症状。

（2）阿片类药：常用吗啡。但因有成瘾问题，仅限于治疗癌性疼痛。

（3）局麻药：常与糖皮质激素或阿片类药物合用。

4. **痛点阻滞**　采用局麻药、糖皮质激素、维生素类药物及三氧等对局部痛点进行注射治疗的方法。许多慢性疼痛疾病如腱鞘炎、肩周炎、肱骨外上髁炎、紧张性头痛、腰肌劳损等均在疼痛处有明显的压痛点，即在按压时出现显著疼痛，比较固定集中。可在每一痛点注射1%利多卡因或0.25%布比

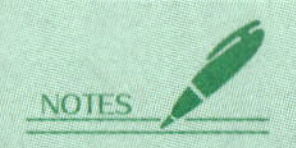

卡因 1~4ml，加用泼尼松龙混悬液 0.5ml（12.5mg），每周 1~2 次，3~5 次为一个疗程，可取得良好效果。

5. 介入治疗 包括射频消融治疗等微创介入治疗，是在影像学设备引导下，将穿刺针、导管引入人体，对慢性疼痛进行治疗。主要包括椎间盘溶盘、脊髓电刺激、鞘内注射和硬膜外腔内镜治疗等方法。介入治疗具有创伤小、治疗效果较好等优点，近年来在慢性疼痛治疗领域应用较多。

6. 针灸疗法 针灸疗法在我国具有悠久的历史，而针刺疗法又较灸法常用。针刺有确切的镇痛作用，对各种急慢性疼痛都有很好的治疗作用。针刺方法根据取穴部位不同，分为体针和耳针疗法两种，以体针疗法常用。根据刺激方法不同，又可分为手法和电针疗法两种。

7. 按摩疗法 按摩又称推拿，是中医的一个重要组成部分。治疗时，医生不用针药，而是在病人身体一定的部位或穴位，沿经络运行路线或气血运行方向，施以各种手法，矫正骨和关节异常的解剖位置，改善神经肌肉功能，调整脏器的功能状态。可用于治疗多种慢性疼痛，如颈椎病、肩周炎、肱骨外上髁炎、腰肌劳损和腰椎间盘突出症等。

8. 物理疗法 简称理疗，应用力、电、光、声、磁、冷、热、水等各种人工或天然物理方法对疾病进行预防、治疗和康复的方法。通常分运动疗法和物理因子疗法。方法很多，如电疗、光疗、磁疗和石蜡疗法等。理疗的主要作用是消炎、消肿、镇痛、解痉、改善局部血液循环、促进组织新陈代谢、软化瘢痕和加速神经肌肉功能恢复等。

9. 经皮神经电刺激疗法（transcutaneous electrical nerve stimulation，TENS） 采用电脉冲刺激治疗仪，通过放置在身体相应部位皮肤上的电极板，将低压、低频或高频脉冲电流透过皮肤刺激神经，以达到提高痛阈、缓解疼痛的目的。电极板可直接放在疼痛部位或附近，或支配疼痛区域的神经部位，如带状疱疹引发的肋间神经痛可以放置于该神经的起始部位。TENS 疗法类似于针刺疗法中的电针疗法，其作用原理可用闸门学说解释。近年来也采用硬膜外腔脊髓电刺激疗法治疗各种顽固性疼痛，主要是通过硬膜外腔穿刺将电极置入硬膜外腔进行电刺激。

10. 心理疗法 心理因素在慢性疼痛治疗中起着重要作用。心理疗法中的支持疗法是指医务人员采用解释、鼓励和安慰等手段，帮助病人消除焦虑、忧郁和恐惧等不良心理因素，从而调动病人主观因素，增强机体抗病痛的能力，并树立信心，为配合治疗创造良好条件等。除支持疗法外，还有催眠和暗示疗法、放松疗法、认知疗法以及生物反馈疗法等。

（三）癌性疼痛治疗

疼痛在癌症病人中非常普遍。超过 70% 的晚期癌症病人都会经历重度慢性疼痛。癌痛管理的主要原则包括详细的疼痛评估、针对疼痛病因的干预措施（如手术、放疗、化疗）以及疼痛的对症治疗。此外，癌症病人常常存在严重心理障碍，因此，要重视心理-社会因素。癌痛常规治疗方法包括尽量治疗基础病因、基于阿片类及辅助镇痛药的药物治疗和非药物疗法。

1. 癌痛的药物治疗 世界卫生组织（WHO）推荐的“三阶梯”癌痛镇痛用药方案提出，对轻度疼痛使用非麻醉性镇痛药，中度疼痛在前述治疗无效时使用弱麻醉性镇痛药，重度疼痛在前述治疗无效时使用强麻醉性镇痛药的分阶段对症治疗策略。其原则为：①按药效的强弱依阶梯方式顺序使用；②使用口服药；③按时服药；④用药剂量个体化；⑤及时治疗不良反应。

（1）第一阶梯：非阿片类药。开始时病人疼痛较轻，可以用此类镇痛药，如阿司匹林，也可选用胃肠道反应较轻的布洛芬和对乙酰氨基酚等。

（2）第二阶梯：弱阿片类药。当非阿片类镇痛药不能控制疼痛时，应加用弱阿片类药，以提高镇痛效果，代表药物是可待因、曲马多和羟考酮的复方制剂等。

（3）第三阶梯：强阿片类药。用于剧烈癌痛病人，药物包括吗啡、芬太尼、羟考酮和氢吗啡酮等。多采用口服缓释或控释剂型。必要时可采用静脉或椎管内单次或持续输注给药的方法。阿片类药物是中度或重度慢性癌痛的一线治疗方案，可以有效镇痛，但也有滥用可能。阿片类药物滥用会造成严重的公共卫生后果，因此医生将其用于正当医学目的时，必须承担风险管理的责任，以达到镇痛最优化和副作用最小化。

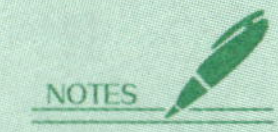

（4）辅助用药：如果阿片类药物治疗慢性癌痛效果欠佳，即无法将阿片类药物剂量调整至维持镇痛与副作用的良好平衡，可考虑使用辅助镇痛药。按照临床用途可以分为：可能对任何类型疼痛都有用的多用途镇痛药（如糖皮质激素、抗抑郁药、α_2 肾上腺素受体激动剂和局部外用治疗药物）；治疗神经病理性疼痛的抗癫痫药物（如加巴喷丁、普瑞巴林和卡马西平）；治疗骨痛的药物（如破骨细胞抑制剂）；治疗肠梗阻病人疼痛和其他症状的药物（如抗胆碱能药和奥曲肽）等。

2. 癌痛的非口服药物疗法 包括针对疼痛病因的主要治疗（如放疗）、侵入性对症治疗（如介入治疗）和非侵入性对症治疗。

（1）放疗、化疗、靶向药物治疗和激素疗法：都是治疗癌症的方法，同时也可用于晚期癌性疼痛的治疗。放疗、化疗或靶向药物治疗用于对其敏感的肿瘤时，可使肿块缩小，减少由于压迫和侵犯神经组织引起的疼痛。激素疗法则用于某些对激素依赖性的肿瘤，例如雄激素和孕激素用于晚期乳癌，雌激素用于前列腺癌，都能起到镇痛的作用。

（2）介入治疗和神经损毁术：癌痛的介入治疗通常是指一些侵入性镇痛治疗方法，包括基于药物注射的神经丛或神经节阻滞治疗、基于留置导管的药物输注治疗、植入性神经刺激装置或椎管内药物输注装置和外科手术（如椎体成形术治疗椎体压缩性骨折）等。有些介入治疗会毁损神经，神经损毁术通过破坏参与疼痛传递的传入神经通路或交感神经结构来镇痛，具体方式包括手术、冷（冷冻）或热（射频热凝）疗法、注射损伤神经的物质（如高渗盐水、甘油、苯酚或无水乙醇）等，使神经纤维脱水、变性、坏死，导致神经组织传导功能中断，产生较为持久的神经阻滞效果。对躯体神经和交感神经都可实施损毁性阻滞。

（3）神经外科手术镇痛：包括的范围很广，从外周脊神经乃至大脑额叶的手术，但与其他神经损伤性镇痛方法一样，虽然短时间内能达到良好的镇痛效果，但对病人生理功能和生活质量的影响值得关注。因此，只有对生存期很短的病人才建议使用这种镇痛方法。

（4）癌痛的心理、康复和综合治疗：疼痛会影响病人心理、认知、社会和精神状态，疼痛反之也受到上述因素的影响，可能导致功能受损、活动减少及身份认同感和社会角色的改变，对病人生存质量造成严重负面影响，甚至造成病人绝望或轻生。多项研究支持特定干预措施的认知行为治疗在癌症相关疼痛综合治疗中可产生有益效用；可能有益的康复和物理医学方法包括理疗、使用矫形器和其他辅助装置以及诸如冷疗、热疗或经皮神经电刺激等；可能有益的综合治疗包括冥想、催眠、放松疗法、意象、音乐疗法等。

（5）舒缓治疗：舒缓治疗是一种跨学科治疗，针对终末期病人生存质量相关的多个领域，综合管理病人及其家人的躯体、心理、社会和精神需求。晚期癌症病人中，疼痛评估与管理已被纳入更广泛的舒缓治疗范畴，并且应与其他旨在实现关键目标的策略相结合，如缓解其他症状（如呼吸困难、乏力）、多站点治疗的配合、适当设立医疗自主计划，以及管理家人的痛苦情绪。如果临床问题很复杂，尤其是疼痛难以控制或伴有其他问题时，可以请舒缓医疗专家参与管理。

（黄宇光）

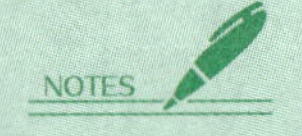

第十二章
皮肤、软组织外科疾病

扫码获取
数字内容

第一节　浅表软组织损伤

一、软组织扭、挫伤

(一) 病因和病理

扭伤(sprain)和挫伤(contusion)是常见的软组织闭合性损伤。扭伤是指外力作用于关节时,使其过度扭转,可引起关节囊、韧带、肌腱损伤,严重者甚至断裂。挫伤是当钝性暴力作用于体表较大面积时,其强度虽未足以造成皮肤破裂,但却能使皮下组织、肌肉和小血管损伤。病理变化最初是真皮与深筋膜之间或浅层肌的部分组织受损,微血管破裂出血,继而局部出现炎症反应。

(二) 临床表现

受伤处皮肤无裂口,局部肿胀、疼痛、青紫和皮下淤血,压痛明显。严重者可以发生肌纤维撕裂、深部血肿、神经血管损伤及关节活动障碍。

(三) 治疗

伤后 24 小时内局部不宜使用活血化瘀类药物。如无出血,冷敷有效;出现血肿可加压包扎,较大者可先行穿刺抽血再加压包扎,以减少组织内出血和淤血。24 小时后可做热敷和理疗,促进局部血液循环与炎症、水肿的消退。四肢关节扭伤需固定制动伤肢关节 2 周;伴有重要肌腱、神经、血管损伤者,需及时手术修复。

二、软组织刺伤与异物存留

(一) 软组织刺伤

1. 病因和病理　刺伤(puncture wound)是由针、刀、剪、钉子、玻璃及木刺等锐性物刺入软组织所致的损伤。其特点为皮肤伤口较小,但常有深部组织损伤,可伤及重要血管、神经、肌腱等组织。

2. 临床表现　因锐器不同,伤口大小形状各异,局部产生红、肿、热、痛等炎症反应。伤口特点多较小而深,有时会伤及内脏及邻近组织,重者伤及胸、腹腔或伴有骨质的损伤。出血常不严重,伤道内可有血肿形成。因引流不畅可产生化脓性感染,甚者造成破伤风。

3. 治疗　仔细检查或用探针探查伤口的方向和深度。小的伤口出血,可直接压迫止血,然后消毒包扎。伤口较浅者清创后可全层缝合;伤口过小且深者,疑有较大血管或重要组织损伤时,应特别仔细探查伤口,必要时适当扩大创口,清除存留的异物、组织碎块,修补或结扎损伤的血管,彻底冲洗后逐层缝合。伤口内放置引流。对污染严重的伤口,为安全起见,有时在清创后可不必立即缝合伤口,保持开放引流 24~72 小时,覆盖无菌敷料,引流渗出物,确认无明显感染后,再延期缝合,可达到一期缝合效果。常规应用抗生素和破伤风抗毒素。

(二) 异物存留

1. 病因和病理　异物(foreign body)一般是指从外界进入人体的固体物质。按异物能否透过 X 线,可分为不透光性异物(如铁屑、弹片及断针等)和透光性异物(如木片、玻璃碎片、纱布等)。通常机体对非电解金属的反应轻微,对植物性物质反应稍强,对动物性物质反应剧烈。

2. 临床表现 异物存留的早期可有红、肿、热、痛等炎症反应，后期一般无明显表现，表浅者可触及异物。若机体抵抗力低下、继发感染或存留在活动性大的部位时可出现伤口出血、疼痛、脓肿或经久不愈的感染、窦道形成，甚至相应器官功能障碍。如损伤重要的肌腱、神经和血管，则出现相应临床症状。

3. 治疗 对于急性开放性创伤带入的异物，力争在清创术时一并取尽，有困难者可在超声、X线定位下取出，术后应用抗生素及破伤风抗毒素预防感染。对于伤口已愈合者，如果异物的存留威胁病人生命安全，或有剧烈疼痛、化脓性感染或影响功能，应设法将其取出。对于位于非重要的部位且已被包裹的异物，如果长期存留体内并无症状，可不必强行取出。

三、软组织切割伤

(一) 病因和病理

软组织切割伤（cutting injury）是刀刃、玻璃等锐器切开体表所致的软组织损伤。伤口往往为线性或唇状，边缘较整齐，深浅不一，易伤及神经、血管和肌腱等重要组织，出血较多，局部炎症反应明显，严重时可出现全身性反应。

(二) 临床表现

伤口疼痛，伴活动性出血。伤及大血管可致休克。如损伤重要的肌腱和神经，则出现相应临床症状。

(三) 治疗

现场急救时应首先压迫包扎止血。一般需及时清创一期缝合。合并重要血管、神经或肌腱的损伤，在彻底清创后行血管、神经或肌腱吻合术。术后需将伤肢固定于适当的位置以利愈合。如无特殊情况，可于术后两周逐渐练习活动。常规应用抗生素及破伤风抗毒素。

四、咬蜇伤

(一) 人、兽咬伤

人咬伤少见。兽咬伤（animal bite）则是一种常见的外伤，以狗、猪、马、猫等家畜咬伤多见。

1. 病因和病理 咬伤时对组织有切割、撕扯作用，常伴有不同程度的软组织挫裂伤。人、兽口腔中有大量细菌可进入伤口，兽咬伤者往往更严重，常有衣服碎片、泥土等异物被带入伤口，且可将动物的传染病（如狂犬病等）传播至人。

2. 临床表现 伤口伴有齿痕，深而不规则或伴严重撕裂，常出现较广泛的组织水肿、疼痛、皮下出血、血肿甚至大出血，而兽咬伤损伤则更为严重。伤口感染发展快而重，可出现特异性、非特异性或混合感染。有条件者还需观察咬人的人或兽有无传染病发生。

3. 治疗 表浅而小的伤口可不清创，用3%碘酊或75%乙醇进行消毒后包扎即可。深的伤口应清创，彻底清除异物和坏死组织，再依次用生理盐水、0.1%苯扎溴铵（新洁尔灭）、3%过氧化氢溶液冲洗。原则上不作伤口一期缝合，但合并神经、血管、肌腱损伤应争取一期缝合。兽咬伤者需注射狂犬病疫苗等，以防狂犬病发生。凡需清创的伤口，均应常规应用抗生素和破伤风抗毒素。

(二) 蛇咬伤

蛇咬伤分无毒蛇咬伤（nonpoisonous snake bite）和毒蛇咬伤（venomous snake bite）。

1. 病因和病理 咬伤后，蛇毒经毒牙排入人体。蛇毒是多肽的复杂混合物，其中一些多肽毒性很强，有特定化学和生理受体部位。同时，蛇毒中有磷脂酶A、透明质酸酶等，可促进毒液的毒性作用。另外，人体中毒后会释放出组胺、血清素等物质，使毒性作用更加复杂。

2. 临床表现 无毒蛇咬伤，有1排或2排细牙痕，除局部损伤和合并感染外，无全身中毒症状；毒蛇咬伤，有1对或1~4个大而深的牙痕，局部与全身中毒症状严重，可致病人死亡。临床上通常把蛇毒分为三类。

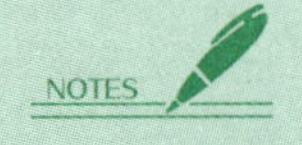

（1）神经毒：主要作用于延髓和脊神经节细胞，引起呼吸麻痹和肌瘫痪。全身症状常在伤后30分钟至2小时出现，表现为头昏、嗜睡、恶心呕吐、乏力、步态不稳、视物模糊、语音不清、呼吸困难、发绀，以至全身瘫痪、惊厥、昏迷、血压下降、呼吸麻痹、心力衰竭，甚至死亡。金环蛇、银环蛇、海蛇等属此类毒蛇。

（2）血液毒：有强烈溶组织、溶血、抗凝作用，可致组织坏死、感染。局部症状出现早且重，表现为伤处剧痛、流血不止、肿胀、皮肤发绀，并有皮下出血、瘀斑、水疱、血疱，及明显淋巴管炎和淋巴结炎，甚至严重组织坏死、化脓感染等。同时血液毒对心、肾等重要脏器具有严重破坏作用，引起心、肾功能不全。此类毒蛇有竹叶青蛇、五步蛇、蝰蛇等。

（3）混合毒：兼有上述两种作用，局部和全身症状均严重。

3. 治疗

（1）局部处理：立即于伤口近端5~10cm处用止血带或手帕等阻断静脉血和淋巴回流，防止毒素扩散。待急救处理结束或服蛇药半小时后去除绑扎。迅速将伤肢浸于冷水中3~4小时，再改用冰袋，以减轻疼痛，减缓毒素吸收，降低毒素中酶的活力和局部代谢。用1∶5 000高锰酸钾液、3%过氧化氢溶液、生理盐水反复冲洗伤口。应及早切开伤口，挤或吸出毒液。如伤口流血不止，忌切开。以胰蛋白酶2 000U+0.5%普鲁卡因10ml于伤口周围作深达肌肉的浸润注射，以破坏残留的蛇毒。必要时12~24小时后重复注射。

（2）全身治疗：①服用蛇药，根据蛇毒种类或临床表现选用蛇药。②注射单价或多价抗蛇毒血清，注射前需作过敏试验。③注射破伤风抗毒素和广谱抗生素。④注意补液维持水电解质、酸碱平衡，给予支持治疗，必要时输注血浆、红细胞。⑤出现呼吸困难者，给予吸氧，或用呼吸机辅助呼吸。必须注意保护全身重要脏器的功能。

（三）蜂蜇伤

蜂蜇伤是由蜂类的尾针刺伤皮肤时将毒囊液注入皮内所致。常见有蜜蜂蜇伤（bee sting）和黄蜂蜇伤（wasp sting）。按蜂数目可分单蜂蜇伤与群蜂蜇伤，以黄蜂和群蜂蜇伤最为严重。

1. 病因和病理 蜂蜇人时，其尾刺刺入人皮内，排出蜂毒损害组织。蜜蜂蜂毒含有组胺、磷酸酯酶A、透明质酸、卵磷脂酶；黄蜂蜂毒含组胺、5-羟色胺、缓激肽及胆碱酯酶等，可引起严重的过敏反应。

2. 临床表现 局部剧痒、肿痛。其中毒程度与蜂毒、蜂蜇数量及被蜇部位等有关。群蜂蜇伤者可于半小时内出现过敏症状，表现为头晕、发热、恶心呕吐、胸闷、四肢麻木等症状；严重者可休克乃至死亡。

3. 治疗

（1）局部处理：用小针挑拨或胶布粘贴，取出蜂刺，注意勿挤压，以免毒腺囊内毒液进入皮内引起严重反应。蜜蜂蜂毒为酸性，可用弱碱溶液（如3%氨水、5%碳酸氢钠液等）湿敷中和毒素。黄蜂蜂毒为碱性，可用醋酸、0.1%稀盐酸中和。局部红肿处可外用炉甘石洗剂、皮质类固醇制剂、鲜马齿苋、蛇药等药物。

（2）全身治疗：有全身反应者予以补液，用肾上腺皮质激素和抗组胺药物，可注射葡萄糖酸钙等药物。有低血压者，皮下注射1∶1 000肾上腺素0.5ml。有血红蛋白尿者，应用碱性药物碱化尿液，适当增大输液量并可采用20%甘露醇利尿。如已发生少尿或无尿则按急性肾衰竭处理。症状严重或群蜂蜇伤时也需应用抗生素。

（四）蜈蚣咬伤

蜈蚣咬人时，毒液从它的一对中空的“利爪”中排出，注入皮下。其毒液成分和黄蜂等昆虫的毒液成分相似，可引起局部组织损害及过敏反应。临床表现类似于蜂蜇伤。常见部位为四肢，可继发急性淋巴结炎、淋巴管炎。蜈蚣越大，注入的毒液越多，症状越重。一般经数日后，症状多可消失，但儿童反应剧烈，严重者可以致命。治疗同成群蜜蜂蜇伤。

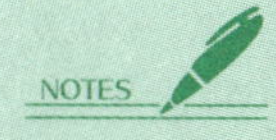

（五）蝎蜇伤

蝎蜇伤（scorpion sting）是蝎尾针刺入所致的损伤。蝎尾节内有毒腺，当尾针刺入皮肤后，毒液随即注入体内，产生毒性反应。蝎毒液为酸性，含溶血毒素和神经毒素，对人的损害似毒蛇咬伤。伤处剧痛，经数日后逐渐消退；重者症状类似蛇咬伤。严重者可因呼吸中枢麻痹、循环衰竭而死亡。必须注意儿童反应剧烈。局部处理同蛇咬伤。严重者需补液、抗过敏治疗，肌内注射抗蝎毒血清，口服蛇药。抗生素预防感染。

（六）毒蜘蛛咬伤

毒蜘蛛咬伤（spider bite）多见于林区，可致过敏、死亡。毒蜘蛛有神经性蛋白毒，局部伤口不痛，毒液进入人体后引起局部损害和全身反应，严重者似毒蛇咬伤。临床表现与治疗同蝎蜇伤。肌痉挛严重者，可注射新斯的明或箭毒。

第二节 浅表软组织感染

一、疖

（一）病因和病理

疖（furuncle）又称疔，是单个毛囊及其所属皮脂腺的急性化脓性感染，常扩展到皮下组织。致病菌大多为金黄色葡萄球菌和表皮葡萄球菌。疖常发生于毛囊和皮脂腺丰富的部位，如颈、头、面部、背部、腋部、腹股沟部、会阴部和小腿。多个疖同时或反复发生在身体各部，称为疖病（furunculosis）。常见于营养不良的小儿或糖尿病病人。

（二）临床表现

初期局部出现红、肿、痛的小硬结，以后逐渐肿大，呈圆锥形隆起。数日后，结节中央组织坏死而软化，出现黄白色小脓头；红、肿、痛范围扩大。最后，脓栓脱落，排出脓液，炎症便逐渐消失而愈。

疖一般无明显的全身症状。但若发生在血液丰富的部位，或全身抵抗力减弱时，可引起毒血症症状。面部上唇周围和鼻部“危险三角区”的疖肿，如被挤压或挑刺，容易促使感染沿内眦静脉和眼静脉向颅内扩散，引起化脓性海绵状静脉窦炎，出现眼部及其周围组织的进行性红肿和硬结，伴疼痛和压痛，并有头痛、寒战、高热甚至昏迷等症状，严重者可致死亡。

（三）预防

注意皮肤清洁，特别是在盛夏，要勤洗澡、洗头、理发，勤换衣服、剪指甲。饮用金银花、野菊花茶。疖周围皮肤应保持清洁，并用3%碘酊或75%乙醇涂抹，以防止感染扩散到附近的毛囊。

（四）治疗

以局部治疗为主，对早期未溃破的炎性结节可用热敷、超短波照射等物理疗法，亦可外涂碘酊、鱼石脂软膏或金黄散。对全身症状明显，面部疖或并发急性淋巴管炎和淋巴结炎者，应静脉给予抗生素治疗。出现脓头时，可在其顶部点涂苯酚；有波动感时，应及时切开排脓。对未成熟的疖，勿挤压，以免引起感染扩散。

二、痈

（一）病因和病理

痈（carbuncle）是多个相邻的毛囊及其所属皮脂腺或汗腺的急性化脓性感染，或由多个疖融合而成。致病菌多为金黄色葡萄球菌，常发生于颈、项、背等厚韧皮肤部位。颈部痈俗称“对口疮”，背部痈俗称“搭背”。感染常从一个毛囊底部开始。由于皮肤厚，感染只能沿阻力较弱的皮下脂肪组织蔓延，再沿深筋膜向外周扩展，累及附近的许多脂肪柱，再向上传入毛囊群而形成具有多个“脓头”的痈（图12-1）。痈的急性炎症浸润范围大，病变可累及深层皮下结缔组织，使其表面发生血运障碍乃至坏

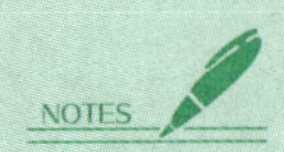

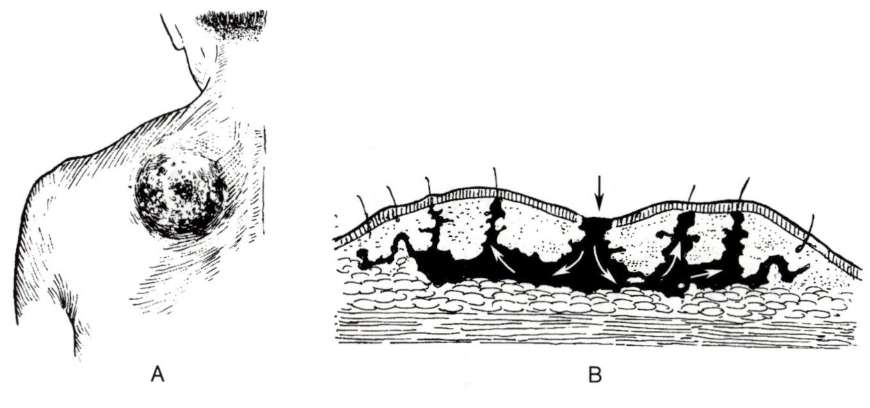

图 12-1 背部痈
A. 背部痈；B. 痈的切面（黑色代表脓肿）。

死，自行破溃慢，全身反应较重。

（二）临床表现

多见于中、老年人。早期皮肤硬肿，呈一片稍微隆起的紫红色浸润区，质地坚韧，界限不清，中央部有多个脓头，疼痛轻，但可有畏寒、发热、食欲减退和全身不适，白细胞计数增加。随后皮肤硬肿范围加大，周围出现浸润性水肿，引流区域淋巴结肿大，局部疼痛加剧，全身症状加重。痈破溃后，脓液和坏死组织排出，溃破口呈蜂窝状，中央部继续坏死、溶解、塌陷，呈"火山口"样，其内含有脓液和大量坏死组织。注意痈的局部病变比疖重，更易并发全身急性化脓性感染。唇痈容易引起颅内化脓性海绵状静脉窦炎，病情凶险。

（三）预防

注意个人卫生，保持皮肤清洁，及时治疗疖以防止感染扩散。合并糖尿病者应积极治疗，控制好血糖。

（四）治疗

1. 全身治疗 病人适当休息、加强营养。必要时用镇痛剂，可选用甲氧苄啶（甲氧苄胺嘧啶）或青霉素、红霉素等抗菌药物。随后根据药物敏感试验调整抗生素。如有糖尿病，应控制好血糖。

2. 局部治疗 早期可用 50% 硫酸镁或 75% 乙醇湿敷，也可用 0.5% 络合碘湿敷，或蒲公英等鲜草捣烂外敷。已有破溃者，引流不通畅，需及时作切开引流，但唇痈不宜采用。手术时机以痈区中央有皮下坏死、软化时为宜，不宜过早或过迟。在静脉麻醉下作广泛切开引流，清除脓液、坏死组织，尽量保留切口周围皮片。一般用"+"字或"++"字形切口，有时亦可作"Ⅲ"形切口。注意切口长度不应超过正常皮肤，但要深达深筋膜，尽量清除所有坏死组织，伤口内用碘仿纱布填塞止血（图 12-2）。术后每日换药，并注意将纱条填入伤口内每个角落，掀起边缘的皮瓣，以利引流。伤口内用生肌膏，可促进肉芽组织生长。

三、急性蜂窝织炎

（一）病因和病理

急性蜂窝织炎（acute phlegmonous）是皮下、筋膜下、肌间隙或深部蜂窝组织的一种急性弥漫性化脓性感染。其特点是病变不易局限，扩散迅速，与正常组织无明显界限。本病常见的是皮下疏松结缔组织的急性细菌感染。致病菌主要是溶血性链球菌、金黄色葡萄球菌、大肠埃希菌、厌氧性细菌等，亦可为混合感染。炎症可由皮肤或软组织损伤后感染引起，亦可由局部化脓性感染灶直接扩散或经淋巴、血流传播而发生。溶血性链球菌引起的急性蜂窝织炎，由于链激酶和透明质酸酶的作用，病变扩展迅速，可引起广泛的组织坏死，重者可引起脓毒症。病变附近淋巴结常受累肿大。

（二）临床表现

表浅的急性蜂窝织炎，局部明显红肿、剧痛，并向四周迅速扩大，病变区与正常皮肤无明显分界，

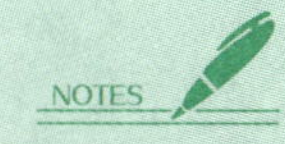

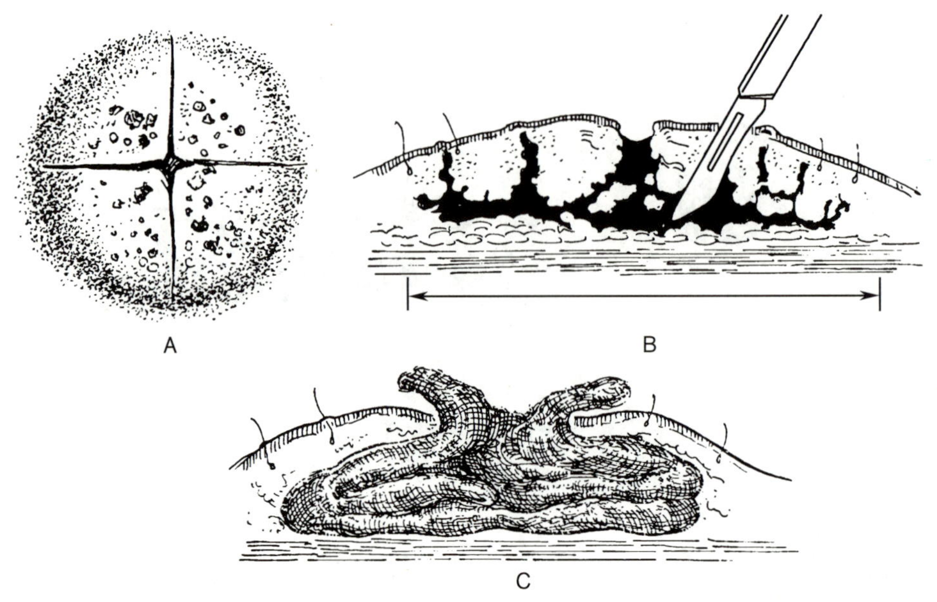

图 12-2 痈的切开引流

A. 十字切口;B. 切口长度要超过炎症范围少许,深达筋膜;C. 伤口内填塞纱布条。

病变中央部分常因缺血发生坏死。如果病变部位组织松弛,如面部、腹壁等处,则疼痛轻。深在的急性蜂窝织炎,局部红肿多不明显,常只有局部水肿和深部压痛,但病情严重,全身症状明显,有高热、寒战、头痛、全身无力、白细胞计数增加等。口底、颌下和颈部的急性蜂窝织炎,可导致喉头水肿和气管受压,引起呼吸困难,甚至窒息;炎症有时还可蔓延到纵隔。由产气性细菌如厌氧性链球菌、拟杆菌和多种肠道杆菌感染所引起的蜂窝织炎,局部可检出捻发音,又称捻发音性蜂窝织炎,可发生在被肠道或泌尿道内容物所污染的会阴部、腹部伤口。

(三)治疗

注意休息,早期处理同痈。首选青霉素和磺胺甲噁唑抗感染治疗,严重者选用头孢菌素类药物,合并厌氧菌感染者加用甲硝唑。如经上述处理仍不能控制其扩散者,应作广泛的多处切开引流。口底及颌下的急性蜂窝织炎,经短期积极的抗感染治疗无效时,即应及早切开减压,以防喉头水肿,压迫气管而窒息致死;手术中有时会发生喉头痉挛,应提高警惕,并做好急救的准备。对捻发音性蜂窝织炎应及早作广泛的切开引流,切除坏死组织,伤口用 3% 过氧化氢溶液冲洗和湿敷。

四、浅部急性淋巴管炎和急性淋巴结炎

(一)病因和病理

致病菌从损伤破裂的皮肤或黏膜侵入,或从其他感染性病灶,如疖、足癣等处侵入,经组织的淋巴间隙进入淋巴管内,引起淋巴管及其周围的急性炎症,称为急性淋巴管炎(acute lymphangitis)。致病菌常为金黄色葡萄球菌和溶血性链球菌。淋巴管炎往往累及所属淋巴结,引起急性淋巴结炎(acute lymphadenitis)。淋巴结炎常见于如颈部、颌下、腋下及腹股沟等部位。

(二)临床表现

急性淋巴管炎分为网状淋巴管炎和管状淋巴管炎。网状淋巴管炎又称丹毒,是乙型溶血性链球菌侵入皮肤和黏膜网状淋巴管导致的急性炎症,好发于下肢和面部。局部表现为片状红疹颜色鲜红,中间较淡,边缘清楚,略隆起。手指轻压可使红色消退,但松压后红色即很快恢复。红肿区有时可发生水疱,局部有烧灼样痛,附近淋巴结常肿大、疼痛。足癣或血丝虫感染可引起下肢丹毒的反复发作,有时可导致淋巴水肿,甚至发展为象皮腿。管状淋巴管炎常见于四肢,以下肢为多,常伴有手足癣感染,可分为深、浅两种。浅层淋巴管受累,常常出现一条或多条“红线”,硬而有压痛。深层淋巴管受

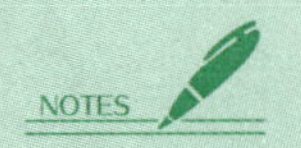

累，不出现红线，但患肢出现肿胀，有压痛。两种淋巴管炎都可以产生全身不适、畏寒、发热、头痛、乏力和食欲减退等症状。

急性淋巴结炎，轻者仅有局部淋巴结肿大和轻微压痛，常能自愈。较重者，局部有红、肿、痛、热，并伴有全身症状。炎症扩展至淋巴结周围，几个淋巴结即可粘连成团；也可发展成脓肿。此时，疼痛加剧，局部皮肤变暗红、水肿、压痛明显。

（三）预防

及时处理损伤，治疗原发病灶如扁桃体炎、龋齿、手指感染及足癣感染等。

（四）治疗

主要是对原发病灶的处理。抗菌药物的应用、休息和抬高患肢，均有利于早期愈合。对复发性丹毒，可用小剂量 X 线照射，0.5~1Gy/次，每 2 周 1 次，共 3~4 次。急性淋巴结炎已形成脓肿时，应作切开引流。

五、脓肿

（一）病因和病理

急性感染后，组织或器官内病变组织坏死、液化，形成局部脓液积聚，并有完整脓壁，称为脓肿（abscess）。致病菌多为金黄色葡萄球菌。脓肿常继发于各种化脓性感染，如急性蜂窝织炎、急性淋巴结炎、疖等。此外，还可从远处感染灶经血液、淋巴转移而形成脓肿。

（二）临床表现

浅表脓肿表现为局部隆起，有红、肿、痛、热的典型症状，与正常组织分界清楚，压之剧痛，有波动感。深部脓肿，局部红肿多不明显，一般无波动感，但有局部疼痛和压痛，并可在疼痛区的某一部位出现凹陷性水肿。患处常有运动障碍。在压痛或波动明显处，用粗针试行穿刺，抽出脓液，即可确诊。

小而浅表的脓肿，多不引起全身反应；大的或深部脓肿，由于局部炎症反应和毒素吸收，常有较明显的全身症状，如发热、头痛、食欲减退和白细胞计数增加。

结核分枝杆菌引起的脓肿病程长、发展慢，局部无红、痛、热等急性炎症表现，故称为寒性脓肿。常继发于骨关节结核、脊柱结核。

（三）治疗

脓肿尚未形成时的治疗与疖、痈相同。如脓肿已有波动且穿刺抽得脓液，即应作切开引流术，以免组织继续被破坏，毒素吸收，引起更严重的后果。巨大脓肿切开时，需慎防发生休克，给予补液，应用抗生素。

六、手部急性化脓性感染

手部感染是指手部皮下、指甲下、指头、腱鞘及手掌筋膜间隙等部位发生的急性化脓性感染，常由手部微小擦伤、刺伤和切割伤等引起。有时可引起严重感染，甚至造成不同程度的病残，影响手部功能。因此，及时处理手部细微损伤是预防手部急性化脓性感染的关键。

手部感染的初期，患部做湿热敷，根据病情给予抗菌药物后感染大多可以治愈。在感染已形成脓肿时，应及早作切开引流术，但腱鞘、滑囊和指掌间隙感染肿胀严重者应及时切开引流。麻醉应采用区域神经阻滞或全身麻醉。除极表浅的脓肿外，一般不用局部浸润麻醉，以防感染扩散。对手指基部的指神经进行阻滞时，剂量不应过大，也不可加用肾上腺素，以免因肿胀压迫或血管痉挛而引起手指末端血液循环障碍。对病情严重的病人应作细菌培养和药物敏感试验，以选用有效的抗菌药物。引流切口用乳胶片或凡士林纱布条引流，48 小时后或脓液排尽时方可拔除引流物。当炎症开始消退时，应开始活动患处附近的关节，以期尽早恢复功能。避免因手关节固定过久影响关节功能。

（一）甲沟炎

甲沟炎（paronychia）是甲沟或其周围组织的感染。多因微小刺伤、挫伤、倒刺（逆剥）或剪指甲过

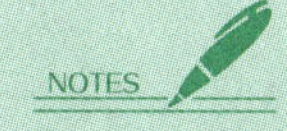

深等损伤而引起，致病菌多为金黄色葡萄球菌。

1. 临床表现 开始时，指甲一侧的皮下组织发生红、肿、痛，有的可自行消退，有的却迅速化脓。脓液自甲沟一侧蔓延到甲根部的皮下及对侧甲沟，形成半环形脓肿。甲沟炎多无全身症状，如不切开引流，脓肿还可向甲下蔓延，成为指甲下脓肿，在指甲下可见到黄白色脓液，使该部位的指甲与甲床分离。指甲下脓肿亦可因异物直接刺伤指甲或指甲下的外伤性血肿感染引起。如不及时处理，可成为慢性甲沟炎或慢性指骨骨髓炎。

2. 预防 剪指甲不宜过短。如手指有微小伤口，应涂3%碘酊，并用无菌纱布包扎保护，以免发生感染。

3. 治疗 早期可用热敷、理疗、外敷鱼石脂软膏或三黄散等，应用磺胺药或抗生素。已有脓液时，可在甲沟处作纵行切开引流。感染已累及指甲基部周围皮下时，可在两侧甲沟各作纵行切口，将甲根上皮片翻起，切除指甲根部，置一小片凡士林纱布条或乳胶片引流。如甲床下已积脓，应将指甲拔去，或将脓腔上的指甲剪去(图12-3)。拔甲时，应注意避免损伤甲床，以免日后新生指甲发生畸形。

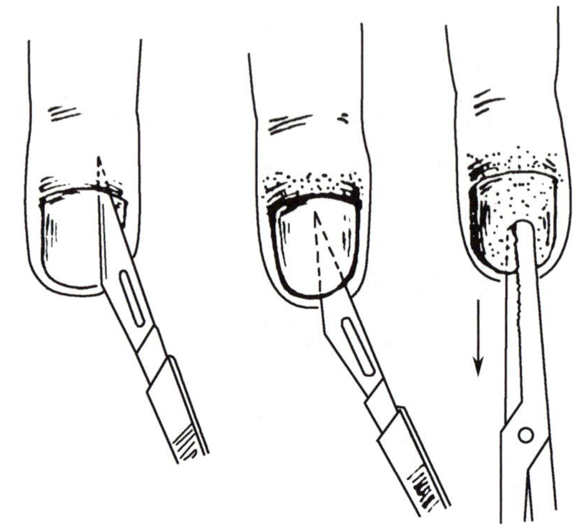

图12-3 拔甲术

(二) 化脓性指头炎

化脓性指头炎(felon)是手指末节掌面的皮下组织化脓性感染，多由刺伤引起。致病菌多为金黄色葡萄球菌。

1. 病理 手指末节掌面的皮肤与指骨骨膜间有许多纵行纤维索，将软组织分为许多密闭小腔，腔中含有脂肪组织和丰富的神经末梢网。在发生感染时，脓液不易向四周扩散，故肿胀并不显著。如形成压力很高的脓腔，不仅可以引起非常剧烈的疼痛，还能压迫末节指骨的滋养血管，引起指骨缺血、坏死。

2. 临床表现 早期，指尖有针刺样疼痛，随后组织肿胀，脓腔压力增高，迅速出现愈来愈剧烈的疼痛。当指动脉被压，疼痛转为搏动性跳痛，患肢下垂时加重。指头红肿并不明显，有时皮肤反呈黄白色，但张力显著增高，轻触指尖即产生剧痛。此时多伴有全身症状，如发热、全身不适、白细胞计数增加等。到了晚期，大部分组织缺血坏死，神经末梢因受压和营养障碍而麻痹，疼痛反而减轻，但这并不表示病情好转。化脓性指头炎如不及时治疗，常可引起指骨缺血性坏死，形成慢性骨髓炎，伤口经久不愈。

3. 治疗 当指尖发生疼痛，检查发现肿胀并不明显时，可用热盐水多次浸泡，每次约20分钟；亦可用药外敷(参看甲沟炎的治疗)。酌情应用敏感抗生素。经上述处理后，炎症常可消退。如一旦出现跳痛，指头的张力显著增高时，即应切开减压、引流，不能等待波动出现后才手术。切开后脓液虽然很少，或没有脓液，但可降低指头密闭腔的压力，减少痛苦和并发症。

手术时，在患指侧面作纵行切口，切口尽可能长，但不可超过末节和中节交界处，以免伤及腱鞘(图12-4)。切开时，将皮下组织内的纤维间隔用刀切断，并剪去突出切口外的脂肪组织，以免影响引流。脓肿较大时，可作对侧切口贯穿引流。但不应作鱼口形切口，以免术后瘢痕影响患指感觉。切口内放置乳胶片引流。切开引流时，如有坏死骨片，应将其取出。亦可在手指末节掌面的中央作直切口，排脓后不放引流，而涂一厚层氧化锌软膏，予以包扎，每2~3天更换一次，直至愈合。术后全身治疗按一般化脓性感染处理。

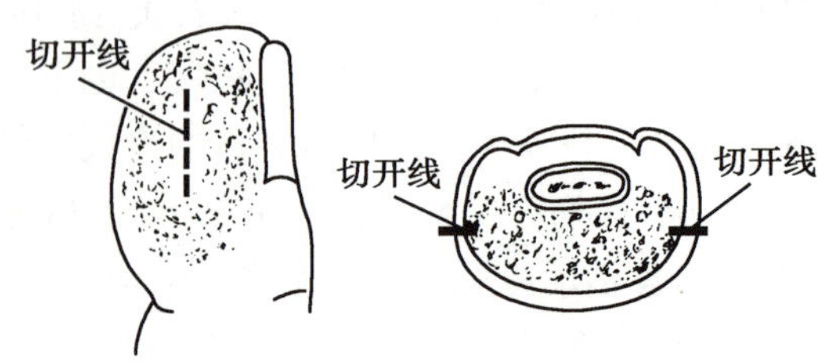

图12-4 化脓性指头炎及切开线

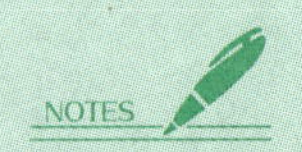

（三）急性化脓性腱鞘炎和手掌深部间隙感染

1. 解剖和病理概要

（1）手指和手掌的腱鞘、滑液囊：手的五个屈指肌腱在手指掌面，各被同名的腱鞘所包绕。在手掌处，小指的腱鞘与尺侧滑液囊相沟通，拇指的腱鞘则与桡侧滑液囊相通。而示指、中指和环指的腱鞘则不与任何滑液囊相沟通。尺侧滑液囊与桡侧滑液囊有时在腕部经一小孔互相沟通。因此，拇指或小指发生感染后，感染可经腱鞘、滑液囊而蔓延到对方，甚至蔓延到前臂的肌间隙。示指、中指和环指的腱鞘发生感染时，常局限在各处的腱鞘内，虽有时亦可扩散到手掌深部间隙，但不易侵犯滑液囊（图 12-5）。

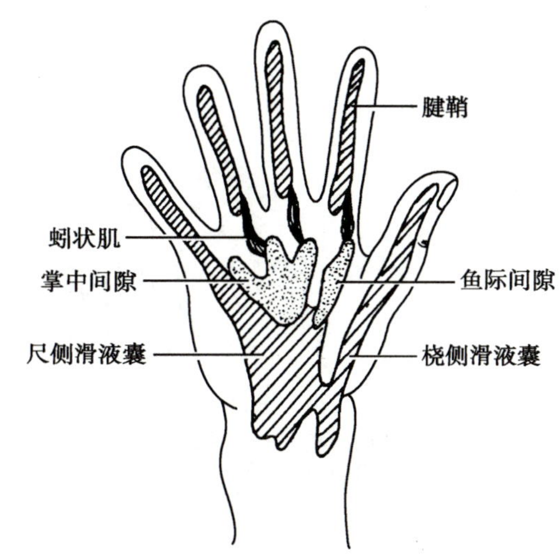

图 12-5 手屈指肌腱鞘、滑液囊和手掌深部间隙的解剖位置示意图

（2）手掌深部的间隙：是位于手掌屈指肌腱和滑液囊深面的疏松组织间隙。其前为掌腱膜和肌腱，后为掌骨和骨间肌表面的筋膜，内界为小鱼际肌，外界为鱼际肌。此间隙被掌腱膜与第三掌骨相连的纤维中隔，分为尺侧和桡侧两个间隙。尺侧的称为掌中间隙，桡侧的称为鱼际间隙（图 12-5）。示指损伤或示指腱鞘炎的脓液穿破后，可沿蚓状肌蔓延而引起鱼际间隙感染；中指与环指腱鞘感染，则可沿各蚓状肌蔓延至掌中间隙。

（3）淋巴：手指和掌部的淋巴毛细血管网与淋巴管，大部分经指蹼间隙引流到手背部。因此，手掌部感染常使手背肿胀严重，而手掌部反不易发生肿胀，无明显波动。

2. 急性化脓性腱鞘炎和化脓性滑囊炎

（1）病因：手的掌面腱鞘炎多因深部刺伤感染后引起，致病菌多为金黄色葡萄球菌。

（2）临床表现：病情发展迅速，24 小时后，疼痛及局部炎症反应即较明显。典型的腱鞘炎体征为：①患指除末节外，呈明显的均匀性肿胀，皮肤极度紧张；②患指所有关节轻度弯曲，使腱鞘处于松弛位置，以减轻疼痛；③任何微小的被动伸指运动，均能引起剧烈疼痛；④检查时，整个腱鞘均有压痛。化脓性炎症局限在坚韧的鞘套内，故不出现波动。

由于感染发生在腱鞘内，与化脓性指头炎一样，疼痛非常剧烈，病人整夜不能入睡，多伴全身症状。化脓性腱鞘炎如不及时切开引流或减压，鞘内脓液积聚，压力将迅速增高，以致肌腱发生坏死，患指功能丧失。

尺侧滑液囊和桡侧滑液囊的感染，多分别由小指和拇指腱鞘炎引起。①尺侧滑液囊感染：小鱼际处和小指腱鞘区压痛，尤以小鱼际隆起与掌侧横纹交界处最为明显。小指及环指呈半屈位，如将其伸直，则引起剧烈疼痛。②桡侧滑液囊感染：拇指肿胀、微屈、不能外展和伸直，压痛区在拇指及鱼际处。

（3）治疗：早期治疗与化脓性指头炎相同。如经积极治疗仍无好转，应早期切开减压，以防止肌腱受压而坏死。

在手指侧面作长切口，与长轴平行。不能在掌面正中作切口，否则易使肌腱脱出，发生粘连和皮肤瘢痕挛缩，影响患指伸直。手术时要仔细辨认腱鞘，避免伤及血管和神经。尺侧滑液囊和桡侧滑液囊感染时，切口分别作在小鱼际及鱼际处（图 12-6）。切口近端至少距离腕横纹 1.5cm，以免切断正中神经的分支。

3. 手掌深部间隙感染

（1）病因：掌中间隙感染多是由中指和环指的腱鞘炎蔓延所致；鱼际间隙感染则多因示指腱鞘感染后引起。致病菌多为金黄色葡萄球菌。

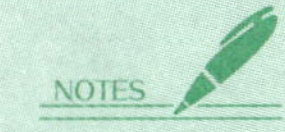

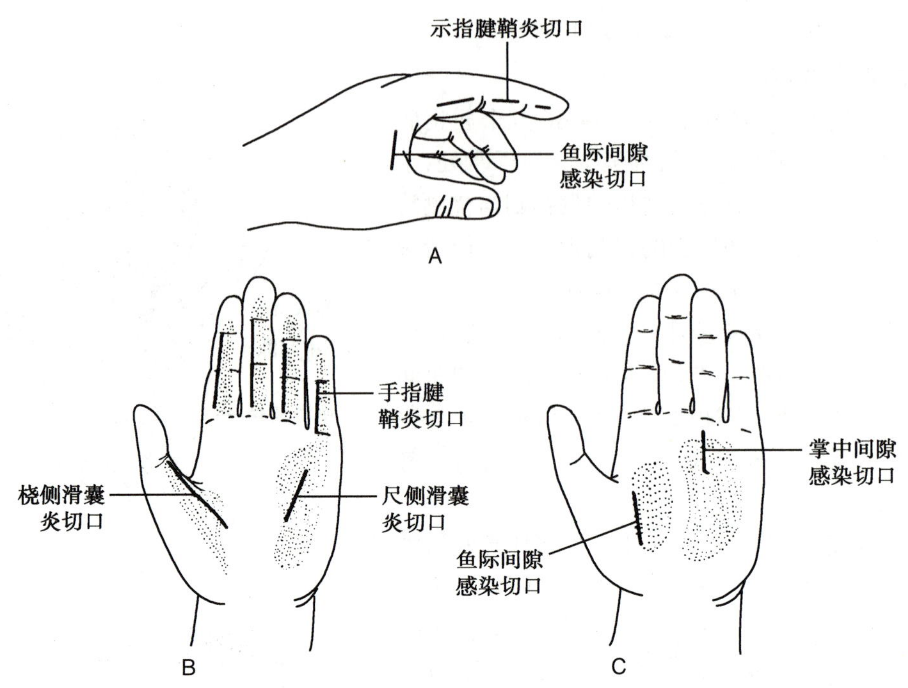

图 12-6 手屈指肌腱鞘炎、滑囊炎、手掌深部间隙感染的手术口
A. 示指化脓性腱鞘炎与鱼际间隙感染切口；B. 手指化脓性腱鞘炎，尺侧滑囊炎与桡侧滑囊炎切口；C. 掌中间隙感染与鱼际间隙感染切口。

（2）临床表现和治疗

1）掌中间隙感染：手掌心的正常凹陷消失，隆起、皮肤紧张、发白，压痛明显。中指、环指和小指处于半屈曲位，被动伸指可引起剧痛。手背部水肿严重，伴有全身症状，如高热、头痛、脉搏快、白细胞计数增加等。

治疗可用大剂量抗生素。局部早期处理同化脓性指头炎。如短期内无好转，应及早切开引流。纵行切开中指与环指间的指蹼，切口不应超过手掌远侧横纹，以免损伤动脉的掌浅弓。用止血钳撑开皮下组织，即可达掌中间隙（见图 12-6）。

2）鱼际间隙感染：鱼际和拇指蹼明显肿胀，并有压痛，但掌心凹陷仍在；拇指外展略屈，示指半屈，活动受限，特别是拇指不能对掌。伴有全身症状。

一般的治疗与掌中间隙感染相同。引流的切口可直接作在鱼际最肿胀和波动最明显处。亦可在拇指、示指间指蹼（"虎口"）处作切口，或在第二掌骨桡侧作纵行切口（见图 12-6）。

第三节 浅表软组织肿块

一、皮肤乳头状瘤

皮肤乳头状瘤（cutaneous papillomatosis）为常见的皮肤良性肿瘤。主要由于原因不明的鳞状上皮增生，在皮肤表面形成乳头状突起。肿瘤为单发或多发，表面常有角化，易恶变为皮肤癌。阴茎乳头状瘤极易癌变为乳头状鳞状细胞癌。治疗以手术为主，连同基底部完全切除，亦可行冷冻或电切。

（一）乳头状疣

非真性肿瘤，多由病毒所致。表面常角化呈乳头状向外突出，见多根细柱状突，其中轴见毛细血管基底平整，不向表皮下延伸。有时可自行脱落。

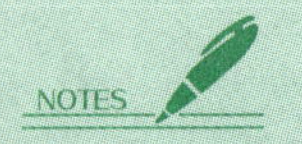

（二）脂溢性角化病

脂溢性角化病又称老年斑，多见于头额部近发际、暴露部位或躯干等处，高出皮面，黑色，斑块样，表面干燥、光滑或呈粗糙感。基底平整，不向表皮下伸延。如病变扩大或增高、破溃出血，则可能恶变为基底细胞癌。但总的恶变率不高。可观察或手术切除。

二、皮肤癌

皮肤癌（epidermal cancer）是皮肤最常见的恶性肿瘤。主要有两种类型。多见于头面部及下肢。具有发展慢、恶性程度低及治愈率高等特点。

（一）皮肤基底细胞癌

皮肤基底细胞癌（basal cell carcinoma）来源于皮肤或附件基底细胞，多见于老年人，以局部溃疡为主要表现，呈浸润性生长，发展缓慢，很少有血道或淋巴道转移。伴色素增多者又称色素性基底细胞癌，易误诊为恶性黑色素瘤，其质地较硬，表面呈蜡状，破溃者呈鼠咬状溃疡边缘，易出血，有臭味。好发于颜面及颈部，如鼻梁旁、眼睫等，有时破坏颅骨而侵入颅内。治疗以手术为主。

（二）鳞状细胞癌

鳞状细胞癌（squamous cell carcinoma）主要表现为具有感染征象的局部肿物，多见于成年男性，常发生于头颈、阴茎及四肢常暴露的部位。早期即可形成溃疡，经久不愈。也可由慢性溃疡或窦道恶变而来。表面呈菜花状，边缘隆起，不规则，底部不平，易出血，常伴感染致恶臭。可有局部浸润或区域淋巴结转移。发生于下肢者常伴骨髓炎或骨膜炎。治疗以手术为主。有区域淋巴结转移时，应同时行区域淋巴结清扫。其对放疗亦敏感，但不易根治。局部治疗如冷冻治疗、外用氟尿嘧啶、电烧法也有较好疗效。伴下肢骨髓浸润严重者，常需截肢。

三、痣与黑色素瘤

（一）黑痣

黑痣（black nevus）又称色素痣，是由含有色素的痣细胞所构成的最常见的皮肤肿物。

1. **皮内痣**（intradermal nevus） 最为常见，呈丘疹或斑片状，表面光滑。痣细胞位于真皮层中，没有活跃的痣细胞。常有毛发生长（称毛痣），很少恶变。一般不需要任何治疗。

2. **交界痣**（junctional nevus） 表面平坦，一般无毛发生长。痣细胞位于基底细胞层，向表皮下延伸。在表皮与真皮交界处，有活跃的痣细胞。多位于手掌、足底和外生殖器等部位。该处痣细胞易受局部外伤或感染等激惹后恶变，故应及早预防性切除。

3. **混合痣**（compound nevus） 皮内痣与交界痣同时存在，由于它没有固定的形态，临床诊断较为困难。

当痣色素加深、增大，或有瘙痒不适、疼痛时，可能为恶变；如有破溃及出血，更应及时作完整切除，送病理检查。切忌作不完整切除或腐蚀治疗。冷冻治疗不宜推广。

（二）黑色素瘤

黑色素瘤（melanoma）是源于黑色素细胞或其母细胞的高度恶性肿瘤。多由色素痣恶变而来，亦可自然发生。临床诊断应根据病变的外观及病变近期变化来判断（ABCDE 法则）。色素痣出现刺痛或痒感时，应高度怀疑为黑色素瘤。黑色素瘤发展迅速，妊娠时发展更快。确定诊断须作组织学检查，前哨淋巴结活检是确定分期、选择治疗及评估预后的重要手段。一旦明确诊断，首选外科手术切除，包括扩大范围切除及区域淋巴清扫。对高度怀疑者，切忌行切取活检，否则，可迅即出现卫星结节及转移。对较晚期或估计切除难以根治者，可予高剂量 α-2b 干扰素治疗。

四、脂肪瘤

脂肪瘤（lipoma）为最常见的体表良性肿瘤，来源于脂肪组织，由成熟的脂肪细胞堆积而成。好发

于四肢、躯干。常表现为局限性肿块，大小不一，边界清楚，质软，无压痛。多为单发，生长缓慢。多发者常呈对称性、有家族史。伴疼痛者(称痛性脂肪瘤或多发性脂肪瘤)，常需手术切除。小的脂肪瘤如无症状，可不处理。

五、纤维瘤及瘤样纤维病变

位于皮肤及皮下纤维组织的肿瘤，可单发或多发，瘤体多不大，质硬，生长缓慢。

(一) 黄色纤维瘤

黄色纤维瘤(fibroxanthoma)位于真皮层及皮下，多见于躯干、上臂近端。常由不明的外伤或搔痒后小丘疹发展所致。因伴有内出血、含铁血黄素，故可见褐黄色素，呈深咖啡色。肿块质硬，边界不清，呈浸润生长，易误为恶性。直径一般在 1cm 以内，如增大应疑有纤维肉瘤变。手术切除为主要治疗方法。

(二) 隆突性皮肤纤维肉瘤

隆突性皮肤纤维肉瘤(dermatofibrosarcoma protuberans)来源于真皮层，突出体表，多见于躯干。表面皮肤光滑，似菲薄的瘢痕疙瘩样隆突于表面。低度恶性，有假包膜。切除后局部极易复发，多次复发可使恶性率增高，并可出现血行转移。治疗应及时手术切除，且要求切除瘤体周围足够的正常皮肤及深部相应筋膜。

六、神经纤维瘤

神经纤维瘤包括神经鞘瘤与神经纤维瘤。可发生于神经末梢或神经干的任何部位。单发或多发，体积可以巨大。手术切除是唯一可能根治的方法。

(一) 神经鞘瘤

神经鞘瘤(neurilemmoma)多见于四肢神经干的分布部位。

1. 中央型 源于神经干中央，故其包膜为神经纤维，肿瘤呈梭形。手术切除时易切断神经，故应沿神经纵行方向切开包膜，仔细分离出肿瘤。

2. 边缘型 源于神经边缘，神经索沿肿瘤侧面而行。易手术摘除，较少损伤神经干。

(二) 神经纤维瘤

神经纤维瘤(neurofibroma)其内可有脂肪、毛细血管等组织。大多无症状，但也可伴明显疼痛。肿块可呈乳头状。本病可伴有智力低下，或原因不明头痛、头晕，可有家族聚集倾向，这种情况称神经纤维瘤病，发病常为多发性、对称性。皮肤常伴咖啡样色素沉着。

另一类神经纤维瘤呈象皮样肿者，好发于头顶或臀部。外观似法兰西帽或狮臀，肿瘤由致密的纤维成分组成。其中有丰富血管，可自行破裂出血。

治疗以手术切除为主，创面太大时，需植皮修复。

七、血管瘤和脉管畸形

基于血管内皮细胞生物学特性的分类法，传统的“血管瘤”(vascular anomalies)重新分为血管瘤(hemangioma)和血管畸形(vascular malformation)。

(一) 婴幼儿血管瘤

婴儿血管瘤(infantile hemangioma)是指由胚胎期间的血管组织增生而形成的，以血管内皮细胞异常增生为特点，发生在皮肤和软组织的良性肿瘤。最早期的皮损表现为充血性、擦伤样或毛细血管扩张性斑片。生后 6 个月瘤体迅速增殖，明显隆起皮肤表面，形成草莓样斑块或肿瘤。瘤体最终在数年后逐渐消退。部分病人出现瘢痕、萎缩、色素减退、毛细血管扩张和皮肤松弛等退行性改变。治疗主要以局部外用和系统用药为主，辅以激光或局部注射等。

(二) 先天性血管瘤

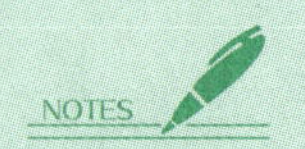

先天性血管瘤(congenital hemangioma，CH)在母体子宫内发生发展，患儿在出生时即有明显病

灶，且缺乏出生后的增殖期。分为快速消退型、不消退型和部分消退型。通常不需要提前治疗干预。治疗主要针对CH本身所致或快速消退时所伴发的并发症，包括病灶内动静脉瘘造成动静脉分流诱发心力衰竭，或凝血功能障碍，以非手术治疗为主。改善外观可采用手术切除、局部脂肪充填、激光等。

（三）血管内皮瘤

血管内皮瘤为血管内皮来源的交界性肿瘤，包括卡波西型血管内皮瘤（Kaposi form hemangioendothelioma）、丛状血管瘤（tufted hemangioma）和其他少见血管内皮瘤。无特征性临床表现，须通过病理学明确诊断。可出现卡梅现象（Kasabach-Merritt phenomenon，KMP），即伴发血小板减少、微血管溶血性贫血和消耗性凝血功能障碍的一类临床表现，病程凶险，多见于新生儿或婴幼儿。治疗方法包括手术切除、介入栓塞，以及全身用药和血制品等。根据病情，治疗策略可分为三类：①无临床症状，也无增大趋势的体表病灶可密切随访；②有临床症状或增大趋势的体表病灶，以及所有内脏病灶，均需积极治疗，全身用药应是第一选择；③伴有KMP的病灶应在积极治疗肿瘤的基础上，酌情应用抗凝药物和血制品，以改善凝血功能障碍。

（四）葡萄酒色斑

葡萄酒色斑为最常见的毛细血管畸形，又称鲜红斑痣，系先天性皮肤毛细血管扩张畸形。常在出生时出现，好发于头、面、颈部，也可累及四肢和躯干。表现为边缘清楚而不规则的红斑，压之褪色或不完全褪色。治疗主要包括脉冲激光治疗和光动力疗法。手术治疗可以用来清除病灶，或改善外观畸形。

（五）静脉畸形

静脉畸形旧称海绵状血管瘤，是静脉异常发育产生的静脉血管结构畸形，病理上表现为从毛细血管到腔穴不等的扩张血管腔窦，腔内壁衬以正常扁平的内皮细胞，内皮细胞下为一单层基底。临床表现不一。头、颈、颌面为好发部位，四肢、躯干次之。主要治疗方法是血管内硬化治疗。

（六）动静脉畸形

动静脉畸形是一种高流量的先天性血管畸形，由扩张的动脉和静脉组成，异常的动静脉之间缺乏正常毛细血管床。病灶表现为皮肤红斑、皮温高，可触及搏动或震颤。局部可出现疼痛、溃疡或反复出血，严重者因长期血流动力学异常可致心力衰竭。治疗包括常规介入栓塞、无水乙醇介入治疗、外科手术和联合治疗。

（七）淋巴管畸形

淋巴管畸形以往称为淋巴管瘤，是常见的一种先天性脉管畸形疾病。淋巴管畸形可以发生在全身任何部位。可表现为皮肤黏膜上充满液体的小疱，或表现为巨大的肿物。治疗方法包括手术切除、激光治疗、硬化剂注射等。

八、囊性肿瘤及囊肿

（一）皮样囊肿

皮样囊肿（dermoid cyst）为囊性畸胎瘤，是由偏离原位的皮肤细胞原基所形成的先天性囊肿。常见于皮下，偶见于黏膜下或体内脏器。好发于幼儿或青春期，生长缓慢。囊肿呈圆球状，不易推动，柔软而有波动感，但有时较坚实。浅表者好发于颅骨骨缝处和阴囊中缝处。手术摘除为有效治疗方法，若切除不彻底，极易复发。

（二）皮脂腺囊肿

皮脂腺囊肿（sebaceous cyst）非真性肿瘤，亦名粉瘤，为皮脂腺排泄受阻所形成的潴留性囊肿。多见于皮脂腺分布密集的头面、背部。有时表面可见皮脂腺开口受阻塞的小黑点。囊内为皮脂与表皮角化物集聚的油脂样豆渣物，易继发感染伴奇臭。应在控制感染后予以手术。

（三）表皮样囊肿

表皮样囊肿（epidermoid cyst）亦称上皮样囊肿。因外伤、手术等致上皮细胞植入皮下生长而成。

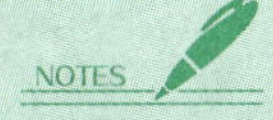

囊肿壁由表皮组成,囊内为角化鳞屑。好发于易受外伤或磨损部位。需手术切除治疗。

(四)腱鞘或滑膜囊肿

腱鞘或滑膜囊肿(ganglion or synovial cyst)非真性肿瘤,由浅表滑囊经慢性劳损诱发所致。多见于手腕、足背肌腱或关节附近,光滑、界清、坚硬。治疗可采用突然加压击破,抽出囊液注入醋酸氢化可的松,或行手术切除,但易复发。

(李德宇)

NOTES

第十三章
外 科 感 染

感染(infection)是病原体如病毒、细菌、真菌、原虫等入侵人体所引起的炎症反应。外科感染(surgical infection)则是指可通过外科手段进行干预和治疗的感染。常见的外科感染有创伤、烧伤及手术相关的感染;常用的外科干预手段有引流脓腔、解除梗阻、修补脏器穿孔,去除异物或坏死、缺血、炎症组织等。

外科感染常在正常皮肤、黏膜屏障受到破坏时发生,可分为非特异性感染与特异性感染。非特异性感染亦称为化脓性感染或一般性感染,常见如疖、痈、急性淋巴结炎、急性阑尾炎等。通常先有急性炎症反应,表现为红、肿、热、痛,继而进展为局限化脓。常见致病菌有金黄色葡萄球菌、大肠埃希菌、铜绿假单胞菌、链球菌、变形杆菌等。外科感染可由单一病原体所致,但由多种病原体所导致的混合感染更为常见。特异性感染如结核、破伤风、气性坏疽、念珠菌病等,因致病菌不同于一般感染,可引起较为独特的病变。

外科感染按病程长短可分为急性感染、亚急性感染与慢性感染三种。病程在 3 周之内为急性感染,超过 2 个月为慢性感染,介于两者之间为亚急性感染。病原体由体表或外环境侵入造成的为外源性感染;病原体经空腔脏器,如肠道、胆道、肺或阑尾侵入体内造成的为内源性感染。感染亦可按发生条件归类,如条件性(机会性)感染、二重感染(菌群交替症)、医院内感染等。条件性感染常在机体抵抗力显著下降时发生。

感染实质上是微生物入侵引起的炎症反应,程度与致病微生物的数量与毒力有关。所谓毒力是指病原体入侵宿主、穿透、繁殖和生成毒素或胞外酶的能力。正常机体的皮肤、黏膜屏障与免疫功能能够阻挡病原体入侵,但创伤、烧伤导致皮肤或黏膜的缺损、手术操作和静脉插管的污染等为病原体入侵开放了通道;局部组织缺血、坏死,管腔阻塞使分泌物淤积均有利于病原体的增殖与入侵。全身抵抗力下降亦是引发感染的条件。众多的宿主防御机制参与炎症过程,以使入侵病原微生物局限化或被清除。当局部炎症失去控制可导致炎症扩散,引发全身炎症反应综合征乃至脓毒症。

第一节　炎症反应与全身性外科感染

一、全身炎症反应综合征

全身炎症反应综合征(systemic inflammatory response syndrome,SIRS)是各种严重打击造成体内炎症介质大量释放而引起的失控的全身性炎症反应。临床上出现下述所列两项或两项以上表现时,即为 SIRS:①体温>38℃或<36℃;②心率>90 次/分;③呼吸>20 次/分或 $PaCO_2$<32mmHg;④白细胞计数>12×10^9/L 或<4×10^9/L,或未成熟粒细胞>10%。

感染是引发 SIRS 的常见病因,但并非唯一病因。只要是能够激活大量炎症细胞的因素都可以引起 SIRS。非感染因素如严重创伤、烧伤、休克、缺血再灌注损伤等造成自身组织损伤、缺氧、释放内源性危险信号,亦可激活炎症细胞,导致炎症介质过度释放,引起 SIRS。感染引发的 SIRS,其发生和发展与病原微生物入侵、增殖、毒素产生以及免疫系统的激活有密切关系,此处予以详述。

(一) 病理生理

1. 局限性炎症反应 当机体的皮肤、黏膜屏障因创伤、手术操作、缺血等因素受到损坏时,病原微生物可入侵人体。其入侵与增殖导致炎症反应局部激活,产生多种酶与毒素,可以激活补体、激肽系统以及巨噬细胞和血小板等,导致炎症介质如补体活化成分、缓激肽、肿瘤坏死因子(TNF)、白介素-1(IL-1)、血小板活化因子(PAF)、血栓素(TXA_2)等的生成,引发效应症状如红、肿、热、痛等。炎症反应引起血管通透性增加及血管扩张,使得病变区域血流增加。产生的趋化因子吸引吞噬细胞进入感染部位,首先是吞噬细胞与血管内皮细胞经黏附分子结合而附壁,内皮细胞收缩使内皮间隙增大,有利于吞噬细胞移行进入感染区域以清除感染病原菌。中性粒细胞主要发挥吞噬作用,单核细胞、巨噬细胞通过释放促炎性细胞因子协助炎症及吞噬过程。局部炎症反应的作用是使入侵的病原微生物局限化并最终被清除。

2. 全身性炎症反应 当病原微生物逃脱了局部炎症反应的防御作用,则可能进一步引起全身性炎症反应。许多病原微生物表面存在结构恒定、进化保守的分子结构,称为病原体相关分子模式(pathogen-associated molecular pattern,PAMP),如 G^- 菌表面的脂多糖、G^+ 菌表面的肽聚糖等。这些结构可与免疫细胞中的模式结合受体(pattern recognition receptor,PRR)结合,其中最常见的是 Toll 样受体(TLRs),并由此介导 MAPKs、JAKs、STATs 等的磷酸化、NF-κB 核转位及启动子活化,启动肿瘤坏死因子(TNF)、白介素-1(IL-1)、IL-12、IL-18、干扰素(IFNs)等早期炎性细胞因子的转录、合成与分泌,并进而刺激 IL-6、IL-8、IFN-γ、趋化因子 CCL2、CCL3、CXCL10 等炎性细胞因子的"瀑布样"级联分泌。

机体接触到 PAMPs 后,也会启动补体的激活,产生 C3a 和 C5a。C5a 是一种重要的趋化因子和炎症介质,能够激活中性粒细胞,促进溶酶体酶和活性氧(ROS)释放,造成组织损伤,并刺激促炎性细胞因子与趋化因子的合成与释放,放大炎症反应。炎性细胞因子通过上调血管内皮细胞黏附分子激活内皮细胞,通过诱导中性粒细胞、单核细胞、巨噬细胞和血小板与内皮细胞结合而损伤内皮细胞。中性粒细胞杀死细菌及分解坏死组织的同时,也引起微血管内皮及血管周围部位的损伤。效应细胞释放前列腺素和白三烯等介质,损伤内皮细胞、导致凝血系统的激活、局部血栓形成与纤维蛋白原沉积,是急性炎症反应的促进因素。炎症反应引发的促凝状态,增加了远处栓子形成的机会,最终可以导致微循环障碍及组织破坏。SIRS 介导的组织损害是多器官功能障碍综合征(MODS)发生发展的重要机制。

3. 炎症反应的调控与失控 炎症是重要的防御反应,但反应过度则可对自身机体造成损害,大多数情况下炎症细胞活化后又迅速失活,提示在细胞水平上有负反馈自我调节作用。$CD4^+$ T 细胞在细胞因子作用下可分化为一型和二型 T 辅助细胞(Th1,Th2)。Th1 主要分泌促炎因子激活免疫系统,导致更多细胞因子的释放,但也可引起自身组织的损害。Th2 分泌抗炎因子 IL-4、IL-5、IL-9 和 IL-10 等,具有灭活激活的巨噬细胞等作用,血中可溶性 TNF 受体(TNF-sR)、IL-1 受体拮抗物(IL-1Ra)也可分别与 TNF 及 IL-1R 结合,阻断促炎作用。

免疫细胞产生体液因子,体液因子被激活又可以刺激免疫细胞,这种相互关系的维持对正常的宿主防御十分重要。一旦调控机制失控,宿主对入侵细菌反应过度,导致细胞因子以及炎症介质过量生成与扩散,超出了局部作用范围,原本的防御机制反而造成对机体自身的损害,导致出现 SIRS 或多器官功能不全的情况。

促炎效应与抗炎效应两者之间可以发挥协调、抑制或是相互拮抗的作用。促炎反应占主导时表现为 SIRS,抗炎反应占主导时表现为免疫抑制,即所谓代偿性抗炎症反应综合征(compensatory anti-inflammatory response syndrome,CARS)。CARS 的作用在于限制炎症,保护机体免受炎症的损害,但可导致免疫功能低下,机体易于感染。脓毒症后期常有明显的免疫抑制,部分原因可能就与抗炎因子分泌过度和重要免疫细胞、上皮细胞及内皮细胞的凋亡有关。

(二) SIRS 的防治

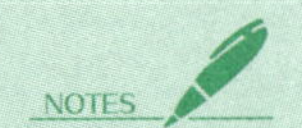

针对 SIRS 的发病机制,应注意采取适当的防治措施:①减轻各种临床侵袭对机体的打击,缓解应

激反应；②控制感染，减少细菌、毒素及坏死组织激发炎症反应的作用；③针对炎症介质与内源性炎性连锁反应的免疫调理治疗，如应用各种细胞因子拮抗剂、单克隆抗体，抗内毒素抗体、血栓素酶抑制剂、氧自由基清除剂等；④血液透析清除血液中过量炎症介质也用于重症脓毒症的治疗。

二、脓毒症

最初对脓毒症（sepsis）的定义是指由感染引发的 SIRS。但事实上，由于 SIRS 的判断标准较为敏感，且缺乏特异性，使得传统脓毒症的定义显得过于宽泛，有可能导致对轻度感染病人的过度诊疗，也相对地干扰了对真正需要救治的严重感染病人的关注。随着对 SIRS 与脓毒症发生发展的分子病理机制、临床表现及诊疗方式等的认识逐步加深，在 2016 年，《第三版脓毒症与感染性休克定义的国际共识》（以下简称为“第三版共识”）发布，对脓毒症与感染性休克的定义进行了更新，将机体对感染的失控性反应所导致的危及生命的器官功能障碍称为脓毒症（sepsis）。当脓毒症发生了严重的循环、细胞和代谢异常并足以显著增加病死率时，称为感染性休克（infectious shock）。既往的脓毒症、严重脓毒症、脓毒综合征等概念均已不再使用。

（一）病因

脓毒症通常发生在严重创伤后的感染以及各种化脓性感染，如大面积烧伤、开放性骨折、痈、弥漫性腹膜炎、胆道或尿路感染等。由于局部感染严重，大量炎症介质生成与释放入血，又或者是毒力强的病原体与毒素持续侵入血液循环，激发全身性炎症反应而引起脓毒症。临床上将细菌侵入血液循环、血培养阳性称为菌血症（bacteremia）。

导致脓毒症的常见致病菌种类繁多：G^+ 菌有金黄色葡萄球菌、化脓性链球菌、表皮葡萄球菌，肠球菌（粪肠球菌、尿肠球菌）等；G^- 菌有大肠埃希菌、铜绿假单胞菌、变形杆菌、克雷伯菌等；常见的厌氧菌有脆弱杆菌、梭状杆菌、厌氧葡萄球菌和厌氧链球菌等；真菌有念珠菌、曲霉菌、毛霉菌等。各种致病菌均可产生或含有毒性物质，可激活宿主免疫细胞释放炎症介质。G^- 菌产生的脂多糖（LPS）内毒素，G^+ 菌的肽聚糖、磷壁酸、外毒素，真菌的葡聚糖、抗原等，均可激发炎症反应与 SIRS，并导致脓毒症。

炎症介质大量生成造成广泛的内皮炎症改变、凝血及纤溶系统改变、血管张力调节的改变以及心脏抑制，导致微循环障碍及组织低灌注，对微血管内皮及血管周围组织造成损伤。除了毒素与炎症介质对终末器官的直接损伤外，炎症介质诱导的血管损伤导致全身或局部血流异常同样可引起器官功能障碍。

（二）临床表现

脓毒症的临床表现包括原发感染病灶、全身炎症反应以及器官灌注不足三个方面的表现。通过仔细问诊和查体，通常能在大多数病人身上发现原发感染病灶，如原发病为腹膜炎，病人有腹痛、腹胀、呕吐等表现；化脓性胆管炎表现为腹痛、黄疸、高热；泌尿系统感染病人有腰痛、尿频、尿急、尿痛等。但老年、衰弱或免疫抑制的病人有可能缺乏明确的局灶性临床征象。

全身炎症反应的表现以发热最为常见，可伴寒战。热型以弛张热、间歇热多见，体温可高达 40℃以上，或是不规则热、稽留热。小部分病人，特别是老年或衰弱病人，可出现体温不升（<36.5℃）。另外比较常见的表现是心率及呼吸加快。在老年病人中，呼吸加快伴轻度呼吸性碱中毒以及神志改变，可以是脓毒症早期的主要征象，需注意勿遗漏诊断、错失治疗时机。在实验室检查中，可见白细胞计数增加、中性粒细胞比例增高，核左移、幼稚型白细胞比例增多，严重时甚至可出现中毒颗粒。C 反应蛋白（CRP）和降钙素原（PCT）升高也是常见的实验室检查异常。

脓毒症严重时可导致组织和器官灌注不足，导致一个或多个器官功能不全，影响呼吸、循环、消化、凝血与神经系统。常表现为血乳酸水平升高、少尿、血肌酐升高；呼吸急促、血氧分压下降；神志改变，如淡漠、烦躁、谵妄、昏迷；血小板减少、凝血功能障碍；高胆红素血症等。进一步发展可以导致感染性休克、多器官功能衰竭，甚至死亡。

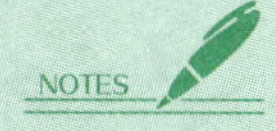

脓毒症病人常有肝脾轻度肿大、皮疹，病程长者可有转移性脓肿或多发脓肿。脓毒症皮疹以瘀点为多，金黄色葡萄球菌感染有皮疹者占20%，以疱疹多见；猩红热样皮疹可见于溶血性链球菌或金黄色葡萄球菌感染。转移性感染灶多见于金黄色葡萄球菌及厌氧菌所致脓毒症，主要是皮下脓肿、肺炎、肝脓肿，骨髓炎在儿童中较为多见。

不同致病菌引起的脓毒症临床表现各有特点。G^+球菌脓毒症多见于严重的痈、蜂窝织炎、骨关节化脓性感染。多数为金黄色葡萄球菌所致，发热呈稽留热或弛张热，寒战少见，常有皮疹及转移性脓肿。休克出现晚，以高血流动力学类型的暖休克为多见。由于耐药性菌株的出现，金黄色葡萄球菌感染常年不减。肠球菌是人体肠道中的常驻菌，可以引发医院内感染与菌血症，通常在免疫力低下与慢性病病人中可见，有的肠球菌脓毒症不易找到原发灶，耐药性较强，可能来自肠道。表皮葡萄球菌由于易黏附在医用人工制品表面如静脉导管、气管等，细菌包埋于黏质中，可逃避机体的防御与抗生素的作用。

G^-杆菌引起的脓毒症发病率已明显高于G^+球菌，多见于腹膜炎、腹腔内感染、胆道、尿路、肠道和大面积烧伤感染等，致病菌以大肠埃希菌、铜绿假单胞菌、肠杆菌、变形杆菌、克雷伯菌等多见。一般以突发寒战起病，发热呈间歇热，可有体温不升。休克出现早，持续时间长，表现为四肢厥冷、发绀、少尿或无尿，发生感染性休克者较多，外周血管阻力显著增加的冷休克多见。多无转移性脓肿。

厌氧菌脓毒症的致病菌以脆弱杆菌为主，其他如厌氧葡萄球菌、厌氧链球菌等，常与需氧菌掺杂形成混合感染，多见于腹腔脓肿、阑尾脓肿、盆腔及会阴部严重感染；脓胸、口腔颌面部坏死性感染多含有厌氧菌。常有发热、寒战、大汗等表现，可出现高胆红素血症，可引起休克；感染病灶组织坏死较明显，有特殊腐臭味；可引起血栓性静脉炎及转移性脓肿。临床上症状、体征严重的脓毒症病人需注意混合感染的可能性，病原学检查时需同时行需氧菌、厌氧菌、真菌培养。

真菌所致的脓毒症常在基础病重、免疫功能明显下降、使用广谱抗生素治疗原有细菌感染基础上发生，临床较常见者为白念珠菌感染。表现为神志淡漠、昏睡、休克或骤起寒战、高热等。怀疑全身真菌性感染时，应做尿、粪、痰、血真菌检查。长期留置静脉导管相关的真菌播散性感染，可出现结膜瘀斑、视网膜灶性絮样斑等栓塞表现，具有诊断意义。

（三）诊断

2016年“第三版共识”对脓毒症及感染性休克进行了重新定义，并提出了对应的诊断标准。脓毒症诊断目前不再简单地与SIRS标准挂钩，而是强调因机体对感染反应失控而导致了危及生命的器官功能障碍。“第三版共识”推荐采用序贯器官衰竭评分（sequential organ failure assessment，SOFA，见表9-2）来判断病人是否出现器官功能障碍。如感染后SOFA评分增加≥2分，则认为存在器官功能障碍，可诊断为脓毒症。对于既往无器官功能障碍的病人，基线SOFA评分可认为是0分。

对于疑似存在感染的成人病人，“第三版共识”推荐采用快速SOFA（qSOFA）进行初步识别鉴定。qSOFA由意识状态改变、收缩压≤100mmHg及呼吸频率≥22次/分共3个项目组成，符合2项或以上提示预后不良，应考虑疑似脓毒症并进行SOFA进一步诊断。

对于已诊断脓毒症的病人，如经过充分的液体复苏仍存在持续性低血压，需要血管活性药物维持平均动脉压（MAP）≥65mmHg，且血清乳酸水平>2mmol/L者，考虑存在感染性休克。脓毒症与感染性休克的诊断流程见图13-1。

在脓毒症病人的实验室检查中，可发现白细胞计数增加，中性粒细胞比例增高，核左移、幼稚型细胞增多，出现毒性颗粒。抵抗力弱者，白细胞计数亦可降低。脓毒症病人可有血小板减少，高胆红素血症、血肌酐升高；动脉血氧分压下降、血乳酸水平升高等改变。

PCT在由细菌感染引起的脓毒症时血中水平异常升高。PCT是体内的免疫细胞、内分泌细胞受内毒素等刺激而生成，可随感染进展或控制血浓度维持高水平或逐渐下降。健康人、局限性感染、病毒感染或非感染性炎症时血PCT不高。因此降钙素原检测对判断细菌感染引起脓毒症有一定特异性和灵敏度。血CRP在全身炎症反应时水平升高。血CRP、降钙素原超过正常值2个标准差，对于

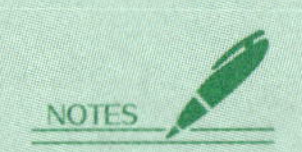

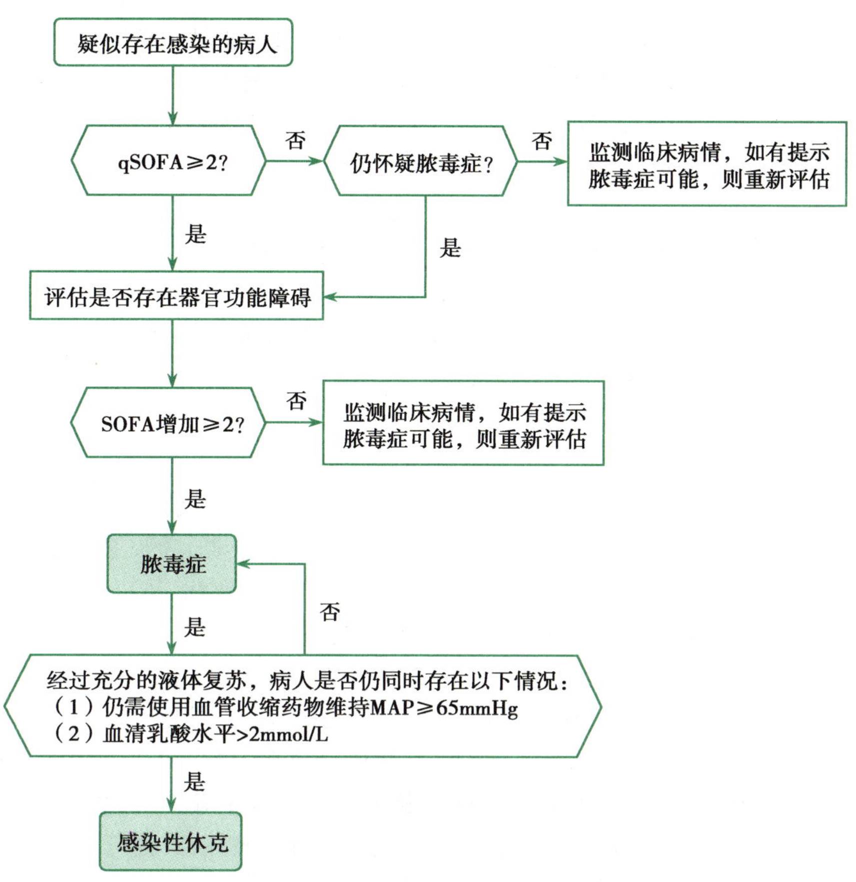

图 13-1 脓毒症及感染性休克的诊断流程

判断全身感染有参考价值。

病原菌检查对确诊与治疗关系重大。血培养应在使用抗生素前，有寒战、高热时采血送检，采血量最好为 5~10ml。以脓液、穿刺液、瘀点标本做涂片行革兰氏染色或培养，可初步判断或检出病原菌。分离出的病原菌应进行抗生素药敏测定，供临床用药时参考。

（四）治疗

1. 早期复苏 明确有低血压或血乳酸升高的病人，应立即开始复苏，采用晶体溶液或胶体溶液行液体复苏治疗，目标是中心静脉压达 8~12cmH_2O，每小时尿量达 0.5ml/kg 以上。必要时给予去甲肾上腺素、多巴胺等静脉滴注，并置动脉测压管，维持平均动脉压在 65mmHg 以上，混合静脉血氧饱和度超过 65%。感染性休克对扩容与血管活性药物治疗不起反应者，可给予低剂量氢化可的松（≤300mg/d）静脉滴注。

2. 采取"源头控制"措施 在初步复苏后，尽早确定感染部位，并采取相应的处理措施。静脉导管感染引起的脓毒症，应拔除导管；体表或深部脓肿应及时切开或穿刺手术引流；急性梗阻性化脓性胆管炎应及时行经皮肝穿刺胆管/胆囊引流或手术；绞窄性肠梗阻、消化道穿孔等引起的急性化脓性腹膜炎应及时手术，针对病因进行相应处理如解除梗阻、切除坏死肠管、修补穿孔等。以消化道穿孔引起的腹膜炎为例，未采取外科干预措施，死亡率达 40% 以上，而有效的感染源控制与抗生素治疗相结合，死亡率低于 5%。可见感染源控制措施对于改善外科脓毒症病人预后的重要性。

3. 抗菌药物应用 一般根据原发病性质，早期、足量、静脉应用抗菌药物，通常经验性选择广谱抗生素或联合两种抗生素。需注意在用药前应留取血、穿刺液、脓液等送病原菌培养及药敏检测，随后根据治疗效果、病情演变、细菌培养及药敏结果调整治疗方案。脓毒症有效的抗感染治疗，通常维持 7~10 天以上。在体温下降、白细胞计数正常、病情好转、局部病灶控制后逐渐降级抗生素或停药。

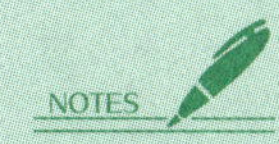

4. 其他辅助治疗 血红蛋白低于70g/L，给予输血。吸氧或保护性小潮气量（6ml/kg）辅助通气，有助维持氧供与组织灌流，改善呼吸功能，减少脏器功能障碍的发生、发展。静脉给予胰岛素控制脓毒症时的高血糖症；给予质子泵抑制剂预防应激性溃疡。原有的基础疾病需给予适当处置。此外，目前还有针对LPS、细胞因子的免疫调理的治疗以及床旁血液净化治疗等手段。

第二节 外科真菌感染

外科危重病人中真菌感染（fungal infection）的发生率日趋增加，许多统计显示，在院内获得性感染致病菌中真菌已排在第四或第五位。外科疾病一旦并发侵袭性或播散性真菌感染，预后常很凶险，应引起足够重视。

（一）病因与发病机制

真菌在自然环境中无处不在，可分为病原性真菌和机会致病菌。前者本身具致病性，可在防御体系完整的个体中致病；后者则在机体抵抗力下降，菌群移位、失调，免疫系统功能受抑制如获得性免疫缺陷综合征（AIDS）、免疫抑制剂、化疗药物使用等情况下致病，属机会性感染（opportunistic infection）。在免疫功能正常的宿主体内，由真菌引起的感染通常无须额外干预即被清除。外科真菌感染以念珠菌发生率最高，其他如曲霉菌、毛霉菌、隐球菌等也可引起感染。

念珠菌是人体正常共生菌群，消化道带菌率为50%，其中部分会导致人体感染，其中最常见的是白念珠菌（*Candida albicans*）。免疫功能正常的个体可以阻止真菌的侵入。当某些免疫功能或者局部微环境发生改变时，如长期或联合使用广谱抗生素，消化道中念珠菌及其他菌群的平衡失调。念珠菌大量繁殖，由酵母相转为菌丝相。机体免疫力下降，黏膜屏障破坏，真菌可发生移位或入侵组织，引起消化、呼吸、泌尿等系统感染，甚至是播散性念珠菌病（disseminated candidiasis）、侵袭性念珠菌病（invasive candidiasis）。危险因素包括：应用广谱抗生素造成人体常驻菌群的变化，增加念珠菌致病机会；病人接受肾上腺皮质激素、免疫抑制剂治疗；存在营养不良、实体器官肿瘤、白血病、淋巴瘤、中性粒细胞减少症、糖尿病、艾滋病；接受化疗；接受骨髓或脏器移植；烧伤、多器官功能不全；长时间留置中心静脉导管以及全肠外营养；肾功能不全或者血液透析病人；低体重儿、早产儿；长期ICU住院病人；腹部手术合并吻合口瘘或者多次开关腹等情况。机会致病菌可以引起菌血症、腹腔内感染、尿路感染以及导管相关真菌感染。

真菌感染可分浅部感染与深部感染两类，前者侵犯皮肤角蛋白组织，后者累及皮肤、皮下组织乃至深部组织与器官，亦称侵袭性真菌感染（invasive fungal infection）。真菌侵入机体后产生炎症反应，早期病变多为化脓性改变，而晚期多为肉芽肿性改变。外科所见以深部真菌感染为主，是危及危重病人生命的严重并发症。

（二）临床表现

深部真菌感染多继发于细菌感染之后，或与细菌感染混合存在，临床表现有时不易区分。但念珠菌为主的感染总体病情不如细菌感染急剧，病程较迁延，对常规抗生素治疗无反应。

念珠菌可引起消化道、呼吸道、泌尿系统、脾、骨骼、眼等部位的感染。侵袭消化道时口腔、食管黏膜有灰白假膜附着的菌斑，形成溃疡甚至坏死，可出现食欲减退、进食不适或胸骨后疼痛。肠道感染可出现腹泻、腹胀、黑便以及伪膜性肠炎。泌尿道念珠菌感染在长时间留置导尿管或是膀胱排空不全时较易出现，也可由逆行感染或血源播散所致。累及膀胱时有尿频、尿急、排尿困难甚至血尿、脓尿。累及肾脏、输尿管则有发热、腰痛及尿液混浊，尿液镜检可见假菌丝和芽孢。呼吸道念珠菌感染有咳嗽、黏液胶样痰，可带血丝。镜检支气管黏膜可见菌斑，X线检查显示支气管周围致密阴影，儿童可有持续性高热。

系统性真菌感染缺乏特征性临床表现，某些临床表现应考虑与系统性真菌感染有关：广谱抗生素治疗无效的高热；意识状态改变或精神异常，如从过度兴奋转为淡漠、昏迷等；突发的视物模糊甚至失

明，可以是真菌性眼内炎所致。不明原因的出血，如胆道、气管、胃、泌尿道出血，出血部位常留有导管或其他人工装置，在排出由菌丝及坏死组织形成的假膜后，出血可自停，常反复发生。

血源播散性念珠菌病常为继发感染，病人在使用广谱抗生素后仍持续高热，并有肌痛、关节痛、眼内炎、心内膜炎、骨髓炎等表现，有心动过速、呼吸困难，皮肤红斑、丘疹、结节等。血培养及组织学真菌检查常有阳性发现。烧伤病人中血源性念珠菌病发生率在 2%~14%。

坏死性胰腺炎、腹腔脓肿、消化道瘘病人的引流液或脓液中常可检出念珠菌，可以是污染所致。如果病人有多根腹腔引流管或腹膜腔与外界有广泛交通，反复发作的腹腔内感染与脓毒症，均属念珠菌腹腔内感染的高危病人。病灶及引流液反复培养出同一念珠菌，常规抗生素治疗无效，应按真菌感染行经验性治疗。

曲霉菌、毛霉菌感染不多见，此类真菌广泛分布于空气之中，可经呼吸道进入人体。曲霉菌在免疫功能低下病人中，多侵袭肺部形成肺曲霉瘤，常有发热、咳嗽、咯血，CT 上可见肺结节样病灶。毛霉菌嗜坏死组织，感染易侵蚀血管形成栓塞，造成受累区组织坏死，在糖尿病病人、接受化疗的肿瘤病人、器官移植病人中易发病。烧伤病人创面曲霉菌、毛霉菌感染者，创面先出现霉斑，继而出现凹陷坏死，并向深部快速发展。创面毛霉菌大量繁殖可使病情恶化而致命。

（三）实验室检查与诊断

侵袭性念珠菌病的检测包括直接检测和间接检测。直接检测指对血液或者组织进行培养。间接检测指通过标记物和聚合酶链反应（PCR）检测（表 13-1）。对疑似病人可根据感染累及部位采集不同标本检查，如咽拭子、刮取物、痰、尿、粪、血以及活检组织等。标本加上 10% 氢氧化钾后直接镜检，镜下可见真、假菌丝与芽孢，有大量假菌丝存在，说明念珠菌处于致病状态。

组织活检对深部真菌病的确诊有重要意义。系统性念珠菌病组织中可见散在灶性脓肿，内含大量中性粒细胞、假菌丝及芽孢。血源播散性真菌感染，可见到多部位播散性感染或栓塞、梗死。真菌在组织中存在的形式有孢子、菌丝、真菌颗粒、孢子囊等，是病理确诊的重要依据。同时存在真假菌丝与芽孢可诊断为念珠菌感染，而菌种类属的区分，则依据培养的结果。必要时，进行多项多次诊断测试以达到最大的准确性。

表 13-1 侵袭性念珠菌病的诊断检测

检测和标本类型	灵敏度/%	特异性/%
血液培养	21~71	—
β-D-葡聚糖检测（血液）	65~100	31~79
念珠菌甘露聚糖抗原和抗甘露聚糖抗体（血液或脑脊液）	每位病人，83（四分位距，79~87）	每位病人，86（四分位距，82~90）
	每个样品，62（四分位距，55~68）	每个样品，96（四分位距，94~98）
非商品化血液 PCR 检测	82~98	87~98

（四）治疗

外科真菌感染是可以预防的。对 ICU 高风险病人进行抗真菌预防是合理的。但研究表明，这种预防性抗真菌治疗并没有提高病人的生存率。重视抗生素的合理使用，对基础疾病重、免疫功能低下者，广谱抗生素使用一周以上或长期使用免疫抑制剂者，可考虑预防性使用抗真菌药。

针对病因的处理。因抗生素应用引起的菌群失调，需停用或调整抗生素；导管相关感染，应拔除导管；使用免疫抑制剂或皮质激素者，应减量或停用。

抗真菌药物对真菌感染的控制起重要作用。两性霉素 B 对侵袭性真菌感染有效，该药有肝、肾毒性作用，可从小剂量开始（0.02~0.1mg/kg 静脉使用），缓慢滴注，避免强烈反应。两性霉素 B 与氟胞嘧啶合用有协同作用，适用于病情严重者。氟康唑抗真菌谱较广，半衰期长，毒副作用较轻，口服或静脉给药，用量为首日 400mg，随后每日 200~400mg，根据临床治疗效果逐步减量至停药。制霉菌素适用

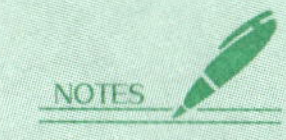

于消化道念珠菌病，由于肠道不吸收，该药对深部真菌感染无效。

曲霉菌感染多侵犯肺部，可给予泊沙康唑、伏立康唑、伊曲康唑、艾沙康唑或两性霉素 B 治疗；创面曲霉菌、毛霉菌感染应全身应用抗真菌药物，泊沙康唑、艾沙康唑和两性霉素 B 对毛霉菌均有较好活性。清除坏死组织，控制诱因如糖尿病等，并加强全身支持治疗有助于控制感染。

第三节 有芽孢厌氧菌感染

一、破伤风

破伤风（tetanus）是破伤风梭菌经由皮肤或黏膜伤口侵入人体，在缺氧环境下生长繁殖，产生外毒素而引起阵发性肌肉痉挛的一种特异性感染。

（一）病因与发病机制

破伤风梭菌（Clostridium tetani）是 G^+ 厌氧梭状芽孢杆菌，芽孢位于菌体一侧呈杵状，广泛存在于土壤及粪便中。菌体易杀灭，芽孢具有特殊的抵抗力，须经煮沸 90 分钟、120℃高压蒸汽 10 分钟或浸泡苯酚 10~12 小时方可杀灭。破伤风感染均发生在伤后，破伤风梭菌的滋生、繁殖需要无氧环境。创伤组织缺血坏死，合并其他细菌感染时，为破伤风梭菌的生长提供了有利条件。污染严重伤口、组织撕碎血运差的伤口、引流不畅合并有需氧化脓菌感染的伤口，均为易感染伤口。破伤风也见于新生儿脐端处理消毒不严和产后感染。少数破伤风可在无明显伤口存在的情况下发生，称为隐源性破伤风。

破伤风梭菌仅停留在伤口局部繁殖，生成痉挛毒素及溶血毒素。痉挛毒素是由轻链、重链构成的一种蛋白，重链能与神经节苷脂结合，轻链则有毒性。在伤口局部的痉挛毒素吸收后经由运动神经干或经由淋巴系统和血液循环，到达脊髓前角灰质或脑干的运动神经核，与突触结合，抑制神经递质释放。通过抑制中枢神经对外周运动神经元的控制，使得外周运动神经元对传入的刺激反射强化，引起全身横纹肌强直性收缩与阵发性痉挛。由于交感神经受到毒素的影响，可引起心动过速、血压波动、大汗淋漓以及心律不齐、外周血管收缩等症状。溶血毒素可引起心肌损害与局部组织坏死。

（二）临床表现

潜伏期通常为 10 天（新生儿为 7 天），也可短至 1~2 天或长达数月、数年。约 90% 的病人在受伤后 2 周内发病，偶见病人在摘除体内存留多年的弹头等异物后出现破伤风症状。

起病初可有头晕、乏力，烦躁、出汗、反射亢进，咬肌酸痛、张口不便等前驱症状，新生儿则表现为吸吮困难等。这些症状缺乏特异性，一般持续 1~2 天，随之出现肌肉持续收缩的典型表现。由咀嚼肌依次累及面肌、颈项肌、背腹肌、四肢肌群、膈肌与肋间肌群。开始时病人觉咀嚼不便，出现痛性强直，甚至牙关紧闭。蹙眉与口角缩向外下方，形成“苦笑”面容。颈项强直，头向后仰。由于背部肌群力量较强，躯干部肌肉收缩，使得腰部前凸、头足后屈形如背弓，称为“角弓反张”。四肢肌收缩痉挛，出现屈肘、屈膝、半握拳等不同姿态的肢体扭曲。在肌肉强直的基础上，轻微的刺激，如声、光、触碰，或是咳嗽、吞咽等均可诱发强烈的阵发性痉挛。发作时病人呼吸急促、面色发绀、手足搐搦、头频频后仰、全身大汗。发作持续数秒或数分钟不等，间歇期长短不一。在痉挛、抽搐状况下，病人神志仍保持清醒。肌肉痉挛使病人疼痛剧烈，即使在发作间期，肌肉仍不能完全松弛。破伤风病人的痉挛大多为全身性发作，少数表现为局限性发作，以受伤部位或邻近肌肉持续性强直痉挛为主，可持续数周后消退。发病期间病人一般无明显发热。

病程通常在 3~4 周，重症在 6 周以上。自第 2 周起痉挛发作频度下降，症状逐渐减轻。但在痊愈后的一段时间内，某些肌群仍有肌紧张与反射亢进现象。

破伤风最常见的并发症是呼吸系统病变。喉头痉挛、持续的呼吸肌与膈肌痉挛可导致窒息。呼吸道分泌物淤积、误吸可导致肺炎、肺不张。强烈的肌肉痉挛可引起肌肉撕裂、骨折、关节脱位、舌咬

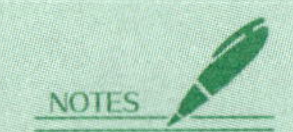

伤等。缺氧、中毒可导致心动过速，时间过长可出现心力衰竭，甚至心搏骤停。

(三) 诊断与鉴别诊断

依据受伤史、典型的临床表现以及无破伤风预防免疫注射史，破伤风一般均可及时作出诊断。临床上尚无直接测定破伤风毒素的方法，采用被动血凝分析可测定血清中破伤风抗毒素抗体水平，抗毒素滴定度超过 0.01IU/ml 者可排除破伤风。伤口检出 G^+ 杆菌与否，不能确定或排除破伤风的诊断。

破伤风需与下列疾病相鉴别：①狂犬病：有犬、猫咬伤史，以吞咽肌痉挛为主。病人闻水声或看见水，即出现咽肌痉挛，饮水无法下咽，大量流涎，牙关紧闭者很少见。②脑膜炎：有颈项强直甚至“角弓反张”等症状，但无阵发性肌肉痉挛。有发热、头痛、神志改变、喷射样呕吐，白细胞计数增高、脑脊液检查压力增高。③士的宁中毒：由马钱子中提取的一种生物碱，有中枢神经兴奋作用，用药过量的中毒症状与破伤风相似，但抽搐间歇期肌肉松弛。④其他：如颞颌关节炎、癔症、子痫、低钙性抽搐等。

(四) 预防

破伤风是可以预防的，措施包括正确处理伤口，注射破伤风类毒素主动免疫，以及在伤后采用被动免疫预防发病。

1. 主动免疫 注射破伤风类毒素抗原，使人体产生抗体以达到免疫的目的。采用类毒素基础免疫通常需注射 3 次。首次皮下注射 0.5ml，间隔 4~6 周再注射 0.5ml，第 2 针后 6~12 个月再注射 0.5ml，此 3 次注射称为基础注射。以后每隔 5~7 年皮下注射类毒素 0.5ml，作为强化注射。WHO 推荐使用 6 剂次方案。其中 3 次基础注射，3 次强化注射。免疫力在首次注射后 10 天内产生，30 天后能达到有效保护的抗体浓度。接受全程主动免疫者，伤后仅需肌内注射 0.5ml 类毒素，即可在 3~7 天内形成有效的免疫抗体，不需要注射破伤风抗毒素。小儿中通常实施百日咳、白喉、破伤风三联疫苗的免疫注射。

2. 被动免疫 适用于未接受或未完成全程主动免疫注射，而伤口为咬伤或污染、清创不当以及严重的开放性损伤病人。破伤风抗毒血清（TAT）是常用的被动免疫制剂。剂量是 1 500IU 肌内注射，伤口污染重或受伤超过 12 小时者，剂量加倍，有效作用维持 10 天左右。TAT 是血清制品，注射前必须作过敏试验，皮内试验过敏者，可采用脱敏注射法。将 1ml 共 1 500U 抗毒素分成 0.1ml、0.2ml、0.3ml、0.4ml 以生理盐水分别稀释至 1ml，剂量自小到大按序分次肌内注射，每次间隔半小时，直至全量注完。每次注射后注意观察，如有面色苍白、皮疹、皮肤瘙痒、打喷嚏、关节疼痛、血压下降者，立即停止注射，并皮下注射肾上腺素 1mg 或麻黄碱 50mg（成人剂量）。

人体破伤风免疫球蛋白（TIG）是人体血浆免疫球蛋白中提纯或用基因重组技术制备，一次注射后在人体内可存留 4~5 周，免疫效能 10 倍于 TAT。预防剂量为 250~500IU，肌内注射。

(五) 治疗

破伤风是极为严重的疾病，一经确诊，应送入监护病房。采取积极的综合措施，包括清创消除毒素来源，给予免疫制剂中和游离毒素，控制与解除痉挛、确保呼吸道通畅，防治并发症等。

1. 伤口处理 伤口已愈，则不需要清创。有伤口者须在控制痉挛的情况下，彻底清创，清除坏死组织及异物，用 3% 过氧化氢液冲洗，敞开伤口以利引流。

2. 中和游离毒素 尽早使用 TIG 或 TAT，可缩短病程、缓解病情。因为破伤风毒素一旦与神经组织结合，则抗毒血清已无中和作用。首选 TIG，剂量为 3 000~6 000IU，只需一次肌内注射。如用 TAT 一般以 2 万 ~5 万 IU 加入 5% 葡萄糖 500~1 000ml 中，静脉缓慢滴注，不需要连续应用。新生儿可以 TAT 2 万 IU 静脉滴注，也可作脐部周围注射。

3. 抗生素治疗 甲硝唑、青霉素对破伤风梭菌最为有效，甲硝唑口服，或 1g 静脉滴注，每日 2 次，疗程 5~7 天。青霉素钠剂量是 120 万 U，每 6~8 小时 1 次，肌内注射或静脉滴注。甲硝唑、青霉素可同时合用。

4. 控制与解除痉挛 破伤风病人若能有效控制痉挛发作，可明显减少并发症而获治愈。适量使用镇痛药，解除因持续肌肉收缩导致的剧痛。使用镇静剂可降低抽搐发作频度与严重程度。可以安

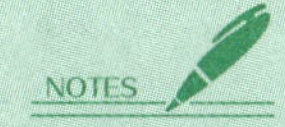

定静脉注射或苯巴比妥钠肌内注射；也可以 10% 水合氯醛口服或灌肠。病情较重，可用冬眠 1 号合剂（含氯丙嗪、异丙嗪各 50mg，哌替啶 100mg）加入葡萄糖溶液中静脉缓慢滴注，但低血容量时忌用。肌肉松弛剂解痉效果显著，抽搐严重者可静脉注射硫喷妥钠，但必须在具备气管内插管及控制呼吸的条件下使用。

5. 保持呼吸道通畅 根据疾病的严重程度，予气管内插管或行气管切开术，清除呼吸道分泌物，吸氧、施行机械辅助呼吸、维持良好的通气。气管切开后，应注意清洁导管，呼吸道湿化和定期滴入抗生素。

6. 支持治疗 阵发性痉挛与搐搦造成机体严重耗损及水电解质紊乱，维持营养困难。重症者可行肠外营养，轻症病人可在发作间歇进食，或经鼻胃管行管饲，给予高热量、高蛋白饮食及大量维生素。记录 24 小时出入液量，注意维持水电解质平衡。

7. 加强护理 病人应置于单人病室，保持安静，避免声光刺激，重症者需监测生命指征。注意口腔护理、防止舌咬伤。防止压疮、坠床等。有尿潴留时应予导尿。实施床旁隔离，换药用具、用过敷料应严格消毒或焚毁。

破伤风的发病并不能确保对破伤风的免疫耐受，原因是痉挛毒素生成量极小，不足以刺激形成足量抗体，在确诊破伤风 1 个月后，应给予 0.5ml 破伤风类毒素，并完成基础免疫注射。

（六）预后

破伤风病人的转归与支持治疗的质量有关。局限性破伤风的预后较全身性好。不同年龄组以老年病人与婴儿死亡率高；在 50 岁以下组，潜伏期越短，死亡率越高。需通气支持病人的死亡率高于无须通气支持的破伤风病人。死亡原因多半与呼吸道有关，如喉痉挛时处置不当等，严重的心律失常及心脏停搏也是致死原因。

二、气性坏疽

气性坏疽（gas gangrene）亦称梭菌性肌坏死（clostridial myonecrosis），是由梭状芽孢杆菌引起的特异性感染，致病菌产生的外毒素可引起严重毒血症及肌肉组织的广泛坏死。

（一）病因与发病机制

梭状芽孢杆菌是 G^+ 厌氧菌，有数种此类细菌可在人类中引起多种病变。导致气性坏疽的以产气荚膜梭菌（*Clostridium perfringens*）为主（80%~90%），其他如水肿杆菌、败血病杆菌等均可介入。发病过程中可有其他需氧或厌氧菌参与，形成混合感染。梭状杆菌是腐物寄生菌。普遍存在于泥土、粪便或肠道中的产气荚膜梭菌容易污染伤口，但不一定致病。在有局部血供障碍、组织肌肉损伤广泛、异物存在，或是因耗氧微生物作用使组织氧化还原电位下降，造就梭状杆菌繁殖的良好条件，细菌增殖并可分泌多种毒素与酶。气性坏疽多见于战伤、严重损伤以及结直肠手术病人，临床有因结肠癌穿孔而致气性坏疽的报告。

产气荚膜梭菌分泌的 α 毒素（又称磷脂酶）能分解卵磷脂，δ 毒素（又称溶血毒素）能破坏红细胞。某些菌株分泌胶原酶、透明质酸酶、蛋白酶、纤溶酶等，对糖、蛋白、胶原起降解作用，产生不溶性气体，弥散在组织间，引起局部水肿、气肿，压迫血管、神经，导致病变部位剧痛。毒素激活中性粒细胞，释出氧自由基、水解酶，破坏血管壁完整性，造成局部血液循环障碍、组织缺血坏死。而组织氧含量的下降，更有利于厌氧菌的繁殖与毒素的生成，引起肌肉组织广泛坏死、腐化，病变更趋恶化。大量毒素进入循环，引起严重的毒血症症状。毒素对心血管系统的影响以及细胞外液的丢失，可引起休克、肾功能不全等。

（二）临床表现

潜伏期 1~4 天，常在伤后 3 天发病，亦可短至 6~8 小时。早期出现的局部症状有患肢沉重感，伤口剧痛、呈胀裂感。镇痛剂常难缓解疼痛。伤口有棕色、稀薄、浆液样渗出液，可有腐臭味，伤口周围肿胀、皮肤苍白、紧张发亮。随病变进展，局部肿胀加剧，静脉淤滞使得肤色转为暗红、紫黑，出现大理

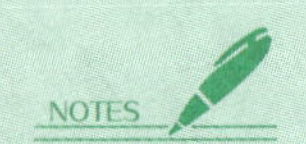

石样斑纹或含有暗红液体的水疱。皮肤改变的范围常较肌肉侵及的范围为小。轻触伤口周围可有捻发音,压迫时有气体与渗液同时从伤口溢出。伤口暴露的肌肉失去弹性与收缩力,切割时不出血;肌纤维肿胀,脆弱软化,色泽转为砖红、紫黑色。由于血管血栓形成及淋巴回流障碍,有时整个肢体水肿、变色、厥冷直至坏死。

病人神志清醒,可有淡漠、不安甚至恐惧感。可有恶心、呕吐等。体温可突然升高,达40℃,但下降很快。心率增速、呼吸急促。常有进行性贫血,随着病情进展,全身症状迅速恶化。晚期有严重中毒症状,可出现溶血性黄疸、外周循环衰竭、多器官功能衰竭。

(三) 诊断与鉴别诊断

早期诊断,及时治疗对挽救生命、保存伤肢有重要意义。如外伤或手术后,伤口、伤肢剧烈疼痛;检查时局部皮肤肿胀及张力增高区超出皮肤红斑范围,而周围淋巴结无明显肿大;病情进展迅速出现心动过速、神志改变、全身中毒症状均应考虑气性坏疽的可能。诊断气性坏疽的三个主要依据是:①伤口周围皮肤有捻发音;②X线平片、CT、MRI影像检查显示伤部肌群中有气体存在;③伤口分泌物涂片检查少见白细胞而有大量G^+粗短杆菌。

实验室检查血红蛋白显著下降。白细胞计数通常不超过(12~15)×10^9/L。伤口渗液厌氧菌培养,可发现G^+梭状杆菌。组织学检查炎症反应轻,以肌肉广泛坏死为特征性改变。血中肌酸激酶(CK)水平升高,部分病人可出现肌红蛋白尿。如CK测定正常,可以排除肌坏死。

气性坏疽需与下列疾病相鉴别:①梭状芽孢杆菌性蜂窝织炎:病变主要局限于皮下蜂窝组织,沿筋膜间隙扩展,可引起皮下组织及筋膜坏死,但极少侵及肌肉。发病较缓,潜伏期为3~5天。初起时伤口疼痛,有皮下积气。伤口周围有捻发音,但水肿轻,皮肤变色也很少。全身中毒症状轻。②厌氧性链球菌性蜂窝织炎:起病较慢,常在术后3天出现症状,皮肤改变、局部肿胀、疼痛与全身症状比较轻。组织气肿限于皮下组织与筋膜。伤口周围有炎症改变,渗出液呈浆液脓性,涂片检查有G^+链球菌。③食管、气管因损伤、手术或病变导致破裂溢气,可出现皮下气肿、捻发音等,但不伴全身中毒症状;局部水肿、疼痛、皮肤改变不明显,皮下气肿随着时间推移常逐渐吸收。

(四) 治疗

早期认识与紧急手术是关键。对疑有梭菌性肌坏死,应将已缝合的伤口及石膏拆除,敞开伤口,以3%过氧化氢或1∶1 000高锰酸钾溶液冲洗。严密观察病情变化。一旦确诊应紧急手术并采取其他救治措施。

1. 手术处理 一旦确诊,应在抢救休克或严重并发症的同时,紧急手术。术前静脉滴注青霉素或甲硝唑,输血,纠正水电解质、酸碱失衡。在病变区域作广泛、多处切开,确认侵及组织的范围与性质,对伤周水肿及皮下气肿区亦应切开探查,并行筋膜切开术(fasciotomy)减压。切除不出血的坏死组织,直达色泽红润、能流出鲜血的正常肌肉组织,清除异物、碎骨片等。伤口敞开,用氧化剂冲洗或湿敷。清创后应监测血CK水平,若CK增高,提示肌肉坏死仍有进展,应在24小时内再次清创。

如感染严重、发展迅速,多个筋膜间隙或整个肢体受累;伤肢毁损严重;合并粉碎性骨折或大血管损伤,经处理感染未能控制且毒血症症状严重者,截肢可能是挽救生命的措施。截肢应在健康组织中进行,开放残端,以氧化剂冲洗或湿敷。会阴直肠外伤合并梭状杆菌感染时宜行结肠造口转流粪便,直肠腔以甲硝唑冲洗,行会阴、臀部、股部多处切开引流,敞开伤口,局部氧化剂冲洗。

2. 抗生素治疗 应该进行血培养的同时,积极进行经验性抗生素治疗。大剂量青霉素钠静脉滴注,1 000万~2 000万U/d,控制梭状芽孢杆菌感染。青霉素过敏者可用克林霉素。甲硝唑500mg,1次/(6~8)小时,静脉滴注,对厌氧菌有效。

3. 高压氧治疗 增高组织氧含量抑制气性坏疽杆菌生长。高压氧治疗每日2~3次,每次2小时,持续3天。首次氧舱治疗后,检查伤口,将明显坏死组织切除,不作广泛清创,以后依据病情,重复清创。采用这种方法,不少患肢功能得以保留,免于截肢。

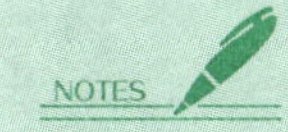

4. 支持治疗 输血、纠正水与电解质失衡、营养支持及对症处置，以改善病人状况。

（五）预防

多数发生在创伤后，伤后及时彻底清创是预防气性坏疽最有效的措施。污染重的创口清创后应敞开引流，可用氧化剂冲洗、湿敷。使用青霉素可抑制梭状杆菌繁殖，但不能替代清创术。为防止气性坏疽播散，病人应当隔离。使用过的敷料、器械、衣物应单独收集，消毒处理。梭状杆菌带有芽孢，最好采用高压蒸汽灭菌，煮沸消毒时间应在 1 小时以上。

第四节 抗菌药物的合理应用

抗菌药物在预防、控制与治疗外科感染中发挥重要作用，显著改善了感染疾病的预后。另外，抗菌药物不能替代外科治疗的基本原则。严格的无菌操作、彻底清创、脓肿及时切开引流以及提高机体抵抗力仍是抗感染的必要措施。合理使用抗菌药物与外科干预控制感染源是治疗外科感染的两个关键措施。

目前临床常用抗菌药物品种繁多，滥用现象时有发生。不合理使用抗菌药物，会引起各种不良反应和药源性疾病，如抗菌药物引起的毒性反应、变态反应、二重感染（superinfection）及增加致病菌的耐药性等。掌握抗菌药物的药理性能、适应证等药学特点，合理选择给药方案，才能有效发挥抗感染作用，预防不良反应。

（一）抗菌药物的作用

抗菌药物的作用与药物的药代动力学（pharmacokinetic，PK）与药效动力学（pharmacodynamic，PD）密切相关。

抗菌药物对细菌的作用主要通过干扰病原体的生化代谢过程，影响其结构和功能，使其失去正常生长繁殖的能力而达到抑制或杀灭病原体的作用。可有以下几种方式：①抑制细菌细胞壁的合成；②损伤细菌细胞膜功能；③抑制细菌内蛋白质合成；④影响核酸代谢，阻碍遗传信息传递；⑤影响叶酸代谢，阻碍细菌体内核苷酸合成。

抗菌药物在感染部位的药物浓度影响其抗菌效果，与药物在体内的吸收、分布、代谢和排泄有关。全身用药治疗外科局限化的感染，需确保抗菌药物在感染部位组织浓度超过最低抑菌浓度（MIC）。药物在组织中的穿透力与药物的蛋白结合率、脂溶性和分子量等有关，未与蛋白结合的抗菌药物才能从血液转运至组织中，发挥抗菌作用；亲脂性抗菌药物更容易通过脂质细胞膜，而到达创口、骨、脑脊液以及脓肿等处。

常用的抗菌药物如磺胺、青霉素、头孢菌素、氨基糖苷类、四环素类，主要从尿中排出，尿浓度高于血药浓度 50~200 倍。经由胆汁分泌的抗菌药物有青霉素、头孢曲松、环丙沙星与利福平，胆汁中浓度常数倍于血药浓度。而氨基糖苷类药在胆汁浓度通常较低。在选用抗菌药物时，应考虑药物在相关组织或体液中的分布情况。

抗菌药物按照 PK/PD 特性可分成时间依赖性与浓度依赖性两大类。时间依赖性药物如 β-内酰胺类、大环内酯类、糖肽类等，血药浓度超过 MIC 即可发挥抗菌效应，浓度超过 MIC 时间是预示临床疗效的主要指标。浓度依赖性药物有氨基糖苷类、喹诺酮类、甲硝唑等，这些药物血药浓度越高，杀菌作用越强，药物剂量对细菌的清除起着重要作用，其评价药物疗效的主要指标是 24 小时浓度-时间曲线下面积（AUC 0~24）与 MIC 比值或血浆峰浓度（C_{max}）与 MIC 比值。

（二）围手术期预防用药

感染是手术后常见并发症，合理应用抗菌药物有助于减少外科手术部位感染（surgical site infection，SSI）以及可能发生的全身感染。围手术期预防性使用抗菌药物的目的是预防手术部位感染，包括浅表切口感染、深部切口感染和手术所涉及的器官/腔隙感染。合理预防性应用抗菌药物需考虑适应证、药物选择、用药时机和用药时间等方面。

外科手术根据手术部位微生物污染情况分为清洁、清洁-污染、污染和感染手术。预防使用抗菌药物指征主要是清洁-污染手术与污染手术。清洁-污染手术指消化道、呼吸道、泌尿生殖道手术，或经以上器官的手术，由于手术部位存在大量寄生菌群，手术时可能污染手术部位引致感染。污染手术指已造成手术部位严重污染的手术，包括胃肠道内容物有明显溢出污染；手术涉及急性炎症但未化脓区域；新鲜开放性创伤但未经及时扩创；无菌技术有明显缺陷如开胸心脏按压等，均需预防性应用抗菌药物。清洁手术指手术脏器为人体无菌部位，通常不需要预防用抗菌药物。但存在高危因素时，可考虑预防用药，包括：①手术范围大、手术时间长、污染机会增加；②手术涉及重要脏器，一旦发生感染将造成严重后果者，如头颅手术、心脏手术等；③异物植入手术，如人工心瓣膜植入、永久性心脏起搏器放置、人工关节置换等；④有感染高危因素如高龄、糖尿病、免疫功能低下（尤其是接受器官移植者）、营养不良等病人。感染手术指有失活组织的陈旧创伤手术，或有临床感染或脏器穿孔的手术，在术前、术中和术后治疗性使用抗菌药物，不属于预防性应用范畴。

对于药物选择，应选用能覆盖手术部位污染最常见的菌种，并且安全、有效、经济且不易造成耐药的抗菌药物。为预防切口感染，应主要针对葡萄球菌用药；为预防手术所涉及的器官/腔隙感染，应主要针对革兰氏阴性杆菌用药。常用第一、二代头孢菌素，有循证医学证据的第一代头孢菌素主要为头孢唑林，第二代头孢菌素为头孢呋辛。由于我国大肠埃希菌对氟喹诺酮类耐药率高，预防应用一般不选用。对β-内酰胺类抗菌药物过敏者，针对 G^+ 球菌可用万古霉素、去甲万古霉素、克林霉素，针对 G^- 杆菌可用氨曲南，必要时可联合使用。对于涉及口腔、下消化道和阴道的手术，可加用抗厌氧菌药物，如甲硝唑。

预防用抗菌药物大部分为静脉输注给药，常在皮肤、黏膜切开前 0.5~1 小时内或麻醉开始时给药，输注完毕后开始手术。对于输注时间较长的药物如万古霉素、克林霉素或喹诺酮类药物应在手术前 1~2 小时给药。保证手术部位暴露时局部组织中抗菌药物浓度足以杀灭手术过程中沾染的细菌。过早或过晚给药都会影响预防效果。

对于预防用药维持时间，应保证抗菌药物有效覆盖整个手术过程。手术时间较短（<2 小时）的手术术前用药一次即可。当手术时间超过 3 小时，或超过所用预防药物半衰期 2 倍以上，或成人术中出血量超过 1 500ml，术中应追加一次。清洁手术、清洁-污染手术和污染手术的预防用药时间一般不超过 24 小时，心脏手术可视情况延长至 48 小时，污染手术必要时延长至 48 小时。用药时间过度延长并无必要，且耐药菌感染机会增加。

（三）抗菌药物治疗外科感染的原则与选择

明确诊断细菌感染或高度怀疑者，方能使用抗菌药物进行治疗，同时应尽早查明致病菌，根据致病菌种类及药物敏感试验结果选用抗菌药物。抗菌药物的治疗方案还应根据抗菌药物的抗菌谱、PK/PD 特点，病情严重程度，以及病人自身情况制订。

在急性外科感染初期常因未获知致病菌及其药敏结果而经验性抗菌治疗。不同部位感染主要致病菌不同。外科医师可根据感染部位临床表现、脓液性状与致病菌感染的规律等推断致病菌种类（表 13-2），再针对性地选择抗菌药物。

表 13-2 外科感染常见病原菌

感染种类	常见病原菌
一般软组织感染：疖、痈、蜂窝织炎、丹毒	金黄色葡萄球菌、A 组溶血性链球菌
软组织混合感染：坏死性筋膜炎、糖尿病足等	葡萄球菌、链球菌、肠杆菌科、厌氧菌（梭菌、消化链球菌）
手术切口感染：不涉及消化道和女性生殖道的手术	金黄色葡萄球菌
手术切口感染：涉及消化道和女性生殖道的手术	金黄色葡萄球菌、肠杆菌科、拟杆菌属

续表

感染种类	常见病原菌
烧伤创面感染	金黄色葡萄球菌、铜绿假单胞菌、肠杆菌科、链球菌、肠球菌
急性骨髓炎、慢性骨髓炎	链球菌、金黄色葡萄球菌、肠杆菌科、铜绿假单胞菌
脓胸	肺炎链球菌、A组溶血性链球菌、金黄色葡萄球菌、流感嗜血杆菌、肠杆菌科、厌氧菌
肺脓肿	肺炎链球菌、金黄色葡萄球菌、肠杆菌科、厌氧菌
肝脓肿	金黄色葡萄球菌、肠杆菌科、厌氧菌、肠球菌、溶组织内阿米巴
胆道感染	肠杆菌科、铜绿假单胞菌、不动杆菌、厌氧菌
腹、盆腔脓肿	肠杆菌科、肠球菌、厌氧菌
静脉导管感染	表皮葡萄球菌、金黄色葡萄球菌、真菌
导管相关尿路感染	肠杆菌科、铜绿假单胞菌、肠球菌

选择抗感染治疗方案时需要考虑抗菌药物的抗菌谱及抗菌活性，针对不同病原菌抗菌药物的选择可参考表13-3，并应根据本地区和国家细菌耐药监测结果，结合本院实际情况选用药物。除此以外，药物对于感染部位的通透性及药物浓度也是考虑的重要因素。如颅脑感染选用头孢菌素、青霉素、氯霉素、万古霉素等；胆道感染可用头孢菌素、喹诺酮类、碳青霉烯类；骨骼感染可选克林霉素、头孢菌素和环丙沙星。

表13-3 针对不同病原菌抗菌药物的选择

细菌	首选	次选与备选
甲氧西林敏感金黄色葡萄球菌（MSSA）和甲氧西林敏感凝固酶阴性葡萄球菌	苯唑西林、氯唑西林、头孢唑林、头孢呋辛	万古霉素、去甲万古霉素、替考拉宁、克林霉素
耐甲氧西林金黄色葡萄球菌（MRSA）	万古霉素、去甲万古霉素	替考拉宁、达托霉素、利奈唑胺
化脓性链球菌	青霉素	除青霉素外的β-内酰胺类药物
万古霉素敏感肠球菌	青霉素、氨苄西林、呋喃妥因、磷霉素（限于泌尿道感染）	万古霉素、去甲万古霉素、利奈唑胺、替考拉宁
万古霉素耐药肠球菌	利奈唑胺、呋喃妥因、磷霉素（限于泌尿道感染）	
大肠埃希菌	第三、四代头孢菌素、氟喹诺酮类	β-内酰胺类/β-内酰胺酶抑制剂、碳青霉烯类
肺炎克雷伯菌	第三代头孢菌素、β-内酰胺类/β-内酰胺酶抑制剂、厄他培南、头孢吡肟、氟喹诺酮类	氨基糖苷类、氨曲南、碳青霉烯类、替加环素
肠杆菌（产气杆菌、阴沟杆菌）	第三代头孢菌素、头孢吡肟、氨基糖苷类	β-内酰胺类/β-内酰胺酶抑制剂、碳青霉烯类、氟喹诺酮类、氨曲南
不动杆菌	头孢哌酮/舒巴坦、头孢他啶	碳青霉烯类、头孢吡肟、多黏菌素、替加环素
铜绿假单胞菌	β-内酰胺类/β-内酰胺酶抑制剂、头孢他啶、碳青霉烯类、环丙沙星、氨基糖苷类	对泛耐药菌株可选多黏菌素B
脆弱类杆菌	甲硝唑、奥硝唑、克林霉素	头霉素、加β内酰胺酶抑制剂的青霉素类

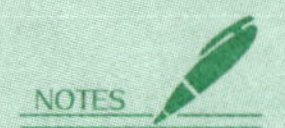

对治疗效果的评估，应在用药 2~3 天后根据治疗反应进行评估。治疗效果良好，可坚持原有经验性用药方案；治疗效果不佳，应重新评估原有方案，依据病原学检查及药敏试验结果调整药物的品种或剂量。

（四）给药方法

1. 给药途径 感染局限或较轻可接受口服给药者，应选用口服吸收完全的抗菌药物，不必采用静脉或肌内注射。对严重感染病人，抗菌药物宜通过静脉途径给予。

2. 常用剂量 按各种抗菌药物的推荐治疗剂量给药。氨基糖苷类、氟喹诺酮类等浓度依赖性药物，给药剂量宜偏向高限，以获取满足疗效要求的 AUC 0~24/MIC 或 C_{max}/MIC 值。剂量不足则缺乏疗效，且易导致耐药。时间依赖性药物，感染部位浓度高于 MIC 值即可起效。因此，剂量选择宜偏向低限，增加给药次数，以获取满足疗效要求的 T>MIC 值，增加疗效、减少毒性。

3. 给药间隔 根据 PK/PD 的原则确定给药次数。给药间隔一般选择 3~4 倍的药物半衰期（$T_{1/2}$）。半衰期短者，如青霉素、头孢菌素类、克林霉素等应一日多次给药；喹诺酮类、氨基糖苷类等可一日一次给药。

主要经肾排泄的抗菌药物，在肾功能减退时其半衰期会有不同程度的延长，应按照肾功能情况调整给药方案，常采用减量、延长给药间隔或者更换为低/无肾毒性的抗菌药物。避免使用磺胺药、两性霉素 B、万古霉素、氨基糖苷类抗菌药物等加重肾损害的药物。主要经肝脏代谢的药物，肝功能减退时，抗菌药物的选择及用法用量调整需要考虑肝功能减退对该类药物体内过程的影响程度，以及肝功能减退时该类药物及其代谢物发生毒性反应的可能性。血药浓度监测可较好指导个体化给药。

4. 疗程 多数外科感染经有效抗菌药物治疗 5~7 天可控制。菌血症一般需要 10~14 天。抗菌药物一般在体温正常、白细胞计数正常、症状消退、全身及局部病灶情况好转后及时停用。严重感染如脓毒症，疗程可适当延长。骨髓炎、心内膜炎、植入物感染等常需要长疗程，过早停药可使感染不易控制。

5. 联合使用抗菌药物 目的是产生协同作用以提高抗菌效能，降低个别药物剂量、减少毒性反应，防止及延迟细菌耐药性。主要用于：①多种细菌的混合感染，如腹膜炎、盆腔炎、创伤感染等；②单一抗菌药物不能有效控制的重症感染如感染性心内膜炎；③病因未明的严重感染，包括免疫缺陷者的严重感染；④用药时间长，病原菌易产生耐药性的感染，如结核病、慢性骨髓炎等的治疗；⑤减少个别药物剂量，降低毒性反应，如两性霉素 B 与氟胞嘧啶合用，治疗深部真菌病。

联合用药最好参考联合药敏试验，选择协同或累加作用的组合，避免产生拮抗作用的联合用药。β-内酰胺类药与四环素类、大环内酯类常产生拮抗作用，应避免二者的联合使用。

（五）抗菌药物的不良反应与细菌耐药性

1. 毒性反应 是抗菌药物最常见的不良反应，常与剂量有关，主要表现在肾、肝、胃肠道、造血系统、神经系统方面。如氨基糖苷类、万古霉素对听神经有毒性；肾脏损害多见于多黏菌素、两性霉素 B 及氨基糖苷类等。喹诺酮类、磺胺类等偶可引起粒细胞减少或血小板减少。发生严重毒性反应需立即停药，改用毒性低的其他药物。

2. 变态反应 与用药剂量、疗程无关，多见于使用青霉素、磺胺类、头孢菌素等病人。过敏性休克大多发生在注射青霉素后，一旦发生，应立即救治。用药前应询问有无变态反应疾病及药物过敏史，使用青霉素前应作皮肤过敏试验。用药过程中发现皮疹、发热等，立即停用致敏药物，并作积极处理。

3. 二重感染 又称菌群交替症，是在抗菌药物治疗原发感染时发生的新感染。在感染采用广谱或联合抗菌药物治疗过程中，原有的致病菌被抑制，但耐药的真菌、肠球菌、难辨梭菌等大量繁殖，加之病人抵抗力下降，导致机会致病菌引发新的感染。二重感染发生率为 2%~3%，一般出现于用药 3 周内。多见于长期使用抗菌药物者、婴儿、老年人及有严重疾病者。伪膜性结肠炎由难辨梭菌过度繁殖，产生肠毒素所致，表现为发热、腹泻，常呈米汤样稀便并可带有肠黏膜。治疗措施包括停用广谱抗

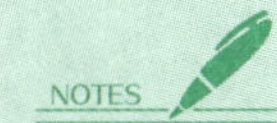

生素，给予甲硝唑或口服万古霉素。中毒症状严重病例甚至需行结肠切除手术治疗。

4. 细菌耐药性 随着抗菌药物的广泛应用，细菌对抗菌药物的耐药性逐年增加。青霉素曾经是控制葡萄球菌感染的有效药物，随着青霉素大量应用，出现产β-内酰胺酶的耐青霉素金黄色葡萄球菌。半合成青霉素（如甲氧西林）的出现控制了耐青霉素金黄色葡萄球菌感染。随后又出现耐甲氧西林的金黄色葡萄球菌（MRSA）、耐青霉素肺炎链球菌以及耐万古霉素肠球菌等。耐药性 G^- 杆菌也有类似情况，由于β-内酰胺酶的突变而形成的超广谱β-内酰胺酶（ESBL）在不同细菌中不断发现，在引起院内感染的病原菌中所占比例逐年提高。这些酶介导的多重耐药菌对青霉素和第一、二、三代头孢菌素均耐药，对头霉素、碳青霉烯及加酶抑制剂的复合制剂仍较敏感。

耐药性出现的原因是细菌在自身生存过程中的一种特殊形式，表现为改变其代谢途径或制造出相应的灭活物质，抵抗抗菌药物。细菌耐药的生化机制主要是产生灭活酶，细菌形成对抗菌药物的渗透障碍、主动外排以及药物作用细菌的靶位改变等。固有耐药通过染色体的耐药基因垂直传播；获得性耐药通过质粒、转座子或整合子转移。

为控制和减少耐药菌株的发生与传播，应严格控制抗菌药物的使用，合理使用抗菌药物。严格掌握抗菌药物的适应证，尽量选用窄谱抗菌药、减少局部用药，能用一种抗菌药物控制的感染绝不使用多种抗菌药物联用。使用抗菌药物前尽量获得感染部位细菌培养与药敏试验结果，根据药敏针对性用药，减少并延缓细菌耐药性的产生。同时，应建立病原菌监测机制，对所在地致病菌耐药菌株流行情况及药敏情况进行监测，及时获取抗菌药物的敏感性情况，作为临床经验性治疗时选药的参考。

（何裕隆）

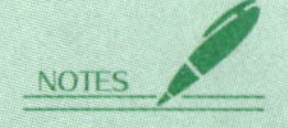

第十四章
创伤和武器伤

创伤(trauma)主要是指机械力作用于人体所造成的损伤。武器伤(weapon injury)实际上也是一种创伤,是特指各种军事武器所造成的人体损伤。随着社会进步和医学发展,不少疾病已得到有效的治疗和控制(如溃疡病、结核病),但创伤却有增无减,被称为发达社会疾病。在疾病死亡谱中,创伤已从 20 世纪初的第七位上升到第三位。不仅如此,创伤是青壮年的首位死因,也是导致残疾的主要原因,对社会生产力损失影响极大。因此,创伤救治对于增进人类健康,促进社会和经济发展具有深远的社会意义。大量实验与临床实践表明,创伤是可以预防的,如果我们对创伤的流行病学进行深入而全面的研究,分析其危险因素,提出相应的对策,可使创伤的伤亡数不断降低。

第一节　创伤和武器伤分类

由于致伤机制、受伤部位等不同,创伤、武器伤的表现千差万别。对其进行分类,是实施有效救治的重要前提。

(一) 按伤口是否开放分类

依据体表结构的完整性是否受到破坏,可将创伤分为开放性和闭合性两大类。开放性创伤易于诊断,但易发生感染;闭合性创伤诊断有时相当困难(如某些内脏伤),多数闭合性创伤感染不明显,但某些情况下,如肠破裂,可发生严重的腹腔内感染。

1. 开放性创伤(open wound)　是指皮肤完整性受到破坏的创伤,受伤组织外露和外出血。

(1) 擦伤(abrasion):是最轻的一种创伤,系致伤物与皮肤表面发生切线方向运动所致的浅表损伤。通常仅有表皮剥脱,少许出血点和渗血。一般 1~2 天可自愈。

(2) 撕裂伤(laceration):钝性暴力作用于体表,造成皮肤和皮下组织撕开和断裂。此类伤口形态各异,斜行牵拉者多呈瓣状,平行牵拉者多呈线状,多方向牵拉者常呈星状。撕裂伤伤口常见有特征性的细丝状物,恰似"藕断丝连",系尚未断离的抗裂强度较大且富含胶原的纤维组织。撕裂伤伤口污染多较严重。

(3) 切割伤(incised wound)和砍伤(cut wound):切割伤为锐利物体(如刀刃)切开体表所致,其创缘较整齐,伤口大小及深浅不一,严重者伤及深部血管、神经或肌肉。因利器对伤口周围组织无明显刺激,故切断的血管多无明显收缩,出血较多。砍伤与切割伤相似,但刃器较重(如斧)或作用力较大,故伤口较深,常伤及骨组织,伤后炎症反应较明显。

(4) 刺伤(stab wound):刺刀、竹竿、铁钉等尖细物体猛力插入软组织所致的损伤。刺伤的伤口多较小,但较深,易被血凝块堵塞,有时会伤及内脏,此类伤口易并发感染,尤其是厌氧菌感染。纤细的竹丝或木丝存留皮下时可造成剧痛。

(5) 贯通伤(penetrating wound):致伤物贯通机体,有入口和出口,伤道可在出、入口直线上,亦可因体位改变或使致伤物遇到阻力改变方向而引起不同部位损伤。

2. 闭合性创伤(closed injury)　是指皮肤保持完整的各类创伤,有时皮肤虽有伤痕、青紫,但无皮肤破裂和外出血。

(1) 挫伤(contusion):最为常见,系钝性暴力(如枪托、石块)或重物打击所致的皮下软组织损伤。

主要表现为伤部肿胀，皮下淤血，压痛。严重者可有肌纤维撕裂和深部血肿。如致伤力为螺旋方向，形成的挫伤称为捻挫伤，其损伤更为严重。

（2）挤压伤（crush injury）：肌肉丰富的肢体或躯干在受到外部重物（如倒塌的工事或房屋）数小时的挤压或固定体位的自压（如全麻手术病人）而造成的肌肉组织创伤。组织细胞变性坏死，释放出大量的细胞崩解产物，如血红蛋白、肌红蛋白等，被吸收后可引起急性肾衰竭，即演变为挤压综合征（crush syndrome）。

（3）扭伤（sprain）：关节部位一侧受到过大的牵张力，相关的韧带超过其正常活动范围而造成的损伤。此时关节可能会出现一过性半脱位和韧带纤维部分撕裂，并有出血，局部肿胀、青紫和活动障碍。严重的扭伤可伤和肌肉及肌腱，以至发生关节软骨损伤和骨撕脱等，治愈后可因韧带或关节囊薄弱而复发。

（4）震荡伤（concussion）：头部受钝力打击所致的暂时性意识丧失，无明显或仅有轻微的脑组织形态变化。

（5）关节脱位和半脱位（luxation and subluxation）：关节部位受到不匀称的暴力作用后所引起的损伤。骨骼完全脱离关节面者称为完全性脱位，部分脱离关节面者称为半脱位。通常肩关节稳定性较差，易发生脱位，而髋关节稳定性好，不易发生脱位。脱位的关节囊会受到牵拉，较严重者可使关节囊变薄，复位后亦易复发。

（6）闭合性骨折（closed fracture）：强暴力作用于骨组织所产生的骨断裂。因致伤力和受力骨组织局部特性不同，骨折可表现出不同的形态和性质，如横断形、斜形或螺旋形；粉碎性、压缩性或嵌入性；完全性或不完全性；一处或多处等。骨折断端受肌肉牵拉后可发生位移，并可伤及神经血管。

（7）闭合性内脏伤（closed visceral injury）：强暴力传入体内后所造成的内脏损伤。如头部受撞击后所造成的脑挫伤。行驶的机动车撞击胸腹部时可造成胸腹内脏损伤。当高速行驶的车辆紧急制动时，可发生闭合性安全带伤，表现为内脏挫伤、破裂、出血甚至脊柱压缩性骨折。

（二）按致伤部位分类

人体致伤部位的区分和划定，与正常的解剖部位相同（图 14-1）。

1. 颅脑伤（craniocerebral injury） 常见的损伤为颅骨骨折、硬膜外和硬膜下出血、脑震荡、脑挫伤等。如仅伤及头部皮肤、皮下和肌肉等软组织而未伤及脑组织，则称为头部软组织伤。严重的颅脑伤是死亡率和伤残率最高的一种创伤。

2. 颌面颈部伤（maxillofacial and cervical injury） 发生颌面颈部伤时，可不同程度地影响呼吸、语言、进食和内分泌功能，颈部大血管破裂时，可因大出血而迅速致死。

3. 胸部伤（chest injury） 胸部损伤轻时仅累及胸壁，重则伤及心肺和大血管，造成气胸、血气胸、心包积血，心肺出血和破裂。

4. 腹部伤（abdominal injury） 腹腔内含有许多实质脏器和空腔脏器，腹壁的表面积大，质地软，受外界致伤因子作用的概率较高，故易发生损伤，重者可造成内出血、脏器破裂和腹腔内感染。

5. 骨盆部（阴臀部）伤（pelvis injury） 包括外阴部和会阴部。盆腔内主要有膀胱、直肠和泌尿生殖与消化两系统的排出口。发生骨折时易

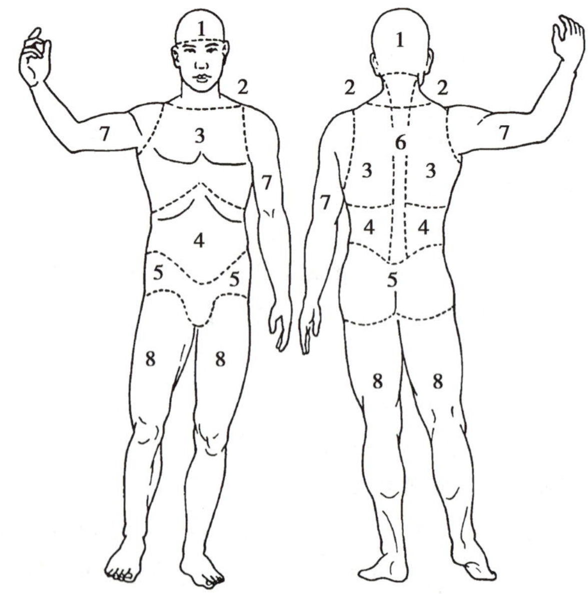

图 14-1 人体致伤部位的划定

1. 颅脑伤；2. 颌面颈部伤；3. 胸部伤；4. 腹部伤；5. 骨盆部（阴臀部）伤；6. 脊柱脊髓伤；7. 上肢伤；8. 下肢伤。

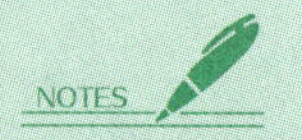

引起脏器继发损伤。大小便时，伤部易受到污染。

6. **脊柱脊髓伤**（spine and spinal cord injury） 脊柱损伤伴有脊髓损伤时，可发生不同高度和范围的截瘫，甚至造成终身残疾。救护时必须让伤员平卧，最好躺在平板上。

7. **上肢伤**（upper extremity injury） 上肢是人体工作和生活的重要部位，常见的损伤为肱骨、桡骨和尺骨骨折，重者可发生断指或断肢，同时可伴有神经血管和肌肉损伤。

8. **下肢伤**（lower extremity injury） 下肢的主要功能是支持和移动身体的重量，常见的损伤有股骨和胫腓骨骨折、挤压伤等，同时伴有神经血管和肌肉损伤。

9. **多发伤**（multiple injuries） 凡有 2 个或 2 个以上解剖部位同时出现损伤，其中至少一处损伤危及生命。同一部位（如下肢或腹部）或脏器有两处以上损伤，为多处伤，不能称为多发伤。

（三）按致伤因子分类

1. **冷武（兵）器伤**（cold weapon wound） 冷武器是与火器相对而言，多指不用火药发射，以其利刃或锐利尖端而致伤的武器，如刀、剑、戟等，其损伤称为冷武器伤。

2. **火器伤**（firearm wound） 各种枪弹、弹片、弹珠等投射物所致的损伤。20 世纪 60 年代以后，轻武器逐渐向小型化、轻量化和高速化方向发展。此类高速弹头击中人体时，特别在 200m 以内击中时，因其速度大、质量轻、易发生破裂，大量能量迅速传递给人体组织，造成严重损伤。高速小弹片（珠）的速度随距离增加而迅速衰减，但在近距离内，有很大的杀伤力。此外，小弹片（珠）常呈“面杀伤”，即一定范围内含有许多弹片（珠）散布，同一人可同时被许多弹片（珠）击中，造成多处受伤。

3. **烧伤**（burn） 因热力作用而引起的损伤。近代战争中，常使用各种纵火武器，如凝固汽油弹、磷弹、铝热弹、镁弹、火焰喷射器等，因此烧伤的发生率急剧增高。大当量核武器爆炸时，光辐射引起的烧伤则更为严重。在平时，因火灾、接触炽热物体（如烙铁、开水等）也可发生烧伤或烫伤。

4. **冷伤**（cold injury） 因寒冷环境而造成的全身性或局部性损伤。依损伤性质可将冷伤分为冻结性损伤和非冻结性损伤两类。前者亦称局部冷伤或冻伤；后者包括一般的冻疮、战壕足、浸泡足和全身冻僵。两类损伤的区别在于：发生冻结性损伤的环境温度已达到组织冰点以下，且局部组织有冻结；而非冻结性损伤是长期或反复暴露于寒冷潮湿环境中导致的无组织冻结和融化过程的寒冷性损伤。在寒冷的地区和季节，如保温措施不力，不论平时还是战时均可能发生大量冷伤。

5. **冲击伤**（blast injury） 冲击波引起的损伤，又称爆震伤。冲击波最易引起含气器官损伤，如鼓膜破裂、肺损伤、胃肠道损伤等，可引起空气入血，形成气栓。冲击伤的特点是外轻内重、发展迅速，常发生多部位或多脏器损伤。

6. **化学伤**（chemical injury） 主要指各种化学毒剂所致损伤，如糜烂性毒剂芥子气（mustard gas）和路易剂（Lewisite）可使皮肤产生糜烂和水疱；刺激性毒剂西埃斯（CS）和亚当剂（Adamsite）对眼和上呼吸道黏膜有强烈的刺激作用；窒息性毒剂光气（phosgene）和双光气（diphosgene）作用于呼吸道可引起中毒性肺水肿。

7. **放射性损伤**（radiation injury） 核爆炸时可产生大量的电离辐射，其基本类型有两种：一种是电磁（γ 射线）辐射（electromagnetic or gamma radiation），此时射线具有光速和强穿透力；另一种为粒子（α、β 和中子）辐射（particle radiation）。粒子辐射中，中子的穿透力很强，α 和 β 射线穿透力很弱。爆炸后数秒内释放出来的早期核辐射（initial unclear radiation）主要为 γ 射线和中子射线；爆炸后 1 分钟的辐射称为剩余核辐射（residual radiation），系残留的放射性物质。核裂变反应将铀（uranium）和钚（plutonium）变为约 150 种放射性同位素，并以放射性落下灰（radioactive fallout）的形式在较长时间内不断向四周辐射，落下灰中无中子射线，有 α、β 和 γ 三种射线，其中 γ 射线的致伤作用最大。人员在接受一定剂量（约 1Gy）的 γ 射线或中子射线后可产生急性轻度放射病；如接受长期小剂量的粒子辐射，可产生慢性放射损伤或慢性放射病。

8. **复合伤**（combined injury） 2 种或 2 种以上致伤因子同时或相继作用于机体所造成的损伤。如放射线与热力作用造成的放烧复合伤，热力和冲击波作用造成的烧冲复合伤，毒剂与机械力作用造

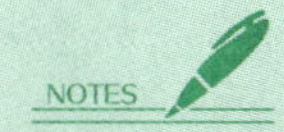

成的毒剂创伤复合伤(或化学毒剂复合伤),等等。通常将主要损伤列于前,次要损伤列于后,如烧冲复合伤是以烧伤为主、冲击伤为次的复合伤。有人常把同一致伤因素所致多处或多部位损伤也称为复合伤,这是错误的。

第二节 创伤和武器伤后重要机体反应

创伤不仅导致局部组织结构发生机械性损伤,还引发明显的全身性反应,如自主神经系统反应、神经内分泌系统反应、免疫炎症反应、心血管反应、细胞代谢反应、水电解质反应等。机体的反应性与伤情密切相关,即伤情愈重,机体反应愈显著。创伤后机体反应本质上是机体对外界损害刺激的保护性反应。但是,过度的机体反应又是导致创伤后全身性损害,即创伤并发症的直接原因。因此,系统了解创伤后重要机体反应的特点与发生机制,对于创伤并发症防治具有重要意义。

(一)自主神经系统反应

自主神经系统反应是创伤应激的首个生理性反应,包括交感和副交感神经系统的激活。自主神经系统的反应虽然快速,但不持久,因为神经递质分泌后会被快速降解。创伤后交感神经兴奋引起心率加快、外周血管收缩、冠状动脉扩张、代谢增加、出汗,以提高机体的应激反应性。副交感神经兴奋则与交感神经兴奋相反,使心率变慢、瞳孔收缩、血管扩张,以降低机体功能,促进机体恢复。

(二)神经内分泌系统反应

神经内分泌系统反应是创伤后应激的主要表现。创伤后神经内分泌系统反应主要为下丘脑-垂体-肾上腺皮质轴(hypothalamic-pituitary-adrenal cortex axis,HPA)和交感-肾上腺髓质轴(sympathetico-adrenomedullary axis,SAM)的反应。神经内分泌系统反应是创伤后最重要的机体反应之一,在调节各组织器官功能与各种物质代谢,使机体适应伤后各种内在变化,从而保持机体内环境稳定方面发挥着至关重要的作用。

1. HPA 由下丘脑的室旁核、腺垂体和肾上腺皮质组成,其中下丘脑是神经内分泌系统反应的控制中心。应激时,下丘脑室旁核分泌大量的促肾上腺皮质激素释放激素(corticotropin releasing hormone,CRH),CRH通过垂体门脉系统至腺垂体,刺激垂体合成释放促肾上腺皮质激素(adrenocorticotropic hormone,ACTH),ACTH进而刺激肾上腺皮质合成释放糖皮质激素(glucocorticoid,GC)。在这个反应轴中主要的效应分子为CRH和GC。CRH除始动HPA反应外,还具有控制应激时情绪行为反应。脑室内注入CRH,可引起大鼠行为情绪反应,该反应不被垂体切除或地塞米松预处理所影响。目前认为,适量CRH可促进适应,使机体兴奋。此外,CRH还有促进内啡肽释放的作用。

2. SAM 由肾上腺髓质和交感神经系统构成,其效应激素为儿茶酚胺(肾上腺素、去甲肾上腺素、多巴胺)。创伤刺激通过神经传导或循环途径作用于下丘脑,使该部交感中枢兴奋,导致SAM功能亢进。创伤时体内儿茶酚胺水平在伤后早期可高出正常的数十倍或上百倍,即使在伤后数天,尿中儿茶酚胺排出量仍然高出正常的几倍。创伤后儿茶酚胺分泌增多对机体产生以下作用:①调节心血管功能:通过α肾上腺素能受体,使皮肤、骨骼肌、肾、胃肠道的血管收缩,使创伤后有效循环血量更多地分布于心、脑等生命器官,保证其血液供应。同时去甲肾上腺素作用于心肌细胞表面β受体,加强心肌收缩,加快心率,提高射血分数。②调节呼吸:儿茶酚胺作用于中枢神经系统,使呼吸频率增加、支气管舒张。二者共同作用有利于改善肺泡通气,使更多的氧进入血液。③促进细胞代谢:促使肝脏、肌肉的糖原分解和酵解,抑制胰岛素和增加胰高血糖素,使血糖升高。作用于脂肪组织,激活脂肪酶,促进脂肪分解,使血中游离脂肪酸和酮体水平增加,以满足创伤后机体对能量需求的增加。儿茶酚胺对蛋白质和氨基酸代谢无明显影响。④双重免疫调节作用:儿茶酚胺也是体内重要的免疫调节激素。生理剂量的肾上腺素和去甲肾上腺素具有增强免疫功能的作用,促进固有免疫细胞吞噬、趋化和分泌细胞因子的功能,高浓度的激素则发挥免疫抑制作用。体内各免疫器官或组织都有交感神

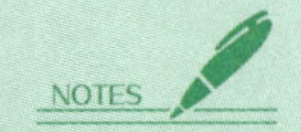

经支配，主要通过免疫细胞表面β受体发挥作用。⑤对凝血系统的影响：儿茶酚胺对凝血系统和纤溶系统有明显影响，一定浓度儿茶酚胺能显著增加凝血因子Ⅷ和 von Willebrand 因子水平以及血小板的聚集反应。增加组织型纤维蛋白溶酶原激活物，明显缩短优球蛋白溶解时间，减少组织型纤维蛋白溶酶原激活物抑制物水平。

3. 其他重要激素 除上述两大系统外，还有很多激素参与创伤后神经内分泌系统反应的变化。主要激素及其作用见表 14-1。

表 14-1 创伤后主要应激激素及其作用

激素	来源	创伤后变化	主要作用
CRH	下丘脑	升高	刺激 ACTH、内啡肽分泌
ACTH	腺垂体	升高	刺激糖皮质激素分泌
糖皮质激素	肾上腺皮质	升高	蛋白质分解、糖异生，增强心血管对儿茶酚胺的敏感性，免疫调节，稳定溶酶体
儿茶酚胺	交感神经/肾上腺髓质	升高	调节心血管功能，调节呼吸，促进糖原、脂肪分解，免疫调节，促进凝血和纤溶
抗利尿激素	神经垂体	升高	增加肾小管重吸收
醛固酮	肾上腺皮质	升高	增加肾小管对 Na^+、水的重吸收，增强心血管对儿茶酚胺的敏感性
生长激素	垂体	升高	糖异生，脂肪分解，蛋白质合成

（三）免疫炎症反应

创伤后体内固有免疫、获得性免疫以及体液免疫均可发生明显变化。创伤后免疫炎症反应不仅与伤情密切相关，而且在很大程度上决定着创伤的发生发展。严重创伤时机体免疫系统呈现抗感染防御能力下降，但分泌各种炎症介质能力却明显增强，表现为免疫功能紊乱。创伤后脓毒症和重要器官功能障碍本质上为失控性全身炎症反应所导致的机体损害。

1. 固有免疫（innate immunity） 固有免疫细胞包括肥大细胞、巨噬细胞、自然杀伤（natural killer，NK）细胞、中性粒细胞、树突状细胞等。固有免疫细胞是抵御创伤后微生物入侵的“第一道防线”。创伤可使固有免疫细胞趋化、吞噬和杀菌功能受到普遍抑制，细胞的抗原提呈功能明显下降。创伤时外周血单核细胞分泌细胞因子显著受抑，但组织巨噬细胞却呈明显的激活状态，这是导致创伤时局部组织内炎症反应增强的原因。已有研究表明，创伤可增敏固有免疫细胞对病原菌刺激的反应性，即在创伤条件下，低水平的病原菌感染或细菌毒素即可引起显著的固有免疫细胞激活。这可能是创伤条件下机体易发生脓毒症的重要原因。创伤增敏固有免疫细胞的机制与创伤时免疫细胞表面模式识别受体表达上调有关。

2. 获得性免疫（acquired immunity） 获得性免疫系统的一个重要特征是对外来抗原的特异性识别，即能区分不同微生物或者抗原之间的细微差异，因而又被称为特异性免疫系统（specific immune system）。淋巴细胞是获得性免疫系统的主力军，主要包括 T 细胞和 B 细胞。根据其功能和表面抗原种类的不同，各自分为若干亚群。创伤后体内 T 细胞和 B 细胞总数均有减少，以 T 细胞表现最为显著。伤后 T 细胞功能也表现明显异常，出现细胞毒杀伤活性降低、干扰素生成减少，对有丝分裂原和同种异体抗原的增殖反应能力降低，辅助性 T 细胞（Th 细胞）则由 Th1 细胞反应向 Th2 细胞反应漂移，导致机体特性免疫应答能力降低。调节性 T 细胞（Treg 细胞）是一群具有调节功能的 T 细胞亚群，因其具有免疫抑制作用，一直被称为抑制性 T 细胞。目前主要将 Treg 细胞分为自然和适应性 Treg 细胞。自然 Treg 来源于胸腺，主要为 $CD4^+CD25^+$ T 细胞。适应性 Treg 细胞则由成熟 T 细胞（$CD4^+CD25^-$）在外周淋巴组织接触特异性抗原或免疫抑制因子的作用下而诱导产生。创伤或脓毒症病人体内 Treg

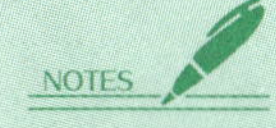

细胞数明显增多。其数量增多与临床预后差呈明显的负相关关系。

3. 体液免疫 除细胞免疫外，创伤时体液免疫也发生明显变化。创伤后体内补体系统被迅速激活，血中C3a、C3b、C5a、C5b等明显升高。由于补体活性成分增多，惰性补体部分（C1~C9）则减少，表现为血清总补体成分降低。伤情愈重，降低愈明显。创伤后45分钟补体系统就被激活，血清补体水平的降低要4~6天后才逐步恢复正常。严重创伤时，补体系统的过度激活可引起免疫抑制反应，造成B细胞功能降低、抗体生成减少，吞噬细胞的趋化性和杀菌能力减弱，从而导致机体抗感染防御能力下降。免疫球蛋白（Ig）也是体液免疫的重要成分。存在于血液、体液、黏膜的分泌物中。主要为IgG、A、M、D和E五类。研究表明，创伤后，血中免疫球蛋白水平也呈不同程度下降，至伤后第5天达到最低点，伤后2周才逐渐恢复，其中IgM降低最明显。免疫球蛋白的降低程度与伤情呈正相关。免疫球蛋白的减少可影响包括调理素、中和抗体、杀菌抗体等在内的抗体水平，使机体免疫力下降，从而增加伤后机体发生感染的风险。

（四）心血管反应

创伤后心血管系统在儿茶酚胺等激素的作用下发生明显的功能变化，已在前文提及。这些变化能适应血容量轻度减少（如失血500ml以内），维持血压，保障生命器官的血液灌流。严重创伤可引起心功能不全，其主要原因有：①急性血容量减少，失血量超过1 000ml或总血容量的30%~35%而得不到及时补充时，可发生失血性休克。有效循环血量不足，冠状动脉血流量减少，从而引起心肌缺血缺氧，发生心肌损害。②急性循环血量增多，如创伤后短期内大量输血、输液，或在水肿回收阶段、伴有急性少尿型肾衰竭时，循环血量会骤增；过快输入蛋白质，也可使循环血量突然增多，前负荷加重，引起心肌损伤。③心包积液、心脏压塞或纵隔、胸腔内大量积液、积气时，可增加心室外压力，限制心室舒张，导致心输出量下降，冠状动脉血流不足，从而引发心肌损害。④血管阻力增高，造成心肌收缩射血时急性机械性阻塞，心脏负荷加重，由此引起心脏排血障碍。创伤后急性呼吸窘迫综合征、脂肪栓塞或肺动脉栓塞均可造成急性肺动脉压增高，进而导致右心房压力增高，这时体静脉平均压必须相应提高才能使血液从外周回流至心脏。当右心房压增高到需体静脉平均压提高到15~25mmHg时，血浆胶体渗透压已不再能保持水分，液体从毛细血管渗出，此后体静脉平均压不再升高，右心房压也不再增高，心输出量下降，进而出现右心功能不全。创伤后使用血管收缩药物，外周阻力显著增高，使左心室后负荷增加，造成左心室排血障碍。⑤静脉回流障碍，胸部创伤合并有气胸、血气胸时，可出现胸膜腔内压增高，静脉回心血量减少，心输出量下降，由此引起血压下降和心功能不全。

（五）细胞代谢反应

1. 能量代谢 创伤后基础代谢率增高，静息代谢消耗量是正常的2倍，且持续时间延长。蛋白质分解代谢增加、氧消耗增加等使能量消耗增多。创伤愈重，能量消耗愈多。研究表明，创伤病人能量消耗明显增加，严重创伤，尤其大面积烧伤病人能量消耗可增加40%。体内葡萄糖是产能的基本物质。然而，在无氧酵解时，1mol葡萄糖仅能产生2mol ATP。有氧酵解时，1mol葡萄糖可产生36mol ATP。创伤后组织低灌注，呈无氧酵解方式，血糖虽高或补充葡萄糖，仍不能满足机体所需的能量消耗。创伤机体的大量能耗主要依靠蛋白质分解和脂肪动员来提供，尤其后者在创伤后机体供能方面发挥更重要作用。

2. 糖代谢 创伤后体内常出现高血糖、高乳酸血症，其升高程度和持续时间与伤情密切相关。创伤后血糖升高，当超过肾糖阈（8.88mmol/L）时，则出现糖尿，即创伤性糖尿病。创伤后高血糖主要与伤后神经内分泌变化有关。创伤后儿茶酚胺和胰高血糖素增加，促进肝糖原分解为葡萄糖入血，肌糖原经酵解途径生成乳酸入血，导致血中糖和乳酸增多。此外，儿茶酚胺增多可抑制胰岛素分泌，糖皮质激素增多降低外周组织对胰岛素的敏感性，使外周组织对葡萄糖利用受阻。创伤后血糖升高可为心、脑等重要器官提供能量，可使组织间液吸收入血，以补偿创伤后失血所引起的血容量不足，这些对伤员早期存活、提高机体对休克耐受性、维持内环境稳定起重要作用。

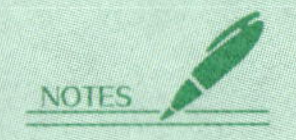

3. 脂肪代谢 创伤在儿茶酚胺、胰高血糖素等激素作用下，脂肪动员和分解加强，引起血中游离

脂肪酸和酮体增多。同时组织对脂肪酸的利用增加,创伤时机体能耗 80% 靠脂肪提供。游离脂肪酸是创伤后外周组织的主要能量来源。在心肌和骨骼肌中,通过 β 氧化,生成水和 CO_2,并产生能量。在肝内经 β 氧化则生成酮体。酮体为水溶性物质,易于转运,是创伤后脑组织等重要器官的主要能量来源。同时,酮体可抑制支链氨基酸在肌肉组织中的氧化,减少肌肉中氨基酸的释放,对创伤后防止体内蛋白质分解过多具有一定意义。

4. 蛋白质代谢 创伤后蛋白质分解代谢增强,尿素氮排出增加,机体处于负氮平衡。负氮平衡程度和尿素氮持续时间同创伤严重程度相关。严重创伤时每日尿素氮排出量可达 30~50g,为正常的 2~3 倍。伤后尿素氮排出增多主要来自骨骼肌、胃肠道等处的蛋白质分解。心、肝、肾等重要脏器的蛋白质含量无明显变化。蛋白质分解为创伤应激反应提供所需的氨基酸。氨基酸既是创伤时糖异生的底物,也是合成急性期蛋白的原料,如纤维连接蛋白、C 反应蛋白等。氨基酸也是修复蛋白不可缺少的原料。

创伤后人体细胞群缩减,与蛋白质丢失相一致。尿中肌酐、硫/氮之比、磷/氮之比或 3-甲基组氨酸等的变化,反映丢失以肌肉蛋白为主。70kg 体重的成人在较重的创伤后,每日丢失肌细胞相当于蛋白质 220g 或肌组织 1kg 左右。所谓丢失是蛋白质合成率降低和/或蛋白质分解率增高,根据具体的创伤情况而发生。例如,肢体伤在局部制动后发生肌肉萎缩,以蛋白质合成率降低为主,因为肌组织的蛋白质合成与肌细胞收缩运动密切相关。较重的创伤以后,蛋白质的合成率和分解率均见增高,但分解率增高更显著。禁食后肌肉趋向瘦削,是因为蛋白质合成减少(蛋白质分解率并未增高),补充氨基酸或蛋白质后即可恢复。伤后蛋白质丢失还与其他因素相关,如糖皮质激素、儿茶酚胺等可促使蛋白质分解;酮体形成或麻醉镇痛剂使用,可减少蛋白质分解。表 14-2 列出手术和创伤后以核素示踪法测验的蛋白质合成率和分解率变动情况,可供参考。

表 14-2 创伤后蛋白质的合成与分解

创伤种类	蛋白质合成率/%	蛋白质分解率/%	测定方法	报告者
重度骨创伤	+50	+79	^{14}C-亮氨酸	Birkahn 等
择期大手术	+20	+66	同上	Clague 等
腹部手术	+14.9	+66.6	^{15}N-甘氨酸	Tashiro 等
同上	+32.1	+93.5	同上	Lowry 等

注:表内 % 为测验组与对照组之差。

(六) 水电解质反应

创伤常造成体液大量丢失,如出血、血浆渗出、无形水分丢失增多等。同时,伤后还可能禁食或减少饮食。因此,创伤后机体急需尽量保留细胞外液,以维持有效循环血量。创伤体内水、钠潴留增加。其原因是伤后有效循环血量不足,肾血流量下降,滤过率降低。同时抗利尿激素、醛固酮分泌增加,通过排 K^+ 保 Na^+,促进肾小管对 Na^+ 重吸收增强,同时水被动重吸收也增加。尽管创伤后出现水、钠潴留,钾排出增加,但却出现血钠降低、血钾并不降低现象。血钠可降至 130~135mmol/L,血钾可至 4.8~5mmol/L。该现象的原因是组织缺血缺氧、细胞膜功能障碍,Na^+/K^+ ATP 酶泵功能失调,导致 Na^+ 进入细胞内增多,而 K^+ 排出细胞外进入血流。当钠大量为细胞所摄取时,可致使细胞出现渗透性水肿。

此外,创伤后体内还可出现钙、磷、锌等元素代谢紊乱。骨折时,骨骼可出现脱钙,致使尿钙排出增多。伤后血钙水平多表现正常,罕见缺钙现象。伤后磷酸盐排出增加。磷酸盐排出增加反映了组织分解代谢的状况。低磷酸盐血症可直接影响红细胞内 2,3-二磷酸甘油酸和 ATP 生成减少,导致氧离曲线左移,使血红蛋白和氧的亲和力显著增加,氧释放受抑,影响组织供氧。创伤后由于分解代谢增加,组织破损,体内锌大量丢失。锌的丢失不利于创伤后组织修复。

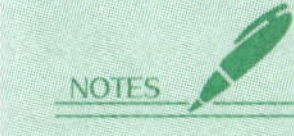

创伤早期如未发生明显的组织低灌注，体液的 pH 倾向增高。可能有四种原因：①醛固酮促使肾小管回收 Na^+ 和 HCO_3^-，K^+、H^+ 与 Na^+ 交换而从尿中排出；②输血带入的枸橼酸钠，转化为碳酸氢钠；③胃减压使 H^+ 随胃液排出；④换气增强使 CO_2 从呼气中排出增多。所谓"伤后碱中毒"，常为代谢性和呼吸性两者混合，pH 为 7.5~7.6，持续时间不长。但如果 pH 高于 7.6，则可引起不良后果，临床上可出现心律失常和脑血管收缩的表现。碱中毒又促使血钾降低，影响心、肠、骨骼肌等功能。

如果有较长时间的组织低灌注，或并发休克，上述伤后碱中毒就会迅速被酸中毒代替。其主要原因之一是组织内，尤其是骨骼肌组织内的乳酸积存。在组织低灌注的条件下，葡萄糖无氧酵解只能提供有限的能量，产生乳酸。因此，首先是细胞内液 pH 降低，H^+ 通过细胞膜至细胞外液中，后者的 pH 随之降低。乳酸与丙酮酸之比增高，可反映组织缺氧的程度。创伤后的禁食或饮食过少、肾或肝的功能衰竭、失钠等，也可引起或加重代谢性酸中毒。此外，肺功能不全可引起呼吸性酸中毒。对于严重创伤病人，严重酸中毒常成为影响复苏的一个不利因素。

第三节 创伤组织修复与再生

(一) 组织修复的基本过程

组织修复和伤口愈合大致经历三个基本阶段：①炎症反应；②组织增生和肉芽形成；③伤口收缩与瘢痕形成。三个阶段彼此重叠。

1. 炎症反应 伤后立即开始，通常持续 3~5 天，其主要改变是血液凝固和纤维蛋白溶解、免疫应答、微血管通透性增高、炎症细胞（起初为中性粒细胞，随后为单核细胞）渗出，其意义在于清除病原体等外来异物和坏死组织，防止感染，以奠定组织再生与修复的基础。

2. 组织增生和肉芽形成 伤后 24~48 小时，伤缘上皮细胞开始增生，一部分基底细胞与真皮脱离，向缺损区移行，并可见有丝分裂。同时，伤处出现细胞质丰富、呈梭形或星形的成纤维细胞及成肌纤维细胞，后者与前者相似，但含有与细胞长轴平行的微丝束，并附着于胞膜上（有利于细胞收缩）。血管形成主要是由已有的血管"发芽"长出新的毛细血管，已有的血管袢也可能延长。新的毛细血管主要由损伤处附近的小静脉长出，它包括三个主要步骤，即内皮细胞移动、分化和成熟。首先，在血管形成刺激物的作用下，内皮细胞产生某些蛋白酶，降解受到刺激一侧的血管基膜。约 24 小时后，内皮细胞穿过基膜，向刺激物的方向移动，并开始分裂增殖，形成实心的细胞条束。以后由于内皮细胞成熟和血流的冲击，新生细胞条束的中间部分开通，血流由此进入，形成新生的毛细血管（图 14-2）。毛细血管新生支生长速度每天可达 0.1~0.6mm。增生的成纤维细胞与新生的毛细血管合称为肉芽组织，肉芽组织表层的成纤维细胞与毛细血管平行排列。由于以毛细血管弓为基础，加上周围成纤维细胞，使肉芽肉眼观察时呈颗粒状。肉芽组织因含丰富的血管和炎性渗出物，故色鲜红，较湿润，触之易出血。此时神经尚未长入，故无痛觉。肉芽组织除填补和修复缺损的组织外，还有较强的抗感染力和吸收、清除坏死组织的作用。

3. 伤口收缩与瘢痕形成 伤后 3~5 天，伤口边缘开始向中心移动、收缩，以消除创面，恢复机体组织的连续性。这一过程就是伤口收缩，它常发生在创面尚未完全上皮化时。伤口收缩的机制是：①起初，是由于伤缘上皮细胞微纤维束收缩所致。②因伤缘上皮呈梭形，其长轴与伤缘平行，细胞质中微纤维与细胞长轴平行，收缩时类似于钱包口收拢，故称钱包收拢效应（purse string effect）。③最后为位于伤口中央的肌成纤维细胞发生收缩，即牵拉效应（pull effect）。

随着愈合过程的进展，胶原纤维不断增加，成纤维细胞和毛细血管逐渐减少，最后转变为细胞和血管均少而纤维较多的瘢痕组织。

(二) 炎症细胞在创伤修复中的作用

参与创面修复的炎症细胞主要有中性粒细胞、巨噬细胞、淋巴细胞、肥大细胞等。

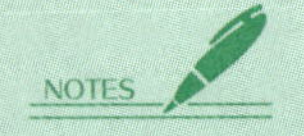

1. 中性粒细胞 是最早进入损伤部位的炎症细胞，通过吞噬、氧自由基抗菌效应和补体激活等

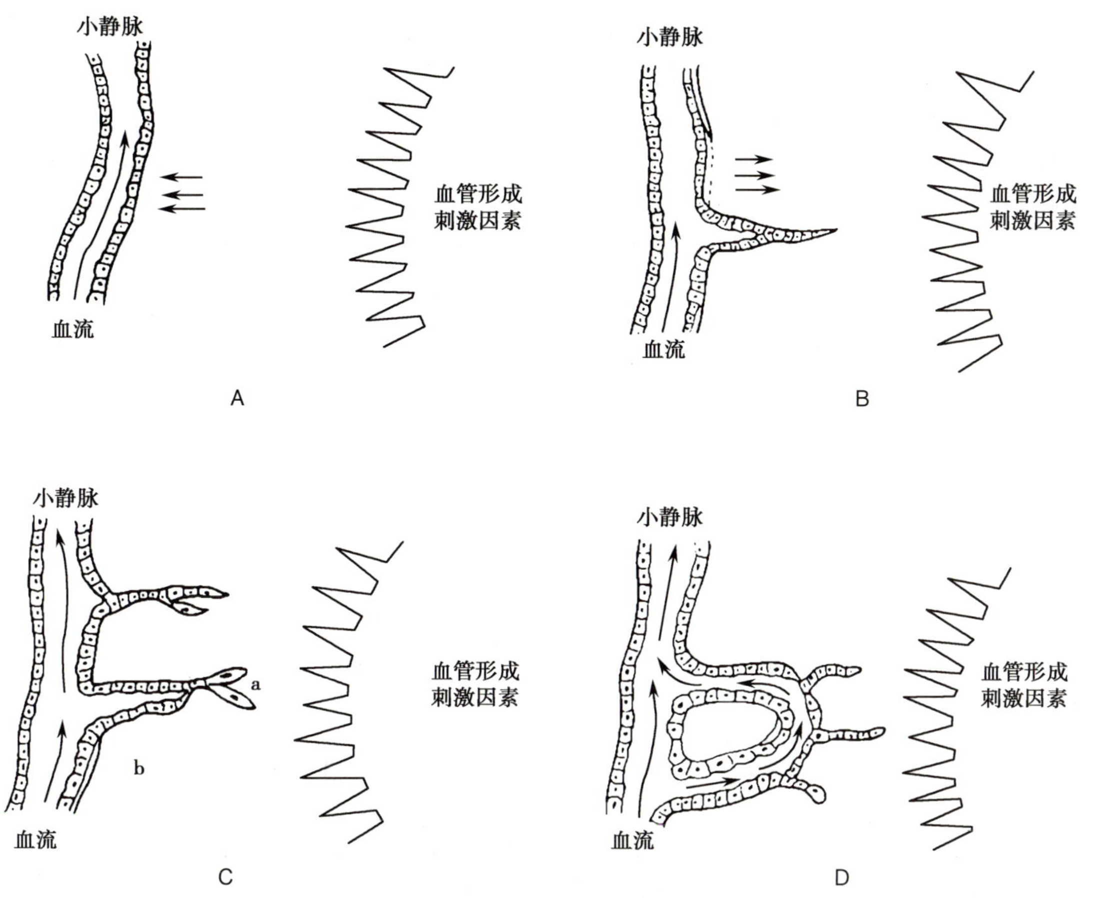

图 14-2　毛细血管形成过程

A. 基底膜被激活的内皮细胞降解（箭头所指处）；B. 内皮细胞通过基底膜间隙向血管形成刺激因素方向迁移；C. 在内皮细胞迁移带顶端（a）之后的内皮细胞（b）分化并形成一个管腔；D. 当毛细血管环成熟后，基底膜沉积，血流通过新生的毛细血管。

方式清除坏死组织和异物，保护正常组织，防止发生感染。同时，中性粒细胞释放各种介质和酶，如促炎细胞因子、花生四烯酸及其衍生物、白三烯、硫酸软骨素、肝素等，这些有助于单核细胞、成纤维细胞、内皮细胞趋化迁移和基质结构的降解。通常在伤后 2~3 天，在坏死组织与正常组织间，有一条由中性粒细胞构成的分界带，它可促使坏死组织分离脱落，为组织修复创造条件。

2. 巨噬细胞　血中单核细胞进入组织内即转化为巨噬细胞。伤后 7 天，伤口内的炎症细胞 80% 为巨噬细胞。这些细胞吞噬坏死组织、中性粒细胞碎片和细菌产物，起到清除“废墟”的作用，故曾被称为清道夫细胞。但是，巨噬细胞在创伤修复中还有更重要的作用，即通过释放各种生物活性物质对创伤愈合进行调控，如分泌转化生长因子 α 和 β、血小板衍生生长因子 A、胰岛素样生长因子等，这些生长因子对成纤维细胞的趋化、增殖及胶原合成都有重要的影响。巨噬细胞对血管生成也有重要作用，如分泌的血管内皮生长因子有促进血管内皮细胞增生的作用，血小板衍生内皮细胞生长因子有促进血管平滑肌细胞增生的作用。巨噬细胞还分泌胶原酶、弹性蛋白酶、纤维溶酶原激活剂等，可促进纤维蛋白及基质中的胶原降解，对伤口组织的重建起重要作用。

3. 淋巴细胞　T 淋巴细胞于伤后 5 天开始迁移至创面，7 天达峰值。过去认为淋巴细胞对创伤愈合无明显作用。现已研究表明，T 淋巴细胞是后期创伤愈合不可缺少的免疫细胞，主要通过分泌一些生长因子，在组织重构期发挥重要作用。

4. 肥大细胞　实验显示，伤口处的肥大细胞在伤后 24 小时减少，第 3~5 天增多，第 8 天即肉芽组织增生时最多。肥大细胞主要分泌组胺和肝素：一方面，作为炎症介质发挥作用（如伤后早期释放

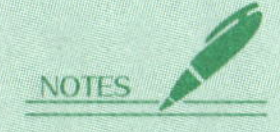

组胺使血管扩张);另一方面,肝素是组胺的拮抗剂,它有促使酶失活、抗毒和刺激原纤维形成的作用。此外,肥大细胞还参与合成肉芽组织中的黏多糖。

(三)成纤维细胞增生与胶原合成

成纤维细胞是主要的修复细胞,其来源是:①邻近组织中未分化的间质细胞;②邻近组织内成纤维细胞迁移,或局部成纤维细胞增殖。成纤维细胞在组织修复后最终分化为纤维细胞。

1. 成纤维细胞的增生与调控 成纤维细胞是通过有丝分裂进行增生的。每次分裂的全过程为一个细胞周期。每个周期可分为分裂期(M期)和间期(包括G_1、S、G_2期),暂时脱离细胞周期不进行增殖的细胞称为G_0期细胞(图14-3)。生长因子对细胞增殖的调控作用与G_0期和G_1期有关。在生长因子的作用下,细胞由G_0、G_1期进入S期,合成DNA。随后细胞增殖过程不再依赖生长因子的作用,依次通过S期、G_2期和M期,完成一次分裂,再回到G_1期。生长因子对细胞分裂增殖的作用是双向的,取决于其作用条件。

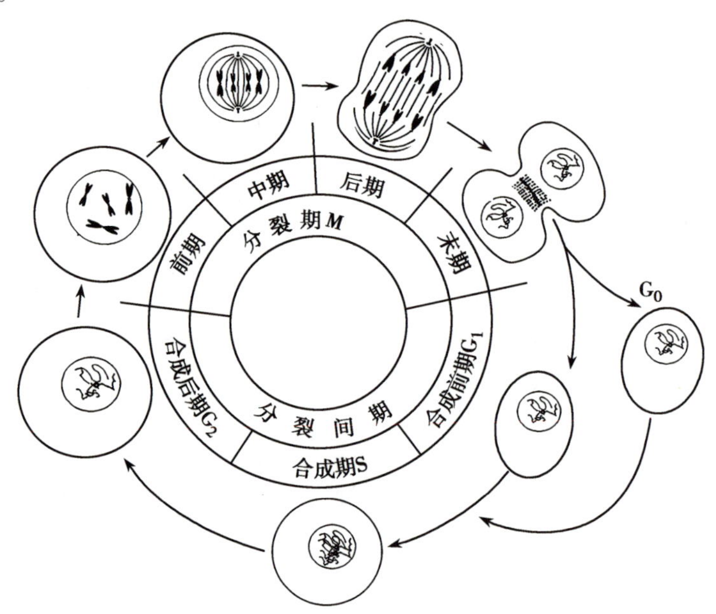

图14-3 细胞周期示意图

2. 胶原的合成与调控 成纤维细胞的主要功能是合成胶原纤维。在创伤愈合中胶原大致经历细胞内合成、细胞外沉积和被再吸收的动态过程。成纤维细胞在粗面内质网内合成前胶原,合成后由高尔基体分泌排出细胞外。电镜下可见合成活跃的成纤维细胞近细胞膜的细胞质内有不少原纤维丝。前胶原在细胞外液中转变为原胶原。原胶原分子按一定规律排列,聚合成微原纤维,许多微原纤维聚合成原纤维。在创伤愈合过程中,伤口的高乳酸环境和生长因子均可刺激成纤维细胞合成胶原,合成速度与血流灌注量和氧分压(PaO_2)有关。实验证明,PaO_2从80mmHg提高到200mmHg时,组织胶原合成速度可提高40%~50%。生长因子在胶原的合成代谢中起重要调节作用,主要是通过影响胶原蛋白基因表达而实现的。

愈合伤口的张力强度与胶原的合成、吸收和改造直接有关。伤口张力强度是指伤口破裂所需单位面积的力。通常,伤后3~5天,伤口的张力很小,后因纤维增生而使张力强度迅速增加,持续约2周,其后的张力强度则增加缓慢。在胶原含量稳定以后的相当长时间内,张力强度仍继续增加,这是由于已形成的胶原纤维和瘢痕组织获得改造的缘故。胶原纤维中的原纤维间有糖蛋白基质,它可粘合各原纤维,从而有助于提高胶原的张力强度。

(四)干细胞及其促修复作用

随着干细胞研究的日益深入,目前证实在皮肤中至少有6种成体干细胞,如表皮干细胞、真皮间充质多能干细胞、黑色素干细胞、造血干细胞、内皮干细胞等,其中表皮干细胞的修复作用可能最为重

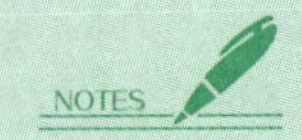

要。皮肤是体内组织更新和再生速度最快的组织，目前认为，皮肤内的表皮干细胞在维持皮肤组织结构稳定方面发挥重要作用。皮肤发育学研究显示，皮肤、毛囊、皮脂腺和汗腺均由外胚层来源的表皮干细胞产生。将胚胎干细胞源性表皮干细胞移植至小鼠全层皮肤缺损创面，表皮干细胞可分化为表皮样、汗腺样、毛囊样和皮脂腺样等结构。将同种异体表皮干细胞接种至创面，可以明显促进创面，尤其是难愈性创面的愈合，还明显提高创面修复质量。此外，有研究还表明，皮肤组织内表皮干细胞数量与创面愈合结局密切相关，即胎儿皮肤组织内表皮干细胞数量最多，其创面为无瘢痕愈合，老年人皮肤内表皮干细胞数量最少，其创面则为延迟愈合。大鼠糖尿病皮肤创面难愈也与其皮肤组织内表皮干细胞数量减少、分化能力下降存在一定关系。利用细胞谱系跟踪技术，可以观察到表皮干细胞由伤口周围组织向创缘和伤口中心迁移，参与创面的修复。已有研究显示，创伤后位于基底层和毛囊隆突部的表皮干细胞之所以能从其生长的微环境（干细胞壁龛）中迁移出来，除局部趋化因子作用外，伤口内生物电场也是使表皮干细胞参与创面修复的重要诱导因素。

（五）伤口愈合类型

伤口愈合一般分为一期愈合和二期愈合两种类型。

1. 一期愈合（primary healing） 通常指创口小、清洁、无感染、不产生或很少产生肉芽组织的愈合，典型的实例是外科切口的愈合。皮肤和皮下组织被切开后会发生出血，刀口之间形成凝血块，将断离两端连接。伤后 24 小时内，血凝块被中性粒细胞崩解后释放出的酶所溶解。第 3~4 天，巨噬细胞吞噬和清除残留的纤维蛋白、红细胞和细胞碎片。约在伤后第 3 天，毛细血管每天以 2mm 左右的速度从伤口边缘长入，形成血液循环。同时，邻近的成纤维细胞增生并移行进入伤口，伤后 1 周，胶原纤维跨越切口，将其连接。一期愈合过程中，最初跨伤口的往往是表皮，伤后 24 小时，伤缘周围 3~4mm 范围内的表皮基底细胞移行，呈扁形，形成继续向前伸延的一层薄膜，即一单层扁平上皮细胞。在这些移动的表皮中，很少见到有丝分裂，细胞增生主要发生于表皮基底层和邻近的汗腺及皮脂腺上皮。新生的表皮在血凝块下面长入真皮；伤后 48 小时，表皮跨越伤口搭桥，形成复层上皮，长入真皮的表皮细胞以后被吸收而消失（图 14-4）。

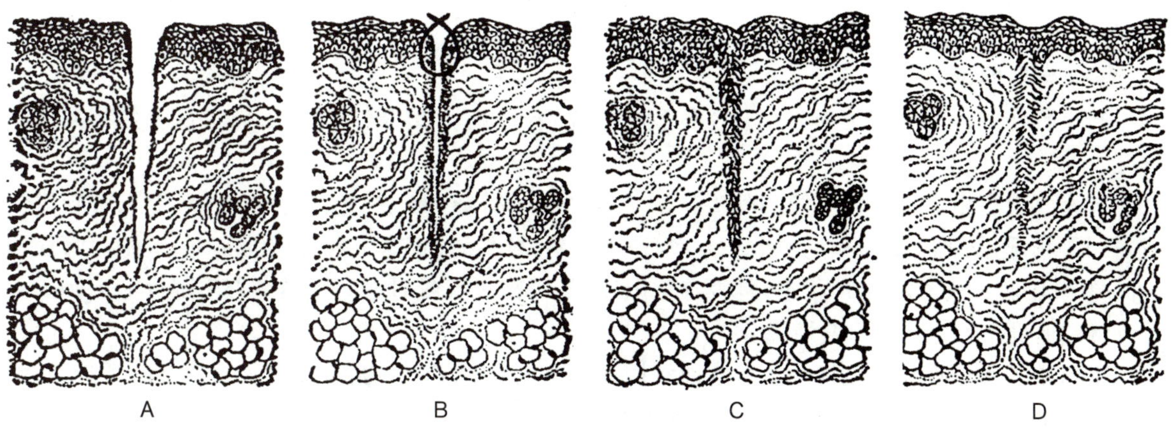

图 14-4 创伤一期愈合

A. 创缘整齐，组织破坏少；B. 经缝合，创缘对合，炎症反应轻；C. 表皮再生，少量肉芽组织从伤口边缘长入；D. 愈合后少量瘢痕形成。

2. 二期愈合（secondary healing） 又称间接愈合，多发生于创口较大、坏死组织较多、伴有感染或未经及时而妥善外科处理的伤口。因伤口不能直接对合，而需经肉芽组织填补缺损的组织后方能愈合，其过程即前述的炎症反应—肉芽组织增生—瘢痕形成。伤口愈合中上皮细胞的活动包括细胞的移行、分裂和分化三个过程。较小的伤口，其上皮形成主要依靠细胞移行。细胞移行从基底开始，细胞先变大，出现大量伪足突起，并平行排列在伤口表面，依靠这些伪足突起和细胞桥粒，细胞可固定在

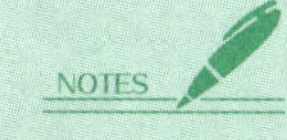

纤维蛋白渗出物或其下的间质上。较大的伤口,其上皮形成不仅有赖于上皮移行,而且要进行有丝分裂,远离伤口的表皮中就可看到有较多的有丝分裂。基底细胞是上皮再生的来源。再生的上皮细胞具有吞噬纤维蛋白和组织碎屑的功能,并能生成胶原分解酶,参与伤口的清理和改建。通常,上皮形成与肉芽组织生长成熟同步,如肉芽凹陷于(低于)或凸出于(高于)伤口平面,上皮难以移行、伸展和覆盖,从而延缓伤口的愈合(图 14-5)。

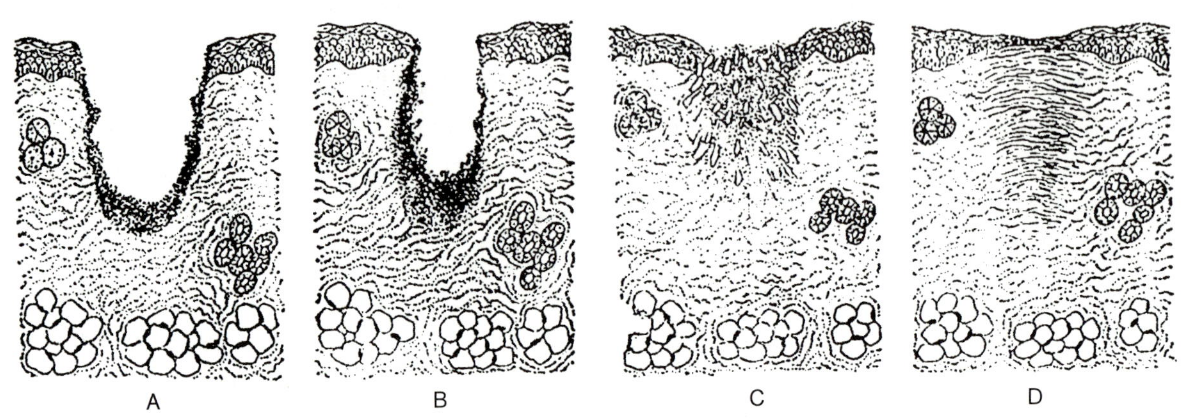

图 14-5 创伤二期愈合

A. 伤口大,创缘不整,组织破坏多;B. 伤口收缩,炎症反应重;C. 肉芽组织从伤口底部及边缘将伤口填平,然后表皮再生;D. 愈合后形成瘢痕大。

第四节 创伤和武器伤的检查与诊断

对伤员的检查,首先要注意伤员的生命体征,其次是受伤部位和其他方面的改变。伤情严重时,常需边检查边治疗。在伤员意识障碍、伤情不允许搬动或某一部位伤情重而掩盖其他部位征象等情况下,医生需凭经验先作出初步判断,然后再仔细检查。

(一) 全身检查

严重创伤或伴有并发症时常出现不同程度的全身反应,因此,全身检查大体可反映伤情的严重程度。

首先要观测生命体征:①呼吸:呼吸频率是否>25 次/分或<15 次/分,是否有呼吸困难、呼吸过浅或发绀等情况;②心血管:脉率是否>100 次/分或微弱、触不清,收缩压是否<90mmHg,毛细血管充盈时间是否>2 秒;③意识、精神状态:是否有意识障碍,语言对答或对疼痛刺激是否出现反应迟钝。凡此种种均有助于判定伤员全身情况。

现已有多种创伤严重度评分法。院前常用评分法为 CRAMS 评分法,CRAMS 为循环、呼吸、腹胸部、运动和语言英文的缩写。院内常用的是创伤严重度评分(injury severity score,ISS)。ISS 是在简明创伤评分(abbreviated injury score,AIS)的基础上形成的。

AIS 将各种损伤由轻到极重分为 6 级:1 为轻度、2 为中度、3 为较重、4 为重度、5 为危重、6 为极重度(不可救的损伤)。ISS 评分将人体分为 6 个分区:①头颈部(包括颅骨和颈椎);②面部(包括口腔、耳、眼、鼻和面骨);③胸部(除胸内脏器外还包括膈肌、肋骨和胸椎);④腹部和盆腔脏器(包括腰椎);⑤四肢与骨盆(但不包括脊椎);⑥体表(包括任何部位的皮肤)。ISS 评分是由身体三个最严重损伤区域的最高 AIS 值的平方相加而成,即 $ISS=A^2+B^2+C^2$。分值范围为 1~75。75 分见于两种情况:一是有 3 个不同部位 AIS=5 的损伤;二是一处 AIS=6 的损伤(AIS=6 的 ISS 值就定为 75)。目前普遍认为 ISS≥16 为重伤,ISS>20 死亡率明显增高,ISS>50 存活者少,ISS 为 75 是难以救治的极重度损伤。例如:1 位交通伤伤员,发生颈内动脉完全横断(AIS=4)、腹膜后血肿(AIS=3)、股骨干骨折(AIS=3)、耳撕裂伤及多部位擦伤（AIS=1），ISS 只计算三处较严重的损伤计分，总计为 34 分。

（二）闭合性创伤检查

不同闭合性创伤的症状体征各不相同：有些容易诊断，如肢体受伤后出现疼痛和肿胀，同时有运动障碍、外观畸形、骨擦音等，说明有完全性骨折，X 线摄片时即可确诊；另一些则缺乏临床指征，如嵌入骨折、单纯脊椎骨折等，这时只能靠 X 线摄片确诊。以下方法有助于闭合性创伤诊断。

1. 试验穿刺 胸腔穿刺有血胸或气胸，表明有肺和胸膜损伤；腹腔穿刺有血液、胆汁、气体或污物表明有血管、胆道、肠管或其他脏器损伤。但需注意可能有技术误差，如腹腔穿刺时可能刺入胀气的肠管，吸出肠内容物，因而误认为肠破裂；反之，已有脏器破裂但出血量少或针头被堵，也可能抽不出血。为减少误差，需细心操作，必要时借助超声检查作引导，或再次穿刺，或改变穿刺点，或穿刺后置入导管，以提高诊断的准确性。

2. 影像学检查 X 线适用于检查骨折、脱位、金属异物存留和胸腹腔的游离气体等。超声适用于检查肝、脾、肾等脏器和局部积液，还可指引穿刺点；过于肥胖、肠积气或腹壁有创伤时不宜用。CT 主要用于检查颅脑损伤。MRI 可清晰显示内脏器官，近似于解剖图形，对脊髓、颅脑等处损伤的诊断效果较好，但如有金属异物存留则禁用。

3. 导管术 插入导尿管有助于诊断泌尿系统损伤，如尿道断裂等，有些胸腹部伤，插入导管后可动态观察内脏出血或破裂。

4. 探查手术 有些病人伤情严重，病情变化快，高度怀疑有内脏破裂等严重创伤时，常需作探查手术。如开颅术、心包及腹部探查术等，这些探查手术既可明确诊断，又能起到抢救和治疗的作用。

（三）伤口检查

开放性伤口，如有进行性出血、开放性气胸、腹部肠管脱出等情况，应先作止血、堵塞和覆盖等紧急处理，待手术时再作仔细检查。检查要点如下。

1. 伤口大小、深度、形状等 常可提示致伤原因和损伤类型。如切割伤伤口多呈浅的线条状，一般枪弹伤伤口多呈较小圆形或椭圆形，爆炸性武器致伤的伤口呈哆开式或“拖把”状，长的生锈铁钉戳入体内时伤口既小又深，易发生厌氧型感染等。

2. 伤口污染情况 清洁伤口适宜作一期缝合，污染重的伤口，如火器伤和爆炸伤，则需彻底清创后作延期缝合。

3. 伤口的性状 颅脑伤后从耳道、鼻腔流出脑脊液，表明有颅底骨折，并有鼓室、鼻窦的开放性损伤；伤口组织有捻发音，肌肉呈粉红色、有异味，预示有厌氧菌感染；伤口有黄色奶油状无臭的脓液为葡萄球菌感染；有暗红色稀薄脓液、无臭味为链球菌感染；有灰白色黏稠无臭的脓液并有假膜覆盖者为大肠埃希菌感染；有绿色脓液及臭味者为绿脓杆菌感染。

4. 伤口内异物存留 浅层易发现，深层需依靠 X 线摄片。必要时可用探针检查。检查伤口时要避免增加病人痛苦和新的创伤。

第五节 创伤的治疗

（一）急救

1. 通气（ventilation） 维持伤员气道通畅至关重要。气道通气不畅原因很多，如异物被压入呼吸道内，局部骨折移位、咽后壁血肿、口腔内大血块，昏迷伤员舌后坠，会厌肌松弛，误吸呕吐物和血块、假牙脱落等，由此堵塞或压迫呼吸道，造成窒息。急救时首先要采用击背、指抠咽喉、推压腹部等方法清除呼吸道异物，发生舌后坠时应立即解除。上述措施如达不到气道通畅的目的，可采用口对口呼吸、气管内插管、环甲膜穿刺，颈部气管有创伤时，先控制出血及清理血块，伤口与喉或气管相通时，可先从裂口置入气管内导管，周围用油纱布填塞。同时，要迅速清理呼吸道内血块和分泌物，送伤员到医院后再作正规的气管切开。

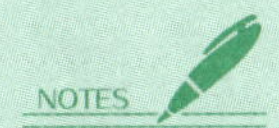

2. 心肺复苏(cardiopulmonary resuscitation) 心搏呼吸骤停4分钟内进行有效心肺复苏者,存活率可达50%,超过10分钟者基本为零。因此,心肺复苏越早越好。通常可采用胸外心脏按压,将病人置于仰卧位平放地面,颈后仰。清除气管内异物,确保其通畅;或用口对口/口对鼻做人工呼吸。如上述方法使用得当,互救者每次深吸气吹出的气体可达1 800~2 000ml,氧含量达18%,可使伤员血氧饱和度维持在90%以上。

3. 止血(hemostasis) 急性创伤性大出血是伤后早期死亡的主要原因之一,尽早有效止血至关重要。常用方法有:①指压止血;②加压包扎止血,一般用无菌纱布或敷料填塞伤口,外加敷料垫压后以绷带加压缠绕即可;③加垫屈肢止血,在小腿、足、前臂或手出血不伴骨折时,可用一厚棉垫或纱布卷塞在腘窝或肘窝处,然后屈曲止血;④止血带止血,若上述方法止血无效或四肢大动脉出血时,可用止血带止血。

4. 包扎(pack) 目的是保护伤口,减少污染与止血,预防感染与制动。包扎材料有绷带卷、三角巾、四头巾等,也可应用就便材料,如毛巾、衣服、手帕、布单等。

5. 固定(fixation) 可减少疼痛,防止骨折端在搬运中刺伤神经和血管。

6. 搬运与后送(transport and evacuation) 搬运是为了让伤员尽快离开阵地,搬至隐蔽地,避免再次受伤;后送是将伤员快速送至相关救治机构。搬运途中应严密观察生命体征,确保气道通畅;发生呼吸心搏骤停时,立即就地抢救。

(二)局部治疗

1. 清创术(debridement) 是指伤后早期充分清除坏死或失去生机的组织、血块、异物等有害物质,控制伤口出血,尽可能将已污染的伤口变为清洁伤口,争取为伤口早期愈合创造良好的局部条件。

(1)基本要求:①伤后应尽早清创,最好在伤后6小时内进行,如条件不允许,可在有效的抗感染药物作用下,酌情推迟清创时间,但最长不得超过伤后72小时。对已感染的伤口,应清除可见的坏死组织和异物,改善引流。②扩大伤口,切开深筋膜,彻底止血,切除失活组织,取出异物,修整伤口边缘不整齐的组织,然后缝合伤口。火器伤伤口,除特殊部位(如头面部、手部和外阴部)外,一律不作初期缝合。③休克伤员应在伤情稳定后再清创。如有活动性内出血,应在抗休克的同时手术止血。④根据先重后轻的原则,应对影响呼吸循环功能、出血不止或已上止血带的伤部,优先清创。处理多发伤时,应对危害最大的伤部先作清创。⑤二期外科处理时,如发现引流不畅或有坏死组织,应再次清创。

(2)方法和步骤:①先用纱布保护伤口,充分清洗伤口周围皮肤,去除污垢,按无菌原则常规消毒、铺巾。②沿肢体长轴(在关节部位,应沿正常皮纹方向)做S形切口,扩大伤口,切开皮肤和深筋膜,充分显露伤道。切口长度以消除深部组织张力为度。如深筋膜下的张力较大,可在深筋膜上加作十字形切口。③由浅入深地逐层切除一切失活组织,皮肤一般只切除0.2~0.3cm。对头、面、手和外阴部皮肤更要尽量保存。④清除血块、组织碎片和异物,特别是大关节腔内的异物,但远离主伤道的异物不要勉强取出,以免损伤多余的组织,扩大污染范围。对浅表点状小弹片伤可用针头拨出弹片。⑤长骨干骨折时,除污染严重、远离原位的游离小碎骨片应取除外,与软组织相连接或较大的游离碎骨片都应保留,并作适当复位,以防骨缺损。非承重的扁平骨碎片均应取除。⑥妥善止血,有条件时,修补中等以上大小的主要血管;对肌肉断面的小出血点,可用热盐水纱布压迫止血或电灼止血,不必结扎。如怀疑有四肢大血管伤,应备好止血带。⑦神经或肌腱损伤一般不作初期修复,应清除表面污物,断端行定位缝合,用肌肉或筋膜覆盖,避免暴露。⑧清除完毕,用过氧化氢及灭菌盐水冲洗创腔,清除微小异物和组织碎片。创腔内用纱布疏松充填,外加厚层敷料包扎,除有明显的感染或继发性出血外,不宜频繁更换敷料。⑨伤口清创后除前述的特殊部位外一般不作初期缝合。颅、胸、腹、关节腔的穿透伤,必须缝合腹膜、硬脑膜和关节囊。⑩四肢骨折、关节伤和大块软组织伤,清创后要用夹板或前后石膏托制动,或用金属外固定架固定,禁用管形石膏;非贯通伤引流不畅时作低位引流;早期清创后,为缩短愈合时间,减少瘢痕、畸形和功能障碍,必须尽早封闭伤口。

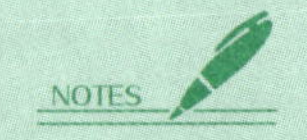

2. 伤口缝合 清洁伤口，如某些切割伤，可在无菌条件下直接缝合，以达到一期愈合。对于污染的伤口，如无明显感染，经清洁处理后，仍可直接缝合，即使有轻度炎症反应，仍可达到一期愈合。对于已感染的伤口，清创后充分引流，争取作延期或二期缝合。

3. 手术 应遵循的原则是先治致命性损伤，后治其他伤；先治深部的脏器损伤，缓治表浅伤；先治头胸腹伤，后治四肢脊柱伤；先治软组织伤，后治骨骼伤（或同时进行）。

（三）全身治疗

1. 预防感染 有以下情况之一时可预防性应用抗生素：①污染较重、失活组织和凝血块较多的开放性创伤，尤其是火器伤和爆炸伤；②颌面、胃肠道和会阴部损伤；③组织缺氧时间较长；④机体抵抗力低，有免疫抑制或缺陷者。

2. 体液调整 严重创伤后常因大量液体丢失、摄入量减少、组织低灌注等原因而发生水、电解质和酸碱失衡。常见的情况有脱水、血清钾异常、血清钙降低和酸碱失衡等，应及时发现和处理。

3. 营养支持 严重创伤后分解代谢加速，胃肠功能降低或不能进食，出现体内细胞群缩减和负氮平衡。供给营养时主要是满足热量消耗和纠正负氮平衡，同时还需补给必要的维生素和微量元素。

创伤伤员营养补充的基本原则是：①争取尽早口服，少数暂不能口服者，除静脉补给丢失的液体外，每日再给予 5%~10% 的葡萄糖溶液（成人 1 500~3 000ml）和适当等渗盐水（成人约 500ml）。②如因口腔、颌面等创伤，短时间内不能恢复正常进食者，可作鼻饲、空肠或胃造口术，病人有消化功能者可给予流食；如消化道功能尚未完全恢复者，可给予要素饮食。③不能经口和鼻饲时，可用静脉营养，其中支链氨基酸（BCAA）十分重要，其作用不仅是为肌肉提供能量，还可通过丙氨酸和谷氨酰胺的合成参与糖异生，并减少蛋白质的分解和增加其合成。

（四）武器伤救治

现代战争中，虽然应用了许多新的致伤武器，使战伤变得更为复杂，但战伤救治原则并未改变，其基本原则是：①快抢快救，先抢后救；②全面检查，科学分类；③在后送中连续监测与治疗；④早期清创，延期缝合；⑤先重后轻，防治结合；⑥整体治疗。

与平时创伤不同，战时因短时间内产生大批量伤员，故武器伤救治更强调分级救治的组织形式。一般分为连抢救和营救护站现场急救，师、旅、团救护所早期救治，战区基地医院和战略后方医院专科治疗。核、化学武器伤员救治根据受袭击地区不同，由上级卫勤领导确定，分现场抢救、师、旅、团救护所和集团军医院早期救治、后方医院专科治疗。武器伤治疗大体上与平时创伤治疗相同，但也存在一些差异。几种常见武器伤的特殊处理如下。

1. 火器伤（firearm wound） 火器伤的救治除伤口清创和缝合外，其基本原则与创伤相同。其清创和缝合的注意事项：①清创前，对伤员要做全面检查，必要时摄 X 线片，以判定有无骨折和金属异物。如为多发伤，要事先计划好手术的次序。如伤口在四肢，要预先备好止血带，环绕于近端，以减少出血和便于手术。力争伤后 3~4 小时内就开始应用抗生素。②清创中，应严格遵守外科无菌技术要求，操作细致，避免损伤重要的血管和神经。③清创后，除少数部位外，均不做初期缝合。“早期清创，延期缝合”，这是历次战争战伤救治的经验总结，也是战伤处理的基本原则。火器伤初期缝合的适应证：①颜面、头皮和手部：这些部位肌肉层较薄，如未覆盖，深部组织易发生坏死，且因此部位血液循环丰富，感染的机会较低，再者对功能恢复的要求高，故在一般情况下均应做初期缝合；②开放性气胸：需封闭胸膜，缝合胸壁肌肉，皮肤仅做疏松缝合；③关节损伤：缝合滑膜或关节囊，皮肤不缝合；④腹部伤：缝合腹膜及腹壁各层肌肉，皮肤和筋膜不缝合；⑤外阴部损伤：缝合或定位缝合；⑥血管伤：修补或吻合后，用肌肉覆盖，并缝合皮肤，深部引流。

2. 冲击伤（blast injury） 普通炸弹或核武器爆炸后瞬间，可释放出巨大的能量，使爆心处的压力和温度急剧上升，并借周围介质（气体、液体或固体）迅速向四周传播，形成了一种高压和高速的波，即冲击波。冲击波作用于人体而产生的各种损伤称为冲击伤或爆震伤。冲击波的主要靶器官为含气器官（肺、听器、肠道），肺冲击伤是其危及生命的主要伤类。

（1）肺冲击伤：伤情轻者经休息和对症治疗后数日内即可恢复；较重者或合并有其他损伤时，需进行积极的综合治疗。①休息：凡怀疑有肺损伤者，应尽量避免剧烈活动，以减轻心肺负担和防止出血加重。②保持呼吸道通畅：有呼吸困难者应保持半卧位；有支气管痉挛者（呼气较吸气更困难），可作颈部迷走神经封闭，或给予异丙肾上腺素等支气管扩张剂，以降低气道阻力；气管或支气管腔内有分泌物时应及时吸出，如有严重上呼吸道阻塞或有窒息危险时，应作气管切开，并尽可能遵守无菌操作原则，以防继发感染。③吸氧：对于有呼吸困难或 PaO_2 有降低趋势的伤员，经吸引未发现气管和支气管腔内有血性液体时，应用口罩或鼻插管给氧（一般按 5~8L/min 的流量和 40%~50% 的浓度给予）常能获得较满意的效果。④正压通气：其作用是保证良好的通气，移除滞留的 CO_2，增加肺泡腔内的压力，防止肺萎陷，并使已发生萎陷的肺泡复张，又因增加肺泡内和间质内的压力而减少了液体向肺泡内渗出，肺淤血和间质水肿有所减轻，通气与血流灌注间的失衡得以纠正，如应用持续气道正压通气（continuous positive airway pressure，CPAP）可增加功能残气量（FRC），提高顺应性。正压通气时，应注意观察有无空气栓塞、气胸、弥散性血管内凝血和低血钾等并发症，一经发现，应及时处理。⑤治疗空气栓塞：发生空气栓塞的伤员，可给予 4 559.6mmHg 高压气（其中氧不能超过 1 899.9mmHg）持续 2 小时，继之减压，当减至 2 127.9mmHg（2.8atm）时，立即改用 100% 氧气，以后间歇性应用，此法可缩短减压所需时间，改善组织氧合作用，降低减压病的发生率。此外，甘露醇也可辅助治疗空气栓塞。怀疑有空气栓塞而需空运时，应尽量降低飞行高度。因为，在高空低压条件下易发生空气栓塞。搬运怀疑有空气栓塞的伤员时，应让伤员左侧仰卧，头低于足部，使气栓留在心脏和进入下肢。⑥防治肺水肿和保护心功能：发生肺水肿时，可先将氧气通过 50% 或 95% 的乙醇湿化后再吸入，以降低气管内分泌物或水肿液的表面张力。还可用脱水疗法，如应用氨茶碱（溶于 50% 葡萄糖溶液内静脉缓注）、静脉注入 20% 甘露醇和呋塞米；氢化可的松静脉注射可治疗间质性肺水肿。有心力衰竭者可给予洋地黄类药物，如洋地黄片、地高辛片、毛花苷 C、毒毛旋花子苷 K 等。⑦防治出血和感染：可应用各种止血剂，如卡巴克络（安络血）和其他活血化瘀的中草药。如有严重肺破裂伴有大量出血者，应立即手术，缝合破裂口或作肺叶切除术。给予抗生素以防治肺部感染。⑧镇静镇痛：可给予哌替啶或盐酸吗啡；呼吸功能不良或伴有脑挫伤者禁用吗啡，可作肋间神经封闭。⑨输血输液：合并有其他严重损伤（如内脏破裂、烧伤等）而造成全血或血浆丢失时，需及时输血输液以恢复血容量和心输出量。

（2）听器冲击伤：主要指中耳和内耳的损伤，表现为耳聋、耳鸣、眩晕、耳痛、头痛和流液等征象。中耳冲击伤治疗的关键在于防止感染和促进鼓膜愈合。禁止向中耳滴注油液和冲洗中耳，防止水灌入耳内，切勿用力擤鼻。鼓膜破裂者需清理外耳道碎片污物，并用消毒液轻轻灌洗。破裂的鼓膜约 80% 可自愈。通常，破裂孔小于 1/3 者可自愈，而大于 1/3 者，自愈率为 0~22%。每月可愈合整个鼓膜的 10%。鼓膜后上方穿孔后可发生收缩性囊袋或表皮样瘤，故应尽可能清除耳内可见污物。伤后 60 天，破裂鼓膜不能自愈者可作修补术。

（3）腹部冲击伤：空气冲击波所致的腹部冲击伤中，以肝脾损伤最为多见。水下爆炸时，肠管等含气的空腔脏器更易发生损伤。怀疑有腹腔脏器冲击伤时，应尽量让伤员休息，后送时减少颠簸，以防出血加重或肝、脾等实质脏器包膜下血肿破裂，由此引起继发性出血。无手术指征时应观察 24 小时。对怀疑有内脏破裂或进行性内出血的伤员，应作剖腹探查术，探查时要做全面、系统的检查，防止遗漏。酌情进行输血输液、全身应用抗生素、胃肠减压和腹腔引流等治疗措施。

3. 核武器伤（nuclear weapon injury） 核武器爆炸造成的损伤称为核武器伤。核武器爆炸时产生光（热）辐射、冲击波、早期核辐射三种瞬时杀伤因素，随后还产生放射性沾染。核武器伤大多为复合伤。治疗上需注意：尽早覆盖创面以减少污染；如有放射性沾染应作洗消处理；根据伤情需要给予镇痛剂、抗休克治疗；将伤员尽快后送至后续医疗机构。

4. 化学武器伤（chemical weapon injury） 战争中使用毒物杀伤对方有生力量、破坏敌方军事行动的有毒物质称化学战剂（chemical warfare agent）或简称毒（战）剂，由此类武器造成的人员损伤称为化学武器伤。化学战剂的种类很多，按临床和毒理作用可分为：①神经性毒剂（nerve agent），如塔

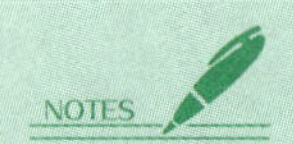

崩(tabun)、沙林(sarin)、梭曼(soman)、维埃克斯(VX)等,主要损害神经系统;②糜烂性毒剂(blister agent),如芥子气(mustard gas)和路易剂(Lewisite),主要损害皮肤、眼和呼吸道;③全身中毒性毒剂(systemic agent),如氢氰酸和氯化氰,主要损害呼吸系统;④窒息性毒剂(asphyxiant agent),如光气,主要损害呼吸系统;⑤失能性毒剂(incapacitating agent),如毕兹(BZ),主要损害中枢神经系统;⑥刺激剂(irritant),如苯氯乙酮、亚当剂等,主要刺激眼和上呼吸道。化学武器的致伤特点是:毒性强,中毒途径多,持续时间长,杀伤范围广。应对化学武器最好的方法是充分利用防护器材进行防护,染毒后尽快作毒剂消除和洗消,并有针对性进行抢救和治疗。

5. 战伤复合伤(war combined injury)　战伤中,凡两种或两种以上性质不同的杀伤因素(如放射线、热辐射、冲击波、化学战剂等)同时或相继作用于同一人体所造成的损伤称为战伤复合伤。

(1)核爆炸复合伤(combined injuries from nuclear explosion):分为放射性复合伤和非放射性复合伤两类,命名时按先重后轻的原则,如放烧冲复合伤,表示此种复合伤中放射损伤最重,烧伤其次,冲击伤最轻。放射性复合伤的特点是死亡率增高(超过各单项伤的死亡率之和)、造血组织破坏和感染加重,病程发展快而重。战伤复合伤的治疗原则是:对单一伤的有效救治措施,同样也适用于复合伤,但要考虑到复合伤伤情,特别是互相加重效应的特点,重点解决主要损伤,兼顾次要损伤。

(2)毒剂复合伤(chemico-combined injury):创伤合并有毒(战)剂伤害称为毒剂复合伤。毒剂中毒合并创伤时,两种致伤因素相互加重,使机体抵抗力下降,不仅较少量毒剂可引起较重的中毒,而且中毒严重时,可影响整个机体和创伤过程,其总的特点是容易发生休克(中毒性或创伤性休克);创伤部位容易出血及再生修复过程延缓,伤口愈合慢;容易继发感染(局部或全身性)和各种并发症(如骨折不易愈合或畸形)等。中等剂量以上的毒剂中毒时,易引起伤口出血、感染和组织坏死,软组织愈合缓慢,骨折愈合延缓或畸形;严重创伤可使毒剂的致死剂量减至无创伤时的1/15~1/10。伤口染毒时,毒剂可迅速经伤口吸收。如吸收剂量大,则伤情发展迅速。若急救不及时易引起严重全身中毒甚至死亡。这种复合伤的病情变化快而严重。有时创伤虽不重,但可在短时间内危及伤员生命。战时如发生毒剂复合伤,伤员数量可能较多。对中毒者,要强调自救、互救。使用制式防毒面具或就便防护器材,迅速撤离染毒区。如发现眼睛、皮肤或服装染毒时,应尽快消毒。对伤口及周围皮肤上的毒剂液滴,可用纱布等敷料蘸吸,然后包扎后送。对有全身中毒症状者,除采取各种对症性措施外,特别要注意保持呼吸道通畅,保护心肺功能。对路易剂和窒息性毒剂中毒的伤员,要积极防治肺水肿,如给予氨茶碱、甘露醇、高渗葡萄糖溶液等。心功能减弱者可给予毒毛旋花子苷K等强心剂,以增加心肌收缩力。大面积芥子气烧伤时要早期补充足量液体,输注全血。

(蒋建新)

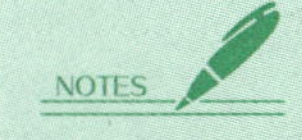

扫码获取
数字内容

第十五章 烧伤和冷伤

第一节 热力烧伤

烧伤(burn)是临床上较常见的一种特殊类型创伤。狭义的烧伤指热力烧伤(thermal burn),即由热物体如火焰、热液(如水、汤、油、金属等)、高温气体(如蒸气等)、热固体等通过热能传导与转移,造成机体组织损伤,以及由此引发的系列生理与病理反应。人们常将火焰等所致的损伤称为烧伤,而将热液、蒸气、热固体等所致的烧伤称为烫伤,因二者病理生理特点与临床过程完全相同,故临床上统称为烧伤。除此之外,电能、化学物质、放射性物质等也可引起与热力烧伤相似的病理改变和临床过程,分别称为电烧伤(electric burn)、化学烧伤(chemical burn)、放射性烧伤(radiation burn)等。热力烧伤约占 90%,电烧伤和化学烧伤均占 5% 左右。严重烧伤不仅引起皮肤等表层组织损伤,还引发机体一系列生理性及病理性变化,造成内脏等多系统损害。

一、烧伤的临床表现与诊断

烧伤的临床表现可分为两个方面。一是烧伤部位局部表现,由于皮肤等局部组织被烧伤损害而造成的皮肤机械屏障等功能的破坏,以及由此引发的局部病理生理反应,如红肿、水疱、疼痛、成痂、坏死等。二是全身性表现,严重烧伤病人往往有不同程度的全身性反应,如在烧伤早期表现为有效循环容量不足;在烧伤后期由于全身性感染、代谢紊乱等而造成的相应全身性表现等。烧伤诊断至少包括五个方面的要素,即烧伤面积、烧伤深度、烧伤部位、合并伤/复合伤与并发症、病人既往病史等基本情况,其中最重要的要素是烧伤面积、烧伤深度等。

(一) 烧伤面积的估算

烧伤面积是烧伤诊断的第一要素。直到目前,临床上仍主要靠肉眼较粗略地估算烧伤皮肤区域占全身总体表面积(total body surface area,TBSA)的百分数来表示烧伤面积。虽然人们尝试将 3D 照相、扫描成像等技术应用于人体烧伤面积的精确计算,但由于实效性不足等,使其至今仍未能在临床上广泛应用。

国内外有很多种方法估算烧伤面积,国内常用的估算方法有中国九分法(Chinese rule of nine)和手掌法等,而对于一些更小面积的烧伤创面可直接用实际烧伤绝对面积表示。

1. 中国九分法 由第三军医大学(现陆军军医大学)在 20 世纪 60 年代初,通过总结中国健康人体不同部位占全身总体表面积的百分比而形成。其将成人不同部位体表面积划分为若干个 9% 的等份,即头颈部占 1 个 9%,双上肢占 2 个 9%,前后躯干和会阴占 3 个 9%,双下肢和臀部占 5 个 9% 加 1%,一共为 100%。与成人相比,小儿主要表现为头部占比相对较大,而双下肢与臀部占比相对较小,故小儿头颈部面积按[9+(12−年龄)]% 估算,双下肢面积按[9×5+1−(12−年龄)]% 估算。人体不同部位具体占比详见表 15-1 与图 15-1~图 15-3。

2. 手掌法 成人或儿童五指并拢时一个掌面的面积约为自身总体表面积的 1%,故应用病人自己掌面估算烧伤面积的方法称为手掌法。一整只手包含掌面、掌背与指缝的全部面积为 2.5%,两只手总面积为 5%(图 15-4)。

表 15-1 人体体表面积中国九分法

部位			占成人体表面积/%	占儿童体表面积/%
头颈	发部	3	9×1(9%)	9+(12-年龄)
	面部	3		
	颈部	3		
双上肢	双上臂	7	9×2(18%)	9×2
	双前臂	6		
	双手	5		
躯干	躯干前	13	9×3(27%)	9×3
	躯干后	13		
	会阴	1		
双下肢	双臀	5(6,女性)	9×5+1(46%)	9×5+1-(12-年龄)
	双大腿	21		
	双小腿	13		
	双足	7(6,女性)		

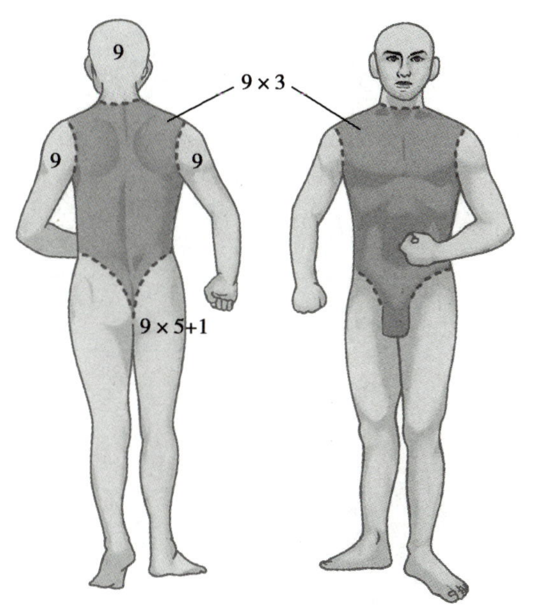

图 15-1 中国体表面积九分法(成人)

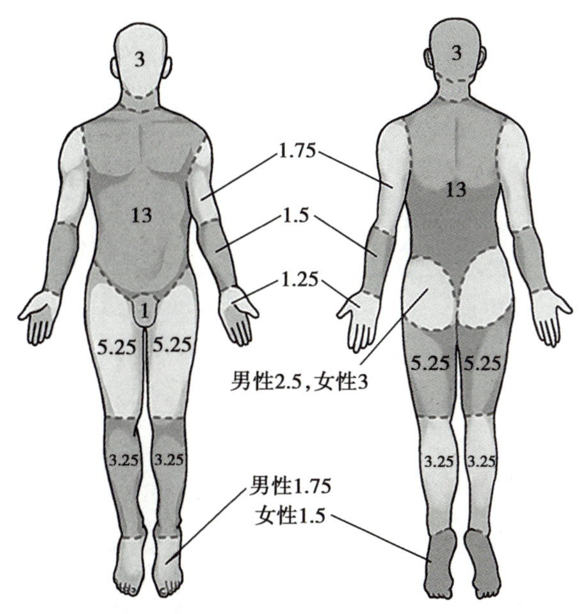

图 15-2 成人身体各部位体表面积占比(%)

(二)烧伤深度

烧伤深度直接影响烧伤的病程,并与受伤部位残疾程度密切相关。直到目前,临床上仍主要靠肉眼判断烧伤深度。虽然有一些如红外血流成像、超声等仪器设备探索应用于烧伤深度的精准诊断,但因其实用性不足等原因仍未能在临床广泛应用。当前国内外烧伤学界仍主要采用三度四分法诊断烧伤深度,即Ⅰ度烧伤、浅Ⅱ度烧伤、深Ⅱ度烧伤、Ⅲ度烧伤(表 15-2,图 15-5)。

1. Ⅰ度烧伤(first degree burn) 为皮肤表皮角质层、透明层、颗粒层、棘层受损,局部主要表现红肿,故又称红斑性烧伤。有明显疼痛和烧灼感,皮温稍增高,3~5 天后局部由红转为淡褐色,表皮皱缩脱落愈合。可有短时间的色素沉着,不留瘢痕。Ⅰ度烧伤损伤轻,对机体影响小,故一般不将Ⅰ度烧伤计入烧伤总面积。

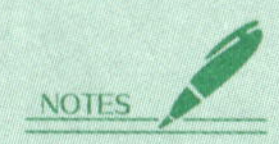

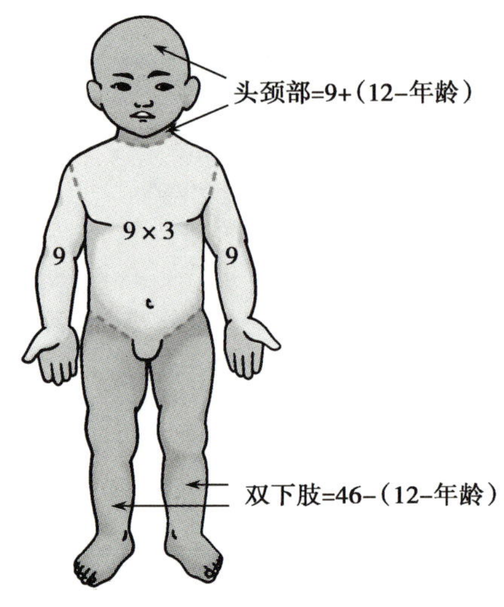

图 15-3 小儿体表面积的估算

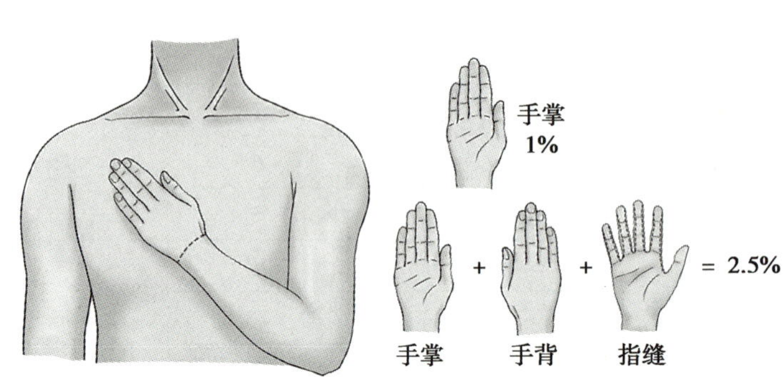

图 15-4 手掌法

表 15-2 烧伤深度分类

烧伤深度	伤及皮肤层次	临床表现	预后
Ⅰ度	伤至表皮浅层，生发层健在	局部发红，烧灼感，皮肤温度增高	3天左右脱屑愈合，不留永久痕迹
浅Ⅱ度	伤至表皮生发层、真皮乳头层	红肿明显，疼痛剧烈，可形成大水疱，基底红润	10天至2周愈合，不留瘢痕，但常留下色素沉着
深Ⅱ度	伤至真皮深层，即网状层	痛觉较迟钝，亦有水疱形成，基底红白相间	主要依靠皮肤附件上皮组织修复，如无感染，3~4周左右愈合，通常留有瘢痕
Ⅲ度	伤至全层皮肤，甚至伤及皮下组织	创面苍白、焦黄甚至炭化，痛觉消失，常见树枝状栓塞血管网	需手术植皮修复

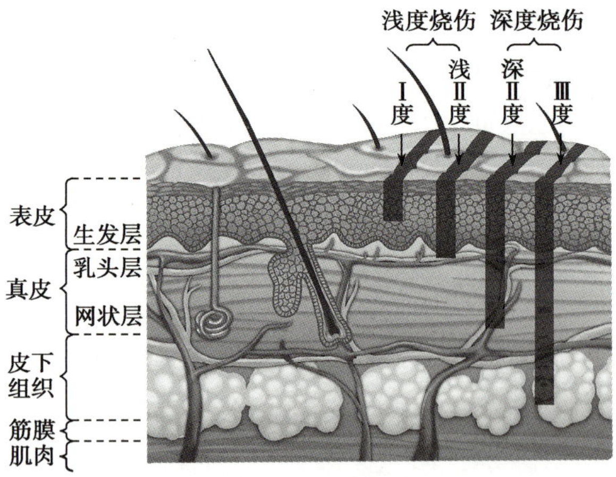

图 15-5 皮肤结构及烧伤深度示意图

2. **Ⅱ度烧伤**（second degree burn，partial thickness burn） 损伤局部往往出现大小不一的水疱，故又称水疱性烧伤。根据烧伤损及皮肤的深浅不同而分为浅Ⅱ度烧伤与深Ⅱ度烧伤。

（1）浅Ⅱ度烧伤（superficial partial thickness burn）：烧伤深度累及真皮浅层，但部分生发层仍健在。主要表现为受伤部位局部红肿，可有大小不一水疱，水疱内含黄色等血浆样液体或因蛋白凝固呈胶冻状。去除水疱腐皮后，可见创面潮红、脉络状或颗粒状扩张充血的毛细血管网，在伤后1~2天表现更为明显。创基质地较软，温度较高，痛觉敏感、疼痛剧烈。若无感染等并发症，约在伤后2周愈

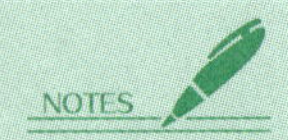

合。愈合后短期内可有色素沉着，一般不遗留瘢痕，功能良好。

（2）深Ⅱ度烧伤（deep partial thickness burn）：烧伤损及真皮乳头层以下，但仍残留部分网状层。烧伤局部表现为肿胀，或有较小的水疱。去除腐皮后，创面微湿、微红或红白相间，触之较韧，感觉迟钝，温度较低，拔毛有疼痛感。如见到真皮血管丛淤血或栓塞，提示为较深的深Ⅱ度烧伤。因各部位真皮厚度不一，深Ⅱ度烧伤的临床变异较多，浅的接近浅Ⅱ度，深的临界Ⅲ度。由于残存真皮内有毛囊、汗腺等皮肤附件，故仍可通过再上皮化愈合。如创面无感染、受压等，一般可在3~4周左右自行愈合。因深Ⅱ度创面在上皮化之前会有较丰富肉芽组织形成，故愈合后往往遗留较明显的瘢痕，且由于瘢痕收缩/挛缩等易引起局部功能障碍。另外，愈合后的上皮多脆弱，缺乏韧性和弹性，摩擦后易出现水疱、破损，成为发生残余创面的原因之一。

3. Ⅲ度烧伤（third degree burn，full thickness burn）　又称全层烧伤，烧伤损及全层皮肤，甚至可深达肌肉、骨骼、内脏器官等。皮肤坏死、脱水后形成焦痂（eschar），故又称为焦痂性烧伤。创面通常呈蜡白或焦黄，甚至炭化。质硬如皮革，干燥、无渗液，因无血运而表现为温度较低，针刺和拔毛无痛觉。因真皮下血管丛发生栓塞而可见粗大栓塞的树枝状血管网。Ⅲ度烧伤后由于皮肤及其附件全部损坏，一般需手术切痂、皮肤移植才能愈合。未手术者在3~4周后焦痂脱落形成肉芽创面，创面面积较小者（如创面直径小于3cm），可经创周健康上皮细胞或其他来源的干细胞经迁移、增殖、上皮化而愈合。

4. 混合度烧伤（mixed thickness burn）　有学者将介于深Ⅱ度与Ⅲ度之间的烧伤称为混合度烧伤。

5. 四度五分法　有学者提出应用四度五分法即Ⅰ度烧伤、浅Ⅱ度烧伤、深Ⅱ度烧伤、Ⅲ度烧伤及Ⅳ度烧伤诊断烧伤深度。与三度四分法的不同之处在于将损及深筋膜以下组织，如肌肉、骨骼、内脏等的烧伤，称为Ⅳ度烧伤（forth degree burn）。

（三）吸入性损伤

吸入性损伤（inhalation injury）是火焰、热气体与粉尘等烧伤时最常见的合并伤之一，吸入性损伤曾是烧伤早期最主要的死亡原因之一。在较密闭的室内环境事故现场中，病人常常因惊恐慌乱大声呼救导致短时间内吸入大量灼热空气、一氧化碳、含有毒物质的烟尘等，轻者造成呼吸道不同程度的损害，重者则短时间内中毒、窒息身亡。吸入性损伤早期因通气或气体交换障碍而引起缺氧，加重病情，如不加关注和正确处理，会造成严重后果，甚至窒息死亡等。

（四）烧伤严重程度

烧伤严重程度同样包括烧伤面积、烧伤深度、烧伤部位、合并伤/复合伤与并发症、既往病史等五个方面基本情况。有学者将烧伤面积与烧伤深度综合计算称为烧伤指数（burn index）。烧伤指数至少有两种以上的计算方法，即Ⅲ度烧伤面积+Ⅱ度烧伤面积/2，或Ⅲ度烧伤面积+2/3×深Ⅱ度烧伤面积+1/3×浅Ⅱ度烧伤面积。除烧伤面积与烧伤深度外，有学者将病人性别、年龄、合并吸入性损伤及其程度等进行赋值，称为简明烧伤严重指数（abbreviated burns severity index，ABSI），用来表示烧伤严重程度。

二、烧伤的临床分期及病理生理特点

严重烧伤后还由于应激、炎症反应等原因引起不同程度的全身性病理生理性改变。根据烧伤后病理生理演变特点，一般将烧伤的临床发展过程分为四期，即体液渗出期、急性感染期、创面修复期与康复期，但这四个时期并无明确的时间界线，且不同时期之间常常相互交错、重叠。

（一）体液渗出期

烧伤致皮肤屏障及血管受损，伤后即出现血管渗漏，表现为局部肿胀。当烧伤面积较大（一般指Ⅱ、Ⅲ度烧伤面积成人在10%~15%、小儿在5%以上者）时，除创面局部有体液渗出外，由于应激与炎症反应等致全身血管通透性增加，造成远离创面的其他部位甚至脏器都可发生血液小分子成分漏出到血管外。体液渗出在伤后2~3小时最为急剧，6~8小时达高峰，一般持续24~48小时，严重烧伤时，

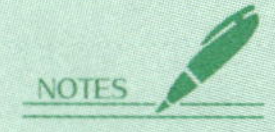

体液渗出持续时间更长。烧伤后由于血液成分漏/渗出到血管外，使机体有效循环容量急剧下降与不足，造成细胞、组织、器官缺血缺氧性损害，类似于低血容量性休克的发生发展，故此期又称烧伤休克期。严重烧伤伤员在本期最主要治疗策略是液体复苏，以维持伤员机体充足的血容量，预防休克发生。休克期能否平稳度过，对烧伤整个病程的发展和转归有着至关重要的影响。

（二）急性感染期

血管通透性逐渐恢复后，在渗出期后阶段或结束后机体就进入重吸收期，渗出期漏出到血管外的部分小分子物质重吸收到血液循环，一般可持续到烧伤后 3~7 天。由于烧伤后皮肤机械屏障破坏，周围环境或皮肤残存的微生物可直接侵入体内，同时由于坏死变性组织是微生物良好的培养基，所以容易发生急性感染。严重烧伤后机体经应激、休克等打击，免疫功能下降，更容易造成感染的发生。一般认为 7~14 天是严重烧伤早期感染的高发期。本期的主要治疗策略是加强创面治疗、感染防护与治疗。

（三）创面修复期

创面修复（wound healing）启动于伤后即刻，一直持续到创面完全封闭、愈合。创面深度、局部微环境、全身情况等因素决定了创面修复期的长短与效果。无严重感染的浅Ⅱ度和部分深Ⅱ度烧伤创面多能自行愈合，但Ⅲ度烧伤、发生严重感染或受压等的深Ⅱ度烧伤创面，往往需创面床准备、自体皮肤移植等才能修复。

（四）康复期

烧伤康复越来越受到人们的重视。小面积、浅度烧伤能在短时间内完全康复，重返社会。严重烧伤病人常需较长时间卧床、住院及多次手术等治疗，更需必要的康复治疗。现代烧伤医学要求严重烧伤后即应开始烧伤康复治疗，并持续于病人整个余生。深度烧伤创面愈合后往往遗留不同程度的瘢痕，不仅影响外观，还会影响伤处功能与病人心理，往往需要必要的康复治疗，包括手术重建、物理与作业治疗、光电治疗、心理治疗等。

三、现场急救、转运与入院后初期处理

（一）现场急救

1. 迅速脱离热源 当火焰烧伤时应尽快脱离火场，脱去燃烧衣物，或就地翻滚、用水浇淋或跳入水池灭火。救护者可就近用非易燃厚实物品如棉被、毛毯等覆盖，隔绝空气灭火。着火时，忌慌乱奔跑和呼喊，以避免风助火势及头面部烧伤或吸入性损伤的发生。热液浸渍衣裤，宜迅速用冷水冲淋后剪开取下，避免强力剥脱造成撕脱水疱皮等组织再损伤。

2. 伤员初步评估及院前处理 伤员救出火场后，应及时检查有无心跳、呼吸停止及大出血、窒息、开放性气胸、严重中毒等危及生命的情况。初步估计烧伤面积和深度，判断烧伤伤情。确保呼吸道通畅，对大出血、开放性气胸、骨折等应快速施行急救处理和镇痛治疗。如烧伤面积较大，应在最短时间内建立输液通道，及时补液治疗，现场不具备输液条件者，可口服含盐饮料，预防单纯大量饮水发生水中毒。

3. 冷疗（cooling therapy） 及时冷疗是烧伤后即刻最为有效的救护措施，能防止热力继续作用于创面使其加深，并可减轻疼痛、减少渗出和水肿，越早使用效果越好。方法是将创面用洁净的冷水、自来水等冲洗或浸泡，或用冷水浸湿的毛巾、纱垫等敷于创面。冷疗一般需持续至伤处不再剧痛为止，多需 0.5~1 小时，甚至更久。

（二）转运

现场急救后，应及时送医。送医前应用敷料或清洁衣服、被单等包扎创面，防止污染及搬运过程中造成组织再损伤。严重烧伤送医时应保证呼吸道通畅，必要时应尽早行气管（切开）插管，同时注重烧伤休克的防治。烧伤面积较大的伤员，应尽早送到有烧伤专科的医院救治，途中应积极行抗休克治疗。

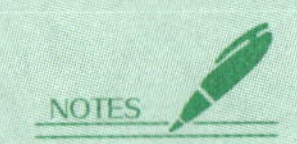

(三)入院后初期处理

1. 轻度烧伤的初期处理

(1)一般处理:安抚伤员情绪,仔细评估、精确诊断烧伤病情。肌内注射破伤风抗毒素,疼痛较明显者,给予镇静镇痛治疗。口服或静脉补液。

(2)创面初期处理:剃净创面及其附近毛发,擦净周围健康皮肤,用灭菌水或消毒液(如 0.5%~1% 聚维酮碘等)清洁、消毒创面,用纱布或镊子轻轻去除污垢或异物。创面完整水疱抽液后予以保留水疱皮,已污秽、沾染的水疱皮应清除。创面清洁消毒后,除明确的Ⅲ度或不易包扎的烧伤创面外,在烧伤早期均宜行包扎(dressing)治疗,以防止创面进一步加深。会阴部等不易包扎部位创面宜用半暴露或暴露(exposure)治疗,Ⅲ度创面涂擦碘酊后行暴露治疗。

2. 中、重度烧伤的初期处理

(1)一般处理:了解伤员一般情况、受伤史与既往疾病史;监测体温、血压、脉搏、呼吸、心率等生命体征;进行简单创面清理后准确评估记录烧伤部位、面积、深度,检查有无中毒或吸入性损伤、复合伤等。保证呼吸道通畅,必要时行气管插管(切开),有缺氧情况者予以吸氧或辅助呼吸;迅速建立静脉通道,必要时行动脉或/和中心静脉置管、脉搏指示连续心输出量监测(PICCO)等以监测血容量;破伤风抗毒素、镇痛、镇静等治疗;行血气分析、血常规、电解质、肝功能、尿素氮、肌酐、血型及艾滋病、丙型肝炎、梅毒等检查;留置导尿管,注意有无血红蛋白尿、肌红蛋白尿或血尿;必要时行电子纤维支气管镜、CT 等检查。

(2)进一步治疗:根据Ⅱ、Ⅲ度烧伤面积和体重拟定抗休克补液计划等。全身应激反应是严重烧伤后最重要的致病机制之一,直接影响甚至决定着严重烧伤病程的发生、发展、并发症、结局与预后等。全身应激反应的防治是严重烧伤早期治疗的重要环节,严重烧伤后全身应激反应的防治包括阻断神经内分泌应激通路、防治氧化应激、镇痛镇静、防治失控性炎症反应等,以达到防止全身应激反应发生或降低全身应激反应程度等目的。

(3)根据创面情况采取包扎、半暴露或暴露疗法,创面选用预防感染、促进创面修复等外用药物。对环形、缩窄性焦痂或痂下张力较高者,应及时行焦痂切开减张术(escharotomy)。病情趋于平稳后,尽早进行创面切(磨、削)痂手术或其他处理。

四、烧伤休克的防治

严重烧伤后血管通透性增加,血管内小分子物质漏出到血管外,致机体有效循环血量减少,机体组织器官灌注不足,类似于失液性休克的发生发展,故称为烧伤休克。烧伤休克的发生与否及其严重程度与烧伤严重程度密切相关,烧伤面积越大、深度越深者,越易发生休克,且休克程度越重。休克期渡过不平稳者常与延迟补液、补液不足或不规范、长途转运等有关。防治烧伤休克是严重烧伤早期最重要的治疗措施之一,如果血容量得不到及时有效恢复,将造成组织缺血缺氧性损害加重,创面加深,器官功能受损、免疫功能下降等,从而影响伤员病程发展与预后。

1. 烧伤休克的临床表现与诊断 烧伤休克的临床表现与其他低血容量休克相同,包括神志改变、心率增快、血压下降、尿量减少、血液浓缩、乳酸浓度增高等。

2. 烧伤休克的防治 液体复苏(fluid resuscitation)是防治烧伤休克的最主要措施。严重烧伤后由于浅静脉受损或回流不畅,多采用锁骨下静脉、颈内静脉或股静脉等深静脉置管输液,以保证快速、有效的液体复苏,其他辅助治疗措施包括镇痛、镇静、保暖等。

(1)常规抗休克补液方案:国内外有许多烧伤休克液体复苏方案,国内最常应用的是第三军医大学方案,国外最常用的是 Parkland 方案。第三军医大学方案公式如下:①成人烧伤抗休克补液:成人烧伤后第一个 24 小时,失液量按每 1% 的Ⅱ度、Ⅲ度烧伤面积,每千克体重补充胶体和电解质 1.5ml(其中胶体 0.5ml,电解质 1ml)计算,基础水分量按 2 000ml(5% 葡萄糖溶液)计算;伤后 8 小时内补入计算失液量的一半,后 16 小时补入另一半。伤后第二个 24 小时胶体和电解质均补充第一个 24 小时

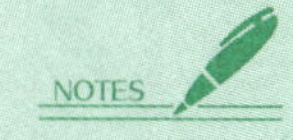

实际输液量的一半，基础水分不变。②小儿烧伤抗休克补液：由于不同年龄阶段小儿个体发育的特殊性，在小儿烧伤抗休克期补液时通常将小儿已满2岁与否分为两段，各年龄段烧伤后第一个24小时内与第二个24小时内的具体抗休克补液公式详见表15-3。伤后第一个24小时内的前8小时补入计算失液量的一半，后16小时补入计算失液量的另一半，基础量应在所有补液时间段内均匀输入。

表15-3 小儿烧伤抗休克补液方案

补液种类	第一个24小时补液总量		第二个24小时补液总量	
	<2岁	≥2岁	<2岁	≥2岁
失液量（胶体与电解质溶液量，1∶1）	Ⅱ、Ⅲ度烧伤面积%×体重kg×2ml	Ⅱ、Ⅲ度烧伤面积%×体重kg×1.75ml	第一个24小时补入量的一半	
基础量	5%葡萄糖溶液：体重的第一个10kg，100ml/kg；第二个10kg，50ml/kg；20kg以后，20ml/kg［其中包含0.1g/（kg·d）的氯化钠］			

（2）烧伤抗休克的注意事项：防治烧伤休克的液体复苏中，所有公式得到的都仅仅是估算量，实际补液过程中应根据病人临床表现与补液后变化及时调整电解质与胶体的量与比例。抗休克补液种类中的电解质液一般选用乳酸林格液、醋酸盐平衡液等平衡盐溶液，也可用将等渗盐水（0.9%氯化钠溶液）和1.25%的等渗碳酸氢钠溶液按2∶1体积比配制而成的碳酸氢盐平衡液；胶体一般选用新鲜冰冻血浆。抗休克观察指标中应特别关注尿量情况，一般要求成人尿量维持在0.5~1.0ml/（kg·h），小儿尿量维持在1.0~1.5ml/（kg·h）。每1~2小时应综合判断抗休克效果，根据判定结果，一般可在原输液速度基础上按10%~20%的幅度进行调整，补液速度过慢或过快都会加重休克与组织损害程度。

五、烧伤创面治疗

（一）清创

轻、中度烧伤越早处理越好，重度以上烧伤须在有效液体复苏后进行，同时应酌情镇痛或麻醉。体毛浓密者应剃除创缘周围毛发，头面部有创面者应剃尽头发。如水疱污染严重，需清洗创缘周围皮肤，去除创面污物和腐皮后，用0.5%~1%聚维酮碘等擦拭消毒，再抽去大水疱液，保留干净水疱皮。浅度烧伤创面早期一般采用包扎治疗，Ⅲ度创面可行暴露治疗。

（二）浅度烧伤创面的治疗

一般认为，浅度烧伤创面是指如无感染、受压而可自行愈合的创面，具体包括Ⅰ度创面、浅Ⅱ度创面、深Ⅱ度创面及部分混合度创面等。Ⅰ度烧伤创面治疗主要是镇痛和防止再损伤，包括烧伤初期及时行冷疗，后期保持创面洁净、干燥。浅Ⅱ度与深Ⅱ度烧伤创面除镇痛外，还应维持创面最佳微环境、防止感染、促进创面愈合等。一般要求烧伤早期经冷疗后行包扎治疗，不易行包扎治疗部位，可行半暴露或暴露治疗。如有感染，应及时清洁、清创，局部应用外用抗感染药物，全身使用抗生素以控制感染。在创面治疗中，应强调受伤部位的功能康复。

1. 包扎疗法 是临床治疗烧伤创面最主要的方法。在创面清洁、清创、消毒后，将单层灭菌医用纱布/油纱/不粘纱布，或含有外用抗菌/促进创面修复等药物，或其他生物、人工敷料平整覆盖于创面，外加脱脂纱布/垫多层（厚度约2~3cm），均匀加压包扎。包扎范围宜超出创缘3~5cm。包扎敷料一般每1~2天更换一次，如渗出较多，应及时更换。

2. 暴露疗法 主要应用于Ⅲ度烧伤创面的手术前治疗，即将烧伤创面清洁、消毒后涂擦碘酊或收敛性较强的中草药制剂等，暴露于干燥空气中，使创面的渗液及坏死组织干燥成痂，以暂时保护创面。碘酊一般一天涂擦两次，通常在48小时后形成干痂。应勤翻身防止创面长期受压，有痂下感染时，需及时去除感染病灶。

3. 半暴露疗法 在创面清洁、清创、消毒后，仅用含有外用抗菌、促进创面修复等药物的单层纱

布/油纱/不粘纱布，或其他生物、人工敷料平整覆盖于创面，其外不加其他任何敷料。

（三）深度烧伤创面的治疗

深度烧伤创面往往指不能自行愈合的创面，包括偏深的深Ⅱ度创面、Ⅲ度创面等。深Ⅱ度创面一般均应早期行包扎治疗，防止创面加深并有利于创面自行愈合，3~5天后可行包扎、半暴露或暴露治疗。Ⅲ度创面早期可直接用碘酊涂擦后暴露治疗。

对于面积小于10%~30%的深度烧伤，血流动力学等全身情况稳定者，应争取尽早行一次性切（削）痂手术去除坏死变性组织，及时进行自体皮肤移植；烧伤面积介于50%~80%的大面积烧伤病人，如全身情况允许，可在休克期或平稳渡过休克期后行大面积切（削）痂手术；烧伤面积大于80%的特大面积烧伤病人，须待其平稳渡过休克期、血动力学稳定后，尽早行大面积切（削）痂手术。大面积切（削）痂后可根据手术创面、自体皮源等情况安排一期或二期行大张状、邮票状、网状、MEEK微型、微粒等植皮手术修复创面。

1. 磨痂术（eschar grinding） 在烧伤早期，创面消毒后用磨痂工具逐层精确磨削去除创面坏死变性组织，尽可能保留伤处健康甚至间生态组织。磨痂后应用含有外用保湿抗菌、促进创面修复等药物的单层纱布/油纱/不粘纱布，或其他生物、人工敷料平整覆盖于创面后，再用棉纱等包扎。

2. 削痂术（tangential excision of eschar） 是在烧伤早期应用辊轴取皮刀等削除深Ⅱ度烧伤创面坏死变性组织，直至健康或近乎健康组织层面。对削痂后健康组织层面的辨认方法是：在应用止血带时，健康真皮为乳白或瓷白色、致密，有光泽、血管无栓塞，放松止血带后出血活跃，密布针尖样出血点。削痂创面渗血较多，应彻底止血。若削痂术后创基组织良好，可立即行一期自体皮肤移植修复创面。

3. 切痂术（escharectomy） 是应用手术刀将Ⅲ度等深度烧伤创面的全部坏死变性组织，可包括全层皮肤及坏死变性的皮下组织甚至肌肉等彻底去除。完全去除坏死组织、止血后，根据创基、自体皮源等情况决定是否立即通过一期移植自体大张皮、网状皮、Meek微型皮、微粒皮等修复创面，或应用异体（异种）皮及其他生物敷料、人工材料等一期覆盖创面，待创面床准备完成后再行二期自体皮肤移植修复创面。

4. 药物或酶学溶痂 通过将蛋白消化酶如蛋白酶、胶原酶等，或中草药如水火烫伤膏、化腐生机散等应用于烧伤创面，以精准去除烧伤创面坏死变性组织，最大限度保留健康组织。

5. 自然脱痂 主要适用于不愿或不能手术的小面积或特殊部位的深度烧伤创面的治疗。通过保持创面湿润、潮湿等，使创面逐渐自然溶痂、剥脱、分离，一般需3~4周以上。脱痂后未愈合创面逐渐长出新鲜肉芽组织，应尽早移植自体皮肤进行创面修复。

（四）皮肤移植

皮肤移植是深度烧伤创面治疗的主要手段，临床上根据烧伤创面清创后情况、供皮区来源等来选择不同类型的皮肤移植方法。皮肤移植按移植皮肤来源分为自体、异体及异种皮肤移植。多数深度烧伤创面均需采用自体皮肤移植才能修复，异体、异种皮肤由于具有较强的抗原性，通常仅作为生物敷料覆盖创面，为创面愈合或创面床准备提供更佳的微环境。按移植皮片形状与大小，皮肤移植分为整（大）张皮、邮票皮、网状皮、Meek微型皮、微粒皮等。单个移植皮片面积越小，同样面积的皮源就能覆盖修复更大的烧伤创面。按切取皮片厚度可分为刃厚皮片、中厚皮片及全厚皮片移植。刃厚皮片主要用于封闭创面，中厚皮片与全厚皮片更注重于功能与外观修复。按移植手术时移植皮肤与机体间有无血供分为游离皮片移植和皮瓣移植，皮瓣主要应用于各种原因造成的深度烧伤创面清创后，肌腱、骨骼、大血管与神经等深部组织暴露时创面的修复，又根据其是否带血管蒂分为带蒂皮瓣与游离皮瓣。

1. 皮片切取 用电/气动取皮机、滚轴刀、鼓式取皮机、手术刀等可以切取不同厚度的游离皮片，根据需要制作成大张皮、小片皮、网状皮、Meek皮、微粒皮等。供皮区应满足隐蔽、损伤小等要求。头皮因较厚、干细胞多、修复快、可反复切取、愈合后对毛发生长与外观无影响等而常用作刃厚皮的供皮区，每隔7天左右即可再次取皮，反复多次取皮后一般不影响毛发生长、不留瘢痕。

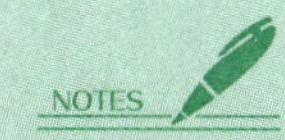

2. 大张中厚自体皮移植 多用于手、颜面部以及关节、功能部位深度烧伤创面的修复。用鼓式或电/气动取皮机等切取中厚自体皮，覆盖于彻底清创后创面，皮片边缘通过缝合、皮钉固定。缝合时，应使皮片保持一定张力，使之紧贴创面后加压包扎，一般7天左右更换包扎敷料。愈合后瘢痕较少，有弹性，功能和外观均较好。

3. 网状皮移植（mesh grafting） 将切取的大张刃厚/中厚自体皮，用网状切皮机或尖刀切出均匀、错位的密集孔洞，拉开皮片形成网状（面积可增大1.5~3倍）后移植于创面。其优点是：①可通过较少的供皮区修复较大的创面；②引流好，有利于皮片成活；③与小片自体皮不同，网状皮仍有一定连续性，其网络可分割瘢痕，挛缩相对较轻。

4. 小片或邮票状皮移植 使用剪刀或压皮机将刃厚皮片制成边长为0.3~1.5cm大小邮票状的方形皮片后移植于创面，根据皮源与创面情况调整皮片大小及移植间距，间距一般为0.5~1.0cm。此法修复创面后，瘢痕相对较多，不适用于颜面、功能和关节部位。

5. 微粒皮移植（microskin grafting） 将自体刃厚皮片用剪刀或碎皮机制成直径0.6mm以下的微粒皮浆，均匀涂布于异体（种）皮真皮面，再移植于切削痂创面。异体（种）皮为创面提供更佳的微环境，以利于其下的自体微粒皮存活、生长、扩展以修复大面积烧伤创面。微粒皮移植时，供皮区：植皮区可达（1∶6）~（1∶10）或更大植皮范围，为解决自身皮源不足提供了一个极好的方法。

6. Meek微型皮片移植（Meek grafting） 将切取的刃厚皮片的真皮面贴敷于边长为4.2cm正方形软木盘载体上，用Meek微型切皮机将软木盘上的皮肤切割成196块微型皮片，再在皮片表皮面喷洒专用粘胶，通过粘贴将微型皮片由软木盘转移至聚酰胺双绉纱上，真皮面向外。纵横均匀用力牵拉绉纱，微型皮片便被等距离均匀分散于牵开后的聚酰胺双绉纱上，直接将皮片连同绉纱贴敷于受皮创面后再进行固定、包扎。该技术为自体皮源短缺情况下修复大面积深度烧伤创面提供了一种选择方案，半机械化操作，简便高效，扩充比例大（1∶4、1∶6、1∶9等），成活率高。

7. 大张异体（种）皮开洞嵌植自体皮 适用于大面积深度烧伤切（削）痂创面的治疗，一般可扩大自体皮面积约8~10倍。先将大张异（种）体皮均匀开洞，洞直径与间距约0.5cm，再移植于切、削痂的创面，通过缝合或皮钉固定、包扎。2~3天后于开洞处嵌植点状自体皮。异体（种）皮会逐渐溶解脱落，自体皮在其下自行扩展、融合修复创面。也有学者直接在开洞的异体（种）皮移植后立即嵌植自体皮。

8. 表皮细胞/表皮细胞膜片移植 通过酶消化等从取自病人自体的小片刃厚皮中分离出表皮细胞、表皮干细胞等，直接或通过体外培养扩增成为表皮细胞膜片后，移植于切（削）痂烧伤创面。

（五）创面感染的预防和处理

1. 预防 加强无菌管理，定时翻身，避免长时间受压。及时清洁，清创后局部使用抗感染药物（如1%磺胺嘧啶银霜剂、0.5%~1.0%聚维酮碘等）或敷料。已成痂创面，应保持其完整和干燥。

2. 尽快修复创面 及时清创，维持创面最佳愈合微环境，局部应用促进创面愈合药物。创面如不能得到及时修复，可先用异体（种）皮、人工材料等覆盖，待创面床准备完成后再行自体皮肤移植修复创面。

3. 创面有明确感染时，应尽早彻底清洁、清创、引流，局部使用抗感染药物或敷料。如果明确由于创面侵袭性感染引起全身感染时，情况许可时应及时进行手术清创，减少创面组织细菌与毒素的载荷及入血，从而有利于全身性感染的治疗。

4. 创面有真菌感染时，常表现为焦痂或半暴露纱布表面散在灰白、黑褐真菌集落或霉斑、坏死斑。严重毛霉菌、曲霉菌等感染致血管栓塞时，可见创面快速进行性加深，呈豆渣或奶酪样坏死，伴深部肌肉坏死及/或肢体远端坏死。一旦明确创面侵袭性真菌感染，特别是曲霉菌或毛霉菌感染，应迅速果断地彻底清除感染病灶，充分冲洗创面后局部应用抗真菌药物，必要时需进行全身抗真菌治疗。

六、烧伤全身性感染的防治

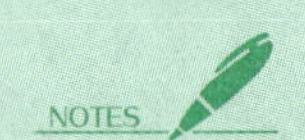

烧伤直接破坏了机体体表屏障功能，创面大量坏死组织成为微生物良好的培养基，同时由于应

激、炎症反应、代谢紊乱等导致机体免疫力下降，使烧伤病人极易并发感染。感染是烧伤病人最常见的并发症，是引起烧伤病人死亡的最主要原因，防治感染是烧伤救治过程中最重要任务之一。烧伤感染可分为局部感染、全身性感染、严重全身性感染与脓毒症、感染性休克等。有效预防、早期诊断、合理治疗是防治烧伤感染的关键。

(一) 有效预防

1. 及时消除和杜绝感染源 创面是最重要的感染源，应尽早切除焦痂并将其封闭和覆盖；积极防治休克、减轻肠道缺血缺氧损害，早期行肠道喂养，防止肠源性感染的发生；防治呼吸道、泌尿道等来源的感染；防治各种导管相关性感染。

2. 预防性使用抗生素 小面积浅度烧伤早期一般不需要预防性使用抗生素。大面积深度烧伤早期主张使用预防性高效广谱抗生素，但不应长时间连续使用。其他如在大面积溶痂时、围手术期等时段应考虑预防性全身使用抗生素。

3. 创面无菌管理 确保接触创面的敷料、被单、物品等均予以灭菌，工作人员接触创面前后应洗手或戴无菌手套，注意无菌操作和污物处理等。

4. 精心护理 勤翻身，使创面充分暴露，避免长期受压，保持焦痂和痂皮的干燥与完整；严格各种管道(气管套管、有创监测管道、导尿管等)的管理；详细记录出入量和热量，密切观察病情变化；注意心理护理，及时了解病人心理状态。

5. 其他 通过营养治疗维持合适的营养水平，必要时应用高效价免疫球蛋白等免疫制剂。重视内环境稳定的维护、内脏并发症的防治和对症治疗等。感染严重者，还可酌情采用连续性血液透析、血浆转换等清除毒素和炎症介质等有害物质。

(二) 早期诊断

密切观测生命体征、检视创面及创周情况，必要时行血常规、降钙素原(PCT)、胸部 X 线、内毒素、细胞因子、G 试验、GM 试验等检查，以及细菌与真菌等微生物分离鉴定、宏基因组检测及药敏试验，及时发现、确诊烧伤全身性感染。

(三) 合理使用抗生素

在致病菌不明确的情况下，根据菌群分布与流行规律、临床表现等经验性选用广谱高效抗生素。明确微生物种属后即选择敏感抗生素治疗。

(四) 及时清除感染病灶

一旦明确感染来源的具体创面或病灶，在全身情况许可情况下，抓住时机及时清除感染病灶，局部应用外用抗感染药物等。

(五) 其他治疗

在去除感染病灶、合理使用有针对性抗生素基础上，还应维持水电解质、酸碱平衡稳定，对症与支持治疗，纠正代谢紊乱及给予营养治疗，免疫治疗等。必要时可行连续肾代替疗法，以清除体内的细菌毒素和炎症介质。

七、烧伤的预防

正确的预防措施可以大幅降低烧伤发病率。通过流行病学研究，可以建立和完善地区、全国甚至全球性烧伤流行病学资料数据库，分析烧伤易发原因、时间、地点、人群、年龄、性别等流行病学特点，进而提出切实可行的预防策略与措施。

针对我国国情，目前烧伤的主要预防措施包括：①积极开展宣传教育，大力宣传烧伤对社会和家庭的危害、烧伤的可预防性，加强全民的灾害意识和防范教育；②在日常生活中加强对居民、儿童的防火教育，特别是进行火灾知识教育与逃生训练，以及对各种消防器材的熟练使用；③宣传各种烧伤时自救互救及伤后即刻冷疗等知识；④易发生烧伤的特殊工种、企业更应加强对职工的安全生产教育，并制订严格的消防管理制度；⑤充分发挥消防人员及烧伤医护人员在烧伤预防宣传、教育中的作用。

第二节 电烧伤和化学烧伤

一、电烧伤

广义的电烧伤包括电流烧伤与电弧烧伤，而电弧烧伤与火焰烧伤相似，故狭义的电烧伤（electric burn）指电流通过人体所引起的各种损伤，又称电击伤。电击伤的严重程度取决于电流强度和性质（直流或交流及频率）、电压、接触部位的阻抗、接触时间和电流通过人体路径等因素。

（一）临床表现

1. 全身性损伤 轻者有恶心、心悸、头晕和短暂意识丧失，恢复后多不遗留症状。重者可出现休克、心室颤动或呼吸、心搏骤停，不及时抢救可立即死亡。电休克恢复后，病人在短期内尚可遗留头晕、心悸、耳鸣、眼花、听觉或视力障碍等，但多能自行恢复。少数病人伤后可发生白内障，多见于电流通过头部者。

2. 局部表现 电击伤即电流通过人体直接引起的组织损伤，常可见“入口”和“出口”，通常入口损伤较重。有时由于肢体触电时，肌肉强烈收缩，在关节的屈面（肘窝、腋窝、腘窝、腹股沟等）形成短路，引起跳跃性多处电烧伤。皮肤烧伤面积多较小，呈椭圆形，一般限于与电源接触的部位和附近组织，但实际破坏较深较广，可达肌肉、骨骼或内脏。创面早期呈灰黄色、黄色或焦黄，中心稍下陷，严重者组织炭化、凝固，外形呈裂口或坑状，边缘较整齐、干燥，少有水肿，疼痛较轻。

3. 其他 电击伤时组织损伤严重，渗出较多，肢体受伤时肿胀明显，严重时易发生继发性循环障碍及组织与肢体坏死。除缺血缺氧性损害外，严重电击伤致广泛肌肉损伤和红细胞破坏，使大量肌红蛋白和血红蛋白入血，而易继发急性肾功能不全。

（二）处理

1. 急救 应争分夺秒，立即关闭电闸，或用干木棒、干竹竿等不导电的物体使伤员迅速脱离电源。如伤员呼吸、心跳已停止，应立即行胸外心脏按压、口对口人工呼吸等现场急救措施。

2. 全身治疗 一般性全身治疗同热力烧伤，应注意发现和及早处理合并伤/复合伤。严重电击伤时组织损伤重、水肿严重等，同时有大量肌红蛋白和血红蛋白入血，故补液量应多于同等面积的热力烧伤。必要时适量使用利尿剂（如甘露醇等）和碱化尿液，以预防急性肾功能不全。常规注射破伤风抗毒素血清，及早选用有效抗生素，尤其应注意防治厌氧菌感染。

3. 创面治疗 电击伤后肢体等伤处水肿较重者，应尽早进行切开减张，逐层切开皮肤、皮下组织与深筋膜，必要时打开肌膜，完全减除压力，以预防深层组织及肢体继发性坏死。尽早尽可能彻底清除电击伤创面坏死组织，包括坏死肌肉甚至骨骼。根据清创后创面情况，进行自体游离植皮或皮瓣移植封闭创面。对无法彻底清除坏死变性组织创面，清创后不能立即行自体皮或皮瓣移植时，可应用创面负压引流、真皮支架、异体皮等生物敷料、高分子等现代敷料或骨水泥等覆盖封闭创面，待创面床准备完成、时机成熟后，再行自体皮肤移植。严重电烧伤常导致血管或血管内膜损伤，易继发栓塞与大出血等，应在床旁备止血带，以便发生大出血时使用。

二、化学烧伤

化学烧伤（chemical burn）指由各种化学物品引起人体组织的损伤。可引起烧伤的化学物质种类繁多，处理方法不尽相同，本节仅就化学烧伤的一般处理原则和较常见的类型作简要介绍。

（一）一般处理原则

1. 迅速脱去被污染衣物，以大量清水冲洗创面，清除或稀释残留的化学物质，时间不少于 30 分钟。有角膜及其他五官损害者，应优先冲洗。

2. 采取中和拮抗性处理，防止化学物质继续侵入并损伤深部组织。手术切除含化学物质的坏死

变性组织是防止化学物质继续侵入损害和吸收中毒的可靠方法，如无禁忌，应尽早施行。

3. 许多化学物质可从创面、呼吸道、消化道甚至健康皮肤黏膜吸收入血引起中毒，应及早使用解毒剂等防治。如一时无法获得解毒剂或难以明确致毒物质种类时，可先采用大量高渗葡萄糖溶液和维生素 C 静脉注射，给氧、输注新鲜血液、输液、血浆置换、血液净化、利尿等治疗。

4. 其他处理同热力烧伤。

（二）常见化学烧伤的处理

1. 酸烧伤　常见的包括硫酸、硝酸和盐酸烧伤，均可使组织脱水，组织蛋白沉淀、凝固，一般无水疱，迅速成痂，不继续向深部组织侵蚀。硫酸烧伤后痂呈深棕黑色，硝酸者多为黄棕色，盐酸者为黄色。一般酸烧伤越深，痂的颜色越深，质地越硬，痂内陷也越深。但由于痂色的掩盖，早期对深度的判断较热力烧伤困难。早期感染较轻，浅Ⅱ度、深Ⅱ度酸烧伤多可痂下愈合；深度烧伤脱痂较迟，脱痂后肉芽创面形成较慢，因而瘢痕增生常较热力烧伤明显。创面处理同热力烧伤。

氢氟酸除有一般酸类的作用外，还能溶解脂肪、使骨质脱钙。最初烧伤皮肤可能仅为红斑或焦痂，疼痛较剧，随即发生坏死，并继续向周围和深部侵蚀，可深及骨骼，形成难以愈合的损伤。氢氟酸烧伤后应立即应用大量清水冲洗或浸泡，条件许可时也可用饱和氯化钙或 25% 硫酸镁溶液浸泡，或 10% 氨水纱布湿敷或浸泡。并应多次反复在烧伤局部注射 10% 葡萄糖酸钙（$0.5ml/cm^2$），以缓解疼痛和减轻进行性损害。此外，应及时清除水疱，伤及甲下时须拔除指（趾）甲，深度烧伤创面应早期手术清创。

苯酚具有较强的腐蚀性和穿透性，吸收后主要引起肾损害。急救时需应用大量清水冲洗后，再以 70% 乙醇包敷或清洗，以减轻继续损害，深度烧伤创面应早期手术切除坏死组织。

2. 碱烧伤　以氢氧化钠（钾）、碳酸氢钠、氨、石灰及电石等烧伤较常见。强碱可使组织细胞脱水并皂化脂肪，碱离子还可与蛋白结合，形成可溶性蛋白，向深部组织穿透，若早期处理不及时，创面可继续扩大、加深，并引起剧痛。

强碱烧伤后急救时应尽早用大量清水或自来水等冲洗，越早越好，冲洗时间至少 30 分钟，有人甚至主张连续冲洗 10~24 小时。因难以及时找到中和剂，一般不强调使用中和剂。方便时可用 2% 硼酸湿敷创面，再冲洗。其余处理同热力烧伤。

3. 磷烧伤　磷烧伤除因皮肤上的磷接触空气自燃引起烧伤外，还由于磷燃烧氧化后生成五氧化二磷，对细胞有脱水和脱氧作用。五氧化二磷遇水则形成磷酸，继而又造成磷酸烧伤，使创面加深。磷和磷化物均可自创面迅速吸收，数分钟内即可入血，导致肝、肾等脏器功能损害。全身症状与磷中毒严重程度有关，一般有头痛、头晕、乏力等。创面一般较深，有时可达肌肉甚至骨骼，呈棕褐色、青铜色或黑色。磷在创面燃烧时，发生烟雾和大蒜样臭味，在黑暗中发蓝绿色荧光。

现场急救时，应立即灭火，脱去污染衣服，用大量清水反复冲洗创面及周围皮肤，去除可见的磷颗粒。一时无大量清水，可用湿布包扎创面，以隔绝空气，防止磷继续燃烧。

病人到达医院后，继续用大量清水冲洗或浸泡等处理，再用 1%~2% 硫酸铜液洗创面。硫酸铜可与磷结合成为不继续燃烧的黑色磷化铜，以减轻磷对组织的破坏并便于识别，应用镊子等尽快将黑色磷化铜颗粒彻底移除。为减少硫酸铜吸收中毒，应在硫酸铜液冲洗后立即用 5% 碳酸氢钠或清水冲洗创面。对于深度磷烧伤，应尽早切痂植皮。

无机磷中毒目前尚无较有效处理方法，关键在于预防，并注意保护肝、肾功能。发生无机磷中毒时，可静脉注射适量 50% 葡萄糖溶液和大量维生素 C 以及保肝药物，严重病人可加行血浆置换等治疗；有出血现象时，根据病情选用维生素 K 等止血药物，其他主要是对症处理。

第三节　冷　　伤

冷伤（cold injury）是指人体或局部长时间暴露于低温环境中引起的组织损伤，包括由冰点以下低

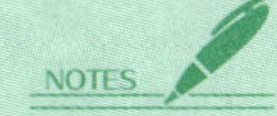

温造成的损伤称为冻结性冷伤（freezing cold injury）；冰点以上低温加潮湿环境造成的损伤，称非冻结性冷伤（non-freezing cold injury）。

（一）非冻结性冷伤

当人体或局部连续暴露或浸渍于10℃以下至冰点以上低温24~48小时会导致非冻结性损伤。在低温潮湿环境中血管收缩而痉挛，导致血流滞缓，细胞出现缺氧、代谢障碍，久之也可使细胞变性、坏死。局部复温时，也因缺血再灌注而加重损伤。

非冻结性冷伤包括冻疮、战壕足、水浸足（手）等，手、足、耳郭等暴露及末梢部位是冻疮的好发部位。战壕足源于战时，是长时间站立在寒冷潮湿的战壕内所致，而水浸足（手）则多见于渔民、海员、水田劳作以及工程施工人员。患处可因寒冷而僵硬、麻木，复温后则出现灼热、刺痒和疼痛，局部红肿，也可呈紫红色斑或结节，有时可见水疱，如形成糜烂或溃疡则迁延难愈。严重的战壕足、浸渍足可诱发闭塞性血管病变而出现相应的病理性损伤。

应避免长时间暴露于低温潮湿环境下，作业人员应有相应的防护措施和用具，擦搓、活动四肢和身体、涂抹防冻霜剂可以减轻冷伤程度。冻疮膏可用于尚未糜烂溃疡的冻疮，对已经糜烂的创面，可在局部使用抗生素软膏或湿敷换药。战壕足、水浸足（手）还应该抬高患肢、保持干燥、避免受压。较严重者酌情服用改善全身血液循环、通经活络的药物，有助于减轻组织损伤、加速损伤组织修复等。

（二）冻结性冷伤

冻结性冷伤指人体或局部长时间暴露于冰点以下低温或短时间暴露于极低温中引起组织冻结、缺血、炎症性损伤等，也称为冻伤。包括局部冻结性冷伤和全身冻结性冷伤（冻僵）。

冻结性冷伤的损害机制主要有三个方面：①低温直接损伤：冰点以下的低温会引起强烈的血管收缩，造成组织细胞代谢障碍。当接触时间久或温度极低，低温传导至细胞，使细胞外液甚至连同细胞内液形成冰晶，导致细胞不可逆受损。②复温后的"冻融性损伤"：包括局部血管扩张、充血、渗出，并可有血栓形成。组织缺血再灌注损伤也是组织细胞死亡原因之一。③组织与细胞损伤后，诱发炎症介质和细胞因子释放，引起炎症反应，加重损害。

全身冻结性冷伤也称冻僵，是人体长时间暴露于寒冷环境，致全身热量大量丧失，新陈代谢功能降低，体温无法维持，最后出现昏迷，全身冻僵。冻僵常发生于突然降温或遭遇暴风雪时，尤其是衣着单薄、饥饿、疲劳、迷路、醉酒等意外情况下容易发生。人体受寒之初，一方面用增强代谢产生热量，故肌肉收缩、心跳加快、血压上升、呼吸次数增加；另一方面外周血管收缩，减少散热。如继续受冻，散热超过产热，体温即开始下降，至30℃以下，寒战不再发生，代谢逐渐降低，血压、脉搏、呼吸也开始下降；至25℃以下，进入昏迷状态，全身木僵，若不及时抢救，最终导致死亡。

局部组织冻结性冷伤按其损伤深度可分4度。

Ⅰ度冻伤：伤及表皮层，皮肤见蓝、紫色斑，局部水肿，有发痒、刺痛的感觉。一般5~10天自行愈合，不留瘢痕。

Ⅱ度冻伤：损伤达真皮层。表现为局部瘀斑、红肿明显，伴有水疱，有时见血性水疱。自觉疼痛但试验知觉减退。局部逐渐结痂，若无感染，经2~3周愈合，少有瘢痕。

Ⅲ度冻伤：损伤皮肤全层或累及部分皮下组织。早期表现类似Ⅱ度冻伤，但水疱液为血性，随后皮肤逐渐发黑坏死。创周有红肿、疼痛，局部知觉消失。若无感染，坏死组织干燥成痂，愈合缓慢而留有瘢痕或需植皮修复。

Ⅳ度冻伤：损伤深达肌层、骨等组织。局部表现早期类似于Ⅲ度冻伤，水肿范围可远超过冻伤的区域，损伤组织变黑，呈干性坏死，但也可因并发感染而成湿性坏疽，还可因血管病变而使坏死范围加大。

冻伤的救治原则是迅速脱离寒冷环境和冷冻物体，中止损伤，及时进行早期快速复温。

（1）急救和复温：用38~42℃温水浸泡伤肢或浸浴全身，使局部在20分钟、全身在半小时内复温。温水浸泡到肢端转红润、皮温达36℃左右。

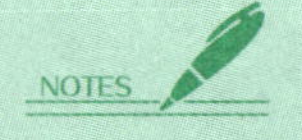

（2）全身治疗：①防治休克和维护呼吸功能，防治休克主要是补液及选用血管活性药物等，如有心律不齐、脑水肿和肾功能不全，需予以相应处理；保持呼吸道通畅、吸氧和给予呼吸兴奋剂，必要时用呼吸机辅助呼吸，注意防治肺部感染。②应用改善血液循环和抗凝血的药物改善血管痉挛或狭窄及血栓形成，如低分子右旋糖酐、妥拉苏林和血栓素酶抑制剂等，也可选用活血化瘀中药。③高蛋白、高热量和多种维生素等营养支持治疗。④使用抗生素及破伤风抗毒素。

Ⅰ度冻伤创面保持清洁干燥，数日后可自愈。Ⅱ度冻伤经过复温、消毒后，创面干燥者可加软干纱布包扎；有较大的水疱者，可将水疱内液体吸出后，涂冻伤膏后暴露，或涂抗生素软膏预防感染，再用无菌干纱布包扎。创面出现感染者宜尽早进行清创引流、涂抗生素软膏及冻伤膏后包扎。Ⅲ度、Ⅳ度冻伤多用暴露疗法，保持创面干燥、清洁，待坏死组织边界清楚后予以去除坏死组织、皮肤移植等治疗。对并发湿性坏疽的常需截肢。

（罗高兴）

NOTES

扫码获取
数字内容

第十六章 整形外科

第一节 整形外科概述

(一) 整形外科定义、简史

整形外科，又名整形与重建外科、整复外科、修复重建外科等，是对各类创伤和组织缺损进行修复、重建，对各类体表肿瘤和先天性畸形进行诊治，并通过各种手段改善和增进人体功能与形态的一门外科学科。主要涉及人体体表器官、皮肤、软组织、神经、肌肉和骨骼系统等。整形外科主要治疗目的是治愈疾病，使伤者不残、残者不废，让缺憾者健康，让健康者更自信。治疗手段主要包括组织修复、组织移植、组织再生和体表器官再造等外科方法；声、光、电，药物、细胞、基因治疗方法，以及生物材料、生物医学工程等技术和方法的应用等。

整形外科是外科学的一个分支，其历史可追溯到远古时期。公元6世纪，印度即有鼻再造的记载。在我国公元3世纪，晋书中有唇腭裂修复描述。在欧洲文化中，有关整形手术记载最早见于公元7世纪古罗马。但何时成立专科，尚难考证。近代整形外科主要从20世纪初发展起来，尤其是第一、二次世界大战，极大地促进了颌面部创伤外科、烧伤外科、手及四肢创伤外科的发展。20世纪60年代以来，显微外科、颅颌面外科的诞生和发展，使整形外科发生了划时代的变化。另外，美容外科的发展，特别是21世纪以来，激光技术、超声波技术、光电技术等的应用，进一步扩大了学科服务范围。而近年来，再生医学、数字医学、干细胞移植治疗、基因治疗和AI的研究突破与应用，将极大推动整形外科学的发展。

(二) 整形外科诊疗原则

整形外科几乎与所有的临床外科学科都有密不可分的联系，但也有自身的鲜明特点。不同于以切除病人组织为主的传统外科，整形外科是以修复、重建为目的的外科专科，治疗范围广，从头到脚，从外到内，并具有相应的诊疗原则。

1. 诊断 首先，要明确诊断疾病发生原因（why），如肿瘤、创伤、感染、畸形等。比如治疗肿瘤时，需遵循肿瘤相关原则，考虑切除范围是否足够大、是否需要处理累及淋巴结、辅助治疗等。其次，需明确疾病发生的局部解剖位置（where）。在明确局部病变发生的同时，尚需考虑其邻近部位组织或器官是否受累，甚至包括远处及由局部病变引起的全身改变。再次，需进一步明确发生疾病涉及的病理结构层次（what），如皮肤、脂肪、筋膜、肌肉。只有对疾病所累及的组织结构作出正确的判断，才有利于下一步进行修复方案的制订，即采用相似组织“同物相济”原则进行修复。最后，在制订下一步治疗方案前，手术的处理程序是一个应该认真考虑的问题（when），需要事前制订详细的治疗计划（图16-1）。

2. 治疗

（1）微（无）创原则：手术本身就是一种对组织的创伤，手术中每一个动作，都可能使无数细胞受到破坏和死亡。所谓无创或微创操作，是指在每一次具体操作上要尽量避免不必要的创伤，不但要做到每一个动作都有一定效果，同时在手术中还要爱护组织，使手术时所造成的创伤减少到最低限度。

（2）兼顾形态与功能的原则：在组织器官缺损、畸形修复重建过程中，良好的外形上的重建是获得正常功能最佳解剖学恢复的基础。

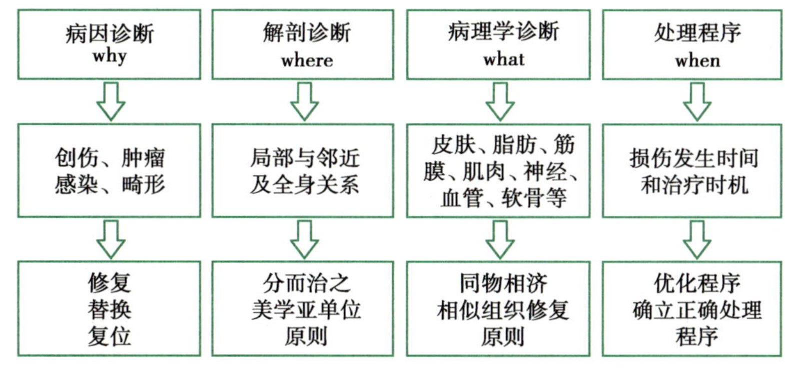

图 16-1 诊断分析 4W 原则

（3）注重“社会-心理”综合诊断模式：整形外科的病人以青年男女与儿童居多，由于容貌异常或严重的功能障碍，常给病人造成巨大的精神创伤，有的病人悲观、失望，甚至精神失常，且往往对治疗效果抱不切实际的过高希望。甚至有些时候，心理缺陷才是其真正的求医原因。因此医务人员必须高度关注病人的心理和心情，以及与病人共同生活的家人的期望。注重“社会-心理”综合诊疗模式，尽可能在治疗疾病“本身”的同时，改善病人心理认知或障碍。

第二节 整形外科基本技术

（一）创面治疗技术

1. 创面定义 创面是指机体正常皮肤组织在外界损伤因素，如外力、热、电、化学物质，或内在因素，如局部血流障碍等共同作用下，导致皮肤完整性破坏的综合表现。创面愈合是一个非常复杂的过程，需经历止血期、炎症期、增殖期和组织重塑期，这是一个复杂的、相互重叠的、连续的修复过程。

2. 适应证 针对不宜或不能直接缝合的皮肤全层缺损创面，基底血运良好、无重要深层组织器官暴露的位置可以选择游离皮片移植，反之，对于有深层重要组织、器官暴露，局部血运差的创面则宜选择皮瓣移植。

3. 主要治疗方法 创面的治疗方法多样，除新鲜创面外的难愈性创面，需针对原发病进行系统治疗，发挥多学科协调治疗。目前主要方法有以下几种：①非手术疗法，包括中医药、新型敷料、外用药物、负压引流技术等；②手术疗法，包括皮片移植（图 16-2~图 16-7）、皮瓣移植等；③其他新近发展的方法，如干细胞、光疗法、生长因子和血清相关衍生物等具有潜在的应用前景。

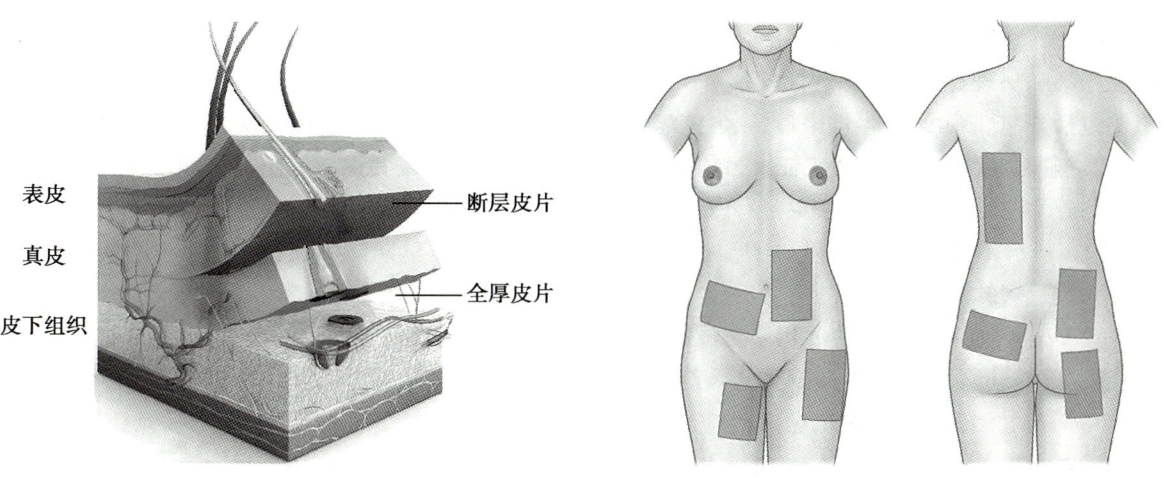

图 16-2 取皮厚度模式图

图 16-3 常见取皮部位模式图

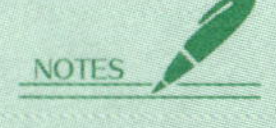

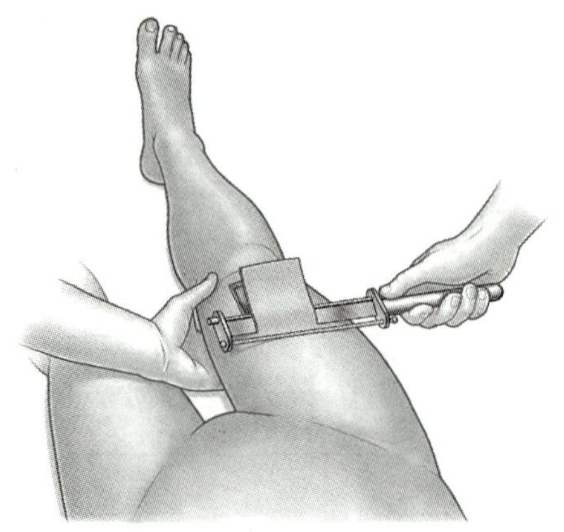
图 16-4 取皮刀取皮模式图

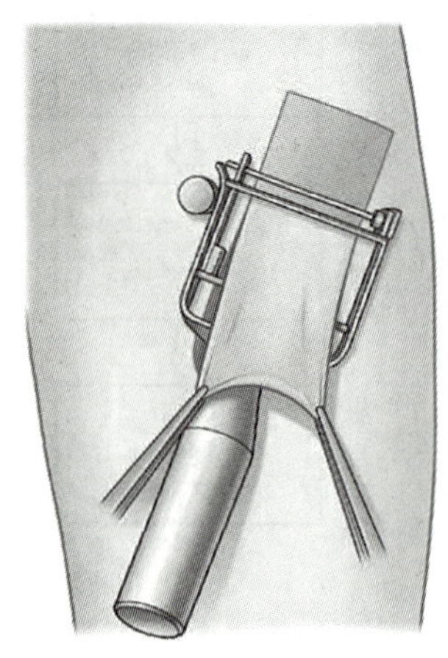
图 16-5 电动取皮刀模式图

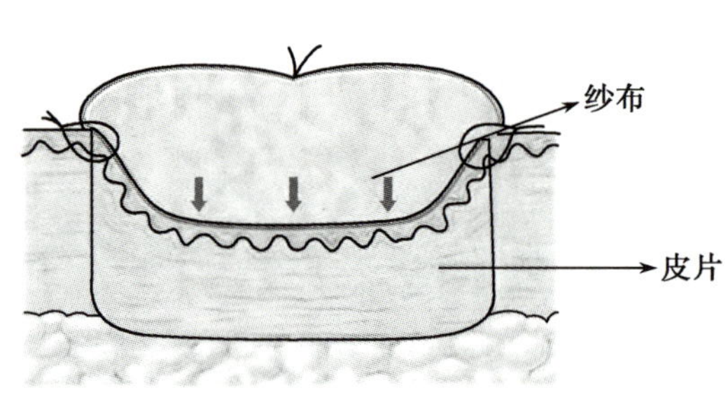

图 16-6 植皮打包加压模式图
将皮片覆盖创面，周边缝合，留长线，将纱布加压打包。

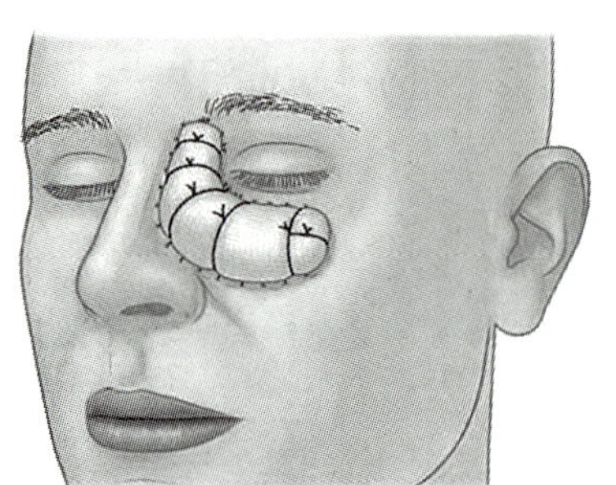
图 16-7 植皮打包模式图

4. 存在问题和发展趋势 创面愈合过程中任一环节发生障碍均有可能导致其走向两个极端，如烧伤后创面的持续感染引起的创面愈合“过度”，发生增生性瘢痕；反复创面愈合“不足”，导致难愈性创面。通过维护创面愈合正常程序、促进创面及时愈合能从根本上解决这两个难题，针对创面愈合和皮肤纤维化生成机制还需要更加深入的研究。缓和炎症反应、限制髓系细胞和肌成纤维细胞的过度增殖，以及在伤口重塑过程中采用多维度的综合治疗方案是目前的临床策略，也是今后的发展方向。

（二）瘢痕治疗技术

1. 瘢痕的定义与分类 瘢痕是机体受到损伤后修复的必然产物，它是各种损伤引起的正常皮肤组织外观形态和组织病理学不规则改变的统称，是人体损伤修复过程的必然产物。

传统的瘢痕分类方法众多，目前尚没有统一的临床分类方法。按照瘢痕对机体有无影响，分为生理性瘢痕和病理性瘢痕。病理性瘢痕可引起疼痛、挛缩及其导致的功能障碍、瘙痒和不稳定创面等，主要包括萎缩性瘢痕、增生性瘢痕、瘢痕疙瘩和瘢痕癌等，多需要治疗（图 16-8）。

2. 瘢痕的治疗方法与适应证 目前国内多个瘢痕防治的专家共识都提出了早期干预、联合治疗的原则。常用的瘢痕防治方法主要有以下几种。

（1）压力治疗：作为一种基础的治疗方法，压力治疗适用于早期瘢痕及增生性瘢痕的治疗，不适用于瘢痕疙瘩的治疗。常用的压力治疗方法有弹力衣、立体支架、弹力绷带等。

（2）硅凝胶：硅酮制剂主要用于未成熟瘢痕的治疗，是伤后瘢痕干预的一线方案。临床上常用的有硅酮凝胶、硅酮类瘢痕贴、硅酮类气雾剂等。

（3）光电治疗：目前激光已广泛应用于瘢痕的预防和治疗。其中，脉冲染料激光（pulsed dye laser，PDL）和强脉冲光（intense pulsed light，IPL）利用选择性光热原理，作用于氧合血红蛋白，使其凝固坏死，堵塞瘢痕毛细血管，减少瘢痕血供。二氧化碳点阵激光、铒激光等通过局灶性光热作用，达到

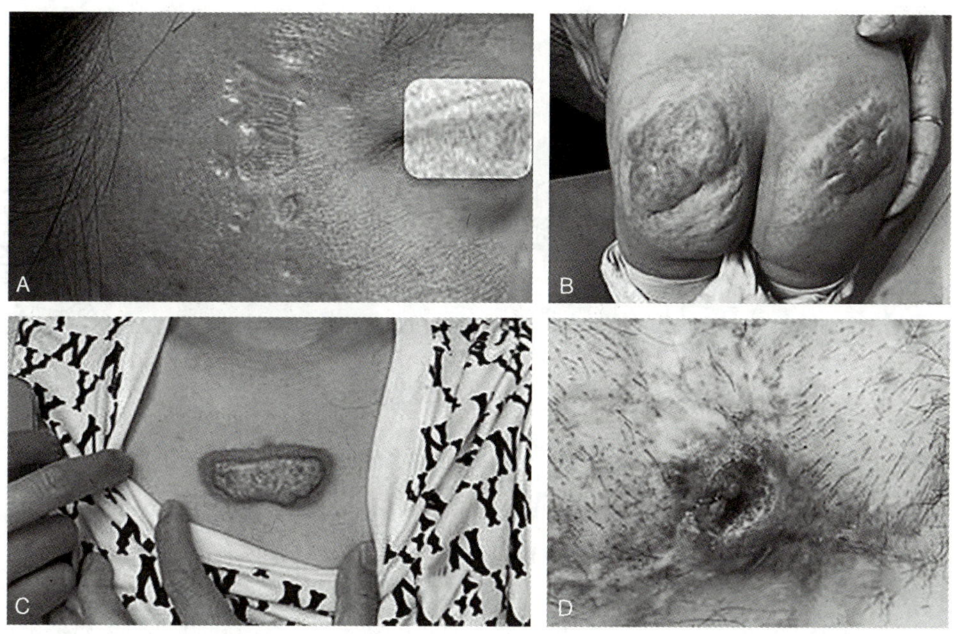

图16-8 病理性瘢痕
A. 萎缩性瘢痕；B. 增生性瘢痕；C. 瘢痕疙瘩；D. 瘢痕癌。

减少瘢痕血供、促进瘢痕胶原有序排列等效果，抑制瘢痕生长，促进瘢痕成熟。

（4）药物注射：主要用于增生性瘢痕及瘢痕疙瘩的治疗。可用于瘢痕内注射的药物包括糖皮质激素类、化学药物、干扰素、钙通道阻滞剂、维生素类、抗组胺类、中药、A型肉毒毒素等。

（5）放射治疗：主要用于增生性瘢痕、瘢痕疙瘩的治疗。放射治疗作为手术后的一个重要辅助治疗措施，多在手术后48小时内开始第一次放疗。常用的设备有医用电子直线加速器，浅层或深部X线治疗机及同位素敷贴等。

（6）手术治疗：对于感染的瘢痕、高度怀疑瘢痕癌或其他恶性疾病、有明显畸形影响功能和生活质量的瘢痕通常都需要手术治疗，某些影响外观及社交的暴露部位瘢痕也可以通过手术改善。

（7）康复治疗：通过压力治疗、矫形器、局部按摩、运动疗法等康复治疗手段，可降低瘢痕厚度，改善痛痒症状，增加关节活动度，对抗瘢痕挛缩，促进瘢痕塑形、软化，防止后期瘢痕挛缩畸形及功能障碍的产生。

3. 存在问题及发展趋势 近年来，压力治疗、硅酮制剂、糖皮质激素、抗肿瘤药物、手术和放疗等传统疗法有一些新进展，新兴治疗方法（如激光、A型肉毒毒素、自体脂肪移植等）也逐渐获得了广泛应用，基因治疗、免疫治疗也是一个重要方向。新的技术和方法不断出现，基因工程和生物工程等的发展可能会带来新的突破，造福更多的病人，但瘢痕问题的解决仍然任重道远，需要我们不断探索其发病机制，研究新的治疗方法。

（三）显微外科皮瓣技术

1. 显微外科概述 显微外科（microsurgery）是指在手术放大镜或显微镜下（图16-9、图16-10），借助精细器械进行手术操作的一种外科技术。在整形外科领域，它包括微血管、微神经、微淋巴管的吻合。

显微外科起源于显微镜在耳部手术中的应用（Nylen，1921年），发展于应用显微器械对小血管的吻合（Jacobson和Suarez，1960年）。中国显微外科的迅速发展，以陈中伟断肢再植（1963年）、杨东岳足趾移植（1966年）和游离皮瓣移植（1973年）的成功为起点。1964年，张涤生开始进行吻合血管游离皮瓣移植的动物实验研究，率先将显微外科技术引入我国整形外科，促进了该技术在整形外科领域内的发展。

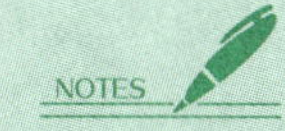

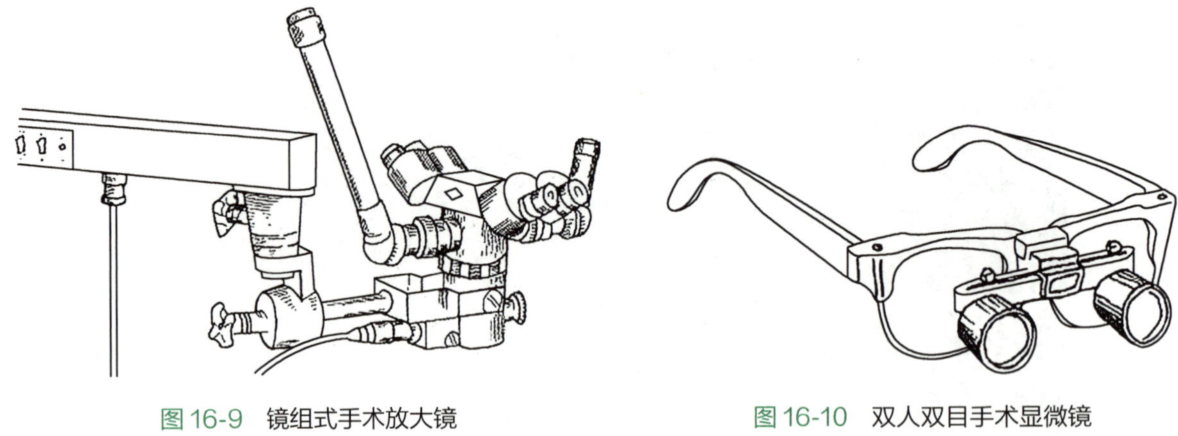

图 16-9 镜组式手术放大镜　　图 16-10 双人双目手术显微镜

血管吻合的形式有三种：端端吻合（end-to-end anastomosis）最为常用（图 16-11A），可保持血液的最大流速及流量；端侧吻合（end-to-side anastomosis）次之（图 16-11B），斜面夹角以 45°~60° 为佳；侧侧吻合使用较少。

2. 皮瓣移植技术　皮瓣（skin flap）是指带有自身血液供应、包含皮肤组织的活的组织块。其中，与本体相连的部分称为蒂部，是皮瓣转移后的血供来源。

根据供受区距离，皮瓣分为局部皮瓣和远位皮瓣。局部皮瓣（local flap）是指由缺损或创伤附近的正常皮肤及其皮下组织形成的皮瓣。该手术多无须断蒂，术中应保留蒂部的血供，操作比较简单。当缺损局部及邻近部位不适合作为供区时，可考虑用身体较远处、较为隐蔽的部位作为皮瓣供区，此时形成的皮瓣称为远位皮瓣（distant flap）或游离皮瓣（free flap）。其中游离皮瓣转移过程中需要解剖皮瓣中的滋养血管，通常将其轴型动、静脉分别与受区相应的血管吻合。常用的游离皮瓣包括前臂桡侧皮瓣（图 16-12）、股前外侧皮瓣、背阔肌皮瓣、腹壁下动脉穿支皮瓣等。

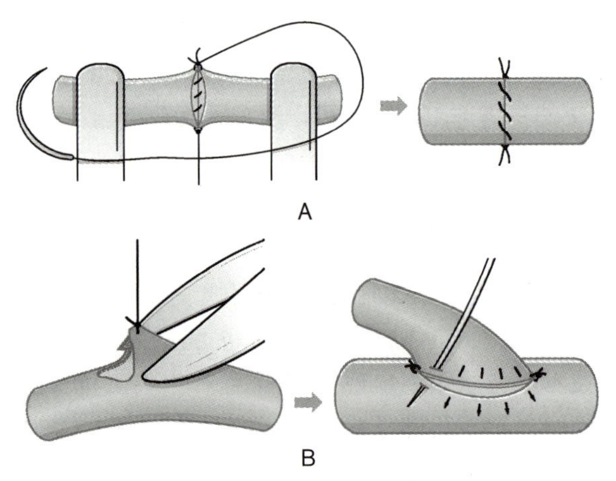

图 16-11 两种常见血管吻合方式

A. 端端吻合；B. 端侧吻合。

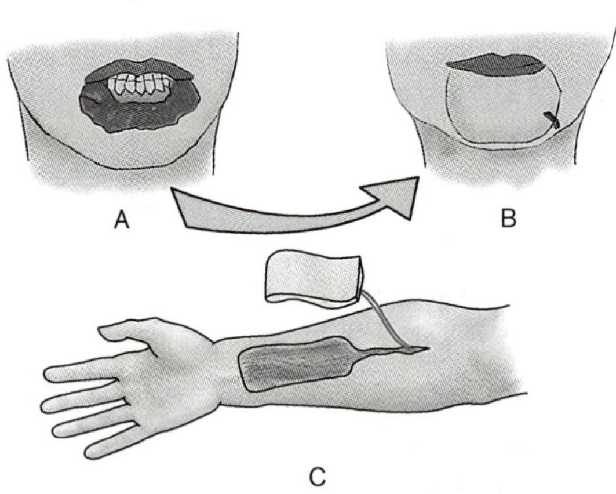

图 16-12 前臂桡侧皮瓣修复下唇缺损

皮瓣桡动/静脉分别与受区面动/静脉吻合。A. 下唇修复前；B. 下唇修复后；C. 获取前臂桡侧皮瓣。

一般情况下，显微外科病人术后需要 7~10 天的严密观察和重点护理。对于全身情况，术后需密切观察病人的生命体征，维持生命体征平稳。对于局部术区，应注意体位安置及局部保温，且术后立即监测游离皮瓣的血液循环指标（如皮瓣颜色、肿胀度、毛细血管充盈反应、表面温度等）。当血管吻合后因各种因素造成血流不通畅，器官或组织出现缺血或淤血现象（即“血管危象”）时，应立即采取体位调节、保暖、解痉等保守措施，病情持续恶化者应立即手术探查。

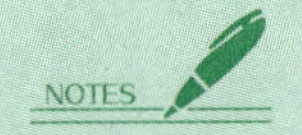

3. 应用范围

（1）创面修复，包括深部组织（如骨、肌腱等）外露的创面，或其他难治性创面（由深度烧伤、压疮、糖尿病等引起），当周围皮肤无法直接缝合覆盖时，可选用皮瓣修复。

（2）离断组织再植，如头皮撕脱伤、断肢（指）和阴茎离断等抢救性再植。

（3）组织或器官移植，如血管、神经、淋巴及异体复合组织等移植。

（4）体表器官再造，包括耳、鼻、阴茎、乳房、拇指和颜面等再造，均须以皮瓣作为再造基础。

4. 存在问题与发展趋势 基于新的技术，超级显微外科（直径在0.3~0.8mm的微血管和单一神经束的吻合技术）发展衍生出了自由式皮瓣（free-style flap）技术，但存在操作技能要求更高、训练时间更长、器械针线更为精细等挑战。机器人辅助显微外科手术和增强现实手术导航系统将是未来重点研究对象。此外，随着器官移植技术（如肾移植等）的日益成熟，同种异体复合组织移植应运而生。然而，当前同种异体复合组织移植还面临着伦理、功能、心理和免疫学排斥几大挑战。其中，移植耐受的诱导和维持是异体移植的研究热点。

（四）脂肪移植技术

1. 概述 自体脂肪移植是指应用获取自体脂肪组织，将块状、颗粒状脂肪组织进行移植，以达到治疗凹陷畸形、修复软组织缺损和改善功能或美化身体轮廓、形态目的的一项技术。如外伤后局部凹陷、乳腺癌术后乳房再造的脂肪移植，半侧颜面萎缩的脂肪移植治疗等。

2. 代表性手术方法 以增加移植后脂肪体积为主的方法，如Colman法、3L3M法等，3L3M法即通过低压吸脂、低速离心、小颗粒、多点、多隧道、多平面进行的移植方法。其原则是尽可能保持移植前脂肪颗粒的活性，减少抽吸分离纯化过程中对脂肪细胞的损伤，确保移植物中脂肪颗粒保持活性，使脂肪颗粒分布能够获得最大营养渗透，从而提高移植后脂肪存活和移植物体积。

以脂肪成分移植为特点的移植治疗，如CAL（利用了分离培养的脂肪干细胞辅助脂肪移植）、Nano（富含脂肪来源干细胞的乳化脂肪）、SVF-gel（最大限度去除了脂肪内甘油三酯的细胞外基质成分）、CEFFE（脂肪组织无细胞提取液）等。这些方法丰富了脂肪移植的治疗领域，从软组织体积填充扩展到了细胞治疗、再生治疗等领域。

标准的脂肪移植方法包括脂肪抽吸获取、脂肪颗粒分离纯化，以及脂肪移植的注射、手术后的固定等几个主要步骤（图16-13）。

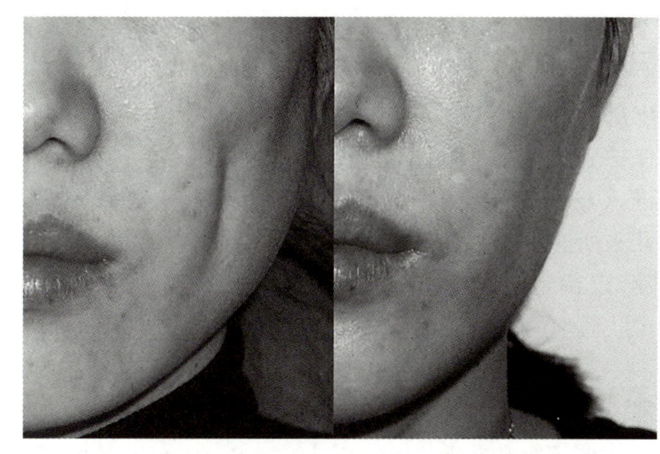

图16-13 脸颊医源性损伤局部凹陷脂肪移植填充术前和术后3个月对比

3. 术后康复 自体脂肪移植术后为了提高脂肪移植的存活率，通常建议病人对移植受区制动3周，让移植物可以充分与周围组织建立血运。

4. 发展趋势 随着对脂肪组织不同组分的不断深入研究，脂肪颗粒及其衍生物将被进一步细化，以用于不同问题的解决和相关疾病的治疗。

（五）光电治疗技术

1. 光电治疗原理概述

（1）光是一种电磁波，不同波长的光在组织中的穿透深度是不同的，这是由光在组织中的吸收和散射所共同决定的，吸收和散射越大，光的穿透深度越小。激光（laser）是一种特殊的光源，表示“受激辐射光放大”，具有三种特性：高相干性、高方向性和单色性。

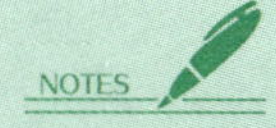

皮肤是一种具有光学特性的组织，可分为表皮（主要靶基是黑色素）、真皮（主要靶基是血红蛋白、水和胶原）和皮下组织（主要靶基是脂肪），不同的靶基有相应的吸收光谱，这是决定光在皮肤组织中穿透和吸收的主要因素。

选择性光热分解原理的三大原则：①特定波长的激光能够穿透皮肤组织并且优先被靶组织吸收；②激光作用时间必须短于靶组织的热弛豫时间，以免造成周围组织的热损伤；③足够的激光能量以破坏靶组织。因此，根据不同组织的生物学特性，在临床治疗中，只要选择合适的激光参数（波长、脉冲持续时间、能量），就可以保证病变部位的治疗有效性，同时对周围正常组织的损伤最小（安全性）。选择性光热分解原理被广泛地应用于血管性疾病、色素性疾病以及文身的激光治疗（图 16-14）。

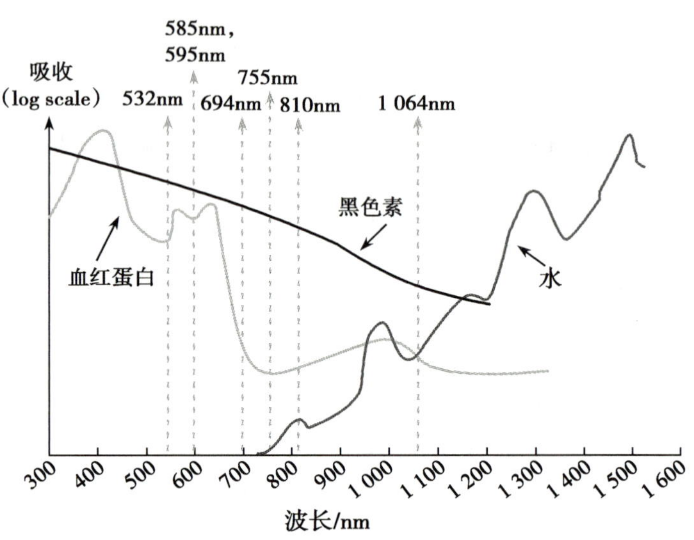

图 16-14 选择性光热分解作用原理

（2）射频是一种高频交流变化的电磁波，射频产生热能的机制与光不同，这是一个将电能转化成热能的过程，射频电流通过皮肤时的升温取决于皮肤局部的电阻和电流密度。射频产热的方式有多种，一种是通过对真皮层容积式加热，同时通过冷却机制保护表皮；另一种是微针，可通过针刺进入皮内，产生微小的热凝固损伤。几乎所有皮肤类型都可以进行射频治疗，以达到紧致皮肤，减少皱纹，改善皮肤质地的目的（图 16-15）。

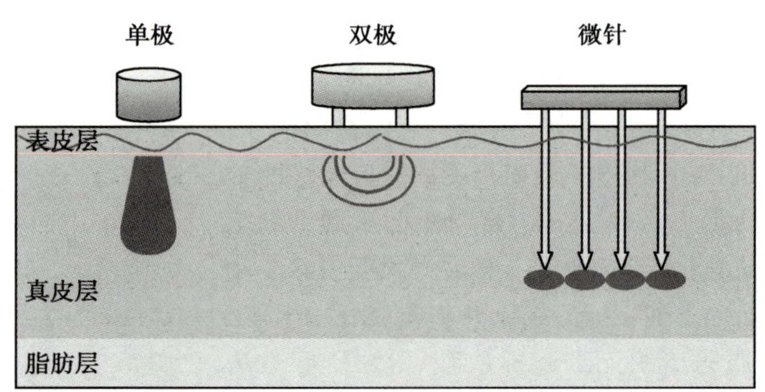

图 16-15 射频治疗原理

2. 存在问题与发展趋势 光电治疗，尤其是面部年轻化的光电治疗，在近 5 年得到了迅速的发展。作为非手术类项目，光电治疗具有创伤小、恢复期短、可多次治疗等优势，深受医患的青睐。光生物调节疗法（photobiomodulation therapy，PBMT），是一种比较新型的光疗方法，采用低能量红光或近红外光照射组织，产生相应的生物刺激作用来达到治疗的目的。不同于常规的光治疗，PBMT 不伴有组织温度的升高，是一种无创安全的新型治疗。虽然 PBMT 的确切机制仍有待阐明，但已有的研究证实 PBMT 可达到促进组织再生，减轻炎症，缓解疼痛等疗效，是光疗领域研究和应用的新热点。

第三节 整形外科常见疾病诊治

一、先天性畸形

（一）唇腭裂

唇腭裂是最常见的颅面畸形，可以是独立发生的单纯性唇腭裂，也可以是颅面综合征的表现之

一。单纯性唇腭裂表现为唇部、腭部、牙槽部的裂开,影响外观、进食和发音功能。

1. 病因 唇腭裂发生的危险因素包含遗传因素、母体疾病和服药史、营养因素及环境暴露因素。唇腭部发育发生在胚胎时期 4~8 周,组织来源于额鼻突和上颌突。目前主流理论认为唇腭裂的发生原因是胚胎时期组织融合异常,额鼻突与单/双侧上颌突融合异常形成单/双侧唇裂伴或不伴齿槽裂,两侧上颌突融合异常形成腭裂。

2. 代表性手术方法 唇腭裂治疗需要多学科协作,进行序列治疗。主要的手术治疗包括:3~6 月龄行唇裂修复;12~18 月龄行腭裂修复;5~6 岁学龄前行唇裂二期修复;7~9 岁混牙期完成牙槽裂修复;18 岁行鼻畸形修复。

(1)单侧唇裂代表性手术方法:应用最广泛的是旋转推进法,该术式于 1957 年由 Millard 提出。1987 年 Mohler 改进了旋转推进法,将回切设计在鼻小柱下段,将唇部切口隐藏在皮肤轮廓线内,C 瓣向鼻尖方向退缩延长鼻小柱(图 16-16)。

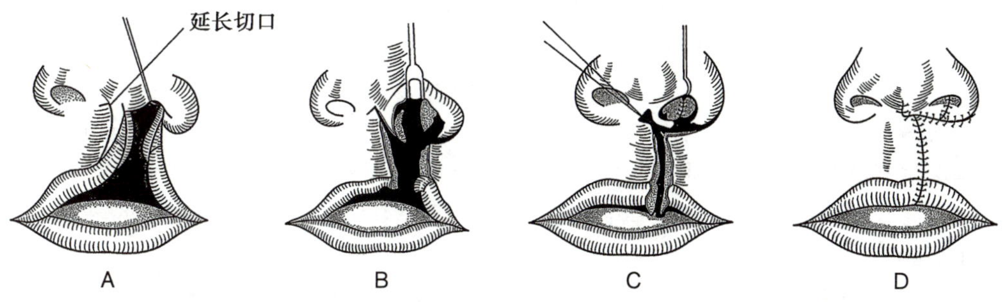

图 16-16 Mohler 单侧唇裂修复术(Lester R. Mohler,1987)

A. 鼻底设计三角瓣;B. 鼻底皮肤与前唇皮肤向下旋转,降低唇峰;C. C 瓣向上退缩补充鼻底组织;D. 关闭切口。

2002 年 Fisher 提出了唇裂亚单位修复法,手术设计遵循完全的几何闭合。手术切口设计在亚单位交界线处(图 16-17)。

(2)双侧唇裂代表性手术方法:如双侧完全性唇裂、双侧不完全性唇裂和多种不对称混合型双侧唇裂。Mulliken 双侧唇裂鼻唇畸形整复术是广泛认可的双侧唇裂修复术(图 16-18)。

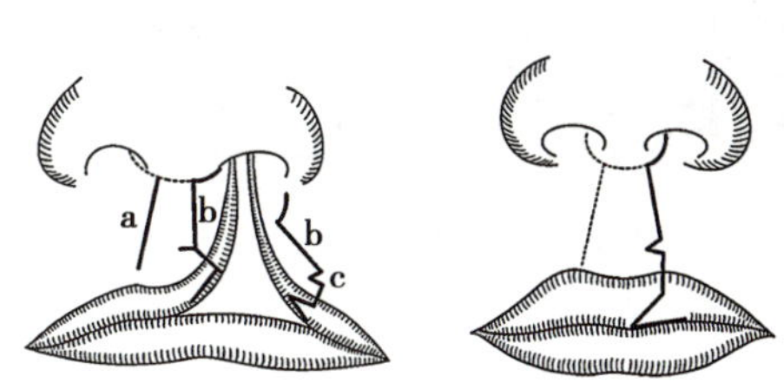

图 16-17 Fisher 单侧唇裂修复术(David M. Fisher,2005)

手术设计:a–b–1mm=c。

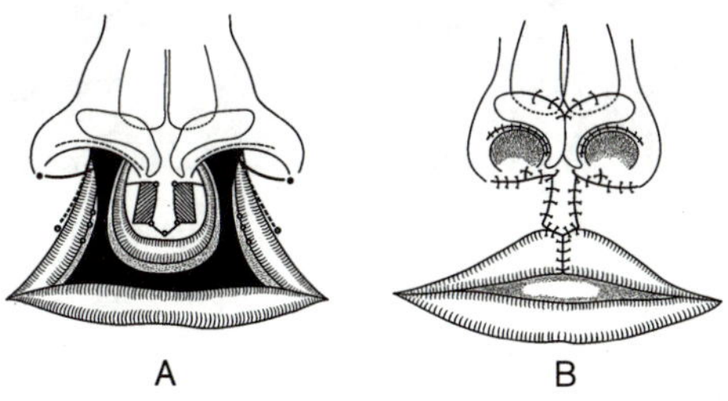

图 16-18 Mulliken 双侧唇裂修复术(John B. Mulliken,2004)

A. 手术设计;B. 术后效果。

(3)腭裂修复代表性手术方法:手术是腭裂修复的唯一方法,手术目的是关闭腭部裂隙,重建腭咽功能,为恢复正常语音准备条件。1978 年,Furlow 提出了新的软腭肌肉重建方法,称为"反向双 Z 软腭成形术",是目前应用最广泛的腭裂修复方法(图 16-19)。该方法通过在鼻腔侧和口腔侧黏膜上做方向相反 Z 成形,延长软腭长度,同时两侧的腭帆提肌分别保留在向悬雍垂方向转位的黏膜瓣上,使腭帆提肌恢复正常位置,为发音做准备。

3. 腭裂患儿术后语音康复治疗 单纯唇裂伴腭裂或腭裂患儿术后常常存在构音障碍,需要语

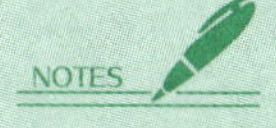

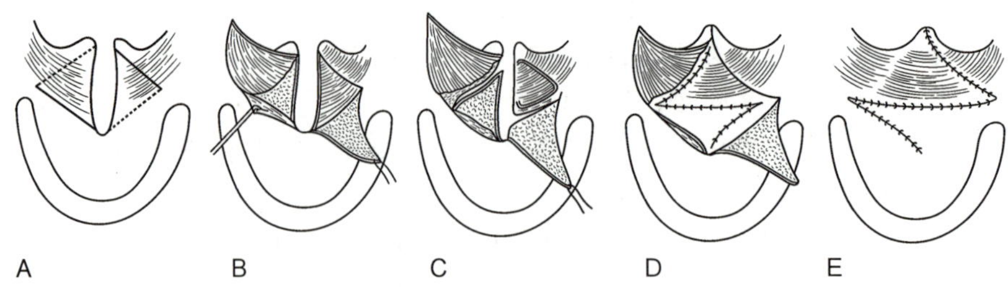

图 16-19 反向双 Z 软腭成形术（Leonard T. Furlow,1986）

A. 反向双 Z 的设计；B. 口腔面 Z 瓣掀起；C. 鼻腔侧 Z 瓣，将肌肉保留在后方组织瓣上；D. 鼻腔侧伤口闭合；E. 口腔侧伤口闭合。

音训练矫正。部分腭裂术后患儿到达发音年龄后出现发音异常，首先需由语音师进行语音评估，判断是否存在腭咽闭合不全。如存在器质性腭咽闭合不全需再次手术改善腭咽闭合，根据患儿情况采用软腭延长、腭咽成形或咽后壁瓣等方法。改善器质性问题后对患儿进行语音训练，矫正患儿发音。

4. 发展趋势 唇裂修复手术中恢复肌肉连续性的重要性逐渐被整形外科医生理解并广泛认可。近年来我国医生相继提出了唇部肌肉张力带理论、唇部肌肉亚单位修复理论以及唇部肌肉张力平衡理论等。这些修复理念改善了唇部生理性重建，有利于鼻底复位、唇部人中嵴结构重建等。

（二）小耳畸形

先天性小耳畸形表现为耳郭结构部分或完全缺如，多伴有外耳道闭锁或/和中耳结构发育不全（图 16-20），听力减弱，可合并其他颅面及多脏器系统畸形，是仅次于唇腭裂的面部常见畸形之一。

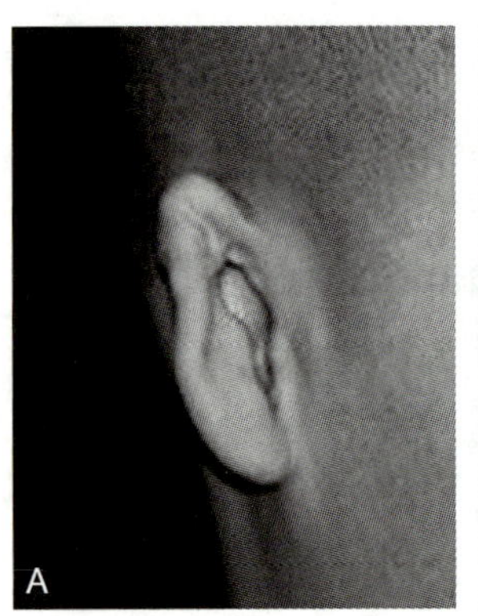

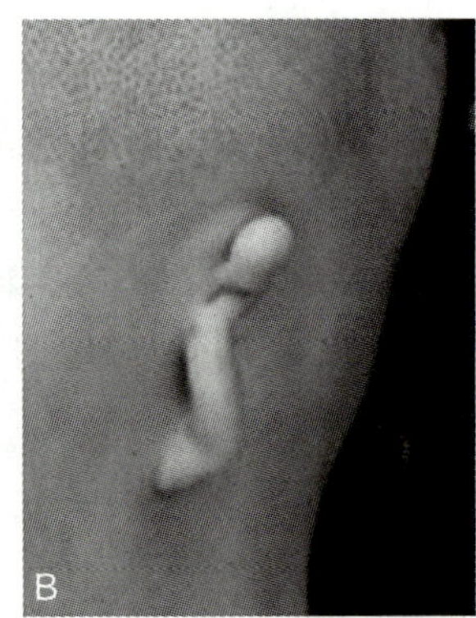

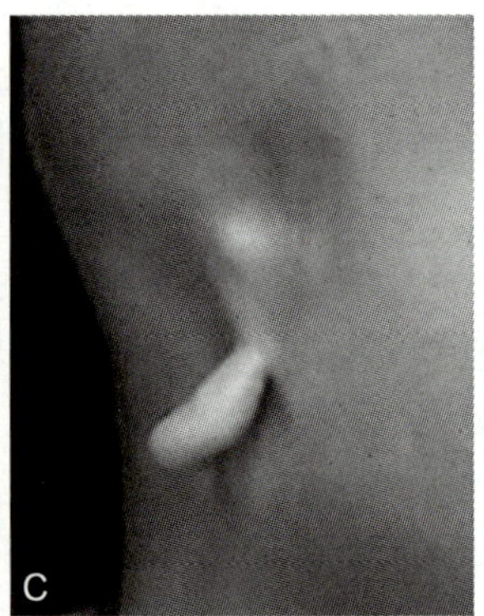

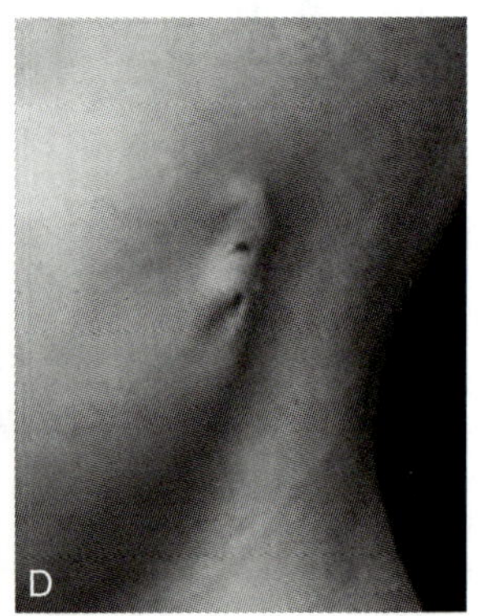

图 16-20 各种类型的小耳畸形

A. 耳甲腔型；B. 腊肠型；C. 耳垂型；D. 无耳。

1. 病因 小耳畸形病因至今尚无定论。致病危险因素包括母方高龄、高产次、多胎妊娠，妊娠期间病毒感染，致畸药物作用，接触有害物质，吸烟酗酒，1 型糖尿病等；父方高龄、吸烟和高温环境职业等。部分病人有家族史，与特殊的综合征和染色体变异有关。

2. 代表性手术方法 自体肋软骨耳再造术仍是目前主流术式。6 岁儿童耳郭发育达成人的 95%，同时考虑胸廓发育情况，因此满足手术要求的最低标准是病人年龄至少为 6 岁，同时剑突下胸围不低于 60cm。10~15 岁的年龄阶段通常被认为是手术最佳时机，因为此时耳郭发育接近成人且肋软骨性质最佳。

（1）Nagata 法：1993 年，Nagata 提出二期法，成为目前最为广泛采用的经典术式。第一期：耳垂转位，自体肋软骨雕刻耳支架植入皮下完成主要结构再造；第二期：颅耳角成形，自体软骨作为颅耳角支撑物，颞浅筋膜覆盖，创面游离植皮。

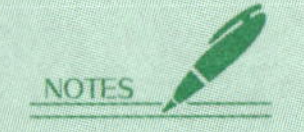

在 Nagata 法基础上，我国学者进一步改进：①采用自体软骨或人工支架相互补充作为二期颅耳角再造支撑物；②采用创伤更小血供可靠的耳后浅层筋膜瓣替代颞浅筋膜瓣覆盖颅耳角支架；③提出再造自然耳郭理念和评判耳再造手术成功的六大标准（图 16-21）。

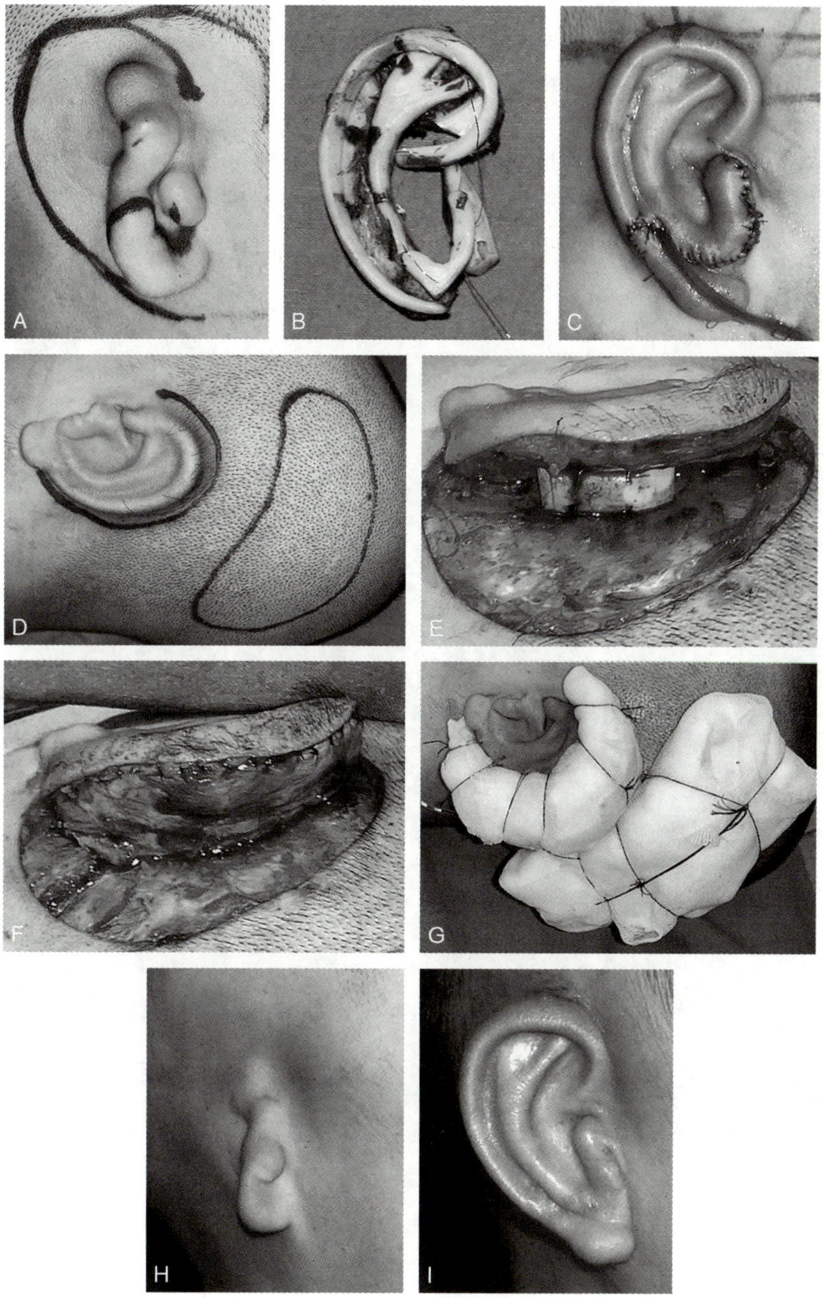

图 16-21 改良手术治疗效果图

A. 一期设计皮瓣切口线；B. 肋软骨支架雕刻；C. 支架植入后负压抽吸；D. 二期切口设计和头皮取皮范围；E. 二期软骨支架支撑形成颅耳角；F. 耳后浅层筋膜瓣分离翻转后覆盖支撑材料；G. 皮片覆盖创面后打包固定；H. 耳再造术前；I. 耳再造术后 1 年。

（2）皮肤扩张法：分三期进行。第一期：耳后置入 80~100ml 矩形或圆形扩张器，注生理盐水 2 个月达 100~150ml 后稳定 1 个月。第二期：取出扩张器，自体肋软骨雕刻耳郭支架，置入扩张的皮肤下。第三期：耳垂换位，去除残耳组织，耳屏成形，加深耳甲腔。

3. 康复治疗 术后 24 小时鼓励病人压住胸部伤口在床上活动。48 小时后可协助病人下床适当

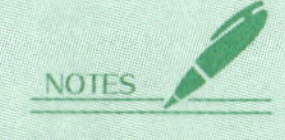

活动。禁止剧烈运动，预防继发性血肿和伤口裂开。注意保护患耳，避免外力碰撞或人为压迫，如睡觉时需仰卧或者取健侧卧位。气温低时应注意保暖，发生支架外露需及时就诊。

4. 发展趋势 非扩张两期法耳再造术因手术次数少，操作简便，易掌握推广，国际上采用较多。扩张法耳再造术难度大，疗效的稳定性依赖于医生的经验，应用有一定的局限性。自体肋软骨目前是支架材料最可靠的选择，人工材料在某些条件下可适用，组织工程软骨支架的开发、小耳畸形致病基因和发病机制的探寻是目前研究的热点。

（三）先天性手畸形

先天性手畸形是指手部因胚胎形成和发育中受到各种因素的干扰，而导致出生时即出现的各种畸形。包括多指、并指、分裂手、环状缩窄综合征和巨指等一大类疾病。发病率约为新生儿出生的千分之一左右。其可单独出现，也可多种畸形同时存在，或者是综合征表现的一部分（图 16-22）。

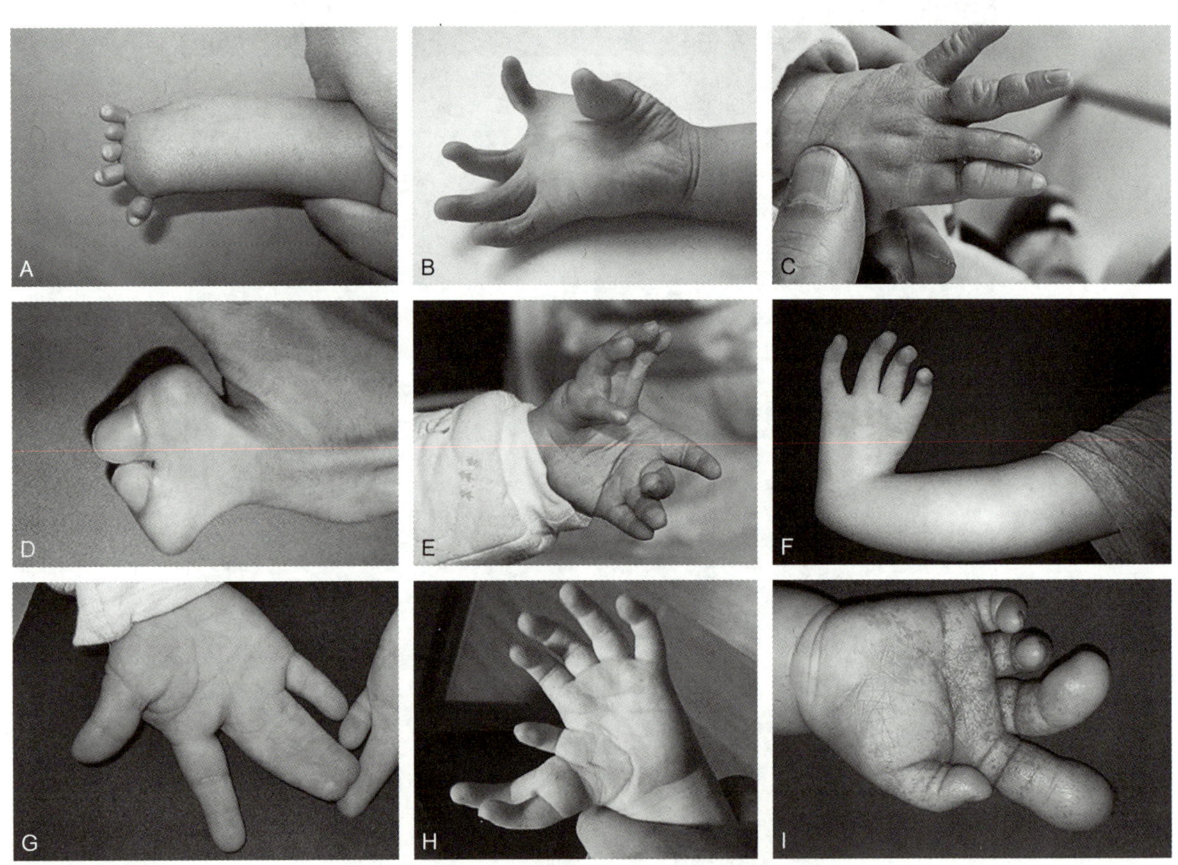

图 16-22 先天性手畸形典型病例示图

A. 短指畸形；B. 多关节挛缩；C. 环状缩窄综合征；D. 蟹钳样复拇畸形；E. 镜影手；F. 桡拐手；G. 并指畸形；H. 三指拇指；I. 巨指。

1. 病因 肢体的畸形发育可来源于自发的基因突变、异常基因的遗传、肢芽轻微或者严重的损伤。基因突变可以扰乱一系列调控肢体发育蛋白的分子功能，它可以是遗传来的，也可以是自发形成的。环境因素，包括致畸物［例如沙利度胺（反应停）于 20 世纪 60 年代造成肢体畸形的流行性发生］、辐射、营养缺失以及感染可能影响发育的分子通路。

2. 代表性手术方法

（1）复拇畸形矫正术：包括副指切除、侧副韧带重建、肌腱平衡、掌指骨截骨矫形、轴形皮瓣转位、甲瓣成形（Bilhaut-Cloquet）术、顶端成形术等（图 16-23）。

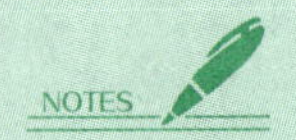

（2）并指分离术：包括指蹼成形、Cronin 三角瓣成形、植皮、甲皱成形等，有时会合并括弧样指骨，

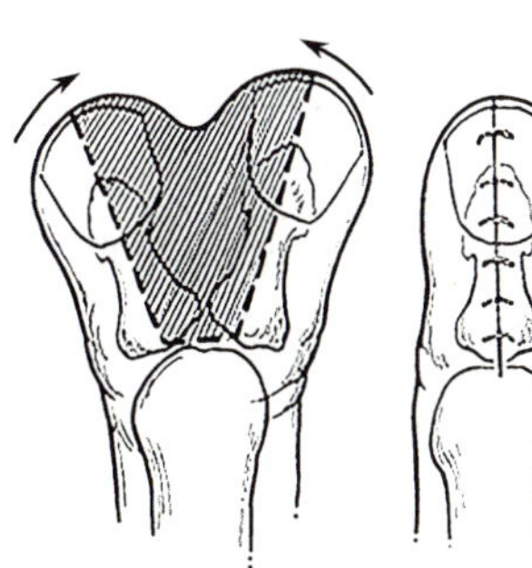
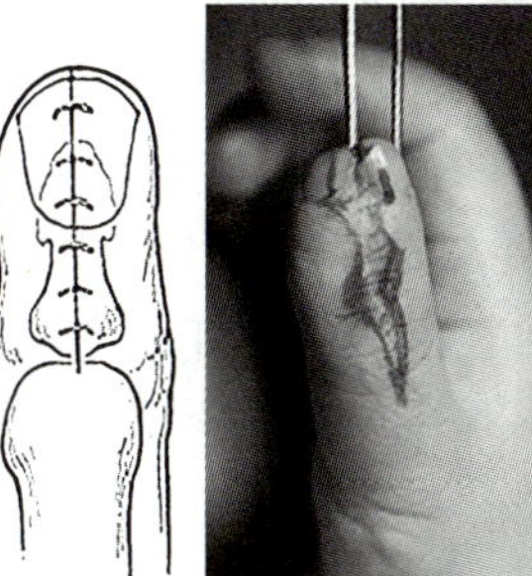
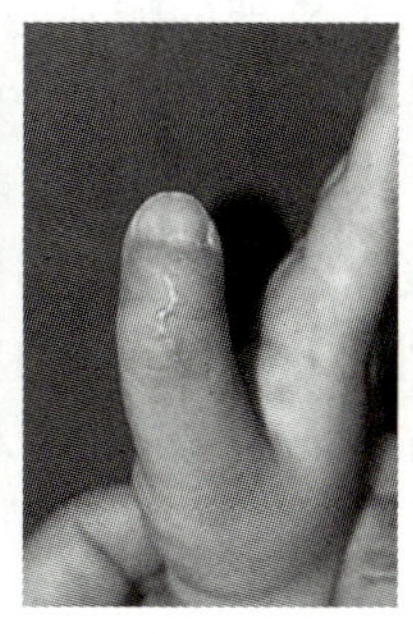
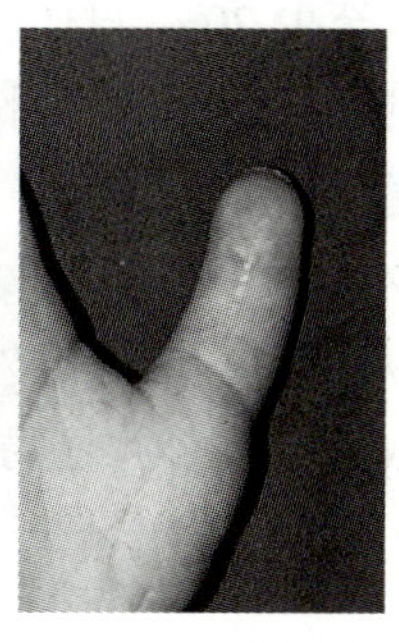

图 16-23 Bilhaut-Cloquet 术

将多指畸形中发育不良的部分切除，甲板、骨关节、软组织整合的拼接手术。

可以通过开放楔形截骨矫正斜指。

（3）分裂手矫正：包括虎口成形（裂隙区带蒂皮瓣转移重建虎口、4 瓣法虎口成形等）、横韧带重建、滑车重建、拇收肌止点重建、掌骨截骨、并指分离、手指再造等。

3. 康复治疗 先天性手畸形常伴有手部功能障碍，术前或术后需要进行合理有效的康复治疗，包括各种手部功能支具的使用，手部大小关节的主动或被动锻炼，以及病人的心理康复疏导等。需要专业的康复治疗师根据不同病人的病情和手术情况制订个性化的康复方案。

4. 发展趋势 许多先天性手畸形的遗传病因尚不明确，目前先天性肢体畸形的诊断主要依赖于临床表现，而基因诊断对于肢体畸形的分类分型至关重要。随着第三代和第四代测序技术以及基因芯片技术等的发展，基因诊断有望成为常规手段。先天性手畸形的手术朝着微创化发展。手术机器人的发展，可以使得手术更加精细化。

二、创伤修复与器官再造

（一）鼻缺损的修复与再造

1. 概述 外鼻缺损的病因一部分为先天性因素，如各种牵涉到鼻子的面裂，或先天性血管瘤等；另一部分为后天性因素，如各种外伤、烧伤、冻伤、感染或肿瘤切除都可以引起鼻的部分或全部缺损。由于外鼻位于面部中央，位置显著而独立，是整个面部美学形态和立体结构的核心，同时外鼻还参与重要的呼吸功能，因此鼻缺损的修复与再造对于面部结构的重塑有着举足轻重的作用。

2. 代表性手术方法 鼻缺损的损伤累及范围分表浅缺损、结构部分缺损及完全缺损。在修复时要根据外鼻亚单位来进行手术设计，这是目前公认的一种外鼻分界方法，将外鼻分为九个亚单位：即鼻背、双侧鼻背外侧、鼻尖、鼻小柱、双侧鼻翼、双侧软三角区（图 16-24）。亚单位的完整是鼻外形得以维持的基本因素，一般只要同一亚单位内瘢痕或缺损大于 50%，应以该亚单位为单元切除残留组织并做亚单位整体修复，否则手术难以达到理想的外形修复。由于外鼻三层解剖结构特点，鼻缺损修复和再造包括外鼻皮瓣、鼻骨和软骨支架、鼻黏膜的再造以及鼻功能的重建。

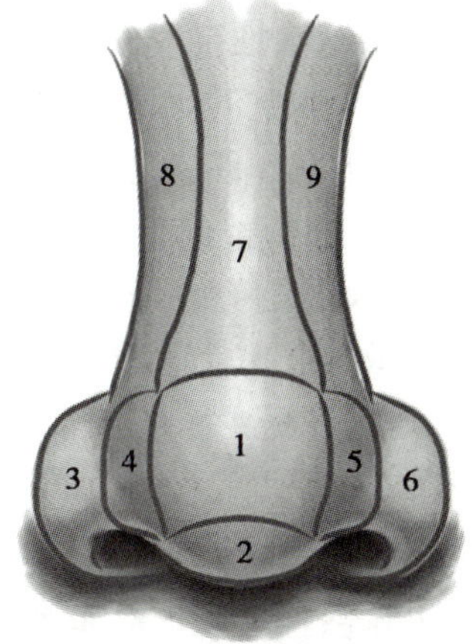

图 16-24 外鼻亚单位示意图

1. 鼻尖（头）；2. 鼻小柱；3. 右侧鼻翼；4. 右侧软三角；5. 左侧软三角；6. 左侧鼻翼；7. 鼻背；8. 右侧鼻梁；9. 左侧鼻梁。

治疗原则上，仅涉及浅表皮肤缺损的可以考虑植皮或者局部皮瓣治疗，涉及 3 个以下亚单位的缺损考虑用局部皮瓣、岛状皮瓣或者游离皮瓣做部分鼻修复，涉及 3 个以上亚单位的缺损通常做全鼻再造，最常用的方法是扩张额部皮瓣，其他方法包括上臂皮管转移、游离皮瓣或者预构皮瓣移植。在扩张皮瓣手术中要注意修复皮瓣面积要大

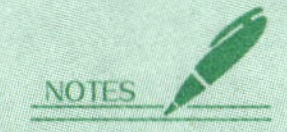

于缺损区至少 20%，自体软骨支架的雕刻要对称、搭建固定要稳定，考虑到后期的吸收率要留有余量，鼻衬里的重建是最难的部分，要留有充分的组织厚度和面积，并且尽量和支架贴合，以避免后期挛缩影响鼻通气功能。

3. 术后康复 鼻修复和再造后一般切口要放置引流管 1~2 天，拔除后携带定制化硅胶鼻孔支撑管塑形以维持鼻孔、鼻梁外形左右对称，保持通气正常；采集自体耳郭软骨或者肋软骨作为支架时，供区应该放置引流管并且局部加压。所有手术区域的切口在拆线后要采取减少瘢痕的措施（图 16-25、图 16-26）。

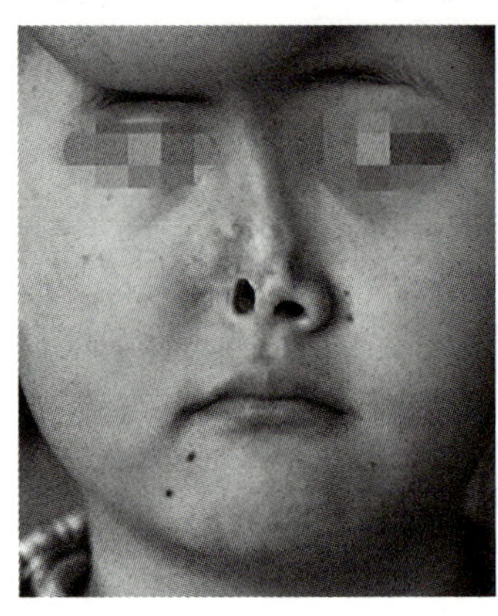
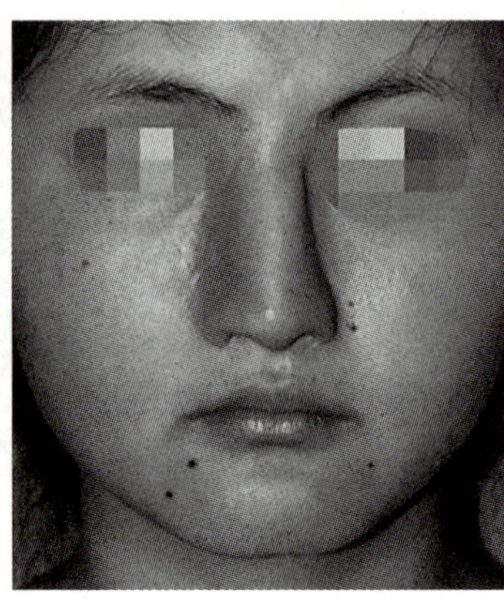

图 16-25 全鼻再造术前术后对照图

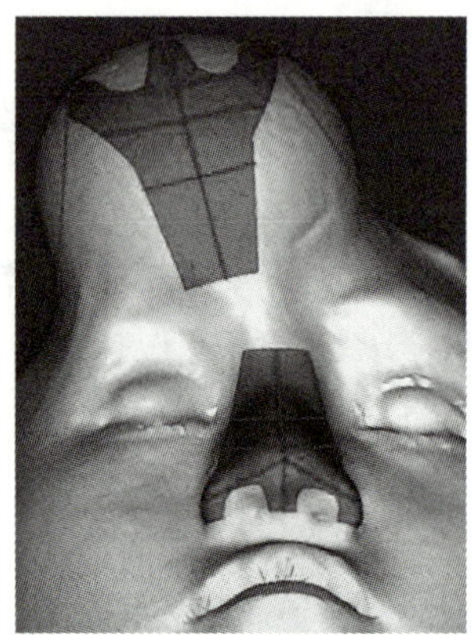

图 16-26 额部皮瓣鼻再造的示意图

4. 发展趋势 未来鼻缺损的修复和再造将在支架搭建技术的改进、黏膜重建方法的改进和减少供区的损伤等方面取得进展，也可能随着自体组织再生的概念和技术的发展，一种全新的包括皮肤、皮下组织、神经、肌肉、骨、软骨、黏膜各层组织重建的鼻修复和再造方法将面世。

（二）乳房缺损的修复与再造

1. 概述 乳房的形态不良与缺失可以造成女性生理、心理上的极大创伤，乳房再造术可以在一定程度上弥补这种创伤。乳房缺失的原因有很多，最多见于乳房肿瘤切除术后乳腺缺如的病人，亦可见于外伤、烧伤、先天性乳房疾病及易性癖的病人。目前，以腹部皮瓣及背阔肌肌皮瓣为主的自体组织乳房再造及假体乳房再造为主要的治疗手段。

2. 代表性手术方法

（1）腹壁下动脉穿支皮瓣（deep inferior epigastric artery perforator flap，DIEP）乳房再造术：目前已经成为自体组织乳房重建的首选方法。DIEP 的血供来源是腹壁下动脉及其穿支，腹壁下动脉解剖恒定可靠，血管蒂也有足够的长度。它适用于大部分乳房缺损病人。该术式保留了全部的腹直肌和前鞘，最大限度降低了对腹壁供区的损伤。皮肤和皮下脂肪减张缝合。受区血管首选胸廓内动静脉，易于显微吻合，位置适合双人操作，术后观察即刻效果（图 16-27）。

（2）带蒂横行腹直肌肌皮瓣（transverse rectus abdominis myocutaneous flap，TRAM）乳房再造术：TRAM 的手术设计与 DIEP 设计相似，该皮瓣操作较 DIEP 简单，耗时短，血供可靠，来自腹壁上血管；但皮瓣远端易缺血，术中可直接切除皮瓣远端，皮瓣获取时需携带部分腹直肌，进而导致腹壁薄弱，增加了腹壁疝的发生率，常常需要补片加固腹直肌前鞘。

（3）背阔肌肌皮瓣乳房再造术：手术设计需根据皮肤或组织缺损量，不宜过宽，通常 8~10cm，否则供区无法拉拢缝合，皮瓣近端到腋窝的距离应大于或等于乳房皮肤缺损到腋窝的距离，皮瓣轴线平行于背部皮肤最松弛的方向，尽量使切口瘢痕隐蔽。

（4）假体乳房再造术：①确保假体或扩张器有充分的组织覆盖；②联合扩张器应用时，扩张器下缘处应为乳房下皱襞，并加以固定，防止扩张器发生移位；③超量注射 20%~40%，留出挛缩和乳房下

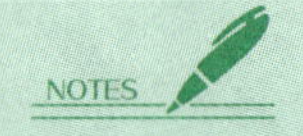

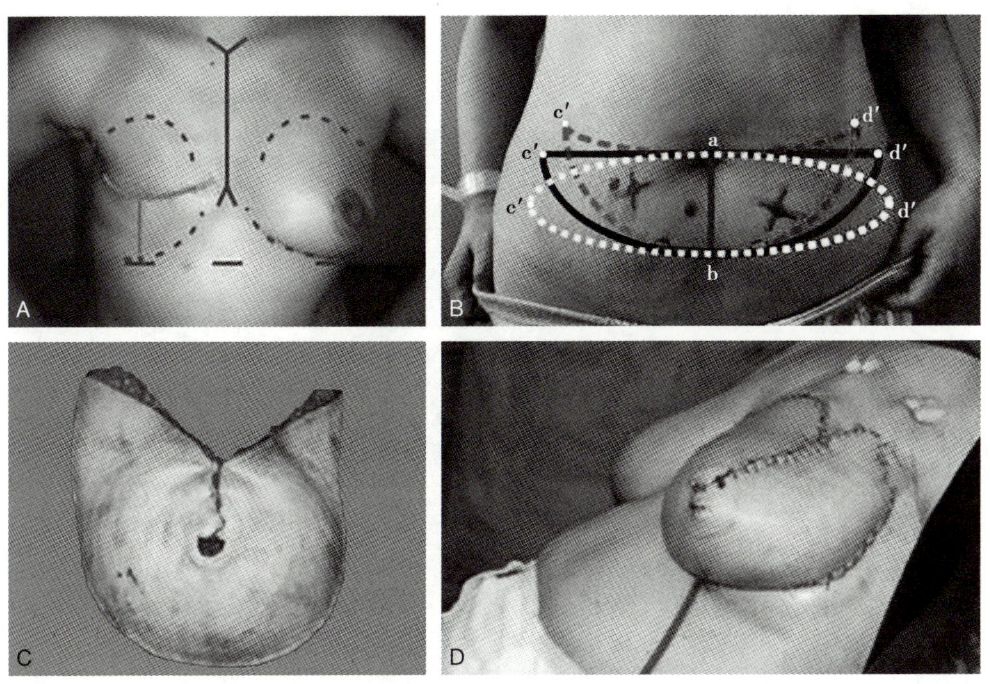

图 16-27 乳房重建手术

A. 根据瘢痕设计手术切口线；B. 根据健侧乳房的大小及形态设计皮瓣切取范围；C. 术中塑形；D. 术后即刻效果。

垂的空间。保持 3~6 个月再行假体置换手术。

3. 术后康复 术后常规应用抗生素预防感染，行显微修复手术后，应对皮瓣的温度、颜色、肿胀程度、毛细血管反应进行监护，48 小时内每小时一次。一般情况下需要 3~7 天严密观察和重点护理。

4. 发展趋势 手术机器人的出现使乳房再造技术得以微创化，有利于病人的早期康复。目前已应用于临床乳腺癌切除术、供区组织的切取、显微血管吻合等，是未来的主要发展方向。

（三）阴茎缺失修复与再造

1. 概述 阴茎再造术是整形外科领域最具挑战的手术之一，因为阴茎作为男性重要的体表器官，除具有独特的外形和解剖结构以外，还具有重要的生理功能。理想的再造阴茎需要符合以下几个特征：①手术可以一期完成；②具有理想的外观、逼真的形态；③可站立排尿及完成性交；④具有一般感觉及性感觉功能。

2. 代表性手术方法 游离前臂皮瓣移植阴茎再造术由张涤生、高学书教授首次于 1984 年分别在 *Plastic and Reconstructive Surgery* 和 *Journal of Reconstructive Microsurgery* 上报道，该术式创造性地提出了“管卷管”的设计理念，使再造阴茎的尿道和阴茎体只由单一皮瓣独立形成，并一期植入自体肋软骨做支撑体，使再造阴茎可以一期完成并具有排尿及性交功能。该术式因前臂皮瓣血供可靠、手术可一期完成、再造阴茎功能较好、并发症相对较少等优点而得到世界范围内的广泛应用。迄今，游离前臂皮瓣移植阴茎再造术已被公认为阴茎再造术的主要手术方法。

阴茎再造包括阴茎体再造、尿道再造。将前臂皮瓣分为 3 部分：尺侧部分毛发较少，通常取 3.5~4cm 宽度的皮瓣用作尿道成形；桡侧部分宽约 10~12cm，用以形成阴茎体；桡、尺侧皮瓣之间留有 0.5~1cm 宽的去除表皮的区域（图 16-28）。

3. 术后康复 术后早期处理同一般显微外科手术。常规应用血管活性药物扩张血管，防止血管吻合口栓塞；术后 1~2 周进食流质或无渣半流饮食，防止粪便污染伤口。留置导尿管两周。为防止再造尿道及尿道吻合口狭窄，可放置尿道支撑管 3~6 个月。

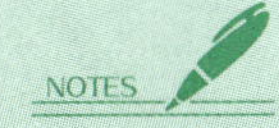

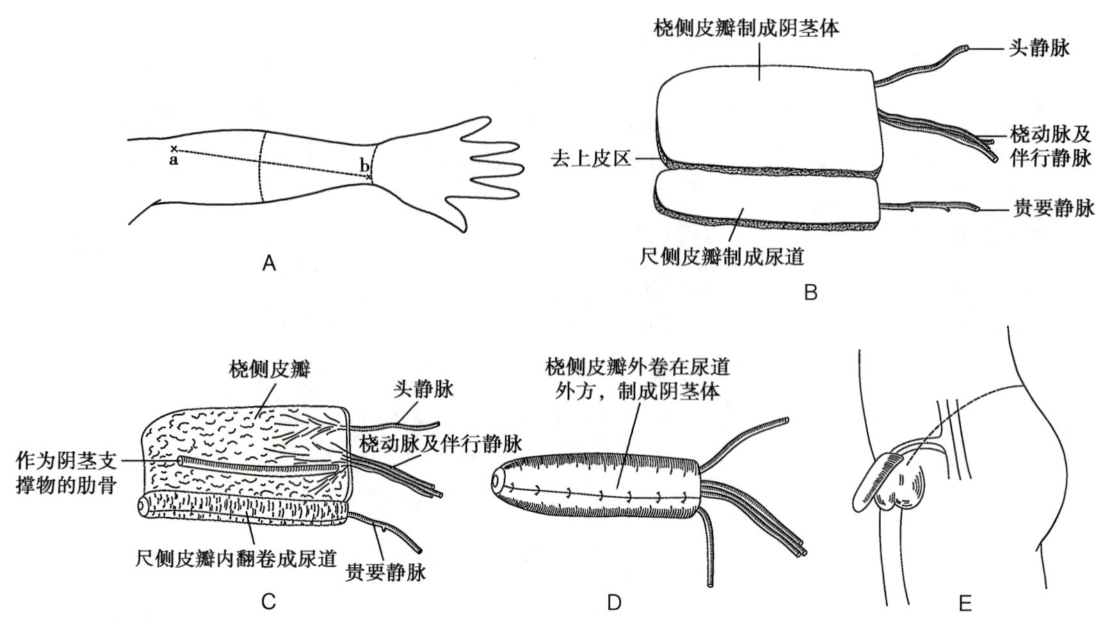

图 16-28 前臂皮瓣游离移植阴茎再造

A. 前臂皮瓣设计；B. 阴茎再造皮瓣的设计；C. 阴茎体预制，尺侧皮瓣皮肤向内翻转，制成尿道，植入阴茎支撑物；D. 阴茎体预制准备移植；E. 阴茎再造完成。

4. 发展趋势 自 Bargoras 于 1936 年首次报道应用腹部皮管成功完成阴茎再造术以来，阴茎再造术经历近百年的发展，基本能达到通过一期手术使再造阴茎具备排尿、性交及感觉功能等目标，但距离正常男性阴茎具有海绵体充血勃起功能仍有较大差距。近年来陆续有异体阴茎移植成功的报道，但仍有伦理、免疫排斥等问题有待解决。通过组织工程技术再造海绵体组织在动物实验上获得成功，但距离人类临床应用仍有种子细胞来源、体外组织构建等关键技术问题亟待解决。

（四）烧伤后爪形手修复

1. 概述 烧伤后爪形手（postburn claw hand）畸形多因烧伤后瘢痕挛缩造成。多见于手背烧伤后的瘢痕挛缩病例，是手背深Ⅱ度或者Ⅲ度烧伤后，早期未妥善治疗愈合后形成瘢痕挛缩，手形如“爪”样，故命名为烧伤后爪形手畸形。

爪形手根据损伤程度和畸形表现，可分为轻型、中型、重型三型。

轻型：一般发生于深Ⅱ度烧伤，临床表现为手背瘢痕增生及挛缩，增生的瘢痕可在皮下筋膜层上滑动，伴有掌指关节过伸畸形，手掌横弓变浅。

中型：主要由深Ⅱ度烧伤后感染或Ⅲ度烧伤所致。临床表现为手背瘢痕增生及挛缩与皮下筋膜层及肌腱粘连，无法移动。掌指关节过伸畸形，活动受限较明显。可伴有中度拇内收畸形，手掌横弓明显变浅或消失，纵弓消失。

重型：多为Ⅲ度烧伤所致。临床表现为手背瘢痕紧贴在骨及肌腱上。掌指关节过伸畸形，活动明显受限，掌指关节半脱位或全脱位，伸腱部分或全部损毁。可伴有严重拇内收畸形，手掌横弓、纵弓消失（图 16-29）。

2. 代表性手术方法

（1）游离植皮：轻型爪形手及绝大部分的中型爪形手都可采用游离植皮修复。游离植皮选择中厚皮片，一般选大腿、腹壁、胸侧壁等隐蔽处。在手术中切除瘢痕并完全止血后，进行皮片移植并均匀加压包扎。手背植皮的包扎是手术的关键。在 10~14 天打开敷料，拆线。并在植皮后理疗、功能支架及功能训练 3~6 个月。

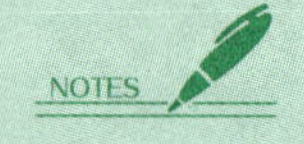

（2）皮瓣移植：少数伴有伸指肌腱广泛损伤的病例，及重型爪形手，需行皮瓣或皮管移植修复。皮瓣移植分为带蒂皮瓣移植和游离皮瓣移植两种。带蒂皮瓣常选用下腹部或侧腹部带蒂皮瓣或皮

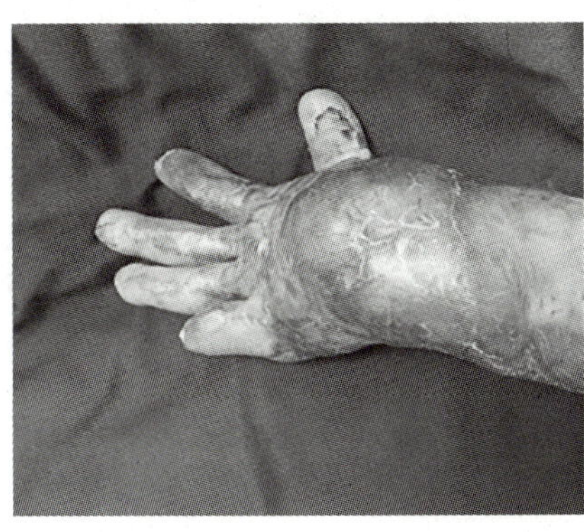
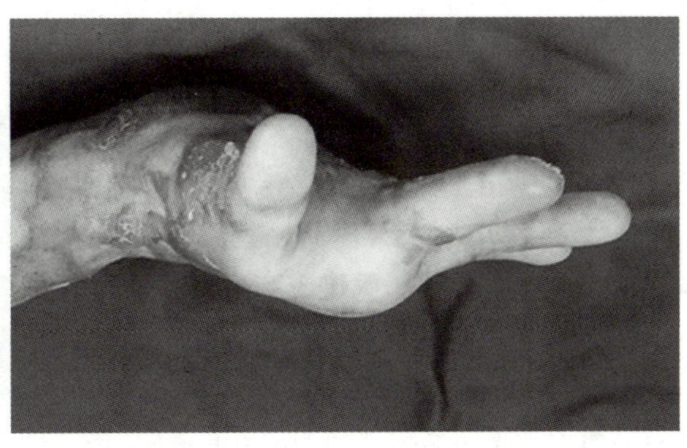

图 16-29 重型爪形手

管。游离皮瓣常选用足背皮瓣、上臂外侧皮瓣、股外侧皮瓣、下腹部皮瓣、髂腹股沟皮瓣、股前外侧皮瓣等(图 16-30)。

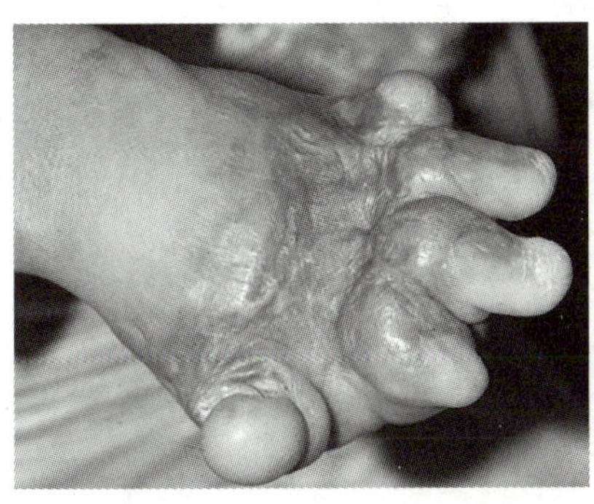
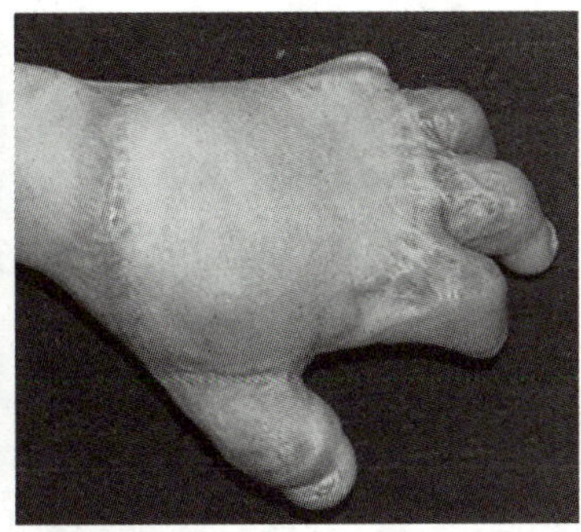

图 16-30 下腹部皮瓣游离移植治疗重型烧伤后爪形手

(3) 掌指关节和指间畸形的矫正:烧伤后爪形手一般会造成伸指肌腱缩短及掌指关节侧副韧带短缩,掌指关节向背侧半脱位。一般切断侧副韧带即可矫正畸形;如还不能矫正,则需要做掌指关节背侧关节囊切开,或伸指肌腱延长。

爪形手指间关节畸形包括指间关节屈曲强直、纽扣样畸形、鹅颈畸形及锤状指等。指间关节畸形如果伸、屈肌腱良好,可采用指间关节掌板松解。如已无关节间隙,或伸肌腱严重损害,可做指间关节功能位融合。

3. 术后康复 烧伤手的功能恢复对病人至关重要,因此术后康复应以尽量减少功能缺陷为目的。康复计划应在病人入院后 24 小时内开始,包括设计抗挛缩的患肢摆放体位、制订个性化的功能锻炼计划、增加外敷压力如使用弹性自粘贴膜、指导应用辅助夹板等,以上措施均有利于早期控制水肿、减少瘢痕挛缩的发生。大多数瘢痕在烧伤后 12~24 个月即稳定,但严重的烧伤瘢痕需要更长的稳定时间,尤其是烧伤儿童病人,因此该类病人需要长期的康复计划和瘢痕管理,涉及长期穿戴定制的压力手套以减少瘢痕增生,以及适时进行重建手术干预。

4. 发展趋势 对于中重型的爪形手畸形,目前尚缺乏统一、系统的序列治疗流程,疗效十分有限。因为重型烧伤后爪形手,手部的皮肤、肌腱、肌肉、关节囊、韧带甚至关节骨面,在长期的挛缩应力下,均会出现挛缩畸形。这些挛缩畸形,有时在术中难以一次矫正,需要在术前和术后长期使用动力型功能支架,持续性作用于手部的皮肤、肌肉、肌腱、关节囊、韧带,改善纤维化和骨增生,以最大限度地恢复手部功能。这些均有待于研究完善。

(五)面部修复与再造

1. 概述 脸面是人赖以生存的重要器官。烧创伤、肿瘤术后等导致的残缺、恐怖面容使伤者

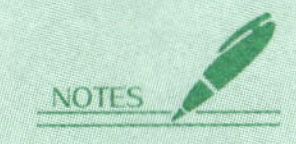

无法回归生活。据统计,仅我国每年新增各类烧/创伤病例 200 余万例,是一类常见病。面部修复具有以下难点:面部体现个人特质,修复要求较高,不仅需要考虑创面覆盖,还要注重对形态和功能的重塑;面部具有精细的立体五官结构,需进行复合组织器官重建;面颈部皮肤具有独特的质地和色泽,修复时需采用与之相匹配的修复用组织,但严重创伤后人体常缺乏满足上述要求的合适供体。

2. 代表性手术方法 面部重建需遵循一定的原则。面部形态分区(facial aesthetic unit)和亚单位(subunit)原则要求面部重建应当遵循皮肤纹理和皮肤张力形成的各种皱褶线和自然的界限,利于隐藏瘢痕、恢复面部的轮廓。在修复用组织的选择上,应遵循"MLT"原则:选择色泽、质地相近(matched color and texture,M)、面积足够大(large size,L)和厚度足够薄(thin thickness,T)的组织进行面部重建,以利于恢复面部轮廓和塑形五官。

全脸面预构重建:全脸修复中,传统的植皮和皮瓣技术面临一些关键的障碍,包括扩张过程中皮肤再生能力有限、大面积皮瓣的血供不足和口、鼻腔三维复杂结构构建困难等,只能够完成半侧脸面或眼睑以下的大部分脸面的修复和重建。近年来,我国提出"在人体再生构建新脸面"的治疗理念,综合应用再生医学、重建外科和数字医学等手段,建立了"脸面预构重建技术"(图 16-31),在国际上首次实现了全脸面重建。该技术解决了毁损脸面重建所面临的三大瓶颈:①采用"干细胞介导的皮肤牵张再生技术",突破了传统皮肤牵张再生 2~4 倍的限制,解决了构建新脸面的皮肤软组织来源问题;②采用"组织预构"、血管增压等外科技术,有效增加组织血运,并联合吲哚菁绿荧光造影,实时监测皮瓣血运,确保了"预构脸面"的移植存活;③通过三维数字模拟和 3D 打印技术,利用软骨移植,准确构建与伤者面部口、鼻腔匹配的三维五官结构,实现了对缺损组织、器官在功能和形态上的修复。

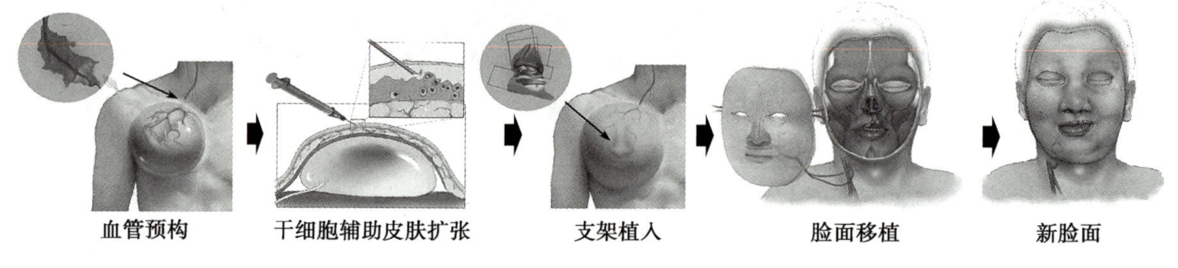

图 16-31 脸面预构重建过程示意图

3. 术后康复 面部修复重建术后早期需要密切观察组织移植后的血运情况,处理皮瓣缺血、感染等并发症。远期还需要通过皮瓣修整和器官再造,形成面部轮廓和器官特征。同时,眼、鼻、口周和颈部等功能部位须预防瘢痕增生和挛缩,以免影响器官功能。

4. 发展趋势 自体组织脸面重建仍面临不少挑战。比如,眼睑、鼻唇等中面部复合组织结构的有效重建,将有赖于将传统外科修复技术与组织工程方法、3D 生物打印和干细胞技术等的有机结合。如何提高皮肤的组织再生和血管化能力,有待于开发新的再生医学或基因调控技术。异体器官移植技术和免疫抑制技术的进步推动了异体脸面移植的开展,但是受免疫抑制治疗和伦理的限制,短期内无法在临床推广应用。

三、颅面畸形矫治

颅面骨发育异常和外伤均可导致各类颅面畸形,先天性颅面畸形主要包括颅缝早闭症和颅面裂隙畸形两大类,常具有特征性的颅面部外观;而获得性的颅面畸形则有进行性半侧颜面萎缩、骨纤维异常增殖症等。此外,颅面骨骨折后骨块的位移亦可引起程度不一的颅面部畸形。

1. 眶距增宽症

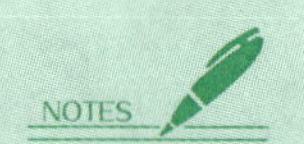

(1)概述:眶距增宽症是双侧眼眶骨性距离过度增大的一系列疾病的统称,它描述了这些疾病的

特征性症状。先天性发育异常或外伤均可导致眼眶骨性间距过宽，常见的眶距增宽症病因有：①原发性额筛或颅面部发育过度；②颅面部正中裂或旁正中裂；③颅缝早闭症；④鼻筛型脑膜-脑膨出。另外，眼眶外伤后亦可导致眶距增宽症，但常表现为不对称。

本病典型的临床表现为眼眶距过宽（如图 16-32A 所示），骨性眶距的测量以双侧泪嵴点（上颌骨鼻突、额骨及泪骨的交汇点）间的距离，即泪嵴间径（IOD）为依据（如图 16-32B 所示），IOD≥30mm 即可诊断。其他临床表现包括内眦赘皮，鼻根宽阔平坦或鼻背裂隙，可合并眼球功能障碍。治疗分为两个阶段：①幼儿期行鼻部软组织切除矫正，使鼻部外观有一定程度的改善。②骨性眶距的矫正一般在 5 岁后进行，截骨以缩小骨性眼眶间距为主。

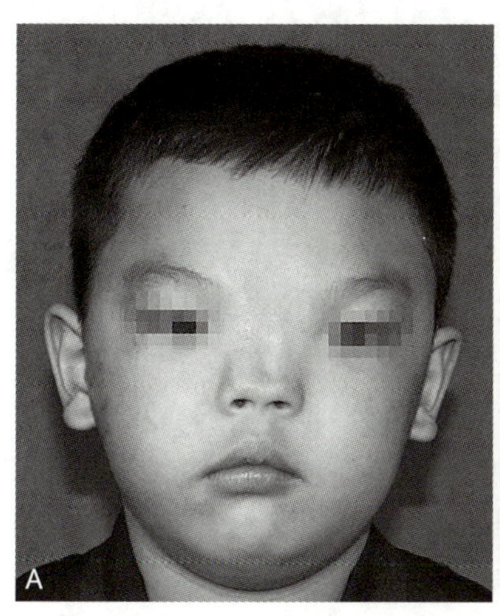

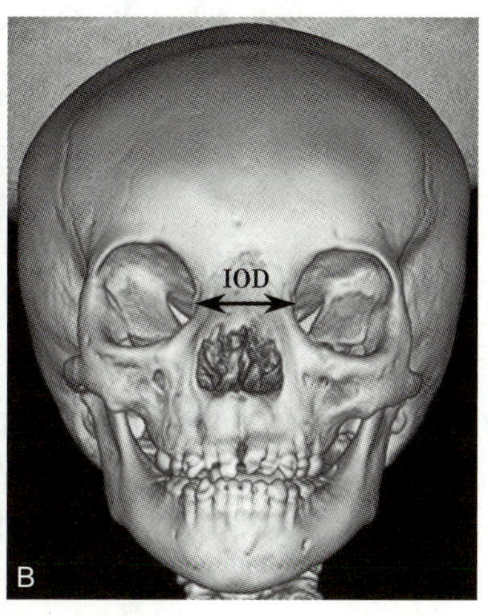

图 16-32 眶距增宽症临床表现
A. 眶距增宽症外观；B. IOD 示意图。

（2）代表性手术方法：手术方式为眶周充分截骨、游离、松解，去除眼眶之间多余骨质，将眼眶拉拢、固定。对于轻度的眶距增宽症，可行颅外径路眶内侧壁截断内移或“U”形截骨术，对部分眶壁进行截骨、内移，以缩小眼眶间距。严重眶距增宽症的矫正则需行颅内外联合径路“O”形截骨术（图 16-33、图 16-34A、B）或面部劈开（bipartition）截骨术。另外，根据各类眶距增宽症不同的表型，可联合进行

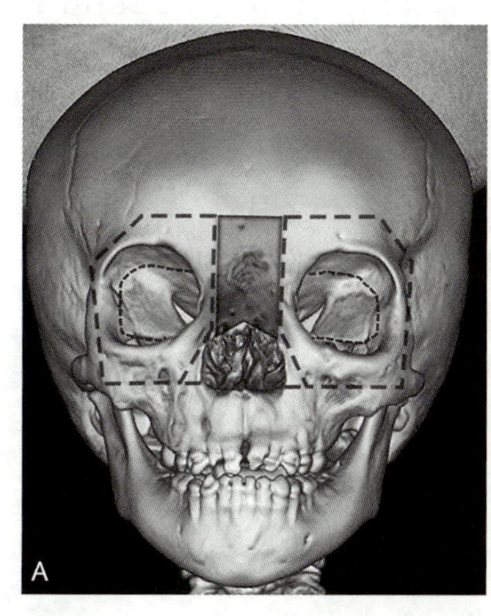

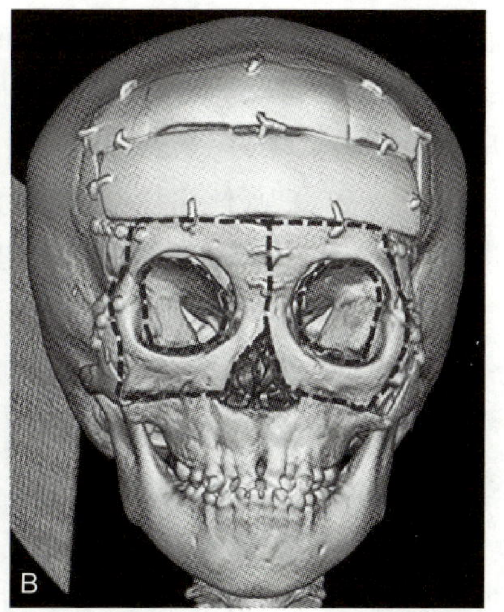

图 16-33 眶距增宽症“O”形截骨示意图
A. “O”形截骨示意图，虚线为截骨线，中央阴影区域为去除的骨质；B. “O”形截骨术对眶周、眶壁进行“O”形截骨（虚线所示），使眼眶彻底游离，进行拉拢、固定。

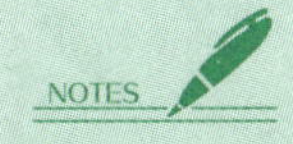

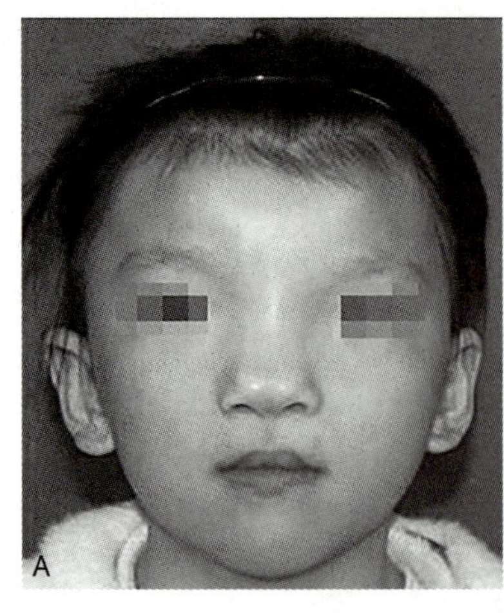
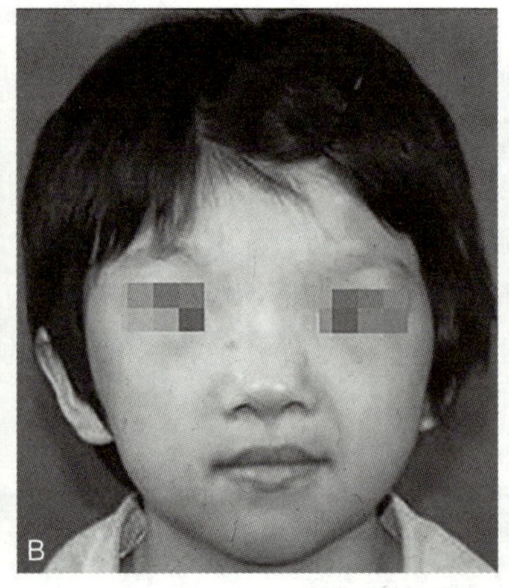
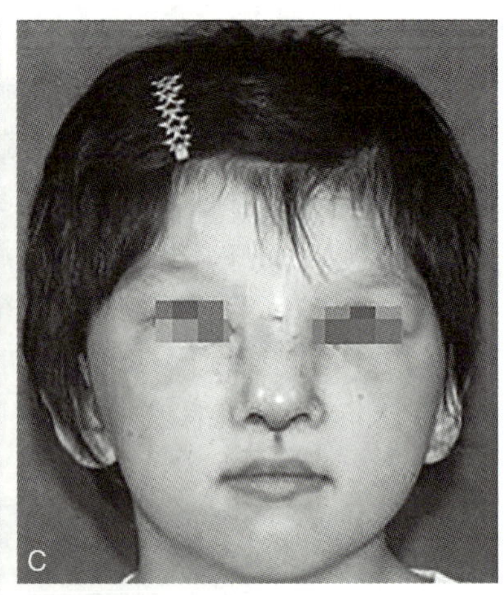

图 16-34 眶距增宽症"O"形截骨临床病例

A. 眶距增宽症术前外观；B. "O"形截骨术后外观；C. 内眦成形及肋骨移植鼻畸形矫正术后外观。

颅骨重塑改善颅形、肋骨移植矫正鼻畸形等（图 16-34C）。

（3）术后康复："O"形截骨和面部劈开截骨手术时间较长，失血量大，同时前额开窗、前颅底截骨等操作有一定的颅脑损伤风险，因此术后应进重症监护室进行有效的监护，根据术中失血量及血红蛋白指标积极补充血容量，同时监测凝血功能、电解质、酸碱平衡等。颅脑手术术后 48 小时内应密切关注病人脑水肿和颅内压的情况。眼眶拉拢可能对视神经造成牵拉，术后也应定期观察视力、瞳孔。术后应仔细记录病人体温、局部创面情况，监测病人炎症指标等。

（4）发展趋势：目前，对于眶距增宽合并面中部/上颌后缩的病人，在 Monobloc 截骨的基础上再进行"O"形截骨和改良勒福（Le Fort）Ⅰ型截骨，将骨块分为 2 块眶颧部骨块和 1 块上颌/颧部骨块，根据病人面中部情况，对不同区域的骨块可进行植骨固定或牵引成骨，可同时矫正眶距增宽、面中部后缩以及咬殆的异常。另外，术中剥离及截骨时保留内眦韧带的附着点，可显著改善术后内眦形态。

2. 眶颧畸形

（1）概述：眶颧部的骨折是引起眶颧畸形的常见原因之一，通常由颧骨直接遭受暴力导致，颧骨与周边骨的骨缝：颧额缝、颧颞缝和颧上颌缝为三处薄弱区，骨折线常位于此（图 16-35）。临床表现如下：①颧骨移位或颧弓形变导致的颧部塌陷、面中部轮廓不对称；②颧弓骨折向内移位阻挡下颌骨喙突可导致张口受限；③颧骨上颌骨连结处骨折可能损伤眶下神经；④累及眼眶壁者可伴眼球凹陷、眼位异常、复视、眼球运动障碍；⑤面神经颧支受损时可见眼睑闭合不全；⑥眶周皮肤、球结膜瘀斑。诊断根据外伤史、临床表现、体格检查、头颅颌面 CT 平扫。对于有功能障碍者，以及显著畸形者，均应尽早手术复位，骨折一期复位可降低晚期眶颧畸形的发生率，而对于骨折继发畸形的二期整

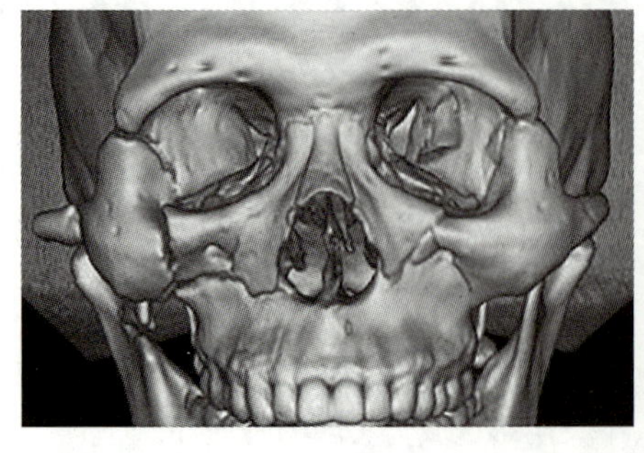
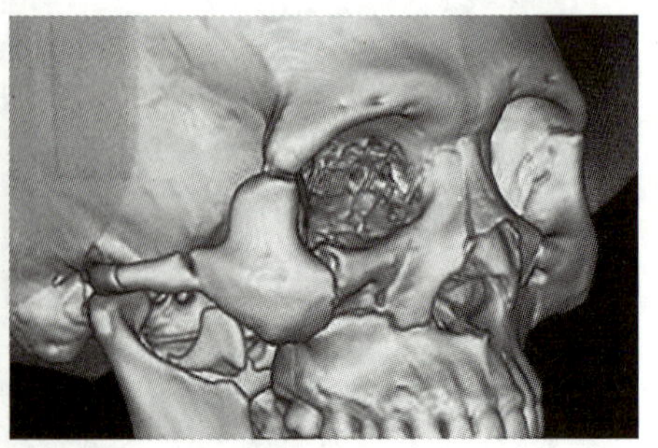

图 16-35 双侧颧骨、眶壁、上颌骨、下颌骨多发骨折，可见颧额缝、颧颞缝、颧上颌缝均有典型的骨折线

复则往往需要重新截骨，对移位的骨块进行复位、内固定，或酌情应用自体组织或人工材料进行局部充填。

（2）代表性手术方法：手术宜采用切开复位的方法，根据骨折部位、位移程度、美观等选择手术入路，常见的切口有：①睑缘下切口：可显露眶下缘、颧骨体、上颌骨颧突，并能探查眶内、外、下壁；②眉外侧切口可用于暴露颧额缝处骨折线，并可探查眶上壁；③发际内半冠状切口可显露颧弓骨折部位；④口内前庭沟切口：位置隐蔽，可充分显露颧上颌缝、颧牙槽嵴。颧骨体的复位常用骨膜剥离器探至颧骨深面、上颌结节前方，将位移的骨块向上向前撬动，同时根据眶缘、颧上颌缝的对位判断复位情况。颧骨体复位后，需在眶下缘、颧额缝进行固定，或加之颧牙槽嵴处的固定，可达稳定的效果，固定方式普遍采用小型钛板螺钉（图 16-36、图 16-37）。颧弓复位后一般不作固定，对于活动度大的骨块可加用钛板固定。眶下壁的骨折片往往难以复位，在颧上颌、眶缘对位良好，并将眶内容物复位后，可用钛网进行眶底重建，恢复眶底对眶内容物的支撑。

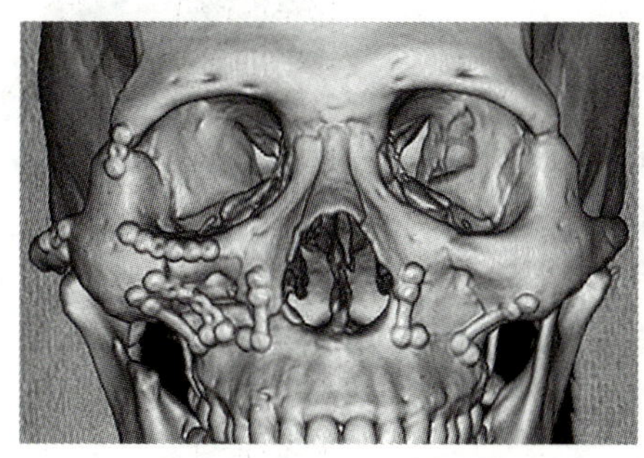
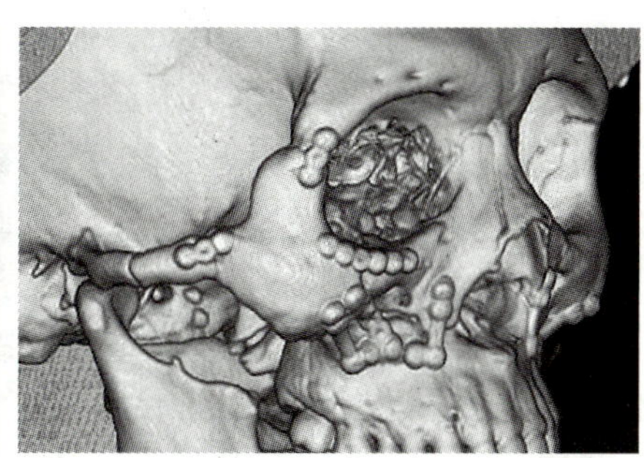

图 16-36 双侧颧骨、眶壁、上颌骨多发骨折切开复位内固定术后

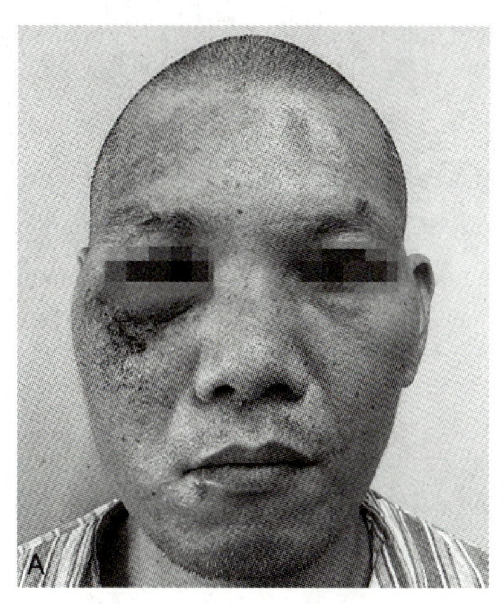

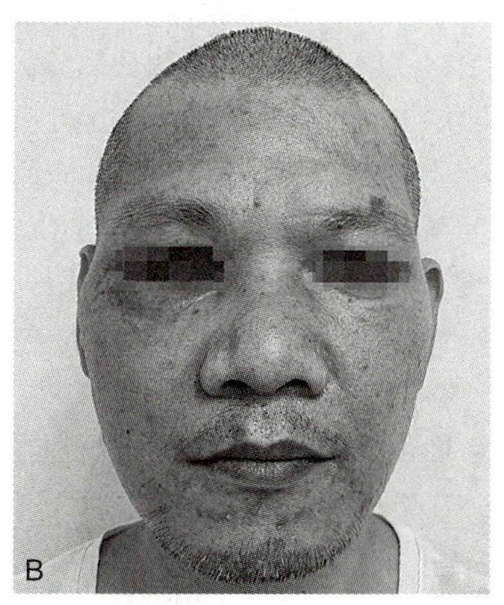

图 16-37 眶颧骨折临床病例

A. 右侧眶颧骨折术前外观；B. 右侧眶颧骨折切开复位内固定术后。

（3）术后康复：颌面部深部血运丰富，而手术视野非常局限，眶颧部骨折可能伴有深部大血管的损伤，均有一定的大出血风险，因此术前备血往往是必要的，术中有效地补充血容量，及时输血是保证手术安全的重要手段。术后需监测生命体征、瞳孔、视力情况，动态监测炎症指标、血红蛋白变化。口内切口入路进行人工材料填充或骨内坚固内固定，应严格遵循无菌原则，避免假体感染，术后应有效消灭死腔，通畅引流，及时发现异常的肿胀、积液，早期处理。

（4）发展趋势：眶颧部骨折复位、眶底的重建均可在术中利用计算机辅助导航系统进行精确定位。另外，随着计算机辅助手术和三维快速成形技术的发展，术前根据健侧的眶底、颧弓形态可设计三维制作的钛网和预成形的钛板，便于手术操作并获得更好的复位效果。

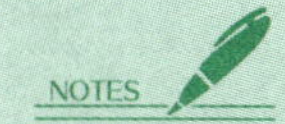

四、美容外科技术

（一）面部除皱术

1. 概述 面部除皱术是面部年轻化的主要手术方法之一。手术治疗通过有针对性的手术步骤对面部结构作一定的调整，以及通过皮肤松弛度的改变改善面部容貌。面部除皱术从早期的单纯皮肤切除术，到之后推荐皮下分离，为之后40年的除皱术理念奠定了基础。随后许多整形外科医师创造并实施了多种特色化的方法，以增进手术效果及其稳定性。这些手术方法的基本理念就是通过手术技巧提升或/和复位那些下垂或/和移位的软组织结构，同时在面部隐蔽部位切除多余皮肤组织（图16-38）。

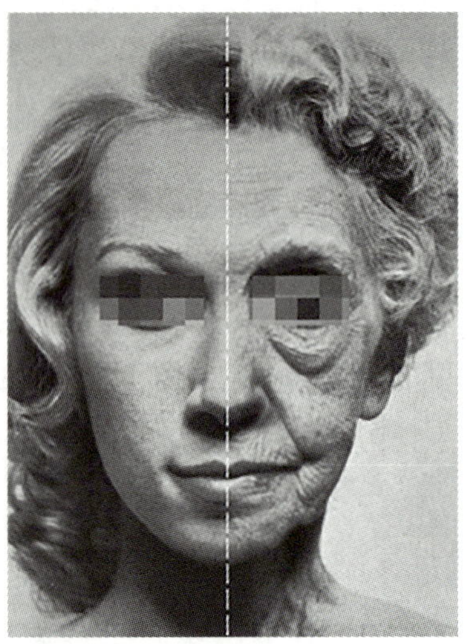

图16-38 面部下垂示意图（右侧为年轻时的面部，左侧为老年后的面部）

2. 代表性手术方法

（1）额颞部除皱术：主要适合于额部皱纹多而深，眉毛与上睑皮肤松垂，消除或减轻鱼尾纹。手术切口选择在发际线上或发际线内5cm处。额部区域在帽状腱膜下分离，颞部在颞深筋膜浅层或颞浅筋膜浅层剥离，剥离范围到眉间，眶上缘和眶外侧缘。显露额部相关肌肉，用针状电刀电凝器仔细切除或部分切断修薄额肌、皱眉肌、降眉肌等。颞部分离保护好颞浅动静脉以及颞部皮瓣上毛囊。处理眼轮匝肌。额部拉紧头皮的方向是向上、向后，颞部向后上方向提紧颞部皮肤。切除多余皮肤并缝合切口。

（2）面颈部或扩大下1/2除皱术：主要适合于面中下部和颈部的皮肤、软组织松垂，皱纹增多的病人，能减轻鱼尾纹、面颊和颈部皱纹，纠正软组织松垂，改善较深的鼻唇沟等。手术沿耳前和耳后的切口切开皮肤，耳前在浅层肌肉筋膜系统分离，耳后在乳突附近和胸锁乳突肌膜浅层分离。以锐性分离为主。在耳前皮肤切口前和颧弓下缘附近切开SMAS，形成三角形的SMAS瓣，在腮腺筋膜表面锐性分离，SMAS提紧固定方向后上，在耳屏前的颧弓根处或颞筋膜上固定SMAS瓣的后上角。切除多余的SAMS组织，间断缝合。或在颌缘下的SMAS颈阔肌瓣横行剪开，向耳后提紧，剪去瓣的多余部分。最后切缘对合缝合。皮肤采用无张力切除提紧。最后分别皮下、皮肤多层缝合。

3. 术后康复 术后常规使用冰袋消肿，保持切口清洁。保护术区，以免烫伤。可使用适当抑制瘢痕的药物（图16-39~图16-40）。

4. 发展趋势 面部除皱术是矫治面部衰老的主要治疗方法，十分有效，但创伤偏大，手术时间长。目前，在除皱术中如何借鉴和应用新的手术机器人辅助系统，以达到微创的目的，是未来的发展趋势之一。

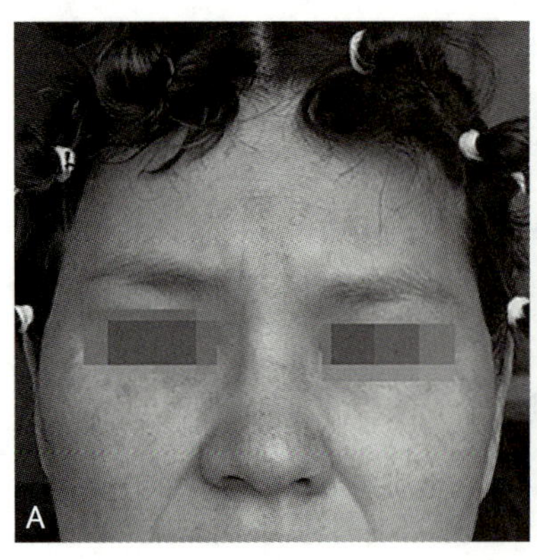

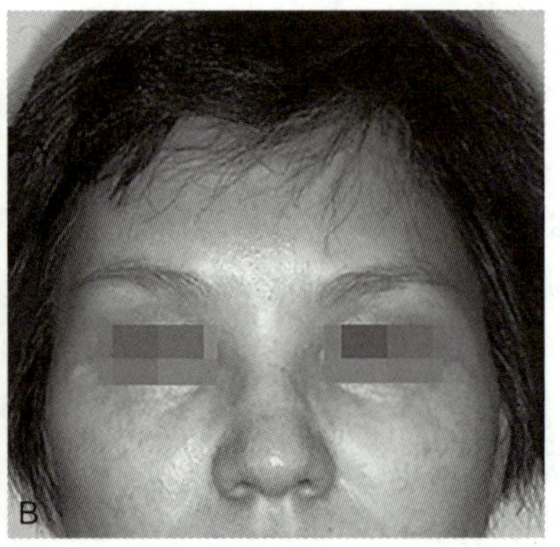

图16-39 额颞部除皱术病例图
A. 术前；B. 术后。

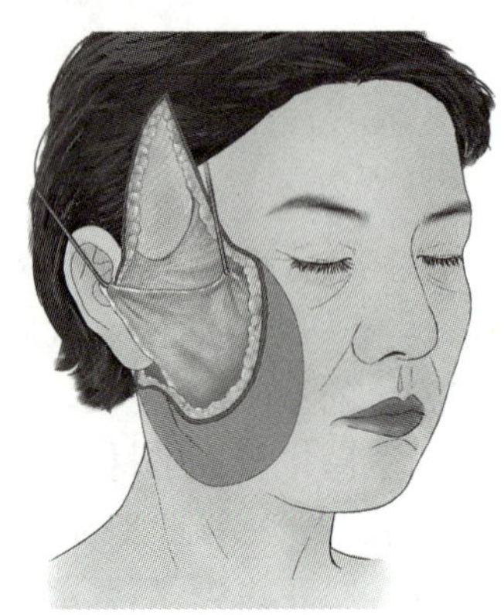

图16-40 额颞部除皱术示意图

（二）腹壁成形术

1. 概述 腹壁成形术可以看作是一个综合手术，广义上是指腹部皮肤和皮下组织的减容减量和筋膜收紧，狭义上是指1899年HA Kell开创的一种经典的传统腹部塑形手术。腹壁成形术可以恢复腹部美学特征，提高病人的生活质量，也可能改善病人的心理状态。

2. 代表性手术方法 经典腹壁成形术的手术过程：以下腹缘切口为入路，沿腹肌筋膜表面分离全腹部皮瓣；脐边缘皮肤切开，把脐带蒂保留在原位；沿腹中线折叠缝合腹肌筋膜改善腹直肌分离；待皮瓣向下推进后，皮肤重新开窗与脐带蒂对接；切除多余的皮瓣，分层闭合切口；以此达到腹部皮肤紧致的效果。手术皮瓣分离层次的把握，沿腹肌筋膜表面，不宜浅，浅则伤及板状脂肪层；不宜深，深则削弱腹肌筋膜。腹肌筋膜折叠幅度量力而行，避免造成小腹腔综合征。脐周皮肤缝合时皮肤深面与腹肌筋膜贴合缝合，还原美观的脐陷窝外形。

3. 术后康复 术后2~3天或引流液少量时去除引流管，术后7~14天酌情拆线。术后3~4周，屈膝屈髋体位，适度弹力加压术区。6~12个月后瘢痕软化变淡（图16-41）。

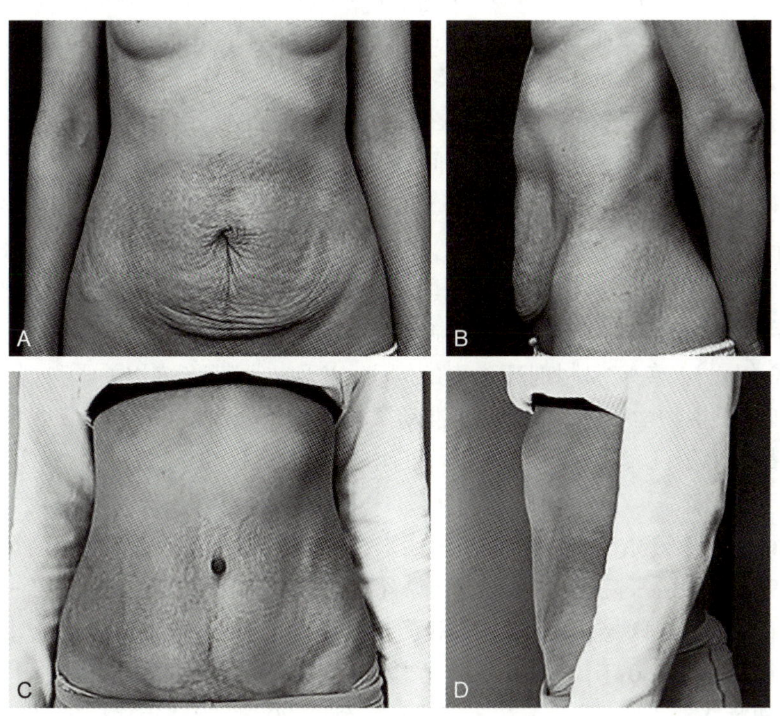

图16-41 腹壁成形术病例图片

A. 术前正位；B术前侧位；C术后正位；D术后侧位。

4. 发展趋势 随着社会的发展，腹壁成形术适应证的人群数量也有逐年增加的趋势，尤其是多次生育后的腹部松弛的女性和快速减肥后皮肤松弛者。腹壁成形术式的变化也越来越丰富，结合减脂抽吸、内镜辅助等技术，使手术的精准化、精细化趋势凸显。

（李青峰）

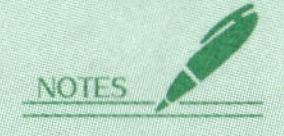

扫码获取
数字内容

第十七章 器官移植

第一节 概 述

(一) 器官移植发展概况

器官移植(organ transplantation)是20世纪医学发展中最引人瞩目的成果之一,经过半个多世纪的临床实践,现在已经成为治疗各种器官衰竭的有效手段。1954年Murray等进行同种肾移植获得成功,且受体长期存活,这成为器官移植临床应用的一个里程碑。由于Murray对器官移植的巨大贡献,他于1990年获得了诺贝尔生理学或医学奖。此后,随着对排斥反应机制的深入研究、各种免疫抑制剂的开发和应用、长期血液透析的广泛开展,以及人类白细胞组织相容性抗原分型用于供者和受者的选择,肾移植从同卵孪生间、非同卵孪生间、活体亲属间,拓展至非亲属间的肾脏捐献。在肾移植获得成功的基础上相继开展了原位肝移植(Starzl,1963年)和肺移植(Hardy,1963年)、胰肾联合移植(Kelly等,1966年)、原位心脏移植(Barnard,1967年)、心肺联合移植(Cooley,1968年)和小肠移植(Detterling,1968年)。在器官移植发展早期阶段,虽然有部分受者及移植物获得长期存活,但因手术技术不成熟,围手术期管理经验不足,免疫抑制剂及器官保存液效果不佳等原因,总体效果并不令人满意。20世纪80年代初,免疫抑制剂环孢素的问世,以及与器官移植相关学科,如免疫学、外科学、药理学、病理学和分子生物学等学科的进展,推动了器官移植全面发展。到了20世纪90年代,各种类型的器官移植都取得了巨大成绩,移植数量不断增加,疗效不断提高,移植后病人生存质量高,基本恢复正常生活与工作状态。

我国器官移植的探索开始于20世纪50年代末,1958年武汉同济医院夏穗生教授开展第一例狗的肝移植实验,1960年吴阶平院士开展首例尸源肾移植,1972年中山大学附属第一医院完成首例亲属肾移植,1977年10月上海瑞金医院的林言箴教授开展了国内首例临床肝移植,也是亚洲第一例人体肝移植手术。到20世纪80年代,器官移植已形成一定规模,以武汉同济医院为代表的多家单位实施了多例肝移植和肾移植手术,进行了初步的尝试。到了20世纪90年代已能开展各种不同类型的器官移植。目前,全国每年有两万余人接受各种器官移植,每年器官捐献和移植数量均位居世界第二位。器官移植质量不断改善,1年与5年生存率已达到世界先进水平。

(二) 器官移植概念和分类

移植术(transplantation)是指将某一有活力的细胞、组织或器官即移植物(graft)用手术或其他方法移植到自体或异体的体表或体内某一部位。移植术不包括那些能用在体内或固定在体表、不含有人或动物的组织或细胞的物质,如应用假体、人工合成物质或人造器官。

供给移植物的个体称作供者(donor),接受移植物的个体称作受者(recipient)。移植物的供者和受者不属同一个体,称作异体移植术。供者和受者是同一个体称作自体移植术,自体移植物重新移植到原来的解剖位置,称作再植术,如断肢再植术。

根据供者和受者遗传基因的差异程度,异体移植术可分为三类:①同质移植(syngeneic transplantation):即供、受者虽非同一个体,但二者遗传基因型完全相同,移植后不发生排斥反应,如纯种同系动物之间的移植、临床应用的同卵孪生之间的移植。②同种异体移植(allogeneic transplantation):简称同种移植,即供、受者属同一种属但遗传基因不相同的个体间的移植,如不同个体的人与人、狗与狗之间的移植。同种异体移植为临床最常见的移植类型，因供、受者遗传学上的差异，术后如不采用合适的免疫抑制措施，受者对同种移植物会产生排斥反应（rejection）。③异种移植（xenotransplantation）：即不同种属之间的移植，如猪与人之间的移植，术后如不采用合适的免疫抑制措施，受者对移植物会产生强烈的异种排斥反应。

根据移植物植入部位可分为：①原位移植（orthotopic transplantation）：移植物植入到原来的解剖部位，移植前需将受者原来的器官切除，如原位心脏移植、原位肝移植。②异位移植（heterotopic transplantation）：移植物植入到另一个解剖位置，一般情况下，不必切除受者原来器官，如肾移植、胰腺移植。③旁原位移植（paratopic transplantation）：移植物植入到贴近受者同名器官的位置，不切除原来器官，如胰腺移植到紧贴受者胰腺的旁原位胰腺移植。

根据移植技术不同，可分为：①吻合血管的移植术：移植物从供者切取下来时血管已完全离断，移植时将移植物血管与受者的血管予以吻合，建立有效血液循环，移植物即刻恢复血供。临床上的心脏移植、肝移植、肾移植、胰腺移植等都属此类。②带蒂的移植术：移植物与供者始终带有主要血管以及淋巴或神经的蒂相连，移植过程中始终保持有效血供，待建立了新的血液循环后，再切断该蒂，如各种皮瓣移植。③游离的移植术：移植时不进行血管吻合，移植物血供的建立依靠周缘的受者组织产生新生血管并逐渐长入，如游离皮片的皮肤移植。④输注移植术：将移植物制备成细胞或组织悬液，通过各种途径输入或注射到受者体内，如输血、骨髓移植、胰岛细胞移植。

移植物供者来源包括胚胎、尸体及活体供者。尸体供者包括脑死亡供者和心脏死亡供者；活体供者包括活体亲属供者和非亲属供者。移植物包括细胞、组织和器官三种。临床上，往往综合使用上述分类，如原位尸体同种心脏移植、活体亲属同种异体肾移植、血管吻合的胎儿甲状旁腺异位移植等。

（三）器官移植特点与主要问题

器官移植必须认识如下特点与主要问题：①移植术前需进行供、受者间特异性匹配，并遵循各移植术免疫学和非免疫学匹配的基本原则和要求。②从移植物的维护、切取直至移植手术完成，确保移植物有足够活力。③移植物植入受者体内，应能获得必要且充分的血液供应；重建相关的结构，使其发挥所需的生理功能。④预防和控制移植物因免疫和非免疫因素导致的近期或远期功能丧失，使移植物在受者体内能长期存活，并维持其正常功能。⑤大力推行器官捐献，扩大供器官来源。上述问题迄今并未理想解决，还需不断研究和改进。

（四）器官移植展望

展望未来，器官移植还有很多问题有待研究解决。

1. 诱导免疫耐受 目前，大多数移植受者仍必须终身使用免疫抑制剂，不仅易导致感染和新发肿瘤，而且各种免疫抑制剂的毒副作用影响移植物长期存活和受者的生活质量。

诱导受者对供者器官特异性免疫耐受是解决排斥反应最理想的措施，这需要移植物被受者的免疫系统特许豁免，识别为自我，使得受者允许移植物在体内长期正常存活，而不影响受者的全身免疫功能。受者免疫系统仍然保留对感染、肿瘤和其他异物正常的识别和清除能力。

诱导移植免疫耐受的初步临床研究结果令人鼓舞。使用短期和小剂量的免疫抑制剂以及供者造血干细胞输注等措施诱导免疫耐受已有少量成功的报道。乐观地预计，在一些合适的受体中，诱导免疫耐受有可能替代目前的免疫抑制方案。但总体来看，诱导移植免疫耐受仍然任重而道远。

2. 拓展供器官来源 现有的器官捐献数量远远不能满足病人的需求，拓展供器官来源一直是移植领域的重要任务和研究热点。

（1）边缘器官利用：传统的冷保存技术对器官的质量和保存时间有很高要求，限制了很多边缘性器官的利用。而新兴的低温、亚低温及常温灌注保存技术，移动便携式灌注设备的研发，以及临床无缺血器官移植技术的应用，使器官保存对功能的损害大幅降低，并可预先评估器官功能，从而大幅增加了边缘性器官的使用率及安全性，拓展了器官来源。

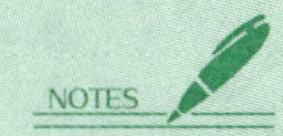

（2）异种移植：即不同种属间的器官移植。猪的器官大小、生理功能等指标与人接近，且易于繁殖、克隆和基因编辑，是公认的理想异种器官供体。异种器官移植临床应用的主要障碍是强烈的排斥反应，包括超急性排斥，急性体液、细胞介导排斥和慢性排斥。种属间补体和凝血调节不兼容也会加剧异种器官排斥进程。通过基因编辑技术敲除免疫原性基因、表达人补体/凝血兼容性基因构建的供体猪可有效克服这些排斥反应问题。目前，科学家已实现基因编辑猪肾脏和心脏移植到灵长类动物后生存达到 557 天和 264 天。

美国科学家在 2021 年末和 2022 年初分别开展了首例基因编辑猪肾脏和心脏的人体移植尝试。异种移植可能带来的生物安全问题，如猪内源性逆转录病毒（PERV）和其他猪来源致病微生物跨种属传播风险等值得注意。另外，还有伦理问题也需要关注。

（3）生物工程器官：随着定向诱导分化技术的成熟，干细胞也可能成为移植组织或器官的主要来源。人的组织器官中存在干细胞，这些干细胞可以定向分化为不同的组织和器官。因此，可以用自体的细胞定向分化为自身所需要的组织和器官，用于移植不仅不会发生排斥反应，而且也不存在伦理学等问题。

第二节 移植免疫

临床上常见的器官移植为同种异体间移植，排斥反应是影响移植效果的主要原因，而排斥反应的本质是针对供者抗原特异性免疫应答。

（一）免疫应答基础

人类的免疫应答可分为固有免疫应答和获得性免疫应答两大类。前者属非特异性，应答迅速，包括补体、自然杀伤细胞、吞噬细胞、粒细胞及树突状细胞等。后者是特异性的，由淋巴细胞针对抗原的免疫刺激诱导适应发展形成的，主要由 T 淋巴细胞介导的特异性细胞免疫和 B 淋巴细胞介导的体液免疫组成。

（二）移植抗原和移植免疫应答

引起免疫应答的供者移植物抗原称为移植抗原（transplantation antigen）。主要组织相容性复合体（major histocompatibility complex，MHC）是导致同种异体排斥反应的主要原因；次要组织相容性抗原（minor histocompatibility antigen，mHA）、ABO 血型抗原、组织特异性抗原等，在同种移植反应中亦起着一定的作用。

人的 MHC 又称人类白细胞抗原（human leukocyte antigen，HLA），可分为Ⅰ、Ⅱ、Ⅲ三类。HLA-Ⅰ类是经典的移植抗原，包括 HLA-A、B、C。HLA-Ⅱ类抗原由 HLA-D 区域基因编码，包括 DR、DP、DQ 等，与免疫应答关系密切。HLA-Ⅲ类抗原包括补体复合物和一些细胞因子。在器官移植中，供者或受者的移植抗原被识别为外来异物而产生的免疫反应，即为同种异体排斥反应的免疫学基础，主要由 T 细胞介导。器官移植中，由宿主抗移植物反应介导的移植器官免疫排斥最常见，而由移植物抗宿主反应介导的移植物抗宿主病（graft versus host disease，GVHD）较罕见。

（三）移植器官排斥反应

移植器官排斥反应可分为三种类型：①超急性排斥反应（hyperacute rejection），主要由于供受者之间血型不合，或受者体内预先存在针对供者特异性抗原的抗体。多发生于移植术后 24 小时之内。其特点是移植物血管内弥漫性凝血，导致移植物功能衰竭。②急性排斥反应（acute rejection）最常见，可发生于术后 1 周左右至其后任何时间，主要是由 T 细胞和 B 细胞介导的免疫反应。③慢性排斥反应（chronic rejection），常发生在急性排斥反应之后，可能在术后几周至数年后发生，移植物被逐渐破坏而失去功能。

（四）免疫耐受

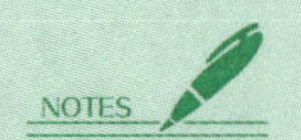

免疫耐受（immunological tolerance）是指免疫活性细胞对抗原的一种特异性无应答状态。在

器官移植中，移植免疫耐受指在不需要免疫抑制治疗的情况下，针对移植抗原的特异性免疫无应答状态。

（五）免疫抑制剂

随着各种新型免疫抑制剂的出现，移植物的存活率有了很大提高。但免疫抑制剂的毒副作用仍不应忽视，如对肝、肾、骨髓的毒性以及新生肿瘤、机会性感染、肝炎病毒复发等。

免疫抑制治疗可分为基础治疗和挽救治疗。基础治疗，即应用免疫抑制剂有效地预防排斥反应发生。而当急性排斥反应发生时，为逆转排斥反应而采取加大免疫抑制剂用量或调整免疫抑制方案，是为挽救治疗。

常用免疫抑制剂：

1. 皮质类固醇激素 主要用于免疫抑制治疗的诱导和维持阶段，激素冲击治疗可在发生急性排斥反应时作为挽救治疗手段。

2. 钙调磷酸酶抑制剂（calcineurin inhibitor，CNI） 是免疫抑制治疗的最基本药物。①环孢素（ciclosporin，CsA）：主要通过选择性抑制 T 淋巴细胞活化而发挥免疫抑制作用；②他克莫司（tacrolimus，TAC，FK-506）：是目前应用最广泛的 CNI 类药物，与细胞质内的 FK 结合蛋白形成复合物，并与钙调磷酸酶结合，抑制其活性，进而抑制 T 细胞中产生钙离子依赖型信号转导通路，抑制细胞毒性 T 淋巴细胞的生成。

3. 增殖抑制药物 ①硫唑嘌呤（azathioprine，Aza）：1961 年起就被应用于器官移植，但现已少用；②霉酚酸（mycophenolic acid，MPA）制剂：临床常用的 MPA 制剂有两种，包括吗替麦考酚酯（mycophenolate mofetil，MMF）和麦考酚钠（mycophenolate sodium），其活性成分是霉酚酸，可特异性地抑制 T、B 淋巴细胞的增殖；③咪唑立宾（mizoribine）为咪唑核苷类抗代谢药，可抑制嘌呤合成途径，使鸟苷酸合成减少，从而阻止淋巴细胞增殖，抑制抗体的产生。

4. 哺乳动物雷帕霉素靶蛋白（mammalian target of rapamycin，mTOR）**抑制剂** 如西罗莫司（sirolimus，SRL）和依维莫司（everolimus）等，通过作用于抗白介素-2 受体（IL-2R）下游的信号转导通路，使细胞周期停滞在 G_1 期和 S 期，从而起到免疫抑制作用。其应用包括两种方式：①在器官移植的受者中立即使用，即为初始治疗；②在稳定期的受者中替换其他免疫抑制剂，包括在器官移植术后发生肿瘤的病人，称为转换治疗。

5. 抗淋巴细胞制剂 主要包括一些免疫球蛋白制剂，如多克隆抗体及单克隆抗体。

（1）多克隆抗体：如抗淋巴细胞球蛋白（antilymphocyte globulin，ALG）和抗胸腺细胞球蛋白（antithymocyte globulin，ATG），可直接对淋巴细胞产生细胞毒作用并使之溶解。临床上多用于免疫诱导阶段。

（2）单克隆抗体：①IL-2R 单克隆抗体：常用药物为巴利昔单抗。其作用位点主要是 IL-2R 上的 Tac 位点，IL-2R 仅在激活的 T 细胞表面表达，因此抗 IL-2R 单抗的作用具有一定的选择性。目前主要用于免疫诱导。②抗 CD3 单克隆抗体：主要是 OKT3，为抗人淋巴细胞表面分子 CD3 的单克隆抗体，其作用特异性较强，但目前已较少用到。

近年来，利妥昔单抗、阿仑单抗（例如 Campath-1H）和贝拉西普等新型免疫抑制剂已陆续进入临床应用。

第三节 器官切取和灌洗保存

器官移植要求移植一个有功能的存活的器官。首先，器官切取时必须保证该器官结构的完整性；其次，离体器官在常温（35~37℃）下短期内即会发生损伤，因而在中断供者血液循环后必须灌洗并迅速降温，尽量缩短在常温下停留的时间（即热缺血时间），使之变为冷缺血状态，并在低温下进行保存。

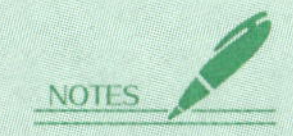

（一）器官来源

供移植用的器官来源于脑死亡供者、心脏死亡供者及活体供者三种。

1. 脑死亡供者（donor of brain death，DBD） 脑死亡后的器官捐献是中国器官捐献的重要构成部分，我国目前以国家卫生健康委员会脑损伤质控评价中心于2019年发布的《中国成人脑死亡判定标准与操作规范（第二版）》和《中国儿童脑死亡判定标准与操作规范》，结合《脑死亡判定实施与管理：专家指导意见（2021）》和《脑死亡判定标准与操作规范：专家补充意见（2021）》为脑死亡判定标准。

2. 心脏死亡供者（donor of cardiac death，DCD） 国际标准化心脏死亡器官捐献。按照1995年和2003年修订的Maastricht标准，DCD分为五大类。

（1）M-Ⅰ：入院前已经宣告死亡，但时间不超过45分钟。

（2）M-Ⅱ：于医院外发生心脏停搏，急诊入院后经心肺复苏10分钟无效，宣告死亡。

（3）M-Ⅲ：受到严重的不可救治性损伤，通常为毁灭性脑外伤，但还没有完全达到或完全满足脑死亡的全套医学标准；同时生前有意愿捐献器官，经家属主动要求或同意，在ICU中有计划地撤除生命支持和治疗，主要手段为终止呼吸机人工通气给氧，使心脏缺氧而停搏及残余脑细胞彻底失活，等待死亡的发生。

（4）M-Ⅳ：脑死亡判定成立后、器官捐献手术之前所发生的非计划性、非预见性心脏停搏。

（5）M-Ⅴ：住院病人的心脏停搏（2003年新增标准），主要为ICU抢救过程中发生的非计划性、非预见性心脏停搏。

3. 活体供者（living donor） 是指健康个体提供部分器官供移植用，按遗传学规律分为活体亲属供者（living related donor）和活体非亲属供者（living unrelated donor）两类。

另外，在我国由于脑死亡法尚未建立，且家属不能接受在心脏跳动状态下进行器官捐献，对于此类供者，应按DCD程序施行捐献，即撤除生命支持，待心脏停搏后实施捐献，即脑-心死亡供者（donor after brain-cardiac death，DBCD）。

（二）器官切取

1. 心脏死亡供者、脑-心死亡供者的器官切取 心脏停搏后，观察2~5分钟，根据心脏死亡判定标准宣告病人心脏死亡。在确认完成器官捐献签字流程之后，方可进行器官灌注和获取，获取时应尽快进行器官灌注，降低其内部温度，以保证器官的活力，故获取心脏停搏供体的器官时多采用原位灌注，整块切取。

2. 脑死亡供者的器官切取 经诊断脑死亡后，由于尚存在血液循环，短时间内不会出现器官损伤，获取时可仔细地将所要摘取的器官逐一游离，然后进行灌洗，整块切取。

3. 活体供者的器官切取 应将保证供者的安全放在首位。手术前要对供者进行充分评估，对需要切取的和需要保留的器官的解剖结构、血管走行、变异等进行充分评估。针对活体供肝切取等部分器官获取手术，手术中应仔细对计划切取及拟保留的部分器官结构、血管等进行解剖、游离、切取，以充分保证供者安全及所切取器官的活力。

（三）器官灌洗

切取供体器官时，将0~4℃的冷保存液以一定的高度借重力滴注或加压灌注入移植物脉管系统内，一方面尽可能灌洗出供体器官的血液，另一方面使该器官的中心温度迅速且均匀地降至0~4℃。

（四）器官保存

1. 器官保存原则 适宜的温度和渗透压，减少缺血再灌注损伤。

（1）温度适宜：低温冷保存，包括静态冷保存（0~4℃）和低温机械灌注冷保存（0~12℃）两种方法，保存器官在低温状态，可以有效地降低器官的代谢率；亚常温保存（20~25℃），相比低温保存增加了一定的器官代谢；常温保存（35~38℃），尽可能模拟生理环境，维持器官处于正常生理代谢状态。

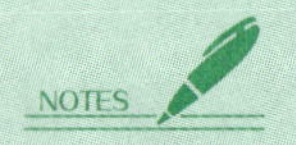

（2）维持合适的渗透压：有效的器官保存液还须含有一定的渗透压成分，包括晶体渗透压和胶体

渗透压，糖类可作为有效的渗透压成分。

（3）减少缺血再灌注损伤：指器官在获取和保存期间经过一段时间的缺血状态，当血供恢复之后，氧自由基、缩血管物质释放以及炎症细胞聚集、细胞内钙超载、能量合成障碍等，因此保存液内往往需要加入抗自由基、氧化酶抑制剂、膜稳定剂等成分。

2. 器官保存的方法

（1）单纯低温保存法：是目前临床大多数器官保存采用的方法，即通过冷灌洗使器官迅速均匀降温后，使其置于容器中并维持0~4℃的保存温度，直至移植。此方法方便实用，无须特殊设备，便于器官的转运，对大多数器官均能取得基本满意的保存效果，应用最为广泛。对于大多数的器官，保存时间可以达到24小时，但时间越长，其冷保存损伤也越大，心脏的最佳保存时间为4~6小时，肺脏为6~8小时，肝脏约为12小时，肾脏可达24小时甚至更长时间，若超过这个时间，则术后发生移植后器官无功能的概率会大大增加。

（2）机械灌注法：①低温机械灌注（0~12℃）：是指将器官用冷灌注液经其血管系统进行持续灌注，并提供低温状态下基本营养物质，清除代谢废物。在此基础上如提供60~80kPa氧气的低温含氧机械灌注，可以改善线粒体功能恢复，提高ATP含量，修复器官功能。②亚常温含氧机械灌注（20~25℃）：可以维持一定器官代谢水平，程度介于低温和常温机械灌注之间。③常温含氧机械灌注（35~38℃）：最大程度模拟生理环境，维持器官正常生理代谢，实时评估器官功能，修复边缘器官损伤，拓展供器官来源。

（3）深低温保存法：是指将器官或组织迅速降温冷冻保存，从理论上讲可长时间保存器官。但目前的低温保存剂，如甘油、二甲基亚砜对组织细胞均有毒性，因此冷冻保存法除用于细胞和组织保存外，大器官的保存尚处于实验研究阶段。

3. 常用器官保存液 分为仿细胞内液型、仿细胞外液型及非细胞内液非细胞外液型等三类。

（1）仿细胞内液型：这类保存液的阳离子浓度和细胞内液相似，因此可减少细胞内外的离子梯度，降低细胞能量消耗，保持细胞活性。美国威斯康星大学研制的UW保存液应用最为广泛；另外如Euro-Collins保存液，价格便宜，用葡萄糖来维持高渗透浓度，但葡萄糖的代谢产物，如乳酸的堆积会加重细胞的肿胀。

（2）仿细胞外液型：如乳酸林格白蛋白液（Hartmann液）等，一般作为供者器官切取时冷灌注使用。另外，Celsior液多用于心脏移植物的保存。

（3）非细胞内液非细胞外液型：如康斯特（histidine-tryptophan-ketoglutarate，HTK）保存液，其主要改进方面是采用了由组氨酸和另外2种代谢物组成的强大缓冲体系，且黏滞度较低。

第四节 肾 移 植

肾移植（kidney transplantation）已成为治疗各类终末期肾病（end-stage renal disease，ESRD）最有效的手段。在所有已开展的临床器官移植中，肾移植起步最早、完成数量最多、临床技术最成熟。目前我国肾移植的数量仅次于美国，位居世界第二位，肾移植受者最长存活已超过40年。在一些大的移植中心，尸体肾移植1年生存率已超过95%。肾移植术后大多数病人可恢复正常的生活和工作。

（一）受者选择

各种原因导致的不可逆转的终末期肾病病人均可考虑肾移植。移植前选择受者时，一般需要考虑三个方面：原发肾病的病因、病人的年龄和其他合并症。

1. 原发肾病病因 不同病因的肾移植受者术后并发症及生存率等存在较大的差异。根据大量资料统计，最常见的原发病是慢性肾小球肾炎，占全部肾移植病人的70%~90%。其次是代谢性疾病（如糖尿病、痛风）、慢性肾盂肾炎、间质性肾炎等。近几年我国的肾移植受者中因糖尿病、痛风、高血

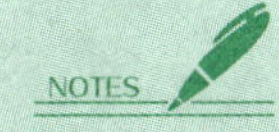

压等导致的终末期肾病数量呈现明显上升趋势。

2. 年龄 无绝对的年龄限制，12岁以下及50岁以上的受者术后严重并发症发生率和死亡率相对较高，因此，对于低龄及高龄受者的选择应慎重。

3. 其他合并症 ①一些急慢性疾病在移植前应先得到控制，如糖尿病、肺结核、消化道溃疡、肝炎、狼疮等；②尚未治愈或在移植后免疫抑制治疗下可能复发及恶化的疾病应视为肾移植相对禁忌证，如急慢性感染病灶、精神性疾病、癌前病变、弥漫性周围血管病等；③合并尚无有效治疗的恶性肿瘤、严重心肺功能障碍、活动性感染以及吸毒等，属于肾移植绝对禁忌证。

（二）供者选择

供肾可取自尸体或活体的自愿捐献者。在我国，活体器官捐献者通常要求为受体的配偶、直系血亲或者三代以内旁系血亲，捐献者须年满18周岁。供者的选择应遵循供、受者免疫学和非免疫学选择的条件。通常情况下，免疫学选择条件主要包括：ABO血型相同或相容；供、受者补体依赖性细胞毒实验（CDC）毒性<10%；群体反应性抗体（PRA）阴性，HLA位点错配率尽可能低等。大量的临床研究表明，HLA配型低错配率与受者的长期存活率密切相关。近些年，随着移植免疫相关技术的提高，一些较大的移植中心成功开展了血型不相容以及免疫高致敏的肾移植，并取得了良好的临床效果。

非免疫学的选择除了要评估供肾的功能、形态等有无异常，还需排除供者全身感染性、传染性疾病以及恶性肿瘤等。特别是对活体供者，术前除了要了解两侧肾脏的功能和解剖结构，还必须做详细全面的体格检查，以确保供肾手术后供者的健康和安全。

（三）手术方式

肾移植术式已基本定型，移植肾异位移植在受者的腹膜外髂窝，供肾的肾动脉与受者的髂内或髂外动脉作端端或端侧吻合，肾静脉与受者的髂外静脉作端侧吻合。供肾的输尿管与受者的膀胱吻合（图17-1）。一般情况下受者的病肾不需要切除，只有特殊情况下如巨大多囊肾在术前或术后可能合并出血、感染等需要切除病肾。也有人认为抗肾小球基底膜抗体型肾炎切除双肾可使血液中抗体消失较快，可以减少肾移植术后原发病复发的概率。

（四）术后处理

围手术期应重视水、电解质和酸碱平衡的管理，感染及外科并发症的预防和治疗，尤其是制订个体化免疫抑制方案。术后不同时期应有不同用药方案；出院后应重视定期随访工作，这对于受者延长存活期及提高生活质量具有十分重要的意义。

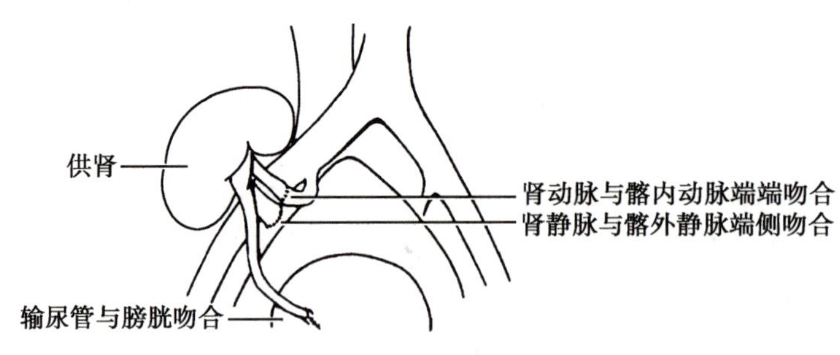

图17-1 异位肾移植

（吕国悦）

第五节 肝 移 植

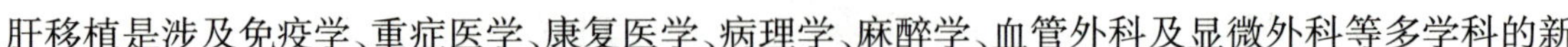

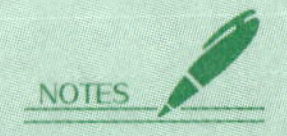

肝移植是涉及免疫学、重症医学、康复医学、病理学、麻醉学、血管外科及显微外科等多学科的新

兴学科，是一个医疗中心综合能力的体现。原位肝移植（orthotopic liver transplantation）是肝移植的标准术式，即切除病肝后按原解剖位置重建流入、流出道以及胆汁引流通道。实践证明，原位肝移植是治疗各种终末期肝病的最佳方法。世界上首例原位肝移植由美国的Starzl于1963年完成。目前，肝移植术后5年生存率可达80%以上。

（一）适应证和禁忌证

各类终末期肝病与可导致其他器官系统不可逆病变的代谢性肝病是肝移植的适应证。近年来，肝移植所治疗的疾病病种不断扩大，迄今为止，据不完全统计肝移植已被成功用于60多种肝脏疾病的治疗。随着肝移植经验的增加，移植的禁忌证在不断地减少。许多原先认为的绝对禁忌证现在变成了相对禁忌证，而许多相对禁忌证，现在反而成了适应证。同时也有一些肝移植适应证被剔除。

器官移植自诞生起就伴随着伦理道德问题，其过程涉及供者、受者、医生和社会等因素。随着医学技术的进步和发展即将也必然面临诸如同种克隆以及异种伦理等问题的争论。就目前而言，活体器官移植面临供者安全问题、自愿问题以及非血缘捐献的合理性以及实施问题。尸体器官移植的脑死亡以及心脏死亡的生理以及法律概念，甚至衍生的诸如捐献者器官保护措施等争议话题。器官移植的受体，不仅要遵从医学标准，也要从社会价值、资源分配等方面进行严格筛选。这就对器官移植从业医生有了社会伦理方面的更高要求，应当严格执行器官移植的一切规章制度和操作规程，保守秘密，绝不参与买卖或变相买卖人体器官的活动。

1. 公认的肝移植适应证 ①肝实质性疾病：包括肝炎后肝硬化、酒精性肝硬化、急性和慢性肝衰竭、自身免疫性肝炎、先天性肝纤维性疾病、多发性肝囊肿、巴德-基亚里（Budd-Chiari）综合征和严重难治性肝外伤等。②胆汁淤积性疾病：如原发性胆汁性肝硬化、原发性硬化性胆管炎、胆管闭锁、先天性肝内胆管扩张（Caroli病）、继发性胆汁性肝硬化、进行性家族性肝内胆汁淤积症、先天性肝内胆管发育不良症（Alagille综合征）等。③先天性代谢障碍性疾病：如α_1-抗胰蛋白酶缺乏症、酪氨酸血症、血色病、半乳糖血症、糖原累积症Ⅳ型、家族性非溶血性黄疸（Crigler-Najjar综合征）、家族性高胆固醇血症、原卟啉病、血友病A、血友病B、鸟氨酸氨甲酰基转移酶缺乏症等。④肝脏肿瘤：其他治疗无效的良性肿瘤如多发性肝腺瘤病、巨大肝血管瘤等，原发性肝脏恶性肿瘤如肝细胞癌、胆管细胞癌、肝母细胞瘤、肝血管肉瘤、肝内胆管囊腺癌、肝平滑肌肉瘤、肝黑色素瘤等。肝移植治疗肝脏恶性肿瘤仍有争议。目前最为公认的肝癌肝移植适应证为米兰（Milan）标准：即单发结节肿瘤直径小于5cm或多发结节肿瘤数小于3个且肿瘤直径小于3cm，且没有大血管侵犯、淋巴结或肝外转移。应该认识到，肝恶性肿瘤的移植标准不仅是医学标准也是伦理标准，是在器官资源紧缺的现状下获得最优临床和社会效应选择的结果。应该在努力寻求医学技术进步的同时，改善临床治疗效果，争取使更多人获益于器官移植，但仍需大量循证医学证据。

2. 禁忌证

（1）绝对禁忌证：①难以根治的肝外恶性肿瘤；②难以控制的全身感染，活动期结核等；③难以戒除的酗酒或吸毒；④心、肺、脑等重要脏器严重器质性病变无法耐受手术和接受联合器官移植；⑤难以控制的精神病；⑥获得性人类免疫缺陷病毒（HIV）感染；⑦重度肺动脉高压。

（2）相对禁忌证：①门静脉Ⅳ期血栓形成或明显解剖学异常；②合并糖尿病等影响预后的疾病；③胆道感染；④上腹部复杂手术史；⑤既往有精神病史；⑥年龄>65岁。

（二）移植时机及受者评估

适当的移植时机、充分的术前准备对提高手术成功率至关重要。肝移植医生需要综合考量受者病理生理状态、器官供给情况等决定病人纳入等待列表以及手术时机。目前，我国通行《中国人体器官分配与共享基本原则和核心政策》，其中详细介绍了我国肝移植的器官匹配政策，入选以及剔除调整标准。充分评估肝移植的相关风险，做足预案，对可干预改善的致病因素做到最大改善，以提高手术成功率，减少术后并发症。增加肝移植围手术期危险的因素有高龄、肾功能不全、心肺疾病、内

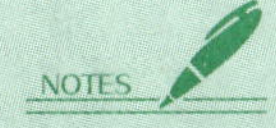

分泌疾病、肌营养不良、感染性疾病、严重肥胖、恶性肿瘤病史、血友病和上腹部手术史等。

（三）手术方式

1. 原位全肝移植 指切除病肝后在原解剖位置植入供肝重建管道。按手术方式主要分为两种：①经典式原位肝移植（图 17-2），病肝和肝段下腔静脉一同切除，供肝植入时依次吻合肝上下腔静脉、肝下下腔静脉、门静脉、肝动脉和胆管，是开展最早和最成熟的术式，因手术需要完全阻断下腔静脉以及门静脉回流，术中可根据术前预案以及具体情况进行体外静脉转流。②背驮式肝移植（图 17-3），在切除受者病肝时保留受者下腔静脉完整性及肝静脉共干，将供肝肝上下腔静脉与受者肝静脉共干或肝段下腔静脉前壁吻合，供肝肝下下腔静脉结扎或缝闭。因移植肝像背驮在受者下腔静脉状而得名，是目前最常用的术式之一。术中可根据需要选择不阻断或者完全阻断下腔静脉。

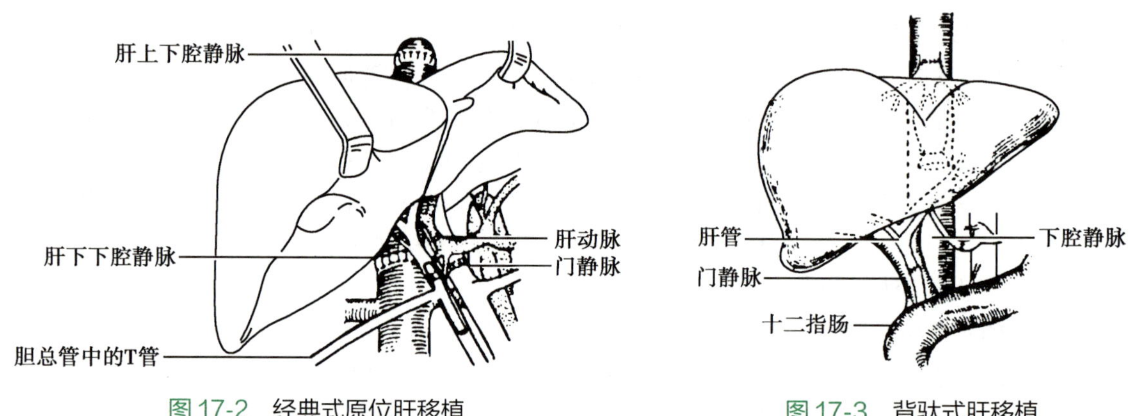

图 17-2 经典式原位肝移植　　图 17-3 背驮式肝移植

2. 原位部分肝移植 包括减体积肝移植（reduced-size liver transplantation）、劈离式肝移植（split liver transplantation）、活体供肝肝移植（living donor liver transplantation）及原位辅助性肝移植（orthotopic auxiliary liver transplantation）。

（1）减体积肝移植：是按照 Couinaud 肝分段原则，根据受者年龄、体重和实际需要，以及供肝的大小和解剖特点来修整供肝，从而留取适当大小的部分肝脏植入受者，通常是由于空间受限或者有大肝综合征风险而采用。

（2）劈离式肝移植：是将供肝一分为二，通常肝左外叶或左叶移植给较供者体积小的受者，而肝右叶移植给与供者体积相似的受者，该术式是在减体积肝移植基础上创立的，并因活体肝移植的广泛开展而完善，扩大了供肝利用率。

（3）活体供肝肝移植：根据受者具体情况，供肝可以选择左外叶、左叶或右叶。活体供肝的切除应根据移植物重量和受者体重的比值和供者残余肝大小来决定。为了避免移植肝体积过小或过大导致的肝脏血流灌注异常和肝脏功能障碍，一般移植物重量和受者体重比值成人宜在 0.8%~1.0%，儿童宜在 2%~4%，而活体供者残余肝体积应不少于原来全肝体积的 35%。

（4）原位辅助性肝移植：适用于多器官联合移植的高致敏状态，急性暴发性肝衰竭有希望恢复的病人等。

（四）肝移植的理念和关键问题

1. 血流动力学 充分理解肝脏病变的病理生理的血流动力学变化是肝移植成功的关键。在终末期肝病往往伴有门静脉高压、门体静脉分流等问题，肝脏血流的恢复正常或者控制在可代偿状态是手术成功的关键。术中、术后应该采用必要手段维持血流动力学稳定，包括脾动脉结扎、脾切除、门静脉系统血栓的切取，分流血管处理、容量控制以及降低门静脉压力药物应用等。

2. 供肝质量 由于器官的短缺，供体获取标准逐年扩大，一些边缘供肝的应用范围应该予以限定，以达到最大利用效果。目前，国内外常温和低温的肝脏机械灌注修复取得满意的结果，并进行了

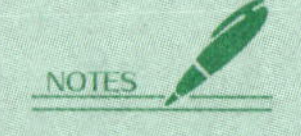

小范围的临床应用。

3. 血管外科以及显微外科理念的引入 随着儿童肝移植、活体和劈离式肝移植应用逐年增加，肝移植手术的精细程度以及手术理念也在改进并显著提高了肝移植效果。

4. 人工肝的支持 人工肝支持系统已经成为终末期肝病病人肝移植前等待的重要桥接治疗手段。根据组成与性质，人工肝支持系统可分为非生物型、生物型及混合型三种类型，目前非生物型人工肝在临床应用最为广泛，生物型与混合型人工肝尚处于动物实验与临床试验阶段。进一步改进人工肝支持系统将有助于降低肝移植死亡率，提高移植成功率。

5. 器官簇和多器官联合移植 随着医学进步，多器官受损的重症病例有希望行多脏器移植挽救生命，多器官移植的需求正逐年增加。

6. 复杂肝移植 多次腹部外科手术史、重症门静脉高压、Ⅳ级门静脉血栓、两次以及多次肝移植等，这些在早期移植探索中位列相对甚至绝对禁忌证的复杂情况在现今技术条件下有了治愈机会，需要充足的预案和更多学科的协作才得以完成。

7. 肝癌肝移植 目前，米兰标准是国际上通用的肝癌肝移植受体选择标准。射频消融、经导管动脉化疗栓塞以及分子靶向药物治疗，如索拉非尼、仑伐替尼等，已逐步成为移植等待期间控制肿瘤生长，降低肿瘤分级、分期的重要手段。

（五）术后常见并发症

1. 非手术相关并发症

（1）急性排斥反应：肝移植术后 4 周内是急性排斥反应发生的高危期。临床表现为发热、全身不适、肝区胀痛、胆汁量减少、颜色变淡以及肝功能异常。由于免疫抑制剂的进步且应用日趋成熟，临床表现多以肝功能异常为主，少有全身不适等症状。确诊可通过移植肝穿刺组织病理学检查。因为肝脏的免疫豁免属性，在实体大器官移植中，肝脏的排斥反应是最小的。肝移植排斥反应主要是以细胞性排斥反应为主，主要病理表现为汇管区混合性炎细胞浸润、胆管上皮损伤及血管内皮炎的“三联征”。正确的抗排斥治疗可以逆转 90% 以上的急性排斥反应。近年来，肝脏的抗体介导排斥反应越来越受到重视，尤其在儿童肝移植的发生率较高，其与移植术后难治性排斥反应和慢性排斥反应相关。

（2）慢性排斥反应：常发生在移植术后数月或数年，呈缓慢、进行性的发展过程，是诸多免疫学和非免疫学因素共同作用的结果。主要表现为移植肝功能逐渐减退，最终发展为慢性肝衰竭。组织学上可表现为小动脉管腔闭塞、胆管上皮细胞进行性脱落，最后被纤维结缔组织取代，亦称为胆管消失综合征。慢性排斥反应通常是不可逆的，多数需行再次肝移植。

（3）感染性并发症：是肝移植术后导致病人死亡的主要原因之一，80% 以上的肝移植病人术后至少合并一种类型的感染。原因有：①肝病病人术前抗感染能力低，移植术后免疫抑制剂的应用进一步降低了机体的抵抗力；②肝移植手术技术复杂，持续时间长；③术后应用广谱抗生素，放置中心静脉导管、各种引流管以及有创检查都会增加感染发生的机会。常见的病原体有细菌、真菌和病毒等。除普通感染外，更多见的是机会性感染和二重感染。常见感染类型有肺部感染、腹腔内感染、尿路感染、切口感染甚至菌血症等。

（4）原发性移植肝无功能：是导致早期移植肝功能衰竭的原因之一，多与供肝质量等因素有关，于移植术后数小时至数日内发生，无明确病因，供体肝脏有基础肝病、病毒感染、脂肪浸润等均可增加发病风险。其中供体脂肪肝与发病有密切关系。

2. 手术相关并发症

（1）血管并发症：常与手术技术有关，具体表现为肝动脉狭窄、肝动脉血栓形成、门静脉狭窄、门静脉血栓形成以及下腔静脉狭窄等。多数血管并发症可以介入处理，必要时可二次手术矫正。

（2）胆道并发症：是指具有临床表现且有影像学依据，需进行手术治疗或介入治疗的肝内外胆管狭窄、胆漏、结石或胆泥形成、Oddi 括约肌功能不全等，是肝移植术后最常见并发症之一。引起胆道

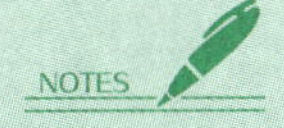

并发症常见的病因大致可归纳为手术技术不佳、缺血性损伤、保存性损伤、免疫性损伤和感染等。

（梁廷波）

第六节 心脏移植、肺移植和心肺联合移植

（一）心脏移植（heart transplantation）

1967年南非Barnard施行了临床首例心脏移植。目前，心脏移植已被公认是治疗终末期心脏病的唯一有效手段。国际心肺移植协会（the International Society for Heart and Lung Transplantation，ISHLT）统计的1992—2018年全球报告的心脏移植共114 783例，1年、3年、5年和10年生存率分别为84%、78%、72%和57%；最长存活超过30年。我国临床心脏移植始于1978年，目前最长存活者已达27年，2015—2020年共完成心脏移植2 819例，全国心脏移植术后1年和3年生存率分别为85%和80%。

1. 适应证 ①年龄在65岁以下；②各种药物积极治疗或预计常规手术治疗无法恢复心脏功能；③心功能Ⅲ、Ⅳ级（NYHA心功能分级），估计1年生存率<50%；④顽固性、难治性的危及生命的心律失常；⑤已经安装机械循环辅助装置，心功能仍不能恢复。

2. 禁忌证 各种原因造成的预期寿命不长或不能耐受心脏移植手术。

（1）绝对禁忌证：合并活动性感染灶，难以根治的恶性肿瘤，不可逆性肾、肝、肺疾病，肺动脉高压症，HIV抗体阳性。

（2）相对禁忌证：合并1型糖尿病、活动性消化性溃疡、脑血管或周围血管病、吸毒或酒精依赖、精神或心理状态不稳定。

供者多选择年龄在35岁以下有心跳的脑死亡者，且ABO血型相同、淋巴细胞毒性试验<10%、血清学各种病毒抗体检测阴性。供者体重与受者差别在20%以内。供者在术前应保持呼吸及循环稳定，并做有关血、尿及气管分泌物检查。

原位移植前需先切除受者病心，心脏植入时，将供心左心房后壁的左上肺静脉与受者的左心房对应点作吻合。然后吻合供者与受者的右心房。再分别端端吻合受者与供者的肺动脉、主动脉。开放循环后，心脏多能自动复跳，部分病例需电击复跳。

（二）肺移植（lung transplantation）

1963年Hardy首次在临床开展了肺移植，仅短期存活。1983年加拿大Cooper等在临床上作单肺移植获得了长期存活。我国肺移植开始于1979年，仅获短期存活。1995年以来有数例获长期存活。近年来，肺移植的成功率已提高，肺移植的数量逐渐上升，至2008年底全球已有一百余个中心累计开展肺移植2.8万余例，最长移植后有功能存活超过22年。

1. 适应证

（1）单肺移植：晚期纤维性肺部疾病，α_1-抗胰蛋白酶缺陷性肺气肿，原发或继发性肺动脉高压症而右心室功能正常或可恢复正常者。

（2）双肺移植：晚期慢性阻塞性肺疾病而其右心功能尚好者，慢性合并感染的肺部疾病如肺囊性纤维化、双侧支气管扩张症、先天性黏液分泌黏稠症及结核病毁损肺等。由于器官的切取困难，肺移植的选择条件较严格，如年龄超过60岁，使用呼吸机、肝肾功能受损、1型糖尿病以及曾患过恶性肿瘤的病人不应考虑。

2. 禁忌证

（1）单肺移植：凡病人有双侧肺部感染性疾病者，不宜行单肺移植。因保留下来的自体肺在术后应用免疫抑制剂情况下，将成为严重的感染源。

（2）双肺移植：晚期肺部疾病并发重度肺动脉高压或右心衰竭者，不宜作双肺移植术，而应采用心肺联合移植术。

3. 双侧同期联合肺移植 切除双侧肺后，将供肺置入，对端气管吻合。阻断主动脉并在根部注入心脏停搏液，待心脏停搏后依次吻合左心房及主肺动脉。吻合毕，开始复温，开放气管。心、肺功能恢复后，终止体外循环。持续辅助呼吸直至通气功能及换气功能良好，血气分析在正常范围内。

（三）心肺联合移植（combined heart and lung transplantation）

1968 年 Cooley 开展了临床首例同种心肺联合移植，受者仅存活 2 周。直至 1981 年以后才开始出现长期存活者，此后越来越多单位开展心肺联合移植。截至 2008 年底，全世界共完成 3 644 例心肺联合移植，1 年生存率接近 72%，5 年生存率为 49%，10 年生存率为 31%。由于心肺联合移植只需吻合右心房、主动脉及气管，因此在技术上并不比心脏移植困难。供心植入受者胸腔后，依次对应吻合气管、右心房及主动脉。

适应证：原发性肺动脉高压、先天性心脏病（含 Eisenmenger 综合征）、肺囊性纤维化、肺气肿、特发性纤维化、严重心肌病、伴肺血管疾病等的病人，年龄在 45 岁以下，预期其生存时间不超过半年者。由于病人的病情都是慢性的，因而心肺联合移植的手术时机需要掌握恰当。一般而言病人生活质量很差或者已经开始产生并发症，如大量咯血及肝、肾功能受损时，才考虑心肺联合移植。

（四）人工心脏（artificial heart）

人工心脏分为心室辅助装置、双心室辅助装置和全人工心脏，主要用于终末期和/或难治性心脏衰竭病人移植前过渡治疗、终点治疗和过渡到心脏功能恢复等。接受人工心脏的病人大多采用左心室辅助装置（left ventricular assist device，LVAD），不到 15% 采用双心室辅助装置（biventricular assist device，BiVAD）或全人工心脏（total artificial heart，TAH）。

在 1963 年，Debakey 为 1 名心脏手术后撤除体外循环机困难的病人植入第 1 例左心室辅助装置，并于 10 天后撤除。此后心室辅助装置技术快速发展，先后经历第一代搏动血流泵、第二代机械轴承平流泵和第三代磁悬浮轴承平流泵。目前北美地区统计数据显示使用 LVAD 救治心衰病人数量已超过心脏移植，其中使用以第三代全磁悬浮技术为特点的左心室辅助装置正在成为主流。中国医学科学院阜外医院自 2017 年开始应用中国首例第三代全磁悬浮心室辅助装置救治终末期心脏衰竭病人，为重症心衰病人提供有效的外科治疗手段，首例植入 LVAD 病人目前已携带装置生存 4 年余。LVAD 的适用范围如下。

1. 移植前过渡治疗 进入心脏移植等待名单，接受过规范化口服抗心衰药物、静脉血管活性药物或短期机械循环的联合支持治疗，但血流动力学仍不稳定的病人可接受 LVAD 治疗等待移植。有心脏移植相对禁忌证但可逐渐改善的病人，LVAD 支持下可使肝肾功能、营养状态和肺血管阻力在数周或数月内改善，提高移植后生存质量。

2. 终点治疗 有心脏移植绝对禁忌证的终末期心衰病人可长期使用 LVAD 来代替自然心脏。第三代全磁悬浮心室辅助装置比第一代和第二代产品更耐用，并发症发生率更低，病人可依靠此类装置生存更长时间，植入比例显著增加，从 2006—2007 年的 14.7% 增至 2014 年的 45.7%。

3. 过渡到心脏功能恢复 部分心脏衰竭病人植入 LVAD 后，衰竭心肌充分卸负荷后可发生逆重构，从而能促进心脏功能恢复，甚至达到撤除装置而无须心脏移植，同时使病人保有良好的心脏功能和生活质量。目前研究显示，年龄小于 30 岁、心衰病史小于 6 个月的病人更容易发生心肌逆重构。

（胡盛寿）

第七节 胰腺和胰岛移植

（一）胰腺移植和胰肾联合移植

胰腺移植（pancreatic transplantation）是为 1 型糖尿病病人实现生理性胰岛素分泌、维持正常血糖

NOTES

水平的最有效方法，一般分为胰肾联合移植、肾移植后胰腺移植和单独胰腺移植。其中，胰肾联合移植是最主流的胰腺移植方式，能同时治疗糖尿病及并发的肾衰竭，其病人术后生存率和移植胰腺存活率优于单独胰腺移植或肾移植后胰腺移植。自 1966 年美国明尼苏达大学 Kelly 等人施行了首例临床胰腺移植以来，迄今全球共行胰腺移植 5 万余例。近年来，胰肾联合移植病人术后 5 年生存率已达 90%，单独胰腺移植病人术后 5 年生存率也可达 80%，生活质量较好。我国胰腺移植和胰肾联合移植分别始于 1982 年和 1989 年。截至 2018 年，我国胰腺移植累计 600 余例，胰肾联合移植累计已超过 200 例，生存率已达国际领先水平。但是，胰腺移植手术复杂，术后并发症发生率高，同时存在诸多免疫学问题，这些因素均限制了胰腺移植的发展。

1. 适应证和禁忌证 1 型糖尿病是胰腺移植的适应证。由于手术本身的风险和术后长期服用免疫抑制剂带来的毒副作用，在选择受者时应充分权衡利弊。当合并肾衰竭时，胰肾联合移植是理想的选择。单独胰腺移植疗效不及胰肾联合移植，施行单独胰腺移植须慎重考虑。如合并严重的视网膜病及高度不稳定性糖尿病胰岛素治疗困难时可考虑单纯胰腺移植。一般来说，只有认为胰腺移植手术风险和术后免疫抑制剂带来的弊端小于糖尿病造成的损害时，才会考虑单纯胰腺移植。

胰腺移植的绝对禁忌证包括不可根治的肿瘤、依从性差的精神疾病、过高的心血管风险、活动性脓毒症、消化性溃疡、无法耐受手术和免疫抑制剂治疗等。此外，进行性四肢坏疽、难治性周围神经病变、胃麻痹或膀胱麻痹也应尽量避免胰腺移植。

2. 受者手术 单独胰腺移植将移植胰腺置于右下腹。胰肾联合移植时，有将供体肾和胰腺置于双侧或同侧两种手术方式。一般可将供体胰腺置于右下腹，供体肾置于左髂窝。全胰腺移植时，供体胰腺通常附带一小段包含 Vater 壶腹的十二指肠，供体胰腺的门静脉与受者髂静脉、门静脉或下腔静脉作端侧吻合。动脉重建采用包含有腹腔干和肠系膜上动脉共瓣的腹主动脉袖片与髂总或髂外动脉作端侧吻合。自身胰腺完整保留。

胰腺移植主要利用其内分泌功能，对外分泌液的处理方式主要有膀胱内引流和肠道引流。膀胱内引流基于移植胰腺排斥反应时外分泌功能减退比胰岛内分泌功能减退更早的现象，通过尿液监测移植胰腺外分泌功能，实现胰腺排斥反应早诊早治，从而提高移植胰腺存活率，但常因胰液对泌尿道黏膜刺激而引发尿路疼痛或出血。肠道引流则采用和供胰相连的十二指肠与受者空肠近端 Roux-en-Y 肠袢吻合或直接与空肠吻合，因其更合乎生理，应用逐年增多，但该术式不易监测排斥反应。若为胰肾联合移植，可根据移植肾排斥情况提前预防和治疗移植胰腺的排斥反应。因此，胰肾联合移植主要采用胰液肠道引流，而单独胰腺移植常采用胰液膀胱引流。

3. 常见并发症 胰腺移植常见并发症包括急慢性排斥反应、血栓形成、胰腺炎、腹腔内感染和出血等。此外，来自移植胰腺的大量碱性胰液若经尿液排泄可引起代谢性酸中毒，与膀胱吻合的十二指肠节段和受者膀胱亦可继发糜烂、出血等并发症；若胰液通过肠道引流，则可能出现肠瘘等并发症。排斥反应是胰腺移植术后主要的并发症，胰肾联合移植 1 年内因排斥反应导致移植物丢失率可达 20%。血清肌酐水平升高、尿淀粉酶排泄减少、血清脂肪酶或淀粉酶浓度升高、血糖浓度增加可提示排斥反应的发生，胰腺活检仍是诊断排斥反应的重要标准。目前广泛使用的胸腺细胞球蛋白和西罗莫司已显著提高移植物的存活率。

（二）胰岛移植（islet transplantation）

对于胰岛素需求较少的糖尿病病人，胰岛移植可以起到与胰腺移植相似的效果，且仅需血管介入操作，创伤更小，并发症更少，因而在很大程度上取代了胰腺移植。用于临床移植的胰岛来源于人胎胰腺、成人胰腺和新生猪胰腺。移植胰岛若能存活，可维持正常餐前和餐后血糖以及糖化血红蛋白水平，但其远期疗效尚不及胰腺移植。胰岛分离纯化技术和排斥反应是影响胰岛移植疗效的关键。提高胰岛移植成功率的经验包括：严格的病例选择、足量的移植胰岛细胞、经门静脉植入胰岛细胞、较短的冷缺血时间等。术后免疫抑制分为诱导期和维持期，诱导期以单克隆抗体抗淋巴细胞为

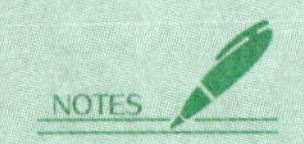

主;维持期多联合应用钙通道阻滞剂、激素和抗代谢药物,目前以他克莫司联合吗替麦考酚酯应用最为广泛。

(梁廷波)

第八节 小肠移植

小肠移植(small intestine transplantation)是指将异体的全部或部分小肠通过血管吻合、肠道重建的方式移植到另一个个体内,并使之迅速恢复功能,代替因各种原因切除或丧失功能的小肠。小肠是富含淋巴组织的高免疫原性器官,肠腔内含有大量的微生物,因此,小肠移植被认为是临床上最具挑战性的外科技术之一。

小肠移植从动物实验、临床试验到今天具有临床价值的实用阶段经历了一个漫长而艰辛的过程。早在 1903 年,法国医生 Alexis Carrel 发明了血管的"三线缝合法",运用该方法,Carrel 将犬的肠系膜上动脉吻合在颈内动脉上获得成功,解决了小肠的血液供应问题。1959 年,美国明尼苏达大学 Lillehei 医师首次建立了犬小肠移植模型,为临床小肠移植的研究奠定了基础。1964 年,Deterling 医师在美国波士顿成功地进行了世界第一例异体小肠移植,但术后不久因排斥反应而失败。在此后数年里,全世界共尝试小肠移植手术 8 例,病人最长存活时间仅 79 天,均因排斥反应、继发感染或其他并发症而失败。20 世纪 70 年代,由于全胃肠外营养(TPN)开始用于临床,加之缺乏强有力的免疫抑制药物,临床小肠移植一度处于停顿状态。在 70 年代末期,环孢素开始用于临床肾移植并取得了令人满意的效果,重新燃起了人们对小肠移植的兴趣。1988 年,德国科隆施行的一例活体部分小肠移植,采用环孢素作为主要的抗免疫排斥药物,存活时间达到 61 个月,被认为是临床小肠移植一个新的里程碑。然而,在环孢素时代,世界上共施行小肠移植 15 例,移植物存活率和病人生存率并不理想。直到 20 世纪 90 年代初期,随着高效免疫抑制剂他克莫司的问世,临床小肠移植才开始有了根本性突破。在我国,南京黎介寿院士团队于 1994 年成功地施行了首例尸体供肠小肠移植,病人存活近 1 年,最终死于霉菌感染。紧随其后,第四军医大学(现空军军医大学)于 1999 年完成了第一例亲属捐献小肠移植手术,病人如今存活时间已超过 24 年,移植小肠功能优良,是国际上存活时间较长的小肠移植病人之一。近年来,由于外科技术的进步、新型免疫抑制剂的临床应用及围手术期处理水平的提高,小肠移植病人的生存率明显提高,生存质量显著改善,小肠移植已经成为治疗肠功能衰竭病人的一个非常重要的手段。

(一) 适应证

肠功能衰竭病人由于肠道结构缺损或功能丧失导致肠道消化吸收功能障碍,不能满足机体蛋白质、能量、液体、电解质和微量营养物质的平衡。引起肠功能衰竭的原因众多,成人主要为肠系膜血管性疾病、肠系膜低度恶性肿瘤、肠扭转及腹部创伤等造成小肠坏死、Crohn 病、小肠动力障碍和放射性小肠炎等。儿童主要为先天性腹壁裂、小肠闭锁、肠扭转、坏死性小肠结肠炎、小肠动力障碍和遗传性小肠微绒毛包涵体病等。据国际小肠移植注册中心统计,儿童约占到小肠移植病人总数的 1/2 以上。

长期以来 TPN 一直是肠功能衰竭病人的首选治疗方案。然而,随着 TPN 的推广应用,其相关的一系列并发症逐渐显现,特别是长期应用 TPN 引起的肝功能损害、静脉导管血栓和感染、代谢紊乱等严重并发症,显著影响病人的生存质量和存活时间。与此同时,由于小肠移植多种关键技术的突破,小肠移植的治疗效果获得了明显改观。在国外少数大的移植中心,小肠移植病人术后 1 年的生存率和移植肠的 1 年存活率分别达到 92% 和 89%,接近家庭肠外营养(home parenteral nutrition,HPN)的疗效,且小肠移植的效价比明显优于 HPN。然而,小肠移植的中长期生存率仍不理想,仍有诸多临床难题有待于研究攻克。因此,目前 TPN 和小肠移植仍然是治疗肠功能衰竭病人的两种主要手段,究竟选择何种治疗方式尚存争议。

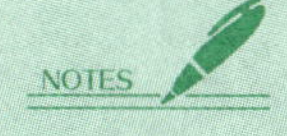

最近，小肠康复和移植协会强烈推荐，所有肠功能衰竭病人应尽早到专门的小肠康复和移植治疗中心就诊，由相应的专家团队评估病情并决定进一步治疗方案。目前倾向性意见为：对于 HPN 耐受良好、病情稳定的病人，若不存在发生严重并发症的高危因素，建议根据病人情况灵活选择。只有当病人出现下列情况时应考虑小肠移植：合并肠功能衰竭相关性肝病（intestinal failure-associated liver disease，IFALD）、两条以上中心静脉通路血栓形成闭塞、频发中心静脉导管感染或合并休克、侵袭性腹腔硬纤维瘤、急性广泛小肠坏死并发肝衰竭和第一次移植失败需要二次移植。其中 IFALD 是一种严重的致命性并发症，临床表现为持续或进行性加重的肝功能损害、肝内胆汁淤积、肝脏炎症和纤维化等，应首选小肠移植，建议术前通过肝活检明确肝脏损伤程度，决定单独小肠移植或肝小肠联合移植。

（二）禁忌证

小肠移植的手术禁忌证包括：心、肺、脑等重要脏器严重器质性病变、难以根治的恶性肿瘤、获得性免疫缺陷综合征、无法控制的全身感染、难以控制的精神疾病等。

（三）小肠移植的类型及手术方式

根据移植小肠的来源不同，分为尸体供肠小肠移植和活体供肠小肠移植两种类型。根据移植物不同，小肠移植一般分为三种类型，包括单独小肠移植、肝小肠联合移植和腹腔器官簇移植（图 17-4）。

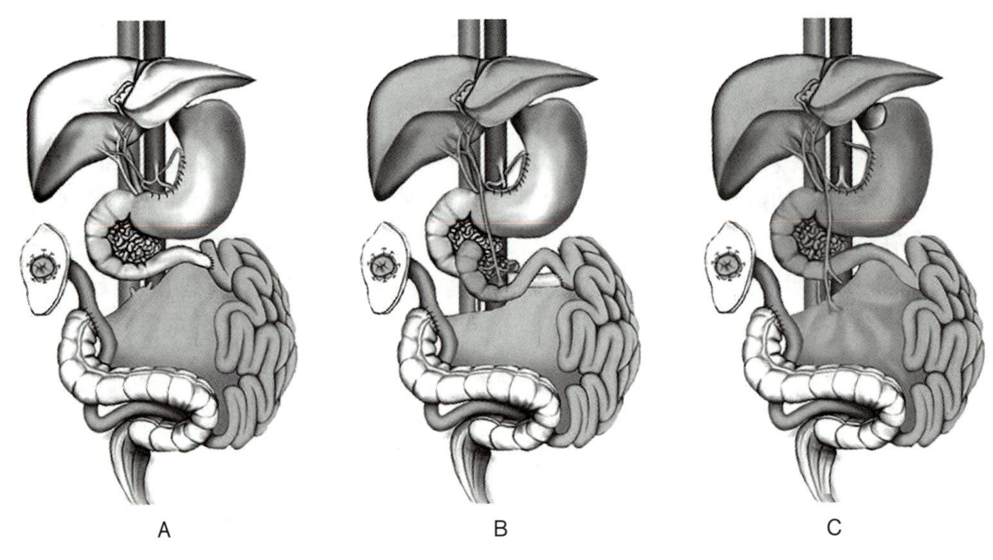

图 17-4 小肠移植类型

A. 单独小肠移植；B. 肝小肠联合移植；C. 腹腔器官簇移植。

1. 单独小肠移植 移植物中仅包含小肠，不含肝脏和胃，适用于单独小肠缺失或功能障碍的病人。活体小肠移植一般选择远端回肠 200cm 并连带一定长度的肠系膜上动静脉；尸源性供肠可保留肠系膜上静脉蒂或门静脉蒂，肠系膜上动脉尽量游离足够长度或带腹主动脉蒂。动脉吻合：移植肠动脉与腹主动脉吻合，或与受体肠系膜上动脉残端吻合。静脉吻合：通常采取门静脉回流方式，移植肠静脉与受体肠系膜上静脉或门静脉吻合，也可以选择腔静脉回流方式，即移植肠静脉与受体下腔静脉吻合。消化道重建：移植肠近端与受体残留空肠远端或十二指肠吻合，移植肠远端与受者结肠或者回肠端侧吻合，移植肠末端造瘘供术后定期内镜观察与活检，3~6 个月后关瘘。

2. 肝小肠联合移植 移植物中包含小肠和肝脏，适用于合并肝衰竭或处于高致敏状态的病人。首先将肝脏、小肠和其他器官充分游离，体内低温快速灌洗之后整块切除移至工作台，再分离切除非必要器官。尽管肝脏和小肠可以分开移植，但大多数移植中心采取肝、小肠、十二指肠以及部分或全部胰腺整体移植的方式，这种方法既保留了胆道完整性避免了胆道吻合，又减少了分离切除胰腺可能

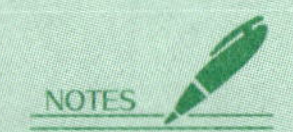

造成的血管损伤。动脉吻合：切取包含腹腔动脉干和肠系膜上动脉的腹主动脉蒂，选择直径匹配的血管桥接重建（多选择胸主动脉），最后吻合在腹主动脉上。静脉吻合：供体肝静脉与受体下腔静脉吻合。消化道重建：在保留十二指肠和胰腺的情况下，供体空肠近端与受体残留空肠近端吻合重建，移植肠远端造瘘。

3. 腹腔器官簇移植 若移植物中包含肝脏、小肠、胃和胰腺，称为全腹腔器官簇移植（whole abdominal multivisceral transplantation）；若移植物中不包含肝脏，则称为改良腹腔器官簇移植（modified abdominal multivisceral transplantation）。腹腔器官簇移植适用于由吸收、动力或血管因素引起的广泛胃肠道病变合并或不合并肝衰竭病人。血管吻合重建方法与肝小肠联合移植十分类似。消化道重建：既往采取食管-胃直接吻合的方式，近年来多主张胃-胃吻合，即保留受体的一小部分胃底部与供体的胃底部吻合，这种方法保留了食管胃结合部的完整性，从而降低术后反流性食管炎的发生率。多数研究不支持结肠移植，认为包括结肠的移植有可能增加术后感染的发生率，但在结肠缺如或残留结肠很短的病人，结肠移植有助于维持水、电解质平衡，降低术后吸收不良造成的慢性腹泻等危害。

（四）术后免疫抑制治疗

小肠移植急性排斥反应进展快，治疗不及时可能迅速进入不可逆转期，造成移植小肠功能丧失，因此，需要强效免疫抑制药物联合应用预防其发生发展。免疫抑制诱导治疗（induction therapy）通过术前、术中以及术后早期给予生物制剂以降低或调节 T 淋巴细胞对异基因抗原呈递的免疫应答，从而达到预防急性排斥反应，增强免疫抑制效果的目的。近年来诱导疗法的应用越来越广泛，大部分小肠移植病人接受诱导治疗，特别是存在高致敏因素的病人，使用诱导治疗的必要性已达成共识，但对于选择何种诱导治疗药物和诱导方案尚无一致意见。小肠移植病人多选择淋巴细胞清除性抗体如抗胸腺细胞球蛋白（ATG）或抗淋巴细胞单克隆抗体 Campath-1H，也有选择 IL-2 受体拮抗剂。目前，普遍采用他克莫司为基础的免疫抑制初始和长期维持方案，通常联合抗增殖类药物吗替麦考酚酯（MMF）和激素。对于 MMF 不耐受的病人，可以选择抗增殖类的咪唑立宾作为替代治疗方案。

（五）术后常见并发症

1. 排斥反应 含有大量淋巴组织的小肠属高免疫原性器官，术后急慢性排斥反应发生率显著高于其他大器官移植。急性排斥反应是小肠移植术后最常见的排斥反应类型，发生率高达 50%~70%，一般发生在术后 1 周至 6 个月内。近年来由于诱导治疗的常规应用，严重急性排斥反应的发生率有所下降，但死亡率仍然高达 50%。急性排斥反应临床表现缺乏特异性，通常表现为发热、心动过速、腹痛、恶心、呕吐和肠造口分泌量明显增加或突然减少等。诊断急性排斥反应需要结合病人的临床表现、内镜和病理学检查结果。目前，肠黏膜活检病理学检查是诊断急性排斥反应的重要标准。根据黏膜下淋巴细胞浸润程度、黏膜上皮和肠隐窝上皮损伤程度、黏膜结构变化以及隐窝凋亡小体数目等指标判断排斥反应的严重程度并指导临床治疗。治疗关键是早期发现，及时处理。首选方案为提高他克莫司血药浓度和大剂量激素冲击治疗；对激素冲击治疗无效者，须联合淋巴细胞清除性抗体如 ATG 或 Campath-1H。若治疗有效，排斥反应通常会迅速扭转，黏膜结构恢复正常。若治疗过程中合并严重感染或出现感染性休克，活检显示黏膜结构严重破坏，肠隐窝缺失，应及时切除小肠，挽救病人生命。

术后慢性排斥反应发生率占 10%~20%，通常出现在术后 1~5 年，是造成远期移植小肠功能减退并最终失功的主要原因。临床研究表明，单独小肠移植是发生慢性排斥反应的高危因素，而含肝的小肠移植能够降低慢性排斥反应风险，可能与移植肝脏吸收清除 HLA 抗体有关。近年来认为，供体特异性抗体（donor-specific antibody，DSA），特别是术后新生 DSA 在慢性排斥反应中起着重要作用。因此，主张术后常规监测 DSA 以早期发现慢性排斥反应的高危因素。当病人存在产生 DSA 的高危因素或出现新生 DSA 时，应维持充分的免疫抑制并进行药物干预。

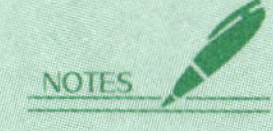

2. 术后感染 细菌感染最常见，其次为真菌、病毒和原虫感染。感染是造成移植小肠失功和病人死亡的主要原因。小肠移植术后感染可能与下列因素有关：①小肠为空腔有菌器官，缺血-再灌注损伤或排斥反应造成肠黏膜屏障破坏可能引起细菌移位（bacterial translocation）；②大多数小肠移植病人术前可能有多次腹部手术史，腹腔炎症、粘连、积液或潜在的感染是术后引起细菌感染的高危因素；③术后各种并发症，特别是腹腔积液、吻合口瘘、腹腔出血或长时间留置中心静脉导管；④术前免疫功能低下和术后长期使用免疫抑制药物降低了机体的免疫防御功能，使小肠移植病人成为机会性感染的高风险人群。

文献报道，小肠移植术后细菌感染发生率高达70%，多出现在术后1个月内，腹腔为最常见的感染部位，其次为血液、泌尿道、肺和手术切口。常见的病原菌包括铜绿假单胞菌、大肠埃希菌、肠球菌和肺炎克雷伯菌等。近年来小肠移植术后细菌感染呈现多重耐药菌感染趋势，是临床面临的一大挑战。有研究表明，术后1个月内细菌感染率为57.5%，47%为耐药性细菌。长时间应用广谱抗生素、长期住院、侵入性操作和严重潜在基础疾病是引起多重耐药（MDR）的高危因素。

侵袭性真菌感染是小肠移植术后常见的并发症之一，发生率在25.5%~59%，白念珠菌和曲霉菌为最常见的病原体。真菌感染可出现在术后任何时间段，血液、腹腔和泌尿系统为最常见的感染部位。真菌感染的高危因素主要包括小肠黏膜屏障破坏、留置中心静脉导管和长期应用广谱抗生素等。

巨细胞病毒（CMV）感染是小肠移植术后最常见的病毒感染，其次为EB病毒、腺病毒和轮状病毒等。CMV感染发生率在16%~24%，多出现在术后1~12个月。CMV感染的高危因素主要有：供受者之间CMV错配，尤其是CMV血清抗体阴性的婴幼儿接受CMV阳性的供者器官；使用淋巴细胞清除性抗体作为诱导治疗；另外，合并细菌或真菌感染可促进CMV病毒重新激活。CMV感染的预防是移植术后治疗的重要内容，目前推荐术后应用预防性抗病毒药物9~12个月。另外，术后腺病毒和轮状病毒等引起的肠炎通常表现为顽固性腹泻，必须与排斥反应鉴别。

3. 移植后淋巴增殖性疾病（post transplant lymphoproliferative disorder，PTLD） 是一种与EB病毒感染密切相关的淋巴细胞恶性增殖性疾病，发生率高达5%~23%。移植术后由于T淋巴细胞数量减少和功能受损，EB病毒驱动的B细胞不可控增殖可导致EBV感染或PTLD。小肠黏膜及系膜大量的淋巴组织负荷和术后强效免疫抑制剂可能是造成小肠移植PTLD发生率高于其他器官的重要因素。PTLD多发生于术后1~20个月，低龄、多器官联合移植、OKT3和Campath-1H是PTLD的高危因素。术后密切监测EBV-DNA有助于早期发现和诊断PTLD。免疫抑制剂剂量调整、利妥昔单抗（rituximab）和化疗等综合治疗可能有利于提高治疗PTLD的成功率。

4. 移植物抗宿主病（graft versus host disease，GVHD） 是小肠移植术后早期的严重并发症，多见于术后1~3个月，发生率在7%~11%，而死亡率高达70%。GVHD是由于移植小肠含有的免疫活性细胞，特别是成熟T细胞移至受者体内并攻击受者靶器官引起的临床病理综合征。免疫功能低下的婴幼儿、脾切除和脾移植以及多器官联合移植是其发生的主要高危因素。GVHD主要累及皮肤、胃肠道和肝脏，严重时可累及骨髓和肺。皮肤是最常受累的器官，表现为皮肤充血和斑丘疹，初发于手掌、足底和躯干部，严重者伴表皮坏死和剥脱。诊断GVHD主要依据临床表现并结合病理活检排除药疹和感染等因素，检测外周血供受者淋巴细胞嵌合率有助于进一步明确诊断。GVHD缺乏有效的治疗措施，激素冲击和提高免疫抑制剂剂量是主要的治疗手段。若治疗效果欠佳，病情严重者可使用生物制剂包括ATG或Campath-1H。

（六）预后

全球小肠移植登记中心（Intestine Transplant Registry，ITR）的资料显示：至2013年2月2日全球共有82个移植中心对2 699例病人完成了2 887次小肠移植，病人总体1年、5年、10年生存率分别为76%、56%和43%。其中单独小肠移植1 309次（占45.3%），1年、5年、10年移植物存活率分别为74%、42%和26%；肝小肠联合移植898次（占31.1%），1年、5年、10年移植物存活率分别为61%、

46% 和 40%；全腹腔器官簇移植为 539 次（占 18.7%），1 年、5 年、10 年移植物存活率分别为 70%、50% 和 40%；不含肝脏的改良器官簇移植 141 次（4.9%）。2000 年以后移植的病人总体生存率略有提高，1 年、5 年、10 年生存率分别为 77%、58%、47%；相应的移植小肠存活率为 71%、51% 和 41%。

（梁廷波）

NOTES

第十八章 外科肿瘤

肿瘤（tumor）是指机体在各种始动与促进因素的长期作用下，某一局部组织增生和异常分化所形成的新生物。新生物一旦形成，不因致瘤因素的消除而停止增生，也不受机体生理调节正常生长，并破坏正常组织和器官。

根据肿瘤内细胞分化异常的程度，肿瘤的增生、侵袭和转移能力等生物学行为，以及对机体的危害性，肿瘤可分为良性与恶性两大类。良性肿瘤一般称为“瘤”；恶性肿瘤又分为两类，来源于上皮组织者称为“癌”，来源于间叶组织者称为“肉瘤”。胚胎性肿瘤常称母细胞瘤，如神经母细胞瘤等；某些恶性肿瘤仍沿用传统名称“瘤”或“病”，如恶性淋巴瘤、精原细胞瘤、白血病等。分类的目的在于明确肿瘤的性质和组织来源，有助于选择治疗方案，评估预后。

除良性和恶性肿瘤之外，少数肿瘤在病理形态上虽属良性，但生物学行为介于良性与恶性之间，称为交界性或临界性肿瘤，可表现为侵袭性生长，易转移，切除后易复发，例如包膜不完整的纤维瘤、黏液乳头状瘤、唾液腺混合瘤等。有些肿瘤虽为良性，但由于生长部位与器官特性可导致不良预后，而显示为恶性生物学行为，如颅内良性肿瘤可导致颅内高压、肾上腺髓质肿瘤可导致难以控制的高血压、胰岛素瘤可导致低血糖等。

肿瘤还可分为实体瘤和非实体瘤。实体瘤表现为局部形成明确的肿块，是外科治疗的主要对象，而非实体瘤大多为血液系统恶性肿瘤，病人的血液中出现大量癌变细胞，但无明确的肿块。

各种良性或恶性肿瘤，一般根据其组织及器官来源而冠以不同的名称。如背部脂肪瘤、乳腺癌、肺癌、结肠癌、股骨骨肉瘤等。相同器官或组织也可发生不同细胞类型的肿瘤，如肺鳞癌与肺腺癌，子宫颈鳞癌与子宫颈腺癌，胃腺癌与胃类癌等。同一细胞类型的癌，由于细胞异常分化的程度不同，又分为高分化、中分化及低（未）分化癌，如胃高分化腺癌、肺未分化癌等。

第一节　肿瘤的流行病学、病因与发病机制

（一）流行病学

恶性肿瘤是人类最常见的死亡原因之一。2022 年全球癌症新发病例 1 997.6 万例。其中，女性以乳腺癌最为常见（23.8%），其次为肺癌（9.4%）、结直肠癌（8.9%）、子宫颈癌（6.9%）和甲状腺癌（6.4%）；男性以肺癌最为常见（15.2%），其次为前列腺癌（14.2%）、结直肠癌（10.4%）、胃癌（6.1%）和肝癌（5.8%）。国家癌症中心 2024 年发布的数据显示：2022 年，我国恶性肿瘤发病率前五位的分别为肺癌（75.13/10 万）、结直肠癌（36.63/10 万）、甲状腺癌（33.02/10 万）、肝癌（26.04/10 万）、胃癌（25.41/10 万）；恶性肿瘤死亡率前五位的分别为肺癌（51.94/10 万）、肝癌（22.42/10 万）、胃癌（18.44/10 万）、结直肠癌（17.00/10 万）、食管癌（13.28/10 万）。发病率从 35~39 岁年龄组开始显著增加，在 80~84 岁年龄组达到最高水平。

（二）病因

恶性肿瘤的病因尚不完全清楚。研究发现环境和行为对恶性肿瘤的发生具有重要影响（表 18-1）。据估计超过 80% 的恶性肿瘤与环境因素有关。机体的内在因素，如遗传、内分泌及免疫机制等与肿瘤的发生发展亦有密切关系。

表 18-1 环境、行为因素与相关恶性肿瘤的发生部位

因素		相关肿瘤发生部位
职业因素	接触石棉、沥青	肺、皮肤
	接触煤烟	阴囊、皮肤
生物因素	病毒、细菌	肝、胃、子宫颈、鼻咽
生活方式	吸烟	肺、胰腺、膀胱、肾
	饮食(硝酸盐、亚硝酸盐、低维生素 C、真菌毒素)	胃、肝
	饮食(高脂、低纤维、煎或烤焙食物)	大肠、胰腺、乳腺、前列腺、卵巢、子宫内膜
多种因素	烟与酒精	口腔、食管
	烟与石棉	肺、呼吸道
	酒、病毒和黄曲霉素	肝
医源性因素	放射线、药物	皮肤、造血系统

(三) 发病机制

正常人体细胞在致癌因子或慢性炎症等多种因素的长期刺激下，发生 DNA 损伤和基因突变，导致蛋白质功能发生不可逆改变，使细胞发生恶变无限增殖。

1. 基因突变 ①癌基因激活：原癌基因存在于正常细胞的基因组中，处于抑制状态。某些致癌因素可激活原癌基因，激活的方式包括点突变、基因重排、基因扩增等，最终导致细胞增殖、分化的调控机制发生异常。②抑癌基因失活：抑癌基因是一类抑制细胞过度生长和增殖的基因，一旦发生突变可使基因失活从而丧失抑癌功能，导致恶性肿瘤发生。较为重要的抑癌基因包括 *Rb*、*p53*、*WT-1*、*DCC*、*MCC*、*ERB-A* 等。③干细胞突变：干细胞具有自我更新和多向分化能力。有研究证实肿瘤发生的干细胞突变假说，例如造血干细胞中 *Thy-1* 基因突变可使细胞发生恶性转化引起白血病。

2. 表观遗传学机制 指细胞基因组的 DNA 序列未发生改变，但基因和蛋白的表达出现了异常，这种异常能在细胞发育和增殖过程中传递下去，通常成为肿瘤的驱动因素。目前已知的表观遗传现象包括 DNA 甲基化、组蛋白修饰、非编码 RNA 等。研究发现抑癌基因的高甲基化、重复序列 DNA 的低甲基化等与多种肿瘤的发生相关。*BRCA1*、*CDH1*、*TMS1* 等基因的启动子区域 DNA 高度甲基化，可导致这些基因的沉默，进而促进乳腺癌发生。近年来还发现肿瘤发生与 RNA 干扰引起的相关基因沉默相关，其中一些非编码 RNA 如微小 RNA、长链非编码 RNA 和环状 RNA 的作用备受关注。

3. 慢性炎症反应 慢性炎症对肿瘤的发生和生长至关重要。约 20% 的肿瘤与慢性炎症相关。炎症部位发生大量巨噬细胞、淋巴细胞和浆细胞等免疫细胞聚集，使组织损伤进而发生肿瘤。在“炎-癌”转变过程中，炎症因子如黏附分子、细胞因子、趋化因子、转录因子等通过改变细胞生存的微环境促进肿瘤发生。慢性炎症反应可导致转录因子 NF-κB 信号通路持续激活，使 NF-κB 靶基因异常表达，与肿瘤的发生、转移以及抗凋亡作用相关。

第二节 肿瘤的诊断

(一) 概述

肿瘤的准确诊断是治疗的先决条件，不仅需要明确肿瘤的部位和性质，而且需要了解病变的恶性程度及分期，以指导医生合理选择治疗方案。

肿瘤的临床表现取决于所在部位、发生组织、肿瘤性质以及发展程度。恶性肿瘤早期多无症状，即使有症状也常无特征性，待特征性症状出现时病变常已属晚期。下列 10 种症状可能是发生恶性肿瘤的早期信号：①身体任何部位出现肿块并逐渐增大；②身体任何部位存在经久不愈的溃疡；③中年

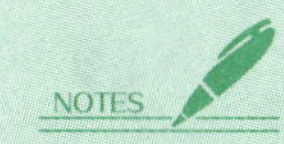

以上妇女出现阴道不规则流血或白带增多；④进食时胸骨后不适，灼痛、异物感或进行性吞咽困难；⑤久治不愈的干咳或痰中带血；⑥长期消化不良，进行性食欲减退，不明原因的消瘦；⑦大便习惯改变或便血；⑧鼻塞、鼻出血；⑨黑痣增大或破溃出血；⑩无痛性血尿。注意到这些早期信号并及时检查常可发现较早期的肿瘤。某些起源于特定器官或组织的肿瘤可有明显的症状，如肾上腺髓质的嗜铬细胞瘤早期可出现高血压，胰岛细胞肿瘤伴低血糖症等。

肿瘤的特征性临床表现可分为局部表现和全身症状两类。

1. 局部表现

（1）肿块：位于体表或体内浅在部位的肿瘤，肿块常是第一表现。因肿瘤性质不同，其硬度、移动度及边界有所差异。位于深部或内脏的肿块则不易触及。恶性肿瘤可因转移而出现淋巴结肿大、骨或内脏的结节、肿块等表现。

（2）疼痛：肿瘤的膨胀性生长、破溃或感染等使末梢神经或神经干受刺激或压迫，可出现局部刺痛、跳痛、灼热痛、隐痛或放射痛，常难以忍受，尤以夜间更明显。肿瘤可致空腔脏器痉挛，产生绞痛，如肿瘤致肠梗阻后发生的肠绞痛。

（3）溃疡：体表或胃肠道的肿瘤，若生长过快，可因血供不足而继发坏死和溃疡，或因继发感染而形成溃烂，常呈菜花状，可有恶臭及血性分泌物。

（4）出血：体表及与体外相交通的肿瘤，由于组织发生坏死和血管破裂可致出血。上消化道肿瘤可有呕血或黑便；下消化道肿瘤可有血便或黏液血便；泌尿系统肿瘤除出现血尿外，常伴局部绞痛；肺癌可有咯血或痰中带血；子宫颈癌可有血性白带或阴道流血。

（5）梗阻：肿瘤可导致空腔脏器梗阻，根据其部位不同可出现不同症状，如胰头癌、胆管癌可合并梗阻性黄疸，胃癌伴幽门梗阻可致呕吐，肠肿瘤可致肠梗阻，支气管癌可致肺不张等。

（6）肿瘤转移引起的症状：如发生淋巴结转移造成区域淋巴结肿大，相应部位静脉回流受阻，导致肢体水肿或静脉曲张；骨转移可有疼痛或触及硬结，甚至发生病理性骨折；肺癌、肝癌、胃癌可致癌性胸、腹腔积液等。

2. 全身症状 良性及早期恶性肿瘤多无明显的全身症状。恶性肿瘤病人常见的非特异性全身症状包括贫血、低热、消瘦、乏力等。如肿瘤影响营养摄入（如消化道梗阻）或并发感染出血时，则可出现明显的全身症状。恶病质常是恶性肿瘤晚期全身衰竭的表现；不同部位肿瘤，恶病质出现的时间早晚不一，消化道肿瘤者可较早发生。

某些部位的肿瘤可呈现相应的功能亢进或低下，继发全身性改变，例如肾上腺嗜铬细胞瘤引起高血压，甲状旁腺腺瘤引起骨质改变，颅内肿瘤引起颅内压增高和定位症状等。

不少肿瘤病人以全身症状作为就医的主诉。因此，对病因不明而有全身症状的病人，必须重视和深入检查。

3. 病史采集和体格检查时应注意的问题

（1）年龄：儿童常见肿瘤多为胚胎性肿瘤或白血病；青少年常见肿瘤多为肉瘤，如骨、软组织及淋巴造血系统肉瘤。癌多发生于中年以上，青年病人则往往肿瘤发展迅速，常以转移灶或继发症状为主诉，应加以注意，以免误诊。

（2）病程：良性肿瘤者病程较长，恶性者较短，但良性肿瘤伴出血或感染时可伴有肿瘤体积突然增大，如有恶变也可迅速增长。低度恶性肿瘤发展较慢，如皮肤基底细胞癌、甲状腺乳头状癌。老年病人的恶性肿瘤发展速度相对较慢。

（3）其他病史：①有些肿瘤有家族多发或遗传倾向，如可疑为胃癌、大肠癌、食管癌、乳腺癌、鼻咽癌者，需注意家族史；②有些肿瘤有明显的癌前病变或相关疾病的病史，如胃癌与萎缩性胃炎、慢性胃溃疡、胃息肉相关，乳头状瘤或癌与黏膜白斑相关，大肠癌与肠道腺瘤性息肉病相关，肝癌与乙型肝炎相关，鼻咽癌与 EB 病毒感染相关等；③在个人史中，行为与环境相关的情况，如吸烟、长期饮酒、不良饮食习惯、职业因素相关的接触与暴露史等，均应引起注意。

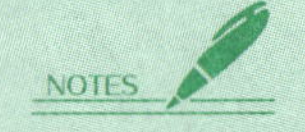

（4）局部检查：①肿块的部位：明确肿块所在解剖部位，有助于分析肿块的组织来源与性质，较大肿块需结合病史判断其原发部位。②肿瘤的性状：肿瘤体积、形态、硬度、表面温度、血管分布、有无包膜及活动度常有助于诊断。良性者大多有包膜，质地接近相应的组织。恶性者多无包膜，质硬，表面血管丰富或表面温度高于周边部位，生长迅速，浸润生长者边界不清且肿块固定。恶性肿瘤可因坏死、液化、溃疡、出血等出现继发症状，少数巨大良性肿瘤亦可出现浅表溃疡与出血。③区域淋巴结或转移灶的检查：如乳腺癌需检查腋下与锁骨上淋巴结，咽部肿瘤需检查颈部淋巴结，肛管或阴道癌应检查腹股沟区淋巴结，腹腔内肿瘤者需行腹部触诊及直肠指检等。

（二）肿瘤的分子诊断

肿瘤分子诊断是一类利用分子生物学技术进行肿瘤诊断的方法，其核心是基于核酸和蛋白的诊断技术，通过检测与肿瘤发生相关的生物大分子，为肿瘤的预测、诊断、治疗和预后提供分子水平上的信息。临床普遍应用的肿瘤标志物检测也可归类于肿瘤分子诊断范畴。

1. 肿瘤标志物 是指肿瘤病人体内产生的异于或其水平明显高于正常人的一类物质。某些体液和排泄物中的肿瘤标志物，可通过检验技术方便地检测到其表达水平。

肿瘤标志物可用于：①肿瘤的诊断和鉴别诊断：如多数肝癌病人的血清中甲胎蛋白（alpha fetoprotein，AFP）水平升高，有助于肝癌与其他肝脏肿瘤的鉴别诊断；②监测治疗效果：比较治疗前后肿瘤标志物水平的变化可了解治疗效果，监测肿瘤复发转移；③肿瘤分类：如用癌胚抗原（carcinoembryonic antigen，CEA）和神经元特异性烯醇化酶（neuron specific enolase，NSE）可区分胃肠道肿瘤是腺癌（CEA 阳性、NSE 阴性）抑或神经内分泌肿瘤（CEA 阴性、NSE 阳性）；④肿瘤分期：多数晚期肿瘤的肿瘤标志物水平明显高于早期肿瘤。

理想的肿瘤标志物具有以下特点：①高特异性，即只在肿瘤病人，而不在良性病病人或健康人的体液或组织中检出；②高敏感性，即对于某一种特定肿瘤，该标志物可在尽可能多的病人中被检出，并且能在肿瘤的早期被检出；③其表达水平能反映肿瘤负荷的大小，与临床分期相关，便于正确判断预后；④半衰期较短，在体内能很快被清除，便于动态观察肿瘤的变化；⑤检测技术简便且成本较低，便于用在肿瘤筛查中。

临床常用的肿瘤标志物可分为以下六类。

（1）胚胎抗原：指在胚胎发育阶段的正常成分，在发育后期逐渐减少，胎儿出生后明显减少甚至消失，但当细胞恶变时又重新合成的一类抗原，例如用于肝癌诊断的 AFP，用于结直肠癌、胰腺癌、食管癌、胃癌等诊断的 CEA 等。

（2）蛋白类标志物：如鳞状细胞癌抗原（squamous cell carcinoma antigen，SCCA）主要用于鳞状上皮细胞来源肿瘤，包括子宫颈癌、头颈部恶性肿瘤、食管癌和泌尿生殖系统肿瘤等的诊断；SCCA 可区别肺癌为鳞癌抑或腺癌。

（3）糖类抗原：如糖类抗原 125（carbohydrate antigen 125，CA125）主要用于女性生殖系统肿瘤，糖类抗原 19-9（carbohydrate antigen 19-9，CA19-9）主要用于胰腺癌和胆道恶性肿瘤的诊断，糖类抗原 15-3（carbohydrate antigen 15-3，CA15-3）主要用于乳腺癌的诊断等。

（4）酶类标志物：前列腺特异性抗原（prostate specific antigen，PSA）对前列腺癌，NSE 对神经内分泌肿瘤，碱性磷酸酶（alkaline phosphatase，ALP）对卵巢癌、胃肠道肿瘤、精原细胞瘤和霍奇金淋巴瘤等均有诊断价值。

（5）激素类标志物：人绒毛膜促性腺激素（human chorionic gonadotropin，hCG）对睾丸肿瘤、胎盘肿瘤、卵巢癌、子宫内膜癌、子宫颈癌和乳腺癌，促甲状腺激素（thyroid stimulating hormone，TSH）对垂体瘤和甲状腺癌，儿茶酚胺类物质（catecholamine，CA）对嗜铬细胞瘤等均有诊断价值。

（6）病毒性肿瘤相关物质：如 HTL-1 病毒对成人 T 细胞白血病，EB 病毒对 Burkitt 淋巴瘤，单纯疱疹病毒（HSV）对子宫颈癌与皮肤癌等有诊断价值。

近年来将癌基因或抑癌基因及其产物，单核苷酸多态性（single nucleotide polymorphism，SNP），以

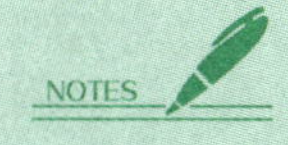

及基因组、转录组和蛋白质组检测结果列入肿瘤生物标志物范畴。

2. 新兴的分子诊断技术 随着基因芯片、基因测序、液态活检、分子显像技术和分子病理学的进步，分子诊断已不仅具有诊断作用，还可用于肿瘤发生和复发转移预警、治疗靶点筛选、分子分型等肿瘤的更早期诊断和治疗指导。

（1）肿瘤易感基因检测：主要用于某种肿瘤病人家族成员的肿瘤预警。已知的易感基因包括视网膜母细胞瘤的 *Rb1* 基因、肾母细胞瘤的 *WT1* 基因、家族性乳腺癌和卵巢癌的 *BRCA* 基因、遗传性非息肉病性结肠癌的 *HNPCC* 基因等。如果近亲中有多名成员患有罕见癌症，应考虑行遗传性肿瘤基因检测。

（2）肿瘤的鉴别诊断：检测某些基因的突变等异常可进一步明确诊断，如检测 *BCR* 基因的重排可区分急、慢性粒细胞性白血病，检测 *N-myc* 和 *C-myc* 基因的扩增和表达可区分神经母细胞瘤和神经上皮瘤。

（3）肿瘤的疗效监测和预后评估：肿瘤的基因异常与预后密切相关，例如 *p53* 基因突变与乳腺癌、肝癌、结肠癌等多种恶性肿瘤的预后相关，*nm23* 表达异常提示肿瘤发生转移等。此外，检测外周血循环肿瘤细胞（circulating tumor cell，CTC）、循环肿瘤 DNA（circulating tumor DNA，ctDNA）或血液中游离 DNA（cell-free DNA，cfDNA）对预后预测的重要性近年来备受重视。

（4）肿瘤的个体化治疗：基因检测可筛选出从各种靶向药物和免疫治疗中可能获益的个体。此外，通过大样本病例的基因组、转录组、蛋白质组等多种组学分析，可以建立某种肿瘤的分子分型，它将病人群体区分为预后不同的亚群，指导精准治疗，目前已应用于乳腺癌、胃癌等多种恶性肿瘤。

（三）影像学诊断

X 线检查、超声显像、放射性核素显像、计算机断层扫描（computer tomography，CT）、磁共振成像（magnetic resonance imaging，MRI）、正电子发射断层显像（positron emission tomography，PET）、内镜检查等各种影像学技术所得到的图像，可以显示有无实体肿瘤、肿瘤所在部位、肿瘤的体积、性质以及有无转移等。

1. X 线检查

（1）透视与摄片：肺肿瘤、骨肿瘤可见特定的阴影。

（2）造影检查：①普通造影：应用对比剂如钡剂作钡餐与灌肠、碘剂（泛影葡胺、碘苯酯等）作造影，根据显示的充盈缺损、组织破坏、有无狭窄等形态特征，可获得对比清晰的图像。②插管造影：应用特殊器械插管进行造影，如逆行输尿管插管肾盂造影、纤维十二指肠镜下作胆道与胰管逆行造影。③利用器官排泄特点进行造影：如静脉肾盂造影等。④血管造影：经周围动脉插管行选择性动脉造影，如肝动脉、颈动脉、腹腔动脉及肠系膜上、下动脉造影。目前的数字减影血管造影（digital subtraction angiography，DSA）技术可显示清晰的血管图像。⑤空气造影：对脑室、纵隔、腹膜后（观察肾及肾上腺的肿瘤）、腹腔等肿瘤以空气为对比，间接观察其图像，但已应用不多。

（3）特殊 X 线显影术：硒静电 X 线（干板摄影）和钼靶 X 线球管摄影，应用于软组织及乳腺组织，不同软组织显示不同对比度的影像，图像清晰。

2. 超声显像 安全、简便且无损伤，广泛应用于肝、胆、胰、脾、甲状腺、乳房、子宫、卵巢等部位肿瘤的诊断，对判断囊性与实质性肿块很有价值。在超声引导下可方便进行穿刺活检。

3. CT 常用于颅内肿瘤、实质性脏器肿瘤等的诊断，以及实质性肿块与淋巴结等的鉴别诊断。目前常用的螺旋 CT，一次屏气可完成全胸或全腹部扫描，经电脑工作站完成三维图像、CT 血管造影、仿真内镜检查等。

4. MRI 利用人体内大量存在的氢原子核中的质子，在强磁场下激发氢质子共振，产生的电磁波被接收线圈接收并作空间定位，形成人体组织的生理或病理 MRI 图像，可较清晰显示肿瘤的范围和来源，且具有安全、无辐射等优点。

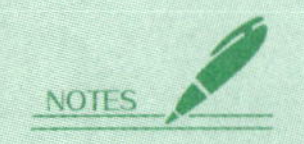

5. 放射性核素显像 常用于肿瘤诊断的放射性核素包括 ^{99}Tc（锝）、^{131}I（碘）、^{198}Au（金）、^{32}P（磷）、^{133}Xe（氙）、^{67}Ga（镓）、^{169}Yb（镱）、^{113}In（铟）等十余种。临床上甲状腺肿瘤、骨肿瘤、脑肿瘤等常用放射性

核素检查。该技术对骨肿瘤诊断阳性率较高，胃肠道肿瘤阳性率较低。

6. PET 以正电子核素标记为示踪剂，通过正电子产生的 γ 光子，重建出示踪剂在体内的断层图像。在肿瘤诊断中应用最多的示踪剂为氟代脱氧葡萄糖（^{18}F-FDG），能根据肿瘤与正常组织对葡萄糖利用率的变化和差异作出显像，是一项无创、动态、定量分子水平的三维生化显像技术。PET/CT 是功能学与形态学融合的检查方式，由 PET 提供病灶的代谢信息以区分良恶性，CT 提供病灶的解剖定位；PET/MR 具有更高的组织分辨率和灵敏度，有利于发现微小肿瘤病灶。

7. 内镜检查 是应用金属或光导纤维内镜直接观察空腔脏器、胸腔、腹腔及纵隔的肿瘤或其他病变，并可取细胞或组织行病理学诊断，还能对小的病变作治疗，如摘除息肉；又可向输尿管、胆总管或胰管插入导管作 X 线造影检查。常用的有食管镜、胃镜、纤维肠镜、直肠镜、乙状结肠镜、气管镜、腹腔镜、纵隔镜、膀胱镜、阴道镜以及宫腔镜等。

（四）恶性肿瘤的分期

恶性肿瘤的分期有助于制订合理的治疗方案，正确评价疗效和预后。美国抗癌联合会和国际抗癌联盟联合提出的 TNM 分期方法应用较为广泛。T 指原发肿瘤（tumor）、N 指淋巴结（lymph node）、M 指远处转移（metastasis）。再根据病灶体积大小及浸润程度等在字母后标以 0 至 4 的数字，表示肿瘤进展的程度：1 代表小，4 代表大，0 为无。以此三项决定其分期，不同 TNM 的组合，诊断为不同的期别。在临床无法判断肿瘤体积时则以 Tx 表示。各种肿瘤的 TNM 分类的具体标准由各专业会议协定，如乳腺癌的 TNM 分期如下：0 期为 $T_{is}N_0M_0$；Ⅰ期为 $T_1N_0M_0$；Ⅱ期为 $T_{0\sim1}N_1M_0$、$T_2N_{0\sim1}M_0$、$T_3N_0M_0$；ⅢA 期为 $T_{0\sim3}N_2M_0$、$T_3N_{1\sim2}M_0$；ⅢB 期为 $T_4N_{0\sim3}M_0$、$T_{0\sim4}N_3M_0$；Ⅳ期为包括 M_1 的任何 TN 组合。

（五）肿瘤病人功能状态评估

功能状态是指对病人一般状态的评估。1948 年 Karnofsky 首先提出肿瘤病人功能状态评分方法，此后的改良方法较多，目前世界卫生组织（WHO）推荐的方法是美国东部肿瘤协作组（eastern cooperative oncology group，ECOG）分级标准（表 18-2），将肿瘤病人的功能状态分为 6 个等级，临床上选择治疗时根据该等级充分考虑病人对治疗的耐受能力。

表 18-2 病人一般情况的 ECOG 分级

级别	功能状态
0	活动能力完全正常，与发病前活动能力无任何差异
1	能自由走动及从事轻体力活动，包括一般家务或办公室工作，但不能从事较重的体力活动
2	能自由走动及生活自理，但已丧失工作能力，日间不少于一半时间可以起床活动
3	生活仅能部分自理，日间一半以上时间卧床或坐轮椅
4	卧床不起，生活不能自理
5	死亡

第三节 肿瘤的治疗

（一）肿瘤治疗概述

本节主要介绍恶性实体肿瘤的治疗。

1. 局部、区域性和系统性治疗 局部治疗主要包括外科手术切除、消融治疗和放射治疗等。区域性治疗主要通过经血管放射介入方式将治疗药物递送到肿瘤区域发挥治疗作用。器官移植也属于局部或区域性治疗，可将肿瘤连同受累器官一并切除。系统性治疗主要包括全身化疗，靶向药物及免疫治疗，以及具有抗癌作用的中医药治疗等。治疗选择的原则主要根据分期、部位和病人的器官功能状况，肿瘤侵犯范围越广，治疗范围也随之扩大。

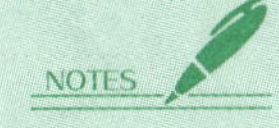

2. 多学科治疗 对于绝大多数恶性肿瘤，尤其是分期较晚者，任何单一治疗的疗效尚不理想。随着治疗方法的增加，近年来多学科治疗成为提高疗效的主要措施。集中各个学科的优势，组织多学科团队（multiple disciplinary team，MDT）共同讨论制订优化的治疗方案，可为病人带来更好的生存获益。

3. 新辅助和辅助治疗 为降低肿瘤复发的风险，在根治性治疗例如根治性切除之前先给予化疗、放疗或其他抗肿瘤治疗，以期提高疗效，称为新辅助治疗（neoadjuvant therapy）。在根治性治疗之后继续给予其他抗肿瘤治疗，称为辅助治疗（adjuvant therapy）。

对于分期较晚、已无法根治性治疗的肿瘤，某些局部、区域性或系统性治疗例如放疗、化疗、放射介入治疗等可能使肿瘤的体积和侵犯范围缩小，称为肿瘤降期（down-stage），部分病人此后可能获得根治性治疗机会，得以延长生存。

4. 随访和监测 恶性肿瘤易于复发和转移，因此治疗后的随访和监测非常必要。随访的频率和每次随访需要进行的检查取决于不同的肿瘤类型，不同肿瘤的恶性程度，以及不同个体的复发风险。乳腺癌发展较慢，目前认为随访 10 年才能得出治愈的结论。甲状腺乳头状腺癌的发展更慢，随访 10 年以上才能判断疗效。

（二）外科治疗

肿瘤外科（surgical oncology）是用手术方法将肿瘤切除。外科治疗对大多数较早期实体肿瘤是首选的治疗方法。良性肿瘤经完整切除后可获得治愈。即使是恶性实体肿瘤，只要癌细胞尚未扩散，手术治疗仍有较大的治愈机会。近年来除手术切除之外的其他局部和区域性治疗在肿瘤治疗中起到重要作用。

1. 肿瘤外科 按其应用目的可以分为预防性手术、诊断性手术、根治性手术、姑息性手术和减瘤手术等。

（1）预防性手术：可用于治疗癌前病变，防止其发生恶变并发展为进展期癌。家族性结肠息肉病可通过预防性结肠切除而获益。如果这类病人不行预防性手术，到 40 岁时约有一半的病人发展成结肠癌，70 岁以后几乎 100% 的病人会发展成结肠癌。黏膜白斑病是发生口咽和外阴鳞状细胞癌的危险因素，对这些部位的白斑应及时处理，必要时作预防性切除。在易受摩擦部位、外阴和足底的黑痣，尤其是交界痣应作预防性切除，以免恶变为黑色素瘤。

（2）诊断性手术：能提供准确的疾病诊断和肿瘤分期，为选择合理的治疗提供可靠依据。获取组织标本的技术包括切除活检、切取活检等。随着影像学和穿刺活检技术的进步，诊断性手术的使用已明显减少，即使施行也尽量采用经胸腔镜或腹腔镜等微创外科方式。

1）切除活检术：指将肿瘤完整切除进行病理诊断，适用于体积较小或位置较浅的肿瘤，既达到活检目的，也是一种治疗措施，是肿瘤活检的首选方式。其优点是可以提供确定性诊断，如果是良性肿瘤则不必作进一步处理，若为恶性肿瘤其损伤也最小。

2）切取活检术：指在病变部位切取一小块组织作病理检查以明确诊断，多用于体积较大、部位较深的肿瘤，也适用于开胸和剖腹探查时确定肿瘤性质和有无转移。切取活检时必须注意手术切口及进入途径，使手术切口和操作间隙在以后再次根治手术时能一并切除。因切取活检有造成肿瘤扩散的可能，故与第二次手术间隔的时间越短越好。

（3）根治性手术：指手术切除全部肿瘤组织及肿瘤可能累及的周围组织和区域淋巴结，以达到治愈的目的。切除范围视肿瘤不同类型和侵犯情况而定，而且手术治疗越早疗效越好。广义的根治性手术包括瘤切除术、广泛切除术、根治术及扩大根治术等。

1）瘤切除术：适用于良性肿瘤，因良性肿瘤常有完整包膜，可在包膜外将肿瘤完整切除。也适用于一些瘤样病变，如色素痣、血管瘤等，以及部分极早期、局限性的恶性肿瘤。

2）广泛切除术：在完整切除肿瘤的同时适当切除肿瘤周围的正常组织，切除范围视肿瘤的分化程度及所在部位而定。皮肤恶性肿瘤应切除肿瘤边缘 3~5cm 正常组织，深达肌膜一并切除。肿瘤若来自肌肉，则将涉及的肌肉自起点至止点全部肌群切除，恶性程度高的则需行截肢或关节离断术。对

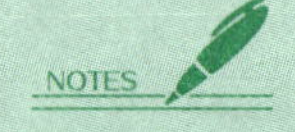

恶性程度较低的皮肤基底细胞癌，切除癌缘外 2mm 的正常组织就已足够。

3）根治术及扩大根治术：一般适用于转移主要发生在区域淋巴结的各类癌症。习惯将原发癌所在器官的部分或全部连同区域淋巴结整块切除的手术称为癌根治术，若切除的淋巴结扩大到习惯范围以外，则称为扩大根治术。传统上如乳腺癌根治术应切除全乳腺、腋下、锁骨下淋巴结、胸大小肌及乳房附近的软组织。乳腺癌扩大根治术则包括胸骨旁淋巴结清扫。随着肿瘤治疗理念的进步，目前对某一特定肿瘤选用何种更为合理的手术方式，如何联合新辅助和辅助治疗以延长生存时间和提高生存质量，正在积累更多的临床研究证据。

（4）姑息性手术：是相对于根治性手术而言的，适用于肿瘤已超过根治性手术切除的范围，已无法彻底清除体内全部病灶。其目的是缓解症状、减轻痛苦、改善生存质量、延长生存期、减少和防止并发症。故行姑息性手术者多为晚期肿瘤或由于其他原因不宜行根治性手术者。常用的姑息性手术有：

1）姑息切除：晚期乳腺癌溃烂出血，行单纯乳房切除术以解除症状。晚期胃癌行姑息性胃大部切除术，以解除胃癌出血。当转移瘤引起致命的并发症时，可行转移瘤切除以缓解症状。

2）空腔脏器梗阻时行捷径转流或造口术：如晚期胃癌幽门梗阻行胃空肠吻合术，胰头癌胆道梗阻行胆总管空肠吻合术，直肠癌梗阻行乙状结肠造口术。利用手术或内镜在因肿瘤而发生梗阻的生理腔道内置入内支架也可解除梗阻。

（5）减瘤手术：对体积较大，无法根治性切除的恶性肿瘤，可行大部分肿瘤切除，术后继以其他非手术治疗，如化疗、放疗、生物治疗等以控制残留的肿瘤细胞，称为减瘤手术。减瘤手术仅适用于原发病灶大部切除后，残余肿瘤能用其他治疗方法有效控制者，如卵巢癌、Burkitt 淋巴瘤、睾丸癌等。减瘤手术后，病人体内瘤负荷减小，大量 G_0 期细胞进入增殖周期，有利于化疗和放疗杀伤残余的肿瘤细胞。近年来，随着肿瘤治疗药物和技术的进步，先使肿瘤降期再予以根治性治疗已成为可能，减瘤手术的使用已明显减少。

（6）复发或转移灶的手术治疗：肿瘤复发是指根治性治疗例如根治性切除后，经过一段时间再生长的肿瘤，其性质与原发肿瘤相同。临床所指的肿瘤复发多指局部复发，如残余器官、手术野、受累毗邻器官的复发。转移瘤则指原发瘤器官以外的部位出现肿瘤，其性质也与原发肿瘤相同。肿瘤复发的诊断需排除多源性恶性肿瘤。

复发和转移肿瘤的治疗通常比原发肿瘤更为困难，疗效也较差。复发肿瘤的治疗应根据病人的具体情况而定，适合手术者可考虑再次手术。如软组织肉瘤术后复发多再行扩大切除乃至关节离断术、截肢术；乳腺癌术后局部复发可再行局部切除术。转移性肿瘤的手术切除适用于原发灶已得到较好控制，且切除转移性病灶可临床获益者。软组织和骨肉瘤肺转移病人手术后的 5 年生存率可达 30%；25% 的大肠癌肝转移病人在切除术后能长期生存。近年来，非手术方式的其他局部、区域性和系统性治疗在复发和转移性肿瘤中使用明显增加。

（7）重建和康复手术：肿瘤病人的生存质量极其重要，而外科手术在病人术后的重建和康复方面起着独特而重要的作用。乳腺癌改良根治术后经腹直肌皮瓣转移乳房重建，头颈部肿瘤术后局部组织缺损的修复等均能提高肿瘤根治术后病人的生活质量。

（8）肿瘤外科的原则：实施肿瘤外科手术除遵循外科学一般原则外，还应遵循肿瘤外科的基本原则。这些原则自 1894 年 Halsted 发明了经典的乳腺癌根治术以来就已奠定，此后又被不断发展和完善。其基本原则是防止术中肿瘤细胞的脱落种植和血行转移。

1）不切割原则：手术中不直接切割肿瘤组织，外科操作均应在远离肿瘤的正常组织中进行，同时尽可能先结扎切断进出肿瘤组织的血管。

2）整块切除（en-bloc resection）原则：将原发肿瘤、受侵犯的毗邻器官和组织以及所属区域淋巴结作连续性的整块切除，而不应将其分别切除。

3）无瘤技术（no-touch）原则：无瘤技术的目的是防止手术过程中肿瘤的种植和转移。主要是指

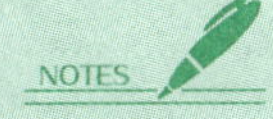

手术中的任何操作均不接触肿瘤本身，包括局部的转移病灶。

2. 局部和区域性治疗

(1) 消融治疗：是指采用化学能或物理能直接作用于肿瘤使其毁损。目前使用较多的是以射频、微波和激光为代表的热消融治疗，以及以液氮、氩氦刀为代表的冷消融治疗。

对于体表肿瘤，液氮直接喷涂病变区对舌癌的原发灶控制率达 94%，结合颈淋巴结清扫的 5 年生存率达 65%。研究发现液氮冷冻治疗不仅可抑制肿瘤细胞增殖，还可改善机体免疫功能。激光经适度聚焦后可对病灶行无血切除术或雕刻性气化切除术。

对于体内位置较深的肿瘤，可在超声等影像学引导下经皮穿刺或经内镜方式，将射频、微波、激光、液氮、氩氦气体的治疗探针或光导纤维插入肿瘤，进行热或冷消融。穿刺后在肿瘤中注入无水乙醇也可起到化学消融作用。这些技术已广泛用于甲状腺、鼻咽部、肺部、肝脏、肾脏等部位肿瘤的治疗。对于直径小于 3cm 的肝癌，经皮射频或微波消融的疗效可媲美手术切除，但治疗创伤明显减轻。

高强度聚焦超声是利用超声波可安全穿透身体的特点，将超声波聚焦于体内肿瘤部位，焦点处超声波产生的高温热效应可杀灭肿瘤，目前已应用于人体多个部位肿瘤的治疗。

(2) 放射介入治疗：DSA 技术可显示肿瘤的供应动脉。在放射影像引导下将导管置入肿瘤的供应血管，注入化疗药物、放射性粒子、血管栓塞剂等治疗物质达到治疗目的，已广泛用于头颈部肿瘤、肺癌、肝癌等多种肿瘤的治疗。

(3) 内镜下治疗：通过内镜可进行多种方式的肿瘤治疗，且能获得完整的肿瘤组织便于病理学诊断。胃肠道早期癌是内镜下手术治疗的主要对象，包括组织消融术和切除术。上述各种消融方法都可以在内镜下实施，以损毁肿瘤组织。内镜下切除术主要包括黏膜切除术和黏膜下剥离术等。目前，对消化、呼吸、泌尿生殖系统管道表面的肿瘤，只要内镜能到达肿瘤部位，绝大多数都可在内镜下进行根治或姑息性治疗。

(三) 化学治疗

化学治疗(chemotherapy)是肿瘤的主要治疗手段之一。在提升疗效的同时减轻不良反应一直是化疗药物研发的重点，近年来化疗的安全性和有效性得到了显著提高。

1. 肿瘤化疗适应证 根据化疗疗效的不同，其临床应用范围有下述几种。

(1) 应首选化疗的恶性肿瘤：目前单独应用化疗已可治愈部分肿瘤，这些肿瘤包括恶性滋养细胞肿瘤(绒毛膜癌、侵蚀性葡萄胎)、睾丸精原细胞瘤、Burkitt 淋巴瘤、大细胞淋巴瘤、中枢神经系统淋巴瘤、小细胞肺癌、急性淋巴细胞白血病、胚胎性横纹肌肉瘤等。

(2) 可获长期缓解的肿瘤：应用化疗可使一些肿瘤获得缓解或使肿瘤缩小，或可使手术范围缩小以尽可能多地保留器官功能，如粒细胞白血病、部分霍奇金淋巴瘤、肾母细胞瘤、乳腺癌、肛管癌、膀胱癌、喉癌、骨肉瘤及软组织肉瘤等。

(3) 化疗配合其他治疗有一定作用的肿瘤：应用化疗作为手术或放疗后辅助治疗可进一步提高部分肿瘤疗效，如胃肠道癌、鼻咽癌、子宫颈癌、前列腺癌、非小细胞肺癌等。

2. 肿瘤化疗药物 传统的化疗药物分为以下几类：①细胞毒素类：烷化剂类药物的氮芥基团可作用于 DNA、RNA、酶和蛋白质，导致细胞死亡，如环磷酰胺、氮芥、卡莫司汀(卡氮芥)、白消安(马利兰)、洛莫司汀(环己亚硝脲)等。②抗代谢类：此类药物对核酸代谢物与酶的结合反应有相互竞争作用，影响与阻断核酸的合成，如氟尿嘧啶、替加氟(呋喃氟尿嘧啶)、甲氨蝶呤、巯嘌呤、阿糖胞苷等。③抗生素类：如放线菌素 D(更生霉素)、丝裂霉素、多柔比星、平阳霉素、博来霉素等。④生物碱类：长春碱类主要干扰细胞内纺锤体的形成，使细胞停留在有丝分裂中期。其他还有羟喜树碱、紫杉醇及鬼臼毒素类依托泊苷(VP-16)、替尼泊苷(VM-26)等。⑤激素和抗激素类：能改变内环境进而影响肿瘤生长，有的能增强机体对肿瘤侵害的抵抗力。常用的有他莫昔芬(三苯氧胺)、托瑞米芬(法乐通)、氟他胺(缓退瘤)、己烯雌酚、黄体酮、丙酸睾酮、甲状腺素、泼尼松等。⑥其他：不属于以上诸类如丙卡巴肼(甲基苄肼)、羟基脲、L-门冬酰胺酶、铂类、抗癌锑、达卡巴嗪等。

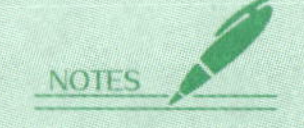

目前临床上最常用的化疗药物为有机铂化合物（如顺铂、卡铂等）、蒽环类（如多柔比星等）、紫杉烷类（如紫杉醇等）、长春碱类（如长春新碱等）、喜树碱类（如伊立替康、拓扑替康等）。

3. 化疗方式 理论上化疗药物只能杀灭一定比例的肿瘤细胞，如晚期白血病有 10^{12} 或 1kg 的癌细胞，即使某一种药物能杀灭 99.99% 的肿瘤细胞，则尚存留 10^{8} 肿瘤细胞，仍可出现复发。多种化疗药物的联合应用是控制复发的可能途径。根据化疗在治疗中的地位和治疗对象的不同，其临床应用主要有以下四种。

（1）诱导化疗（induction chemotherapy）：常为静脉给药，用于可治愈肿瘤或晚期播散性肿瘤，此时化疗是首选或唯一可选的治疗。应用化疗希望达到治愈或使病情缓解后再选用其他治疗。全身诱导化疗的疗效评价指标为肿瘤的缓解率、缓解期和病人治疗后的生存率、生存期。全身诱导化疗的疗程通常不固定，根据肿瘤的缓解情况和病人的耐受情况而定。

（2）辅助化疗（adjuvant chemotherapy）：在肿瘤根治性切除术后或治愈性放疗后，针对可能残留的微小病灶进行系统性化疗，以进一步提高局部治疗效果。术后化疗原则为早期足量，疗程不宜过长，3~6 个月已足够。辅助化疗通常有一个固定的疗程，除非病人有非常严重的毒副反应，否则不应轻易改变疗程。

（3）新辅助化疗（neoadjuvant chemotherapy）：对一些尚可选用手术切除或放疗的局限性肿瘤，在治疗前进行的系统性化疗，常可使肿瘤缩小，进而缩小手术范围、减少放疗剂量或提高局部治疗的疗效。新辅助化疗能有效地杀灭循环血液中的肿瘤细胞及亚临床转移灶，减少肿瘤细胞的播散机会，同时可避免体内潜伏的转移灶在原发病灶切除后因体内瘤负荷减小而在短期内迅速生长。

（4）特殊途径化疗：化疗药物的用法一般是静脉滴注或注射、口服、肌内注射，均属全身性用药。为了提高药物在肿瘤局部的浓度，可将药物作腔内注射、动脉内注入、动脉隔离灌注或者门静脉灌注。放射介入治疗是应用较多的特殊途径化疗，一般在 X 线指引下经股动脉向患癌器官插入选择性定位导管，并注入化疗药物和血管栓塞剂，提高药物在肿瘤局部的浓度并阻断肿瘤的滋养血供。该治疗在肝癌、肺癌等肿瘤治疗中取得了一定疗效。

4. 化疗毒副反应 由于化疗药物对正常细胞也有一定的影响，尤其是处于增殖状态的正常细胞，所以用药后可能出现各种不良反应。常见的有：①骨髓抑制，白细胞、血小板减少，后期尚可出现贫血；②消化道反应，如恶心、呕吐、腹泻、口腔溃疡等；③毛发脱落；④肝、肾功能损害；⑤免疫功能降低，容易并发细菌或真菌感染。

（四）放射治疗

放射治疗（radiotherapy）也是肿瘤治疗的主要方法之一。随着放射肿瘤学理论、技术和设备的进步，放射治疗在肿瘤治疗中的地位逐渐提高。目前，大约 70% 的肿瘤病人在病程不同时期因不同的目的需要接受放射治疗。

1. 放射线及放射治疗机的种类 临床上应用的放射线分为两大类。

（1）电磁辐射：①X 线：波长为（0.001~120）$\times 10^{-10}$m，由电能产生；②γ 射线：波长为（0.001~1.5）$\times 10^{-10}$m，来自天然或人工的放射性同位素。

（2）粒子辐射：①α 射线：是带正电的粒子，为一束运动的氦原子核；②β 射线：是带负电的粒子，即电子；③其他：质子射线、中子射线、重离子射线、负 π 介子射线。

放射治疗机主要有以下几类：①加速器：医疗上使用最多的是电子感应加速器和电子直线加速器，此外还有电子回旋加速器等。前两者既可产生电子束，又可产生高能 X 线。目前，直线加速器的应用较为广泛。②^{60}Co（钴）远距离治疗机：^{60}Co 远距离治疗机从 20 世纪 50 年代起开始普及，到 60 年代起了主导作用，至今在发展中国家仍广泛使用。该机由一个不断放射 γ 射线的 ^{60}Co 放射源、附属防护装置和治疗机械装置构成。③^{137}Cs（铯）中距离治疗机：^{137}Cs 是人工放射性核素，释放的 γ 射线能量为 0.66MeV。其优点是半衰期长，为 33 年，适合作为腔内照射放射源。④X 线治疗机：X 线是通过“变压器-整流器”装置，由高速运动的电子突然受到物体的阻滞而产生。目前，X 线治疗机已很少

用于临床。

2. 放射治疗技术 常用的放射治疗技术包括远距离治疗、近距离治疗、X(γ)刀立体定向放射治疗、适形放射治疗、全身放射治疗、半身放射治疗、等中心治疗等。近年来在放疗的精准性、放疗技术如质子和重离子放疗等方面又有新的进步。

(1)远距离治疗:又称外照射,是指放射源位于体外一定距离,集中照射人体某一部位,是最常用的放疗技术。

(2)近距离治疗:将放射源直接放入病变组织或人体的天然管道内,如舌、鼻咽、食管、子宫颈等部位进行照射,又称组织间放疗或腔内放疗。

(3)立体定向放射外科(stereotactic radiosurgery,SRS):是指采取立体定向等中心技术通过三维空间将高能放射线(X线或γ射线)一次大剂量聚照在病变部位,使病灶区发生放射性坏死,而病灶周围正常组织因等剂量曲线急剧陡降免受损伤,从而在靶区边缘形成如同刀割样的损伤边界,达到既摧毁病灶又不损伤周围正常组织和重要器官的目的,犹如外科手术刀切除的效果。放射源为X线者称之为X刀,放射源为γ射线者则为γ刀。

(4)适形放射治疗(conformal radiation therapy):是一种新的放疗技术,它使照射高剂量分布区的三维形态与病变形状一致,最大限度地将剂量集中到病灶内,而使其周围正常组织器官少受或免受不必要的照射。适形放射治疗的应用有助于减轻放疗反应,增加病变区的剂量,不仅能提高疗效,同时扩展了放疗的适应证。例如,常规放疗较少应用于腹部肿瘤的治疗,主要是由于胃肠道及肝等对放射线敏感,限制了剂量的提高,适形放射治疗则克服了这一困难。

(5)图像引导放疗(image-guided radiation therapy,IGRT):是在三维放疗技术的基础上,充分考虑到靶区组织在治疗过程中的移动和分次治疗之间的位移误差,如呼吸和肠蠕动、日常摆位误差、靶区收缩等引起的放疗剂量分布的变化等情况,在治疗过程中利用影像学技术对肿瘤及正常器官进行实时监控,并根据器官位置的变化调整治疗条件使照射野紧密"追随"靶区,实现更精确放疗。

(6)质子和重离子放疗:质子放疗是将质子加速到光速的70%左右,迅速传入人体,到达病灶区域后突然降速并停止,释放最大能量,从而杀死肿瘤。重离子比质子具有更高能量,能有效杀灭乏氧性肿瘤或其他放疗抵抗的肿瘤。

3. 放射治疗的临床应用

(1)根治性放疗:目的是希望通过放疗能够彻底消灭肿瘤,病人长期生存。放射剂量通常要接近肿瘤周围正常组织的耐受量。

(2)姑息性放疗:是指通过放疗减轻临床症状,提高生活质量,适用于病变范围广泛,对射线不敏感,年迈或全身情况较差,以及难以耐受根治性放疗的病人。常用于脑转移瘤、骨转移瘤、脊髓压迫、食管癌狭窄、肺癌合并咯血等。

(3)放疗联合其他治疗:①联合手术:术前放疗可使部分不可切除的肿瘤转化为可切除,或降低肿瘤侵袭的范围,提高手术疗效;术后放疗主要用于有肿瘤残存和复发高危因素的病人,达到控制残存肿瘤生长和减少复发的目的。常用于直肠癌、乳腺癌、食管癌、肺癌、卵巢癌、胆管癌、脑肿瘤(包括垂体肿瘤)、恶性腮腺混合瘤、子宫颈癌、外阴癌、阴茎癌、肢体及躯干部皮肤癌、软组织肉瘤以及恶性肿瘤的淋巴结和骨转移等。术中肿瘤切除后在肿瘤瘤床和周围淋巴结引流区作一次大剂量放疗,因在直视下进行,靶区清楚,可很好地保护正常组织,可提高疗效,已用于乳腺癌、直肠癌等外科手术,但术中放疗需一定的设备和防护措施。②联合化疗:放疗主要控制局部病灶,化疗主要控制转移病灶。对于放疗可以根治的恶性肿瘤,联合化疗可进一步提高局部控制率和生存率,常用于局限期肛管癌、早期小细胞肺癌、局部晚期鼻咽癌和食管癌等。③联合靶向、免疫和其他治疗:已在局部晚期头颈部癌、乳腺癌、前列腺癌等治疗中显示联合治疗可以提高疗效。

4. 放射治疗适应证

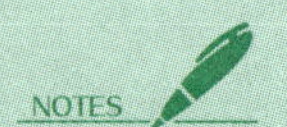

(1)适合放射治疗的肿瘤:①对放射线敏感的肿瘤:如淋巴造血系统肿瘤、性腺肿瘤、多发性骨髓

瘤、肾母细胞瘤等低分化肿瘤;②对放射线中度敏感的表浅肿瘤和位于生理管道的肿瘤:如鼻咽癌、口腔癌(包括舌、唇、牙龈、硬腭、扁桃体等)、皮肤癌(面部和手部)、上颌窦癌、外耳癌、喉内型喉癌、子宫颈癌、膀胱癌、肛管癌等,部分肿瘤虽适合手术切除,但放疗的创伤更小;③处于手术难以根治部位的恶性肿瘤:如颈段食管癌、中耳癌等。

(2)通过放疗能提高疗效的肿瘤:放疗联合外科手术和化疗已经应用于多种恶性肿瘤的多学科治疗。由于放疗与手术均为局部治疗,联合应用对肿瘤的局部控制有较好作用,但对减少肿瘤远处转移的作用不大。近年来,靶向和免疫治疗快速进步,这些治疗联合放疗初步显示良好前景,但仍需要积累更多临床证据。

5. 放射治疗禁忌证 除各种肿瘤的特殊禁忌证外,总体而言下列情况可作为禁忌证:①病人一般情况差,呈恶病质者;②血象过低,白细胞<3.0×10^9/L,血小板<50×10^9/L,血红蛋白<90g/L者;③合并各种传染病,如活动性肝炎、活动性肺结核者;④重要器官(如心、肺、肝、肾等)功能严重不全者;⑤对放射线中度敏感的肿瘤已有广泛远处转移或经足量放疗后近期内复发者;⑥已有严重放射损伤部位的复发。

6. 放射反应与并发症 放射线治疗肿瘤的同时也能损伤正常细胞,因此要特别注意正常组织的保护,减轻放疗反应,尽量避免放疗并发症。放射治疗的不良反应主要为骨髓抑制(白细胞减少、血小板减少)、皮肤黏膜改变及胃肠反应等。治疗中必须常规检测白细胞和血小板。发现白细胞降至3.0×10^9/L,血小板降至80×10^9/L时须对症治疗。放疗反应还包括各种局部反应。

(五)分子靶向治疗、免疫治疗和其他生物治疗

1. 分子靶向治疗 是基于肿瘤发生和发展的细胞信号通路研究,针对明确的关键靶点(肿瘤细胞内部的某个蛋白分子或基因片段)设计的治疗药物,进入体内后可特异性地结合靶点分子并抑制其功能,使肿瘤细胞死亡,而对周围正常组织影响较小。

目前的肿瘤分子靶向药物主要有小分子和大分子抑制剂两类。前者分子量小,易于合成,生产成本低廉,可口服给药,使用方便,缺点是半衰期较短,因此常需每天服用。后者主要是一些单克隆抗体,可特异性地拮抗或中和肿瘤抗原达到治疗目的,其特点是分子量大,靶向性强,半衰期长,可达数天至数周,但大多需要通过静脉给药。

根据作用的靶点,目前的分子靶向药物可分为:①小分子表皮生长因子受体(EGFR)酪氨酸激酶抑制剂(tyrosine kinase inhibitor,TKI),如吉非替尼、厄洛替尼、埃罗替尼等;②费城染色体(BCR-ABL融合基因异位)的TKI,如伊马替尼等;③抗EGFR单抗,如西妥昔单抗等;④抗HER-2单抗,如曲妥珠单抗等;⑤血管内皮生长因子(VEGF)受体抑制剂,如贝伐珠单抗等;⑥抗CD20单抗,如利妥昔单抗等;⑦胰岛素样生长因子受体1(IGFR-1)激酶抑制剂,如NVP-AEW541等;⑧哺乳动物雷帕霉素靶蛋白(mTOR)抑制剂,如依维莫司和坦罗莫司等;⑨泛素-蛋白酶体抑制剂,如硼替佐米等;⑩其他,如Aurora激酶(丝氨酸/苏氨酸激酶)抑制剂,组蛋白脱乙酰酶(HDACs)抑制剂等。

根据作用靶点的多寡,分子靶向药物还可分为单靶点和多靶点药物。

分子靶向药物的出现对肿瘤治疗具有里程碑意义。治疗成功的范例包括伊马替尼对BCR-ABL融合基因阳性慢性髓细胞性白血病的缓解率接近90%;吉非替尼等对EGFR突变阳性非小细胞肺癌的疗效显著优于化疗;曲妥珠单抗治疗显著提高HER-2阳性乳腺癌病人的生存率;利妥昔单抗治疗可提高B细胞淋巴瘤的治愈率;索拉非尼和仑伐替尼的出现很大程度上改变了既往晚期肝癌治疗的困境。在肿瘤外科领域,靶向药物已应用于中晚期肿瘤的降期治疗,以及新辅助治疗或辅助治疗等。

分子靶向治疗仍有很多问题有待解决,例如如何有效预测疗效使治疗更具有针对性,如何与其他治疗联合进一步提高疗效,以及耐药性问题等。

2. 免疫治疗

(1)细胞免疫治疗:早期的方法是在体外诱导培养淋巴因子激活的杀伤细胞(LAK细胞)、自然杀伤细胞(NK细胞)、肿瘤浸润淋巴细胞(TIL)、细胞因子诱导的杀伤细胞(CIK细胞)等,经扩增后回输

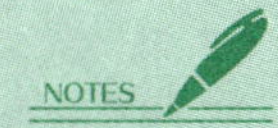

到病人体内，称为过继性免疫治疗，但这些细胞不能特异性地识别肿瘤，治疗有效率很低。此后建立了树突状细胞（DC 细胞）介导的免疫治疗，对肿瘤有一定的靶向性，但疗效仍然有限。近年来发现用基因工程技术可改造 T 细胞使其获得识别肿瘤细胞的能力，由此建立了 T 细胞受体工程化 T 细胞疗法（TCR-T）和嵌合抗原受体 T 细胞疗法（CAR-T）技术，在血液系统肿瘤和少数实体瘤中初步取得良好疗效，但有效性和安全性的研究尚在进行中。

（2）主动免疫治疗：肿瘤疫苗研究已有悠久历史。随着技术进步，近年来报道了百余种肿瘤治疗性疫苗，类型包括抗原疫苗、肿瘤细胞疫苗、DC 疫苗、核酸疫苗等，显示一定的应用前景。存在的主要问题是人类绝大多数实体瘤的特异性抗原尚未被甄别，影响特异性抗肿瘤免疫应答的形成。

（3）免疫检查点抑制剂（immune checkpoint inhibitor）：PD-1、CTLA-4、Tim3 和 LAG3 等免疫检查点分子在肿瘤浸润性淋巴细胞中高表达，抑制 T 细胞抗肿瘤免疫应答，使肿瘤产生免疫逃逸。免疫检查点抑制剂是针对这些免疫检查点分子研发的抗体药物，可阻断这些分子的抑制作用，发挥 T 细胞的免疫功能。目前应用较多的抗 PD-1、抗 PD-L1 和抗 CTLA-4 抗体在多种肿瘤的治疗中显示良好前景，但其单独使用的疗效仍不理想，与其他局部、区域性和系统性治疗相结合，尤其是联合靶向药物治疗，才能提高疗效。

3. 其他生物治疗

（1）细胞因子治疗：细胞因子是一类由免疫或非免疫细胞分泌的小分子可溶性蛋白，有多种潜在抗肿瘤免疫效应。重组人白介素-2、重组人干扰素-α、重组人肿瘤坏死因子-α 和重组人粒细胞-巨噬细胞集落刺激因子等已应用于临床，但需要与其他治疗结合才能发挥更好的治疗作用。

（2）肿瘤基因治疗：是将具有治疗作用的一段核苷酸转移到靶细胞中，导致靶细胞内基因或基因产物异常，达到治疗目的。目前常用的治疗方案包括免疫性基因治疗、病因性基因治疗和溶瘤病毒基因治疗等，但其有效性和安全性仍在进一步探索中。

（六）中医药治疗

中医药治疗恶性肿瘤病人，主要应用祛邪、扶正、化瘀、软坚、散结、清热解毒、化痰祛湿、通经活络以及以毒攻毒等原理。以中药补益气血、调理脏腑，配合化疗、放射治疗或手术后治疗，可减轻毒副作用。

第四节 肿瘤的预防

恶性肿瘤由环境、营养、饮食、遗传、病毒感染和生活方式等多种不同因素的相互作用所导致，因此目前尚缺乏单一预防措施。国际抗癌联盟认为 1/3 的癌症可以预防，1/3 的癌症如能早期诊断可被治愈，1/3 的癌症病人可以通过治疗减轻痛苦、延长生命。据此，提出了恶性肿瘤的三级预防概念：一级预防是指消除或减少可能致癌的因素，防止癌症的发生；二级预防是指积极处理癌前病变，若癌症一旦发生，力求早期发现、早期诊断和早期治疗；三级预防是指治疗后的康复，提高生存质量及减轻痛苦，延长生命。恶性肿瘤的预防概念与其他疾病的预防概念不同，它不仅着眼于减少恶性肿瘤的发生，而且着眼于降低病人的死亡率。

一级预防：80% 以上的人类癌症与环境因素有关。改善生活习惯如戒烟，注意环境保护较为重要。与烟草有关的除肺癌和口腔癌外，食管、胃、膀胱、胰、肝的癌症也与之有关。25%~35% 的癌症与饮食有关，应多食纤维素、新鲜蔬菜水果，忌食高盐、霉变食物。此外职业性暴露于致癌物，如石棉、苯及某些重金属等应尽量减少。近年来开展的免疫预防和化学预防均属于一级预防范畴，可望为癌症预防开拓新的领域。前者如应用乙型肝炎疫苗对大规模人群实施肝癌“免疫预防战略”，后者是指用一种或多种天然或合成的化学预防剂防止肿瘤的发生。但是，各种预防措施的有效性、副作用以及效益/成本尚需对大样本病例进行长期观察。

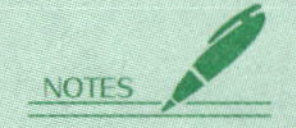

二级预防：早期发现、早期诊断与早期治疗恶性肿瘤。对高发区及高危人群定期筛查是较确切可

行的方法,一方面可发现癌前病变并及时治疗,是二级预防中的一级预防效应。例如切除胃肠道腺瘤或息肉,及时治疗子宫颈慢性炎症伴不典型增生病变,治疗慢性胃溃疡或经久不愈的下肢溃疡等;另一方面可发现较早期的恶性肿瘤,治疗后可获得较好疗效。

三级预防:对症治疗以改善生存质量或延长生存时间,包括各种姑息治疗和对症治疗。对癌症疼痛的治疗,世界卫生组织提出了三级镇痛阶梯治疗方案,其基本原则为:①最初用非吗啡类药,效果不明显时追加吗啡类药,仍不明显时换为强吗啡类药或考虑药物以外的治疗;②从小剂量开始,视镇痛效果逐渐增量;③口服为主,无效时直肠给药,最后注射给药;④定期给药。

(沈 锋)

NOTES

扫码获取
数字内容

第十九章
内镜、腔镜及介入技术

第一节 概 述

手术是外科最重要的治疗手段，但它也是一把双刃剑，在切除病灶的同时不可避免地带来了组织的损伤与破坏。因而微创甚至无创一直是外科追求的最高境界。早在公元前4世纪，古希腊医学之父希波克拉底就告诫过医生“不要做得过多”，其中就蕴含了微创的理念。然而目前，微创这一概念仍没有统一的定义与标准，不同时期对微创的理解和要求都不尽相同。从广义上来说，微创是指把手术对人体局部或全身的损伤控制到最小的程度，而又能取得最好的治疗效果。例如手术过程中不任意扩大切口，确定合适的切除范围，不用粗线做大块组织的结扎，尽量避免对内脏、组织的夹持或牵拉以及尽量保护正常的机体组织结构与脏器功能，减少术中出血，缩短手术时间等都是微创理念的体现。随着时代的变迁，科技的进步、设备和技术的更新，尤其是机械制造、网络和人工智能等领域的重大突破，使得微创这一概念的内涵也在不断地发生着演变。现代微创的核心是以人为本，即根据病人的病情，利用各种现代化的治疗手段，以最小的组织器官创伤、最轻的全身炎症反应、最理想的伤口愈合、最快的恢复达到最佳的治疗效果。具体来说包含微创医学（minimally invasive medicine，MIM）理念与微创外科技术（minimally invasive surgery，MIS）两方面。

1. 微创医学理念 是将社会人文思想的哲学理念和外科医学微创理念融为一体的现代医学观念。前者强调以人为本，以医学人文为出发点制订以病人为中心的治疗策略。后者强调在疾病的诊断和治疗过程中用最小的创伤应激来尽可能地维护机体内环境的稳定，其中蕴含了“损伤控制外科”“功能保护外科”“精准外科”等理念。

2. 微创外科技术 是实现微创医学理念最重要的手段和方法。随着大量先进的医疗设备和器械的开发和应用，微创外科技术得到了蓬勃发展，广泛应用于各个医疗领域。其中最具代表性的技术包括内镜技术、腔镜技术、介入技术，将在本章各节进行详细介绍。

值得注意的是，设备与技术的革新推动着微创外科的发展，但是手术方式的创新与手术路径的改进不一定就是微创，微切口手术也绝不等同于微创手术。任何微创技术都应该在微创理念的指导下严格把握适应证，合理规范地应用。否则，微创技术一旦临床应用失败就有可能与“微创”的初衷背道而驰，其导致的严重并发症甚至会给病人带来“巨创”。

第二节 内 镜 技 术

1805年，德国的Bozzini利用蜡烛作光源，首次用一根细铁管观察泌尿道。此后的200余年，内镜技术取得了巨大的发展，已经构成一套完备的学科体系。内镜技术在外科临床中的应用在一定程度上改变了以往的外科诊疗思维，并逐步成为传统手术方法的重要补充。

一、内镜的基本原理与分类

现代电子内镜利用头端传感器将光学信号转换为电信号，再由图像处理器将电信号转换为图像呈现在监视器上，这与数码相机的工作原理相同。通过控制旋钮及镜身的进退可以控制镜头的位置及方向，通过镜身内部的通道可以实现注气、注水、吸引等功能，并配合不同的内镜专用器械完成各种诊断与治疗操作。

根据镜身是否可弯曲，可以将内镜分为硬式内镜和软式内镜，硬式内镜以膀胱镜为主要代表，软式内镜包括胃镜、肠镜、支气管镜、胆道镜、输尿管镜等。

二、内镜下常用诊断技术

（一）窄带成像技术及放大内镜

窄带成像技术（narrow-band imaging，NBI）是将光源所发出的红蓝绿光波中的宽带光谱利用滤波器过滤，仅留下窄带光谱对黏膜进行照射显像的方法，能够增加黏膜上皮与黏膜下血管的对比度。同时使用能将黏膜放大至 140 倍的放大内镜进行观察，有利于消化道早期恶性肿瘤的诊断与鉴别。

（二）染色技术

将各种色素喷洒在黏膜表面后，能更清楚地显示黏膜的细微凹凸及色调变化，观察到普通内镜难以发现的病变。常用的染色剂包括靛胭紫、碘剂、亚甲蓝、酚红、冰醋酸等。

（三）超声内镜技术

超声波具有穿透软组织的特性，超声内镜技术利用不同频率的超声探头能获得管腔各层结构及周围邻近器官的超声图像。消化道超声对消化道管壁、胰腺、胆总管、后腹膜血管等普通体表超声难以显示的结构具有突出的诊断优势。超声支气管镜可以弥补支气管镜的盲区，诊断支气管腔外的病变。

（四）造影技术

经内镜逆行胆胰管成像（endoscopic retrograde cholangiopancreatography，ERCP），利用十二指肠镜插管进入胆胰管，能在 X 线下显示胆道系统和胰管，对胆胰管的结石、肿瘤、狭窄等病变进行诊断与治疗。其他造影技术的应用还包括膀胱镜下逆行输尿管肾盂造影等。

（五）活检技术

黏膜病变可以在内镜下使用活检钳钳取部分病灶组织明确病理诊断，为后续治疗提供依据。对于深层病灶或者腔外病灶，可以在超声内镜引导下用细针进行穿刺活检。

三、内镜技术在外科中的临床应用

（一）内镜技术在消化外科中的应用

1. 消化道出血的诊治　包括门静脉高压症导致的食管-胃底静脉曲张破裂出血、食管-贲门黏膜撕裂、胃及十二指肠溃疡出血、消化道息肉/肿瘤出血、血管畸形出血等，可采用内镜技术止血。静脉曲张性出血可选用硬化剂注射、栓塞及结扎止血术。非静脉曲张性出血可以采用注射、止血夹、电凝、微波、激光、氩气刀及热探头等方式进行有效止血。

2. 消化道早期肿瘤的诊治　随着窄带成像及放大内镜技术的推广，越来越多的早期消化道肿瘤及其癌前病变在出现临床症状之前就被筛查出来，大大提高了治愈率。其中病理分化程度较好、浸润深度较浅、无淋巴结转移的病灶可以使用内镜黏膜切除术（endoscopic mucosal resection，EMR）或内镜黏膜下剥离术（endoscopic submucosal dissection，ESD）的方法进行治疗，减少病人创伤，提高术后生活质量。

3. 黏膜下病变的诊治　高频超声内镜能够清晰地显示病变的回声特点和累及的范围。应用隧道内镜及消化道全层切除技术，完成黏膜下病变甚至是腔外病变的内镜下切除。隧道内镜技术还可以用于贲门失弛缓症的治疗，即经口内镜食管下括约肌切开术（peroral endoscopic myotomy，POEM）。

4. 胆胰疾病的诊治　ERCP 技术近年来发展较快，已经成为胆胰管结石的主要治疗方法。ERCP 下内引流和/或外引流可代替手术起到快速解除胆道梗阻的治疗目的，是目前治疗急性化脓性胆管炎的首选术式。十二指肠乳头切开术为进一步完成各种内镜手术打开了“方便之门”。对于胆管良恶性狭窄，除了传统的 ERCP 造影诊断之外，借助 ERCP 的途径，经口胆道镜（peroral choledochoscope，

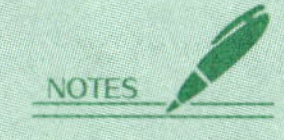

POCS）能通过十二指肠镜的工作通道进入胆管内直接观察胆管病变。用于胆道的管腔内超声检查术（intraductal ultrasonography，IDUS）能显示胆管壁各层结构。良性的胆管狭窄可以通过 ERCP 途径放置多根塑料支架或自膨式金属覆膜支架进行有效治疗；不可切除的恶性胆管肿瘤所致狭窄可以在 ERCP 下进行射频治疗、光动力治疗、自膨式金属支架植入等，通畅胆道引流，为后续治疗创造条件。经皮经肝胆道镜（percutaneous transhepatic choledochoscope，PTCS）技术可对肝内胆管结石、肝内胆管局限性良性狭窄、胆肠吻合口狭窄等疾病进行治疗。超声内镜下穿刺内引流可有效治疗胰腺假性囊肿。

5. 手术并发症的处理 针对各种术后瘢痕狭窄、吻合口狭窄等，可以在内镜下进行球囊扩张、狭窄切开、自膨式金属肠道支架扩张等治疗；术后发生胃排空障碍的病人，可经内镜下置入空肠营养管行肠内营养；对于长期需要进行消化道引流、减压或营养的病人，可在局麻下行经皮内镜胃/空肠造口术（percutaneous endoscopic gastrostomy/jejunostomy，PEG/PEJ）；术后胆漏或胆道梗阻，可通过 ERCP 行胆道引流或胆道扩张术缓解；胆总管结石术后 T 管造影显示残余结石者可经窦道行胆道镜取石术。

（二）内镜技术在其他外科中的应用

1. 内镜技术在泌尿外科中的应用 内镜技术在泌尿外科广泛应用，经皮肾镜、输尿管镜、膀胱镜采用气压弹道、液电、超声波、激光等方法碎石，可清除绝大多数肾、输尿管或膀胱结石。经尿道前列腺电切术已经成为治疗良性前列腺增生症的标准术式。浅表性膀胱癌可经膀胱镜作膀胱肿瘤电切术。

2. 内镜技术在胸外科中的应用 气管镜在胸外科主要用于支气管病变的诊断和切除、止血或支气管狭窄球囊扩张等。

3. 内镜技术在神经外科中的应用 神经内镜用于脑积水、颅内囊肿、颅内血肿、脑室及室旁肿瘤、垂体腺瘤、颅咽管瘤等神经外科疾病的治疗。

4. 内镜技术在妇产科中的应用 宫腔镜检查与手术已成为妇产科重要的诊治技术，用于可疑宫腔内病变、异常子宫出血、宫内异物、宫腔粘连、子宫畸形、不孕不育等妇产科疾病的诊治。

第三节 腔镜技术

一、概述

1901 年俄罗斯圣彼得堡的一位妇产科医生利用额镜反射光通过窥阴器观察人的腹腔，并将这一操作命名为腹腔镜检查术。此后大半个世纪，柱状透镜、自动气腹机、冷光源以及大量腹腔镜专用器械的发明推动了腔镜外科的发展。1987 年法国的 Mouret 医生完成了全球首例腹腔镜胆囊切除术，自此揭开了以腔镜技术为代表的微创外科时代的序幕。腔镜手术因其切口小、疼痛轻、恢复快以及利于精细解剖的优势被誉为近一个世纪以来外科界最具颠覆性的技术和手段。腔镜技术在过去 30 年得到了蓬勃发展，目前已广泛应用于几乎所有的专科领域。

进入 21 世纪，3D 与 4K 腹腔镜、经自然腔道内镜手术（natural orifice translumenal endoscopic surgery，NOTES）、单孔腔镜手术（laparoendoscopic single-site surgery，LESS）和机器人辅助腔镜手术的发展更是进一步丰富了微创外科的内容和形式，使腔镜技术朝着更精细、更微创、更美容的方向发展。

腔镜按其临床应用范围又可分为腹腔镜、胸腔镜及关节镜等，其中以腹腔镜应用范围最广、最具代表性。因其基本构件和操作原理相似，本节主要介绍腹腔镜。

二、腹腔镜技术

（一）腹腔镜外科手术设备与器械

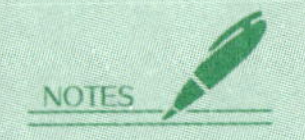

1. 腹腔镜成像系统 该系统由腹腔镜、高清晰度微型摄像头、数模转换器、高分辨率显示器和全

自动冷光源等组成。

(1)腹腔镜:利用 Hopking 技术制造的光学系统可产生极其明亮清晰而不失真的图像。临床上常用直径 10mm、镜面视角 0°和 30°的腹腔镜。

(2)摄像头:腹腔镜接上摄像头,其图像通过光电耦合器将光信号转换成数字信号,再通过数模转换器将信号输送到显示器上将图像显示出来。大部分摄像系统有 DVI、HDMI 等全高清数字视频输出端口,其播放视频可达到的分辨率为 1 920×1 080,即 1 080P 格式。随着科技的不断进步,更高清晰度的摄像系统已进入市场,可显示 4K(3 840×2 160)的高清图像。

(3)冷光源:冷光源通过光导纤维与腹腔镜相连以照亮手术野,常用冷光源有氙灯、卤素灯、氩灯等。灯泡的热量通过机器内的强力排风扇排出及光导纤维的传导散热,以防烫伤腹腔内器官。

2. CO_2 气腹系统 因 CO_2 在血液和组织中的溶解度是 O_2 的 10 倍且易于经肺泡排出,所以一般采用 CO_2 建立气腹,其目的是为手术提供足够的空间和视野。整个系统由全自动大流量气腹机、二氧化碳钢瓶、带保护装置的穿刺套管鞘、弹簧安全气腹针组成。一般腹腔镜手术压力维持在 12~15mmHg(1.6~1.9kPa)为宜。

3. 手术器械 腹腔镜手术是通过特制加长的器械来完成的,主要有手术钳、持针器、冲洗吸引器、能量器械、切割闭合及吻合器等。能量器械主要包括单极/双极高频电刀、超声刀、血管闭合系统、氩气刀、超吸刀、彭氏多功能手术解剖器等。

(二)腹腔镜基本技术

1. 建立气腹 ①闭合法:一般在脐下缘或上缘作弧形切口,长约 10mm 达皮下,在切口两侧用巾钳提起腹壁,将气腹针经切口垂直或向盆腔斜行刺入腹腔,针头穿过筋膜和腹膜时有两次突破感,穿刺进腹后可采用抽吸试验、负压试验或容量试验证实气腹针已进入腹腔,随后可向腹腔内注入二氧化碳气体建立气腹。②开放法:一般适用于既往有腹部手术史的病人,在脐周作小切口,直视下逐层进腹,经切口置入戳卡套管连接充气管建立气腹。

2. 戳孔布置 一般为 3~5 个,1 个腔镜观察孔,2 个主操作孔,根据手术难度可增加若干辅助小孔。根据具体手术区域与主刀站位布置各戳孔位置,各孔相距不宜过近,以免器械相互碰撞。

3. 腹腔镜下组织分离 腹腔镜手术分离组织结构时,虽然不能像开腹手术那样可以用手触摸感觉组织的致密与疏松,但放大的镜头可以深入到狭小的间隙内对深部结构进行仔细地观察,有利于寻找正确的手术层面。在这些层面内分离,不仅解剖结构清晰,且极少出血。组织分离的方法主要有电凝切割、超声刀凝固切割、剪刀锐性剪开、分离钳钝性分离等。

4. 腹腔镜下止血 因腔镜下无法进行手指压迫等物理方式迅速控制出血,因而应慎重对待术中出血。需在充分暴露及吸引的情况下看清出血点,使用缝扎或钛夹确切止血。此外还可用电凝、超声刀、切割闭合器、内套圈结扎等方式止血。

5. 腹腔镜下缝合 缝合是最基本的手术操作,是每位术者的必备技能。传统手术的缝合技术都可以在腹腔镜下应用,但腹腔镜下缝合因需用长杆器械在体内调针和打结,相对难度较高,可通过仿真训练和手术实践加强。

6. 标本取出 小于或略大于套管鞘的标本可以直接从套管鞘内取出。如标本较大可将操作孔扩大或另作一小切口取出。

(三)腹腔镜外科手术适应证及常用术式

早年腹腔镜主要用于诊断和良性疾病的治疗,主要适应证包括炎性疾病、先天性发育异常(如小儿巨结肠)、外伤及良性肿瘤等。常用的手术包括急腹症探查、肿瘤分期诊断、胆囊切除术、阑尾切除术、胃/结肠良性肿瘤切除术、胃减容术、食管反流手术(Nissen 手术)、疝修补术、脾切除术、胰腺尾部切除术、肝Ⅱ~Ⅵ段切除术、肾上腺切除术、肾切除术、子宫内膜异位症手术等。随着技术的不断进步和经验的积累,腔镜手术在治疗早期和局部进展期恶性肿瘤的安全性和有效性上也得到了广泛的认可,腹腔镜下恶性肿瘤手术所占比例逐年增加,结直肠癌根治性切除术、胃癌根治术已成为常规术式

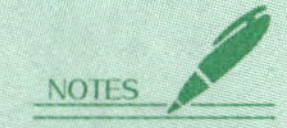

在各级医院普及。在一些大型医疗中心，胰十二指肠切除术（Whipple 手术）、解剖性半肝切除术、肝脏Ⅰ/Ⅶ/Ⅷ段切除术、供肝切取术、供肾切取术等也已成为常规术式。

（四）腹腔镜手术的并发症

腹腔镜手术除了可能发生手术相关的并发症以外，还可发生腹腔镜技术所导致的特有并发症。

1. CO_2 气腹相关的并发症与不良反应 气腹的建立会对心肺功能产生一定程度的影响，如膈肌上抬、肺顺应性降低、有效通气减少、心输出量减少、下肢静脉淤血和内脏血流减少等，并由此产生一系列并发症，包括皮下气肿、气胸、心包积气、气体栓塞、高碳酸血症与酸中毒、心律不齐、下肢静脉血栓形成、腹腔内缺血、体温下降等。

2. 血管损伤 主要由气腹针或戳卡暴力穿刺引起，可分为两类：①腹腔内血管损伤，包括左、右髂总动静脉，腹主动脉，下腔静脉等；虽然这类损伤发生率较低，但死亡率很高。一旦发生应妥善处理，必要时及时中转开腹止血。②腹壁血管损伤，主要包括腹壁浅动脉、腹壁上动静脉、腹壁下动静脉等。戳卡穿刺时应尽量避开这些血管，尤其是下腹部应慎重选择穿刺点。

3. 内脏损伤 多为穿刺套管（trocar）及气腹针穿刺损伤导致，易发生于既往有手术史导致腹腔粘连的病人。常见损伤多为肠管和大网膜，实质脏器较少见。此外能量器械电灼伤也可引起肠管和输尿管的迟发性损伤。

4. 戳孔并发症 包括戳孔出血与腹壁血肿，戳孔感染、戳孔疝和戳孔肿瘤种植等。对于大于10mm 的戳孔应缝合白线及腹直肌前鞘。术中注意无瘤原则，取标本时尽量使用标本袋。

三、机器人辅助腔镜技术

手术机器人系统是集医学、机械学、生物力学和信息学等多个学科为一体的医疗设备，按临床应用范围大致可分为骨科类、神经外科类、内镜类及血管介入类等。内镜手术机器人系统目前已经历了AESOP、Zeus、Da Vinci 三代。Da Vinci 手术系统于 2000 年 7 月由美国 FDA 批准应用于临床，是当今世界上最有代表性、应用最广泛的手术机器人系统，目前已更新至第四代。Da Vinci 手术系统属于主从式的操作系统，主要由医生操作台、床旁机械臂手术系统、3D 成像系统组成。主刀医生坐在手术无菌区以外的控制台，使用双手和脚踏来控制床旁机械臂完成相应操作。

（一）机器人辅助腔镜技术的优势

与传统腔镜相比，Da Vinci 手术机器人系统的主要优势包括：拥有高分辨率 3D 镜头，能为主刀医生带来放大至 10 倍以上的三维立体高清影像，适合精细解剖，提高手术精确度；灵活的机械臂具备 7 个自由度，大大降低腔镜手术的施行难度，并能滤除外科医生手部的生理震颤，更利于精细操作，增强手术的稳定性和安全性；主刀医生位于无菌区外的操作台，不仅可以减少术者的疲劳，还可以结合 5G 技术使跨区域的远程手术成为可能。

（二）机器人辅助腔镜技术的应用现状与发展趋势

Da Vinci 手术机器人系统最早在泌尿外科得到广泛应用，技术相对成熟，主要术式包括前列腺癌根治术、膀胱癌根治术、肾切除术、肾部分切除术、肾盂输尿管成形术、肾上腺切除术等。近年来逐渐在腹部外科、心胸外科、妇科等领域普及。机器人手术较传统腔镜有明显的优势，是未来发展的趋势。但是任何手术系统不可能尽善尽美，目前应用于临床的手术机器人系统也存在着不足，主要包括缺乏触觉反馈、设备和维护费用昂贵、术前需要较长的装机时间、人体空间有限导致机械臂之间相互掣肘等。为此国内外都在积极研发新一代的手术机器人系统。相信未来的手术机器人系统不仅向着更精准、更微创、更智能、更轻便、更自主的方向发展，而且其与人工智能、混合现实技术和远程医疗结合，将会给外科手术学界带来一场新的革命。

（蔡秀军）

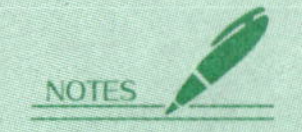

第四节　外科消融技术

（一）概述

外科消融通常是指在医学影像（超声、CT、MRI 等）的引导下对靶组织定位，将消融电极针插入病灶，利用能量或化学物质毁损靶组织的微创治疗方法，主要包括射频消融（radiofrequency ablation，RFA）、微波消融（microwave ablation，MWA）、冷冻消融（cryoablation，CA）、高强度聚焦超声消融（high intensity focused ultrasound ablation，HIFU）、激光消融（laser ablation，LA）、不可逆电穿孔（irreversible electroporation，IRE）和经皮无水乙醇注射（percutaneous ethanol injection，PEI）等。

目前，外科消融技术已应用于普通外科、泌尿外科、胸外科及骨科实质性病变的治疗，但以普通外科，尤其是肝脏外科应用最为广泛，已成为肝脏良恶性肿瘤常用的治疗手段，以下主要是以肝脏肿瘤的消融来介绍这一技术。

（二）外科消融原理及方式

外科消融按其原理可分为物理消融和化学消融，前者主要是通过物理方法（电脉冲、超声波、激光、冷冻）加热或冷冻局部组织，使蛋白质变性、组织细胞发生不可逆转的凝固性坏死，从而灭活肿瘤病灶，后者则是通过向病灶内注入化学物质，如无水乙醇、乙酸等使病灶组织细胞脱水、蛋白质变性，形成微血管血栓，导致病灶组织凝固性坏死，从而达到治疗目的。

外科消融治疗，特别是经皮路径者需借助医学影像技术的引导对靶组织进行定位。常用的影像引导技术有：超声（US）、计算机断层扫描（CT）和磁共振成像（MRI）。超声具有方便、实时、高效、无辐射的特点，是临床上最常用的引导方式；其缺点是影像引导存在盲区，图像质量易受消融过程中产生的气泡伪影干扰。CT 引导无盲区，定位精准；缺点是进针过程不能实时引导，此外，病人会受到一定剂量的 X 线辐射。MRI 引导的优点基本同 CT，且无 X 线辐射；缺点主要是需使用磁兼容器械，价格相对较高。

目前，临床开展消融术的路径主要有经皮、经腹腔镜手术和经开腹手术三种。三种路径各有其利弊，其中经皮和经腹腔镜手术是临床上最常用的路径。经皮路径是经济且微创的局部治疗方法，适用于大多数肝脏肿瘤消融治疗。但若肿瘤位于贴近心脏、膈肌、胃肠道、胆囊或肝包膜下等特殊部位，不利于安全地实施消融时，可考虑采用人工胸腔积液或腹腔积液，以阻断热能对邻近脏器的损伤。也可选择经腹腔镜手术实施消融。而经开腹手术路径通常是在行开腹肝切除手术时才实施。

（三）消融治疗适应证和禁忌证

1. 适应证

（1）全身情况和肝功能：①病人体力状况好，ECOG 体力状况（PS）评分 0~2 分，无明显心、肺、肾、脑等重要脏器器质性病变，功能状态良好，或仅有轻度损害；②肝功能分级属 Child-Pugh A 级或 B 级，肝储备功能良好或仅轻度不良。

（2）局部情况：①单发肝恶性肿瘤最大直径≤5cm，无大的脉管及邻近器官侵犯；②多发肝恶性肿瘤病灶数目<3 个、最大直径≤3cm，无大的脉管及邻近器官侵犯；③肝血管瘤，直径>5cm，有临床症状或增大趋势明显。

（3）经腹腔镜手术消融主要应用于特殊部位（如邻近胆囊、胃、结肠及膈肌）肝恶性肿瘤，以减少相应器官或脉管损伤。

（4）化学消融现主要用于肝恶性肿瘤经皮射频、微波及冷冻消融后，于紧邻特殊部位（胆囊、胃、结肠及膈肌）的病灶处注射无水乙醇等，以最大程度毁损病灶，同时避免邻近器官或脉管损伤。

（5）经开腹手术消融通常是在行开腹肝切除手术时实施，用于肝恶性肿瘤姑息治疗和肝脏主瘤切除后不适于切除的肝脏其他瘤灶的治疗。

2. 禁忌证

（1）肝脏肿瘤呈弥漫分布，或肿瘤体积超过肝脏体积的 70%。

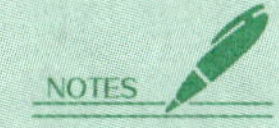

（2）伴有脉管癌栓或肿瘤侵犯邻近脏器。

（3）肝功能 Child-Pugh C 级，经治疗未能改善。

（4）不可纠正的凝血功能障碍。

（5）存在活动性感染，尤其是胆系感染。

（6）难以纠正的大量腹腔积液、恶病质。

（7）心、肺、脑、肾等重要器官功能衰竭。

（8）ECOG PS 评分>2 分。

（9）严重意识障碍或不能配合治疗。

（10）第一肝门区肿瘤为相对禁忌证。

（四）不良反应及处理

1. 消融后综合征 主要表现为疼痛、乏力、低热、恶心等，可持续 1~3 天，多为一过性、自限性，可对症给予镇痛、退热、补液等治疗。

2. 感染 可表现为穿刺处感染、肝脓肿等。给予抗生素抗感染治疗，必要时行肝脓肿穿刺引流。

3. 出血 可表现为腹腔内出血、食管-胃底曲张静脉破裂出血、消化性溃疡出血、针道出血和胆道出血。一旦发生出血，应对病人的生命体征进行监测，并积极实施输液、止血、输血、升压等处理，必要时行手术、介入或内镜止血。

4. 肝功能异常 大多数为轻度异常，一过性，3~5 天可恢复正常。如消融治疗前肝功能较差或消融范围较大，可出现明显的肝功能异常甚至肝衰竭。此时应加强护肝、抗感染及支持治疗，多数病人肝功能可逐渐恢复。

5. 邻近脏器损伤 对邻近胆囊、胃肠、胆管、膈肌等或位于第一肝门区、肝包膜下等高危部位肿瘤行经皮穿刺路径下消融治疗时，可导致上述脏器的损伤，必要时需急诊手术处理。

6. 其他 肿瘤播散及针道转移、局部皮肤烧伤、肿瘤破裂、胸部合并症（包括胸腔积液、积血，气胸、脓胸、肺栓塞等）。

（五）消融治疗在外科其他专科的应用

消融治疗除广泛应用于肝脏外科外，还应用于泌尿外科、胸外科、甲状腺与乳腺外科。

1. 泌尿外科 消融作为一种微创治疗肾癌的有效方法，可以较好地保护病人肾功能，尤其适用于肿瘤最大径<4cm 且局限于肾内的 T_{1a} 期肾癌病人。对于晚期的大肿瘤、肾癌术后复发及转移者可作为姑息治疗，以减轻症状，延长生存时间。另外，消融治疗也有用于肾上腺、前列腺肿瘤及良性前列腺增生症的治疗。

2. 胸外科 可用于原发性或转移性肺恶性肿瘤的治疗，适用于单侧肺病灶数目少于 2 个，直径<3cm、靠近外周的Ⅰ期非小细胞肺癌和肺多发转移瘤单侧肺病灶数目≤3 个（双侧肺≤5 个）、最大直径≤3cm 或单侧单发、最大直径≤5cm 的转移瘤。因为肺内气体的干扰，肺肿瘤消融多采用 CT 引导。

3. 甲状腺与乳腺外科 目前，外科消融技术在甲状腺疾病中应用范围主要包括良性甲状腺结节、无法手术或拒绝手术的甲状腺微小乳头状癌和甲状腺乳头状癌术后颈部局部复发病灶的治疗。在乳腺疾病中常见的适应证为长径 1~3cm 且结节至皮肤或胸大肌距离大于 0.5cm 的纤维腺瘤。其次，乳腺癌的消融在技术上是可行的，但缺少大样本、长时间的跟踪评估治疗效果的研究。

除上述的应用外，也有报道消融技术用于脾脏转移性肿瘤、骨与软组织肿瘤、胰腺癌、淋巴瘤及腹膜后转移瘤等。

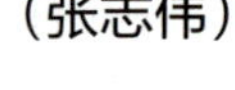
（张志伟）

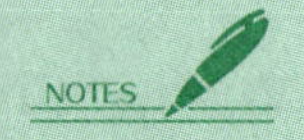

第二十章
颅内压增高与脑疝

扫码获取
数字内容

第一节 颅内压增高

颅内压增高(intracranial hypertension)是神经内、外科最常见的临床病理综合征,由颅脑损伤、脑肿瘤、脑积水和颅内炎症等引起,可导致脑灌注压降低、脑血流量减少、脑组织缺血缺氧,甚至发生脑疝,危及生命。

(一) 定义

颅内压(intracranial pressure,ICP)是指颅内容物对颅腔壁产生的压力,临床上反应为侧脑室内、小脑延髓池或侧卧位时腰段蛛网膜下腔所测得的脑脊液静水压。成人正常颅内压为80~180mmH_2O(0.78~1.77kPa),儿童为50~100mmH_2O(0.49~0.98kPa)。病理情况下,成人颅内压持续超过200mmH_2O(1.96kPa),即为颅内压增高。

(二) 病因和发病机制

1. 颅内容积失代偿 指颅腔内适应一定的或短暂的容量增减而保持颅内压相对恒定的状态。颅缝闭合后,颅腔成为容积相对固定的骨性结构,约为1 400~1 500ml。颅腔内容物主要为:脑组织、血液和脑脊液(cerebrospinal fluid,CSF)。其中脑组织体积为1 150~1 350ml,约占80%;颅内正常血容量和脑脊液各为100~150ml,各占颅内容积的10%左右。颅腔内三种内容物在一定范围内可以相互补偿,三者中任何一种体积增加,可导致其他两种内容物代偿性减少,以维持正常的颅内压。当颅内容物体积或容量增加超过颅腔容积的8%~10%,失去代偿调节能力,导致颅内压增高(图20-1)。

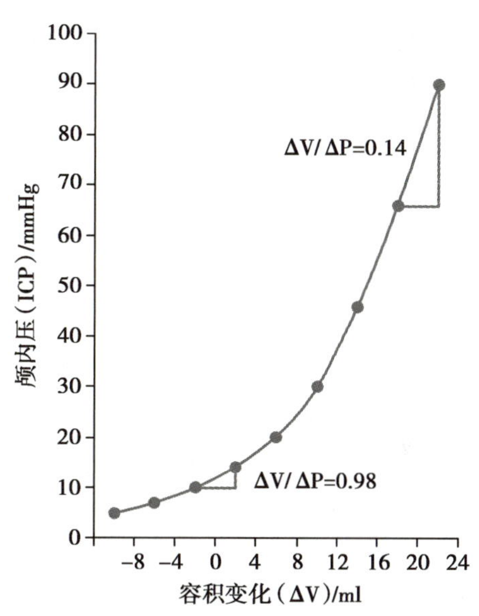

图20-1 颅内压力-容积曲线

2. 颅内压增高的病因 颅内容物体积增大、颅内占位性病变、颅腔容积变小等(表20-1)。

表20-1 引起颅内压增高的病因与常见疾病

发病原因	常见疾病
脑容积增大	细胞毒性脑水肿:缺血性卒中、缺氧性脑病、暴发性肝衰竭 血管源性脑水肿:高血压脑病、脑肿瘤、脑脓肿、脑炎 跨室管膜脑水肿:蛛网膜下腔出血、脑炎、特发性颅内压增高 渗透压性脑水肿:低钠血症、糖尿病酮症酸中毒、高渗治疗反弹
血容量增多	血流量增大:高碳酸血症、脑缺氧、严重贫血、高灌注综合征、动-静脉畸形、动-静脉瘘 静脉回流障碍:静脉窦血栓形成、颈静脉球血栓形成、颅底蛛网膜炎
脑脊液循环障碍	脑积水、硬脑膜下积液
占位效应	脑肿瘤、脑脓肿、颅内血肿、气颅、寄生虫
颅腔容积变小	狭颅症、颅底凹陷症、创伤性大面积颅骨塌陷

3. 颅内压增高的分类

依据颅内压增高的病因可分为：

（1）弥漫性颅内压增高：由于颅腔狭小或脑实质体积增大导致，特点是颅内各部位和各分腔之间压力均匀升高，不存在明显压力梯度差，因此脑组织不产生明显位移，如弥漫性脑膜脑炎、弥漫性脑水肿、交通性脑积水等。

（2）局灶性颅内压增高：颅内有局限的扩张性病变，病变部位压力首先增高，使附近的脑组织受压而发生位移，并将压力向远处传递，颅内各腔隙间形成压力梯度差，导致脑室、脑干及颅腔中线结构移位。

依据病变发展的快慢可分为：

（1）急性颅内压增高：见于急性颅脑损伤、脑出血等。其病情进展快，引起的症状和体征严重，生命体征变化剧烈。

（2）亚急性颅内压增高：病情进展较快，反应较轻或不明显。多见于进展较快的颅内恶性肿瘤、转移瘤及炎症等。

（3）慢性颅内压增高：病情进展较慢，可长期无颅内压增高的症状和体征，病情发展时好时坏。多见于生长缓慢的颅内良性肿瘤、慢性硬脑膜下血肿等。

（三）病理生理

1. 脑脊液调节 正常情况下，脑脊液的产生、吸收与分布保持动态平衡。正常成人每天约产生500ml脑脊液，45%分布于颅内的脑室和蛛网膜下腔，55%分布于椎管的蛛网膜下腔。当颅内压升高时，脑脊液分泌减少而吸收增多，当颅内压低于正常时，脑脊液的分泌增加吸收减少。另外，颅内容物增加时，颅内的脑脊液被挤压进入椎管，使颅腔内的脑脊液容积减少而降低颅内压。通过脑脊液的增减可在一定范围内将颅内压维持在正常范围。

2. 脑血流量调节 正常情况下，脑组织需恒定的脑血流量（cerebral blood flow，CBF）供应，正常成人每100g脑组织每分钟平均需要50~55ml血液以维持正常功能。脑血流量与脑灌注压（CPP）成正比，与脑血管阻力（CRV）成反比，即CBF=CPP/CRV。脑灌注压相当于平均动脉压（MAP）减颅内压，即CBF=（MAP-ICP）/CRV。由此可见，颅内压增高后，机体需要通过改变血压、阻力血管的管径来维持正常的脑灌注压和脑血流量。

（1）脑血管自动调节：脑血管可根据管腔压力的变化而改变其管径，使脑血流量保持稳定。当脑灌注压降低时，血管腔压力减小，血管管径扩大，阻力减少，血流量增加。反之，当脑灌注压增高，血管腔内压力增加，血管收缩，阻力增大，减少血流供应。脑血管的自动调节能力有一定限度，当脑灌注压高于120~130mmHg，血管收缩能力达到上限，脑血流量将随脑灌注压的增高而线性递增，脑血管扩张、充血、渗透性增加，出现脑水肿，颅内压升高。而当脑灌注压低于50~60mmHg，血管腔不再扩张，脑血流量将随脑灌注压的下降呈线性减少，发生脑缺血甚至梗死。

（2）全身性血管加压反应：为保持脑血流量的相对恒定，机体通过自主神经反射调节脑血流量。当颅内压急性升高，灌注压低于40mmHg，脑血流量减少到正常的一半或更少，脑组织处于严重缺氧状态时，机体出现血压升高，心率减慢、心输出量增加和呼吸深慢的三联反应，即为全身性血管加压反应或库欣（Cushing）反应。当颅内压升高到动脉舒张压水平，$PaCO_2$升到50mmHg时，全身性血管加压反应丧失，血压骤然下降，脉搏细微，呼吸变浅或不规则，甚至停止。

（3）血气调节：血液中$PaCO_2$正常值为40mmHg，当$PaCO_2$低于20mmHg，脑血流量减少40%，$PaCO_2$高至80mmHg时，脑血流量增加1倍。因此，在颅内压增高时，将$PaCO_2$控制在正常或偏低水平至关重要，这也是适当的过度通气通过降低$PaCO_2$控制颅内压增高的原因。

（四）分期和临床表现

颅内压增高的发展过程，根据临床症状和病理生理特点，可分为代偿期、早期、高峰期和衰竭期。

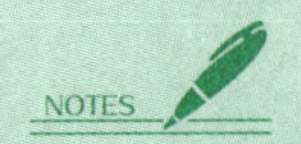

1. 代偿期 颅内压保持正常，不出现颅内压增高症状。

2. 早期　超过颅腔代偿容积，但颅内压低于平均动脉压的1/3，小于35mmHg；脑灌注压为平均动脉压的2/3；脑血流量也保持在正常的2/3左右。此时脑血管自动调节反应和全身血管加压反应保持良好。但脑组织有早期缺血缺氧，病人出现头痛、恶心、呕吐等颅内压增高的症状和体征。

3. 高峰期　颅内压增高至平均动脉压的1/2，30~50mmHg；脑灌注压低于平均动脉压的一半，脑血流量降至正常的一半以下，脑组织出现严重缺血缺氧，此时出现典型的头痛、呕吐和视盘水肿的颅内压增高"三主征"（图20-2）。除了"三主征"，颅内压增高还可导致意识障碍及生命体征变化。初期意识障碍可出现嗜睡、反应迟钝，严重时可出现昏睡、昏迷。生命体征表现为血压升高、脉搏徐缓、呼吸不规则、体温升高等病危状态甚至呼吸停止，最后因呼吸循环衰竭导致死亡。

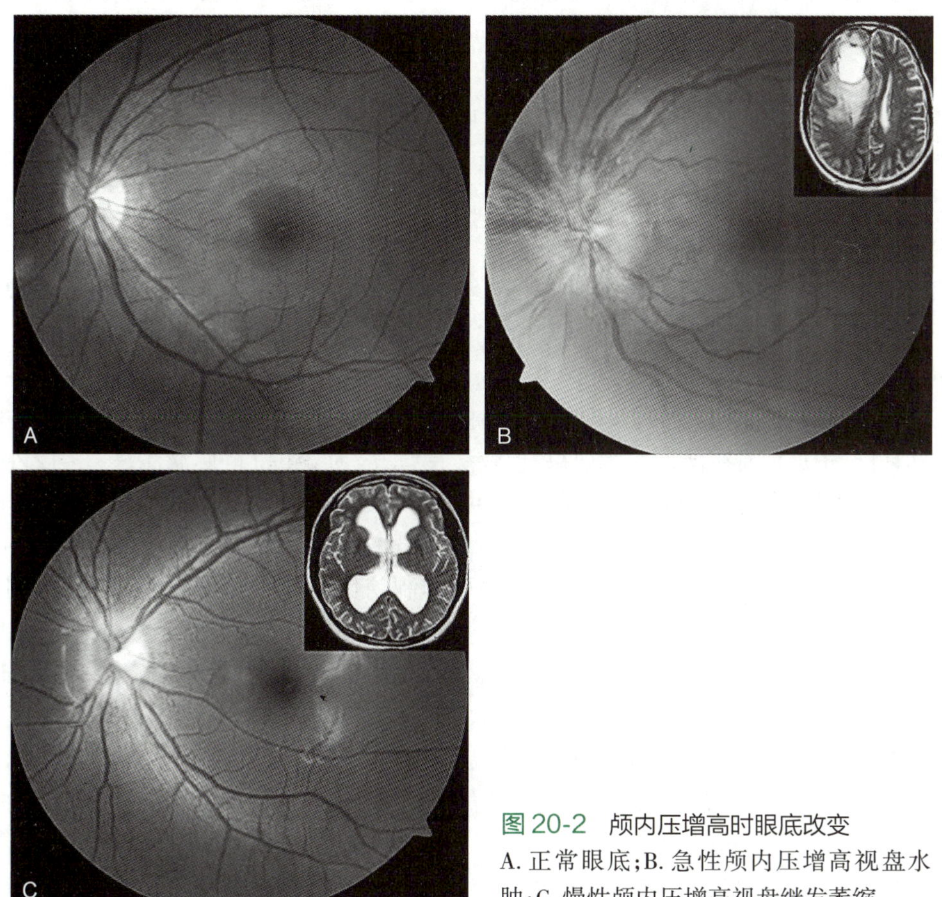

图20-2　颅内压增高时眼底改变
A. 正常眼底；B. 急性颅内压增高视盘水肿；C. 慢性颅内压增高视盘继发萎缩。

4. 衰竭期　濒危阶段，颅内压增高到相当于或超过平均动脉压，脑灌注压低于20mmHg，脑血流量降至每分钟20ml/100g脑组织以下。病人处于深昏迷，各种反应和生理反射均消失，出现双侧瞳孔散大、去大脑强直等表现。血压下降，心率快，脉搏弱，呼吸浅速或不规则甚至停止。脑电图呈生物电停放，临床上可达"脑死亡"阶段。

（五）诊断

根据上述病史、神经系统体征并结合以下辅助检查进行诊断。

1. CT　目前CT是诊断颅内占位性病变的首选辅助检查手段，对绝大多数占位性病变作出定位、定性诊断。

2. MRI　在CT不能确诊的情况下，可进一步使用MRI检查，但其耗时较长，在颅脑损伤、脑出血等急症病人，不作为首选。

3. 脑血管检查　包括DSA、计算机体层血管成像（CTA）和磁共振血管成像（MRA），主要用于脑

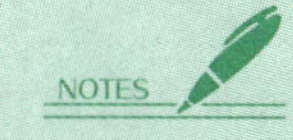

血管畸形或动脉瘤等血管性疾病的检查。

4. 腰椎穿刺 腰椎穿刺测颅内压数值、取脑脊液标本有一定价值，但在颅内压增高时有导致脑疝的危险性，应慎用。

5. 颅内压监测 合理有效地诊治颅内压增高需要以准确持续的颅内压和脑灌注压监测为依据。临床上监测颅内压的方法包括：脑室内、脑实质、硬脑膜下、硬脑膜外压力监测。

（六）治疗

颅内压增高治疗的主要目的是尽量控制颅内压至正常范围，保证有效的脑灌注压和脑能量供应，防止或减轻脑移位与脑疝发生。

1. 原发病治疗 降低颅内压治疗是临时治疗措施，而去除引起压力增高的原因和终止其病理生理过程才是治本。如切除颅内肿瘤、清除颅内血肿、分流脑脊液、控制颅内感染、减轻脑水肿等。

2. 基础治疗

（1）密切观察：密切观察神志、瞳孔、血压、呼吸、脉搏及体温的变化。必要时可行颅内压监测。及时行 CT 或 MRI 扫描检查。

（2）体位护理：床头抬高 20°~30° 增加静脉回流。

（3）镇痛镇静：减少脑代谢及颅内压波动。

（4）控制胸、腹内压：尽可能缩短胸部物理护理时间，避免颅内压增高。避免病人大便干燥及用力排便，不做高位灌肠。

3. 药物治疗

（1）高渗脱水：首选甘露醇降低颅内压，20% 甘露醇 125~250ml，快速静脉滴注，每 6~12 小时一次。甘油果糖可产生类似甘露醇的脱水效果，但较缓慢，一般为 250ml 静脉滴注，每 8~12 小时一次。

（2）利尿性脱水：多与渗透性脱水剂合用，可加强其降压效果。常用利尿剂包括：氢氯噻嗪 25mg，每日 3 次；呋塞米 20~40mg，肌内或静脉注射，每日 1~2 次。

（3）麻醉剂：苯巴比妥、硫喷妥钠等麻醉药物可抑制脑代谢，通过血流-代谢偶联作用降低颅内压，多用于重症难治性颅内压增高的救治。

（4）皮质激素：皮质激素通过加强和调整血-脑屏障功能、降低毛细血管通透性，减轻脑肿瘤或脑脓肿病人的脑水肿。须全面评估应用风险，不推荐常规使用。

4. 过度通气 过度通气是利用呼吸机等机械方法增加病人的通气量，使 $PaCO_2$ 降低，促使脑血管收缩，减少脑血流量，从而降低颅内压。过度通气可因降低脑血流量而造成或加重脑缺血，仅作为临时手段，持续时间不超过 60 分钟。

5. 亚低温治疗 低温可通过减低脑耗氧与脑血管收缩而达到降低颅内压的作用。推荐的核心温度目标为 33~35℃的亚低温，持续时间至少 24~72 小时，并采取主动缓慢控制性复温，以防颅内压反弹。

6. 手术治疗

（1）切除原发占位病灶：切除颅内肿瘤、清除颅内血肿等是有效降低颅内压的根本措施。

（2）脑脊液引流术：侧脑室穿刺脑脊液引流术是颅脑外伤和蛛网膜下腔出血病人降颅压的有效治疗措施。脑脊液腹腔分流术是脑积水伴顽固性颅内压增高病人降颅压的有效治疗措施。

（3）去骨瓣减压术：去骨瓣减压术是颅脑外伤、脑出血、大面积脑梗死伴顽固性颅内压增高或脑疝病人的降颅压治疗措施。去除骨瓣的前后径应为 10~15cm。

（4）部分脑组织切除术：难以控制的颅内压增高病人，在单侧去骨瓣减压术后 ICP 监测仍高于 30mmHg 时，可选择同侧颞叶或病变周围部位脑组织切除术。

第二节　脑　　疝

一、定义

颅内病变所致的颅内压增高达到一定程度时，使一部分脑组织移位，通过颅内硬脑膜结构或颅腔骨性结构形成的结构间隙，被挤压到压力较低的位置，即为脑疝（brain herniation）。脑疝是颅脑损伤、颅内占位性病变或脑积水等伤病发展过程中的一种紧急而严重的情况，必须给予足够重视。

根据脑疝发生的部位及所疝出的脑组织部位不同，脑疝主要有小脑幕切迹疝（颞叶钩回疝）、枕骨大孔疝（小脑扁桃体疝）等（表 20-2）。

表 20-2　脑疝的分类与病理生理改变

名称	发生部位	疝出结构	病理生理改变
小脑幕切迹疝	小脑幕切迹	颞叶钩回	（1）挤压动眼神经：动眼神经麻痹 （2）脑干受压： 中脑受压网状激活系统功能障碍 大脑脚受压皮质脊髓束受损 下丘脑牵拉导致下丘脑功能紊乱 （3）大脑后动脉受压：相应脑区缺血梗死 （4）脑脊液循环受阻：梗阻性脑积水
枕骨大孔疝	枕骨大孔	小脑扁桃体	（1）延髓受压：呼吸、循环中枢受损 （2）第四脑室正中孔受压：梗阻性脑积水 （3）小脑扁桃体嵌顿：充血、水肿，延髓受压加重

二、小脑幕切迹疝

当幕上一侧半球内压力持续升高超过代偿能力后，脑干和患侧大脑半球向对侧移位。半球上部由于有大脑镰限制导致其移位较轻，而半球底部近中线结构如颞叶的海马回和钩回等则移位较明显，疝入脚间池形成小脑幕切迹疝（transtentorial herniation）（图 20-3）。

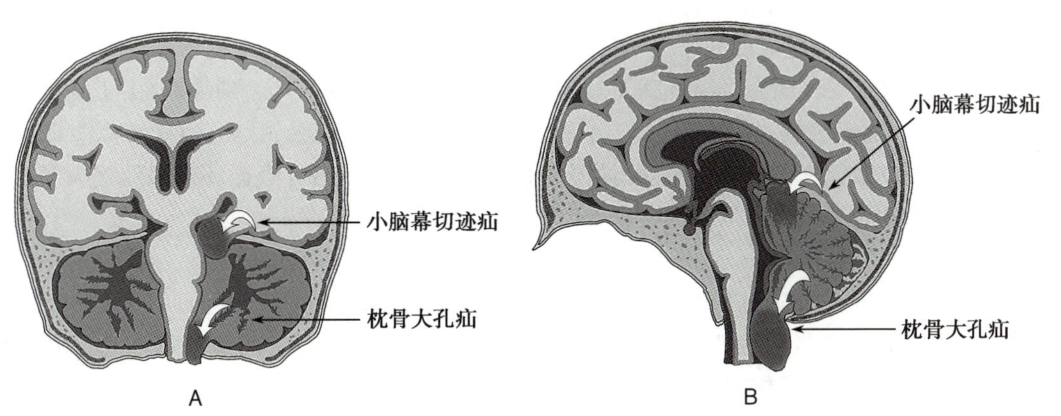

图 20-3　小脑幕切迹疝
A. 冠状断面；B. 矢状断面。

（一）解剖基础

小脑幕游离缘的前缘即为小脑幕切迹，与鞍背围成一个前宽后窄的裂孔，内有中脑通过。中脑与

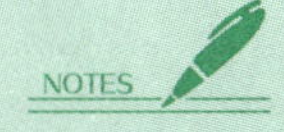

小脑幕切迹之间的环形空间为脑脊液由颅后窝流向大脑凸面的必经之路，分为三个脑池。脚间池位于两侧大脑脚与鞍背之间，内有动眼神经、后交通动脉、基底动脉和大脑后动脉通过，颞叶钩回位于此池上方。环池环绕中脑两侧，内有滑车神经向前及大脑后动脉向后走行。四叠体池位于四叠体与裂孔后缘之间，大脑大静脉经此汇入直窦。

（二）病理生理

1. 动眼神经损害 颞叶钩回疝入脚间池内时，可直接压迫动眼神经，也可通过大脑后动脉间接压迫动眼神经，早期刺激可导致同侧瞳孔缩小，随着压迫加重，导致神经麻痹，出现同侧瞳孔散大。

2. 脑干变化 中脑受压其内部的网状激活系统扭曲受压可导致意识障碍。同侧大脑脚受压可导致皮质脊髓束受损，出现对侧锥体束征。脑疝进一步加重时可将脑干推向对侧，导致对侧大脑脚受压，引起同侧锥体束征。晚期，中脑功能障碍可导致去大脑强直，下丘脑牵拉变形可出现循环、呼吸和体温紊乱。中脑移位还可因供血血管受牵拉而缺血，进一步加重损伤。

3. 脑脊液循环障碍 中脑周围的脑池是脑脊液循环的必经之路，小脑幕切迹疝可使该部位脑池阻塞，导致脑脊液向幕上回流障碍。脑干受压、变形、扭曲时，可引起中脑导水管梗阻，形成脑积水，颅内压进一步增高，脑疝加剧。

4. 大脑后动脉梗死 小脑幕切迹疝时，大脑后动脉或后交通动脉可被压迫或牵拉，导致管腔变细或闭塞，出现枕叶梗死，进一步加剧颅内压力增高。

（三）临床表现

1. 颅内压增高表现 头痛剧烈并逐渐加重，与进食无关的频繁喷射性呕吐，随着头痛进行性加重伴有躁动不安。急性脑疝病人视盘水肿可有可无。

2. 意识障碍 随着病情进展，病人逐渐出现意识障碍，由嗜睡、朦胧到浅昏迷、昏迷，对外界的刺激反应迟钝或消失。

3. 瞳孔变化 最初由于动眼神经受刺激可有时间短暂的患侧瞳孔变小，对光反应迟钝。以后随着动眼神经麻痹，该侧瞳孔逐渐散大，对光反射迟钝、消失，并有患侧上睑下垂，眼球斜视，说明动眼神经背侧部的副交感神经纤维已经受损。晚期脑疝进行性恶化，影响脑干血供时，由于脑干内动眼神经核功能丧失，则双侧瞳孔散大，直接和间接对光反射均消失，眼球固定不动，此时病人多处于濒死状态。

4. 锥体束征 由于患侧大脑脚受压，出现对侧肢体力弱或瘫痪，肌张力增高，腱反射亢进，病理反射阳性。有时患侧快速出血性疾病导致脑干被推向对侧，在患侧脑干尚未受压前导致健侧大脑脚与小脑幕切迹游离缘相挤压，造成脑疝同侧的锥体束征，需引起注意，避免导致病变侧定位错误。脑疝进展时可致双侧肢体自主活动消失，严重时可出现去大脑强直发作。

5. 生命体征改变 表现为血压升高，脉搏有力，呼吸深慢，体温上升。到晚期，由于脑干受压，生命中枢功能紊乱而逐渐衰竭，呼吸不规则，出现潮式或叹息样病理呼吸，脉弱，血压忽高忽低，大汗淋漓或汗闭，面色潮红或苍白。可出现高热、体温不升或体温下降，最后呼吸循环衰竭致呼吸停止，血压下降，继而心脏停搏。

（四）治疗

小脑幕切迹疝重在预防，应积极处理纠正颅内压增高，预防脑疝发生。一旦出现脑疝，争分夺秒给予处置。脑疝的紧急处理措施包括：①维持呼吸道通畅；②立即经静脉推注 20% 甘露醇 250~500ml；③病变性质和部位明确者，立即手术切除病变；尚不明确者，尽快检查头部 CT，确诊后行手术或做姑息性减压术，如单侧或双侧去大骨瓣减压术、部分脑叶切除内减压术等；④有脑积水的病人，急诊穿刺侧脑室引流。

三、枕骨大孔疝

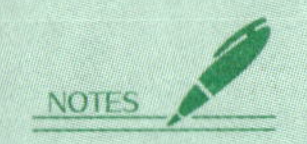

多发生于病人占位性病变，导致小脑扁桃体及邻近小脑组织受挤压向下经枕骨大孔疝入椎管

内，形成枕骨大孔疝（transforamen magna herniation）或称小脑扁桃体疝（cerebellar tonsillar hernia）（图 20-3）。

（一）解剖基础

颅后窝体积小，代偿能力有限，枕骨大孔位于颅后窝下方，内有延髓、双侧椎动脉及副神经延髓根通过。延髓内部有维持生命最基本的呼吸及循环中枢。小脑扁桃体位于延髓两侧，延髓后方有小脑延髓池，第四脑室正中孔通向此池。

（二）病理生理

1. 延髓受压　小脑扁桃体疝入枕骨大孔时，因枕骨大孔直径有限，极易造成延髓受压，导致呼吸和循环中枢功能受损，出现呼吸与心跳停止。

2. 脑脊液循环受阻　第四脑室正中孔受压可引起梗阻性脑积水，颅内压进一步升高，脑疝程度加重。

3. 小脑扁桃体嵌顿　小脑扁桃体疝出嵌顿，即发生充血、水肿或出血，使延髓和颈髓上端受压加重。

（三）临床表现

1. 生命体征改变　急性枕骨大孔疝一旦形成，可短时间内出现呼吸、心搏骤停。

2. 颅内压增高　枕骨大孔疝早期也可有颅内压增高的表现，出现剧烈头痛、频繁呕吐，呼吸脉搏减慢及血压升高。

3. 后枕部疼痛、颈项强直或强迫头位、后组脑神经受累　常见于慢性小脑扁桃体疝病人。

（四）治疗

枕骨大孔疝治疗原则与小脑幕切迹疝基本相同，积极降颅压治疗以预防枕骨大孔疝的发生，尽早手术切除病变或行减压术。病人合并梗阻性脑积水时，应急诊解除脑积水。

（冯　华）

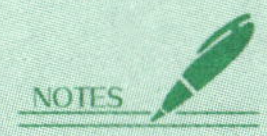

第二十一章 颅脑损伤

第一节 概述

颅脑损伤(craniocerebral injury,CI)在平时和战时均常见。平时多见于交通事故、坠落、跌倒等,战时多见于火器伤及爆震伤。其致死、致残率居身体各部位损伤之首。

(一) 颅脑损伤方式

颅脑损伤有两种致伤方式:一种是暴力直接作用于头部引起的直接损伤;另一种是暴力作用于身体其他部位,然后传导至头部造成的间接损伤。

1. 直接损伤

(1)加速性损伤:头部在静止的状态下,突然遭受外力打击,头部沿外力作用方向,呈加速运动而导致的损伤。钝器伤即属于此类。加速性损伤主要发生在着力部位,也称着力伤(coup injury)。

(2)减速性损伤:头部在运动的状态下,突然撞击静止的物体所引起的损伤。坠落或跌倒时头部着地所致损伤即属于此类。减速性损伤不仅发生于着力部位,也常发生于着力部位的对侧,即对冲伤(contrecoup injury)。

(3)挤压性损伤:两个不同方向的外力同时作用于头部,导致颅骨发生严重变形而造成的损伤,如车轮碾压伤和新生儿产伤等。

2. 间接损伤

(1)坠落时双足或臀部着地,外力经脊柱传导至颅底骨质,引起颅底骨折及颅内容物损伤。

(2)外力作用下,躯体突然加速运动,由于惯性,头颅运动落后于躯干,颅颈之间发生强烈的过伸或过屈,或先过伸后又回跳性地过屈,犹如挥鞭样动作,造成延髓与脊髓连接部的损伤,即挥鞭伤(whiplash injury)。

(3)胸部突然遭受挤压时,胸腔压力升高,压力经上腔静脉逆行传递至所属的上胸、肩颈、头面皮肤和黏膜及脑组织,发生弥散点状出血,称为胸部挤压伤。

临床上,几种不同损伤方式可能相继发生。例如:车辆从后方撞击人背部,可能造成挥鞭伤;继而伤员倒地时头部着地,可能造成减速性损伤;之后伤员受车轮碾压,形成挤压性损伤。因此,须认真分析每个伤员的受伤方式,尽可能准确判断伤情。

(二) 颅脑损伤分类

颅脑损伤的损伤程度、致伤机制和伤情演变过程千差万别。因此,需要与之相适应的分类方法指导临床救治。目前国际上较通用的颅脑损伤伤情分类依据是格拉斯哥昏迷量表(Glasgow coma scale,GCS),由英国格拉斯哥颅脑损伤研究所的Teasdale和Jennet于1974年提出。GCS分别对伤员的运动、言语、睁眼反应评分(见表9-6),将总分作为判断伤情的依据。

第二节 头皮损伤

头皮损伤类型与致伤物密切相关。钝器常造成头皮挫伤、不规则裂伤或头皮血肿;锐器大多造成整齐的头皮裂伤;发辫卷入机器则可造成头皮撕脱伤。单纯头皮损伤一般不会引起严重后果,但在颅脑损伤的诊治中也不可忽视，因为：①根据头皮损伤的情况可推测外力的性质和大小。头皮损伤部位常是着力部位，对判断脑损伤的位置十分重要。②头皮血供丰富，伤后极易失血，部分头皮损伤伤员(尤其是小儿)可出现休克。③虽然头皮抗感染和愈合能力较强，但若处理不当，发生感染，可能引起颅骨骨髓炎和颅内感染。

(一) 头皮血肿

头皮血供丰富，钝性打击可使头皮内血管破裂出血，形成头皮血肿。头皮出血常发生在皮下组织、帽状腱膜下或骨膜下，形成皮下血肿(subcutaneous hematoma)、帽状腱膜下血肿(subgaleal hematoma)、骨膜下血肿(subperiosteal hematoma)。

不同类型头皮血肿的特点和治疗见表 21-1。

表 21-1 各类型头皮血肿的特点和处理方法

血肿类型	特点	治疗
皮下血肿	比较局限，无波动，周边较中心区硬	单纯皮下血肿一般无须处理，数日后可自行吸收
帽状腱膜下血肿	血肿较大，甚至可延及全头，不受颅缝限制，触之较软，有明显波动；婴幼儿巨大腱膜下血肿可引起贫血，甚至休克	血肿较小者可加压包扎，待其自行吸收；若血肿较大，则可穿刺抽吸后加压包扎；反复穿刺、加压包扎后血肿仍不能缩小者，需注意是否有凝血障碍或其他原因；已有感染的血肿，需切开引流
骨膜下血肿	血肿较大，但不超越颅缝，张力较高，可有波动	处理原则与帽状腱膜下血肿类似，但对伴有颅骨骨折者，不宜强力加压包扎，以防血液经骨折缝流入颅内，引起硬脑膜外血肿

(二) 头皮裂伤

头皮裂伤(scalp laceration)为锐器或钝器所致。锐器所致头皮裂伤较平直，创缘整齐，大多数仅限于头皮，颅骨完整。钝器或头部碰撞所致头皮裂伤多不规则，创缘有挫伤痕迹，常伴颅骨骨折或脑损伤。

由于头皮血供丰富，头皮损伤后出血较严重，甚至发生休克，应尽快止血、注射破伤风抗毒素，并尽早施行清创缝合术。即使伤后已达 24 小时，只要无明显感染征象，仍可彻底清创并一期缝合。术中应彻底冲洗清除伤口内的毛发、泥沙等异物；剪除明显挫裂污染的头皮创缘，但不可剪除过多，以免缝合时头皮创缘张力过大；注意伤口内有无颅骨骨折或碎骨片，若出现脑脊液或脑组织外溢，应按开放性颅脑损伤处理。术后应给予抗感染治疗。

(三) 头皮撕脱伤

头皮撕脱伤(scalp avulsion)是最严重的头皮损伤，多因头皮受到强烈牵拉所致，如发辫卷入转动的机器中。由于皮肤、皮下组织和帽状腱膜三层组织紧密连接，在强烈外力的牵拉下，可将头皮自帽状腱膜下间隙全层撕脱，甚至连带部分骨膜。严重时，整个头皮连带一侧或双侧额肌、耳郭或上眼睑一并撕脱。头皮撕脱伤损伤重，失血多，易发生休克。

头皮撕脱伤的处理原则：①防止失血性休克，尽快止血；②防止疼痛性休克，尽快镇痛治疗；③尽快注射破伤风抗毒素；④保护撕脱头皮，在无菌、无水和低温密封下保护撕脱头皮，并随同病人一起送往有治疗条件的医院；⑤根据创面条件和头皮撕脱的程度，选择相应的手术方法，达到消灭创面、恢复和重建头皮血运的目的，最大限度提高头皮存活率。

第三节 颅骨骨折

颅骨骨折(fracture of skull)是指暴力作用所致颅骨结构改变，其重要性常不在于骨折本身，而在于同时并发的脑膜、脑组织、脑血管和脑神经的损伤。

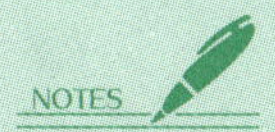

(一) 发生机制

颅骨遭受外力时是否出现骨折，主要取决于外力大小、作用方向和致伤物与颅骨接触的面积以及颅骨的解剖结构特点。较大的外力作用于颅骨瞬间时，颅骨的变形若超过其弹性限度，即发生骨折。

颅骨骨折的性质和范围主要取决于致伤物的大小和速度：致伤物体积大，速度慢，多引起线形骨折；致伤物体积大，速度快，易造成凹陷骨折；致伤物体积小，速度快，可导致圆锥样凹陷骨折或穿入性骨折。外力作用于颅骨的方向与骨折的性质和部位密切相关：外力垂直打击于颅盖部常引起着力点处的凹陷骨折或粉碎骨折；斜向外力打击于颅盖部，常引起线形骨折。此外，病人年龄、着力点的部位、着力时头部固定与否与骨折的关系也很密切。

(二) 分类

1. 按骨折形态 分为线形骨折、凹陷骨折、粉碎骨折、洞形(穿入性)骨折。洞形骨折多见于火器伤。

2. 按骨折部位 分为颅盖骨折、颅底骨折。

3. 按是否与外界相通 可分为闭合性骨折、开放性骨折。颅底骨折虽不与外界直接沟通，但如伴有硬脑膜破损引起脑脊液漏或颅内积气，应分类为开放性骨折。

(三) 颅盖骨折

颅盖骨折按形态可分为线形骨折(linear fracture)和凹陷骨折(depressed fracture)。前者包括颅缝分离，较多见。线形骨折几乎均为颅骨全层骨折，个别仅为内板断裂。骨折线多为单一，也可多发，呈线条状或放射状，宽度一般为数毫米，偶可超过 1cm。凹陷骨折多数为颅骨全层凹陷，个别仅为内板内陷。陷入骨折片周边的骨折线呈环状或放射状。婴幼儿颅骨质软，着力部位可产生看不到骨折线的乒乓球样凹陷。

1. 临床表现和诊断 除非伴发头皮损伤，仅靠触诊很难发现颅骨线形骨折，常需依赖 X 线片或 CT 骨窗相确诊，但临床仍可能遗留无法确诊的纤细的骨折线。

软组织出血不多时，触诊多可确定范围较大且明显的颅骨凹陷骨折。但小的颅骨凹陷骨折易与边缘较硬的头皮下血肿混淆，需经 X 线片或 CT 骨窗相鉴别。凹陷骨折如并发骨片陷入颅内，使局部脑组织受压或形成脑挫裂伤，可出现相应的临床症状。凹陷骨折如并发颅内血肿可产生颅内压增高症状，如骨折片刺破静脉窦可引起致命出血。

2. 治疗 单纯线形骨折无须特别处理，如骨折线通过硬脑膜血管沟或静脉窦，应警惕伴发硬脑膜外血肿。

凹陷骨折手术适应证：①骨折凹陷深度 >1cm 或超过颅骨厚度；②骨折位于重要脑功能区；③骨片刺入脑内；④骨折引起瘫痪、失语、癫痫等病灶症状。非脑功能区的轻度凹陷，或无脑受压症状的静脉窦处凹陷骨折，不应手术。

(四) 颅底骨折

颅底骨折(fracture of skull base)多由颅盖骨折延伸而来，少数可因头部挤压伤或外力直接作用于颅底导致。颅底骨折多数为线形骨折。由于颅底结构的特点，横行骨折线在颅前窝可由眶顶到达筛板甚至延伸至对侧，在颅中窝常沿岩骨前缘走行甚至横断蝶鞍。纵行骨折线邻近中线时，常累及筛板、视神经孔、破裂孔、颞骨岩部内侧和岩枕裂直达枕骨大孔，纵行骨折线靠外侧时，常累及眶顶、圆孔和卵圆孔，甚至横断颞骨岩部(图 21-1)。

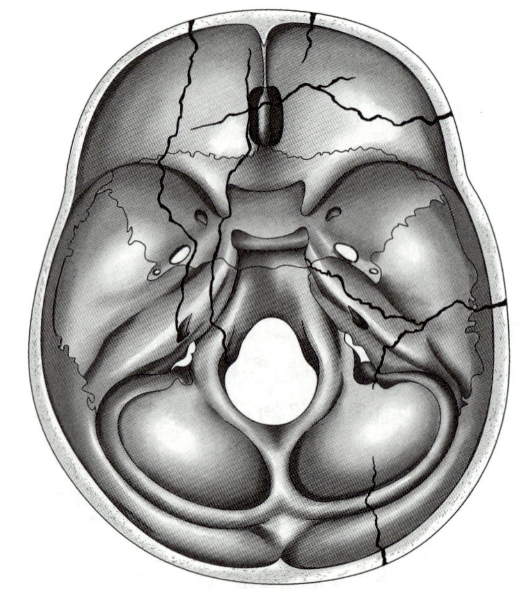

图 21-1 常见颅底骨折线位置

1. 临床表现和诊断 主要临床表现:①耳、鼻道出血或脑脊液漏;②脑神经损伤;③局部皮下或黏膜下瘀斑。

(1)颅前窝骨折:骨折多累及眶顶和筛骨。骨折出血可经鼻道流出,或进入眶内在眼睑和球结膜下形成瘀斑,俗称"熊猫眼"或"眼镜征"。颅前窝底硬脑膜撕裂时,脑脊液可沿额窦或筛窦再经鼻道流出,形成脑脊液鼻漏。气体经额窦或筛窦进入颅内可引起颅内积气。常伴嗅神经和视神经损伤。

(2)颅中窝骨折:骨折可累及蝶骨和颞骨。血液和脑脊液经蝶窦流入上鼻道形成鼻道出血和脑脊液鼻漏。若骨折线累及颞骨岩部,血液和脑脊液可经中耳和破裂的鼓膜由外耳道流出,形成耳道出血和脑脊液耳漏;如鼓膜未破,则可沿咽鼓管入鼻腔形成鼻道出血和脑脊液鼻漏。颞骨岩部骨折常发生面神经和前庭蜗神经损伤。如骨折线居内侧,亦可累及视神经、动眼神经、滑车神经、三叉神经和展神经。骨折可损伤走行于颅中窝的颈内动脉,形成颈内动脉-海绵窦瘘或假性动脉瘤,主要表现为搏动性突眼、眶上血管性杂音或大量鼻道出血。

(3)颅后窝骨折:骨折常累及颞骨岩部和枕骨基底部。在乳突和枕下部可见皮下淤血(Battle征),或在咽后壁发现黏膜下淤血。骨折线居内侧时可损伤舌咽神经、迷走神经、副神经和舌下神经。

颅底骨折的诊断依靠病史、临床表现及影像学检查,CT薄层扫描骨窗相结合CT颅底三维重建,对确定颅底骨折部位有重要临床价值。

2. 治疗 单纯闭合性颅底骨折,无特殊处理。若颅底硬脑膜撕裂伴发脑脊液漏、颅内积气,或脑神经损伤、脑血管损伤,应积极对症处理。

第四节 脑损伤

脑损伤分为原发性脑损伤和继发性脑损伤两大类。原发性脑损伤包括脑震荡(concussion of brain)、脑挫裂伤(cerebral laceration and contusion)、弥漫性轴索损伤(diffuse axonal injury,DAI)、原发性脑干损伤(primary brain stem injury)及下丘脑损伤(hypothalamus injury)等。继发性脑损伤包括脑水肿、脑肿胀和颅内血肿。

(一)发生机制

脑损伤的发生机制复杂,损伤机制主要有两种:①直接性脑损伤:外力作用于头部,由于颅骨内陷和迅即回弹或骨折引起的脑损伤。这种损伤常发生在着力部位。②对冲性脑损伤:头部遭受外力后的瞬间,脑与颅骨之间的相对运动产生的损伤。这种损伤既可发生在着力部位,也可发生在着力部位的对侧,即对冲伤。由于颅前窝和颅中窝底凹凸不平,因此,在对冲伤中,无论着力部位在枕部或额部,脑损伤均多见于额叶、颞叶前部和底面(图21-2)。

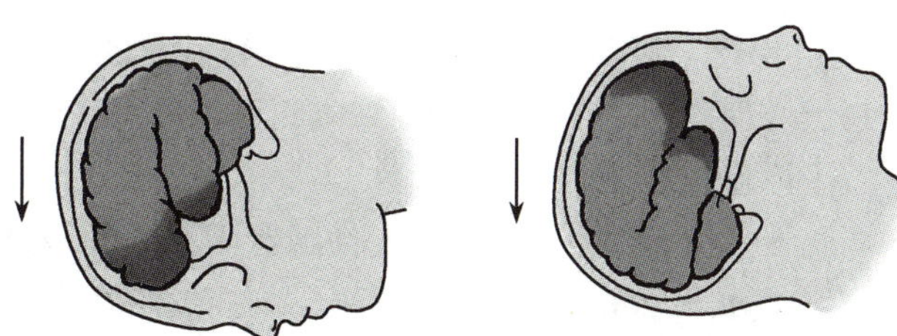

图21-2 对冲伤的着力部位和脑损伤位置

(二)脑损伤的分类

1. 按脑损伤发生的时间和机制 分为原发性脑损伤和继发性脑损伤。前者是指外力作用于头部时立即发生的脑损伤,后者是指受伤一定时间后出现的脑损伤。

2. 按脑与外界是否相通 分为闭合性脑损伤和开放性颅脑损伤。凡硬脑膜完整的脑损伤均属于闭合性脑损伤;硬脑膜破裂、脑与外界相通者为开放性脑损伤。

(三)脑震荡

脑震荡是损伤程度最轻的原发性脑损伤,影像学检查常无异常征象,但损伤病理生理过程导致脑功能改变。脑震荡的特征性临床表现是伤后即刻发生短暂的意识障碍和近事遗忘。

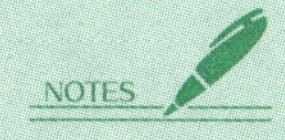

1. 发生机制和病理 目前认为脑震荡引起的意识障碍主要是脑干网状结构受损的结果。这种损害与颅脑损伤时脑脊液冲击(脑脊液经脑室系统骤然移动)、颅内压瞬时变化、脑干受机械性牵拉或扭曲等因素有一定关系。

研究发现,脑震荡受损部位的神经元会发生线粒体、轴突肿胀;脑脊液中乙酰胆碱和钾离子浓度升高,影响轴突信号转导;脑组织代谢的酶系统紊乱。临床资料也证实,有半数脑震荡病人的脑干听觉诱发电位出现器质性损害。也有研究提出,脑震荡可能是一种最轻的弥漫性轴索损伤。

2. 临床表现和诊断 可见表 21-2。

表 21-2 脑震荡可能的临床表现

症状、体征	认知	情绪	睡眠
呆滞或者迷茫的表情 眩晕或不知所措 头痛或者头部感觉有压力 恶心,呕吐,易疲劳 有"眼冒金星"感 畏光,畏声,耳鸣 回答迟钝与刻板性回复 注意力难以集中 无法完成正常活动 言语改变: 发音不清或语无伦次 言语杂乱或无法理解 协调障碍 意识丧失 昏迷伴肢体瘫痪,对刺激无反应	感觉身在雾中 回答问题或者遵循指令缓慢 注意力涣散 定向障碍(比如走错方向) 不知道日期、时间或地方 记忆力障碍 遗忘 重复询问已经回答过的问题	情绪夸张 如不恰当大哭 心烦意乱 易怒 神经质	昏睡 失眠 嗜睡 难以入睡或一直睡觉

3. 辅助检查

(1)神经系统检查多无明显阳性体征。腰椎穿刺、脑脊液检查或 CT 检查无异常。

(2)脑震荡诊断常依据评估工具,如运动相关性脑震荡评估工具(SCAT3)、脑震荡后立即评估和认知评估测试(ImPACT™)。

4. 治疗 脑震荡无须特殊治疗,一般休息 5~7 天,酌用镇静、镇痛药物,做好解释工作,消除病人的畏惧心理,多数病人在 2 周内恢复正常,预后良好。

(四)脑挫裂伤

脑挫裂伤是外力造成的原发性脑器质性损伤,主要发生于突然减速性脑损伤,使脑与颅骨突起的部位发生冲击,如颞极、额极和枕极。脑挫裂伤可在冲击部位,也可以在对冲部位。

1. 病理 轻度脑挫裂伤仅见局部软膜下皮质散在点片状出血。损伤较重时,损伤范围广泛,常有软膜撕裂,深部白质亦受累,脑皮质及其深部的白质广泛挫碎、坏死,局部出血、水肿,甚至形成血肿。显微镜下可见挫裂伤区域脑组织伴发出血,皮质分层不清或消失;神经元胞质空泡形成,尼氏体消失,核固缩、碎裂、溶解,轴突肿胀、断裂,髓鞘崩解;胶质细胞变性、肿胀;毛细血管充血,细胞外间隙水肿。

2. 临床表现 脑挫裂伤临床表现可因损伤部位、范围、程度不同而相差悬殊。轻者仅有轻微症状,重者出现深昏迷,甚至迅即死亡。

(1)意识障碍:是脑挫裂伤最突出的症状之一。伤后立即发生,持续时间长短不一,由数分钟至数小时、数日、数月乃至迁延性昏迷,与脑损伤轻重相关。

(2)头痛、恶心、呕吐:也是脑挫裂伤最常见的症状。疼痛可局限于某一部位(多为着力部位),亦可为全头性疼痛,间歇或持续,在伤后 1~2 周内最明显,以后逐渐减轻,可能与蛛网膜下腔出血、颅内

压增高或脑血管代偿功能障碍相关。伤后早期的恶心、呕吐可因受伤时第四脑室底的呕吐中枢受到脑脊液冲击、蛛网膜下腔出血对脑膜的刺激或前庭系统受刺激引起，较晚发生的呕吐大多由于颅内压变化而造成。

（3）生命体征：轻度和中度脑挫裂伤病人的血压、脉搏、呼吸多无明显改变。严重脑挫裂伤，由于出血和水肿引起颅内压增高，可出现血压上升、脉搏徐缓、呼吸深慢，危重者出现血压下降、呼吸或心跳停止。

（4）局灶症状和体征：伤后立即出现与脑挫裂伤部位相应的神经功能障碍或体征，如偏瘫、失语或癫痫发作等。

3. 诊断 根据外伤史、伤后立即出现的意识障碍、局灶症状和体征及较明显的头痛、恶心、呕吐等症状，多可倾向脑挫裂伤的诊断。但由于此类病人常因意识障碍而无法配合神经系统查体，因而确诊常需依靠必要的辅助检查。

CT 扫描能清楚地显示脑挫裂伤的部位、范围和程度，是目前临床应用最广泛的检查手段。脑挫裂伤的典型 CT 影像表现为：局部脑组织内有高低密度混杂影，点片状高密度影为出血灶，低密度影则为水肿区（图 21-3）。此外，根据 CT 影像，还可了解脑室受压、中线结构移位等情况。MRI 检查时间较长，一般很少用于急性颅脑损伤的诊断。但对较轻的脑挫裂伤灶的显示，MRI 优于 CT。X 线片虽然不能显示脑挫裂伤，但可了解有无颅骨骨折，对着力部位、致伤机制、伤情判断有一定意义。

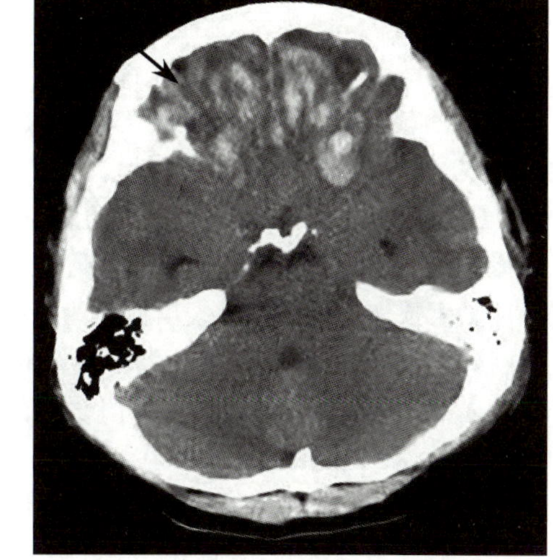

图 21-3 CT 示脑挫裂伤（双侧额叶）

腰椎穿刺检查脑脊液可测定颅内压或引流血性脑脊液，以减轻症状。但对颅内压明显增高的病人，腰椎穿刺应谨慎或禁用。

4. 治疗和预后

（1）严密观察病情：脑挫裂伤病人早期病情变化较大，应入住神经重症监护病房（neurointensive care unit，NICU）接受治疗，并由专人护理，必要时应行颅内压监测并及时、动态复查 CT。

（2）非手术治疗措施

1）密切观察病情变化，动态复查 CT。

2）保持呼吸道通畅。

3）防止脑水肿或脑肿胀：高渗治疗、镇静、镇痛及亚低温治疗等。

（3）手术指征

1）脑挫裂伤导致神经系统疾病进行性恶化，如病人 GCS 评分进行性下降≥2 分；难治性颅内高压或显著颅内占位效应。

2）病人脑挫裂伤灶体积大于 $50cm^3$。

3）额叶、颞叶挫伤灶体积大于 $20cm^3$ 伴有 GCS 6~8 分及中线移位大于 5mm 和/或环池消失。

如果没有神经功能障碍，颅内压可控，且在 CT 上没有明显的占位效应，可以通过颅内压监测和定期复查影像学进行重症监护治疗及非手术治疗。

脑挫裂伤病人的预后与下列因素相关：①脑损伤部位、程度和范围；②有无脑干或下丘脑损伤；③是否合并其他脏器损伤；④年龄；⑤诊治是否及时规范。

（五）弥漫性轴索损伤

头部遭受加速性旋转外力作用时，因剪应力造成脑内神经轴索肿胀断裂而形成的脑损伤称为弥漫性轴索损伤，在颅脑损伤中约占 10%。弥漫性轴索损伤的诊断、治疗困难，预后差。

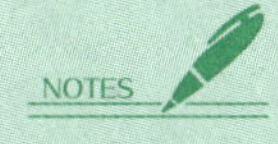

1. 病理 弥漫性轴索损伤好发于神经轴索聚集区，如胼胝体、脑干、灰白质交界处、小脑、内囊或基底节。肉眼可见损伤区组织间裂隙和血管撕裂性出血灶，一般不伴明显脑挫裂伤和颅内血肿。显微镜下发现轴缩球（axonal retraction ball）是确认弥漫性轴索损伤的主要依据。轴缩球是轴索断裂后，近断端轴浆溢出膨大的结果，为圆形或卵圆形小体，直径5~20μm，一般在伤后12小时出现，2周内逐渐增多，持续约2个月。

根据病理所见，弥漫性轴索损伤可分为三级：Ⅰ级，显微镜下发现轴缩球，分布于轴索聚集区，以胼胝体和矢状窦旁白质区为主；Ⅱ级，除具有Ⅰ级特点外，肉眼可见胼胝体有撕裂出血灶；Ⅲ级，除具有Ⅱ级特点外，尚可见脑干上端背外侧组织撕裂出血灶。

2. 临床表现

（1）意识障碍：伤后即刻发生持续的严重意识障碍是弥漫性轴索损伤的典型临床表现。损伤级别越高，意识障碍越重，持续时间越长，特别严重者数小时内即死亡，即使幸存下来，也多呈严重失能或植物状态。一般认为，弥漫性轴索损伤病人无伤后清醒期。但近年来的研究发现，轻型弥漫性轴索损伤病人伤后可有清醒期，甚至能言语。

（2）瞳孔和眼球运动改变：部分病人单侧或双侧瞳孔散大，广泛损伤者可有双眼向损伤对侧和向下凝视。但此种改变缺乏特异性。

3. 诊断 虽然伤后即刻发生的意识障碍是弥漫性轴索损伤的典型表现，但仅根据意识障碍难以确诊，必须依靠影像学检查鉴别诊断。然而，无论CT或MRI，均不能直接显示受损的轴索，只能以弥漫性轴索损伤中的组织撕裂出血作为诊断的间接依据。组织撕裂出血在高分辨率CT上表现为胼胝体、脑干上端、内囊和基底节区、白质等部位的点状高密度影，一般不伴周围水肿或其他损害。但CT不能显示无出血的轴索撕裂，因此仅CT影像无法除外弥漫性轴索损伤。MRI优于CT，在弥漫性轴索损伤急性期，组织撕裂出血灶在T_1加权像中呈高信号（短T_1），在T_2加权像中呈低信号（短T_2）；非出血性组织撕裂在T_1加权像中呈低信号（长T_1），T_2加权像中呈高信号（长T_2）。

目前较为公认的诊断标准为：①伤后持续昏迷（>6小时）；②CT示脑组织撕裂出血或正常；③多数病人颅内压正常但临床症状重；④无明确脑结构异常的伤后持续性植物状态；⑤创伤后期弥漫性脑萎缩；⑥尸检见特征性病理改变。关于弥漫性轴索损伤与原发性脑干损伤和脑震荡的关系，近年来有一些研究认为，原发性脑干损伤实际上就是最重的（Ⅲ级）弥漫性轴索损伤，而脑震荡则是最轻的一类。

4. 治疗

（1）严密观察病人的生命体征、瞳孔、颅内压、氧饱和度，病情变化时，复查头部CT。

（2）保持呼吸道通畅，必要时做气管切开和呼吸机辅助呼吸。

（3）使用止血剂、抗生素，维持水电解质平衡；使用甘露醇、呋塞米和白蛋白等药物控制脑水肿；尼莫地平、纳洛酮以及神经营养剂保护神经元。

（4）冬眠低温治疗降低脑组织氧耗量，减轻脑水肿。

（5）高压氧治疗增加血氧含量，改善缺血、缺氧。

（6）治疗并发症。

（7）手术治疗：对于一侧大脑半球肿胀和水肿引起脑中线结构移位，出现一侧瞳孔散大时应及时去骨瓣减压。

（六）原发性脑干损伤

脑干损伤分为原发性损伤与继发性损伤。前者是指受伤当时直接发生的脑干损害；后者是由于直接损伤引起的颅内压增高或脑疝压迫脑干所致。本节介绍原发性脑干损伤。原发性脑干损伤在颅脑损伤中约占2%，在重型颅脑损伤中占5%~7%。可在下列情况发生：①头部侧方着力，同侧小脑幕游离缘挫伤脑干；前额部着力，脑干与斜坡冲撞致伤；枕后着力，脑干与枕骨大孔边缘撞击致伤；②旋转性损伤，脑干受牵拉和扭转而致伤；③挥鞭样损伤，受伤部位为延髓与颈髓交界处；④双足或臀部着地导致的延髓损伤。

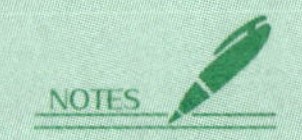

1. 病理 脑干损伤的病理变化轻重不一。轻者仅有显微镜下可见的点状出血和局限性水肿，重者可见脑干内神经结构断裂，局灶性或大片出血、水肿和软化。

2. 临床表现

（1）意识障碍：伤后立即出现，多较严重。严重者伤后即刻出现深昏迷，持续时间长，恢复慢，很少出现中间清醒期。

（2）瞳孔变化：较常见。表现为双侧瞳孔不等大、大小多变，或双瞳极度缩小或双瞳散大。

（3）眼球位置和运动异常：脑干损伤累及动眼神经核、滑车神经核或展神经核，可出现斜视、复视和相应的眼球运动障碍。若眼球协同运动中枢受损，可出现双眼协同运动障碍。

（4）锥体束征和去大脑强直：脑干损伤早期多表现为弛缓性瘫痪，反射消失，以后出现腱反射亢进和病理反射。严重者可有去大脑强直，这是脑干损伤的特征性表现。去大脑强直可为阵发性，也可呈持续性，或由阵发性转为持续性。

（5）生命体征变化：伤后立即出现呼吸功能紊乱是脑干严重损伤的重要征象之一，常表现为呼吸衰竭甚至呼吸停止。循环功能亦趋于衰竭，血压下降，心率异常。常伴高热。

（6）其他症状：常见的有消化道出血和顽固性呃逆。

3. 诊断 单纯的原发性脑干损伤少见，常与脑挫裂伤或颅内血肿同时存在，早期诊断较为困难。因此，除少数早期就诊且伤后即刻出现典型脑干损伤症状者外，多数病人的诊断还需借助 CT、MRI 或脑干听觉诱发电位（brain stem auditory evoked potential，BAEP）。

CT 影像可见脑干内灶状出血，表现为点片状高密度影，周围脑池狭窄或消失。MRI 影像在显示脑干内小出血灶和组织撕裂方面优于 CT（见“弥漫性轴索损伤”诊断部分）。由于听觉传导通路在脑干中分布广泛，所以 BAEP 检查不仅能了解听觉功能，还能了解脑干功能，脑干损伤后，受损平面以上的 BAEP 波显示异常或消失。

4. 治疗和预后 原发性脑干损伤的死亡率和致残率较高，但有些病人经积极治疗，仍可获得较好恢复。原发性脑干损伤治疗方法与脑挫裂伤相似。

（七）下丘脑损伤

下丘脑是自主神经系统的皮质下中枢，与机体内脏活动、代谢、内分泌、体温、意识和睡眠等关系密切。当下丘脑损伤后，可出现一系列特殊的症状，严重者可致死亡。单纯下丘脑损伤极少见，多伴有其他部位的脑挫裂伤或血肿。损伤导致的颅底骨折或脑组织在颅腔内的剧烈移动是下丘脑损伤的主要原因。

1. 病理 多表现为下丘脑内的灶状出血、局部水肿、软化及神经细胞坏死，亦可出现缺血性改变。垂体柄和垂体常受累，发生出血、坏死。

2. 临床表现

（1）睡眠、意识障碍：多为嗜睡，严重者昏迷，与下丘脑后外侧区的网状激活系统受累有关。

（2）体温调节障碍：下丘脑前区损伤可致高热，后区损伤可致体温过低。

（3）尿崩症：下丘脑损伤的常见症状，尿量每日 4 000ml 以上，最多可达 10 000ml，尿比重 <1.005，为视上核或视上核-垂体束受损所致。

（4）消化道出血：下丘脑损伤的常见症状，与大量激素（ACTH、促胃液素等）释放、胃酸和胃蛋白酶分泌增多及交感神经兴奋使胃肠道黏膜缺血相关。临床表现为胃肠道黏膜糜烂出血，部分病例出现胃溃疡甚至胃穿孔。

（5）循环呼吸紊乱：下丘脑外侧核和后核是交感神经皮质下中枢，受刺激时出现血压升高、心率加快；损伤时则产生相反的症状。下丘脑后区有呼吸管理中枢，损伤后可致呼吸减慢或停止。

（6）糖代谢紊乱：下丘脑的室旁核受损可致血糖升高。

3. 诊断 下丘脑损伤的诊断主要依靠临床表现，CT 和 MRI 检查可能发现该区域异常密度（信号）影。

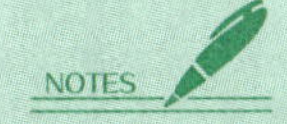

4. 治疗 治疗原则与脑挫裂伤类似。

（1）尿崩症：可采用垂体后叶素和去氨加压素对症处理。

（2）消化道出血：以预防为主，可给予质子泵抑制剂等抑酸剂对症处理。禁用糖皮质激素。一旦发生出血，积极治疗。

第五节 颅内血肿

颅内血肿是颅脑损伤中最常见、最严重的继发病变，发生率约占闭合性颅脑损伤的10%和重型颅脑损伤的40%~50%。如不能及时诊断处理，多因进行性颅内压增高、脑疝形成而危及生命。颅内血肿按症状出现时间分为急性血肿（3天内）、亚急性血肿（4~21天）和慢性血肿（22天以上）。

按部位分为硬脑膜外血肿、硬脑膜下血肿和脑内血肿。

一、硬脑膜外血肿

硬脑膜外血肿（epidural hematoma，EDH）约占外伤性颅内血肿的30%，可发生于任何年龄。

（一）发生机制

硬脑膜外血肿的出血多来源于脑膜中动脉。该动脉经颅中窝底的棘孔入颅后，沿脑膜中动脉沟走行，在近翼点处分为前后两支，主干及分支均可因颞骨骨折而撕破，使硬脑膜和颅骨内板分离，在硬脑膜外形成血肿。颅内静脉窦（上矢状窦、横窦）、脑膜中静脉、板障静脉或导血管损伤也可形成硬脑膜外血肿。少数病人并无骨折，其血肿可能与外力造成硬脑膜与颅骨分离后，硬脑膜表面的小血管被撕裂有关。

硬脑膜外血肿最多见于颞部、额顶部和颞顶部。因脑膜中动脉主干撕裂所致的血肿，多在颞部，可向额部或顶部扩展；脑膜中动脉前支出血，血肿多在额顶部；后支出血，血肿多在颞顶部。由上矢状窦破裂形成的硬脑膜外血肿在其一侧或两侧。横窦出血形成的硬脑膜外血肿多在颅后窝或骑跨于颅后窝和枕部。

（二）临床表现

1. 意识障碍 意识障碍为硬脑膜外血肿的主要症状，其变化过程与原发性脑损伤的轻重和血肿形成的速度密切相关。临床上常见三种情况：①原发性脑损伤轻，伤后无原发昏迷，待血肿形成后出现意识障碍（清醒→昏迷）；②原发性脑损伤略重，伤后一度昏迷，随后完全清醒或好转，但不久因硬脑膜外血肿形成后又陷入昏迷，即昏迷→中间清醒（好转）期→昏迷；③原发性脑损伤较重，伤后昏迷进行性加重或持续昏迷。因为硬脑膜外血肿病人的原发性脑损伤一般较轻，所以大多表现为①、②两种情况。

2. 颅内压增高 病人在昏迷前或中间清醒（好转）期常有头痛、恶心、呕吐等颅内压增高症状，伴有血压升高、呼吸和脉搏缓慢等生命体征改变。

3. 瞳孔改变 硬脑膜外血肿所致的颅内压增高达到一定程度，可形成脑疝。幕上血肿大多先形成小脑幕切迹疝，除意识障碍外，还出现瞳孔改变：早期因动眼神经受到刺激，患侧瞳孔缩小，但时间短暂，不易察觉；随即因动眼神经受压，患侧瞳孔散大；若脑疝继续发展，脑干严重受压，中脑动眼神经核及对侧动眼神经均受损，则双侧瞳孔散大。与幕上血肿相比，幕下血肿较晚出现瞳孔改变，而常因枕骨大孔疝，较早出现呼吸紊乱甚至呼吸骤停。

4. 神经系统体征 伤后立即出现的局灶症状和体征，系原发性脑损伤的表现。单纯硬脑膜外血肿，除非压迫脑功能区，早期较少出现神经系统阳性体征。但当血肿增大引起小脑幕切迹疝时，则可出现对侧锥体束征。若血肿诱发的脑疝继续发展，可因脑干受压严重而出现去大脑强直。

（三）诊断

根据头部受伤史、伤后清醒再昏迷或出现有中间清醒（好转）期的意识障碍过程，结合头颅CT检查可明确诊断。

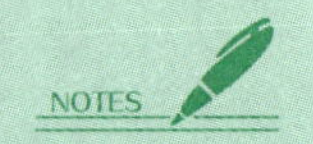

CT扫描不仅可以直接显示硬脑膜外血肿，表现为颅骨内板与硬脑膜之间的双凸镜形或弓形高密度影（图21-4），还可了解脑室受压和中线结构移位的程度及并存的脑挫裂伤、脑水肿等情况，病人应尽早接受头颅CT检查。

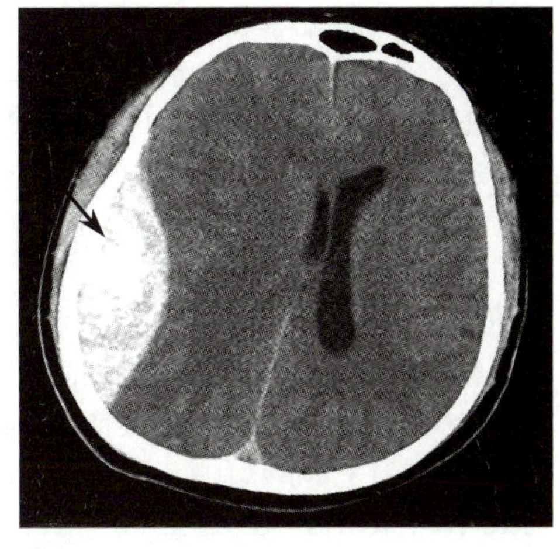
图21-4 CT显示硬脑膜外血肿（右侧额、颞、顶叶）

（四）治疗和预后

1. 手术治疗 急性硬脑膜外血肿，如头颅CT扫描所示血肿量>30ml，无论GCS评分高低，均应手术清除血肿。若病人GCS评分<8分，同时伴有瞳孔变化，则应尽快手术清除硬脑膜外血肿。根据CT扫描所见，采用骨瓣或骨窗开颅清除血肿并妥善止血。血肿清除后，如硬脑膜张力高或疑有硬脑膜下血肿时，应剪开硬脑膜并探查硬脑膜下区域。对少数病情危急、无法及时接受头颅CT检查的病人，应直接行颅骨钻孔探查手术。钻孔顺序根据损伤方式和机制、瞳孔散大侧别、头部着力点、颅骨骨折部位等因素确定。一般先在瞳孔散大侧颞部骨折线处钻孔，可发现60%~70%的硬脑膜外血肿。

2. 非手术治疗 凡伤后无明显意识障碍、病情稳定、头颅CT扫描所示血肿量<30ml、中线结构移位<5mm、GCS评分>8分、无病灶引发的相应症状者，可采用非手术治疗，但需密切观察病人病情。硬脑膜外血肿在所有颅内血肿中，预后最好，目前死亡率降至10%左右。导致死亡的主要原因有：①诊治延误，脑疝形成已久，脑干发生不可逆损害；②血肿清除或止血不彻底，术后再度形成血肿；③遗漏其他部位血肿；④并发严重脑损伤或其他多发伤。

二、硬脑膜下血肿

硬脑膜下血肿（subdural hematoma，SDH）约占外伤性颅内血肿的40%，临床多见急性硬脑膜下血肿，慢性硬脑膜下血肿有其特殊性，在此一并介绍。

（一）发生机制

急性硬脑膜下血肿的出血来源常见于脑皮质血管损伤，大多由对冲性脑挫裂伤所致，好发于额极、颞极及其底面。

慢性硬脑膜下血肿的出血来源和发病机制尚不完全清楚，好发于老年人，部分病人有轻微头部外伤史。但约50%病人否认外伤史，可能与酗酒以及凝血功能障碍等相关。常有厚薄不一的包膜。

（二）临床表现

急性硬脑膜下血肿多与脑挫裂伤伴发，主要表现如下。

1. 意识障碍 常表现为持续昏迷或昏迷进行性加重。

2. 颅内压增高 血肿及脑挫裂伤或继发的脑水肿均可造成颅内压增高，导致头痛、恶心、呕吐及生命体征改变。

3. 瞳孔改变 病情进展迅速，容易引起脑疝而出现瞳孔改变。

4. 神经系统体征 病人早期即可因脑挫裂伤累及脑功能区而出现偏瘫、失语等神经系统阳性体征。

慢性硬脑膜下血肿进展缓慢，可为数月甚至数年。临床表现多样：①慢性颅内压增高症状，主要表现为头痛、恶心、呕吐；②以病灶症状为主，如偏瘫、失语、癫痫发作等；③以智力和精神症状为主，表现为认知障碍或精神异常。

（三）诊断

急性硬脑膜下血肿诊断依据：①病史：头部外伤史；②临床表现：伤后即有意识障碍并逐渐加重，伴有颅内压增高症状；③影像学检查：CT扫描表现为脑表面新月形高密度、混杂密度或等密度影

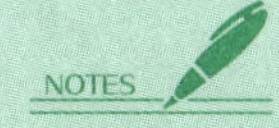

(图 21-5),多伴有脑挫裂伤和脑受压。

慢性硬脑膜下血肿容易误诊、漏诊。凡老年人出现慢性颅内压增高症状、病灶症状、认知障碍或精神异常,特别是曾经有过轻度头部外伤史者,应及时行 CT 或 MRI 检查,可确诊。CT 显示脑表面新月形或半月形低密度或等密度影,MRI 则为短 T_1、长 T_2 信号影(图 21-6)。

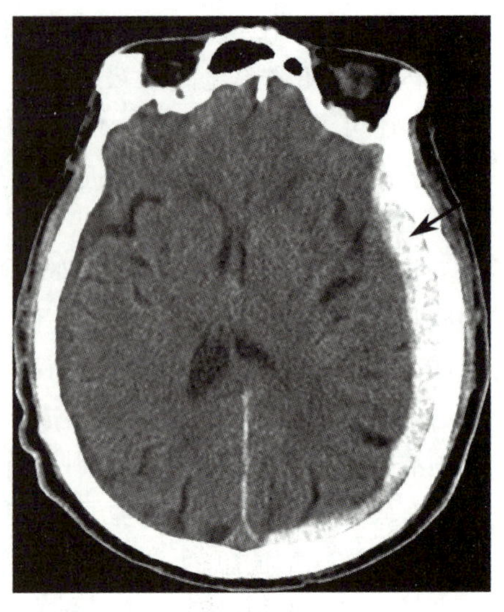

图 21-5 CT 显示急性硬脑膜下血肿(左侧额、颞、顶叶)

(四) 治疗

急性硬脑膜下血肿的治疗原则同硬脑膜外血肿。病人入院后应根据病情决定是否接受重症监护治疗,对于符合手术指征者应尽快行手术清除血肿。对伴有严重脑挫裂伤或水肿、术前脑疝或中线结构移位明显、血肿清除术后颅内压增高缓解不明显的病人,应尽快行去骨瓣减压术。

慢性硬脑膜下血肿病人凡有明显临床症状者,应积极手术治疗。手术方式根据血肿位置及分隔的情况,分为钻孔引流术、开颅血肿清除术等,最新临床研究显示口服阿托伐他汀可促进慢性硬脑膜下血肿的吸收。

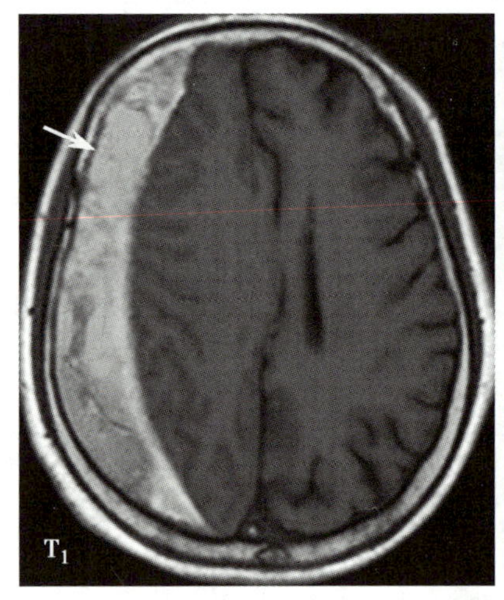

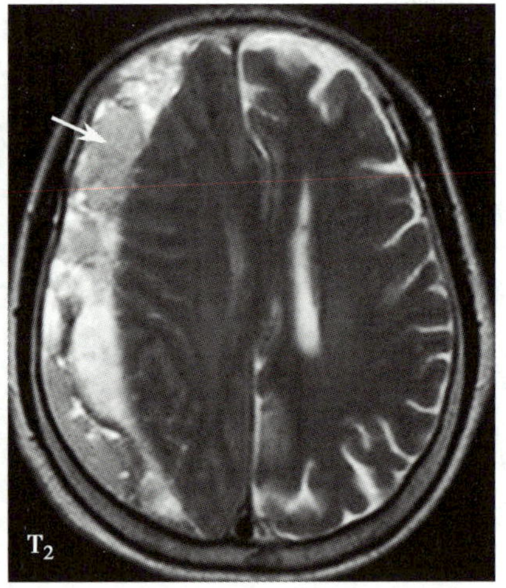

图 21-6 MRI 显示慢性硬脑膜下血肿(右侧额、颞、顶叶)

三、脑内血肿

脑内血肿(intracerebral hematoma,ICH)约占颅内血肿 5%。

(一) 发生机制

浅部脑内血肿多由脑皮质血管破裂所致,常与硬脑膜下血肿同时存在,多位于额极、颞极及其底面;深部脑内血肿系脑深部血管破裂所引起,脑表面无明显挫裂伤。

(二) 临床表现与诊断

脑内血肿与伴有脑挫裂伤的急性硬脑膜下血肿症状相似。及时行 CT 扫描可明确诊断。表现为脑挫裂伤区附近或脑深部白质内类圆形或不规则高密度影(图 21-7)。

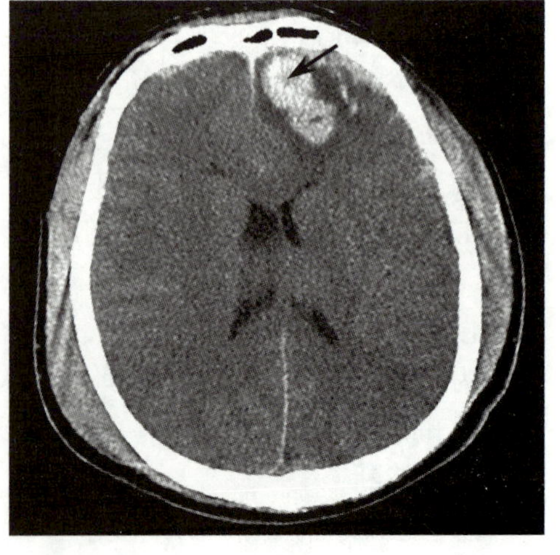

图 21-7 CT 显示脑内血肿(左侧额叶)

(三) 治疗和预后

脑内血肿的治疗与硬脑膜下血肿相近。

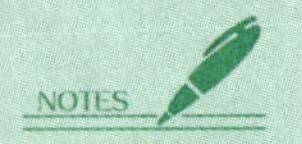

第六节 火器性颅脑损伤

火器性颅脑损伤（missile craniocerebral injury）是由飞射物（弹头、弹片等）造成的头颅及脑组织损伤，战时常见，平时也有发生。火器性颅脑损伤的救治难度大，死亡率高居战创伤首位。火器性颅脑损伤常导致头皮、颅骨与硬脑膜同时破裂，脑组织与外界沟通，形成开放性颅脑损伤（open craniocerebral injury）。

（一）分类

依据损伤深度不同，火器性颅脑损伤可以分为以下三类。

1. 头皮软组织伤 损伤主要位于头皮，颅骨完整，少数病人可因暴力传导致脑挫裂伤。

2. 非穿透伤 损伤深及颅骨，但硬脑膜完整。可因暴力传导出现脑挫裂伤或颅内血肿。

3. 穿透伤 损伤导致颅骨骨折和硬脑膜破裂，伴有脑挫裂伤及颅内血肿。根据飞射物穿经头颅时形成的伤道不同可分为三种（图 21-8）：①切线伤：飞射物呈切线状从头皮、颅骨及浅层皮质擦过，形成沟槽样伤道。常有碎骨片分布于浅部脑组织中。②非贯通伤（盲管伤）：飞射物经入口射入后停留于颅内，一般位于伤道最远端。伤道的方向不定、深浅不一，脑组织损伤严重。颅骨碎片、毛发等异物可被带入脑内，颅骨碎片多呈放射状分布于入口附近。部分病人飞射物到达对侧颅骨后被反弹，形成折线样伤道。③贯通伤：飞射物贯穿颅腔，伤道有入口和出口，入口处常见大量碎骨片，出口处骨缺损较大。由于伤道长，常累及重要脑结构及脑室，损伤严重。

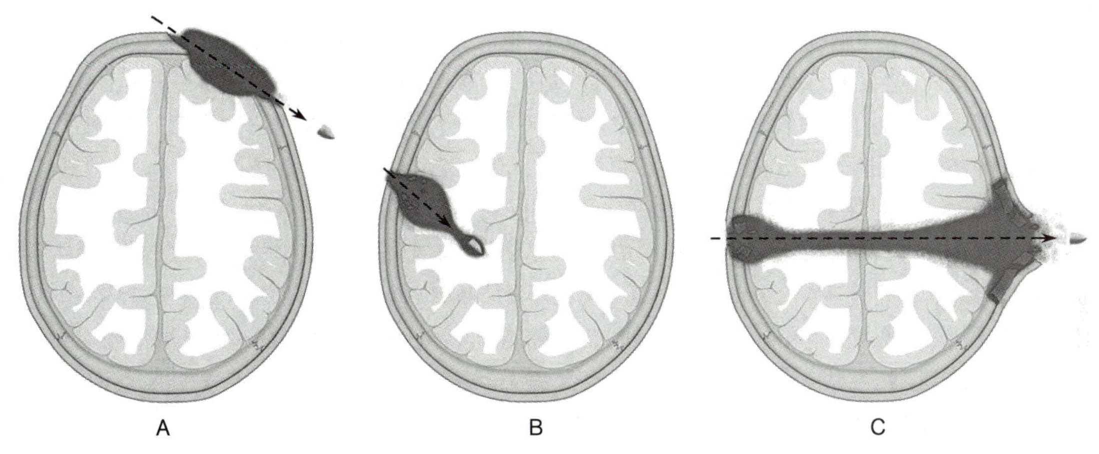

图 21-8 颅脑穿透伤示意图
A. 切线伤；B. 非贯通伤；C. 贯通伤。

（二）损伤机制和病理

火器性颅脑损伤的伤情与飞射物的性状、速度及大小密切相关。现代枪弹速度高，弹头穿透力强，容易造成贯通伤。而爆炸产生的弹片形状不规则，穿透力相对弱，容易引起非贯通伤。

1. 损伤机制 飞射物主要通过以下机制导致损伤：①直接损伤作用：飞射物高速前进，直接切割撕裂头皮、颅骨、硬脑膜及脑组织并形成伤道。②瞬时空腔效应：飞射物前进过程中产生压力波，后者使伤道周围脑组织向周围移位，产生瞬时空腔。脑组织在移位与回缩时受到严重撕裂，产生原发性损伤。损伤范围往往数倍于伤道直径。③继发性飞射物损伤：颅骨碎片被带入脑内并移动，形成多发的放射状伤道及脑组织损伤。

2. 病理变化 飞射物导致的病理损伤自伤道向周围分为以下三种区域：①组织坏死区：即原发伤道，内部充满血凝块、坏死的脑组织、碎骨片及毛发等。②挫裂伤区：位于伤道周围，常见脑挫裂伤及血肿。③脑震荡区：围绕挫裂伤区，常无出血或挫裂伤，头颅 CT 检查无异常，但有明确功能损害。

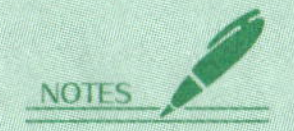

（三）临床表现

1. 意识障碍及颅内压力增高 意识障碍的程度与损伤的区域及范围有关，伤及脑干、脑室或弥散性损伤，往往意识障碍严重。低速飞射物造成的脑损伤较局限，意识障碍程度相对轻。高速飞射物脑损伤范围广泛，意识障碍多较严重。飞射物导致的颅内血肿及脑挫裂伤常导致颅内压力升高，严重者出现小脑幕切迹疝或枕骨大孔疝。出现双侧瞳孔散大固定者，提示脑干受累严重，多预后不良。

2. 生命体征改变 火器性颅脑损伤病人伤后多有生命体征变化。伤及脑干生命中枢者，常迅速出现中枢性呼吸、循环衰竭。合并颅内压力增高者可有呼吸及心率减慢伴血压升高表现。

3. 局灶性神经功能缺失 相关脑功能区受损可引起神经功能障碍。肢体瘫痪提示运动区皮质或传导束损伤。迟发性瘫痪或瘫痪程度加重，提示伤道内血肿形成可能。

（四）诊断

火器性颅脑损伤的检查及诊断与其他类型颅脑损伤原则相同，但特别强调头面部伤口和合并伤的检查。火器伤射入口常较小，应仔细检查，做到不遗漏。伤口有脑脊液或脑组织碎屑外溢者，应考虑为非穿透伤。既有入口又有出口者，考虑穿透伤。飞射物常导致头、胸、腹等多个部位受损，因此需行仔细的全身检查。头颅 CT 可以直观地显示伤道、脑挫裂伤、颅内血肿、颅骨骨折、骨碎片和异物等，是治疗决策的重要参照依据。火器性颅脑损伤病人还应常规接受正、侧位颅骨 X 线检查，以充分了解骨折及异物情况。伤及枕部或颅后窝时应行额枕 30°（汤氏位）X 线检查。眼眶穿入伤应行顶眶位（柯氏位）X 线检查。

（五）治疗

1. 急救 火器性颅脑损伤病情危重、进展迅速，急救应争分夺秒。常需在现场及转送途中实施紧急救治。急救时应注意：①现场应对伤口进行包扎，以减少污染及出血。注意保护膨出的脑组织。②确保呼吸道通畅，后送时采取侧俯卧位，及时清除呼吸道分泌物及呕吐物。存在气道梗阻或昏迷的病人，应及时行气管内插管。③及时、准确评估病情，迅速将病人转移至有条件行早期清创缝合及开颅手术的医院救治。对休克病人，应在抗休克治疗的同时，迅速查明休克原因并及时处置。

2. 早期清创及去骨瓣减压 早期清创应力争在伤后 24 小时内进行，没有条件的也应该在应用广谱抗生素的前提下于伤后 72 小时内进行。应在不增加脑损伤的前提下，按照由外及内、由浅入深的顺序，充分清除表浅的弹片、碎骨片及血肿，并严密止血，将污染开放的伤口变为清洁闭合的伤口，清创结束时应严密缝合硬脑膜。取出可及的金属弹片或骨片，深部的弹片或骨片常不需要一期取出。对于合并颅内压力升高的病人，应尽早给予降颅压治疗，保守治疗效果不佳者应尽早行去骨瓣减压术。

（屈 延）

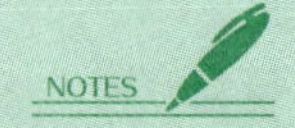

第二十二章 颅内肿瘤

扫码获取
数字内容

第一节 概 述

颅内肿瘤（intracranial tumor）指位于颅腔内的肿瘤，可以发生于颅骨、脑膜组织、脑组织以及其他系统肿瘤的颅内转移。年发病率为16.5/10万，占全身各种肿瘤的1%~3%，其中半数为恶性肿瘤，约占全身恶性肿瘤的1.5%，可发生在任何年龄，以20~50岁常见。

颅内肿瘤与身体其他部位的肿瘤不同，有其特有的解剖和生理特征，如处于相对"免疫豁免"的脑内，包围在血-脑屏障中，极少见神经系统外转移等，致使颅内肿瘤药物治疗困难。

近年来，神经系统肿瘤的发病率有所增高，可能和以下因素相关：①环境因素及人口老龄化，使人群肿瘤的总体发病率升高；②神经影像学提高了无症状肿瘤的检出率。

颅内肿瘤分为良性和恶性。恶性肿瘤以胶质瘤最常见，占原发性中枢神经系统肿瘤的近一半。良性肿瘤中以脑膜瘤最常见，占所有颅内肿瘤的20%~32%，其他良性肿瘤包括垂体腺瘤、听神经瘤等。

近年来，在脑科学研究中神经外科利用开颅脑部手术得天独厚的优势，建立标准化的肿瘤组织库，促进分子病理的相关研究及临床转化，逐步实现分子标记物的脑肿瘤治疗的个体化、联合化、系统化。在现代神经影像和导航技术的支持下，颅脑手术不仅使病人的脑功能得到保护，同时也为人体脑网络（cerebral network）研究提供了宝贵资料。

（一）病因

电离辐射是唯一明确的胶质瘤和脑膜瘤发病的危险因素。颅脑放射(即使是小剂量)，可使脑膜瘤发生率增加10%，胶质瘤发病率增加3%~7%，潜伏期可达放射治疗后10~20年。有报道，应用手机、接触高压电、染发、颅脑外伤和饮食中的亚硝胺类（N-nitrosourea）等，会增加患脑肿瘤的危险性，但尚不能肯定。

（二）颅内肿瘤分类

光学显微镜、组织化学染色、电子显微镜、免疫组织化学、分子遗传学等新技术，以及各种组学分析在内的方法和技术，彻底改变了肿瘤分类的方式。2021年第5版《世界卫生组织中枢神经系统肿瘤分类》（WHO CNS5），突出了分子诊断在中枢神经系统肿瘤分类中的作用，试图以尽可能谨慎但渐进的方式在分类中引入新的知识，包括新确认的肿瘤实体、逐步淘汰表面上过时的肿瘤类型，以及调整肿瘤分类学结构，寄希望能为临床实践提供指导并使病人获益。本章节采用2007版WHO分类。

（三）临床表现

颅内肿瘤引起的症状可分为颅内压增高表现、神经系统症状和全身症状。①颅内肿瘤引起颅内压增高，约一半颅内肿瘤病人表现为头痛，典型的头痛为弥散性，多发生在清晨睡醒后。②严重头痛时，伴有恶心、呕吐和展神经麻痹等症状。③颅内肿瘤引起癫痫（26%）。由于肿瘤刺激大脑皮质，初始为局灶性发作，继发全身性发作和意识丧失。

进行性神经系统局灶性功能障碍（68%），可以反映病变的部位：①额叶：健忘、痴呆、性格改变。发生失用、偏瘫，优势半球受累时出现言语障碍。②颞叶：幻听或幻嗅，记忆幻觉，记忆障碍。视野检查可能会发现对侧视野上半象限偏盲。③顶叶：对侧运动或感觉障碍，同侧偏盲。累及优势半球时可能发生失认和失用症。④枕叶：对侧视野缺损，浸润性肿瘤特别是侵犯胼胝体时发生失读症。⑤颅后窝：听力障碍，吞咽发呛，步态不稳等。⑥鞍区和松果体区肿瘤，由于影响神经内分泌系统，可以出现生长发育迟缓、性早熟等。

病程长短因肿瘤性质不同而异，恶性肿瘤比良性肿瘤的症状出现得早且发展快。

（四）影像学检查

MRI 扫描并强化检查是诊断颅内肿瘤的首选。诊断颅内肿瘤时应考虑：①与脑炎、变性或脑血管等病变鉴别；②肿瘤部位和周围结构的关系；③肿瘤生物学特性。

1. 头部 X 线片 垂体腺瘤可见蝶鞍扩大，听神经瘤病变侧内听道扩大，颅咽管瘤鞍上可出现斑点状或蛋壳样钙化。颅骨局部破坏或骨质增生多见于脑膜瘤、脊索瘤和颅骨骨瘤。颅内压增高可伴鞍背骨质吸收，儿童可出现颅缝分离、颅骨脑回压迹增多。

2. 头部 CT 扫描 显示脑室系统、脑灰质和脑白质，颅骨骨质和脑内钙化病灶，作为筛查手段。增强 CT 扫描用于显示肿瘤或血管畸形，用于有 MRI 扫描禁忌证的病人。

3. 头部 MRI 扫描 清晰显示脑实质、脑室系统和主要的大血管，因无颅骨伪影，更适宜检查颅后窝肿瘤和脑干肿瘤。MRI 增强检查，富于血运或血-脑屏障受损的肿瘤影像增强。功能性磁共振成像（functional magnetic resonance imaging，fMRI）可揭示肿瘤与大脑皮质听觉、语言等功能区之间的关系。弥散张量成像（diffusion tensor imaging，DTI）适用于脑深部病变，有利于制订手术入路，避免损伤关键白质纤维束。

CT 异常密度和 MRI 信号变化、脑室受压和脑组织移位、瘤周脑水肿范围，可以反映肿瘤组织及其继发改变如坏死、出血、囊变和钙化等情况，并确定肿瘤部位、大小、数目、血供和与周围重要结构的解剖关系，结合增强扫描对绝大部分肿瘤可作出定性诊断。

4. PET/CT 对脑肿瘤的良恶性定性、恶性胶质瘤边界的确定、肿瘤治疗后放射性坏死与复发的鉴别，以及判断原发、转移或复发肿瘤和脑功能有一定价值。

（五）治疗

根据病人年龄、职业、神经功能缺损情况、影像学检查结果、肿瘤生物学特性、病人对所患肿瘤的理解程度以及对治疗结果的期盼综合考虑，结合医生经验，充分利用现有的治疗手段，设计出一套完整的、个体化、合理的治疗方案，称为术前评估（preoperative evaluation）。

1. 内科治疗

（1）降低颅内压。

（2）抗癫痫治疗：对易发生术后癫痫的幕上肿瘤病人，术前需维持抗癫痫药的有效血药浓度，并在术后服抗癫痫药 3 个月，预防术后癫痫的发生。术前有癫痫史或术后出现癫痫者，应连续服用抗癫痫药，癫痫停止发作 6 个月后可以缓慢停药，服癫痫药期间需定期查肝功能及血常规。

2. 外科治疗 是治疗颅内肿瘤的主要方法，目的是降低颅内压和解除肿瘤对脑神经的压迫。微骨窗入路（keyhole approach），神经导航（neuronavigation），术中采用微创神经外科（minimally invasive neurosurgery）技术，充分利用正常脑沟、脑裂切除肿瘤，最小限度干扰正常神经功能。良性肿瘤尽可能全切除，恶性肿瘤切除须获得充分脑减压，为放射治疗和化学治疗创造机会。

应用立体定向和神经导航技术取活检行组织学检查确定肿瘤性质。

3. 放射治疗

（1）常规放射治疗：颅内肿瘤主要的辅助治疗措施。生殖细胞瘤和淋巴瘤对放射线高度敏感，经活检证实后可列为治疗措施。中度敏感肿瘤有髓母细胞瘤、室管膜瘤、多形性胶质母细胞瘤、生长激素型垂体腺瘤和转移瘤。其他类型垂体腺瘤、颅咽管瘤、脊索瘤、星形细胞瘤和少突胶质细胞瘤对放射线低度敏感。

病人病情许可时，术后 7~10 天即可开始放射治疗。对容易种植转移的髓母细胞瘤、生殖细胞瘤、中枢神经系统恶性淋巴瘤和室管膜母细胞瘤还应行全脑和第 2 骶椎以上全脊髓照射。

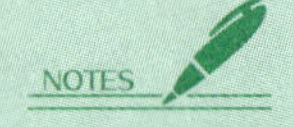

放射线治疗可出现脑血管扩张、充血，加重脑水肿，使颅内压增高，甚至导致脑疝。治疗中应给予适量甘露醇或/和肾上腺皮质激素。放射性脑坏死与肿瘤复发，从临床表现和MRI影像很难鉴别，其鉴别有赖于PET检查。

（2）瘤内放射治疗：将放射范围小的液体放射性核素制剂（如^{32}P、^{198}Au等）注入瘤腔内，或将颗粒状放射性核素制剂植入瘤体内，依靠γ射线或β射线的电离辐射作用杀伤肿瘤细胞。

（3）立体定向放射治疗（γ刀、X刀）：立体定向放射治疗持续作用时间可长达数年，如果病例选择不当，会造成严重的放射性脑病和神经功能障碍，因此应严格掌握适应证。一般来说，边界清楚，直径≤3cm的肿瘤效果较好。治疗更大的病变，由于解剖和放射生物学的限制，必须减小放射剂量。而且，多处大剂量放射线重叠，立体定向的准确性会偏移。

4. 化学药物治疗　针对恶性肿瘤，术后应及早进行，也可与放射治疗同时进行。应选择毒性低、小分子、高脂溶性和易通过血-脑屏障的化疗药物。对生殖细胞瘤和淋巴瘤效果较好，胶质瘤化疗也可取得一定疗效。

5. 应用免疫、基因、光疗及中药等方法治疗颅内肿瘤，均在进一步探索中。

第二节　常见颅内肿瘤

一、神经上皮组织肿瘤

神经上皮组织肿瘤亦称胶质瘤（glioma），是最常见的原发性颅内恶性肿瘤，占颅内肿瘤40%~50%，年发病率为（5~8）/10万。胶质瘤生存期短、复发率和死亡率高，尤其是恶性程度最高的多形性胶质母细胞瘤（glioblastoma multiforme，GBM）。近年，对胶质瘤大规模、高通量、多维基因组学技术研究，以及大样本临床随访数据库不断完善，胶质瘤精准医疗研究取得长足进步。

胶质瘤分级是根据病理学检查，以最恶性部分确定的，分级标准有WHO（2007年）和St.Anne-Mayo两个系统，均依据细胞核异常、有丝分裂、微血管增生和坏死等病理改变的有无而定。肿瘤的组织学特征、病人年龄和临床表现是决定预后的重要因素。

（一）星形细胞来源的肿瘤

1. 星形细胞瘤（astrocytoma）　低级别的纤维型星形细胞瘤（WHO Ⅱ级）必须与良性肿瘤如毛细胞型星形细胞瘤（WHO Ⅰ级）和多形性黄色瘤型星形细胞瘤（WHO Ⅱ级）鉴别。星形细胞瘤好发于青年，高峰年龄为30~40岁。典型首发症状为癫痫，可合并其他神经系统症状。星形细胞瘤MRI特征为T_1像低信号，无强化的弥散病变，T_2像或Flair像显示较明显，表现为较脑组织明亮的高信号。肿瘤有占位征象和皮质侵犯现象，异常信号可达脑表面。病灶边界明确，周边水肿不明显，年轻病人的病变常累及岛叶。

PET/CT可作为MRI的补充，特别是对低级别的胶质瘤，表现为葡萄糖代谢率低。如果PET/CT表现为高糖代谢病变，提示肿瘤级别高，应行活检或手术切除。

此类病人大多年轻，仅有癫痫症状。治疗方法选择需仔细评估（见术前评估部分）。如果病变可能全切除而不影响生活质量，可手术治疗。对于分级较低的肿瘤，手术切除可以改善预后（如减少癫痫）。但也有人认为，对无症状和药物控制抽搐效果好者，推迟手术是安全的。如果肿瘤涉及范围广泛或重要结构（如语言功能区）受累，则切除困难。

放射治疗是较为有效的治疗方法，小剂量放射治疗优于大剂量放射治疗。手术后立即进行放射治疗，可延缓病变进展时间。病人神经系统功能正常、抗癫痫药物治疗良好的，不管是否实施手术治疗均应进行随访，待出现神经系统症状，或MRI、PET/CT证实肿瘤生长后，再次评估治疗手段。

低级别星形细胞瘤平均生存期是5年，多数病人死于病变转变成高级别恶性胶质瘤。生存期范围较宽，有些病人可生存10年或更长。

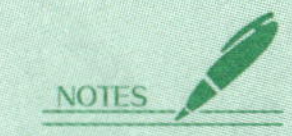

2. 恶性星形细胞瘤 包括间变性星形细胞瘤（WHO Ⅲ级）和胶质母细胞瘤（WHO Ⅳ级），年发病率为（3~4）/10 万。至少有 80% 的恶性胶质瘤为胶质母细胞瘤。胶质母细胞瘤可发生于脑的任何部位，但大脑半球最常见。男女比例为 3∶2。间变性星形细胞瘤高发年龄为 40~50 岁，而胶质母细胞瘤常发生于 60~70 岁。多数恶性星形细胞瘤是单发的，有时伴发于遗传综合征，如 1 型、2 型神经纤维瘤病，Li-Fraumeni 综合征和 Turcot 综合征。

典型 MRI 表现为肿瘤不均匀强化，可为环状强化（图 22-1）。病灶周边有水肿占位征象明显。肿瘤广泛浸润生长，可累及白质，并可能通过胼胝体累及双侧大脑半球。某些病例中整个大脑半球或几乎全脑被肿瘤浸润，如大脑胶质瘤病。

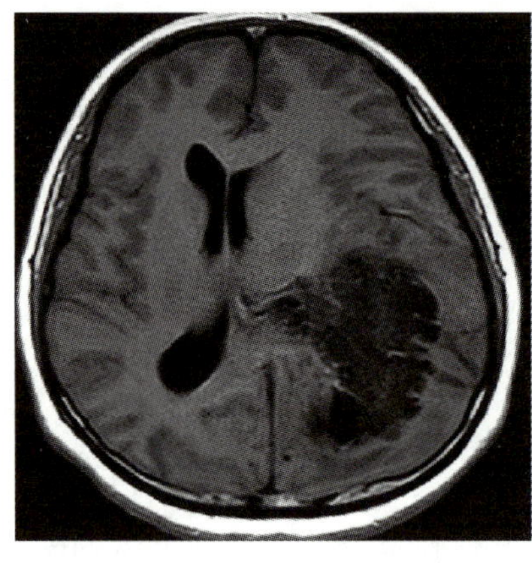
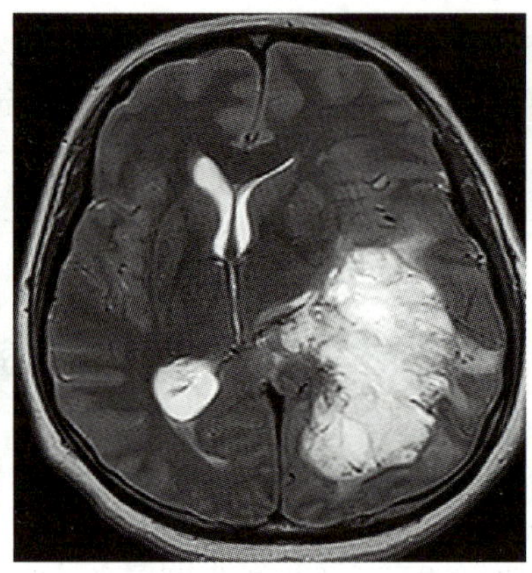
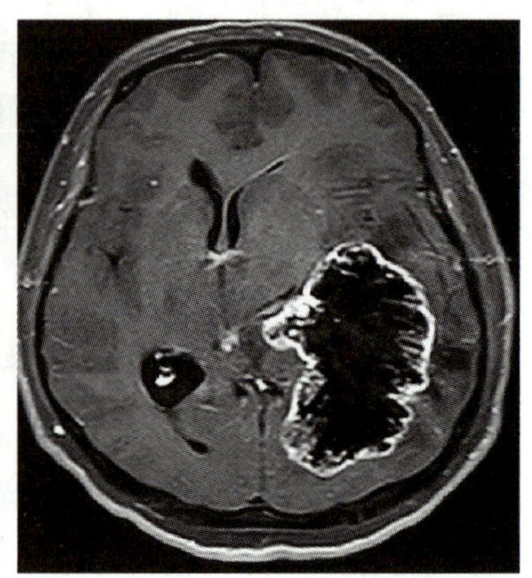

图 22-1 左侧颞、顶叶胶质母细胞瘤 MRI 表现

间变性星形细胞瘤和胶质母细胞瘤治疗相同，首选手术切除。全切除肿瘤可以延长生存期，并可改善神经功能，因此手术要尽可能多切除肿瘤（最大范围安全切除）。手术后局部放射治疗，总放射剂量为 60Gy，可明显延长生存期。也有很多加强放射治疗的方法，包括应用近距离放射、放射性物质植入瘤床（可增加 60Gy）。

早期应用于胶质瘤的化疗是亚硝脲类化疗药物，因其脂溶性较高，相对容易通过血-脑屏障，包括尼莫司汀（ACNU）、卡莫司汀（BCNU）、洛莫司汀（CCNU）及司莫司汀（me-CCNU）等，均属于烷化剂。近来通过多中心随机对照研究表明新型口服烷化剂替莫唑胺（TMZ）能够延长 GBM 病人的总体生存率及中位生存期，化疗在胶质瘤中的作用得到进一步肯定。BCNU 缓释胶囊和抗血管生成的靶向药物贝伐单抗（bevacizumab）的成功应用，确立了胶质瘤化疗的价值。

肿瘤复发后可以考虑再次手术治疗，延长生存期，并联合进行化疗。

即使进行积极治疗，间变性星形细胞瘤病人平均生存期为 3 年，胶质母细胞瘤病人的平均生存期为 1 年。少数健康状况良好、病变能够全切除、术后行放射治疗和化疗的病人可拥有较长生存期，青年胶质母细胞瘤病人生存期较老年病人长。

（二）少突胶质细胞来源的肿瘤

少突胶质细胞瘤（oligodendroglioma）和少突星形细胞瘤，起源于少突胶质细胞或少突胶质细胞前体，有时其组织学上既有少突胶质细胞成分，也有星形细胞成分。少突胶质细胞瘤约占胶质瘤总数的 20%，分为两类：低级别和高级别（间变性）少突胶质细胞瘤，这一分类有助于评估预后和选择治疗方案。少突胶质细胞瘤对化疗非常敏感。

约有半数的少突胶质细胞瘤会出现特定的分子基因学改变（染色体 1p 和 19q 的联合缺失），存在 1p/19q 缺失的病例对化疗更加敏感。因此，考虑有少突胶质细胞瘤成分时应进行 1p/19q 检测，以便选择治疗方案并判断预后。

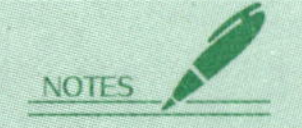

1. 低级别少突胶质细胞瘤 大多数少突胶质细胞瘤为低级别（WHO Ⅱ级），容易发生钙化。低级

别少突胶质细胞瘤由于其血供脆弱，有自发性出血倾向，可能表现为颅内出血，病人出现急性偏瘫、头痛和昏睡。多数病人以抽搐或进行性偏瘫、认知功能障碍为首发症状。

低级别少突胶质细胞瘤的诊断和治疗，与低级别星形细胞瘤相同。如果病人无神经功能障碍和体征，临床、影像学显示病变无进展时，治疗原则与星形细胞瘤相同。

传统的局部放射治疗最大量为 54Gy，可以改善症状并可能延长生存期。对于肿瘤未能全切和具有高危因素的人群，可进行放射治疗或化疗。少突胶质细胞瘤，特别是存在 1p/19q 缺失的肿瘤对烷化剂化疗敏感，应考虑进行化疗。目前的化疗方案主要有 PCV［丙卡巴肼（PCB）+洛莫司汀（CCNU）+长春新碱（VCR）］方案和 TMZ 方案，联合放射治疗可显著改善病人 5 年无进展生存期。

少突胶质细胞瘤病人平均生存期约为 10 年，相比星形细胞瘤明显延长。MRI 可以早期诊断，很多病人随访多年，未经治疗而病情无变化。

2. 间变性少突胶质细胞瘤（anaplastic oligodendroglioma） 和恶性星形细胞瘤一样，确诊后需立即行病变切除术，并结合既往的治疗情况，选择放射治疗和/或化疗。化疗方案包括替莫唑胺（既往未行 TMZ 化疗）、亚硝基脲、PCV 方案及铂剂等。

二、听神经瘤

听神经瘤（acoustic neuroma）多为良性、单侧，年发病率约 1.5/10 万，占颅内肿瘤的 8%~10%。大多起源于前庭神经上支施万细胞，发生在内听道段，部分发生于第Ⅷ脑神经近脑干侧。近年由于 MRI 广泛应用，其发生率逐渐上升且确诊时肿瘤体积逐渐减小。

在 2 型神经纤维瘤病病人中，前庭神经瘤的发病率显著升高，且以双侧发病为标志。

（一）临床表现

多以单侧高频耳鸣起病，缓慢进展，听力逐渐丧失。肿瘤压迫第Ⅴ或第Ⅶ脑神经，病人面部麻木，面肌运动障碍和味觉改变（较少见）。后组脑神经受压会出现声音嘶哑、吞咽困难。大型听神经瘤压迫脑干和小脑，造成脑脊液循环梗阻时出现脑积水及颅内压增高，可伴有复视、共济失调和锥体束征阳性等表现。听力纯音测定通常表现为以高频音损失为主的感觉性听力丧失。

依听神经瘤直径大小分为四级：1~10mm 内听道内肿瘤属于Ⅰ级；11~20mm 内听道内和脑池内肿瘤属于Ⅱ级；21~30mm 肿瘤与脑干相邻属于Ⅲ级；31mm 以上肿瘤压迫脑干移位属于Ⅳ级。

薄层轴位 MRI 为确诊听神经瘤的首选检查，可显示内听道圆形或卵圆形强化肿瘤，大肿瘤可有囊变（图 22-2）。CT 表现为内听道扩大呈喇叭口状，同时能显示乳突气房发育情况，便于手术入路选择。

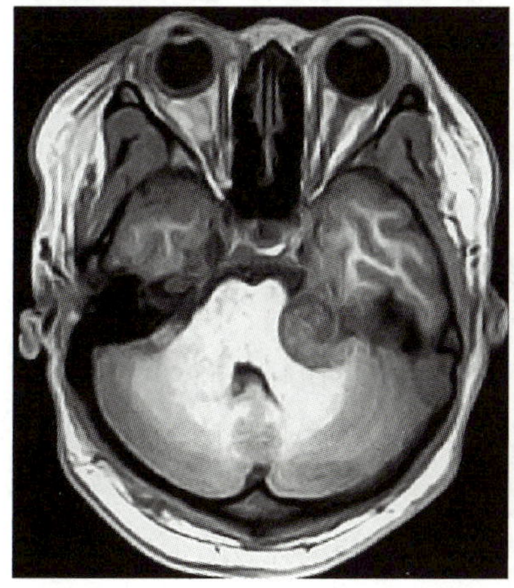
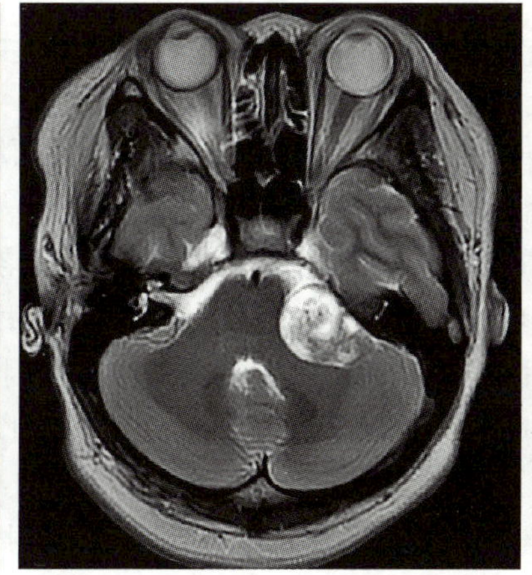
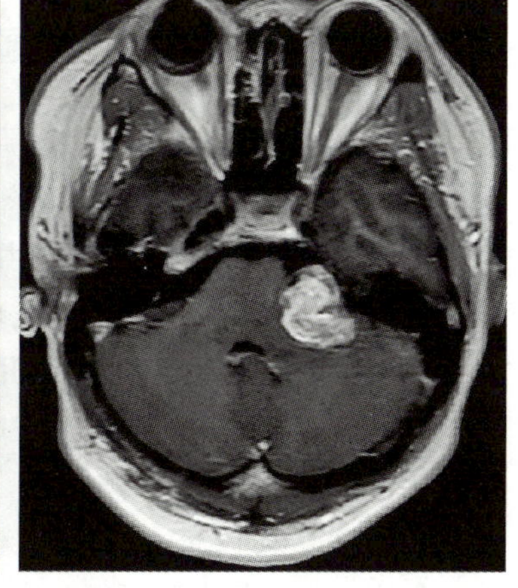

图 22-2 左侧听神经瘤 MRI 表现

NOTES

（二）治疗

应根据病人年龄、肿瘤大小、术前听力和脑神经受损情况而定。

1. 随访　早期发现直径小于 3.0cm 的听神经瘤，若病人顾虑手术，也可密切观察症状变化，定期检查 MRI，如肿瘤生长则应治疗。

2. 手术　肿瘤超过 3.0cm 应手术治疗，力争全切肿瘤，并注意保留面神经功能。枕下乙状窦后入路最常用，可显露脑神经和脑干，并予以保护。听力丧失的中、小型听神经瘤行经迷路入路，可较好地保护面神经；内听道内或侵入脑桥小脑角的小型肿瘤，残存听力良好，可选用颅中窝入路。

3. 若病人全身状况差不能耐受手术，或手术切除后残留或直径小于 3.0cm 的肿瘤，可行立体定向放射治疗。

三、脑膜瘤

脑膜瘤（meningioma）是常见的原发性颅内肿瘤，占原发性颅内肿瘤的 14.3%~19%。发病高峰为 45 岁，男女比为 1.8∶1。60 岁以上人体尸检显示 3% 存在脑膜瘤。多发性脑膜瘤占 8%，可见于 2 型神经纤维瘤病。

60%~70% 的脑膜瘤位于大脑镰（包括矢状窦旁）、蝶骨（包括鞍结节）或大脑凸面等区域。因此，病人的症状和体征可直接反映病变部位。多数脑膜瘤生长缓慢，不引起局部脑水肿，症状多为肿瘤周边神经组织受压所引起。大脑半球凸面脑膜瘤常以抽搐和进行性偏瘫为首要表现，颅底脑膜瘤典型表现为脑神经功能障碍，各部位脑膜瘤都可引起头痛。

脑膜瘤的 MRI 表现为肿瘤附近常有“脑膜尾征”，提示肿瘤附着于脑膜并沿脑膜生长（图 22-3）。病变常有均匀强化。如果肿瘤周边有脑水肿，常可提示肿瘤分化不良或压迫重要引流静脉。

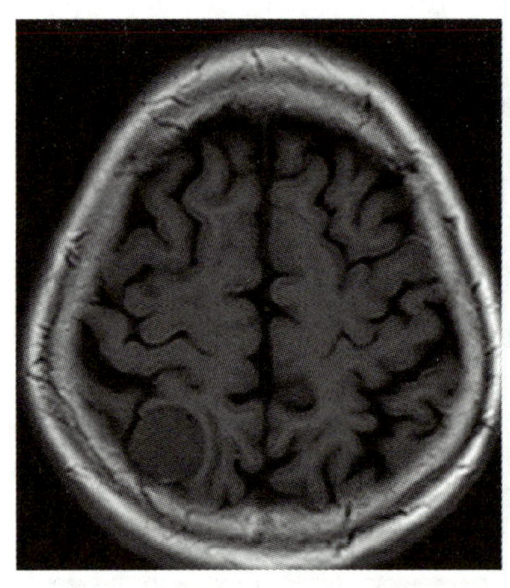
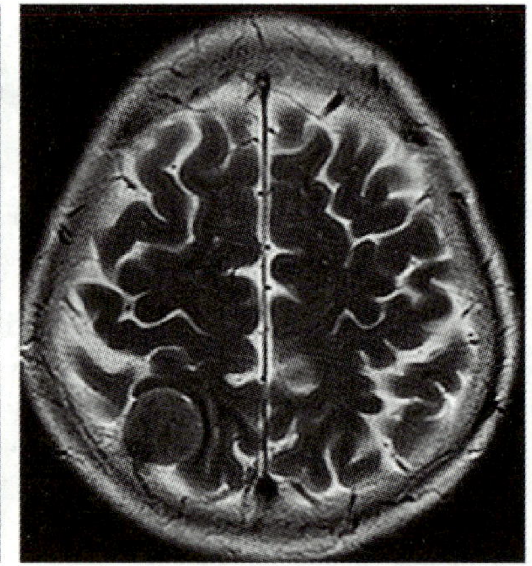
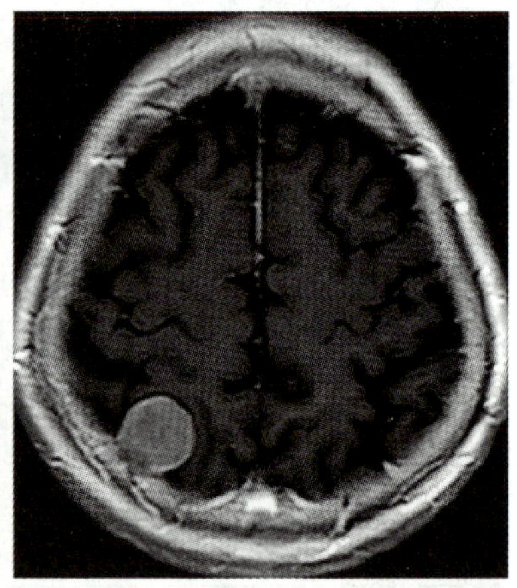

图 22-3　右侧顶叶凸面脑膜瘤 MRI 表现

脑膜瘤实际起源于蛛网膜颗粒细胞（而非硬脑膜），多数脑膜瘤组织学上为良性，生长缓慢、边界清楚。组织学上约 10% 的脑膜瘤呈恶性肿瘤和/或快速生长的变异型（血管外皮细胞瘤）。

小脑膜瘤常在影像学检查时偶然发现，随访即可，特别是对于老年病人。很多脑膜瘤生长缓慢，也不引起神经系统症状。如果发现肿瘤有生长，需评估是否需要治疗。

外科手术疗效肯定。术中切除范围是预防肿瘤复发的最重要因素。肉眼全切肿瘤的术后复发率为 11%~15%，未全切肿瘤的复发率为 29%。恶性脑膜瘤的复发率比良性高。颅底脑膜瘤常因与重要结构相包绕而难以完全切除。

肿瘤直径小于 3cm，且不与脑神经和其他重要结构毗邻时可选择立体定向放射治疗，但应慎重评估后采用。肿瘤复发后可行二次手术切除。若肿瘤不能全切或有恶性表现，手术后可行放射治疗，以减缓肿瘤生长速度。

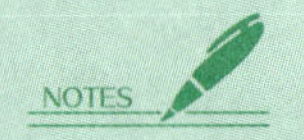

四、生殖细胞肿瘤

2007 年 WHO 分类法将生殖细胞肿瘤（germ cell tumor，GCT）分为生殖细胞瘤、胚胎性癌、卵黄囊瘤、绒毛膜癌、畸胎瘤和混合性生殖细胞肿瘤六类。

颅内生殖细胞肿瘤好发于儿童和青少年，占颅内肿瘤的 0.5%，占儿童脑肿瘤的 0.3%~3.4%。男性明显多于女性。GCT 绝大多数位于中线附近，如鞍上和松果体区、基底节及丘脑，少数可发生在侧脑室、第三脑室、大脑半球、小脑半球或脑干等。除成熟畸胎瘤外，均易经脑脊液播散。

肿瘤边界较清楚，一般无包膜。大多呈灰红色、质软、易碎，可见有出血、囊性变和钙化。成熟型畸胎瘤内有分化成熟的三个胚层衍化的器官样组织结构，如表皮和皮肤组织、胃肠腺的黏膜组织、脂肪肌肉组织以及骨和软骨组织。

（一）临床表现

松果体区肿瘤压迫中脑顶盖，出现 Parinaud 综合征，即眼球上视不能，但不伴眼会聚功能障碍；导水管受压引起梗阻性脑积水、颅内压增高、锥体束征阳性和共济失调。青春期性早熟也较常见。肿瘤位于鞍上可出现视力视野障碍、尿崩症和垂体功能减退；阻塞侧脑室 Monro 孔可发生脑积水。鞍上肿瘤病人的病史相比松果体区肿瘤长，前者可能为数年，后者多为数月。肿瘤位于基底节丘脑，病人可出现偏瘫、偏身感觉障碍等症状。

（二）诊断

1. 影像学特点　头部 X 线片松果体区异常钙化是松果体区肿瘤的特征性表现。CT 表现多为均匀等密度或高密度病灶，钙化可源于松果体。MRI/CT 注射对比剂后，病变常均匀一致明显强化，瘤周水肿带多不明显。基底节生殖细胞瘤形态不规则，瘤内钙化、囊变多见，有的甚至表现为囊性病灶。基底节生殖细胞瘤常伴同侧大脑半球萎缩。畸胎瘤 CT 平扫为混杂密度病灶，常见钙化，MRI 为混杂信号，有时可在 T_1、T_2 像均出现高信号，提示存在脂肪成分。

2. 脑脊液脱落细胞学检查及肿瘤标志物　由于肿瘤易通过脑脊液播散，部分可以找到肿瘤脱落细胞，对诊断有重要意义。与生殖细胞瘤相关的标志物有人绒毛膜促性腺激素、甲胎蛋白等。

3. 对疑为松果体区 GCT 伴脑积水者可进行活检。

（三）治疗

GCT 各亚型预后差异极大，治疗方法取决于肿瘤位置、大小，肿瘤标志物和病理性质等因素。治疗策略为中低剂量放射治疗联合以铂剂为基础的化疗，尽量减少对病人生长发育的影响。

手术适应证：对放、化疗不敏感，肿瘤残留较大；肿瘤巨大不宜首选放、化疗；肿瘤性质不易判断。合并脑积水、颅内压增高的病人，可先行脑室引流或分流手术。

全脑和脊髓照射对肿瘤播散有预防作用，生殖细胞瘤的种植播散是影响生存质量的主要因素。

五、表皮样囊肿和皮样囊肿

表皮样囊肿（epidermoid cyst）和皮样囊肿（dermoid cyst）为先天性良性肿瘤。表皮样囊肿占颅内肿瘤的 1%，CPA 区（桥小脑角区）肿瘤的 7%，发病高峰在 40 岁，无性别差异。由鳞状上皮层状排列，内含角蛋白、细胞碎片和胆固醇，好发于脑桥小脑角。皮样囊肿占颅内肿瘤的 0.3%，内含皮肤附属器官如毛发和皮脂腺，多发生在儿童，肿瘤多位于中线如囟门、第四脑室、鞍上和椎管，产生相应临床表现。表皮样囊肿破裂会导致无菌性脑膜炎。

CT 表现为肿瘤低密度，类似于脑脊液，不被强化，无脑水肿。MRI T_1 加权像为不均匀低信号，T_2 加权像为与脑脊液相似的高信号。弥散加权成像（DWI）是鉴别表皮样囊肿和脑脊液（或蛛网膜囊肿）最好的方法。由于抑制了水分子的运动，表皮样囊肿在 DWI 上呈增强信号。

此类肿瘤生长缓慢，无症状病人可观察。肿瘤全切可治愈，少数复发。表皮样囊肿刺激性强，会导致化学性脑膜炎，应尽量全切除，但不该勉强切除囊壁而损伤脑神经和脑组织。术中应用生理盐

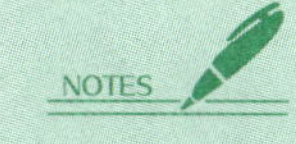

水和地塞米松盐水（100mg/L）反复冲洗术野，术后给予皮质激素静脉滴注，可减少脑膜炎和脑积水的发生。

六、蝶鞍区肿瘤

（一）垂体腺瘤

垂体腺瘤（pituitary adenoma）起源于腺垂体，是一种常见的脑瘤，约占颅内肿瘤的 10%，在常规尸检中发现率更高。起病年龄为 30~40 岁，男女发病率均等。

1. 病理分类

（1）根据常规病理染色，垂体腺瘤可分为嫌色性、嗜酸性、嗜碱性和混合性四类。垂体腺瘤一般为良性，发生恶变者少见。肿瘤直径 <1cm 的属于垂体微腺瘤，≥1cm 则为大腺瘤。侵犯海绵窦、蝶窦及其他结构的肿瘤为侵袭性垂体腺瘤。

（2）根据腺瘤内分泌功能，可分为以下几类：①促肾上腺皮质激素腺瘤（ACTH 腺瘤），可导致库欣病（Cushing disease）；②催乳素腺瘤（PRL 腺瘤），常出现女性闭经泌乳综合征（amenorrhea galactorrhea syndrome），男性勃起功能障碍及无生育功能；③生长激素腺瘤（GH 腺瘤），可导致成人肢端肥大症，儿童或青春期巨人症；④促甲状腺素腺瘤（TSH 腺瘤）；⑤黄体生成素/卵泡刺激素腺瘤（LH/FSH 腺瘤）；⑥混合性激素分泌瘤；⑦无功能性腺瘤。以上各型可依据临床症状和免疫组织化学染色方法鉴别。

2. 临床表现 功能性（分泌性）垂体腺瘤常因垂体或靶腺功能异常出现相应症状，如巨人症、肢端肥大症；女性病人闭经泌乳，男性病人垂体性肥胖、勃起功能障碍等。而无功能性垂体腺瘤体积较大时压迫视神经，引起视力下降甚至失明，以双颞侧偏盲常见的视野缺损，以及眼底视盘原发性萎缩等症状。

垂体腺瘤卒中（肿瘤出血或梗死），病人可突然头痛，视力急剧下降，剧烈单眼或双眼疼痛，呈蛛网膜下腔出血症状伴有严重内分泌状态异常。严重时嗜睡甚至昏迷。侵袭性垂体瘤会引起脑神经麻痹等海绵窦综合征。

3. 辅助检查

（1）垂体腺及其靶腺功能检查：包括血 GH、T_3、T_4、TSH、PRL、LH/FSH 等；血浆 ACTH，24 小时尿皮质醇；性激素水平；空腹血糖等其他相关检查。

（2）影像学检查

1）头部 X 线侧位显示蝶鞍扩大，鞍底破坏，鞍背变薄、竖直、鞍底双边。冠状位 CT 扫描可显示蝶窦骨质破坏情况。

2）MRI 扫描可见环绕垂体周围脑脊液为长 T_1 信号，垂体信号与灰质信号相同，清晰可见。正常垂体腺的前后径在育龄女性（15~49 岁）≤11mm，其他成年人≤9mm。75% 的微腺瘤 T_1 为低信号，T_2 为高信号，多可见垂体柄移位。MRI 还能显示肿瘤与海绵窦和颈内动脉的关系。

3）鞍区球形占位性病变应行脑血管造影与巨大颅内动脉瘤鉴别。

4. 治疗

（1）手术适应证：①非分泌性肿瘤体积较大引起视力视野障碍；②垂体腺瘤卒中；③经药物治疗不能控制的 PRL 腺瘤；④GH 腺瘤；⑤原发性库欣病（ACTH 腺瘤）。

（2）手术入路：①微腺瘤或向蝶窦生长的肿瘤，以及向鞍上发展不严重的大腺瘤首选经蝶窦入路（transsphenoidal approach）；②蝶窦气化不良或甲介型蝶窦、哑铃形肿瘤，选用经蝶窦入路需慎重；③瘤体大，向鞍旁、鞍后及颅前窝底发展，视力障碍明显者应选用经额入路或经翼点入路切除肿瘤。

（3）围手术期治疗：①术前 3 天起口服泼尼松 5~10mg 或地塞米松 0.75mg，3 次/日；②术中地塞米松 10mg 静脉滴注；③术后地塞米松 10mg，2 次/日，静脉滴注，3 天后酌情减量或改为口服；④个别垂体功能低下者，需长期应用激素替代治疗；⑤术后严密观察病人视力和电解质及尿量变化，有糖尿病者要注意血糖改变，如有紊乱及时给予调整；⑥尿崩症处理见“颅咽管瘤”。

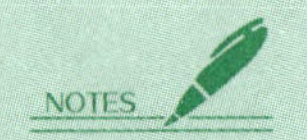

（4）放射治疗：除 GH 腺瘤对放射线较敏感外，其他垂体腺瘤敏感性差。放射治疗适用于有体弱、高龄等状况，不宜手术病人或术后控制残余肿瘤。但已有视力视野障碍者，应手术视神经减压后再行放射治疗；立体定向放射治疗适用于垂体微腺瘤。对于功能性垂体腺瘤，术后内分泌异常未缓解，也可以采用放射治疗。

（5）药物治疗：垂体靶腺功能低下治疗原则是缺什么补什么，常用的有泼尼松、甲状腺素、睾酮类和女性激素等。围手术期和放射治疗期均应根据病情补充调整相应激素用量。

溴隐亭（bromocriptine）是目前治疗 PRL 腺瘤最有效的药物，可使 90% 的 PRL 腺瘤体积缩小，女性病人泌乳消失，恢复月经甚至正常生育。但一旦停药，肿瘤又会长大，因此建议长期服药。生长抑素对部分 GH 腺瘤病人有效，能改善高生长激素血症引发的并发症，并有部分病人使用后肿瘤体积缩小。

部分 GH 和 ACTH 腺瘤因发现较晚，激素水平持续增高引起全身性病理改变，病人不能耐受手术治疗，需要先用药物控制，待一般状况改善后再考虑手术。

（二）颅咽管瘤

颅咽管瘤（craniopharyngioma）占所有颅内肿瘤的 0.8%，为良性先天性肿瘤，占儿童脑肿瘤的 5%~11%，是最常见的儿童非上皮来源的颅内肿瘤，发病高峰年龄为 5~9 岁。颅咽管瘤发自残余在垂体结节部即垂体茎部的鳞状上皮细胞，多位于蝶鞍膈上，少数在鞍内，常与第三脑室底粘连。瘤体较大时有囊变，囊液墨绿色含胆固醇结晶。儿童颅咽管瘤钙化率高达 85%。

1. 临床表现

（1）颅内压增高症状：多因肿瘤阻塞脑脊液通路所致。

（2）内分泌功能障碍：肿瘤影响垂体及下丘脑功能，78% 有不同程度的内分泌功能紊乱，一半以上为首发症状。①儿童和青少年生长发育迟缓、生殖器不发育，第二性征不出现，成人性腺功能减退；②尿崩症，少数病人为首发症状；③侏儒症，躯体生长发育迟缓，骨骼发育不全，血清生长激素降低，智力尚可；④下丘脑受损时呈肥胖及间脑综合征。

（3）视力视野障碍：因肿瘤部位而异，鞍上肿瘤多引起双颞偏盲。大部分病人有视力障碍，儿童易忽略，常伴有视盘萎缩或水肿。

2. 诊断 头部 X 线片显示蝶鞍变形，鞍背和前床突侵蚀，鞍内肿瘤或鞍上肿瘤钙化率成人为 25%~40%，儿童为 85%。CT 可显示肿瘤的大小、囊性变和 X 线片未显示的钙化，蛋壳样钙化为其典型表现。囊液密度取决于所含脂类、蛋白含量。MRI 可很好地显示肿瘤与下丘脑、终板、垂体和颈内动脉的关系，增强扫描后肿瘤轮廓增强。实验室检查可参考垂体腺瘤的有关章节。若肾上腺皮质和甲状腺功能减退，手术死亡率升高。

3. 治疗

（1）围手术期：肾上腺皮质功能减退者，除给予地塞米松外，还应调整水、电解质平衡紊乱。

（2）可采用经翼点入路、经蝶入路或经额下入路、经胼胝体入路切除肿瘤。

（3）放射治疗可能抑制残余肿瘤生长。儿童最好推迟放射治疗，以免影响发育。不宜手术的囊性颅咽管瘤，可应用立体定向技术注入 ^{90}Y、^{32}P 或 ^{198}Au 等放射性核素。

（4）尿崩症的处理：适当给予抗利尿激素（antidiuretic hormone，ADH）、去氨加压素（弥凝）等；同时注意水、电解质平衡。

七、脑转移瘤

脑转移瘤（metastatic tumor）可单发或多发。肺、乳腺和胃的腺癌易造成脑转移，肉瘤脑转移少见。黑色素瘤、绒毛膜癌和支气管癌所致脑转移瘤常伴瘤内出血。15% 的脑转移灶先于原发灶出现症状；43%~60% 的转移癌病人胸部 X 线片可见原发灶（肺癌转移）；80% 的脑转移瘤位于大脑中动脉分布区，灰质、白质交界处；小脑转移瘤是成人颅后窝常见肿瘤，转移途径包括硬脊膜外静脉丛和椎

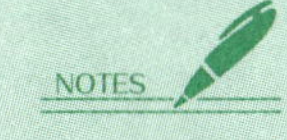

静脉。

75% 的脑转移瘤表现为脑实质功能损害或软脑膜的癌性脑膜炎（carcinomatous meningitis）。一半病人颅内压增高表现为嗜睡、淡漠。当发生肿瘤卒中时病情突然加重。因肿瘤压迫可出现肢体运动障碍。15% 的病人发生癫痫。

CT 显示肿瘤常为圆形，边界清楚，明显强化，脑白质水肿严重。MRI 对颅后窝转移灶定位更准确。脑脊液检查有助于诊断癌性脑膜炎。行胸部和女性乳房 X 线片、胸腹部 CT，必要时行 PET 检查有助于发现原发病灶。

伴颅内压增高的单发病灶可手术切除，或手术切除多发转移灶中引起颅内压增高的转移灶。多发转移灶可行全脑放射治疗或立体放射治疗。激素治疗可减轻脑水肿。

（赵继宗）

NOTES

第二十三章
椎管内肿瘤

扫码获取
数字内容

第一节 概 述

椎管内肿瘤包括发生于脊髓、脊神经根、脊膜和椎管壁组织的原发性和继发性肿瘤，约占原发性中枢神经系统肿瘤的15%。

（一）分类和病理

根据肿瘤与脊髓、硬脊膜的关系分为髓内肿瘤（intramedullary spinal cord tumors）、髓外硬脊膜下肿瘤（intradural extramedullary spinal cord tumors）和硬脊膜外肿瘤（extradural spinal cord tumors）三类（图23-1），有的可呈哑铃状生长。

1. 髓内肿瘤 约占椎管内肿瘤的24%，星形细胞瘤和室管膜瘤约各占1/3，其他包括血管网状细胞瘤、海绵状血管瘤、皮样和表皮样囊肿、脂肪瘤、畸胎瘤等（图23-1A、图23-2A）。

2. 髓外硬脊膜下肿瘤 占椎管内肿瘤的51%，绝大部分为良性肿瘤，最常见的为来自硬脊膜的脊膜瘤和来自神经根的神经鞘瘤。少数为皮样囊肿、表皮样囊肿、畸胎瘤和由髓外向髓内侵入的脂肪瘤（图23-1B）。

3. 硬脊膜外肿瘤 占椎管内肿瘤的25%，起源于椎体或硬脊膜外组织。多为恶性肿瘤，包括肉瘤、转移瘤和脂肪瘤等。此外，还有软骨瘤、神经纤维瘤、脊膜瘤、椎体血管瘤等（图23-1C）。

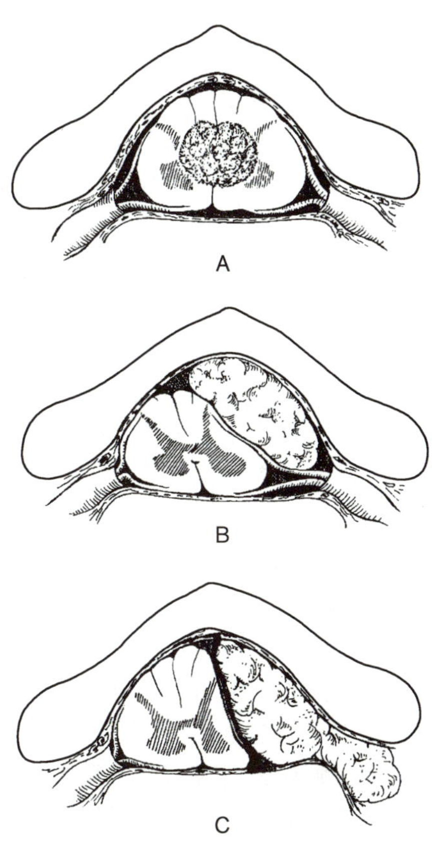

图23-1 椎管内肿瘤的分类
A. 髓内肿瘤；B. 髓外硬脊膜下肿瘤；C. 硬脊膜外肿瘤。

脊髓在椎管内稍偏于腹侧，被齿状韧带和神经根所固定，脊髓向后移动比向前移动的范围小，且前角为运动根，椎管的管径以胸段最小，因此位于脊髓腹侧或胸段的肿瘤出现症状较早。圆锥和马尾部有较大的空间，即使肿瘤较大，临床症状仍可不明显。肿瘤发生初期，神经根先受牵拉，脊髓移位，继而脊髓被压扁、变形直至变性坏死，浸润性生长的肿瘤对脊髓的损害较扩张性生长的肿瘤大。肿瘤附近的脊髓和硬脊膜先发生静脉扩张和淤血，随后脊髓水肿和缺血，有可能造成脊髓神经细胞坏死。肿瘤增长逐渐阻塞脊髓蛛网膜下腔，由于肿瘤周围的血-脑屏障被破坏，蛋白质和胆红素溢入脑脊液中。

肿瘤质地不同对脊髓的损害程度有较大差异。质软、生长缓慢的肿瘤，解除压迫后神经功能可望完全恢复。体积小、质硬的肿瘤易嵌入脊髓内，造成脊髓损伤及胶质增生，解除压迫后，神经功能常难以完全恢复。脊髓受压至发生完全性截瘫的过程越长，截瘫持续的时间越短，解除压迫后，脊髓功能恢复越快；反之恢复困难。

（二）临床表现

临床表现与肿瘤所在脊髓节段、肿瘤位于髓内或髓外，以及肿瘤性质相关。

1. 根性痛 为最常见的早期症状。可由脊神经后根或脊髓后角细胞受刺激、脊髓感觉传导束受刺激、硬脊膜受压或受牵张和体位改变牵拉脊髓等引起。疼痛部位与肿瘤所在平面的神经分布一致，对定位诊断有重要意义。疼痛早期为间歇性、单侧性，夜间发作明显，且在咳嗽、喷嚏、劳累时加剧，后期则为持续性、对称性带状疼痛，在躯干部呈束带感，在肢体则呈放射状痛。神经根痛常为髓外占位病变的首发症状，其中颈段和马尾部肿瘤更多见，髓内肿瘤亦偶尔出现。硬脊膜外转移瘤的疼痛最严重。

2. 感觉障碍 感觉纤维受压时表现为感觉不良和感觉错乱，被破坏后则感觉丧失。髓外肿瘤从一侧挤压脊髓移位，造成脊髓半侧损伤也称为布朗-塞卡综合征（Brown-Séquard syndrome），表现为肿瘤平面以下同侧瘫痪和深感觉消失，对侧痛温觉缺失。髓内肿瘤，沿脊髓前、后中线生长对称压迫脊髓的髓外肿瘤，一般不出现脊髓半侧损伤综合征。

3. 运动障碍及反射异常 由于肿瘤压迫神经前根或脊髓前角，表现为支配区肌群下运动神经元瘫痪，即肌张力低、腱反射减弱或消失、肌萎缩、病理征阴性，尤以颈膨大及腰膨大病变表现更为明显。如果压迫锥体束，在肿瘤压迫平面以下锥体束向下传导受阻，表现为上运动神经元瘫痪，即肌张力高、腱反射亢进、无肌萎缩、病理征阳性。圆锥及马尾部肿瘤因只压迫神经根，故表现为下运动神经元瘫痪。

4. 自主神经功能障碍 膀胱和直肠功能障碍最常见。肿瘤平面以下少汗或无汗，胸段 T_2 以上肿瘤因睫状脊髓中枢受损可引起同侧的霍纳综合征（Horner syndrome）、血管舒缩和立毛反射异常等。膀胱反射中枢位于脊髓腰骶节内，故腰骶节段以上的肿瘤压迫脊髓时，膀胱反射中枢仍存在，膀胱充盈时可有反射性排尿；若肿瘤影响腰骶节功能，会使反射中枢受损，从而失去排尿反射产生尿潴留。骶节以上脊髓受压时产生便秘，骶节以下脊髓受压时肛门括约肌松弛，可致大便失禁。

5. 其他表现 髓外硬脊膜下肿瘤出血导致脊髓蛛网膜下腔出血。高颈段或腰骶段以下肿瘤，可阻碍脑脊液循环或腰段蛛网膜下腔对脑脊液的吸收使颅内压增高。

（三）术前评估

详尽询问病史，细致地进行全身和神经系统体检，初步定位椎管内肿瘤所在脊髓节段；选择必要的影像学检查，作出定位定性诊断。考虑病人对所患疾病的理解和要求，制订治疗方案。

1. MRI 是诊断椎管内肿瘤的最佳手段，可清楚地显示肿瘤、脑脊液和神经组织，但对脊柱骨质的显影不如 CT 和 X 线片。

2. CT 病变部位椎管扩大，椎体后缘受压破坏，椎管内软组织填充。脊髓 CT 可鉴别髓内和髓外硬脊膜下病变(但不能很好地鉴别髓内亚型)。

3. X 线片 椎体破坏、椎间孔扩大、椎弓根间距增大提示硬脊膜外脊髓肿瘤。对发生于椎体的肿瘤，如血管瘤、巨细胞瘤、转移瘤、脊索瘤有较高的诊断价值。

4. 脊髓血管造影 很少使用，可除外脊髓动静脉畸形。

5. 腰椎穿刺 脑脊液蛋白升高最常见，见于 95% 病例。原发性髓内肿瘤为 50~2 240mg/dl。

脑脊液动力学检查，如奎肯施泰特试验（Queckenstedt test），压迫颈静脉不能使 CSF 压力升高，在无梗阻的情况下压力会升高。

碘油(碘苯酯)或甲泛葡胺脊髓造影显示对比剂流动受阻，但造影后可使症状加重，现已不用。

（四）鉴别诊断

1. 颈椎病 发病年龄平均在 50 岁以上，病程较长。病人有颈肩痛及感觉异常，但感觉障碍平面不规则，少见括约肌功能障碍及严重的肢体瘫痪。X 线片显示颈椎椎体后缘钩椎关节骨赘形成，椎间隙变窄，椎管前后径变短。MRI 显示颈椎管狭窄，脊髓在数个椎间盘受压，呈串珠样，椎管及蛛网膜下腔变窄。

2. 腰椎间盘突出症 多见于青壮年，常有腰部外伤史，好发于 $L_{4\sim5}$ 或 L_5~S_1。单侧坐骨神经痛，小腿外侧、足底及会阴区麻木，直腿抬高试验阳性，活动时疼痛加重，卧床休息后减轻。X 线片可见椎

间隙变窄；MRI 显示椎间盘呈鸟嘴状后突压迫硬脊膜囊和脊髓。

3. 脊髓空洞症　多见于青年人，好发于上胸段和下颈段，病变可延续多个节段，病程长，有明显的感觉分离现象，传导束损害症状少见。多无蛛网膜下腔梗阻。MRI 可帮助确诊。

4. 脊柱结核　一般有结核病史和原发结核病灶，多见于胸椎，X 线片可见椎体破坏、椎间隙变窄和椎旁梭形阴影，腰椎结核可示腰大肌影增大。MRI 可见椎体呈低信号，椎间盘和椎间隙受累或椎旁脓肿形成。

（五）治疗

除病人全身状况差、不能耐受手术或已有肿瘤广泛转移外，应及早手术治疗。髓外良性肿瘤全切除，常能获得满意的功能恢复；分界清晰的髓内肿瘤如室管膜瘤、星形细胞瘤也有可能全切除肿瘤而保存脊髓功能；浸润性肿瘤，难以彻底手术切除，宜采取脊髓背束切开及椎管减压，以改善脊髓受压症状。放射治疗对某些恶性肿瘤有一定的效果，可作为术后的辅助治疗方法。

第二节　常见椎管内肿瘤

一、神经鞘瘤

神经鞘瘤（neurilemmoma）又称施万细胞瘤（Schwannoma），是源于施万细胞的良性肿瘤，年发病率（0.3~0.4）/10 万。多孤立、散发，可能与神经纤维瘤 2 型（NF2）相关，但也可伴随 1 型。

神经鞘瘤约占椎管内良性肿瘤的一半。起源于神经根的鞘膜，大部分位于髓外硬脊膜下间隙，少数位于硬脊膜外或跨居硬脊膜内外；髓内无神经鞘膜组织，故髓内神经鞘瘤罕见。神经鞘瘤在椎管各节段均有发生，以胸段最常见。大部分起源于脊神经后根，受累神经呈纺锤状，一般单发，如系多发可能是全身性神经纤维瘤病的一部分，有恶变可能。肿瘤呈实质性，质地软，包膜薄，瘤体体积悬殊，小者如米粒，大者呈腊肠状，可长达十几厘米。

本病发展缓慢，呈急性发病者多有瘤内囊变或出血。60% 以上的病人以明显的神经根疼痛为首发症状；从远端开始的肢体运动障碍；肿瘤水平附近有皮肤过敏区和括约肌功能障碍。

X 线片可见椎弓破坏，椎弓根间距离加宽，椎间孔扩大。CT 可显示瘤内钙化影，增强扫描瘤体强化。MRI 肿瘤呈长 T_1、长 T_2 信号，T_1 加权像肿瘤呈低信号，T_2 加权像肿瘤呈高信号，瘤体与脊髓分界清楚（图 23-2B）。

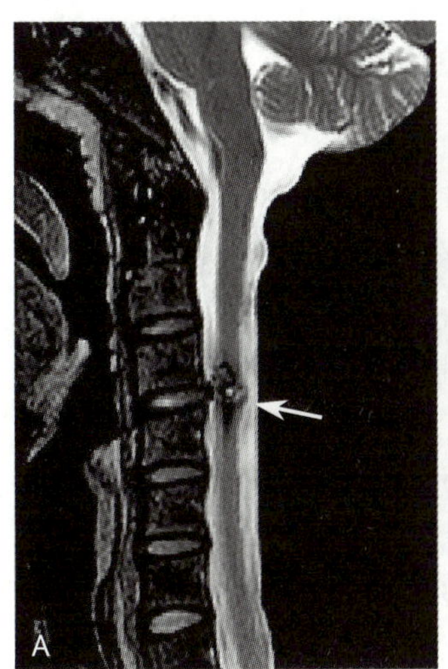

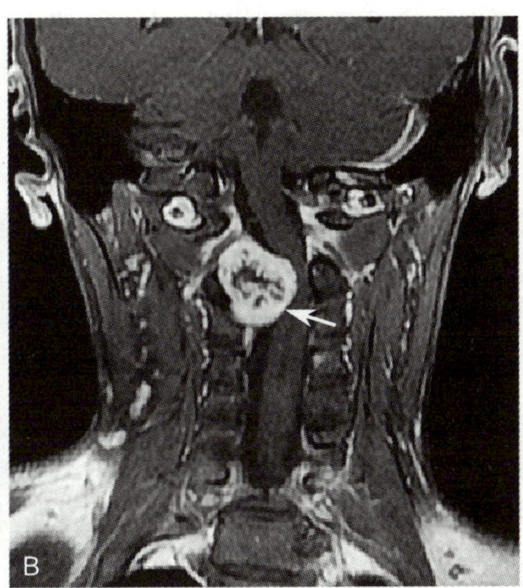

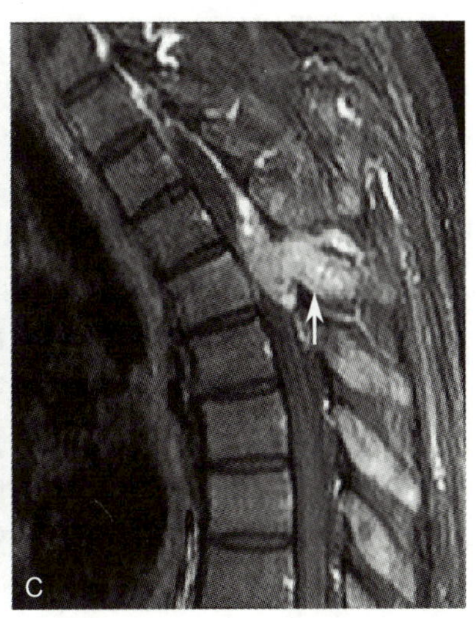

图 23-2　椎管内肿瘤 MRI 表现

A. $C_{3\sim4}$ 髓内海绵状血管瘤；B. $C_{1\sim2}$ 神经鞘瘤；C. 胸段转移瘤。

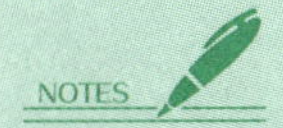

一旦确诊均应手术治疗,效果好。肿瘤较大或位于脊髓腹侧时,先做瘤内分块切除,待瘤体缩小后再全部切除肿瘤。肿瘤起源的神经根多与瘤体粘连紧密,可将其与肿瘤一并切除,切除2~3根脊神经后根不会造成明显的功能障碍。其他位于肿瘤表面的神经需小心分离保留,尤其是颈膨大和腰膨大部位的神经根,不宜过多切断,以免造成上肢和下肢的功能障碍。向椎间孔生长的肿瘤应牵拉游离后切除。

二、脊膜瘤

脊膜瘤占椎管内肿瘤的10%~30%,起源于蛛网膜附近的蛛网膜内皮细胞,与硬脊膜紧密粘连。85%的肿瘤位于髓外硬脊膜下,胸段好发。瘤体小而质地硬,具有完整的包膜,基底在硬脊膜,瘤体血运丰富,通常单发,良性,少数可多发或恶变,瘤内可有钙化。发病年龄为20~50岁,女性多于男性。

临床表现与神经鞘瘤相似,根据明确的神经根痛或束性疼痛、从足部逐渐向上发展的肢体麻木及锥体束征阳性可作出初步诊断。X线片可见局限性椎弓根变形和骨质变薄,椎体后缘凹陷,椎弓根距离增宽和椎间孔扩大。CT扫描瘤体呈等密度或稍高密度,可被均匀增强。MRI检查肿瘤为T_1加权像等信号、T_2加权像高信号。

手术切除效果好,将肿瘤及其基底部的硬脊膜一并切除,缺损的硬脊膜需修补。与肿瘤粘连的脊神经应分开,穿过瘤体无法保留者可切除。马尾区脊膜瘤少见,但易恶变,相应的硬脊膜应广泛切除。

三、室管膜瘤

脊髓内室管膜瘤多见于30~60岁成人,男性多见,约占髓内肿瘤的60%。肿瘤起源于脊髓中央管的室管膜细胞,在中央管内上下蔓延生长,可长达数个或十几个髓节。瘤体横径不一,肿瘤有假包膜,质地柔软,巨大肿瘤可突出生长至脊髓表面,有囊变。瘤体上、下两极的中央管常膨大形成囊肿或脊髓空洞。一半以上发生在圆锥和终丝,其次为颈髓。生长于终丝的肿瘤,体积常很大,可使椎管扩大。肿瘤常与马尾神经交织在一起,部分还可经椎间孔至椎旁肌肉内。

室管膜瘤生长缓慢,病史长,症状轻,病人就诊时肿瘤已较大。首发症状以单侧或双侧肢体疼痛最多见,可为灼痛、刺痛;以后出现感觉异常、运动障碍及括约肌功能障碍。MRI T_1加权像肿瘤边界清楚,信号高于正常脊髓。

包膜完整的肿瘤可以手术全切除。肿瘤位于圆锥、终丝,如马尾神经根被大量包裹,手术则难以全切除,勉强切除可造成脊神经根损伤。术后可辅助放射治疗。如病史在2年以内,仅中度神经功能障碍,手术全切除肿瘤者预后良好,全切后不需要放射治疗。

四、星形细胞瘤

发病年龄在30~60岁,男女比例为1.5∶1。肿瘤可发生于脊髓各节段,胸段最多见,其次为颈段。75%为恶性程度较低的星形细胞瘤。瘤体一般较小,无包膜,分界不清,38%的肿瘤还可发生囊变,囊液蛋白含量高。MRI可见肿瘤部位脊髓增粗,肿瘤信号可高于邻近脊髓,边界不清,病变头尾端也可合并囊肿。

由于肿瘤呈浸润性生长,一般手术难以全切除,还可能造成神经功能障碍加重。对高颈段的广泛病变,手术应慎重。低级别肿瘤和脊髓之间有界限,应尽量全切肿瘤。高级别肿瘤或无明显分界的低级别星形细胞瘤建议部分切除,术后放射治疗和化疗。低级别胶质瘤全切后不建议放射治疗。

星形细胞瘤预后一般较室管膜瘤差,术后4~5年内约一半病人肿瘤复发。

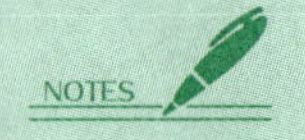

五、转移瘤

大多数椎管内转移瘤位于硬脊膜外，硬脊膜下和髓内少见。10% 的癌症病人可发生椎管内转移。原发灶多为肺、前列腺、乳腺和肾脏的恶性肿瘤。肉瘤和黑色素瘤亦可转移至椎管内。转移瘤可发生在脊髓任何节段，以胸段最多见，其次为腰段。转移途径为血管或淋巴系统；椎旁肿瘤可经椎间孔侵入椎管，也可直接转移至脊柱，继而突入椎管和硬脊膜腔。转移瘤多环绕硬脊膜生长，并常使血管闭塞，造成脊髓缺血坏死。95% 的病人以局部根性痛或牵涉痛为首发症状。由于转移瘤绝大多数在硬脊膜外，并呈浸润性生长，所以疼痛程度较其他椎管内肿瘤剧烈，卧床时背痛是此类肿瘤的典型表现。病情进展迅速，病人就诊时脊髓受压症状已较明显，一旦出现截瘫，部分病人的疼痛反而减轻。

X 线片显示椎弓破坏、椎间孔扩大。CT 检查可见硬脊膜外软组织低密度影向内压迫脊髓，向外累及椎管壁；邻近椎体溶骨性骨破坏和椎间孔狭窄。MRI 检查肿瘤为长 T_1、长 T_2 信号，T_1 加权像信号略低，T_2 加权像信号略高，肿瘤可侵犯椎体后部或椎间孔（见图 23-2C）。同时应行胸腹部 CT 检查寻找原发灶。

治疗目的是缓解疼痛，维持脊柱的稳定性，保护括约肌和行走功能。

手术适应证：①疼痛剧烈且经各种非手术治疗无效；②原发灶切除后出现的脊髓转移病灶；③明确肿瘤病理诊断；④脊柱不稳定。手术方法包括：肿瘤切除并行充分的椎板切除减压；顽固性疼痛者可做脊髓前外侧束切断术或前连合切开术；椎板切除后椎骨稳定术。经治疗，75% 的病人神经功能改善，85% 的病人疼痛减轻。

放射治疗可单独应用或作为术后辅助治疗，照射范围应包括肿瘤上、下两个节段。根据原发肿瘤性质，还可选择有效的化学药物治疗。

六、表皮样囊肿和皮样囊肿

起源于椎管内外胚层的异位组织，可发生在椎管的任何节段，绝大部分位于 T_9 以下，多发生于髓外硬脊膜下，约 1/3 发生在髓内，少数发生在硬脊膜外。表皮样囊肿只含有表皮组织，其囊壁为鳞状上皮，囊内有脱落细胞和角化透明质，呈洋葱皮样分层。皮样囊肿除表皮组织外，还含有真皮和皮肤附件。囊肿因含有刺激性的胆固醇和脂酸，囊内容物溢入蛛网膜下腔，可引起无菌性脑膜炎。病人可合并有脊柱裂和皮肤窦道，窦道多开口于背部正中线，反复发作的感染可造成化脓性脑膜炎或脓肿。MRI 检查表皮样囊肿表现为马尾部稍短 T_1 的较均匀高密度影；皮样囊肿为等 T_1 信号，信号较均匀，多伴有脊柱裂、脊柱椎体异常等。

手术要全切除囊壁，以免复发。与脊髓或神经根粘连过紧的囊壁，不宜勉强全切除，以免损伤神经组织。

七、脊索瘤

脊索瘤占骶骨原发性骨肿瘤的 50% 以上，起源于胚胎残余的脊索组织，好发于骶尾部、颅底与斜坡交界部位，15% 发生于椎管。发生于骶尾部的肿瘤将骶骨破坏后，可向前侵入盆腔、向后侵入椎管并压迫脊髓。瘤组织质地软脆，有时呈胶冻样，易出血或坏死。10% 有反应性溶骨，50% 有不同程度的钙化。肿瘤一般为良性，少数呈恶性，并可穿破硬脊膜，经脑脊液循环种植于其他部位。

骶尾部脊索瘤表现为骶尾部疼痛，肿瘤生长较大时，可发生便秘；压迫骶神经时，可造成下肢及臀部麻木或疼痛。检查可见骶尾部饱满，肛诊可触及圆形光滑的病变。X 线片显示骶骨局部膨胀，其中有骨质破坏及钙化斑块。MRI 显示肿瘤呈长 T_1、长 T_2 信号。

手术治疗：广泛全切肿瘤联合术后放疗是最佳的治疗方案。注意避免肿瘤播散导致转移。由于

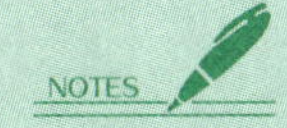

肿瘤在椎管内呈浸润性生长，与正常椎骨边界不清，一般难以全切除，应注意保留骶神经，以维持括约肌功能。

切除不彻底者，术后早期放射治疗可以延长生存期。质子放射治疗单独或与高能 X 线（光子）放射治疗联合使用可能比单独常规放疗更有效。立体定向放射外科可应用于脊索瘤治疗。化疗药伊马替尼对脊索瘤有效。

（赵继宗）

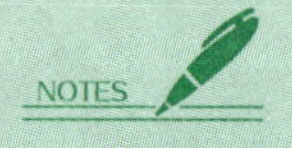

第二十四章
颅内及椎管内血管性疾病

第一节 蛛网膜下腔出血

蛛网膜下腔出血(subarachnoid hemorrhage,SAH)是指由某些疾病(非颅脑外伤)引起的脑血管破裂,血液流至蛛网膜下腔出现的一组症状,占脑卒中的5%,年发病率为(5~28)/10万,是一种潜在严重后果的中枢神经系统血管疾病。

(一)病因

颅内动脉瘤和脑(脊髓)血管畸形最常见,约占SAH的70%;其次为高血压动脉硬化、烟雾病、血液病、动脉闭塞、脑肿瘤卒中;罕见疾病如钩端螺旋体病、亚急性心内膜炎、纤维肌发育不良、主动脉弓狭窄、埃勒斯-当洛综合征(Ehlers-Danlos syndrome)等,以及个别不明原因的出血。近年来也有因口服抗凝血药物引发SAH的报道。

(二)临床表现

1. 出血症状 SAH多起病急骤,剧烈头痛、畏光、恶心、呕吐、面色苍白、全身冷汗,还可出现眩晕、颈背痛或下肢疼痛。病人出现烦躁不安、意识模糊、定向力障碍等。一过性意识障碍多见,严重者昏迷,甚至出现脑疝而死亡。SAH后1~2天内出现脑膜刺激征。部分SAH病人数日内可有低热。

2. 神经功能损害 以一侧动眼神经麻痹常见,占6%~20%,提示同侧颈内动脉-后交通动脉动脉瘤或大脑后动脉动脉瘤。出血后约20%出现偏瘫,由于病变或出血累及运动区皮质及传导束所致。

3. 癫痫 20%病人出现癫痫症状,通常在SAH后24小时内出现,多见于合并脑出血或/和前交通-中动脉瘤破裂。

4. 脑血管痉挛(cerebral vascular spasm,CVS) 多发生于出血后第1周,出现暂时性局灶定位体征、进行性意识障碍、脑膜刺激征明显。脑血管造影示脑血管痉挛变细。出现脑血管痉挛后2周内的死亡率增加1.5~3倍。脑血管痉挛的发生机制迄今尚未完全明确。

5. 心律失常 心电图T波增宽倒置,ST段升高或降低,肢体或胸导联可出现Q波。机制尚不清楚,可能与下丘脑缺血、交感神经兴奋性提高、冠状动脉反射性缺血有关。

6. 脑积水 20%~30%的病人SAH后合并脑积水。

(三)Hunt和Hess分级法

蛛网膜下腔出血的Hunt和Hess分级法用于判断出血性动脉瘤的病情和手术时机(表24-1)。

表24-1 原发性蛛网膜下腔出血的Hunt和Hess分级法

分级	标准
0级	未破裂动脉瘤
Ⅰ级	无症状或轻微头痛
Ⅱ级	中至重度头痛,脑膜刺激征,除脑神经麻痹无其他神经症状
Ⅲ级	嗜睡,意识模糊,轻度局灶性神经功能障碍
Ⅳ级	昏迷,中或重度偏瘫,有早期去大脑强直或自主神经功能紊乱
Ⅴ级	深昏迷,去大脑强直,濒死状态

（四）诊断

1. CT 可见蛛网膜下腔、脑池、脑沟内高密度出血影像（图 24-1）。增强 CT 可显示大型动脉瘤、动静脉畸形（AVM）、海绵状血管瘤和脑肿瘤等导致 SAH 的原发病变影像。1 周后 SAH 逐渐吸收，CT 可能显示不清出血影像，必要时行选择性脑血管造影术。

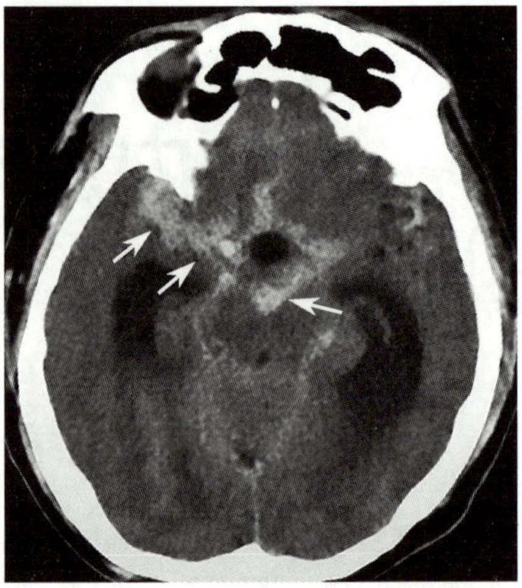

图 24-1 蛛网膜下腔出血的 CT 表现

2. 头部 MRI SAH 后 24~48 小时内 MRI 上很难查出，是由于血液被脑脊液稀释，去氧血红蛋白表现为等信号所致。MRI 有助于确定颅内或脊髓内 AVM、海绵状血管瘤和颅内肿瘤。MRA 可用于筛查颈内动脉狭窄、颅内血管畸形和动脉瘤等疾病。

3. CTA 血管造影 CTA 可查出动脉瘤或 AVM。

4. DSA 确定 SAH 病因最重要手段。常规行双侧颈内动脉、双侧椎动脉四根血管全脑动脉造影，必要时加照头部斜位片。怀疑脊髓动静脉畸形者还应行脊髓动脉造影。

5. 腰椎穿刺 用于 CT 检查阴性又怀疑 SAH 者。血性脑脊液或细胞学检查含红细胞有助于 SAH 诊断。颅内压增高病人应慎用。

常见 SAH 病因鉴别见表 24-2。

表 24-2 常见 SAH 病因鉴别

鉴别要点	动脉瘤	动静脉畸形	动脉硬化	烟雾病	脑肿瘤卒中
发病年龄	40~60 岁	35 岁以下	50 岁以上	青少年多见	30~60 岁
出血前症状	无症状，少数动眼神经麻痹	常见癫痫发作	高血压史	可见偏瘫	颅内压高和病灶症状
血压	正常或增高	正常	增高	正常	正常
复发出血	常见且有规律	首次出血风险 1%/年	可见	可见	少见
意识障碍	多严重	较重	较重	有轻有重	较重
脑神经麻痹	Ⅱ~Ⅵ脑神经	无	少见	少见	见于颅底肿瘤
偏瘫	少见	较常见	多见	常见	常见
眼的改变	可见玻璃体积血	少见	眼底动脉硬化	少见	视盘水肿
CT 检查	SAH	脑萎缩或 AVM 影	梗死灶	脑室出血铸型	增强可见脑肿瘤影
脑血管造影	动脉瘤和血管痉挛	AVM	动脉粗细不均	脑底动脉异常血管团	有时可见肿瘤染色

（五）治疗

1. SAH 急性期病人绝对卧床、严密观察生命体征，有明显意识障碍者（Hunt 和 Hess 分级Ⅳ~Ⅴ级）应在 ICU 监护治疗。预防深静脉血栓形成。头痛剧烈者给予镇痛剂、镇静剂，保持大便通畅。

2. 伴颅内压增高时应用甘露醇脱水治疗，给予糖皮质激素减轻脑水肿。合并脑室内出血或脑积水，可行脑室穿刺外引流。

3. 如病情允许尽早行脑血管造影，以明确出血原因，针对病因治疗。

4. 测量中心静脉压维持电解质平衡。SAH 后可能发生内环境紊乱，如低钠血症。

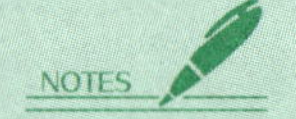

5. 出血早期可应用钙通道阻滞剂尼莫地平。

6. 癫痫是再出血的潜在危险因素，出血早期预防性应用抗癫痫药物。

第二节　颅内动脉瘤

颅内动脉瘤（intracranial aneurysm）系颅内动脉壁瘤样异常突起，尸检发现率为 0.2%~7.9%。随着 CT 和 MRI 的普遍应用，偶发动脉瘤的发病率为人群的 1%~5%，女性和高龄人群发病率高。

随着神经影像学无创性脑血管显影技术普及，未破裂动脉瘤发现率逐渐提高。文献报道，成人未破裂动脉瘤的患病率是 3.2%。破裂与未破裂动脉瘤（偶然）比例为 5：（3~6）。绝大部分 SAH 病人源于动脉瘤破裂。脑血管意外中动脉瘤破裂出血发病率仅次于脑血栓和高血压脑出血。

动脉瘤性 SAH 发生的高峰年龄是 55~60 岁，约 20% 的病例在 15~45 岁。

（一）动脉瘤发病机制

获得性内弹力层破坏是囊性脑动脉瘤形成的必要条件。内弹力层退变、脑动脉分叉处中膜缺失或纤维结构排列异常及血流动力学改变，这些因素共同促使脑动脉壁更为薄弱。内弹力层退变可能因动脉硬化、炎症反应和蛋白水解酶活性增加所致。另外，大的脑血管走行在蛛网膜下腔缺乏结缔组织支持。

（二）病理学

囊性动脉瘤呈球形或浆果状，外观呈紫红色，瘤壁极薄，部分病例术中可见瘤内的血流旋涡。瘤顶部最为薄弱，98% 的动脉瘤出血位于瘤顶。巨大动脉瘤内常有血栓形成，甚至钙化，血栓分层呈“洋葱”状。直径小的动脉瘤出血机会较多。颅内多发性动脉瘤约占 20%，以 2 枚多见，亦有 3 枚以上多发动脉瘤。根据国内 60 例动脉瘤标本的光镜和电镜检查结果发现：①动脉瘤壁内皮细胞坏死剥脱或空泡变性，甚至内皮细胞完全消失，基膜裸露、瘤腔内可见大小不等的血栓；②动脉瘤壁内很少见弹力板及平滑肌细胞成分，靠近腔侧的内膜层部位可见大量的吞噬细胞、胞质内充满脂滴或空泡；③动脉瘤外膜较薄，主要为纤维细胞及胶原，瘤壁的全层均可见少量炎症细胞浸润，主要为淋巴细胞。

有的病人合并多囊肾、动静脉畸形和结缔组织疾病。

（三）动脉瘤分类

1. 按其发生部位

（1）颈内动脉系统动脉瘤，约占颅内动脉瘤 90%：①颈内动脉动脉瘤；②大脑前动脉-前交通动脉动脉瘤；③大脑中动脉动脉瘤。

（2）椎基底动脉系统动脉瘤，占 10%：①椎动脉动脉瘤；②基底动脉干动脉瘤；③大脑后动脉动脉瘤；④小脑上动脉动脉瘤；⑤小脑前下动脉动脉瘤；⑥小脑后下动脉动脉瘤；⑦基底动脉分叉部动脉瘤。

2. 按其大小　①小动脉瘤（<1.0cm）；②大动脉瘤（1.0~2.5cm）；③巨大动脉瘤（>2.5cm）。

3. 按其形态　囊状动脉瘤、梭形动脉瘤、蛇形动脉瘤。

（四）临床表现

包括出血症状、局灶症状、癫痫、迟发性缺血性神经功能缺损和脑积水等五组症状。

1. 出血症状　无症状未破的动脉瘤年出血率为 1%~2%，有症状未破的动脉瘤年出血率约为 6%。小而未破的动脉瘤无症状，出血倾向与动脉瘤的直径、大小、类型有关。直径 4mm 以下的动脉瘤蒂和壁均较厚，不易出血。90% 的出血发生在动脉瘤直径大于 4mm 的病例。巨大动脉瘤的腔内易形成血栓，瘤壁增厚，出血倾向下降。

多数动脉瘤破口会被血凝块封闭而使出血停止，病情逐渐稳定。未治的破裂动脉瘤中，24 小时内再出血概率是 4%，第 1 个月再出血的概率是每日 1%~2%；3 个月后，每年再出血的概率是 2%。死

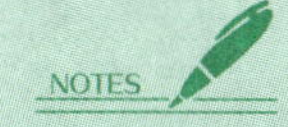

于再出血者约占本病的 1/3，多在 6 周内，也可发生在数月甚至数十年后。

4%~27% 的动脉瘤性 SAH 病人发生玻璃体积血，可能由于视网膜中央静脉受压以及脑脊液压力升高引起视网膜脉络膜吻合支形成，导致静脉高压和视网膜静脉破裂。伴有玻璃体积血的 SAH 病人死亡率高。玻璃体积血 6~12 个月内自发消退，80% 的病人视力长期预后良好。

2. 局灶症状 大于 7mm 的动脉瘤可出现压迫症状。动眼神经最常受累，其次为展神经和视神经，偶尔也有滑车神经、三叉神经和面神经受累。30%~53% 颈内动脉-后交通动脉动脉瘤出现患侧动眼神经麻痹，表现为单侧眼睑无力、下垂，瞳孔散大，眼球内收和上、下视不能，直接、间接光反应消失。颈内动脉海绵窦段和床突上段动脉瘤，还可出现视力视野障碍和三叉神经痛。

因为大脑中动脉动脉瘤出血可形成颞叶血肿，或因脑血管痉挛导致脑梗死，病人可出现偏瘫和语言功能障碍。前交通动脉动脉瘤一般无定位症状，但如果累及下丘脑或边缘系统，则可出现精神症状、高热、尿崩等情况。

基底动脉分叉部、小脑上动脉及大脑后动脉近端动脉瘤位于脚间窝前方，常出现第Ⅲ、第Ⅳ、第Ⅵ脑神经麻痹及大脑脚、脑桥的压迫，出现 Weber 综合征、两眼同向凝视麻痹和交叉性偏瘫等症状。基底动脉干和小脑前下动脉瘤表现为不同水平的脑桥压迫症状，如 Millard-Gubler 综合征和 Foville 综合征、凝视麻痹、眼球震颤等。罕见的内听动脉动脉瘤可同时出现面瘫、味觉及听力障碍。椎动脉动脉瘤、小脑后下动脉动脉瘤和脊髓前、后动脉动脉瘤可引起典型或不完全的脑桥小脑角综合征、枕骨大孔综合征和小脑体征、后组脑神经损害体征、延髓及上颈髓压迫体征。

巨大动脉瘤压迫第三脑室后部和导水管可出现梗阻性脑积水。需要注意的是，巨大动脉瘤有时容易与颅内肿瘤混淆，如颈内动脉巨型动脉瘤有时被误诊为垂体腺瘤。

3. 癫痫 因 SAH 后癫痫样发作的发病率相差很大（4%~26%），多为大发作。

4. 迟发性缺血性神经功能缺损（delayed ischemic neurological deficit，DIND） 指蛛网膜下腔出血 3 天后出现某支动脉发生脑血管痉挛，动脉支配区的神经功能缺损，发生率 15%~46%，临床表现为意识水平下降，伴局灶性语言或肢体运动障碍。

脑血管造影或经颅多普勒超声（transcranial doppler，TCD）显示有脑血管痉挛者不一定有临床症状。多出现在 SAH 后 3~6 天，7~10 天为高峰，表现为：①SAH 经过治疗或休息后症状好转，症状再次出现并进行性加重；②意识由清醒转为嗜睡或昏迷；③局灶性神经体征出现。上述临床表现多发展缓慢，经过数小时或数日到达高峰，持续 1~2 周后逐渐缓解。

5. 脑积水 动脉瘤出血后因血凝块阻塞室间孔或大脑导水管，21% 动脉瘤破裂病人发生急性脑积水，导致意识障碍。基底池粘连也会引起慢性脑积水。

（五）手术前评估

1. 病情分级 Hunt 和 Hess 分级Ⅰ、Ⅱ级的病人应尽早进行造影和手术治疗，可以防止动脉瘤再次出血，减少血管痉挛发生。Ⅲ级以上提示出血严重，可能伴发血管痉挛和脑积水，手术危险较大，待数日病情好转后再行手术治疗。椎基底或巨大动脉瘤，手术危险性较大，手术前应充分准备。

2. 头部 CT 可以确定 SAH、血肿部位大小、脑积水和脑梗死，以及多发动脉瘤中的破裂出血的动脉瘤。如大脑纵裂出血常提示大脑前动脉或前交通动脉动脉瘤，大脑外侧裂出血常提示后交通动脉或大脑中动脉动脉瘤，第四脑室出血常提示椎动脉或小脑后下动脉动脉瘤。巨大动脉瘤周围脑水肿呈低密度，瘤内层状血栓呈高密度，瘤腔中心的流动血液呈低密度，故而在 CT 呈现特有的“靶环征”，即密度不同的同心环形图像。CTA 可从不同角度了解动脉瘤与载瘤动脉，尤其是与相邻骨性结构的关系，为手术决策提供更多资料（图 24-2）。

3. 头部 MRI 颅内动脉瘤多位于颅底 Willis 环。MRI 优于 CT，可显示动脉瘤内的流空影。MRA 不需要注射对比剂，可显示不同部位的动脉瘤，旋转血管影像以观察动脉瘤蒂、动脉瘤内血流情况，还可以显示整个脑静脉系统，发现静脉和静脉窦的病变。MRA 和 CTA 常用于颅内动脉瘤筛查，

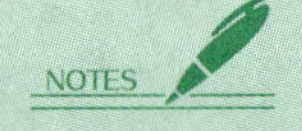

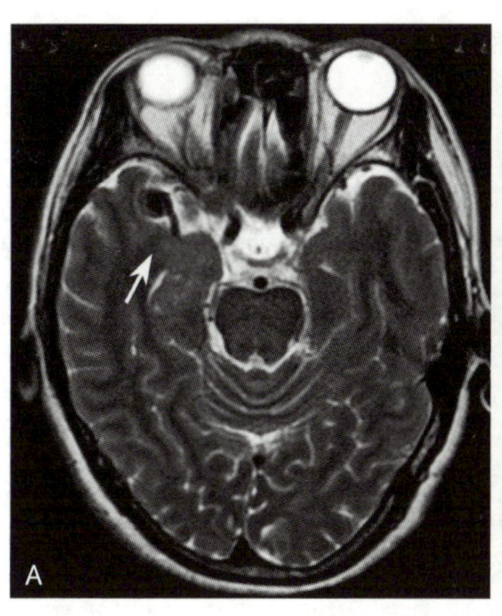

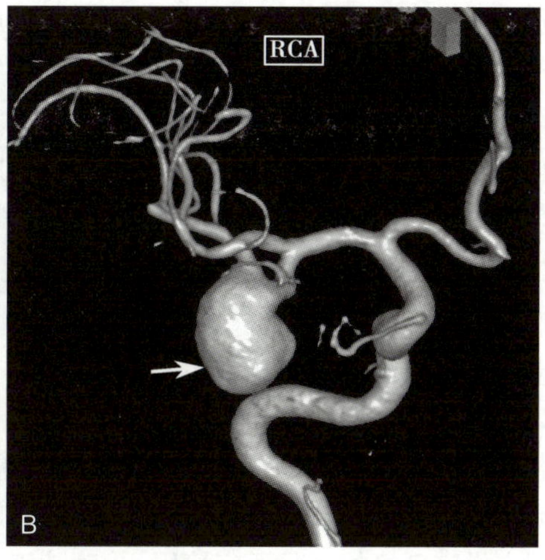

图 24-2 右颈动脉巨大动脉瘤

A. 三维 CT 成像；B. 颈动脉数字减影血管造影（DSA）正位像；箭头所指为动脉瘤。

有助于从不同角度了解动脉瘤与载瘤动脉关系。

4. DSA 对判明动脉瘤的位置、数目、形态、内径、瘤蒂宽窄、有无血管痉挛、痉挛的范围及程度和确定手术方案十分重要。Hunt 和 Hess 分级Ⅰ、Ⅱ级病人脑血管造影应及早进行，Ⅲ、Ⅳ级病人待病情稳定后再行造影检查。Ⅴ级病人可行 CT 以除外血肿和脑积水。首次造影阴性，但合并脑动脉痉挛或仍然高度怀疑动脉瘤者，1 个月后应重复造影。

5. TCD 在血液循环稳定的情况下，血流速度与血管的横截面积成反比，故用 TCD 技术测量血管的血流速度可间接测定血管痉挛的程度。

（六）治疗

急性期治疗目的是防治再出血，降低颅内压，防治继发性脑血管痉挛，减少并发症，寻找出血原因、治疗原发病和预防再次出血。

1. 对症治疗

（1）保持生命体征稳定：收入重症监护室，绝对卧床休息，适当抬高头部。密切监测生命体征和神经系统体征的变化；保持气道通畅，维持稳定的呼吸、循环系统功能；便秘者给予缓泻剂。

（2）保持病人安静，减少不良的声、光刺激。避免情绪激动，烦躁者予镇静药，头痛予镇痛药。注意慎用阿司匹林等影响凝血功能或吗啡等影响呼吸功能的药物。

（3）调控血压：降低血压是减少再出血的重要措施之一，但由于动脉瘤出血后如伴有动脉痉挛，脑供血已经减少，如血压降得过多可能引起脑供血不足。平均动脉压 >125mmHg 或收缩压 >180mmHg，可在血压监测下静脉持续输注短效安全的降压药。最好选用尼卡地平、拉贝洛尔和艾司洛尔等降压药。

（4）低钠血症及低血容量的处理：联合应用中心静脉压、肺动脉楔压和液体平衡等指标来监测血容量变化。避免给予大剂量低渗液体和过度使用利尿药。静脉输注等渗液纠正低血容量，使用醋酸氟氢可的松和高渗盐水纠正低钠血症。

（5）预防和治疗脑动脉痉挛，有条件者 TCD 监测脑血流变化，及时发现脑血管痉挛。早期可试用钙通道阻滞剂改善微循环。

（6）降低高颅压可选用甘露醇、甘油果糖或甘油氯化钠脱水剂，也可以酌情选用白蛋白。

（7）癫痫的防治：SAH 后早期预防性应用抗惊厥药。不推荐长期使用抗惊厥药，有以下危险因素，如癫痫发作史、脑实质血肿、脑梗死或大脑中动脉动脉瘤可考虑使用。

2. 手术治疗 开颅手术夹闭动脉瘤颈是外科治疗的主要手段。目前动脉瘤显微手术总死亡率已降至 2% 以下。保守治疗病人最终有 70% 死于动脉瘤再出血。在复合手术室（hybrid operating

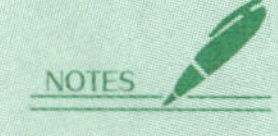

room)治疗动脉瘤,可以将脑血管造影—手术夹闭(或栓塞)动脉瘤—手术后复查脑血管造影一期完成。

(1)手术时机:动脉瘤破裂出血后72小时内手术为早期手术;出血后10~14天手术为晚期手术。

实施早期手术优点:①动脉瘤再破裂出血的高峰期在初次出血后1周内,早期手术可减少动脉瘤再破裂的危险;②术中可清除血凝块等引起血管痉挛的有害物质。但要注意:①SAH早期脑组织肿胀,手术牵拉脑组织,加重脑水肿;②术中动脉瘤破裂概率较高;③手术易造成血管损伤,可加重术后的血管痉挛。

晚期手术虽然可以减少手术中意外,但要冒动脉瘤再次破裂出血的风险。由于微创手术技术进步,早期手术逐步推广,若条件允许应早期手术。

(2)手术方法:①动脉瘤瘤颈夹闭术:目的是阻断动脉瘤的血液供应,避免发生再出血,保持载瘤动脉及供血动脉通畅,维持脑组织正常的血运;②动脉瘤孤立术:在动脉瘤的两端夹闭载瘤动脉,但在未证实脑的侧支供应良好的情况下应慎用;③动脉瘤壁加固术:疗效不肯定,尽量少用。

3. 术后治疗 动脉瘤术后病人一般需在重症监护病房(ICU)监护治疗最少1天,监测生命体征、氧饱和度等,并注意观察病人的意识状态、神经功能状态、肢体活动情况。术后常规给予抗癫痫药,根据术中情况适当程度脱水,可给予激素、扩血管药等。常规动脉瘤夹闭手术时间不长,术中临时使用一次抗生素,术后则不需要再使用抗生素。

4. 动脉瘤血管内栓塞治疗(endovascular embolization of aneurysm) 将可解脱的栓塞物,如弹簧圈填塞在动脉瘤内闭塞动脉瘤,并保持载瘤动脉通畅,已成为外科治疗方式之一。

适应证:①对于动脉瘤的病人开颅手术失败或复发者;②手术没有完全夹闭动脉瘤者;③动脉瘤难以夹闭,或因全身情况不适合开颅手术者,如年老体弱病人、风湿性心脏病、血小板减少症、肝肾功能不全等;④椎基底动脉系统动脉瘤的首选治疗;⑤双侧多发动脉瘤等。

少数病人在栓塞中或栓塞后,由于瘤内血栓脱落出现短暂性脑缺血发作(TIA)甚至卒中。球囊位置不当可能造成远端动脉的堵塞。微导管在术中可能断裂于颅内血管中。栓塞过程中如发生动脉瘤破裂出血,需被迫急诊开颅手术。

(七)预后

影响动脉瘤预后的因素有:年龄,动脉瘤的大小、部位,Hunt和Hess分级,术前合并症,就诊时间,手术时机等。尤其是动脉瘤病人SAH后,是否伴有血管痉挛和颅内血肿对预后有重要影响。其他因素,如手术者的经验、技巧,有无脑积水等,均对预后有一定影响。

第三节 颅内血管畸形

颅内血管畸形(vascular malformation)属于先天性中枢神经系统血管发育异常,发生率为0.1%~4.0%。分为四种:①动静脉畸形(arteriovenous malformation,AVM);②海绵状血管瘤(cavernous malformation,CM);③静脉畸形(venous malformation,VM);④毛细血管扩张(telangiectasia)。其中以动静脉畸形最常见,分别占幕上血管畸形、幕下血管畸形的62.7%和42.7%。

一、动静脉畸形

AVM是一团发育异常的病理脑血管,由一支或几支动脉供血,不经毛细血管床,直接向静脉引流。小型畸形血管团直径不及1cm,大型可达10cm,内有脑组织,体积可随人体发育而增长,其周围脑组织可因缺血而萎缩,呈胶质增生带,有时伴陈旧性出血。畸形血管表面的蛛网膜色白且厚。

颅内AVM可发生在大脑半球的任何部位,呈楔形,其尖端指向侧脑室。患病率为0.14%。脑MRI检查明确的无症状AVM患病率为0.05%。男性发病稍多于女性,大多在40岁以前发病。

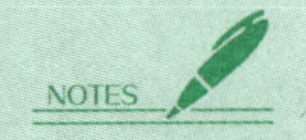

(一) 临床表现

1. 脑出血 病人头痛、呕吐、意识障碍,小 AVM 的出血症状不明显。出血多发生于脑内,占 SAH 病因的 9%,仅次于颅内动脉瘤。有文献报道,30%~65% 的 AVM 首发症状是出血,高发年龄为 15~20 岁,年轻病人出血的风险高于老年病人。AVM首次出血风险约为每年 1 %,再次脑出血风险为每年 5%。年龄增长、深静脉引流和供血动脉动脉瘤可能会增加这种风险。AVM 再出血率和出血后死亡率都低于颅内动脉瘤。影响 AVM 出血的因素尚不十分明确。一般认为,单支动脉供血、体积小、部位深在,以及颅后窝 AVM 易出血。出血与性别、头部外伤关系不大。癫痫对出血无直接影响。

2. 癫痫 发生率 34%,年龄越小发生率越高,多见于额、颞部 AVM。体积大、脑皮层的 AVM 更容易引起癫痫。额部 AVM 多伴癫痫大发作,顶部以局限性发作为主。发生癫痫与脑缺血、病变周围胶质增生以及出血后的含铁血黄素刺激大脑皮质有关。14%~22% 出过血的 AVM 会发生癫痫。癫痫发作并不意味出血的危险性增加。早期癫痫可服药控制发作,但最终药物治疗无效。由于长期癫痫发作,脑组织缺氧不断加重,致使病人智力减退。

3. 头痛 一半病人有头痛史,为单侧局部头痛或全头痛、间断性或迁移性头痛。头痛可能与供血动脉、引流静脉以及窦的扩张有关,或因 AVM 少量出血、脑积水和颅内压增高引起。

4. 神经功能缺损 脑内血肿可致急性偏瘫、失语。4%~12% 未出血的 AVM 病人呈进行性神经功能缺损,出现运动、感觉、视野以及语言功能障碍,多因 AVM 盗血作用或合并脑积水所致。个别病人可有三叉神经痛或头部杂音。

(二) 影像学检查

1. CT 增强扫描显示为混杂密度区,大脑半球中线结构无移位。急性期,CT 可以确定出血部位及程度。

2. MRI AVM 内高速血流在 T_1 和 T_2 加权像上出现血管流空现象(图 24-3A~C)。MRI 典型表现为 T_2 像周边低信号,内为混合信号。伴有癫痫者应行脑电图检查,以确定病变与癫痫灶的关系。

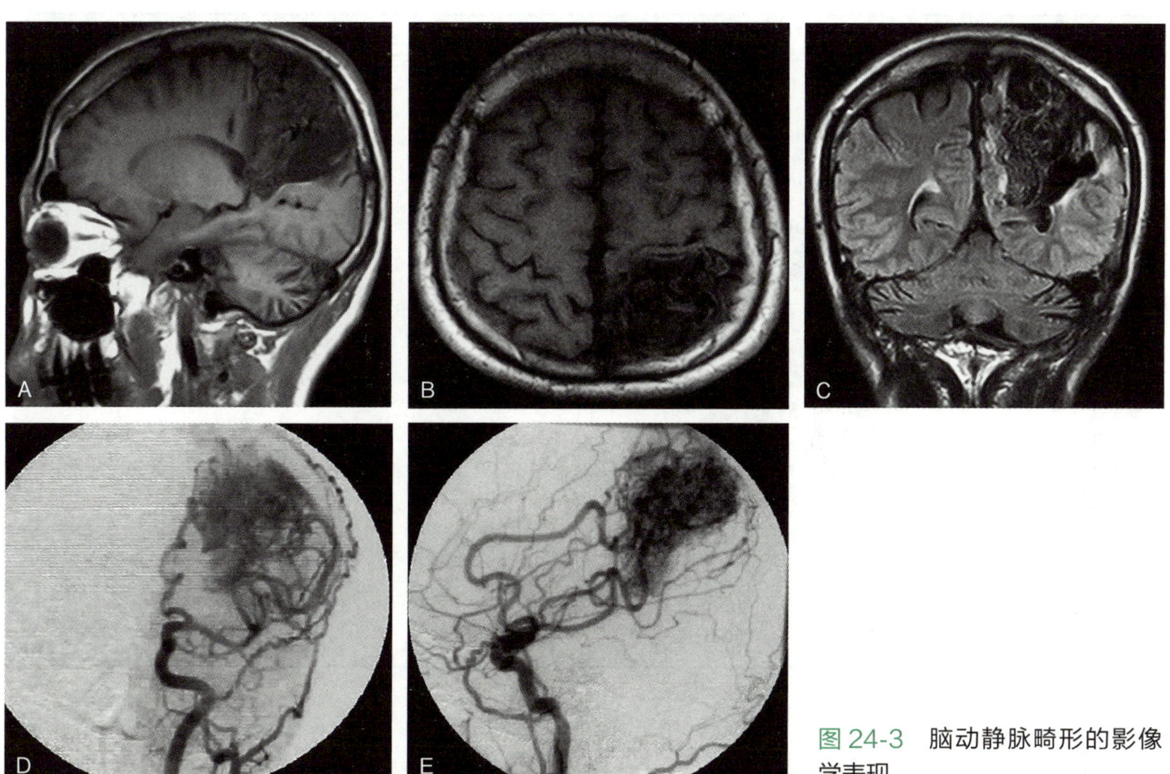

图 24-3 脑动静脉畸形的影像学表现

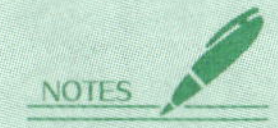

3. DSA 可见异常血管团，分辨出供血动脉及引流静脉（图 24-3D、E），为治疗提供方案。

（三）评估

Spetzler 和 Martin 的 AVM 分级法将 AVM 的最大直径、功能区和引流静脉等作为三项要素评分，总和为动静脉畸形的级别（表 24-3）。

表 24-3 SM 评分标准

项目	计分
动静脉畸形大小（血管团最大直径）	
小（<3cm）	1
中（3~6cm）	2
大（>6cm）	3
动静脉畸形部位	
非重要功能区	0
重要功能区	1
引流静脉	
浅静脉	0
深静脉或深浅静脉都参与	1

2018 年我国学者提出 HDVL 分级法（表 24-4），基于功能磁共振上病灶与功能区以及功能纤维束之间距离（LED）的新型评分系统。根据功能磁共振及纤维束传导，判断新影像学技术下的功能区，进一步修正了传统的功能区的解剖定位，LED 是一个很重要的判断术后神经功能障碍的预测指标，5mm 是一个临界值，其包括 LED、出血性表现、弥漫性病灶以及深静脉引流四项评价指标。该体系共 6 分，>3 分提示术后出现神经功能障碍风险增加。

表 24-4 HDVL 分级标准

分级标准	评分
畸形团与纤维传导束距离	
<5mm	3
5~10mm	2
>10mm	1
出血表现	
出血	0
非出血	1
畸形团形态	
紧凑型	0
弥散型	1
静脉引流方式	
仅浅表	0
深部，或深部+浅表	1

（四）治疗

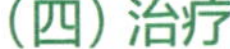

脑动静脉畸形的治疗以杜绝病灶出血和纠正“脑盗血”为目标。主要干预治疗方法包括显微手

术切除术、立体定向放射外科治疗和血管内介入栓塞，以及上述方法的综合治疗。

1. 显微手术切除 Spetzler 和 Martin 分级Ⅰ、Ⅱ级动静脉畸形病人首选手术。Ⅲ级动静脉畸形，如果没有深部穿支血管供血，治疗原则同Ⅰ、Ⅱ级动静脉畸形。有深部穿支血管供血可以采取复合手术，手术切除前先行深部供血血管栓塞然后切除病灶。

大多数未破裂的高级别Ⅳ、Ⅴ级的动静脉畸形病人没有显微手术指征。有明显神经功能缺损或急性出血的病人可以考虑手术清除血肿时切除血管畸形。

显微手术治疗动静脉畸形可以完全闭塞畸形血管病灶，出血风险立即消除，并控制癫痫。其缺点是需要开颅手术，住院时间长，并可能发生围手术期神经系统和全身系统性并发症。

2. 立体定向放射外科治疗 立体定向放射外科（stereotactic radiosurgery，SRS）治疗，造成病灶血管内皮细胞放射性损伤，导致血管平滑肌增生，细胞外基质的累积而闭塞血管腔。SRS 治疗对较小（血管团直径≤2.5~3cm）的深部动静脉畸形有效。SRS 治疗需要 1~3 年起效，在此期间出血的风险与 AVM 自然出血史大致相同，畸形血管闭塞率（70%~80%）低于手术。

放射性坏死是放射治疗常见的并发症。

3. 栓塞治疗 栓塞治疗动静脉畸形通常用作辅助手段。手术前栓塞可减少术中出血；栓塞治疗后血管团缩小有利于放射治疗。

4. 未破裂动静脉畸形的观察与干预 未破裂动静脉畸形的自然史多变。临床随机试验尝试预测多变出血因素，尚未能阐明适当处理策略。

二、海绵状血管瘤

海绵状血管瘤（cavernous malformation，CM）也称海绵状血管畸形，占中枢性神经系统血管畸形的 5%~13%；48%~86% 位于幕上，4%~35% 位于脑干，5%~10% 位于基底节。

本病良性，有遗传性，在遗传性病例中多发 CM 常见。海绵状血管瘤直径 1~5cm，呈圆形致密包块，边界清楚，内含钙化和血栓，没有大的供血动脉和引流静脉，可反复小量出血。

约 61% 的病人在 20~40 岁发病。以癫痫为首发症状的占 50%；其次为反复脑内出血，占 25%，通常为脑实质内；25% 出现局灶性神经功能障碍，20%~50% 发生脑积水。部分病人为偶然发现。

增强 CT 可显示脑内高密度病变。MRI 典型表现为 T_2 像周边低信号，内为混合信号。伴有癫痫者，尤其是在多发病灶应行脑电图检查，以确定致痫病灶并决定治疗方案。

MRI 是诊断 CM 的最好方法，对 CM 周围的血液分解产物的磁化率伪影具有高灵敏度，呈现中心为混杂信号的、边缘为低信号的“爆米花样”表现。CM 附近可见静脉畸形。典型病例无须做血管造影。

无症状、偶然发现的 CM 可定期行 MRI 观察。造成癫痫、神经功能缺损和反复出血的病灶应手术切除。

三、静脉畸形

静脉畸形（venous malformation，VM）是无动脉成分的血管畸形，由一簇脑内静脉汇集到一个粗大的静脉干构成，静脉缺乏平滑肌和弹力纤维，在扩张的血管之间有正常脑组织，此点与海绵状血管瘤不同。本病占血管畸形的 9%~10%，可合并海绵状血管瘤。MRI 使本病的检出率有所增高。70% 以上发生在额、顶叶或小脑深部白质。病人可有癫痫。病变血管内低血流量和低压力，出血少见。脑血管造影和 MRI 显示病变呈水母样为其典型表现（图 24-4）。

因病变在脑内分布广泛，手术切除对正常脑组织损伤严重，未证实为明确的癫痫灶或病变出血者不宜采取手术。

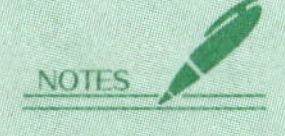

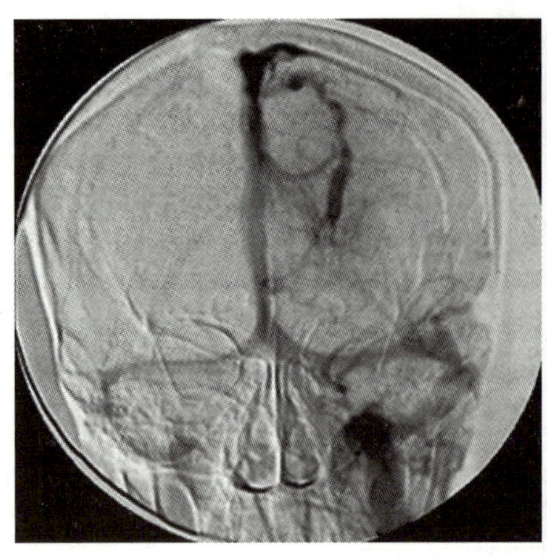
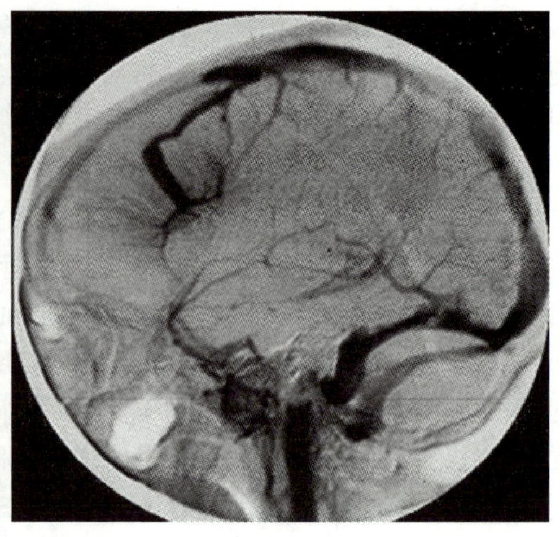

图 24-4 静脉畸形
数字减影血管造影（DSA）静脉期呈水母样表现。

第四节 脊髓血管畸形

脊髓血管畸形少见，主要为 AVM，其次为海绵状血管瘤。脊髓 AVM 系先天脊髓血管发育异常，由一团扩张迂曲的畸形血管构成，内含一根或几根增粗的供应动脉和扩张迂曲的引流静脉。本病可位于髓内和髓外，亦可在硬脊膜外形成动静脉瘘。由于脊髓各节段供血来源不同，按 AVM 所在部位可分为三组：颈段、上胸段和下胸-腰-骶段，以下胸-腰-骶段最常见。

脊髓 AVM 血管扩张迂曲，压迫脊髓或神经根。病情缓慢加重或时轻时重，也可多年保持稳定。临床症状以间歇性跛行、四肢力弱甚至瘫痪、括约肌障碍等常见。病变血管破裂引起脊髓 SAH 或脊髓内血肿，一半以上以急性疼痛发病，疼痛部位与畸形所在脊髓节段相符合，反复发作，改变体位可诱发疼痛。

脊髓 AVM 在 MRI 表现为流空的血管影，有时表现为异常条索状的等 T_2 信号。合并出血时病变中混有不规则点片状短 T_1 高密度信号。脊髓血管造影可清楚地显示 AVM 的位置范围，为手术切除提供依据。

脊髓 AVM 治疗有手术切除、血管内栓塞以及手术联合术前栓塞。显微外科手术切除表浅局限的脊髓 AVM 和髓内海绵状血管瘤效果满意。对无临床症状的髓内血管畸形手术需慎重考虑。脊髓 AVM 如果累及范围广泛可行血管内治疗后再手术切除。

手术指征：①有明确的神经功能损伤；②或有症状的出血，MRI 显示畸形血管靠近脊髓表面。病变深在，如反复出血、进行性神经功能恶化也可考虑手术切除。

偶然发现的脊髓髓内 CM 没有手术指征，每 2~3 年行影像学随访观察。

第五节 烟 雾 病

烟雾病（moyamoya disease）因脑血管造影形似烟雾而得名，又称脑底异常血管网病，为颈内动脉颅内起始段闭塞，脑底出现纤细血管网。中国医院质量监测系统的数据显示，2016 年至 2018 年，全国烟雾病的发病率呈上升趋势，从 2016 年的 0.88/10 万增加到 2018 年的 1.47/10 万，这一数字明显高于北美地区。烟雾病有家族倾向，有些亚裔家族发病率为 7%。

（一）病理学

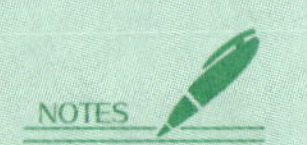

1. 原发性烟雾病 非动脉硬化性或原发性炎症所引起的大脑前、中动脉远端狭窄。病因尚不清

楚。受累血管的内弹力膜可能变薄或者增厚。

2. 继发性烟雾病　也称为“烟雾综合征”，血管造影有烟雾血管并合并以下疾病：钩端螺旋体脑动脉炎、脑动脉硬化、脑动脉炎以及放射治疗后，但绝大部分病因尚不清楚。

烟雾病合并动脉瘤，可能与侧支循环扩张、血流增加有关。

病理学发现颅底颈内动脉段管腔闭塞，常累及双侧。增厚的内膜常有脂质物沉积，其管壁内弹力层断裂、曲折，中层平滑肌明显变薄。外膜无明显改变。椎基底动脉很少受影响。脑底动脉及深穿支代偿性增生，形成丰富的侧支循环、血管交织成网。同时颅内、外动脉广泛地异常沟通。异常血管网管壁菲薄，管腔扩张，甚至形成粟粒状囊性动脉瘤，可破裂出血。

（二）临床表现

有两个发病年龄高峰，儿童多发于 10 岁以下，平均发病年龄为 3 岁；成人多发于 30~39 岁。研究显示，烟雾病女性病人占比高于男性病人，但各国性别比例差异明显。美国男女比例为 1∶2.8，欧洲为 1∶4.3，日本为 1∶1.8，而中国为（1~1.3）∶1，这提示中国烟雾病病人的性别特征可能与欧美及其他东亚国家存在差异。该病可表现为缺血性或出血性脑卒中，且往往反复发作。

1. 缺血　儿童和青少年多见，占 81%。常有 TIA，反复发作，逐渐偏瘫，也可左、右两侧肢体交替出现偏瘫，或伴有失语、智力减退等。有些病人有癫痫发作。10 岁前病情进展活跃，以后逐渐稳定。

2. 出血　发生年龄晚于缺血组，成人病人以出血发病占 60%。由于异常血管网合并的粟粒性囊状动脉瘤破裂造成脑出血，发病急，病人头痛、呕吐、意识障碍或伴偏瘫。

（三）诊断

1. 脑血管造影　可确诊，其特殊表现为颈内动脉床突上段狭窄或闭塞；在脑底部位出现纤细的异常血管网，呈烟雾状；可见广泛的血管吻合，如大脑后动脉与大脑前动脉交通后部吻合、颈外动脉与颞动脉吻合（图 24-5A、B）。

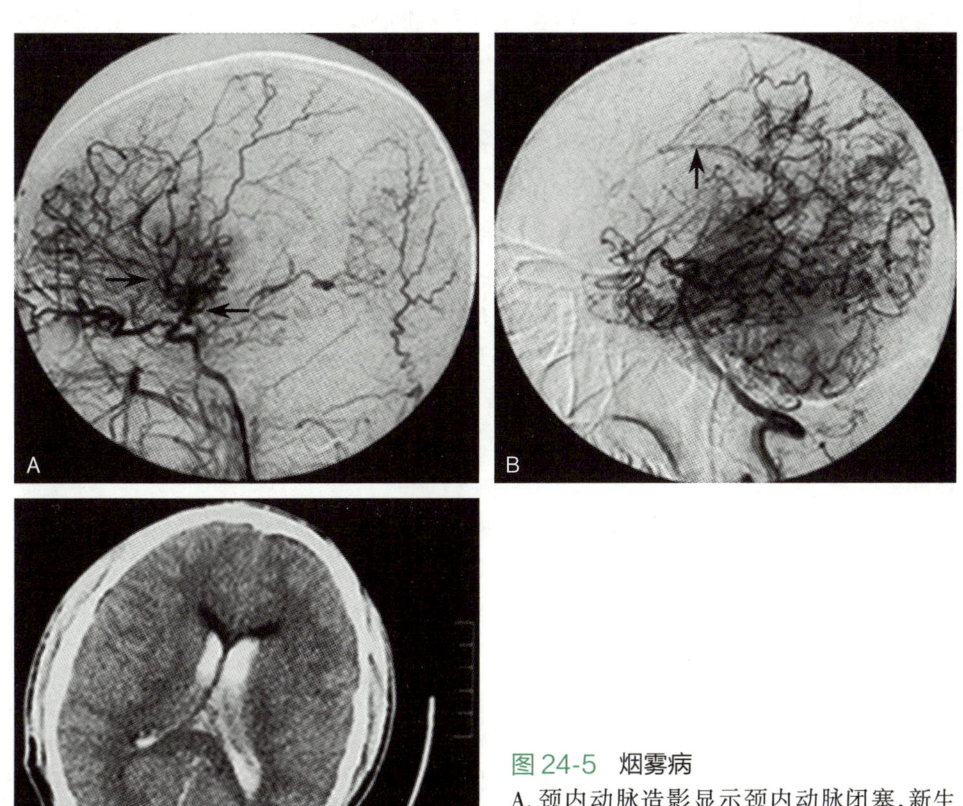

图 24-5　烟雾病

A. 颈内动脉造影显示颈内动脉闭塞，新生血管生成；B. 椎动脉造影，箭头显示脉络膜后动脉与大脑前动脉交通后部吻合；C. CT 显示脑底异常血管网所致脑室内出血铸型。

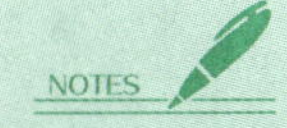

2. 头部CT和MRI 可显示脑梗死、脑萎缩或脑(室)内出血铸型(图24-5C)。

(四)治疗

烟雾病脑出血多为脑室内出血,可急诊行脑室穿刺引流术。

对脑缺血病例血运重建的方法有多种,针对脑缺血区域采用适当血运重建手术。

1. 直接血运重建 供血动脉和受体动脉的管径足够选用(最外径≥1mm),优于间接血运重建。最常用的术式是颞浅动脉-大脑中动脉吻合术(STA-MCA bypass)。对于大脑后动脉区域缺血症状明显者,可选用枕动脉作为供血动脉直接吻合,但手术难度更高。

2. 间接血管重建术 通常用于儿童,也可与STA-MCA旁路移植联合应用。

(1)大脑表面肌肉贴敷(EMS):将颞肌放在脑表面(该术式潜在风险在于病人说话或咀嚼时,颞肌的节律性收缩可能对脑表面皮质产生机械刺激,进而诱发异常电活动)。

(2)脑硬脑膜血管贴敷术(EDAS):将带有帽状腱膜套的STA缝合到线性剪开的缺损的硬脑膜上。该技术的延伸还包括硬脑膜切开。

3. 上述间接血运重建的方法可改善在MCA分布区的血流。

4. 星状神经节切除术(颈上交感神经节切除术)及颈动脉周围交感神经剥离术,不能证实这种方式可永久性提高脑血流量(CBF)。

手术治疗时期的神经系统状态可基本预测长期的预后。

第六节 颈内动脉海绵窦瘘

外伤性颈内动脉海绵窦瘘(carotid-cavernous fistula,CCF)因头部外伤(包括医源性)引起,常合并颅底骨折,可在伤后立即发生,也可在几周后发生,男性多见。自发性CCF多由于海绵窦颈内动脉(ICA)动脉瘤破裂形成,可见于结缔组织病病人,瘘多为低流量,临床表现较外伤性颈内动脉海绵窦瘘轻。

(一)临床表现

1. 颅内杂音 如机器轰鸣般的声音,持续性,常影响睡眠。用听诊器可在病人颞部和眶部听到。以手指压迫患侧颈内动脉,杂音减低或消失。

2. 眼部症状 眼球突出,数日内即非常显著,随后停止进展。结膜充血水肿,眼睑充血、肿胀,下睑结膜常因水肿而外翻。有时眶部及额部静脉怒张,并有搏动。如不及时治疗,一侧海绵窦瘘经海绵窦间静脉窦使对侧海绵窦扩张,引起双侧突眼、眼球搏动,压迫患侧颈动脉,搏动减弱或消失。眼底视盘水肿,视网膜血管扩张,静脉尤甚,有时视网膜出血。病史长者视神经进行性萎缩,视力下降甚至失明。第Ⅲ、Ⅳ、Ⅵ脑神经麻痹,患侧眼球运动障碍,甚至眼球固定。

3. 三叉神经节第一支常受累,额部和角膜感觉减退。

(二)诊断

注意与眶内、鞍旁肿瘤及海绵窦动脉瘤鉴别。

CT或MRI显示眼球突出。眼球血管包括眼上静脉匍匐充血,海绵窦外侧壁突出。

血管造影显示ICA血流分流入海绵窦。可见岩窦快速充盈和/或眼静脉显影,压迫健侧颈内动脉,使患侧血流增加,有助于发现瘘口。

(三)治疗

目的在于保护视力,消除颅内杂音,防止脑梗死和鼻出血。经导管用球囊封闭瘘口,使颈内动脉血流通畅,消除头部杂音,恢复眼球运动。复发者可再次治疗。

20%~50%的低流量CCF可出现自发性血栓形成,因此当病人视力稳定且眼内压<25mmHg可观察。

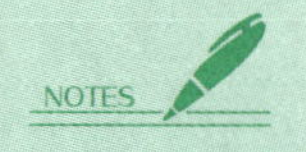

第七节　脑面血管瘤病

脑面血管瘤病(encephalofacial angiomatosis)是一侧面部血管瘤伴同侧脑膜上的动静脉与毛细血管畸形,即 Sturge-Weber 综合征。患侧大脑半球萎缩变硬,软脑膜增厚,血管异常增生充血。畸形血管周围可见神经元和神经纤维变性、胶质增生和钙化。

病人表现为面部三叉神经分布区血管痣、癫痫和神经功能缺损。躯干、四肢和内脏也可发生类似的血管病变。头部 X 线片和 CT 可见颅内钙化、脑萎缩。脑血管造影约半数病人皮质静脉减少,静脉期可见弥漫性密度增高影。本病无特殊治疗,可采用手术或药物控制癫痫。

第八节　脑内出血

脑出血(intracerebral hemorrhage,ICH)是指脑实质内和脑室内出血,成人脑内出血占脑卒中的15%~30%,为脑卒中第二病因,半数因高血压所致,其他原因包括动脉瘤、脑血管畸形、脑肿瘤卒中、败血症、动脉炎、血液病以及抗凝治疗并发症。男性多发,与饮酒相关。接受溶栓治疗的病人,ICH 的风险增高。

急性发病,剧烈头痛、呕吐。脑干和小脑出血则可以眩晕为主要症状。神经系统症状出现较早,如偏瘫、语言障碍,有的病人会发生癫痫。出血严重者伴意识障碍。

头部 CT 对脑内出血诊断准确率达 100%,确定出血的部位、范围,周围组织受压和脑水肿情况。估计血肿量=A×B×C×0.5(A、B 代表 CT 扫描血肿最大层面的长和宽,C 代表血肿的 CT 层面数)。

手术治疗必须根据病人状态、年龄、血肿的大小和部位、病人或家属对病人术后状态的理解和意愿而定。手术适用于格拉斯哥昏迷量表(GCS)6~12分、血肿部位浅、脑水肿和中线移位明显、神经系统功能损害进展、早期脑疝、小脑血肿≥15ml 和大脑半球血肿≥30ml 者。丘脑和苍白球区深部脑内血肿或出血破入脑室者,手术效果不佳;年龄过大、GCS≤5 分以及心、肺、肝、肾功能严重不全者,亦不宜外科治疗。手术目的是清除血肿,解除脑压迫,降低病死率,减少植物生存。然而神经功能恢复有限。

多采用额颞开颅,清除血肿或/和去骨瓣减压。

微创手术技术包括立体定向、内镜、管状牵开器系统、超声抽吸或粉碎,以及局部注射溶栓剂等。

怀疑动脉瘤或 AVM 者,术前应行脑血管造影检查,未行造影直接开颅清除血肿时不要轻易切除 AVM 以防大出血。如为肿瘤卒中,则清除血肿后应再切除肿瘤并送病理检查。

脑淀粉样血管病(cerebral amyloid angiopathy,CAA)是由于 β 淀粉样蛋白的病理性沉积引起,常沉积于脑膜或皮层小血管的中膜内(特别是白质的血管中)。淀粉样变引起的出血约占颅内出血的10%。CAA 中的淀粉样蛋白与阿尔茨海默病的老年斑中发现的淀粉样蛋白相同。复发性脑叶出血病人应该怀疑 CAA。MRI 可以识别瘀点出血或可能与 CAA 有关的位于皮层的少量出血导致的含铁血黄素沉积。

第九节　颈动脉狭窄外科治疗

65 岁以上人群颈动脉狭窄大于 50% 的发病率占 5%~10%,狭窄大于 80% 的占 1 %。动脉粥样硬化是颈总动脉分叉部和椎动脉起始部发生阻塞和狭窄最常见病因。

(一) 临床表现

一过性视力障碍,如黑矇、失明、偏盲,发作从几秒到 1~2 小时不等,可反复发作;短暂性脑缺血发作(TIA),突发头晕,一过性单个肢体瘫痪或者偏瘫,感觉障碍和失语等,最长不超过 24 小时,可自行缓解,但可反复发作;缺血性卒中,对侧肢体瘫痪、感觉障碍和同向性偏盲,优势半球还可能出现失语。

有部分病人颈内动脉狭窄已经相当严重,但是并没有典型的临床症状,这类无症状性颈动脉狭窄

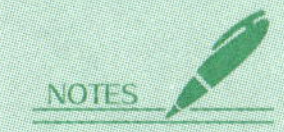

(50%~99%)病人 2~3 年卒中年发病率为 1%~3.4%。

(二)影像学检查

1. 颈动脉超声检查、MRA 和 CTA 等,用于对高危人群初步筛选,狭窄严重、有手术治疗指征者应行 DSA 检查。

2. DSA 显示颈动脉狭窄、闭塞或扭曲的部位和程度。脑血管造影时应将颈动脉分叉部包含在内。狭窄程度(%)=(1-N/D)×100%,N 是狭窄最严重处的线性管径,D 是颈动脉球远端正常管径。

(三)适应证与禁忌证

1. 适应证

(1)短暂性脑缺血发作(TIA):①多发 TIA,相关颈动脉狭窄;②单次 TIA,相关颈动脉狭窄≥70%;③颈动脉软性粥样硬化斑或有溃疡形成;④抗血小板治疗无效。

(2)轻、中度卒中:相关颈动脉狭窄。

(3)无症状颈动脉狭窄:①狭窄≥70%;②软性粥样硬化斑或有溃疡形成。

2. 禁忌证

(1)重度卒中,伴意识改变和/或严重功能障碍。

(2)脑梗死急性期。

(3)颈动脉闭塞,且闭塞远端颈内动脉不显影。

(4)持久性神经功能缺失。

(5)6 个月内有心肌梗死,或有难以控制的严重高血压、心力衰竭。

(6)全身情况差,不能耐受手术。

3. 手术时机

(1)择期手术:①短暂性脑缺血发作;②无症状狭窄;③卒中后稳定期。

(2)延期手术:①轻、中度急性卒中;②症状波动的卒中。

(3)急诊(或尽早)手术:①颈动脉高度狭窄伴血流延迟;②颈动脉狭窄伴血栓形成;③TIA 频繁发作;④颈部杂音突然消失。

4. 围手术期治疗 术前 5 天口服阿司匹林。术后病人至 ICU 监测,小分子右旋糖酐 500~1 000ml 静脉滴注,每日 1 次,连续 10 天。术后 72 小时可给予阿司匹林和双嘧达莫。

(四)颈动脉内膜切除术

颈动脉内膜切除术(carotid endarterectomy,CEA)是颈动脉狭窄传统的治疗方法,目的是切除粥样硬化斑块重新建立足够的脑血流量,同时防止粥样硬化斑块脱落造成脑梗死(图 24-6)。

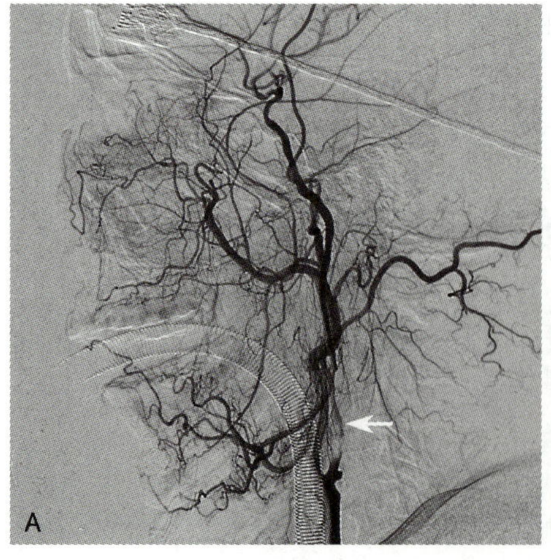

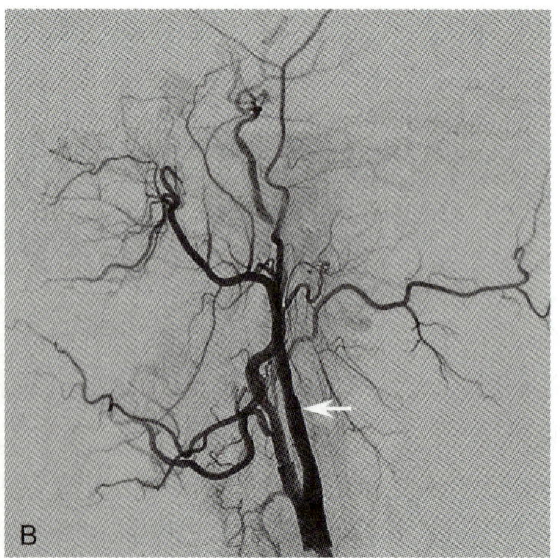

图 24-6 颈动脉内膜切除术血管造影变化
A. 颈动脉内膜切除术,颈内动脉狭窄;B. 术后狭窄消除。

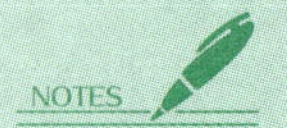

术后并发症包括脑内出血、脑高灌注综合征、舌下神经损伤、切口感染和假性动脉瘤形成等，应注意预防。

（五）介入治疗

1. 颈动脉经皮腔内血管成形术（percutaneous transluminal angioplasty，PTA）　通过充盈球囊对狭窄段血管由内向外挤压，使血管壁发生断裂损伤而达到扩张目的。

PTA 并发症：术后再狭窄，栓子脱落造成的 TIA 和脑卒中、血管痉挛、血管内膜撕裂、动脉夹层及血肿形成等。

2. 颈动脉支架成形术与植入术（carotid angioplasty and stenting，CAS）　是近年治疗颈动脉疾病的微创方法。在局麻下通过一侧股动脉穿刺或小切口，在导丝、导管的配合下将合金支架放置在颈动脉狭窄处将狭窄撑开，一般序贯于 PTA 后。

并发症：术后再狭窄率 <5%；支架变形、塌陷、移位的发生率较低；血管痉挛、脑卒中、血肿形成等和 PTA 相似。

（赵继宗）

NOTES

25章
扫码获取
数字内容

第二十五章
颅脑和脊髓先天性畸形

第一节　先天性脑积水

先天性脑积水（congenital hydrocephalus）又称婴幼儿脑积水，系指出生时就存在颅内脑脊液增多，引起脑室和/或蛛网膜下腔异常扩大的病理状态。其发生率为3‰~5‰。

（一）分类和病因

根据脑脊液循环通路分类，可分为交通性和非交通性：前者由于蛛网膜下腔不通畅或脑脊液产生过剩或吸收障碍，脑室和蛛网膜下腔之间仍保持通畅；后者的病变在脑室系统内或附近，阻塞脑室系统。

交通性脑积水常继发于脑膜炎、蛛网膜下腔出血或颅内手术后、脑瘤和脑膜转移瘤及少见的脉络膜丛分泌异常、颅内静脉窦狭窄或阻塞等。非交通性脑积水的常见病因有室间孔闭塞、导水管狭窄或闭锁、小脑扁桃体下疝畸形（Arnold-Chiari 畸形）、第四脑室正中孔和侧孔发育不良（Dandy-Walker 畸形）、先天性蛛网膜囊肿、各种原因导致的脑室出血（如动脉瘤、动静脉畸形、大脑大静脉瘤样扩张）、脑室附近肿瘤（如颅咽管瘤、畸胎瘤、髓母细胞瘤等）和脑脓肿、血肿、肉芽肿等。

（二）病理

患儿头颅增大、颅缝和颅囟不闭且增宽，颅骨骨板变薄、指压迹增多，蝶鞍扩大或破坏等。后期脑皮质萎缩、脑回变小、脑沟变宽。阻塞部位以上的脑室和/或脑池扩大。一般以侧脑室前角和颞角扩大尤为明显。显微镜下可见神经细胞退行性变，白质脱髓鞘变和胶质细胞增生等。

（三）临床表现

包括：①进行性头围增大，超过正常范围，致使前额前突、头皮变薄、静脉怒张。②前囟和后囟增宽、隆起且张力增高，颅缝裂开，颅骨叩诊呈破罐声（Macewen 征）。③双眼下视，称落日（sunset）征，可伴眼球震颤（图 25-1）。④早期或病情轻时，除上述表现常伴生长发育迟缓，少有神经系统异常；晚期或病情重时，则出现生长发育严重障碍、智力差、视力减退、癫痫、肢体瘫痪，意识障碍而逐渐衰竭死亡。

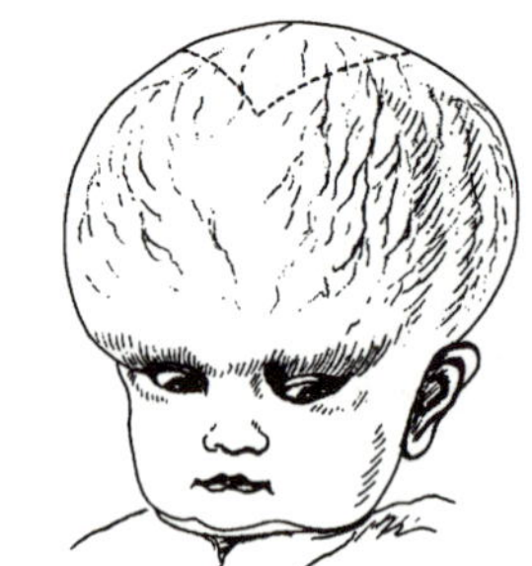
图 25-1　先天性脑积水伴落日征

（四）诊断与鉴别诊断

根据病史和典型临床表现，本病诊断并不困难。但在诊断时要注意寻找原发病因。可根据病情和具体条件选用下列检查方法：定期测量头围、头颅透光试验、头颅 X 线片、头颅 CT 和 MRI 等。MRI 是本病诊断和鉴别诊断的主要方法。透光试验方法简单，先天性脑积水的脑实质厚度小于 1cm 者，表现为全头颅透光，硬脑膜下积液则为病灶透光，硬膜下血肿则不透光。放射性核素脑扫描可了解脑脊液循环和吸收功能。

本病应与下列疾病鉴别：硬脑膜下积液、血肿或积脓、佝偻病、脑穿通畸形和大脑发育不全等。

（五）治疗

主要依靠外科手术治疗。对于病情较轻且进展缓慢的患儿，可保守观察。对暂时不适合手术的患儿，则临时用药物控制，可选用脱水或利尿药。外科手术的具体方法应酌情选用。

1. 去除病因　如切除颅内肿瘤、清除脓肿等，恢复脑脊液循环通路。

2. 脑脊液循环通路重建 如中脑导水管再通或成形术。

3. 脑脊液颅内-颅外分流(如脑室-腹腔分流术、脑室-心房分流术等)或脑室造瘘手术(第三脑室造瘘术等)。

(六) 预后

未治者,虽然有 20% 可停止发展,脑脊液的分泌和吸收趋于平衡,称为静止性脑积水(arrested hydrocephalus),但是约半数患儿在一年半内死亡。脑积水患儿的神经功能障碍与脑积水的程度成正比,未经治疗者仅 15% 的患儿智商接近正常。如大脑皮质厚度小于 1cm,即使脑积水得到控制,也会遗留神经功能障碍和智力低下。虽然手术可提高生存率,但也仅有 1/3 的患儿术后智商得到改善。因此,要掌握脑积水手术治疗的适应证和时机。对经手术治疗脑积水得到控制者或静止性脑积水,要规范随访,以求在脑组织遭到严重损害前及时发现分流管不通畅或脑积水加重情况,及时处理。另外,中枢神经系统和其他脏器有无并存畸形也与脑积水的预后有关。

第二节 枕颈区畸形

枕颈区畸形(abnormalities of craniocervical junction)系指颅颈结合部(包括枕骨大孔、上颈椎及此区域脑和脊髓)先天性或后天获得性畸形。主要包括颅底凹陷、寰枢关节脱位、寰椎枕化、颈椎融合和小脑扁桃体下疝畸形等。这些畸形可单独发生,也可几种同时存在。

1. 颅底凹陷(basilar invagination,BI) 指先天性颅底凹陷,表现为枕骨大孔向颅内陷入,形成短斜坡、齿状突向上方移位并进入枕骨大孔内,枕骨大孔前后径变短,颅后窝变小。常伴有寰椎枕化、颈椎融合、枕骨髁发育不良、小脑扁桃体下疝畸形、脊髓空洞症等。BI 不应与颅底压迹(basilar impression)和扁平颅底(platybasia)混淆。颅底压迹指后天获得性颅底凹陷,如甲状旁腺功能亢进、佝偻病、骨软化症、Paget 病等引起颅底骨软化所致。扁平颅底虽可与 BI 并存,但它仅为颅骨发育畸形,除影像学检查不正常外,一般不引起症状,也无须任何处理。

2. 寰枢关节脱位(atlantoaxial dislocation) 寰椎和枢椎齿状突之间的固定韧带松弛或齿状突发育不全、齿状突与枢椎椎体愈合不全等原因引起寰枢关节脱位。寰椎和齿状突之间的韧带有寰椎横韧带、翼状韧带。正常情况下颈椎管内空间的 1/3 为脊髓占据,另 1/3 为齿状突,余下 1/3 空隙,这样颈椎在活动时,不会影响脊髓。但是,如果齿状突向后脱位,使寰齿关节间隙 >3mm(成人)或 >4mm(儿童),就会产生症状。

3. 寰椎枕化(occipitalization of atlas) 枕骨和寰椎的前结节、后结节或侧突发生骨性融合,可完全或不完全性融合,以前结节多见,常伴有 $C_{2\sim3}$ 椎体融合。其他可能的并存畸形包括颜面、泌尿生殖系统畸形。可与颅底凹陷、寰枢关节脱位等并存。

4. 颈椎融合(Klippel-Feil 综合征) 指两个以上颈椎先天性融合,多与枕骨大孔区其他畸形并存。

5. 小脑扁桃体下疝畸形(Arnold-Chiari 畸形) 小脑扁桃体下端呈舌状向下移位,嵌入枕骨大孔,达 $C_{1\sim2}$ 水平,称小脑扁桃体下疝畸形。严重者可见脑桥、延髓形态变长,位置低下,甚至延髓和第四脑室下部疝入椎管内。可合并颅底凹陷等畸形、中脑导水管或第四脑室中间孔闭锁、脊髓空洞症等。

(一) 临床表现

临床表现隐匿、多样和多变,可不引起症状,也可压迫脑、脊髓、神经和血管引起相应症状和体征。易出现假定位征是枕骨大孔区畸形的特点。

1. 外观 ①短颈、发际低和颈部活动受限三联征常见于颈椎融合(Klippel-Feil 综合征)。由于颈和肩部肌萎缩可出现蹼状颈。②面部不对称、脊柱侧弯、身体矮小。

2. 疼痛 多位于颈部、枕后,咳嗽、屏气等诱发或加重,可向穹窿部放射(枕大神经或 C_1、C_2 神经)。

3. 脑和脑神经功能障碍 眼球震颤、吞咽困难、眩晕、共济失调、睡眠时呼吸暂停、发作性意识障

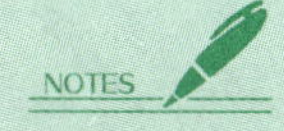

碍和一过性视力丧失等。可出现听力丧失、核性眼球活动障碍。

4. 颈髓症状 ①可出现单瘫、偏瘫、截瘫和四肢瘫。可上、下运动神经元瘫痪并存,如肌萎缩(多为上肢)和病理征(多为下肢)。②"中央脊髓综合征",为脊髓中央灰质损害所致,表现为节段性痛温觉丧失,触觉存在的感觉分离。

5. 椎动脉症状 如眩晕、晕厥、间歇性意识障碍、发作性轻瘫、暂时视力丧失等。

6. 诱发或加重因素 上述症状可因头颈活动(过伸、过屈或旋转)或轻微外伤、推拿等外力而诱发出现或加重。

(二) 诊断

除根据上述临床表现外,尚需下列检查辅助诊断。

1. 头颈 MRI 可显示脑干和颈髓形态、受压情况、合并下疝畸形、空洞及脑积水等,并与肿瘤等鉴别。

2. 颅颈 CT 以齿状突为中心摄正侧位体层片。①侧位片:自硬腭后极至枕骨大孔下缘的连线,称 Chamberlain 线。正常人齿状突顶点在此线上方 3~4mm 内,超过此值为异常,见于颅底凹陷。自硬腭后极至枕骨大孔鳞部的最低点的连线,称 McGregor 线,常人齿状突顶点在此线上方 5~6mm 内,颅底凹陷症超过此值。斜坡下端至枕骨大孔下端连线,称 McRae 线,正常时,齿状突尖部在此线下方 5mm,若超过即为颅底凹陷。小脑扁桃体在此线下方≥5mm(成人)或≥7mm(小儿)为小脑扁桃体下疝畸形Ⅰ型。②正位片:双侧乳突尖连线,正常人齿状突顶点在此线上 2mm 内或此线下方,超过此线上方 2mm 见于颅底凹陷症。在双侧二腹肌沟顶点间连线,齿状突顶点在此线下方 5~15mm(正常),达到或超过此线(颅底凹陷)。③颈屈伸位侧位片:了解齿状突有无脱位。CT 三维重建有助于了解枕骨大孔区骨性畸形。

3. CTA 显示颅颈区椎动脉,有利于选择和指导枕颈固定或 $C_{1\sim2}$ 固定。

(三) 治疗和预后

无明显症状和体征者,一般不需要特殊处理,但要注意防止颈部过度活动和外伤,定期随访。

1. 手术适应证 ①有神经系统症状和体征;②病情进行性发展。

2. 手术目的 ①脑室腹腔分流:适用于有脑积水者。术后症状体征多能缓解,甚至脊髓空洞缩小。无效者,可采用下列方法。②枕骨大孔减压和 C_1 后弓切除,如有颅颈骨性不稳定加做 $C_{1\sim2}$ 复位固定、枕颈复位固定或经口齿状突切除,解除神经组织受压和脑脊液通路受阻。③去除压迫神经组织的纤维索带和异常骨质如齿状突。④稳定颅颈关节。

3. 注意事项 ①由于患儿常有颅颈关节不稳定,易出现呼吸抑制现象,在搬动、麻醉插管时,应避免颈部过屈或过伸。②枕骨大孔减压时,宜磨除骨质或从后颅向下小心咬除颅骨,切忌从枕骨大孔处向上咬除颅骨。③植骨者,术后应颅骨牵引 3~4 周,改石膏或支架固定数月。

一般预后良好,病情严重者或已发生神经退行性变者,术后多可缓解症状,防止病情发展。

第三节 颅裂和脊柱裂

颅裂(cranium bifidum)和脊柱裂(spinal bifida)为先天性颅骨和椎管闭合不全畸形。可分为完全性和部分性:前者多伴严重脑畸形如露脑畸形、无脑畸形或脊髓外翻,且多为死胎;后者根据外观又分为隐性和显性两种,隐性者仅表现颅骨或椎板缺损,无软组织膨出,显性者则常有神经组织和/或脑(脊)膜从颅腔或椎管内膨出,故又分为脑(脊)膜膨出(meningocele)、脑膜脑膨出(meningoencephalocele)和脊髓脊膜膨出(meningomyelocele)。

一、颅裂

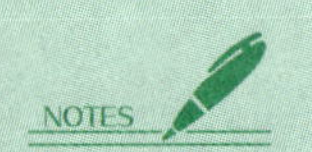

好发于颅骨中线区域,少数偏侧。按部位可分为:①后颅裂,包括枕外隆凸上或下脑膨出。②前

颅裂，包括额、额颜面(鼻额、鼻筛窦、鼻眶)和颅底(经筛窦、经额窦)脑膨出。一般后颅裂引起的脑膜脑膨出预后较前颅裂者差，因为前者可含脑干和功能皮质(如枕叶)。流行病学调查显示后颅裂好发于西半球和日本，前颅裂则多见于南亚地区，产生此差别的原因不明。

(一) 临床表现

囊性脑膨出，膨出可大可小，哭闹时张力增高。表面皮肤正常或退性变，局部可多毛。膨出囊的基底可宽或呈蒂状，触之软，有波动感。小而能回纳的膨出可摸到骨裂边缘。后颅裂在枕外隆凸上下可发现脑膨出，前颅裂可在额骨至鼻根部见到膨出，颅底者则可突入眼眶、鼻腔、口腔或咽部。

透光试验，可阳性(脑膜膨出)或阴性(脑膜脑膨出)。隐性颅裂，仅在局部皮肤有藏毛窦(脐样内凹，有皮脂样分泌物)，其周色素沉着或毛细血管痣等。因有潜行通道与颅内沟通，易反复发生脑膜炎。多无神经障碍，少数可伴智力障碍、癫痫、脑瘫、视力障碍、脑积水、脊柱裂和颜面畸形等。

(二) 诊断

根据典型临床表现，诊断常无困难。鉴别诊断包括皮下血肿、脓肿、血管瘤、上皮样囊肿等，这些肿块不常位于中线，哭闹时不增大。CT 和 MRI 有助确诊和鉴别诊断。X线价值不大，已不用。近来开展超声、母血和羊水查甲胎蛋白，以求在妊娠期发现本病，早期处理。

(三) 治疗和预后

条件许可应在 1 岁前手术。因故不能早期手术时应注意保护膨出部位的皮肤，防止感染和破溃。手术目的在于切除膨出囊壁，保存神经功能。伴脑积水者，应先作脑脊液分流术。伴严重脑畸形、膨出物有脑干组织者为手术禁忌证。

单纯脑膜膨出者预后优于脑膜脑膨出者。

二、脊柱裂

1. 分类 有如下几种类型。

(1) 隐性脊柱裂(spina bifida occulta)：较常见，发生率约占人口 1‰。多发于腰骶部，1 个至数个椎板闭合不全，但无椎管内容膨出。表面皮肤可正常，少数局部皮肤色素沉着、多毛、皮下脂肪瘤或呈脐样凹陷，后者可有纤维索或潜在通道经椎板裂隙与硬脊膜、神经根或脊髓相连，引起脊髓被栓住、活动受限或易受感染。

(2) 脊膜膨出：多见腰或腰骶部，也可见其他部位。硬脊膜经椎板缺损向外膨出达皮下，形成中线上囊性肿块，囊内充满脑脊液。脊髓和神经根的位置可正常或与椎管粘连，神经根也可进入膨出囊内(图 25-2)。

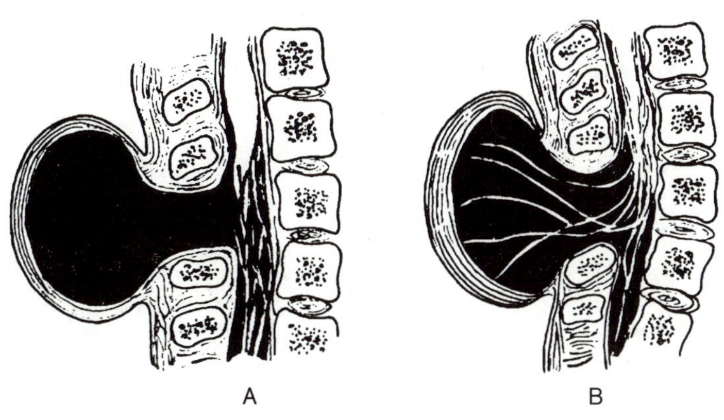

图 25-2 脊膜膨出

A. 脊髓和神经根的位置可正常或与椎管粘连；B. 神经根也可进入膨出囊内。

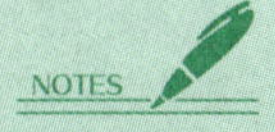

（3）脊膜脊髓膨出：比脊膜膨出少见。除脊膜外，膨出囊内有脊髓组织。如膨出脊髓的中央管扩大（脊髓积水），称脊膜脊髓囊肿膨出。

（4）脊柱前裂（anterior spinal bifida）：少见，脊膜向前膨出进入体腔。

上述各型脊柱裂可伴发脂肪瘤、脑积水、颅裂、唇裂、并指（趾）等先天性畸形。

2. 临床表现 隐性脊柱裂大多数终身无症状，仅在X线片或CT上发现。少数患儿因有低位脊髓（又称脊髓栓系综合征），可有遗尿、腰痛等表现。

显性脊柱裂除上述脊膜膨出或脊膜脊髓膨出的表现外，还可有神经障碍。腰骶部畸形可有小腿和足部肌下运动神经元瘫痪；足部、会阴和下肢后侧皮肤感觉缺失，以痛温觉障碍为主；尿失禁；下肢自主神经障碍表现，如青紫、怕冷、水肿、溃烂等。颈段者产生上肢下运动神经元瘫痪、下肢上运动神经元瘫痪。

3. 诊断 除典型临床表现外，尚需借助MRI明确诊断和鉴别诊断。

4. 治疗 无症状的隐性脊柱裂不需要手术。下列为手术适应证：①有症状和伴有脊髓栓系综合征的隐性脊柱裂；②脊膜膨出；③脊髓脊膜膨出。应在神经症状不太严重时尽早手术，如因故推迟手术，对囊壁应慎加保护，防止破溃和污染。手术原则是解除脊髓栓系，分离和回纳脊髓和神经根，重建硬脊膜，切除膨出的囊。

第四节 狭 颅 症

狭颅症（craniostenosis）又称颅缝早闭（craniosynostosis），系因颅缝过早闭合引起头颅畸形、颅内压增高、大脑发育障碍和眼部症状等。多为先天性、常染色体隐性遗传疾病，多见于男孩，可能与胚胎发育时中胚叶某种发育缺陷有关，也可能与骨缝膜性组织中有异常的骨化中心有关。

（一）病理

正常新生儿的颅缝，仅额缝在出生时或稍晚闭合，其他颅缝在1岁后逐渐融合，呈锯齿状相互扣锁，12岁或以后颅缝才紧闭。X线片显示颅缝在中年以后才消失。颅缝早闭者，闭合处有骨质隆起，形成骨嵴，锯齿状缝痕完全消失。正常婴幼儿头颅是沿颅缝呈垂直方向不断生长新骨而逐渐扩大。如颅缝过早闭合，则颅骨在其他方向代偿性生长，导致头部畸形。同时因颅腔生长速度不能适应儿童期脑的发育和生长，可引起颅内压增高，颅骨变薄和脑组织与脑神经受压。本症可伴其他部位的先天性畸形，如并指（趾）、腭裂、唇裂、脊柱裂、外生殖器异常等。

（二）临床表现

1. 头颅畸形 由于受累的颅缝早闭，未受累的颅缝仍按规律发育，结果形成下列常见头颅畸形：①尖头畸形（oxycephaly）：又称塔状头，由于所有颅缝均早闭合，特别是冠状缝、矢状缝都受累，头颅的增长仅能向上方发展，形成尖塔状头（图25-3A）。②短头畸形（brachycephaly）：或称扁头，系双侧冠

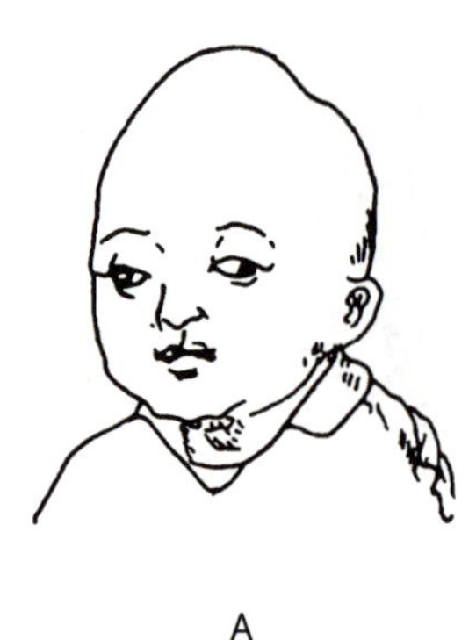
A

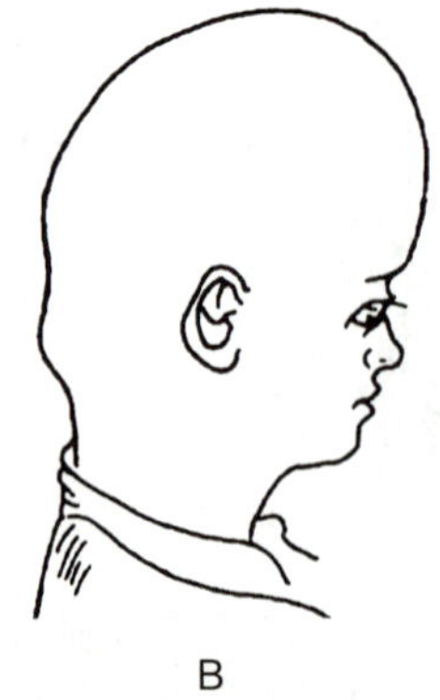
B

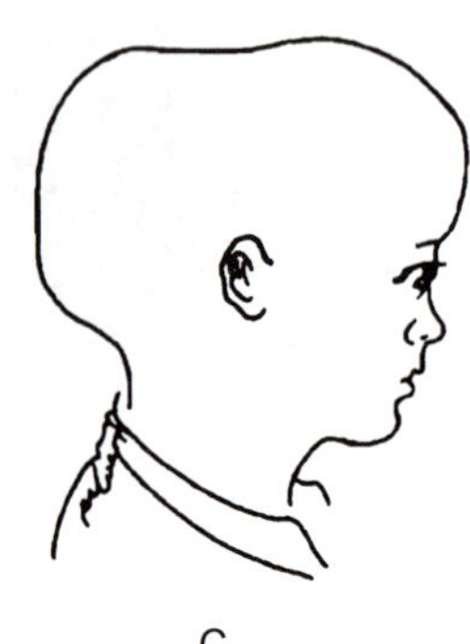
C

图25-3 头颅畸形
A. 尖头畸形；B. 短头畸形；C. 舟状头畸形。

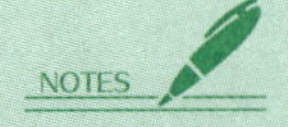

状缝、人字缝过早闭合，颅骨前后径生长受限，只能向两侧作垂直于矢状缝的生长，形成短头。头型高而宽，前额和鼻根宽广，眼眶受压变浅(图 25-3B)。③舟状头畸形(scaphocephaly):又称长头，系矢状缝过早闭合，颅骨横径生长受限，只能作垂直于冠状缝的生长，使头颅前后径增大，形成长头，前额和枕部凸出(图 25-3C)。④斜头畸形(plagiocephaly)。⑤三角头畸形(trigonocephaly)。

2. 眼部畸形 由于眼眶发育受影响，变浅和变窄，引起突眼和向外侧移位，成为分离性斜眼。由于合并颅内压增高可引起视盘水肿、视神经萎缩和视力减退，甚至失明。

3. 脑发育不全和颅内压增高 由于颅腔狭小，限制脑正常发育，引起患儿智力低下、精神反应异常、癫痫和其他神经症状。颅内压增高在婴幼儿表现为躁动不安、呕吐，仅在年龄较大者能表述头痛。眼底常有视盘水肿。

4. 合并其他畸形 除上述的合并畸形外，狭颅症与这些合并畸形可组合成下列常见综合征：①Crouzon 综合征：尖头畸形合并面颅畸形，后者为鼻根扁平，鼻弯曲如喙，眼睛大而阔，上腭短小，下腭前突，常有家族史，常染色体显性遗传。②Apert 综合征：尖头畸形合并对称性双侧并指(趾)畸形，常伴智力障碍。

(三) 诊断

典型临床表现，加上头部 CT 和/或 MRI，诊断常无困难。须与小头畸形(脑发育不全所致)和脑积水鉴别。前者不伴颅内压增高征象，早期即有明显智力障碍，后者则头大，无颅缝闭合引起骨嵴隆起。

(四) 治疗

以外科手术为主，目的在于扩大颅腔、缓解颅内压增高，使受压脑和神经组织得到正常生长和发育。只要患儿全身情况允许，应早期(出生后 1~3 个月)手术治疗。按颅缝闭合情况作颅缝再造术或颅骨切除术。

一般认为 1 岁以前手术者，智力恢复良好，≥2 岁手术效果差。各型狭颅症中，以矢状缝早闭(长头畸形)手术效果最好。

(周良辅)

扫码获取
数字内容

第二十六章 功能性神经系统疾病外科治疗

功能性神经系统疾病包括运动障碍性疾病，如帕金森病、原发性震颤、痉挛性斜颈、舞蹈病和抽动症、脑瘫等；癫痫；三叉神经痛、舌咽神经痛和偏侧面肌痉挛；精神分裂症、焦虑症、强迫症和抑郁症等精神疾病。采用外科手术的方法治疗上述神经系统功能异常的分支学科为功能性神经外科学（functional neurosurgery）。本章介绍帕金森病、癫痫、三叉神经痛、偏侧面肌痉挛的外科治疗和脑机接口。

第一节　脑深部电刺激治疗帕金森病

（一）帕金森病外科治疗历史

早期外科手术治疗帕金森病（Parkinson disease，PD）是尝试结扎脉络膜前动脉。20 世纪 50 年代，立体定向前背侧苍白球切开术成为一种可行的治疗手段，主要改善僵直症状，后来苍白球腹后内侧部毁损解决了前者对震颤和运动迟缓疗效差的问题。几乎同一时期，丘脑腹外侧核作为治疗靶点，对控制震颤最有效。20 世纪 60 年代晚期，左旋多巴出现后，丘脑切开术的应用明显减少。

1987 年开始治疗帕金森病从毁损技术向刺激技术转变。脑深部电刺激（deep brain stimulation，DBS）通过手术植入的电极进行电刺激，实现对脑网络的神经调控从而改善病人症状。

丘脑底核（subthalamic nucleus，STN）和苍白球内侧部（internal globus pallidus）是目前 DBS 治疗 PD 的主要刺激靶点，能够明显改善运动症状。丘脑中间腹侧核（ventral intermediate nucleus of thalamus，VIM）DBS 也用于震颤为主的病人。DBS 治疗 PD 的副作用小，具有微创、可逆、可调节的优势，可行双侧手术。随着技术的进步，疗效不断得到改善。

（二）脑深部电刺激

脑深部电刺激通过立体定向手术将刺激电极植入脑深部特定神经核团，对核团进行慢性电刺激，调控异常电活动，从而消除或改善病人症状，达到临床治疗目的。

脑深部电刺激可以治疗多种疾病，包括 PD、肌张力障碍、原发性震颤等运动障碍病以及癫痫；潜在用途包括精神疾病，如强迫症和抑郁症等。

（三）影像学检查

1. PD 病人神经影像学检查一般无特异性表现，但可以排除继发性帕金森综合征，如头部磁共振扫描排除血管源性帕金森综合征或中脑区肿瘤、血管畸形等占位性病变。

2. ^{18}F-脱氧葡萄糖 PET 扫描显示纹状体代谢减低，提示纹状体-黑质变性可以作为早期诊断帕金森病的依据。

（四）脑深部电刺激治疗帕金森病

1. DBS 术前评估　DBS 疗法适用于诊断明确的原发性帕金森病，术前需对 PD 病人进行系统评估，包括病人的运动症状、运动并发症、非运动症状、生活能力等要素。

2. DBS 适应证与禁忌证

（1）原发性 PD，或者遗传性 PD、各种基因型 PD，对复方左旋多巴反应良好。

（2）药物疗效已显著减退，或出现明显的运动并发症影响病人的生命质量。

（3）出现不能耐受的药物不良反应，影响到药物疗效。

（4）存在药物无法控制的震颤。

（5）除外严重的共存疾病：①有明显的认知功能障碍；②有严重（难治性）抑郁、焦虑、精神分裂症等精神类疾病；③有医学共存疾病影响手术或生存期。

3. 术后程控 是指对 DBS 术后病人进行开机，选择适合的刺激模式，优化刺激参数，以期达到最好的症状改善和最小的刺激相关并发症。

4. 随访 DBS 术后病人需定期随访，包括术后程控调整刺激参数，并能够及时发现可能的设备异常，如电量过低、极少的电极断裂等情况。随着网络技术的进步，目前能够实现远程条件下病人的程控、长期随访和跟踪治疗。

DBS 手术后随着 PD 症状的改善，抗帕金森病药物可酌情减量，但不建议停药，最好药物与电刺激同时配合治疗，以达到最优的临床效果。稳定的 DBS 手术疗效可以超过 5 年，有的甚至 10 年以上，早期疗效不理想可能与电极位置不佳、刺激参数选择不合理等相关，晚期疗效下降可能与 PD 疾病本身进展有关。

第二节 癫痫外科治疗

癫痫（epilepsy）是由多种病因引起的慢性脑部疾病，以神经元过度放电导致反复、发作性和短暂性的中枢神经系统功能失常为特征。

近年，孕妇和儿童保健不断改善，产伤和婴幼儿期颅内感染减少，儿童癫痫的发病率有所下降。但随着寿命的延长以及脑血管病、痴呆等神经系统疾病发病率的增加，老年人癫痫的发病率有上升趋势。

（一）诊断和分类

癫痫是以反复癫痫发作为共同特征的一组神经系统疾病状态。癫痫诊断包括临床症状学和神经电生理学，即具有典型的癫痫临床表现，同时脑电图能记录到棘波、棘慢波等异常的癫痫波。

（二）影像学检查

病人都应进行高分辨 MRI 检查以排除肿瘤、AVM、海绵状血管瘤、颞叶内侧硬化或海马病变。在大多数情况下，非侵袭性检查可进行病灶定位。

1. 长程脑电图 脑电图（EEG）能够发现病人癫痫波的起源，确定致痫灶定位。癫痫发作的间歇期，常规 EEG 可能无法记录到典型的癫痫波。长程脑电图通过 24 小时连续监测脑电变化，发现常规脑电图无法发现的异常改变，阳性检出率可达到 80%。

2. MRI 检查 可以发现引起癫痫发作的脑结构和病理性改变，如颞叶内侧面和海马硬化、脑肿瘤、皮质发育不全等。

功能磁共振成像（fMRI）在癫痫发作间期，可以发现异常脑电所导致的磁共振信号变化，定位致痫灶。神经纤维束成像（DTI）可了解癫痫波传导所引起的纤维束变化，从而构建一个完整的癫痫波起源、传导的神经网络。

磁共振波谱（MRS）根据磁共振现象和化学位移原理来检测化学物并且形成波谱的无创性的扫描方法，对发现内侧颞叶硬化（MTS）的海马不对称以及神经元发育异常非常有效。

3. CT 扫描 可以发现脑结构性异常，如脑肿瘤、脑萎缩、蛛网膜囊肿、脑血管畸形，皮质发育不全、脑裂畸形、颅内异常钙化、结节性硬化等，但是对小型、密度无异常病变，分辨率较差，特别是对皮质发育不全、灰质异位等的检出率较低。

4. 脑磁图（MEG） 能检测出直径 <3.0mm 的致痫灶，其时相分辨率达到 1.0ms。对多致痫灶分辨率明显优于 EEG。临床应用检测和定位癫痫病人脑的病理活动并定位皮质功能区，规划手术。

5. 单光子发射计算机断层成像（SPECT）/PET 定位致痫灶创伤小、定位较准确，其中 PET 空

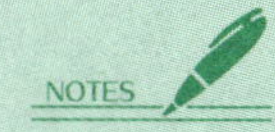

间分辨率高于 SPECT。

6. 有创电极检查 EEG 术前评估中缺少单侧的或局部的电生理，可开颅手术置入深部电极或硬脑膜下皮质电极，术后回神经外科监护病房进行长程视频脑电图监测，了解癫痫发作间期和发作期的脑电变化，以更好地定位癫痫灶。

（三）手术适应证和禁忌证

分别使用两种不同的抗癫痫药单药治疗（至少持续 1 年），并且尝试联合用药治疗均无效，则认为是药物难治性癫痫，可通过手术控制癫痫。

1. 手术适应证 ①应用各种抗癫痫药物及不同组合，仍无法控制发作；②继发性癫痫，颅内有明确责任病灶者，例如海马硬化、脑皮质发育不良等；③特殊类型的癫痫综合征。手术前应由神经内外科、神经影像科、神经心理学、神经电生理学医师共同进行术前评估，与病人及其家属进行充分沟通，以得到理解和配合。

2. 手术禁忌证 ①具有神经系统变性疾病或者代谢性疾病者；②合并严重的全身性疾病者；③合并有严重精神障碍、认知功能障碍者，特别是智商低于 80 的病人外科手术应该慎重；④由于身体以及营养状况不能耐受手术者。

（四）手术方法

1. 切除癫痫病灶 切除引起继发性癫痫（病灶性癫痫，如肿瘤、AVM、海绵状血管瘤）的病变。前颞叶切除术是治疗难治性颞叶癫痫最常使用的一种经典手术方法。

2. 选择性杏仁核-海马切除术 显微镜下经侧裂入路选择性切除杏仁核、钩回和海马，不切除颞叶外侧皮质，也能控制或减轻颞叶癫痫发作，极少有功能障碍发生，操作简单方便，对海马结构暴露良好，对大脑中动脉及侧裂静脉无影响，术后并发症少。

3. 胼胝体切开术 对全身性运动性癫痫大发作，双侧多发病灶时使用胼胝体切开术。部分或全部切开可能最有效。

4. 大脑半球切除术 用于单侧癫痫发作伴一侧大脑半球广泛病变而对侧出现显著的神经功能障碍。目前多采用功能性大脑半球切除术，保留基底节，孤立异常侧脑组织，癫痫控制率约为 80%。

5. 多处软脑膜下横纤维切断术 用于治疗源自功能区皮质的部分性癫痫发作，不仅可控制癫痫发作，还可保留该区域相应的功能。

6. 立体定向放射治疗 适用于致痫区无法手术切除、脑深部肿瘤所继发的癫痫和不愿手术的病人；治疗前应明确致痫区范围，术中应严格控制放射剂量。

癫痫外科治疗后仍然需要长期服抗癫痫药，发作完全缓解 2~4 年后，可以考虑在脑电图监测下减药或停药。停药后大部分病人可获终身缓解，部分病人可能复发；大部分复发发生在停药后 1 年之内，停药早期特别是 3~6 个月内复发率高；儿童癫痫的复发率较低，成人癫痫的复发率较高。

第三节 三叉神经痛

三叉神经痛（trigeminal neuralgia，TN），为持续数秒的阵发性刀割性电击样痛，以一侧面部三叉神经一支或多支分布区反复发作、阵发性剧烈痛为主要表现，没有神经功能缺损。

（一）病因

三叉神经痛发病机制与三叉神经根进入区受小脑上动脉压迫（80%）有关。颅后窝肿瘤也可以引起三叉神经痛。

（二）临床表现

头面部局限于一侧三叉神经的一支或多支分布区，持续数秒电击样、阵发性刀割性电击样痛，经常在说话、洗脸、刷牙时激发。疼痛历时数秒或数分钟，发作间歇期同正常人一样。

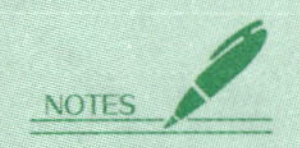

(三) 手术适应证

药物治疗无效的病例可选用微血管减压或立体定向放射治疗。

微血管减压术：脑桥小脑角微骨窗入路，手术显微镜(神经内镜)下，暴露三叉神经根进入区，分离三叉神经与血管，在神经与血管之间放置不可吸收海绵或毛毡碎片将二者隔离。微血管减压术优点：保存神经，非破坏性；无麻木和感觉异常；无角膜感觉丧失。手术后并发症：咬肌无力，暂时性动眼神经麻痹，由于三叉神经功能缺损影响感觉而引起角膜炎。

由于立体定向放射治疗三叉神经痛，有疼痛缓解的潜伏期，需要快速缓解疼痛的病人不建议将立体定向放射治疗作为首选。

第四节 偏侧面肌痉挛

偏侧面肌痉挛(hemifacial spasm，HFS)，又称面肌抽搐，表现为一侧面部不自主抽搐。本病多在中年后发生，常见于女性。

(一) 病因

80%~90% 的 HFS 是由于面神经出脑干区存在血管压迫所致。以小脑前下动脉(AICA)及小脑后下动脉(PICA)为主，小脑上动脉(SCA)少见。

脑桥小脑角占位性病变，如肉芽肿、肿瘤、囊肿、动静脉畸形、脑膜瘤、动脉瘤等因素亦可产生 HFS。

(二) 临床表现

抽搐呈阵发性且不规则，起病多从眼轮匝肌开始，口角肌肉的抽搐最易为人注意，然后涉及整个面部。抽搐的程度轻重不等，为阵发性、快速、不规律的抽搐。初起抽搐较轻，持续仅几秒，以后逐渐增长可达数分钟或更长。严重者呈强直性，致同侧眼不能睁开，口角向同侧歪斜，无法说话。常因疲倦、精神紧张加剧。入眠后多数抽搐停止。双侧面肌痉挛者较少见。少数病人于抽搐时伴有面部轻度疼痛，个别病例可伴有同侧头痛、耳鸣。

典型的 HFS 影像学检查为阴性。颅后窝 MRI 检查以排除肿瘤或 AVM，通常不做椎动脉造影。

眼睑痉挛(双侧眼轮匝肌的痉挛性闭合)与偏侧面肌痉挛类似，多见于老年人，可能与器质性脑综合征有关。病人就诊时眼睑痉挛表现有可能暂时消失(紧张所致)，但可以让病人轻轻闭眼然后再迅速睁眼，这能够诱发眼睑痉挛。偏侧面肌痉挛通常不只累及眼轮匝肌。

(三) 微血管减压术

早期症状轻者可行卡马西平和苯妥英钠药物治疗。HFS 通常需要手术治疗。

病人全麻，做耳后发际内直切口，手术显微镜下观察脑桥小脑角区面听神经与周围血管的解剖关系，寻找压迫面神经的血管袢，确认压迫面神经的责任血管后，松解此处蛛网膜与神经、血管的粘连，血管与面神经根部之间充分游离后插入垫片减压。

第五节 脑机接口与可穿戴设备研究

脑科学研究是关系人类健康且具挑战性的世界前沿课题之一。大脑有 800 亿~1 000 亿个神经元细胞及能产生 100 多万亿个连接点，结构和功能如此复杂的大脑如何工作是脑科学研究的核心。临床神经科学是脑科学研究问题的源泉，脑科学研究成果临床转化的基地。脑机接口(brain-computer interface，BCI)作为脑科学研究人工智能(artificial intelligence，AI)的重要部分，需要神经外科学参与。

(一) 脑科学研究

大脑皮质是调节人体生命活动的最高级中枢，但人们对大脑工作机制的了解仅为冰山一角。21 世纪称为脑科学时代，脑科学是研究脑的结构和功能的科学。

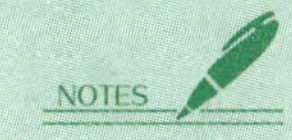

我国脑计划以“认识脑、模拟脑、保护脑、开发脑”为目的，目标是在脑科学、脑疾病早期诊断与干预、类脑智能器件三个前沿领域取得国际领先的成果。脑机接口是脑科学研究人工智能的重要部分，也有望攻克某些神经障碍性疾病治疗与康复的难题。

（二）脑机接口发展历史

脑机接口的提出源于人类对大脑神经信号发生机制的深入思考。人类的大脑神经元数量庞大，在了解到神经元的基本电生理活动特性后，科学家们开始研究神经元的个体活动与整体大脑信号发生之间存在的关联。

近10年脑机接口技术逐步渗透至运动功能障碍、神经康复、神经调控、难治性癫痫和精神性疾病。神经外科主要尝试肌萎缩侧索硬化（amyotrophic lateral sclerosis，ALS），以及脑损伤病人肢体康复等疾病的诊治。同时作为一种前沿创新技术及全新诊治理念，将推动神经外科学的长远发展。

脑机接口系统由脑电数据信号获取、脑电信号处理、脑电特征提取、脑电特征的分类识别、效应器等几部分组成，是一种将大脑与外界设备交互关联的技术。

脑机接口技术的构建依赖三部分：首先是大脑端，获得脑电信号，借助现有的无创或有创技术将其作为输出源；其次是外界端，包括运动型设备（如机械手、机械臂等）、康复型设备（如轮椅、外骨骼等）或刺激器（如经颅电刺激仪、反应性刺激器等），作为大脑控制的终端或神经刺激的输入源；最后是桥接，利用计算机及各种神经信号的处理算法，实现大脑端与外界端的信号交互关联，从而实现大脑对外界设备的控制或外界设备对大脑的神经调控。

（三）脑机接口临床应用与类型

1. 临床应用 随着现代医学对大脑结构和功能研究的不断深入，人类已经对运动、视觉、听觉、语言等大脑功能区有了较为深入的了解。目前脑机接口在神经、精神系统疾病的诊治领域不断开拓应用。

脑机接口主要开展以下临床疾病研究：①运动功能障碍性疾病：如脊柱损伤所致截瘫、脑血管病所致偏瘫、进行性运动功能障碍疾病（如肌萎缩侧索硬化）等；②意识功能障碍性疾病：如植物状态或微意识状态；③难治性神经网络性疾病：如癫痫、阿尔茨海默病、帕金森病、抑郁症、强迫症、精神分裂症等。

2. 脑机接口类型

（1）侵入式脑机接口：主要用于重建特殊感觉（如视觉）以及严重的运动功能障碍性疾病病人，如高位截瘫、肌萎缩侧索硬化等。病人接受有创的手术，从而借助精准的脑机接口技术完成一些最基本的肢体运动。

此类脑机接口直接植入到大脑的灰质，因而所获取的神经信号的质量比较高。缺点是容易引发免疫反应和瘢痕组织，导致信号质量的衰退甚至消失，从而影响脑机接口运动控制的整体效果。

（2）非侵入式脑机接口：无创、便捷，可应用于病人，或应用于健康志愿者。对于严重运动功能障碍（如闭锁综合征）病人，基于EEG的非侵入式脑机接口，仍能实现一定程度的运动控制，帮助病人改善生活质量。虽然非侵入式脑机接口的装置方便佩戴，但由于颅骨对信号的衰减作用和对神经元发出的电磁波的分散和模糊效应，记录到信号的分辨率不高，很难确定发出信号的脑区或者相关的单个神经元的放电。

近年，我国脑机接口研究及临床应用发展迅速，已有多家研究单位在开发不同类型脑机接口方面做了大量前沿性工作。

（赵继宗）

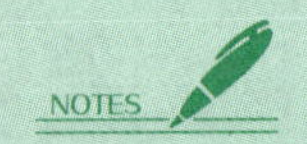

第二十七章 脑与脊髓疾病后遗症

扫码获取数字内容

第一节 慢性意识障碍疾病

慢性意识障碍是指各种严重脑损伤导致的意识丧失超过28天的意识障碍，主要包括植物状态（vegetative state，VS）和微意识状态（minimally conscious state，MCS）。目前，颅脑损伤等严重脑损伤病人的存活率大大提高，部分病人得以生存并从昏迷转归为慢性意识障碍。

（一）病因与发生机制

脑损伤是慢性意识障碍的首位病因，非外伤病因主要包括缺氧缺血性脑病、卒中以及感染性、中毒性和代谢性疾病。慢性意识障碍发病机制尚不十分清楚，一般认为丘脑-皮质和皮质-皮质连接的破坏是意识障碍的主要原因。

（二）临床表现与诊断（表27-1）

表27-1 常见意识障碍的临床表现

意识障碍	意识	睡眠/觉醒	运动功能	听觉功能	视觉功能	交流	情感
昏迷	无	无	仅有反射性反应	无	无	无	无
植物状态	无	存在	躲避反应或无意识活动	惊吓反应或可大致定位声源	惊吓反应或可大致追踪物体	无	无或反应性哭笑
微意识状态	一定程度	存在	刺激定位；伸手取物；适形握物；自主活动	声源定位；间断地听懂指令	可搜索或追踪物体	偶有语言或间断性可理解的语言	偶有哭笑等情绪反应

1. 植物状态 特征为完全丧失自我意识和环境意识的行为学证据，残留自发性或刺激诱导的唤醒反应。必须符合以下所有标准方能诊断。

（1）无证据显示病人存在自我意识或环境意识。

（2）无证据显示病人对视觉、听觉、触觉或伤害性刺激有持续的、可重复的、有目的性的行为反应。

（3）无证据显示病人存在对语言的理解力或表达力。

（4）出现睡眠-觉醒周期。

（5）保留有足够的自主神经功能，在充分的医疗护理下可继续存活。

（6）大小便失禁。

（7）保留有不同程度的脑神经反射和脊髓反射。

2. 微意识状态 与植物状态诊断的区别在于，至少需要存在一个明确的行为意识征象，符合一个或多个以下行为时方能诊断。

（1）简单的指令性行为。

（2）手势或语言回答是或否。

（3）语言能被人理解。

（4）在相关环境刺激下，出现短暂的运动或情感行为，且与反射性活动无关，出现以下足以证明存在短暂行为反应的情况：对情绪性的但非中立性的话题或刺激以语言或视觉的形式进行表达后，病人出现哭、微笑或大笑反应；对评论或问题的语言内容产生直接反应，表现为发音或手势；伸手取物，且物体的位置与取物的方向之间有明确的关系；触摸或握住物体，且接触方式符合该物体的大小和形状；对移动或突显的刺激产生直接反应，表现为眼球跟踪运动或持续凝视。

（三）临床评估

1. 行为学评估 慢性意识障碍病人评估要点是通过鉴别对刺激的反应是反射性，还是来自部分感知觉能力参与的主动行为来确定病人的意识水平。慢性意识障碍病人每日觉醒状态及意识水平存在明显的波动性，需要系统、细致的检查和多次重复评定。评定前务必排除镇静、抗癫痫、神经兴奋等药物对意识的影响，此外感觉缺失、运动障碍、失语、抑郁等会限制病人对检查作出反应，需要加以鉴别。昏迷恢复量表修改版（the coma recovery scale-revised，CRS-R），是目前慢性意识障碍检查与评估的标准临床量表，能够客观评定慢性意识障碍病人意识状态，尤其是鉴别微意识状态与植物状态（表27-2）。

表 27-2 昏迷恢复量表（CRS-R）

评估内容	分值	评估内容	分值
听觉		**言语反应**	
对指令有稳定的反应	4	可理解语言	3
对指令有时可重复执行	3	发声/发声动作	2
对声源可定位	2	反射性发声动作	1
对声音有眨眼反应（惊吓反应）	1	无反应	0
无反应	0	**交流**	
视觉		准确交流（功能性）	2
可识别物体	5	意向性交流（非功能性）	1
可搜索定位物体	4	无反应	0
目光追踪视觉对象	3	**唤醒度**	
定位视觉对象超过 2 秒	2	能唤醒并有注意力	3
对威胁有眨眼反应（惊吓反应）	1	能自发睁眼	2
无反应	0	刺激下睁眼	1
运动		无反应	0
会使用物体	6		
自主运动反应	5		
能摆弄物件	4		
能定位伤害性刺激	3		
屈曲躲避	2		
异常姿势（过伸/过屈）	1		
无反应	0		

2. 影像学评估 磁共振结构成像可检测慢性意识障碍病人的脑萎缩程度，明确脑损伤部位、缺血缺氧性病变以及弥漫性轴索损伤等病变程度。弥散张量成像检测关键区域的各向异性值是预测慢性意识障碍预后的参考指标。静息态功能成像的默认网络连接强度与慢性意识障碍病人的意识水平

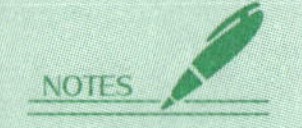

显著相关。正电子发射计算机断层显像可通过测量关键脑区的葡萄糖摄取与代谢水平，评估慢性意识障碍病人不同脑区活动水平。

3. 神经电生理评估　脑电分析可通过观察脑电波幅、节律及对外界条件刺激的反应性来评估慢性意识障碍病人的病情，睡眠纺锤波、慢波活动和脑电节律的变化与病人的意识水平诊断相关。经颅磁刺激联合脑电图能够直接检测经颅磁刺激下的大脑活动及反应性来区分意识程度。视觉诱发、听觉诱发和躯体感觉诱发电位有助于评定意识相关传导通路的完整性，但对高级认知活动的评价意义有限。

（四）治疗

慢性意识障碍目前缺乏确切而有效的治疗方法，临床常规采用药物、康复训练等综合治疗方法，期望促使慢性意识障碍病人苏醒。

1. 药物治疗　目前尚无足够的证据支持使用药物能提高慢性意识障碍病人的意识水平。常用辅助药物包括神经营养与扩血管药物两大类，中医通过辨证施治，施以醒脑开窍的单药或组方（如安宫牛黄丸等）。

2. 高压氧治疗　高压氧治疗可提高脑组织氧张力，促进脑干-网状结构上行激动系统的兴奋性，促进开放侧支循环，有利于神经修复、改善认知。

3. 神经调控治疗　神经调控治疗是通过特定的设备，有针对性地将电磁刺激或化学刺激物输送到神经系统特定部位，来改变神经活动的治疗方法，包括无创与植入方式。

（1）无创神经调控治疗：包括经颅磁刺激、经颅直流电刺激和外周神经电刺激。经颅磁刺激基于电磁感应原理在大脑中形成电场，诱发去极化神经元，达到调节皮层兴奋性的效果。经颅直流电刺激利用弱直流电来调节皮层的兴奋性及连接性，促进意识网络重塑。正中神经电刺激可增加脑血流量，增强脑电活动，影响神经递质的分泌，提高觉醒水平。

（2）有创神经调控治疗：包括脑深部电刺激、脊髓电刺激和迷走神经电刺激等。脑深部电刺激通过刺激环路关键节点丘脑-皮质，提高脑损伤后低下的神经活动水平。脊髓电刺激通过在脑干网状激活系统增强刺激输入、增加脑血流量等，提高意识环路的兴奋性。神经调控手术是常规治疗的补充手段，进入手术评估前，应推荐病人优先接受常规康复促醒治疗。

4. 积极治疗颅脑损伤并发症　积极处置各种颅脑损伤后的并发症有利于神经功能恢复，为改善意识水平创造有利条件，如：有颅骨缺损者应尽早颅骨修补；在压力性脑室扩大和脑积水者应尽早行分流手术；癫痫病人应使用药物控制痫性发作；长期卧床病人应预防深静脉血栓形成；应预防并控制好肺部、泌尿系统等外周感染的发生；应加强营养支持等。

5. 康复治疗　慢性意识障碍病人的康复治疗在于维持病人的整体功能状况并促进意识恢复。

（1）运动功能康复：慢性意识障碍病人一般会出现卧床或者活动减少等情况，康复治疗干预的重点是适当的体位摆放、四肢被动活动维持关节活动度，预防继发性并发症；同时通过深浅感觉尤其是本体感觉的刺激改善脑的兴奋性。

（2）吞咽功能康复：吞咽功能训练可以预防吞咽器官的失用性肌萎缩，减少吸入性肺炎和营养不良的发生；有利于早期拔除鼻饲管道及气管切开置管。

（3）呼吸功能康复：包括体位训练、气道廓清技术、胸廓放松训练、呼吸肌肌力训练等，还可使用膈肌起搏器进行治疗。

（4）感官及环境刺激治疗：有助于促进皮质与皮质下的联系，包括听、视、触、嗅、味觉和口腔刺激，利用神经易化技术进行刺激，环境刺激等。或者根据病人的习惯、爱好、工作情况等，设计并给予病人喜欢或者讨厌的声音、色彩、气味、触觉、味觉等多感官刺激，有助于病人意识的恢复。音乐对大脑皮质有较广泛的激活效应，尤其对情感相关的额叶、扣带回、杏仁核、海马均有明显的效应，采用病人喜欢的音乐有助于意识的恢复。

（5）中国传统康复治疗：针灸具有醒脑开窍、改善大脑的血液循环、促进脑神经细胞的恢复与再

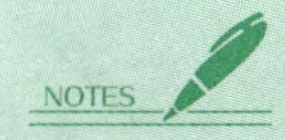

生以及解除大脑皮质抑制的作用，可激活脑干网状觉醒系统的功能，促进意识恢复。

第二节 脊髓损伤功能修复

因外伤、疾病等因素造成的脊髓损伤（spinal cord injury，SCI），往往导致损伤平面以下的运动、感觉及自主神经功能障碍，对病人独立性和生活质量造成严重损害。在全球范围内，脊髓损伤的年发病率约为13/100万，年新发病人约18万，男女发病率比例为（2.5~6）：1，平均年龄约40岁，病因主要为交通事故。其中，颈髓损伤占所有脊髓损伤的55%~75%，而完全性脊髓损伤约占全部病人的1/4。脊髓损伤的功能修复具有重大的医学价值和社会价值。

（一）脊髓损伤的发生规律

脊髓损伤可分为原发性和继发性。原发性损伤是由于脊髓受到外界机械性作用后发生一系列力学损伤，直接造成血管破裂、轴突断裂、神经元死亡乃至神经组织缺失。继发性损伤往往由于血脊髓屏障被破坏、局部炎性趋化因素增多，触发损伤区域发生过度炎症反应所造成。损伤发生后，局部巨噬细胞、T细胞和中性粒细胞显著浸润，同时激活小胶质细胞，共同释放大量炎症因子，诱发级联反应，加剧氧化损伤，进一步诱导神经细胞延迟性坏死和凋亡。继发性脊髓损伤导致脊髓受到第二次打击，形成神经再生抑制性微环境，扩大原发性损伤范围，决定脊髓损伤最终程度。

胶质瘢痕是慢性脊髓损伤主要病理改变，主要包括星形胶质细胞瘢痕、纤维化瘢痕和小胶质瘢痕。脊髓损伤后，活化的星形胶质细胞、小胶质细胞、成纤维细胞和巨噬细胞同时在受伤的核心处增殖、迁移和聚集，并围绕受伤核心的边缘，形成胶质瘢痕，持续存在于脊髓损伤的慢性阶段。星形胶质细胞产生栅栏状的厚厚的肥大突起，密集地重叠、堆积在病变周围，并产生以硫酸软骨素为代表的抑制性细胞外基质，形成星形胶质细胞瘢痕。星形胶质细胞瘢痕分布在外层并围绕整个受伤的核心，成纤维细胞在星形胶质细胞瘢痕的内侧附近形成纤维化瘢痕，并包围受损核心中的巨噬细胞，小胶质细胞位于星形胶质细胞瘢痕和纤维化瘢痕之间。脊髓损伤后形成的胶质瘢痕前期有助于限制炎症、促进伤口愈合和组织保留，但最终将抑制轴突再生。

促进传导通路的轴突再生，跨过损伤区域与靶区重建功能联系是脊髓损伤功能修复的最终目标。损伤部位微环境复杂，是进行功能修复的主要挑战。限制胶质瘢痕的过度发生和脊髓损伤外科修复治疗前精准评估切除胶质瘢痕组织，是脊髓损伤外科修复的重要策略。

（二）脊髓损伤功能修复的主要技术方法

脊髓损伤功能修复主要策略分为两大类：一是基于留存神经结构的功能修复，主要为康复治疗。二是通过促进神经再生进行功能修复；促进神经再生的脊髓损伤修复治疗方法大多处于基础和转化研究阶段，主要包括以外科手术为基础的生物材料技术、细胞修复技术、神经调控技术等。

1. 常规康复治疗 主要包括肌力训练、垫上训练、坐位训练、转移训练、步行训练、轮椅训练、矫形器的使用、日常生活活动能力的训练、物理因子的应用、功能性电刺激和心理治疗。

2. 药物治疗 急性期脊髓损伤的药物治疗目的主要为抑制炎症反应。类固醇激素抗炎药甲泼尼龙、利鲁唑、大环内酯类抗生素西罗莫司、西他列汀等药物可通过抑制炎症反应和减轻神经毒性作用起到减轻继发损害、优化神经再生微环境的效果。另外，许多新型化学药物、蛋白和核酸药物、中药成分药物等也已开始临床转化研究，酸性成纤维细胞生长因子和粒细胞集落刺激因子等可能对脊髓损伤的功能修复有益。

3. 促进神经再生的主要修复技术 脊髓损伤后轴突再生能力较弱，并强烈依赖微环境。要恢复损伤平面上下的神经传导功能，目前研究较多的策略是通过生物材料技术进行微环境调控和组织桥接，通过干细胞等再生能力强的细胞提供外源性细胞替代，并通过神经调控技术加以引导和激发。

（1）生物材料技术：生物材料的可塑性能有效填补损伤造成的不规则空洞，起到消炎、搭桥、促再生、重塑损伤内环境等作用。目前主要进入临床转化研究的材料包括水凝胶、纳米材料、蛋白支架、体

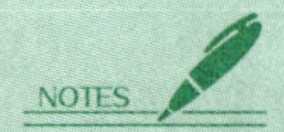

外预制的框架型材料、3D 打印新型材料等，均需通过神经外科手术植入损伤部位。

（2）细胞修复技术：主要通过干细胞移植来修复脊髓损伤。常用的细胞类型为嗅鞘细胞、施万细胞、胚胎干细胞、神经干细胞、间充质干细胞及骨髓造血干细胞等，髓内移植是细胞治疗的最佳途径。干细胞移植到损伤部位或邻近损伤部位后，有望替代局部丢失神经元、激活剩余神经元、轴突再生或萌芽，从而恢复神经功能。

（3）神经调制技术：硬膜外电刺激技术，通过显微手术在脊髓硬膜外放置刺激电极，通过电刺激训练激活以前沉默的备用神经环路，从而促进功能恢复；经颅电刺激可有效治疗脊髓损伤后的神经性疼痛，并挽救失神经支配的肌肉的质量与功能。

（三）脊髓损伤后肌痉挛的治疗

肌痉挛（muscle spasm，MS）是脊髓损伤后肌张力异常增高的综合征，是一种以速度依赖的紧张性牵张反射亢进为特征的运动功能障碍。脊髓损伤后有 65%~78% 的病人并发肌痉挛，常发生于脊髓损伤后数周。如痉挛不能维持在稳定的水平而发展为痉挛状态，导致病人肢体酸胀、疼痛，关节挛缩、畸形，行走困难和会阴清洁困难等，则成为影响病人日常生活活动的重要原因。治疗肌痉挛，是进行功能修复的必要前提。

1. 脊髓损伤后肌痉挛的非手术治疗

（1）运动疗法：包括被动运动、持续牵张训练、关节活动度训练、站立训练等。

（2）物理因子治疗：包括冷疗法、水疗法、热疗法、肌肉功能性电刺激、直肠电刺激、肌电生物反馈疗法、经皮神经电刺激等。

（3）药物治疗：口服解痉药物是治疗痉挛的首选方法。临床上常用的有巴氯芬、替扎尼定、地西泮，这三种药物均作用于中枢神经系统，另外还有直接作用于骨骼肌的丹曲林。

神经阻滞法是通过鞘内注射神经阻滞药物，如采用巴氯芬、齐考诺肽、吗啡、肉毒毒素，或者经皮注射乙醇和酚等进行解痉治疗。

肉毒毒素疗法是通过局部注射 A 型肉毒毒素，作用于神经肌肉接头处运动神经末梢的锌肽内切酶，抑制神经末梢乙酰胆碱释放，引起局部肌肉的化学性去神经支配，发挥治疗作用。

2. 脊髓损伤后肌痉挛的手术治疗 当痉挛不能通过保守方法得到很好的缓解时，可考虑进行手术治疗。手术可以降低过高的肌张力。

（1）选择性脊神经后根切断术：是作用比较持久的解痉术，选择性切断肌梭传入的Ⅰa 类纤维，阻断脊髓反射中枢的 γ 环路，降低 α 运动神经元的兴奋性，从而引起单突触及多突触牵张反射活动减弱至消失，导致肌紧张度下降，同时保留感觉功能和括约肌功能。

（2）选择性胫神经肌支切断术：主要用于缓解痉挛性足下垂。在腘窝下行胫神经暴露，术中刺激辨认痉挛程度及踝阵挛，切断选定分支。

（3）选择性闭孔神经切断术：主要用于缓解髋关节的屈曲内收痉挛。在长收肌前面、耻骨沟下做一小的皮肤直切口暴露闭孔神经，根据术中电生理刺激检测识别导致痉挛的神经束，根据诱发阈值高低及大腿内收肌群痉挛的严重情况，切断 1/2~3/4 的神经束。闭孔神经到短收肌、闭孔外肌的分支都必须保留。

（4）脊髓切开术：解除髓内束缚，疏散出血性坏死组织，降低髓内压力，抑制继发性损伤的发展，有望保留更多的神经组织。背侧脊髓切开方式较为多见，因其可在前后角之间阻断反射通路，减轻对应支配区域痉挛。

（冯 华）

扫码获取
数字内容

第二十八章
颈部疾病

第一节 甲状腺疾病

甲状腺分左、右两叶，位于甲状软骨下方、气管两旁，中间以峡部相连，峡部有时向上伸出一锥体叶，可与舌骨相连。甲状腺由两层被膜包裹：内层被膜称甲状腺固有被膜，很薄，紧贴腺体；外层被膜是甲状腺假被膜，又称甲状腺外科被膜，包绕并固定甲状腺于气管和环状软骨上。两层被膜间有疏松结缔组织，手术时分离甲状腺应在此两层被膜之间进行。甲状腺两叶的背面，在两层被膜间的间隙内，上下各有 2 个甲状旁腺，一般共有 4 个。成人甲状腺重 30g 左右，正常情况下，颈部检查时既不能清楚地看到，也不易摸到。由于甲状腺借外层被膜固定于气管和环状软骨上，还借左、右两叶上极内侧的悬韧带悬吊于环状软骨上，因此，在吞咽动作时，甲状腺亦随之而上、下移动。

甲状腺的血液供应十分丰富，主要由两侧的甲状腺上动脉（颈外动脉的分支）和甲状腺下动脉（甲状颈干）供应。甲状腺上、下动脉的分支之间，甲状腺上、下动脉分支与咽喉部、气管、食管的动脉分支之间，都有广泛的吻合支相互沟通。甲状腺有 3 根主要静脉，即甲状腺上、中、下静脉；甲状腺上、中静脉血液流入颈内静脉，甲状腺下静脉血液直接流入无名静脉。甲状腺的淋巴液汇合流入沿颈内静脉排列的颈深淋巴结。

喉返神经来自迷走神经，支配声带运动。其下降后形成一个回返的线路，在右侧环绕右锁骨下动脉，左侧环绕主动脉弓，上行于甲状腺背面，气管食管沟之间。在甲状腺下极，喉返神经与甲状腺下动脉的分支交叉（图 28-1）。在甲状腺上极，喉返神经在甲状软骨下角的前下方入喉，二者之间这一段即所谓喉返神经的“危险区”，手术时最易损伤该段神经。由于右侧锁骨下动脉发育异常，也可能出现右侧喉不返神经的现象。

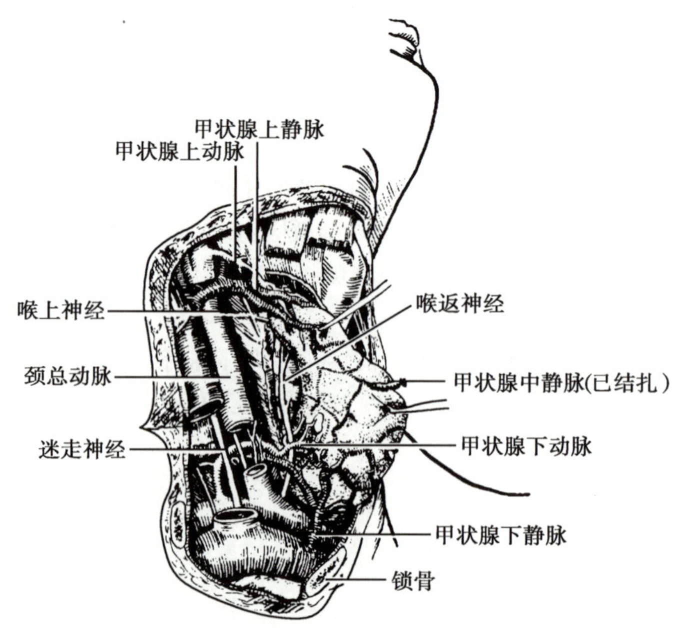

图 28-1 甲状腺解剖

喉上神经来自靠近颅底的迷走神经段，向下降至颈动脉内侧，在甲状腺上极上方 2~3cm 处（约舌骨水平），喉上神经分为内支和外支。内支是感觉支，支配声门上方咽部的感觉；外支在咽下缩肌侧面与甲状腺上动脉伴行至甲状腺上极，支配环甲肌，使声带紧张（图 28-2）。

颈部淋巴结可分为七区（图 28-3）：Ⅰ区颏下、下颌下淋巴结，下以二腹肌前腹为界，上以下颌骨为界；Ⅱ区颈内静脉上群淋巴结，上以二腹肌后腹为界，下以舌骨为界；Ⅲ区颈内静脉中群淋巴结，上以舌骨为界，下以环甲膜为界；Ⅳ区颈内静脉下群淋巴结，上以环甲膜为界，下以锁骨为界；Ⅴ区颈后三角淋巴结，后侧以斜方肌前缘为界，前侧以胸锁乳突肌后缘为界；Ⅵ区上自舌骨、下至胸骨上间隙，颈动脉鞘内缘至气管旁、气管前淋巴结；Ⅶ区胸骨上凹以下至上纵隔淋巴结。

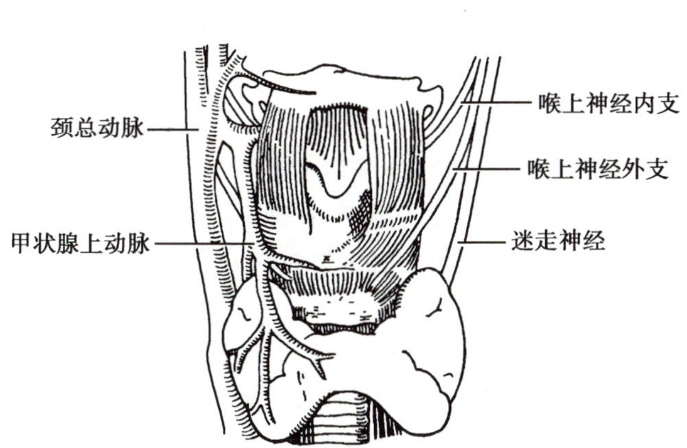

图 28-2 甲状腺上动脉和喉上神经的解剖关系

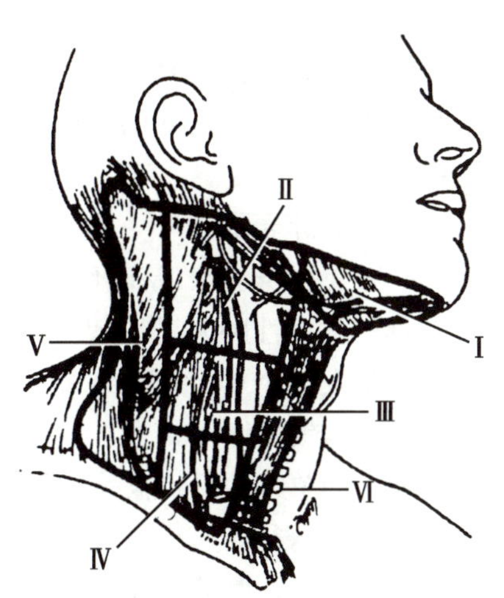

图 28-3 颈部淋巴结位置

甲状腺有合成、贮存和分泌甲状腺素的功能，其结构单位为滤泡。甲状腺素是一类含碘酪氨酸的有机结合碘，有四碘酪氨酸（T_4）和三碘酪氨酸（T_3）两种。合成完毕后便与甲状腺球蛋白结合，贮存在甲状腺滤泡中。释放入血的甲状腺素与血清蛋白结合，其中 90% 为 T_4，10% 为 T_3。甲状腺素的主要作用是：①加快全身细胞利用氧的效能，加速蛋白质、碳水化合物和脂肪的分解，全面提高人体的代谢，增加热量的产生；②促进人体的生长发育，主要在出生后影响脑与长骨。

甲状腺的功能活动，与人体各器官、各系统的活动及外部环境相互联系、相互影响，并受大脑皮质-下丘脑-腺垂体系统的控制和调节。腺垂体分泌的促甲状腺素（TSH），有加速甲状腺素分泌和促进甲状腺素合成的作用。当人体内在活动或外部环境发生变化，甲状腺素的需要量激增时（如寒冷、妊娠期妇女、生长发育期的青少年），或甲状腺素的合成发生障碍时（如给予抗甲状腺药物），血中甲状腺素浓度下降，即可刺激腺垂体，引起 TSH 的分泌增加（正反馈作用），而使甲状腺合成和分泌甲状腺素的速度加快；当血中甲状腺素浓度增加至一定程度后，它又可反过来抑制 TSH 的分泌（负反馈作用），使合成和分泌甲状腺素的速度减慢。通过这种正反馈与负反馈作用，维持人体内在活动的动态平衡。

一、单纯性甲状腺肿

（一）病因

单纯性甲状腺肿（simple goiter），是指非炎症和非肿瘤原因阻碍甲状腺激素合成而导致的甲状腺代偿性肿大。碘的缺乏是引起单纯性甲状腺肿的主要因素。高原、山区土壤中的碘盐被冲洗流失，以致饮水和食物中含碘量不足，因此，我国多山各省（如云贵高原）的居民患此病的较多，故又称“地方性甲状腺肿”（endemic goiter）。由于身体摄取的碘减少，血中甲状腺素浓度因之降低，通过神经-体液调节途径，使腺垂体分泌大量 TSH，促使甲状腺肿大。初期，扩张的滤泡较为均匀地散布在腺体各部，

形成弥漫性甲状腺肿。若未经及时治疗，病变继续发展，扩张的滤泡集成数个大小不等的结节，逐渐形成结节性甲状腺肿（nodular goiter）。有些结节因血液供应不良，可发生退行性变而引起囊肿形成、纤维化或钙化等改变。

青春发育期，妊娠期或绝经期妇女，有时也可发生轻度的弥漫性甲状腺肿大，这是由于人体对甲状腺素的需要量暂时性增高所致，是一种生理现象。这种甲状腺肿大常在成年或妊娠结束后自行缩小。

此外，由于甲状腺素合成和分泌过程中某一环节的障碍，例如久食含有硫脲的萝卜、白菜等，可阻止甲状腺素的合成，或先天缺乏合成甲状腺素的酶，因而引起血中甲状腺素减少，促使甲状腺肿大。

综合上述，单纯性甲状腺肿的病因可分为5类：①甲状腺素原料（碘）缺乏；②甲状腺素需要量增高；③甲状腺素合成和分泌障碍；④致甲状腺肿物质如含有硫脲类致甲状腺肿物质，或含有某些阻抑甲状腺素合成的物质，可引起甲状腺肿大；⑤基因突变，如在地方性甲状腺肿病人中发现有甲状腺球蛋白基因的点突变。

（二）临床表现

一般无全身症状，基础代谢率正常。甲状腺可有不同程度肿大，能随吞咽上下移动。早期，两侧呈对称的弥漫性肿大，腺体表面平滑，质地柔软，可随吞咽上下移动。随后，在肿大腺体的一侧，也可在两侧触及多个（或单个）结节；一般常存在多年，增长很慢。囊肿样变的结节可并发囊内出血，结节可在短期内较快增大。

较大的单纯性甲状腺肿可压迫邻近器官而产生相应症状。常见的为气管受压、移向对侧，或使之弯曲、狭窄而影响呼吸。开始只在剧烈活动时感觉气促，逐渐发展而进一步加重，甚至在休息睡觉时，也有呼吸困难。气管受压过久，可使气管软骨变性而软化。少数病人由于喉返神经或食管受压而引起声音嘶哑或吞咽困难。

病程久的巨大甲状腺肿，可如小儿头样大小，由于自身重力的原因可以下垂于颈下胸骨前方。甲状腺肿向胸骨后生长延伸，即形成胸骨后甲状腺肿，容易压迫气管和食管；有时还能压迫颈深部大静脉，引起头颈部静脉血液回流障碍，可出现面部青紫、肿胀及颈胸部表浅静脉扩张。

结节性甲状腺肿，可继发甲状腺功能亢进，也可发生恶变。

（三）预防

全国各地已普遍进行了单纯性甲状腺肿的普查和防治工作，发病率大大降低。在甲状腺肿大多发地区，集体预防极为重要，一般多用碘化食盐。

（四）治疗原则

1. 青春发育期或妊娠期的生理性甲状腺肿，可不给予药物治疗。应多食含碘丰富的食物，如海带、紫菜等。

2. 对于20岁以前年轻人的弥漫性单纯性甲状腺肿，手术治疗不但妨碍了此时期甲状腺的功能，复发率也很高。左甲状腺素50μg/d，3~6个月为1疗程，对抑制腺垂体TSH的分泌，缓解甲状腺的增生和肿大，有较好疗效。

3. 有以下情况时，应及时行手术治疗：①压迫气管、食管或喉返神经而引起临床症状者；②胸骨后甲状腺肿；③巨大甲状腺肿（一般超过4cm）影响生活和工作者；④结节性甲状腺肿继发有功能亢进者；⑤结节性甲状腺肿疑有恶变者，包括单发结节、质硬、近期增长迅速、TSH抑制治疗过程中仍生长的结节。

4. 手术方式

（1）弥漫性甲状腺肿一般采用甲状腺次全切除术。

（2）单发结节 <4cm，可行腺叶部分切除，切除范围包括结节周围1cm的正常甲状腺组织，结节直径 >4cm，应行腺叶切除术。

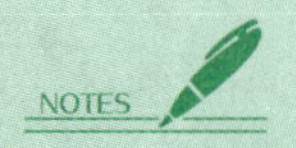

（3）散在多结节甲状腺肿大，行双侧腺叶次全切除术，甲状腺叶近全切除术或甲状腺全切除术。

二、甲状腺功能亢进的外科治疗

甲状腺功能亢进（hyperthyroidism）（简称甲亢），分为原发性、继发性和高功能腺瘤（hyperfunctioning thyroid adenoma）三类。

原发性甲亢最常见，占 85%~90%。表现为甲状腺弥漫性、两侧对称性肿大，常伴有眼球突出，故又称“突眼性甲状腺肿”。发病年龄多在 20~40 岁，女性多见，男女之比为 1∶4 左右。继发性甲亢较少见，指在结节性甲状腺肿等基础上发生的甲亢，病人年龄多在 40 岁以上，腺体呈结节状肿大，两侧多不对称；无突眼，容易发生心肌损害。高功能腺瘤较少见，腺体内出现单个或多个自主性高功能结节，无突眼，结节周围的甲状腺组织呈萎缩性改变。

（一）病因

原发性甲亢的病因尚未完全明确。目前多数认为，原发性甲亢是一种自身免疫性疾病。至于继发性甲亢和高功能腺瘤的病因，也未完全明了，可能与结节本身自主的分泌紊乱有关。

（二）临床表现

原发性甲亢病人的甲状腺呈弥漫性肿大，病人性情急躁、容易激动、失眠、双手颤动、怕热、多汗、食欲亢进但反而消瘦、心悸、脉快有力（脉率常在 100 次/分以上，休息及睡眠时仍快）、脉压增大、内分泌功能紊乱。其中脉率增快及脉压增大尤为重要，常可作为判断病情程度和治疗效果的重要标志。

（三）诊断

主要依靠临床表现，还需结合一些辅助检查，主要有如下几种。

1. 基础代谢率测定 可根据脉压和脉率计算。一般在清晨病人完全安静、空腹时测量血压、脉率。常用计算公式为：基础代谢率=(脉率+脉压)−111。基础代谢率正常为 ±10%，+20%~+30% 为轻度甲亢，+30%~+60% 为中度，+60% 以上为重度。

2. 甲状腺摄 ^{131}I 率测定 正常甲状腺 24 小时内摄取人体总 ^{131}I 量的 30%~40%。若在 2 小时内超过总量的 25%，或在 24 小时内超过总量的 50%，且摄取 ^{131}I 高峰提前出现，都表示有甲亢。

3. 血清 T_3 和 T_4 测定 甲亢时，血清 T_3 可高于正常 4 倍左右，而 T_4 仅为正常的 2.5 倍，因此 T_3 更为敏感。另外，测定游离 T_3、T_4 更能反映甲状腺的功能状态。

（四）外科治疗

手术、抗甲状腺药物及放射性 ^{131}I 是治疗甲亢的主要方法。手术是治疗甲亢的有效疗法，长期治愈率达 95% 以上，手术死亡率低于 1%。近年来，由于 ^{131}I 治疗病例增加，手术治疗病例在减少。

1. 手术指征 ①继发性甲亢或高功能腺瘤；②中度以上的原发性甲亢；③腺体较大的甲亢，伴有压迫症状或胸骨后甲状腺肿；④抗甲状腺药物或 ^{131}I 治疗后复发者；⑤妊娠中期药物治疗效果不佳的甲亢病人具有上述指征者，可考虑手术治疗，并可以不终止妊娠。

青少年甲亢或症状较轻者，老年病人或有严重器质性疾病不能耐受手术者为手术禁忌证。

2. 术前准备 是保证手术顺利进行及减少术后并发症的关键。

（1）一般准备：对精神过度紧张或失眠者可适当应用镇静剂或安眠药，消除病人的恐惧心理。心率过快者，可口服普萘洛尔 10mg，3 次/日。发生心力衰竭者，应予以洋地黄制剂。

（2）术前检查：除常规检查外，还应包括①颈部摄片，了解有无气管受压或移位；②心电图检查；③喉镜检查，确定声带功能；④测定基础代谢率。

（3）药物准备：是术前准备的重要环节。

1）硫氧嘧啶类药物加碘剂：先用硫氧嘧啶类药物，一般用药 2~4 个月，待甲亢症状控制后停用，再用碘剂 2 周左右后手术。此法安全可靠，缺点是准备时间较长，硫氧嘧啶类药物能使甲状腺肿大和动脉性充血。因此必须加用碘剂 2 周，待甲状腺缩小变硬，动脉性充血减轻后手术。

碘剂准备：采用卢戈溶液，3 次/日，从 3 滴/次开始，逐日每次增加 1 滴，至 16 滴/次为止，以后维

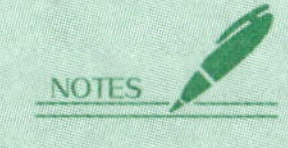

持该剂量，共 2 周左右为宜。由于碘剂主要是抑制蛋白水解酶的作用，阻抑甲状腺激素释放，而不能持续阻止甲状腺激素合成，应用 3 周以后将进入不应期，故必须严格掌握手术时机，服碘前完成各项检查，确定病人不存在手术禁忌证，对女性病人应注意手术时间避开月经期。

2）单用碘剂：用药 2~3 周甲亢症状控制后才可进行手术。适用于症状不重，以及继发性甲亢和高功能腺瘤病人。

3）普萘洛尔：是肾上腺素能受体阻滞剂，能控制甲亢症状，且用药后不引起腺体充血，有利于手术操作，缩短术前准备时间，但病人体内甲状腺素并不降低。一般认为可用于甲亢症状不严重、腺体体积不太大、不存在心律失常的病人，以及以上述方法处理后心率减慢不显著者，或硫氧嘧啶类药物应用后副作用大者。剂量从 60mg/d 开始，6 小时一次。剂量逐日增加，随心率而调节，一般至 160mg/d，服药 4~7 天后待心率降至正常，才可以施行手术。由于普萘洛尔在体内半衰期不到 8 小时，故于术前 1~2 小时必须再口服 1 次。术后继续服用 4~7 天。术前不用阿托品，以防心动过速。哮喘病人及心动过缓者禁用。

3. 手术及手术后注意事项

（1）麻醉：通常采用气管内插管全身麻醉。尤其对腺体较大，并有气管受压、移位、胸骨后甲状腺肿或气管软化，以及精神紧张者。

（2）手术：操作应轻柔、细致，按解剖层次进行，严密止血，避免损伤喉返神经、喉上神经，保护甲状旁腺。目前主张采用全切除术或近全切除术（即保留一侧甲状腺上极约 2g 甲状腺组织），由有经验的医师操作，其并发症发生率与甲状腺次全切除术并无差异。术野常规放置引流管 24~48 小时。

4. 术后观察和护理 密切注意病人呼吸、体温、脉搏和血压的变化。如脉率过快、体温升高应充分注意，可肌内注射苯巴比妥或冬眠合剂Ⅱ号。病人采取半卧位，以利呼吸和引流创口内积血。帮助病人及时排痰，保持呼吸道通畅，术后床边应常备气管切开包。术后要继续服碘剂，由每日 3 次，每次 16 滴开始，逐日每次减少 1 滴，7~10 天后停用。

5. 手术主要并发症

（1）术后呼吸困难和窒息：是术后最危急的并发症，多发生在术后 48 小时内。如不及时发现、适当处理，则可发生窒息而危及生命。常见原因为：①出血及血肿压迫。②喉头水肿，主要是手术创伤所致，也可因气管内插管引起。术前服用抗甲状腺药物过度，合并有甲状腺功能减退者容易发生。③气管塌陷，由于甲状腺肿大长期压迫气管，可致气管软骨环软化。④双侧喉返神经损伤，很少发生。双侧喉返神经后支损伤后，声带处于内收位使声门关闭。

1）临床表现：按呼吸困难的程度可分为轻度、中度及重度 3 种。轻度呼吸困难有时临床上不易发现，中度呼吸困难时病人往往坐立不安，重度呼吸困难时可有端坐呼吸，胸骨上、锁骨上及肋下间隙凹陷，即三凹征，甚至有窒息感和口唇、指端青紫。各种原因引起的呼吸困难，其症状产生的时间及发展的速度有所不同。双侧喉返神经损伤及气管软化症状出现快，进展也快。血肿压迫及喉头水肿是引起呼吸困难的常见原因，多数发生在手术后 24 小时左右，发展也较和缓，但对这种情况更应警惕。

2）处理：手术后近期出现的呼吸困难，宜先试行气管内插管，插管失败后再作气管切开。因双侧喉返神经损伤，有时可能仅是暂时性声带麻痹，几周后功能可能恢复。气管软化时再插管易于成功，几天后周围组织可支撑气管，一般可在术后 1~2 周试行拔管；若第二次拔管后又发生呼吸困难，则可置入鼻气管导管，可保留数周。气管软化一般很少需要作气管切开。

血肿压迫所致的呼吸困难，若出现颈部疼痛、肿胀，甚至颈部皮肤出现瘀斑者，应立即返回手术室，在无菌条件下拆开创口。如病人呼吸困难严重，已不允许搬动，则应在床边拆开切口及颈前肌，清除血肿，严密止血，在不能确切保证呼吸道通畅的情况下，做气管切开比较安全。

喉头水肿的轻症病人无须治疗；中等程度的病人应嘱其不说话，可采用皮质激素雾化吸入，静脉滴注氢化可的松 300mg/d；对严重病人应紧急作气管切开。

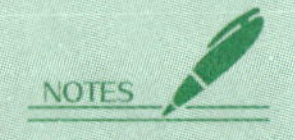

（2）喉返神经损伤：多数系手术直接损伤，如神经被切断、扎住、挤压及牵拉等。少数为术后血肿压迫或瘢痕组织牵拉所致。

1）临床表现：可分暂时性和持久性损伤两种，前者为术中误夹或过分牵拉喉返神经所致，后者为神经切断或缝扎所致。约2/3以上的病人是暂时性损伤，可在手术后几周内恢复功能。一侧喉返神经损伤引起的声音嘶哑，可由健侧声带过度地内收而代偿，喉镜检查虽仍可见患侧声带外展，但无明显的声音嘶哑。双侧喉返神经损伤会导致声带麻痹，引起失音或严重的呼吸困难，甚至需要永久性气管切开。

2）预防：结扎甲状腺上、下动静脉时，应尽量靠近腺体，避免集束结扎。目前多数认为应暴露喉返神经并予以保护，可以降低喉返神经损伤的风险。术者必须熟悉喉返神经的解剖及其变异，尤其是喉返神经的危险区，包括喉返神经入咽喉处、喉返神经与甲状腺上下动脉交叉处及甲状腺下极区域，在危险区内对尚未辨明的条索状组织，切忌将其切断。有条件的单位可使用神经监测仪，尤其对于全甲状腺切除病人更为重要。

（3）喉上神经损伤：多数系分离切断甲状腺上动、静脉时未贴近甲状腺，或集束结扎甲状腺上动、静脉所致。

1）临床表现：喉上神经内支损伤，可使咽喉黏膜的感觉丧失，易引起误咽，尤其是喝水时呛咳。喉上神经外支损伤，可引起环甲肌瘫痪，使声带松弛，病人发音产生变化，常感到发音弱、音调低、无力、缺乏共振，最大音量降低。

2）预防：在甲状腺侧方分离后，将甲状腺向内侧牵引，先分离甲状腺悬韧带，甲状腺上动、静脉有分支时，分别结扎各分支，尽可能不要切开环甲肌，也没有必要刻意暴露喉上神经。

（4）甲状旁腺功能减退（hypoparathyroidism）：手术时甲状旁腺被误切、挫伤或血液供应受损，均可引起甲状旁腺功能减退。该并发症并不少见，但因只要有一枚功能良好的甲状旁腺保留下来，就可维持甲状旁腺的正常功能，故临床上出现严重手足抽搐者并不多见。其发生率与甲状腺手术范围及以往手术次数直接相关。甲状腺全切除术后往往有短暂的甲状旁腺功能减退。

1）临床表现：多数病人不出现典型的临床表现，而在测定血清钙时发现低血钙。症状通常发生在术后1~7天，多数在术后48小时内出现症状。主要症状是神经应激性增高，可有焦虑、肢端或口周麻木，Chvostek及Trousseau征阳性。严重时可有腕、足痉挛，甚至发生咽喉及膈肌痉挛，引起窒息。

2）治疗：严重低血钙、手足抽搐时，应静脉注射钙剂，采用10%葡萄糖酸钙10ml于4~5分钟内注入。可重复使用。若病人能进食，可同时口服及静脉注射钙剂，并同时服维生素D_2或D_3，5万~10万U/d，并定期监测血清钙浓度，以调节钙剂的用量。

3）预防：关键在于手术时必须识别甲状腺背侧的甲状旁腺，如不能确定可以取少许组织送冰冻予以确认，尽可能原位保留甲状旁腺，并且保证其血供不受破坏。术中仔细检查离体的手术标本，若发现切除的标本中有甲状旁腺，可取下洗净，将其切成1mm×1mm左右的小块，移植于胸锁乳突肌内。

（5）甲状腺危象（thyroid crisis）：是甲亢手术后危及生命的并发症之一。在采用术前碘剂准备后，该并发症的发生率显著下降。发病原因尚不明了，但危象发生多数与术前准备不充分、甲亢症状未能很好控制及手术应激有关。

1）临床表现：往往在手术后短期内发生，多数发生于手术后12~36小时。主要表现为发热和心率增快，症状往往发展很快，体温可迅速升至39℃，脉率增至120~140次/分以上。可出现烦躁不安、谵妄，甚至昏迷，也可表现为神志淡漠、嗜睡，还可有呕吐及水泻，以及全身红斑及低血压。

2）治疗：重点是降低血液循环中甲状腺素的浓度，控制心肺功能失调，预防和治疗并发症。①一般治疗：应用镇静剂，物理或药物降温，预防性应用抗生素，充分供氧及补充能量，维持水、电解质及酸碱平衡。②应用抗甲状腺药物：阻断甲状腺激素的合成，一般首选丙硫氧嘧啶，200~300mg/次，每6

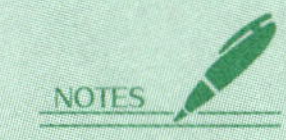

小时口服 1 次，神志不清者可经鼻饲管中注入。③应用碘剂：口服卢戈溶液，首次 60 滴，以后每 4~6 小时服 30~40 滴。病情重者可用卢戈液 2ml 或碘化钠 1g，加入 10% 葡萄糖溶液 500ml 中滴注。一般应在抗甲状腺药物使用后 1 小时应用为宜，病情危急时，二者可同时应用。④降低周围组织对甲状腺素的反应：应用肾上腺素能 β 受体阻滞剂，可口服普萘洛尔，20~80mg/次，每 4~6 小时 1 次。危急病例可用普萘洛尔 5mg 溶于葡萄糖溶液中静脉滴注，总剂量限于每 6 小时 4~8mg，但应监控血压及心电图。还可用利血平 1~2mg 肌内注射，或胍乙啶 10~20mg 口服。⑤肾上腺皮质激素的应用：一般用氢化可的松 300mg 于 24 小时内静脉滴注。

3）预防：关键在于甲亢手术前应有充分、完善的准备，使血清甲状腺素水平及基础代谢率达到或接近正常，脉率降低至 90~100 次/分，甲亢的其他症状有明显改善。

三、甲状腺炎

（一）亚急性甲状腺炎

亚急性甲状腺炎又称 De Quervain 甲状腺炎或巨细胞性甲状腺炎。常继发于上呼吸道感染。可能是由于病毒感染，破坏了部分甲状腺滤泡，释出的胶体引起甲状腺组织内的异物样反应；在组织切片上可见到白细胞、淋巴细胞及异物巨细胞浸润，并在病变滤泡周围出现巨细胞性肉芽肿是其特征。

1. 临床表现 见于 30~40 岁女性。表现为甲状腺肿胀、质地较硬、有压痛；疼痛常波及至患侧耳根、颞枕部。病人体温多升高，血沉增快。病程约为 3 个月，痊愈后甲状腺功能多不减退。

2. 诊断 病人在 1~2 周前有上呼吸道感染史。基础代谢率略增高，但甲状腺摄取 ^{131}I 量显著降低，这种分离现象对诊断有参考价值。试用泼尼松治疗，甲状腺肿胀很快消退，疼痛缓解。

3. 治疗 口服泼尼松，4 次/日，5mg/次，2 周后减量，全程 1~2 个月；同时加用左甲状腺素，效果较好。停药后如果复发，则予放射治疗，效果较持久。应用抗生素治疗无效。

（二）慢性淋巴细胞性甲状腺炎

慢性淋巴细胞性甲状腺炎又称桥本（Hashimoto）甲状腺肿，是一种自体免疫性疾病，也是甲状腺肿合并甲状腺功能减退最常见的原因。环境因素的影响主要包括感染和膳食中过量的碘化物。组织学上，腺组织被大量淋巴细胞所浸润，并形成淋巴滤泡。病人常为年龄较大的妇女。

1. 临床表现 甲状腺弥漫性增大、对称、表面平滑、质地较硬。甲状腺功能多减退。

2. 诊断 抗甲状腺抗体测定如抗甲状腺球蛋白抗体（anti-TGAb）和抗甲状腺过氧化物酶抗体（anti-TPOAb）测定有助于诊断。甲状腺功能测定提示血清 T_3、T_4、FT_3、FT_4 一般正常或偏低。血清促甲状腺激素 TSH 水平可反映病人的代谢状态，一般甲状腺功能正常者的 TSH 正常，甲状腺功能减退时则升高。基础代谢率降低，甲状腺摄取 ^{131}I 量减少，有参考价值。必要时行穿刺细胞学检查。

3. 治疗 如甲状腺功能正常，无须特殊治疗，需要随诊。甲状腺功能减退病人应行甲状腺激素替代治疗，选用甲状腺素片或左甲状腺素 50~100μg/d，直至维持量，达到维持剂量的指标是临床症状改善，TT_3、FT_3、TT_4、FT_4、TSH 正常。外科手术仅在高度怀疑合并癌或淋巴瘤时采用，术后终身甲状腺激素替代治疗。一般不宜手术切除。

四、甲状腺腺瘤

甲状腺腺瘤（thyroid adenoma）是起源于甲状腺滤泡细胞最常见的良性肿瘤。病理上可分为滤泡状和乳头状囊性腺瘤两种，前者较常见，又可分为以下几个亚型：①胚胎性腺瘤；②胎儿型腺瘤；③单纯型腺瘤；④胶样腺瘤；⑤许特莱细胞腺瘤（又称嗜酸性细胞腺瘤）。乳头状囊性腺瘤少见，常不易与乳头状腺癌区别。腺瘤周围有完整的包膜。

（一）临床表现

多见于 40 岁以下女性。腺瘤多为单发，呈圆形或椭圆形，局限在一侧腺体内。质地较周围甲状

腺组织稍硬，表面光滑，无压痛，能随吞咽上下移动。腺瘤生长缓慢，大部分病人无任何症状。腺瘤发生囊内出血时，肿瘤体积可在短期内迅速增大，局部出现胀痛。

（二）治疗

根据临床表现和病人意愿进行治疗选择，可选择密切观察或手术治疗。甲状腺腺瘤有引起甲亢（发生率约为 20%）和恶变（发生率约为 10%，如肿瘤近期迅速增大，瘤体活动受限或固定，出现声音嘶哑、呼吸困难等压迫症状）的可能，原则上应早期切除。一般应行患侧甲状腺大部切除（包括腺瘤在内）；如腺瘤小，可行单纯腺瘤切除，但应作楔形切除，即腺瘤周围应裹有少量正常甲状腺组织。切除标本必须立即行冰冻切片检查，以判定有无恶变。

五、甲状腺癌

甲状腺癌（thyroid carcinoma）是最常见的甲状腺恶性肿瘤，目前是发病率增加最快的恶性肿瘤。除髓样癌外，绝大部分甲状腺癌起源于滤泡上皮细胞。

（一）病理

1. 乳头状癌（papillary carcinoma） 约占成人甲状腺癌总数的 70%，而儿童甲状腺癌都是乳头状癌。常见于中青年女性，以 21~40 岁的女性最多见。此型分化好，生长缓慢，恶性度低。虽有多中心性发生倾向，且较早便出现颈淋巴结转移，但预后较好。

2. 滤泡状癌（follicular carcinoma） 约占 15%，多见于 50 岁左右女性，此型发展较快，属中度恶性，且有侵犯血管倾向。颈淋巴结转移仅占 10%，因此预后不如乳头状癌。

3. 髓样癌（medullary carcinoma） 少见。发生于滤泡旁细胞（C 细胞）的神经内分泌肿瘤，可分泌降钙素（calcitonin）。根据是否具有遗传性，髓样癌可分为散发性和遗传性两大类。散发性临床上最多见，占 75%~80%；遗传性临床上较少见，占 20%~25%，又细分为多发性内分泌腺瘤综合征Ⅱa 型（MEN-Ⅱa）、多发性内分泌腺瘤综合征Ⅱb 型（MEN-Ⅱb）以及家族性髓样癌 3 种类型。约 95% 遗传性髓样癌和 70% 散发性髓样癌是由于原癌基因 *RET* 突变所致。细胞排列呈巢状或束状，无乳头或滤泡结构，其间质内有淀粉样沉着，呈未分化状，但其生物学特性与未分化癌不同。恶性程度中等，介于分化型甲状腺癌（乳头状癌及滤泡状癌）与未分化癌之间，可有颈淋巴结转移和血运转移。

4. 未分化癌（anaplastic carcinoma） 又称间变性癌或肉瘤样癌，占 5%~10%，多见于老年人。发展迅速，高度恶性，且约 50% 早期便有颈淋巴结转移，或侵犯喉返神经、气管或食管，常经血运向远处转移。预后很差，平均存活 3~6 个月，1 年生存率仅 5%~15%。

总之，不同病理类型的甲状腺癌，其生物学特性、临床表现、诊断、治疗及预后均有所不同。

（二）临床表现

乳头状癌和滤泡状癌的初期多无明显症状，前者有时可因颈淋巴结肿大而就医。随着病程进展，肿块逐渐增大、质硬，吞咽时肿块移动度减低。未分化癌上述症状发展迅速，并侵犯周围组织。晚期可产生声音嘶哑、呼吸困难、吞咽困难。颈交感神经节受压，可产生 Horner 综合征。颈丛浅支受侵犯时，病人可有耳、枕、肩等处疼痛。可有颈淋巴结转移及远处脏器转移。

很多病人触诊未能发现，而经高分辨率超声发现。病灶≤1cm 者为微小癌。

髓样癌除有颈部肿块外，由于肿瘤产生 5-羟色胺和降钙素，病人可出现腹泻、心悸、脸面潮红和血钙降低等症状。对具有家族史、多发性内分泌腺瘤综合征等的病人，需要注意遗传性髓样癌的可能。

（三）诊断

主要根据临床表现，若甲状腺肿块质硬、固定，颈淋巴结肿大，或有压迫症状者，或存在多年的甲状腺肿块，在短期内迅速增大者，均应怀疑为甲状腺癌。应注意与慢性淋巴细胞性甲状腺炎鉴别，细针穿刺细胞学检查可帮助诊断。此外，血清降钙素以及癌胚抗原（CEA）测定可协助诊断髓样癌。

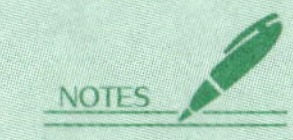

美国癌症联合委员会(AJCC)癌症分期指南第8版提出,分化型(乳头状、滤泡状)甲状腺癌病人的年龄在分期中起十分重要的作用。AJCC将分界定为诊断时年龄55岁,两组病人的预后明显不同(表28-1)。

表28-1 分化型甲状腺癌的临床分期(AJCC,第8版)

分期	55岁以下	55岁或以上
Ⅰ期	任何 TNM_0	$T_{1\sim2}N_0M_0$
Ⅱ期	任何 TNM_1	$T_{1\sim2}N_1M_0$ 或 T_3 任何 NM_0
Ⅲ期		T_{4a} 任何 NM_0
Ⅳ期		T_{4b} 任何 NM_0 或任何 TNM_1

注:**T(原发肿瘤)**。

T_0:未及原发肿瘤。

T_1:肿瘤直径≤2cm,局限于甲状腺内。

T_2:肿瘤直径>2cm至≤4cm,局限于甲状腺内。

T_3:肿瘤直径>4cm,局限于甲状腺内或侵犯甲状腺外带状肌。

T_4:任何大小的肿瘤,侵犯带状肌外其他组织器官。

N(区域淋巴结)。

N_0:无区域淋巴结转移。

N_1:有区域淋巴结转移。

M(远处转移)。

M_0:无远处转移。

M_1:有远处转移。

(四)治疗

手术是除未分化癌以外各型甲状腺癌的基本治疗方法,并辅助应用放射性核素、甲状腺激素及外照射等治疗。

1. 手术治疗 包括甲状腺原发灶手术,以及区域性颈淋巴结清扫。

确定甲状腺切除范围时,需要考虑以下因素:肿瘤大小;有无侵犯周围组织;有无淋巴结和远处转移;单灶或多灶;童年期有无放射线接触史;有无甲状腺癌或甲状腺癌综合征家族史;性别、病理亚型等其他危险因素。应根据临床TNM(cTNM)分期、肿瘤死亡/复发的危险度、各种术式的利弊和病人意愿,细化外科处理原则,不可一概而论。

甲状腺切除术式主要包括全/近全甲状腺切除术和甲状腺腺叶+峡部切除术。全甲状腺切除术即切除所有甲状腺组织,无肉眼可见的甲状腺组织残存;近全甲状腺切除术即切除几乎所有肉眼可见的甲状腺组织(保留<1g的非肿瘤性甲状腺组织,如喉返神经入喉处或甲状旁腺处的非肿瘤性甲状腺组织)。

全/近全甲状腺切除术可带来下述益处:①一次性治疗多灶性病变;②利于术后监控肿瘤的复发和转移;③利于术后 ^{131}I 治疗;④减少肿瘤复发和再次手术的概率;⑤准确评估病人的术后分期和危险度分层。另外,全/近全甲状腺切除术后,将不可避免地发生永久性甲状腺功能减退;并且,这种术式对外科医生专业技能的要求较高,术后甲状旁腺功能受损和/或喉返神经损伤的概率增大。

建议全/近全甲状腺切除术适应证包括:①童年期有头颈部放射线照射史或放射性尘埃接触史;②原发灶最大直径>4cm;③多癌灶,尤其是双侧癌灶;④不良的病理亚型,如乳头状癌的高细胞型、柱状细胞型、弥漫硬化型、实体亚型,滤泡状癌的广泛浸润型,低分化型甲状腺癌;⑤已有远处转移,需行术后 ^{131}I 治疗;⑥伴有双侧颈部淋巴结转移;⑦伴有甲状腺外侵犯(如气管、食管、颈动脉或纵隔侵犯等)。全/近全甲状腺切除术的相对适应证为:肿瘤最大直径介于1~4cm之间,伴有甲状腺癌高危因素或合并对侧甲状腺结节。

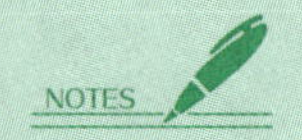

与全/近全甲状腺切除术相比，甲状腺腺叶+峡部切除术更有利于保护甲状旁腺功能、减少对侧喉返神经损伤，也利于保留部分甲状腺功能；但这种术式可能遗漏对侧甲状腺内的微小病灶，不利于术后通过血清甲状腺球蛋白和 ^{131}I 全身显像监控病情，如果术后经评估还需要 ^{131}I 治疗，则要进行再次手术切除残留的甲状腺。

因此，建议甲状腺腺叶+峡部切除术的严格适应证为：局限于一侧腺叶内的单发肿瘤，并且肿瘤原发灶≤1cm、复发危险度低、无童年期头颈部放射线接触史、无颈部淋巴结转移和远处转移、对侧腺叶内无结节。甲状腺腺叶+峡部切除术的相对适应证为：局限于一侧腺叶内的单发肿瘤，并且肿瘤原发灶≤4cm、复发危险度低、对侧腺叶内无结节。

颈淋巴结清扫的范围同样有争论，应常规行中央区颈淋巴结清扫。荟萃分析资料提示仅两个因素可帮助预测是否有颈淋巴结转移，即肿瘤缺乏包膜和甲状腺周围有肿瘤侵犯。这两个因素均不存在者，颈淋巴结转移率是38%，两个因素均存在者颈淋巴结转移率是87%。

颈淋巴结清扫的手术效果固然可以肯定，但病人的生活质量却受到一定影响，所以目前多数不主张作预防性颈淋巴结清扫，如术前发现肿大淋巴结，术前可行细针穿刺，或术中切除后作快速病理检查，证实为淋巴结转移者，可作改良颈淋巴结清扫。中央区淋巴清扫指清除颈总动脉内侧、甲状腺周围、气管食管沟之间及上纵隔的淋巴结组织；改良颈淋巴结清扫指保留胸锁乳突肌、颈内静脉及副神经的颈淋巴结清扫。由于再次手术行中央区颈淋巴结清扫易损伤喉返神经及甲状旁腺，因而多主张首次手术时即使未见肿大淋巴结，也施行中央区清扫。对高危组病人、肉眼可见颈淋巴结转移、肿瘤侵犯至包膜外以及年龄超过60岁者，应作改良颈淋巴结清扫；若病期较晚，颈淋巴结受侵范围广泛者，则应作传统颈淋巴结清扫。

因此，目前对于甲状腺癌的最小术式为患侧腺叶及峡部切除，加患侧中央区淋巴结清扫；对于颈Ⅱ~Ⅴ区 cN_1 或 cN_x 的病人常规行改良颈淋巴结清扫术。

2. 内分泌治疗 甲状腺癌作次全或全切除者应终身服用甲状腺素片，以预防甲状腺功能减退及抑制 TSH。乳头状腺癌和滤泡状腺癌均有 TSH 受体，TSH 通过其受体能影响甲状腺癌的生长。甲状腺素片的剂量和疗程，尚无随机临床试验结果作为依据。一般剂量掌握在保持 TSH 低水平，但不引起甲亢为原则。可用左甲状腺素，2μg/(kg·d)，并定期测定血浆 T_4 和 TSH，以此调整用药剂量。应注意有无甲状腺素中毒症、焦虑、睡眠障碍、心悸、心房颤动及骨质疏松等副作用。

3. 放射性核素治疗 对乳头状癌、滤泡状癌，术后应用 ^{131}I 适合于55岁以上病人、多发性癌灶、局部侵袭性肿瘤及存在远处转移者。^{131}I 是术后治疗的重要手段之一，包含两个层次：一是采用 ^{131}I 清除术后残留的甲状腺组织，简称清甲治疗；二是采用 ^{131}I 清除手术不能切除的转移灶，简称清灶治疗。应用放射性碘治疗的目的是：①灭活残留甲状腺及转移灶；②易于使用核素检测复发或转移病灶；③术后随访过程中，增加甲状腺球蛋白作为肿瘤标志物的价值。

4. 辅助性外照射治疗或化学治疗 外照射治疗降低复发率的作用尚不明确，不建议常规使用。下述情况下，可考虑外照射治疗：①以局部姑息治疗为目的；②有肉眼可见的残留肿瘤，无法手术或 ^{131}I 治疗；③疼痛性骨转移；④位于关键部位、无法手术或 ^{131}I 治疗（如脊椎转移、中枢神经系统转移、某些纵隔或隆突下淋巴结转移、骨盆转移等）。甲状腺癌对化学治疗药物不敏感。化学治疗仅作为姑息治疗或其他手段无效后的尝试治疗。多柔比星（doxorubicin，阿霉素）是唯一经美国 FDA 批准用于转移性甲状腺癌的药物。

5. 靶向药物治疗 肿瘤的靶向治疗药物包括细胞生长因子及其受体抑制剂、多靶点激酶抑制剂、抗血管内皮生长因子药物、表皮生长因子受体抑制剂、DNA 甲基化抑制剂、环氧化酶-2 抑制剂、NF-κB 路径靶向药物和细胞周期调控药物等多种类药物。随着对甲状腺癌分子机制研究的不断深入，越来越多的靶向药物开展了针对甲状腺癌的临床试验。酪氨酸激酶抑制剂（tyrosine kinase inhibitor，TKI）是目前在甲状腺癌中研究最多的靶向治疗药物。在常规治疗无效且处于进展状态的晚期甲状腺癌病人中，可以考虑使用新型靶向药物治疗。

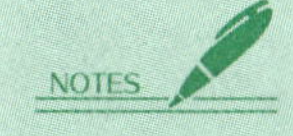

六、甲状腺结节的诊断和处理原则

甲状腺结节是外科医师经常碰到的一个问题，成人发病率约4%，女性尤为显著。恶性病变虽不常见，但术前难以鉴别，最重要的是如何避免漏诊癌肿。

（一）诊断

病史和体格检查是十分重要的环节。

1. 病史 不少病人并无症状，而在体格检查时偶然发现。有些病人可有症状，如短期内突然发生的甲状腺结节增大，则可能是腺瘤囊性变出血所致；若过去存在甲状腺结节，近日突然快速、无痛地增大，应考虑癌肿的可能。

一般来讲，对于甲状腺结节，男性更应得到重视。有分化型甲状腺癌家族史者，发生癌肿的可能性较大。双侧甲状腺髓样癌较少见，但有此家族史者应十分重视，因该病为自主显性遗传型。

2. 体格检查 明显的孤立结节是最重要的体征。约4/5分化型甲状腺癌及2/3未分化癌表现为单一结节，有一部分甲状腺癌表现为多发结节。检查甲状腺务必要全面、仔细，以便明确是否为弥漫性肿大或还存在其他结节。癌肿病人常于颈部下1/3处可触及大而硬的淋巴结，特别是儿童及年轻乳头状癌病人。

3. 血清学检查 甲状腺球蛋白水平似乎与甲状腺肿大小有关，但对鉴别甲状腺结节的良恶性并无价值，一般用于曾作手术或放射性核素治疗的分化型癌病人，检测是否存在早期复发。

4. 核素扫描 甲状腺扫描用于补充体格检查所见，且能提供甲状腺功能活动情况。

5. 超声检查 是评估甲状腺结节的首选方法，可确定甲状腺结节大小、数量、位置、实性或囊性、形状、边界、包膜、钙化、血供及与周围组织的关系等。若为囊性结节或多个小囊肿占50%以上结节体积、呈海绵状改变的结节99.7%为良性病变。然而：实性低回声结节；结节内血供丰富；结节形态和边缘不规则、晕圈缺如；微小钙化、针尖样弥散分布或簇状分布的钙化；颈淋巴结呈圆形、边界不规则或模糊、内部回声不均、内部出现钙化、淋巴结门消失等，提示甲状腺癌的可能性大。

6. 颈部CT和MRI 对于有恶性可能或胸骨后甲状腺肿病人，可提供结节或肿块的影像及甲状腺与周围组织（尤其是颈部血管、食管、气管、喉及咽）的解剖学信息。

7. 细针吸取细胞学检查（fine needle aspiration cytology，FNAC） 评估甲状腺结节良恶性时，FNAC是目前灵敏度和特异度最高的方法，诊断甲状腺癌的灵敏度和特异度分别为83%（65%~98%）和92%（72%~100%）。但是，FNAC不能区分甲状腺滤泡状癌和滤泡细胞腺瘤。术前FNAC检查有助于减少不必要的甲状腺结节手术，并有助于制订手术方案。超声引导下FNAC可以提高取材成功率和诊断准确率。经FNAC仍不能确定性质的甲状腺结节，可对穿刺标本进行相关分子标记物（如*BRAF*突变、*Ras*突变、*RET/PTC*重排等）检测。

（二）治疗

1. 多数良性甲状腺结节仅需定期随访，无须特殊治疗，可每隔6~12个月进行随访。对暂未接受治疗的可疑恶性或恶性结节，需缩短随访间隔。每次随访必须进行病史采集和体格检查，并复查颈部超声及甲状腺功能。如随访中发现结节明显生长（结节体积增大50%以上，或至少有2条径线增加超过20%且超过2mm），需行FNAC检查。

2. 手术治疗 存在下述情况，可考虑手术治疗甲状腺结节：①出现局部压迫症状；②合并甲状腺功能亢进，内科治疗无效者；③肿物位于胸骨后或纵隔内；④结节进行性生长，考虑有恶变倾向或合并甲状腺癌高危因素。良性甲状腺结节手术原则为：在彻底切除甲状腺结节的同时，尽量保留正常甲状腺组织。术中应注意保护甲状旁腺和喉返神经。良性甲状腺结节术后，不建议采用TSH抑制治疗来预防结节再发。

对甲状腺可疑结节进行手术时，一般选择腺叶及峡部切除，并作快速病理检查。结节位于峡部居中超过1cm且术中冰冻证实为恶性时，可考虑全甲状腺切除。腺叶切除较部分切除后再作腺叶切除

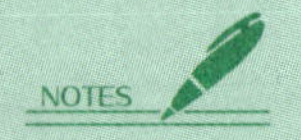

更为安全，再次手术易损伤甲状旁腺和喉返神经。另外，腺叶部分切除或次全切除会增加癌细胞残留的机会。

（嵇庆海）

第二节 甲状旁腺疾病

甲状旁腺常附于左右甲状腺腺叶背面，数目不定，一般为4枚。呈卵圆形或扁平形，外观呈黄色、棕黄色或棕褐色，平均重量35~40mg/枚。由于其独特的胚胎发育，甲状旁腺的分布位置变异较大。上甲状旁腺多位于以喉返神经与甲状腺下动脉交叉上方1cm处为中心、直径2cm的一个圆形区域内（约占80%）；下甲状旁腺有60%位于甲状腺下、后、侧方，其余可位于甲状腺前面，或与胸腺紧密联系，或位于纵隔（图28-4）。

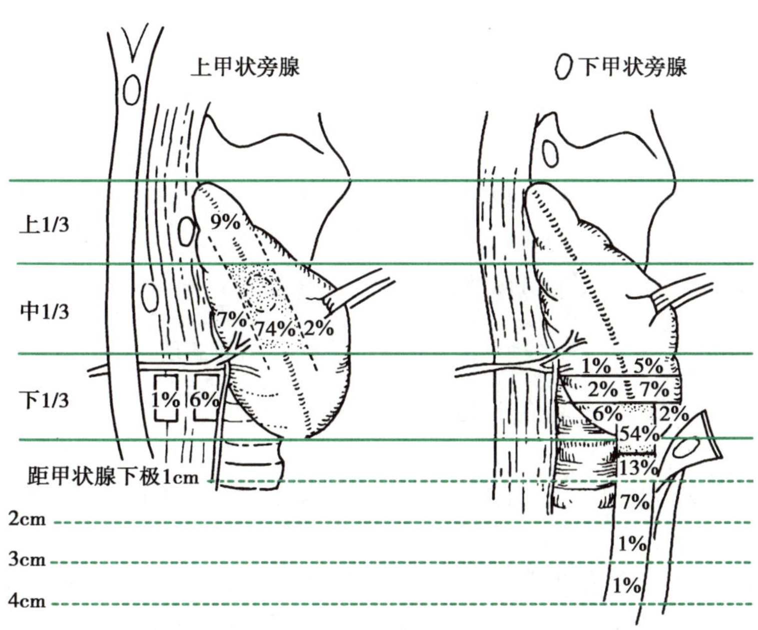

图28-4 上、下甲状旁腺的分布图（侧面观）

甲状旁腺分泌甲状旁腺激素（parathyroid hormone，PTH），其主要靶器官为骨和肾，对肠道的钙离子吸收也有间接作用。PTH的生理功能是调节体内钙的代谢并维持钙和磷的平衡，它促进破骨细胞的作用，使骨钙（磷酸钙）溶解释放入血，致血钙和血磷浓度升高。当其血中浓度超过肾阈时，便经尿排出，导致高尿钙和高尿磷（图28-5）。PTH同时能抑制肾小管对磷的回收，使尿磷增加、血磷降低。因此发生原发性甲状旁腺功能亢进时，可出现高血钙、高尿钙和低血磷。PTH不受垂体控制，而与血钙离子浓度之间存在负反馈关系。

一、原发性甲状旁腺功能亢进

原发性甲状旁腺功能亢进（primary hyperparathyroidism）简称原发甲旁亢，是一种手术可治愈的疾病，欧美较我国常见。

（一）病理

包括腺瘤、增生及癌。甲状旁腺腺瘤（parathyroid adenoma）的细胞成分主要是主细胞。往往为单个腺体发病，约占所有原发甲旁亢的85%，多发性腺瘤占1%~5%。甲状旁腺增生（parathyroid

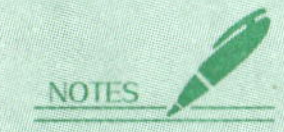

hyperplasia)是第二常见的甲状旁腺疾病,约占12%,4枚腺体均可发病。原发性增生的细胞来源有主细胞和水样清细胞(透明细胞)两种。主细胞增生的细胞成分均以主细胞为主,如有1枚以上腺体同时发病可诊断为本病。甲状旁腺癌少见,仅占原发甲旁亢的1%~2%。

(二)临床表现

包括无症状型及症状型两类。无症状型原发甲旁亢病人多无明显症状,或仅有骨质疏松等非特异性症状,在普查时因血钙增高而被确诊。我国目前以症状型原发甲旁亢常见,但无症状型病人的比例逐年增大。

症状型原发甲旁亢可分为三型。

1. Ⅰ型 最为多见。以骨病为主,也称骨型。病人可诉骨痛,易发生骨折。骨膜下骨质吸收是本病特点,最常见于中指桡侧或锁骨外1/3处。

2. Ⅱ型 以肾结石为主,故称肾型。在尿路结石病人中,约3%可发现有甲状旁腺腺瘤,病人在长期高血钙后,可不知不觉地发生氮质血症。

3. Ⅲ型 兼有上述两型的特点,表现有骨骼改变及尿路结石。

其他症状可有消化性溃疡、腹痛、神经精神症状、虚弱及关节痛。

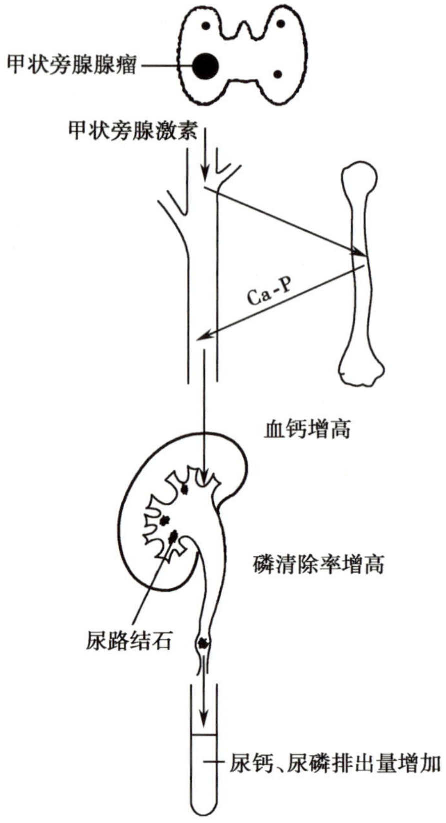

图28-5 原发性甲状旁腺功能亢进的病理生理

(三)诊断

根据上述临床表现,结合实验室检查、定位检查来确定诊断。

1. 实验室检查

(1)血钙测定:是发现原发甲旁亢的首要指标,绝大多数病人血钙超出正常值。正常人的血钙值一般为2.11~2.52mmol/L。

(2)血磷测定:部分病人伴有低磷血症,正常人的血磷值一般为0.85~1.51mmol/L。

(3)血PTH测定:是确定原发甲旁亢最可靠的直接证据。甲状旁腺腺瘤病人的PTH值常为正常值的数倍。

2. 定位检查 术前定位有助于手术时寻找病变腺体。主要方法如下。

(1)超声检查:是术前最常用、性价比最高的影像学方法。但对于异位甲状旁腺,尤其是甲状腺内、纵隔内或食管后的甲状旁腺,超声定位较为困难。

(2)核素扫描:锝-99m-甲氧基异丁基异腈(^{99m}Tc-MIBI)的定位准确率可达90%以上。核素扫描的阳性率及灵敏度均较高,对异位甲状旁腺的定位特别有用。

(3)颈部增强CT:可显示病变甲状旁腺与周围组织的解剖关系,有助于术前获取精确定位,在异位甲状旁腺检出方面也有较高灵敏度。

(四)鉴别诊断

须与假性甲旁亢、继发性甲旁亢及家族性低尿钙性高血钙(familial hypocalciuric hypercalcemia)鉴别。

假性甲旁亢是由于某些肿瘤(如肺癌、肝癌等)分泌类PTH物质所引起的与原发甲旁亢相似临床表现的总称。通过病史及辅助检查,临床上鉴别这类疾病一般不难。继发性甲旁亢一定存在肾衰竭,所以易于识别。家族性低尿钙性高血钙较难鉴别,过去甲状旁腺手术失败者中10%系该病,这类病人有高血钙家族史,10岁以下即可发病,常伴有低尿钙,50%病人伴有高血镁。

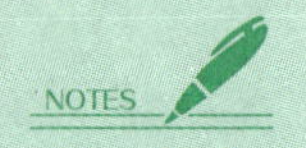

原发甲旁亢的诊断,应在排除上述 3 种疾病后方能确立。

(五) 治疗

原发甲旁亢病人常存在代谢并发病,如骨疾病、肾结石及溃疡病等。这些并发病反映了本病的严重程度,若不予以矫正,病情会不断发展,最后可致不良后果。因此有代谢并发病的原发甲旁亢病人具有手术指征。

1. 甲状旁腺腺瘤 原则是切除腺瘤,对早期病例效果良好。病程长并有肾功能损害的病例,切除腺瘤后可中止原发甲旁亢的继续损害,但对已有肾功能损害,若属严重者,疗效较差。

2. 甲状旁腺增生 可行甲状旁腺次全切除,即切除 $3\frac{1}{2}$ 枚腺体,保留 1/2 枚腺体。另一种方法是甲状旁腺全切除,同时作甲状旁腺自体移植,并冻存部分腺体,以备后用。

3. 甲状旁腺癌 应行甲状旁腺肿瘤连带同侧甲状腺腺叶及峡部的整块切除并清扫同侧中央区淋巴结。如果肿瘤侵犯周围软组织,应将受侵软组织广泛切除。术前证实有颈侧方淋巴结转移,还需行治疗性颈侧方淋巴结清扫。

手术并发症及术后处理:并发症很少,偶尔可发生胰腺炎,原因尚不清楚。若探查范围广泛,且操作不仔细时,有损伤喉返神经等周围重要结构的可能。术后 24~48 小时内血清钙会明显下降,病人会感到面部、口周或肢端发麻。严重者可发生手足搐搦。可静脉注射 10% 葡萄糖酸钙,剂量视低血钙症状而定。一般在术后 3~4 天恢复正常。但若甲状旁腺腺瘤体积大、甲状旁腺癌、X 线检查显示骨骼改变重及碱性磷酸酶明显升高者,低血钙症状往往重且持续时间长,可加用口服钙剂及维生素 D 治疗。术后出现血清钙下降的病例,往往表示手术成功,病变腺体已经切除。

二、继发性甲状旁腺功能亢进

继发性甲状旁腺功能亢进(secondary hyperparathyroidism)简称继发甲旁亢,是指由低钙血症等原因刺激甲状旁腺出现增生导致过度分泌 PTH 的疾病,最常见于慢性肾功能不全、长期血液透析的病人。

(一) 病因和病理

肾功能障碍或肾衰时,一方面肾小管再吸收钙离子能力下降,血磷排泄受阻,导致钙磷代谢紊乱。另一方面肾衰时 25-羟维生素 D_3 不能活化为 1,25-二羟维生素 D_3,因此胃肠吸收钙的能力下降,长期的低钙血症反馈性刺激甲状旁腺,导致甲状旁腺增生分泌更多的 PTH。继发甲旁亢的病理表现理论上均为增生。在临床上 4 枚甲状旁腺增生程度可不一样,甚至出现只有 1 枚甲状旁腺增生,其余几枚甲状旁腺大小正常的现象。

(二) 临床表现

继发甲旁亢的临床表现:①骨骼系统疾病,表现为严重骨痛、骨质疏松、骨骼畸形、关节周围病变及病理性骨折等;②循环系统疾病,表现为异位钙化于心血管及心肌,引起动脉硬化、心脏传导系统及瓣膜钙沉积,继而导致心功能下降、心律失常,严重时可引起心力衰竭、心源性猝死。此外,与原发甲旁亢相比,继发甲旁亢的神经及精神症状更重,病人通常主诉肌无力、易怒、失眠、瘙痒和咳嗽等。

(三) 诊断

定性诊断,继发甲旁亢的血钙升高常不如原发甲旁亢显著。PTH 值与原发甲旁亢相似。定位诊断方法可应用超声、颈部增强 CT、^{99m}Tc-MIBI 等,但继发甲旁亢病人的甲状旁腺增大往往不如原发甲旁亢明显,核素检查阳性率较低,故定位手段首选超声和颈部增强 CT。

(四) 治疗

多数病人可用药物降低血磷水平、维持正常血钙、治疗过高的 PTH。对出现如下情况,均建议行甲状旁腺切除术:骨痛、骨质疏松、肌痛、皮肤瘙痒等症状严重影响生活质量;持续性 PTH>800ng/L;钙

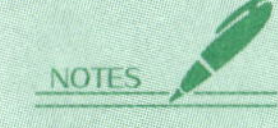

敏感受体激动剂、维生素 D 及其类似物等药物抵抗；内科治疗无效的高钙血症或高磷血症；影像学检查提示至少 1枚甲状旁腺增大超过 1cm 的病人。

手术方式的选择除考虑降低手术并发症发生率及持续继发甲旁亢发生率外，还要考虑保留足够的甲状旁腺功能及潜在肾移植的可能，具体手术方式根据病人的个体情况和外科医师的经验选择。主要手术方式有甲状旁腺全切除不加自体移植术、甲状旁腺全切除加自体移植术和甲状旁腺次全切除术。

第三节 颈淋巴结结核

颈淋巴结结核（cervical lymph node tuberculosis）多见于儿童和青年人。结核分枝杆菌大多经扁桃体、龋齿侵入，近 5% 继发于肺和支气管病变，且常在人体抵抗力低下时发病，近年来，发病有增加趋势。

（一）临床表现

颈部一侧或两侧有多个大小不等的肿大淋巴结，一般位于胸锁乳突肌的前、后缘。初期，肿大的淋巴结较硬，无痛，可推动。病变继续发展，发生淋巴结周围炎，使淋巴结与皮肤和周围组织发生粘连；各个淋巴结也可相互粘连，融合成团，形成不易推动的结节性肿块。晚期，淋巴结发生干酪样坏死、液化，形成寒性脓肿。脓肿破溃后形成经久不愈的窦道或慢性溃疡。上述不同阶段的病变，可同时出现于同一病人的各个淋巴结。少部分病人可有低热、盗汗、食欲缺乏、消瘦等全身中毒症状。

（二）诊断

根据结核病接触史及局部体征，加之淋巴结细针穿刺；对于形成寒性脓肿或溃破形成窦道、溃疡时，可作出明确诊断。

（三）预防

做好卫生宣教，养成良好卫生习惯。儿童接种卡介苗。注意口腔卫生，早期治疗龋齿及切除有病变的扁桃体，在预防方面具有一定意义。

（四）治疗

1. 全身治疗 适当注意营养和休息。口服异烟肼半年至 1 年；伴有全身毒性症状或身体别处有结核病变者，加服乙胺丁醇、利福平或肌内注射阿米卡星。

2. 局部治疗

（1）少数局限的、较大的、可推动的淋巴结，可考虑手术切除。手术时应注意保护颈部神经，如副神经等。

（2）寒性脓肿尚未穿破者，可行穿刺抽吸治疗，应从脓肿周围的正常皮肤处进针，尽量抽尽脓液，然后向脓腔内注入 5% 异烟肼溶液，并留适量于脓腔内，2 次/周。

（3）对溃疡或窦道，如继发感染不明显，可行刮除术，伤口不加缝合，开放引流。

（4）寒性脓肿继发化脓性感染者，需先行切开引流，待感染控制后，必要时再行刮除术。

第四节 颈部肿块

颈部肿块可以是颈部或非颈部疾病的共同表现。主要包括恶性肿瘤、甲状腺疾病及炎症、先天性疾病和良性肿瘤。其中恶性肿瘤占有相当比例，所以颈部肿块的鉴别诊断具有重要意义。

（一）颈部肿块的常见疾病

1. 肿瘤

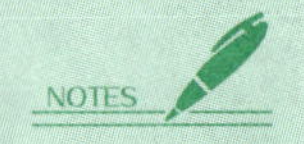

（1）原发性肿瘤：良性肿瘤有甲状腺肿瘤、涎腺良性肿瘤、良性神经源性肿瘤、舌下腺囊肿、血管瘤等；恶性肿瘤有甲状腺癌、恶性淋巴瘤、涎腺癌等。

（2）转移性肿瘤：原发病灶多在口腔、鼻咽部、喉、甲状腺、食管、肺、乳房、消化道、女性生殖系统等处。

2. 炎症　急、慢性淋巴结炎，淋巴结结核、涎腺炎、软组织化脓性感染等。

3. 先天性畸形　甲状舌管囊肿或瘘、胸腺咽管囊肿或瘘、水囊状淋巴管瘤（囊状水瘤）、颏下皮样囊肿等。

诊断：根据肿块的部位（表 28-2，图 28-6），结合病史和检查发现，综合分析，才能明确诊断。病史询问要详细，体格检查要仔细、全面，不要只注意局部。根据以上线索，选择适当的辅助检查，必要时可穿刺或切取组织检查。

表 28-2　颈部各区常见肿块

部位	单发性肿块	多发性肿块
颌下颏下区	颌下腺炎、颏下皮样囊肿	急、慢性淋巴结炎
颈前正中区	甲状舌管囊肿、各种甲状腺疾病	
颈侧区	胸腺咽管囊肿、水囊状淋巴管瘤、颈动脉体瘤、血管瘤、神经鞘瘤	急、慢性淋巴结炎，淋巴结结核、转移性肿瘤、恶性淋巴瘤
锁骨上窝		转移性肿瘤、淋巴结结核
颈后区	纤维瘤、脂肪瘤	急、慢性淋巴结炎
腮腺区	腮腺炎、腮腺混合瘤或癌	

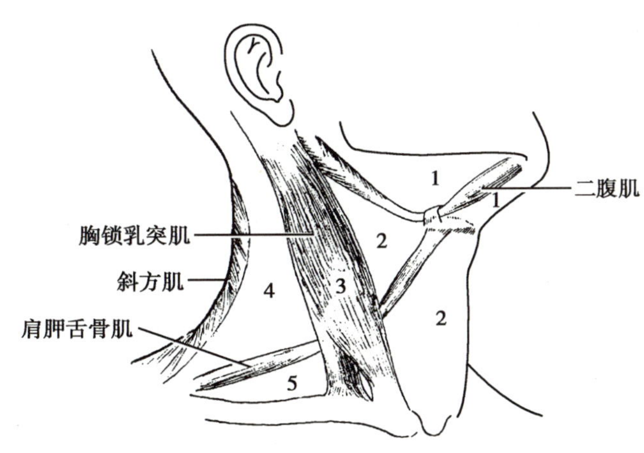

图 28-6　颈部解剖分区

1. 颌下
2. 颈前正中区 } 颈前区

3. 胸锁乳突肌区
4. 肩胛舌骨肌斜方肌区
5. 锁骨上窝 } 颈侧区

（二）几种常见的颈部肿块

1. 慢性淋巴结炎　多继发于头、面、颈部的炎症病灶。肿大的淋巴结分散在颈侧区或颌下、颏下区。在寻找原发病灶时，应特别注意肿大淋巴结的淋巴引流区域。需与恶性病变鉴别，必要时应切除肿大淋巴结作病理检查。

2. 甲状腺疾病　详见本章第一节。

3. 转移性肿瘤　在颈部肿块中，发病率仅次于慢性淋巴结炎和甲状腺疾病。原发癌灶绝大部分（85%）在头颈部，尤以鼻咽癌和甲状腺癌转移最为多见。锁骨上窝转移性淋巴结的原发灶，多在胸腹部（肺、纵隔、乳房、胃肠道、胰腺等）；但胃肠道、胰腺、妇科恶性肿瘤多经胸导管转移至左锁骨上淋巴结。

4. 恶性淋巴瘤　包括霍奇金淋巴瘤和非霍奇金淋巴瘤，是来源于淋巴组织恶性增生的实体瘤，多见于男性青壮年。肿大的淋巴结可表现为单侧或双侧，可粘连成团，往往生长迅速。需依靠淋巴结

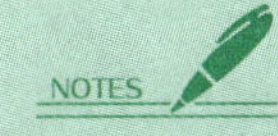

组织学病理检查确定诊断。

5. 甲状舌管囊肿 与甲状腺发育有关的先天性畸形。胚胎期，甲状腺是由口底向颈部伸展的甲状舌管下端发生的。甲状舌管通常在胎儿6周左右自行闭锁，若甲状舌管退化不全，即形成先天性囊肿，感染破溃后成为甲状舌管瘘。本病多见于15岁以下儿童，男性为女性的2倍。表现为在颈前区中线、舌骨下方有直径1~2cm的圆形肿块。境界清楚，表面光滑，有囊性感，并能随伸、缩舌而上下移动。如手术切除，需切除一段舌骨以彻底清除囊壁或窦道，并向上分离至舌根部，结扎导管，以免复发。

（张 浩）

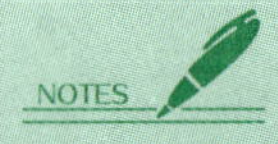

第二十九章
乳 房 疾 病

扫码获取
数字内容

乳房疾病是女性常见病。乳腺癌发病率占全球女性恶性肿瘤的第一位。

第一节　解剖生理概要

成年女性乳房是两个半球形的性征器官，位于胸大肌浅面，约在第 2 至第 6 肋骨水平的浅筋膜浅、深层之间，外上方形成乳腺腋尾部伸向腋窝，乳头位于乳房的中心，周围的色素沉着区称为乳晕。

乳腺有 15~20 个腺叶，每一腺叶分成很多腺小叶，腺小叶由小乳管和腺泡组成，是乳腺的基本单位。每一腺叶有其单独的导管（乳管），腺叶和乳管均以乳头为中心呈放射状排列。小乳管汇至乳管，乳管开口于乳头，乳管靠近开口的 1/3 段略为膨大，称之为输乳管窦，是乳管内乳头状瘤的好发部位。腺叶、小叶和腺泡间有结缔组织间隔，腺叶间还有与皮肤垂直的纤维束，上连浅筋膜浅层，下连浅筋膜深层，称 Cooper 韧带。

乳腺是许多内分泌腺的靶器官，其生理活动受腺垂体、卵巢及肾上腺皮质等分泌的激素影响。妊娠及哺乳时乳腺明显增生，腺管延长，腺泡分泌乳汁。哺乳期后，乳腺又处于相对静止状态。平时，育龄期女性在月经周期的不同阶段，乳腺的生理状态在各激素影响下，呈周期性变化。绝经后腺体渐萎缩，为脂肪组织所替代。

乳房的动脉主要有胸廓内动脉的肋间前支、腋动脉的分支（胸外侧动脉、胸肩峰动脉、胸背动脉等）和上述 4 条肋间后动脉的前穿支。乳房的血供来源中，胸外侧动脉占 68%，胸廓内动脉占 30%。乳房的静脉有浅、深静脉，浅静脉位于浅筋膜浅层的深面，形成浅静脉网。深静脉与同名动脉伴行，汇入胸廓内静脉、肋间后静脉和腋静脉。胸廓内静脉是乳房静脉回流的主要静脉。

乳房的淋巴网甚为丰富，其淋巴液输出有四个途径：①乳房大部分淋巴液经胸大肌外侧缘淋巴管回流至腋窝淋巴结，再流向锁骨下淋巴结。部分乳房上部淋巴液可经胸大、小肌间淋巴结（Rotter 淋巴结），直接到达锁骨下淋巴结。通过锁骨下淋巴结后，淋巴液继续流向锁骨上淋巴结。②部分乳房内侧的淋巴液通过肋间淋巴管流向胸骨旁淋巴结（在第 1、2、3 肋间比较恒定存在，沿胸廓内血管分布）。③两侧乳房间皮下有交通淋巴管，一侧乳房的淋巴液可流向另一侧。④乳房深部淋巴网可沿腹直肌鞘和肝镰状韧带通向肝。

为规范腋窝淋巴结清扫范围，通常以胸小肌为标志，将腋区淋巴结分为三组（图 29-1）。Ⅰ组即腋下（胸小肌外侧）组：在胸小肌外侧，包括乳腺外侧组、中央组、肩胛下组及胸小肌外侧腋静脉旁淋巴结，胸大、小肌间淋巴结也归本组；在该区域内有支配前锯肌的胸长神经及背阔肌的胸背神经。Ⅱ组即腋中（胸小肌后）组：胸小肌深面的腋静脉旁淋巴结；Ⅲ组即腋上（锁骨下）组：胸小肌内侧锁骨下静脉旁淋巴结。

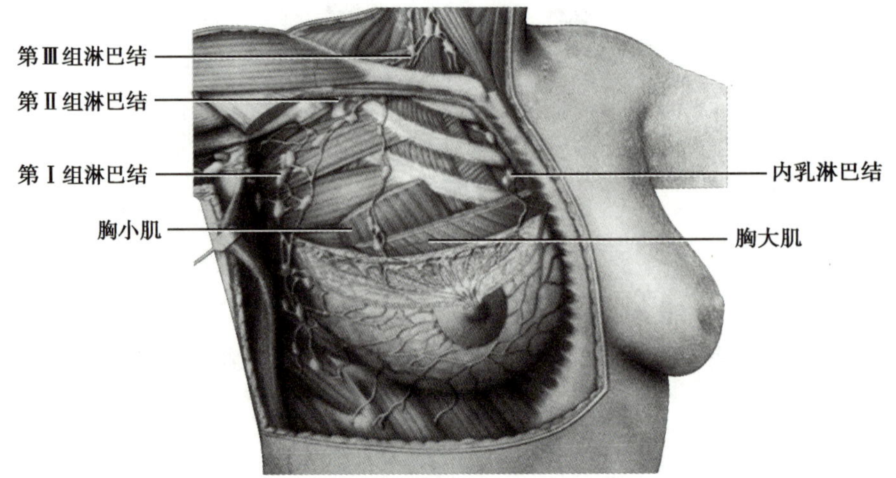

图 29-1 腋区淋巴结分组

第二节 乳房检查

检查应在光线明亮处。病人端坐，两侧乳房充分暴露，以利对比。

1. 视诊 观察两侧乳房的形状、大小是否对称，有无局限性隆起或凹陷（酒窝征），乳房皮肤有无充血、水肿及“橘皮样”改变，乳房浅表静脉是否扩张。两侧乳头是否在同一水平，如乳头上方有肿块，可将乳头牵向上方，使两侧乳头高低不一。乳头内陷也可为发育不良所致（常为双侧乳头凹陷），乳头深部肿块可使乳头内陷，若是一侧乳头近期出现内陷，则有临床意义。还应注意乳头、乳晕有无糜烂。

2. 触诊 病人端坐，两臂自然下垂，乳房肥大下垂明显者，可取平卧位，肩下垫小枕，使胸部隆起。检查者采用手指掌面而不是指尖作触诊，不要用手指捏乳房组织，否则会将捏到的腺体组织误认为肿块。应循序对乳房外上（包括腋尾部）、外下、内下、内上各象限及中央区（乳头、乳晕）作全面检查。先查健侧，后查患侧。小的中央区肿块不易触到，可左手托乳房，用右手触诊。乳房下部肿块常被下垂的乳房掩盖，可托起乳房或让病人平卧举臂，然后进行触诊。乳房深部肿块如触按不清，可让病人前倾上半身再检查。

发现乳房肿块后，应注意肿块大小、硬度、表面是否光滑、边界是否清楚以及活动度等情况。轻轻捻起肿块表面皮肤，明确肿块是否与皮肤粘连。如有粘连而无炎症表现，应警惕乳腺癌的可能。乳房中央区肿块，即使是良性的，因被大乳管穿过，可能使乳头弹性受限。一般来说，良性肿瘤的边界清楚，活动度大。恶性肿瘤的边界不清，质地硬，表面不光滑，活动度小。肿块较大者，还应检查肿块与深部组织的关系。可让病人两手叉腰，使胸肌保持紧张状态，若肿块活动度受限，表示肿瘤侵及深部组织。乳房外下象限已超越胸大肌下缘，触诊此处肿块的移动度时，可让病人把患侧上肢放在检查者的肩上用力下压，借以紧张乳房深部的前锯肌。最后轻挤乳头，若有溢液，依次挤压乳晕四周，并记录溢液来自哪一乳管。

肋软骨炎（Tietze 病）好发于女性，常表现为肋骨与肋软骨连接处肿痛（第 2 肋尤为多见）。本病与乳房后方的胸壁疾病（如胸壁结核、肋骨肿瘤）都可被误认为乳房肿块。这些肿块并非来自乳房，故推动乳房时肿块不会移动位置。

腋窝淋巴结应依次检查。检查者面对病人，以右手触诊其左腋窝，左手触诊其右腋窝。先让病人上肢外展，以手伸入其腋顶部，手指掌面压向病人的胸壁，然后嘱病人放松上肢，搁置在检查者的前臂上，用轻柔的动作自腋部从上而下触诊中央组淋巴结，然后将手指掌面转向腋窝前壁，在胸大肌深面触诊胸肌组淋巴结。检查腋窝后壁肩胛下组淋巴结时，宜站在病人背后，触摸背阔肌前内面。最后检

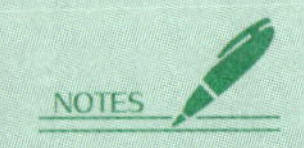

查锁骨下及锁骨上淋巴结。触及肿大淋巴结时，要注意其位置、数目、大小、硬度和移动度。

3. 影像学检查

（1）X线检查：常用方法是乳腺X线摄影（mammography）。乳腺X线摄影的射线剂量小于 10^{-2}Gy，其致癌危险性接近自然发病率。乳腺癌的X线表现为密度增高的肿块影，边界不规则，或呈毛刺征。有时可见钙化点，颗粒细小、密集（图29-2）。

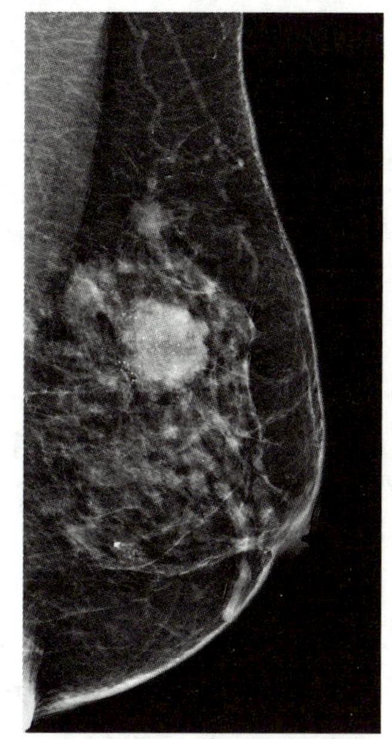

图 29-2　乳腺X线摄影
病变显示为密度增高肿块伴钙化。

（2）超声检查：超声检查无损伤性，无辐射，可反复使用，对于致密型乳腺的检查效果优于乳腺X线检查，可鉴别囊性肿块和实性肿块。结合多普勒检查，可观察肿块血供情况，有助于良恶性病变的鉴别诊断。

（3）磁共振检查：乳腺磁共振检查的软组织分辨率高，灵敏度高于乳腺X线检查，能三维立体地观察病变，不仅能够提供病灶的形态学特征，而且运用动态增强还能提供病灶的血流动力学情况，对乳腺疾病的诊断及病灶的检出达到了一个新的高度。随着保乳手术观念的普及，磁共振检查对术前评估是否可行保乳手术起到了重要作用。

4. 活组织病理检查　目前常用的活检方法有空芯针穿刺活检术（core needle biopsy，CNB）、真空辅助旋切活检系统（vacuum assisted biopsy system，VABS）、细针吸取细胞学检查（fine needle aspiration cytology，FNAC）。前两者病理诊断准确率高，可达90%~97%；FNAC的准确率为70%~90%。

5. 其他检查　乳头溢液未触及肿块者，可行乳腺导管内镜检查或乳管造影，亦可行乳头溢液涂片细胞学检查。乳头糜烂疑为湿疹样乳腺癌时，可作乳头糜烂部刮片、印片细胞学检查或乳头区切取活检。

第三节　多乳头、多乳房畸形

胚胎期自腋窝至腹股沟连线上，由外胚层的上皮组织发生6~8对乳头状局部增厚，即乳房始基。出生时除胸前一对外均退化，未退化或退化不全，则形成副乳。多乳房女性在月经期、妊娠期或哺乳期可出现胀痛，哺乳期可有乳汁分泌。多乳头、多乳房一般不需要处理，但应注意其所含乳腺组织有发生各种乳房疾病（包括肿瘤）的可能。

第四节　乳　腺　炎

临床常见的乳腺炎包括哺乳期乳腺炎和非哺乳期乳腺炎。

一、哺乳期乳腺炎

哺乳期乳腺炎往往发生在产后3~4周，尤以初产妇多见。

（一）病因

1. 乳汁淤积　为发病的重要原因。乳汁是理想的培养基，乳汁淤积将有利于入侵细菌的生长繁殖。乳汁淤积的原因有：乳头发育不良（过小或内陷）妨碍哺乳；乳汁过多或婴儿吸乳少，致乳汁不能完全排空；乳管不通，影响排乳。

2. 细菌入侵　乳头破损或皲裂，使细菌沿淋巴管入侵是感染的主要途径。婴儿口腔感染，吸乳或含乳头睡眠，致细菌直接进入乳管，上行至腺小叶也是感染的途径之一。

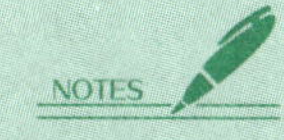

（二）临床表现

病人感觉乳房肿胀疼痛、局部红肿、发热。随着炎症进展，疼痛呈波动性，病人可有寒战、高热、脉搏加快，常有患侧淋巴结肿大、压痛，白细胞计数明显增高。

局部表现可有个体差异，应用抗菌药治疗的病人，局部症状可被掩盖。一般起初呈蜂窝织炎样表现，数天后可形成脓肿，表浅的脓肿可触及波动，深部的脓肿需穿刺才能确定（图29-3）。脓肿可以是单房或多房性。脓肿可向外溃破，深部脓肿还可穿至乳房与胸肌间的疏松组织中，形成乳腺后脓肿（retromammary abscess）。感染严重者，可导致乳房组织大块坏死，甚至并发脓毒症。

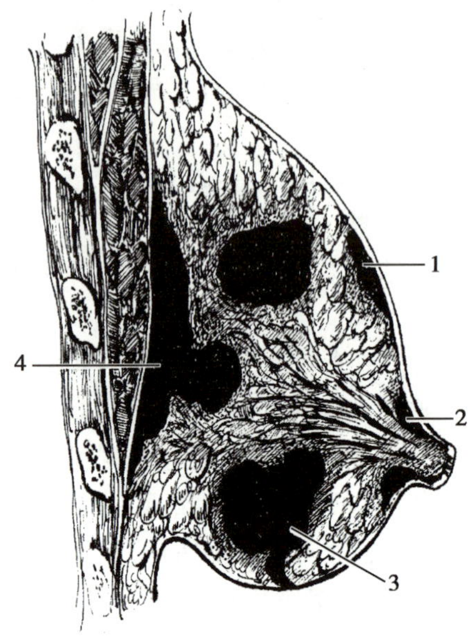

图 29-3　乳房脓肿的不同部位
1. 表浅脓肿；2. 乳晕下脓肿；3. 深部脓肿；4. 乳腺后脓肿。

（三）治疗

原则是消除感染、排空乳汁。早期呈蜂窝织炎表现时不宜手术，应以抗菌药物治疗为主。脓肿形成后除应用抗菌药物外，应在压痛最明显的炎症区进行穿刺，脓液应作细菌培养及药物敏感试验。

呈蜂窝织炎表现而未形成脓肿之前，应用抗菌药可获得良好的结果。因主要病原菌为金黄色葡萄球菌，可不必等待细菌培养的结果，应用青霉素或头孢类抗生素治疗。若病人对青霉素过敏，则可应用红霉素。如治疗后病情无明显改善，则应重复穿刺以证明有无脓肿形成，以后可根据细菌培养结果指导选用抗菌药。因抗菌药物可被分泌至乳汁，因此如四环素、氨基糖苷类、磺胺药和甲硝唑等药物应避免使用。中药治疗可用蒲公英、野菊花等清热解毒药物。

脓肿形成后，主要治疗措施包括脓肿穿刺抽吸及脓肿切开引流。切开引流时要有良好的麻醉，为避免损伤乳管而形成乳瘘，应作放射状切开，乳晕下脓肿应沿乳晕边缘作弧形切口（图29-4）。

深部脓肿或乳腺后脓肿可沿乳房下缘作弧形切口，经乳腺后间隙引流。切开后以手指轻轻分离脓肿的多房间隔，以利引流。脓腔较大时，可在脓腔的最低部位另加切口作对口引流（图29-5）。

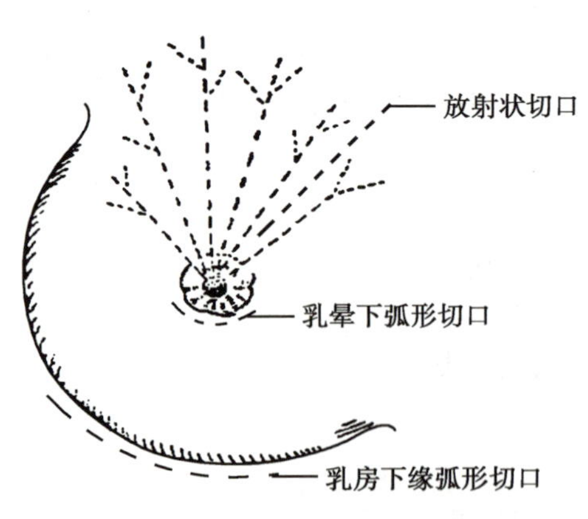

图 29-4　乳房脓肿的切口图

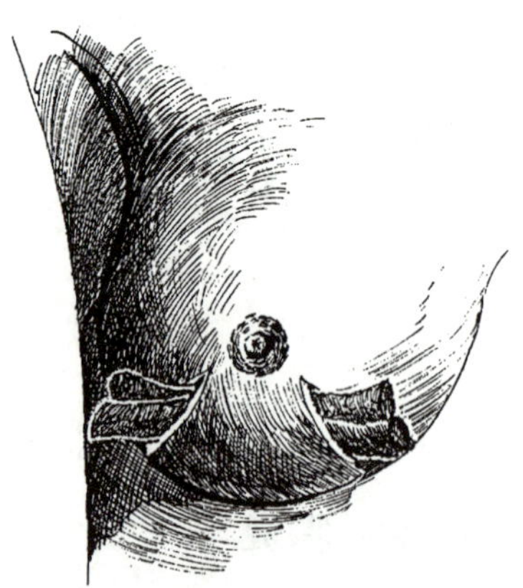
图 29-5　乳房脓肿对口引流

一般不停止哺乳，因停止哺乳不仅影响婴儿的喂养，且提供了乳汁淤积的机会。但患侧乳房应停止哺乳，并以吸乳器吸尽乳汁，促使乳汁通畅排出，局部热敷以利早期炎症的消散。若感染严重并发乳瘘或脓肿引流后，应停止哺乳。可口服溴隐亭1.25mg，每日2次，服用7~14天；或己烯雌酚1~2mg，每日3次，共2~3天；或肌内注射苯甲酸雌二醇2mg，每日1次。至乳汁停止分泌为止。

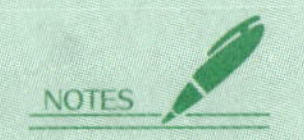
NOTES

（四）预防

关键在于避免乳汁淤积，防止乳头损伤，并保持其清洁。应加强孕期卫生宣教，指导产妇经常用温水、肥皂洗净两侧乳头。如有乳头内陷，可经常挤捏、提拉矫正。要养成定时哺乳、婴儿不含乳头而睡等良好习惯。每次哺乳应将乳汁吸空，如有淤积，可按摩或用吸乳器排尽乳汁。哺乳后应清洗乳头。乳头有破损或皲裂要及时治疗。注意婴儿口腔卫生。

二、非哺乳期乳腺炎

非哺乳期乳腺炎（non-puerperal mastitis，NPM）是一组发生在女性非哺乳期的非特异性炎症。其病理类型主要包括导管周围乳腺炎（periductal mastitis，PDM）和肉芽肿性小叶性乳腺炎（granulomatous lobular mastitis，GLM）等。

（一）病因

病因至今尚未完全明确，目前的观点表明可能与自身免疫性疾病、服用避孕药物、外伤、感染及化学物质刺激乳管，致腺腔分泌物、乳汁及角化上皮外溢于小叶间质，引起炎症反应有关。

（二）临床表现

以乳腺肿块及乳腺脓肿为主要表现，后期形成周围瘘管、窦道或溃疡而迁延不愈，自然病程为9~12个月且易复发。诊断需要结合临床表现、乳腺影像学检查、病原微生物检查和组织病理进行综合分析，在排除乳腺结核和特异性肉芽肿性病变的基础上进行。

（三）治疗

目前缺乏标准治疗方案，导管周围乳腺炎与肉芽肿性小叶性乳腺炎临床表现相同，但治疗方案和预后不同，推荐对病人进行病理分类诊断。导管周围乳腺炎急性期首选抗感染治疗。部分回顾性研究显示类固醇激素在肉芽肿性小叶性乳腺炎治疗中有较高有效率，类固醇激素可选择泼尼松或甲泼尼龙。而以脓肿为主要临床表现的非哺乳期乳腺炎，引流脓液是基本的治疗原则，超声引导下脓肿穿刺引流和脓肿切开引流均能有效引流脓液。

第五节 乳腺增生症

乳腺增生症（cyclomastopathy）常见于育龄女性，是一种非炎症性、非肿瘤性病变。其病理形态复杂，增生可发生于腺管周围并伴有大小不等的囊肿形成；或腺管内表现为不同程度的乳头状增生，伴乳管囊性扩张，也有发生于小叶实质者，主要为乳管及腺泡上皮增生，造成乳腺正常结构紊乱。

（一）病因

本病系内分泌功能失调所致，一是体内女性激素代谢障碍，尤其是雌、孕激素比例失调，使乳腺腺体增生过度和复旧不全；二是部分乳腺腺体中女性激素受体的质和量的异常，使乳房各部分的增生程度参差不齐。

（二）临床表现

乳房胀痛和肿块。特点是部分病人具有周期性，疼痛与月经周期有关，往往在月经前疼痛加重，月经来潮后减轻或消失，有时整个月经周期都有疼痛，部分病人可伴有月经紊乱或既往有卵巢或子宫病变。体格检查发现一侧或两侧乳腺有弥漫性增厚，可局限于乳腺的一部分，也可分散于整个乳腺，肿块呈颗粒状、结节状或片状，大小不一，质韧而不硬，增厚区与周围乳腺组织分界不明显，与皮肤无粘连。少数病人可有乳头溢液。本病病程较长，发展缓慢。

（三）诊断

根据以上临床表现，本病的诊断并不困难。本病有无恶变可能尚有争论，但重要的是乳腺癌与本病有同时存在的可能，为了及早发现可能存在的乳腺癌，应嘱病人定期到医院复查。局限性乳腺增生症肿块明显时，要与乳腺癌相区别。后者肿块更明确，质地偏硬，与周围乳腺有较明显区别，有时伴有

腋窝淋巴结肿大。本病的诊断以病理形态学诊断为标准,病理证实为不典型增生者属癌前病变,与部分乳腺癌的发生有关。

(四)治疗

以定期随访和非药物治疗为主要治疗手段,绝大多数病人不需要外科手术治疗,对于伴随轻至中度疼痛的乳腺增生症病人以心理疏导及生活习惯干预为主;严重疼痛持续性存在的病人,可考虑给予药物治疗。一般首选中药或中成药调理,包括疏肝理气、调和冲任、软坚散结及调整卵巢功能。对局限性增生症,应在月经后 7~10 天内复查,若肿块变软、缩小或消退,则可予以观察或继续治疗。若肿块无明显消退者,应予空芯针活检或局部切除并作病理检查。对活检证实有不典型上皮增生者,可作肿块切除后密切随访,定期复查。

(王海波)

第六节 乳房肿瘤

女性乳腺原发性肿瘤的发病率高,从组织发生分为上皮性肿瘤、结缔组织和上皮混合性肿瘤、非上皮性肿瘤等。良性肿瘤以纤维腺瘤(fibroadenoma)为最多,约占良性肿瘤的 3/4,其次为导管内乳头状瘤(intraductal papilloma),约占良性肿瘤的 1/5,叶状肿瘤较少见(1%)。恶性肿瘤的绝大多数(98%)是乳腺癌(breast carcinoma),肉瘤(sarcoma)较少见(1%)。男性患乳腺肿瘤者极少,男性乳腺癌发病率约为 1%。

一、乳腺纤维腺瘤

乳腺纤维腺瘤是一种结缔组织和上皮组织同时增生,形成境界清楚的良性肿瘤,多发生于 20~40 岁女性。可能与纤维细胞所含雌激素受体的量或质的异常有关。青春期发生的纤维腺瘤,有报道部分肿瘤可在短时间内急速生长成巨大肿块,达 8~10cm。

(一)临床表现

好发于乳房外上象限,约 75% 为单发,少数属多发。病人常无明显自觉症状。肿块增大缓慢、有弹性感、表面光滑、易于推动是其主要临床特点,偶伴有疼痛。

(二)治疗

手术切除是治疗纤维腺瘤唯一有效的方法,手术方式包括开放性切除和真空辅助旋切。术后常规行病理检查。大多数纤维腺瘤在完全切除后不再复发。青春期发生的纤维腺瘤有多灶性或在靠近手术部位再发的倾向。

二、导管内乳头状瘤

导管内乳头状瘤是由扩张的导管壁的导管上皮和血管结缔组织呈树枝状、乳头状的增生所形成的病变。如病变发生在近乳头处大导管内称中央型导管内乳头状瘤(central intraductal papilloma);发生于外周末梢导管处的乳头状瘤为多发,瘤体较小,称为周围型导管内乳头状瘤(peripheral intraductal papilloma)。导管内乳头状瘤与癌的发生有一定的关系,被认为是乳腺癌发生的危险因素之一。

(一)临床表现

一般无自觉症状,常因乳头溢液污染内衣而引起注意,溢液可为血性、暗棕色或黄色液体。肿瘤小,常不能触及,偶有较大的肿块,轻压此肿块,常可从乳头溢出液体。

(二)治疗

以手术为主,对单发的导管内乳头状瘤应切除病变的导管系统。术前需正确定位,指压确定溢液的导管口,插入钝头细针,注射亚甲蓝,沿针头或亚甲蓝显色部位作放射状切口,或沿乳晕作弧形切

口，切除该导管及周围的乳腺组织，并常规进行病理检查，如有恶变应按乳腺癌手术处理。导管内乳头状瘤一般认为属良性，但恶变率为6%~8%，尤其来源于末梢导管的乳头状瘤更应警惕恶变的可能。

三、乳腺叶状肿瘤

乳腺叶状肿瘤（phyllodes tumor of the breast，PTB）是一种上皮成分和间质成分混合形成的病变，发病率低，仅占乳房肿瘤的0.3%~1%，好发于35~55岁女性。世界卫生组织依据病理特征（间质细胞密度、核分裂活性、细胞多形性、间质的细胞生长情况、肿瘤边界）将乳腺叶状肿瘤分为良性、交界性和恶性3类，其中良性最常见。乳腺叶状肿瘤易发生局部复发，仅约2%出现远处转移，最常见的转移部位为肺。

（一）临床表现

通常表现为单侧、单发、无痛性肿块，边界清，伴分叶，生长速度较快，部分巨大型叶状肿瘤可伴表面皮肤静脉怒张或溃疡。

（二）治疗

以手术为主，其基本原则为局部广泛切除，且阴性切缘宽度不小于1cm；仅当肿块切除或部分乳腺切除不能保证阴性切缘时才有必要行全乳切除。叶状肿瘤发生腋窝淋巴结转移的概率很低，腋窝前哨淋巴结活检并非必需，仅病理检查证实的腋窝淋巴结转移才行腋窝淋巴结清扫。

四、乳房肉瘤

乳房肉瘤是较少见的恶性肿瘤，是来源于乳房内结缔组织的非上皮源性恶性肿瘤，既有原发性肉瘤，也有继发性肉瘤。包括中胚叶结缔组织来源的间质肉瘤、纤维肉瘤、血管肉瘤和淋巴肉瘤等。

临床上常见于50岁以上的女性，表现为乳房肿块，体积可较大，但有明显界限，皮肤表面可见扩张静脉。除肿块侵犯胸肌时较固定外，通常与皮肤无粘连而可以推动。腋窝淋巴结转移很少见，而以肺、纵隔和骨转移为主。治疗以单纯乳房切除即可，但如有胸肌筋膜侵犯时，也应一并切除。放疗或化疗的效果欠佳。

五、乳腺癌

乳腺癌是女性最常见的恶性肿瘤，约占新发恶性肿瘤的11%，且呈逐年上升趋势。

（一）病因

目前尚不清楚，考虑可能与以下因素有关。

1. 年龄 乳腺癌的发病率呈现随年龄增加而升高的趋势，我国乳腺癌诊断的常见年龄是45~55岁，近年来老年乳腺癌发病率有所上升，在65~70岁形成第二个发病高峰。

2. 月经、生育情况 多项研究显示，月经初潮年龄早、绝经年龄晚、未生育、初产年龄晚等可能是乳腺癌发病的危险因素。

3. 乳腺良性疾病史 乳腺良性疾病与乳腺癌的关系尚有争论，乳腺小叶重度不典型增生可能与乳腺癌发病有关。

4. 家族史 乳腺癌家族史增加乳腺癌发病的风险，一级亲属中有乳腺癌病史者，发病危险性是普通人群的2~3倍。*BRCA1/2*基因突变与乳腺癌的发生相关，*BRCA1/2*基因突变的携带者占所有家族遗传性乳腺癌的80%~90%。其他肿瘤家族史如卵巢癌、前列腺癌等也会增加乳腺癌发病风险。

5. 激素 乳腺是多种内分泌激素的靶器官，如雌激素、孕激素及催乳素等，其中雌酮和雌二醇被认为与乳腺癌的发病有直接关系。

6. 生活习惯 研究认为高脂肪、高动物蛋白、高热量的饮食以及肥胖会增加乳腺癌发病风险，蔬菜、水果以及体育运动会降低乳腺癌发病风险，提示环境因素及生活方式与乳腺癌的发病有一定关系。

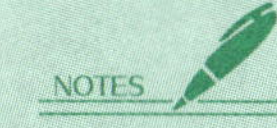

（二）病理类型

有多种分型方法，目前国内多采用以下病理分型。

1. 非浸润性癌 包括：①非浸润性导管癌，也称导管内癌、导管原位癌（癌细胞未突破导管壁基底膜）；②非浸润性小叶癌，也称小叶原位癌（癌细胞未突破末梢乳管或腺泡基底膜）；③佩吉特病，也称 Paget 病，但常伴发高级别导管原位癌或浸润性癌。

可视作导管原位癌变异型的癌：包裹性（囊内）乳头状癌，实性乳头状癌。

2. 非特殊类型浸润性癌 包括浸润性癌可同时伴有髓样特征、嗜酸细胞、富含糖原的癌、富含脂质的癌等特殊形态，该类型约占乳腺癌的 80%，判断预后需结合其他因素。

3. 特殊类型浸润性癌 小管癌、浸润性小叶癌、黏液癌、大汗腺分化的癌、乳腺浸润性微乳头状癌、化生性癌等。

4. 其他罕见类型癌

（三）临床表现

1. 乳房肿块 是乳腺癌最常见的临床表现。早期表现是患侧乳房出现无痛、单发的小肿块，好发于乳房外上象限。常是病人无意中发现而就医的主要症状。肿块质硬，表面不光滑，与周围组织分界不很清楚，在乳房内不易被推动。

2. 乳头和乳晕改变 邻近乳头或乳晕的肿块因侵入乳管使之挛缩，可把乳头牵向肿块一侧，导致乳头回缩、凹陷。

3. 乳房皮肤改变 随着肿瘤增大，可累及 Cooper 韧带，可使其挛缩而致肿瘤表面皮肤凹陷，即所谓“酒窝征”。肿瘤继续增大，如皮下淋巴管被癌细胞堵塞，引起淋巴回流障碍，出现真皮水肿，皮肤呈“橘皮样”改变。

4. 乳头血性溢液

5. 区域淋巴结肿大

6. 特殊表现 有些特殊类型乳腺癌的临床表现与一般乳腺癌不同。值得提出的是炎性乳腺癌（inflammatory carcinoma of the breast）和乳头乳晕湿疹样癌（Paget disease）。

炎性乳腺癌并不多见，特点是发展迅速、预后差。局部皮肤可呈炎症样表现，开始时比较局限，不久即扩展到乳房大部分皮肤，皮肤发红、水肿、增厚、粗糙、表面温度升高。

乳头乳晕湿疹样癌少见，恶性程度低，发展慢。乳头有瘙痒、烧灼感，以后出现乳头和乳晕的皮肤变粗糙、糜烂如湿疹样，进而形成溃疡，有时覆盖黄褐色鳞屑样痂皮。部分病人于乳晕区可触及肿块。较晚发生腋窝淋巴结转移。

（四）转移途径

1. 局部扩散 癌细胞沿导管或筋膜间隙蔓延，继而侵及 Cooper 韧带、皮肤、胸筋膜及胸肌。

2. 淋巴转移 主要途径有：①癌细胞经胸大肌外侧缘淋巴管侵入同侧腋窝淋巴结，然后侵入锁骨下淋巴结以至锁骨上淋巴结，进而可经胸导管（左）或右淋巴管侵入静脉血流而向远处转移；②癌细胞向内侧淋巴管，沿着乳内血管的肋间穿支引流到胸骨旁淋巴结，继而达到锁骨上淋巴结，并可通过同样途径侵入血流。一般以途径①为多数，根据我国各地乳腺癌扩大根治术术后病理检查结果，腋窝淋巴结转移约 60%，胸骨旁淋巴结转移为 20%~30%。后者原发灶大多数在乳房内侧和中央区。癌细胞也可通过逆行途径转移到对侧腋窝或腹股沟淋巴结。

3. 血行转移 以往认为血行转移多发生在晚期，这一概念已被否定，现在认为乳腺癌是一个全身性疾病。研究发现有些早期乳腺癌已有血行转移。癌细胞可经淋巴途径进入静脉，也可直接侵入血液循环而致远处转移。最常见的远处转移依次为肺、骨、肝。

（五）诊断

首先应详细询问病史并进行体格检查。询问病史需注意家族史、月经初潮、绝经时间、生育史。乳腺组织在不同年龄及月经周期中可出现多种变化，因而应注意查体方法及检查时距月经期的时间。严

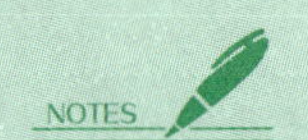

密注意一些早期乳腺癌的体征，如局部乳腺腺体增厚、乳头溢液、乳头糜烂、局部皮肤凹陷等。乳腺超声和乳腺 X 线摄影检查是临床诊断的重要依据。乳腺磁共振检查灵敏度高，在部分高危病人中具有诊断优势。乳腺癌确诊需要通过组织活检进行病理检查，目前常采用的方式是超声引导下的空芯针穿刺活检。乳腺癌具有较高的肿瘤异质性，存在不同的分子亚型，并且分子亚型与临床治疗密切相关。因此在乳腺癌的病理诊断中，除确定乳腺癌的病理类型外，用于确定分子亚型的免疫组织化学检测也是重要的组成部分，具体的标志物包括雌激素受体（estrogen receptor，ER）、孕激素受体（progesterone receptor，PR）、人表皮生长因子受体 2（human epidermal growth factor receptor-2，HER-2）、Ki-67 等（表 29-1）。

表 29-1 乳腺癌分子分型的标志物检测和判定

中国抗癌协会乳腺癌诊治指南与规范（2024 版）

内在分子分型	基于 IHC4 的分子分型	备注
Luminal A 型	Luminal A 样 ER/PR 阳性且 PR 高表达 HER-2 阴性 Ki-67 增殖指数低	ER、PR 表达及 Ki-67 增殖指数的判定值建议采用报告阳性细胞的百分比。Ki-67 增殖指数的判定值在不同病理实验中心可能不同，可采用 20%~30% 作为判断 Ki-67 增殖指数高低的界值；同时，以 20% 作为 PR 表达高低的判定界值，可进一步区分 Luminal A 样和 Luminal B 样（HER-2 阴性）
Luminal B 型	Luminal B 样（HER-2 阴性） ER/PR 阳性 HER-2 阴性 且 Ki-67 增殖指数高或 PR 低表达	上述不满足 Luminal A 样条件的 Luminal 样肿瘤均可作为 Luminal B 样亚型
	Luminal B 样（HER-2 阳性） ER/PR 阳性 HER-2 阳性（蛋白过表达或基因扩增） 任何状态的 Ki-67 增殖指数	
HER-2 阳性型	HER-2 阳性 HER-2 阳性（蛋白过表达或基因扩增） ER 阴性和 PR 阴性	
Basal-like 型	三阴性（非特殊型浸润性导管癌） ER 阴性 PR 阴性 HER-2 阴性	三阴性乳腺癌和 Basal-like 型乳腺癌之间的吻合度约 80%；但是三阴性乳腺癌也包含一些特殊类型乳腺癌，如化生性癌和腺样囊性癌

完善的诊断还需明确疾病发展程度及范围，乳腺癌的分期对制订治疗方案、判断预后具有非常重要的指导意义。现多数采用 AJCC 2017 年第 8 版建议的 T（原发肿瘤）、N（区域淋巴结）、M（远处转移）分期法（表 29-2）。

表 29-2 乳腺癌 TNM 分期（AJCC 2017 年第 8 版）

分期	分级
0 期	$T_{is}N_0M_0$
ⅠA 期	$T_1N_0M_0$
ⅠB 期	$T_0N_{1mi}M_0$
	$T_1N_{1mi}M_0$
ⅡA 期	$T_0N_1M_0$
	$T_1N_1M_0$
	$T_2N_0M_0$
ⅡB 期	$T_2N_1M_0$
	$T_3N_0M_0$

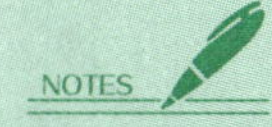

续表

分期	分级
ⅢA 期	$T_0N_2M_0$
	$T_1N_2M_0$
	$T_2N_2M_0$
	$T_3N_1M_0$
	$T_3N_2M_0$
ⅢB 期	$T_4N_0M_0$
	$T_4N_1M_0$
	$T_4N_2M_0$
ⅢC 期	任何 TN_3M_0
Ⅳ期	任何 T 任何 NM_1

注：**T 分期**。

T_x：原发肿瘤无法评估。

T_0：无原发肿瘤的证据。

T_{is}（DCIS）：导管原位癌（DCIS）。

T_{is}（Paget）：Paget 病，与浸润性癌和/或乳腺实质原位癌（DCIS）无关。

T_1：肿瘤最大径≤20mm。

T_2：肿瘤最大径 >20mm，但≤50mm。

T_3：肿瘤最大径 >50mm。

T_4：任何大小的肿瘤，直接侵犯胸壁和/或皮肤（溃疡或肉眼可见的结节），仅侵犯真皮不纳入 T_4。

cN（临床区域淋巴结）分期。

cN_x：区域淋巴结无法评估（如既往已切除）。

cN_0：无区域淋巴结转移（影像学或临床检查）。

cN_1：同侧Ⅰ、Ⅱ组腋窝淋巴结转移，可活动。

cN_2：同侧Ⅰ、Ⅱ组腋窝淋巴结转移，融合固定；或同侧内乳淋巴结转移，无腋窝淋巴结转移。

cN_3：同侧锁骨下（腋窝Ⅲ组）淋巴结转移，有/无腋窝Ⅰ、Ⅱ组淋巴结转移；或有同侧内乳淋巴结转移，并伴有腋窝Ⅰ、Ⅱ组淋巴结转移；或有同侧锁骨上淋巴结转移，有/无腋窝Ⅰ、Ⅱ组淋巴结转移或内乳淋巴结转移。

pN（病理区域淋巴结）分期。

pN_x：无法评估局部淋巴结（如未切除行病理检查，或既往已切除）。

pN_0：无局部淋巴结转移或仅发现孤立癌细胞。

pN_1：微转移；1~3 个腋窝淋巴结转移；临床检查内乳淋巴结阴性但前哨淋巴结活检显示微转移或宏转移。

pN_2：4~9 个腋窝淋巴结转移；同侧内乳淋巴结转移，但腋窝淋巴结影像学检查阴性。

pN_3：≥10 个腋窝淋巴结转移；同侧锁骨下（腋窝Ⅲ组）淋巴结转移；≥1 个腋窝Ⅰ、Ⅱ组淋巴结转移，同侧内乳淋巴结影像学阳性；≥3 个腋窝淋巴结转移，内乳淋巴结影像学阴性但前哨淋巴结活检显示微转移或宏转移；同侧锁骨上淋巴结转移。

M 分期。

M_0：无临床或影像学证据。

cM_1：通过临床或影像学方法发现远处转移。

pM_1：远处器官存在任何组织学证实的转移；或在非区域淋巴结中转移 >0.2mm。

（六）鉴别诊断

1. 纤维腺瘤 常见于青年女性，肿瘤大多为圆形或椭圆形，边界清楚，活动度大，发展缓慢，一般易于诊断。

2. 乳腺增生症 多见于育龄女性，特点是乳房胀痛、肿块，可呈周期性改变，与月经周期有关。局部乳腺增厚或肿块与周围乳腺组织分界不明显，需密切随访。对于消退不明显的局限性增生肿块，必要时应予空芯针活检或局部切除并作病理检查。

3. 非哺乳期乳腺炎 是乳腺组织的非特异性炎症，以乳腺肿块及乳腺脓肿为主要表现，后期形成周围瘘管、窦道或溃疡而迁延不愈，自然病程为 9~12 个月且易复发。

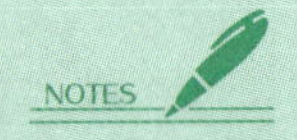

(七)预防

由于病因尚不清楚,目前尚难以提出确切的病因学预防(一级预防)。但重视乳腺癌的早期发现(二级预防),经过筛查将提高乳腺癌的检出率,改善生存。

(八)治疗

乳腺癌现在的主要治疗手段是以手术为主的综合治疗。对病灶仍局限于局部及区域淋巴结的病人,手术治疗是首选。手术适应证为国际临床分期的0、Ⅰ、Ⅱ及部分Ⅲ期的病人。全身情况差、主要脏器有严重疾病、年老体弱不能耐受手术者属于手术禁忌。

1. 手术治疗 1894年Halsted提出乳腺癌根治术,成为当时全世界乳腺癌外科治疗的经典术式,开创了乳腺癌外科史上的新纪元。20世纪60年代Patey和Auchincloss在病理生理学的发展基础上提出了乳腺癌的改良根治术,目前已成为乳腺癌常用的手术方式。20世纪80年代在Bernard Fisher提出乳腺癌生物学模式和腋窝淋巴结区域转移的理论基础上,经过NSABP B-06等临床试验的探索,保乳手术和以保乳手术为主的综合治疗应运而生。20世纪90年代,乳腺癌手术治疗理念转变,从强调广泛切除、局部和区域根治向保留器官和减少损伤的方向发展,开始关注病人的身心健康和生活质量,乳腺癌术后乳房重建手术及前哨淋巴结活检手术逐渐推广应用。

(1)乳腺癌根治术(radical mastectomy):手术应包括整个乳房、胸大肌、胸小肌、腋窝及锁骨下淋巴结的整块切除。有多种切口设计方法,多采取横行梭形切口,皮肤切除范围一般距肿瘤3cm,手术范围上至锁骨,下至腹直肌上段,外至背阔肌前缘,内至胸骨旁或中线。该术式可清除腋下组(胸小肌外侧)、腋中组(胸小肌深面)及腋上组(胸小肌内侧)三组淋巴结。

(2)乳腺癌扩大根治术(extensive radical mastectomy):即在Halsted的基础上,同时切除第2、3肋软骨及相应的肋间肌、胸廓内动静脉及其周围淋巴结(即胸骨旁淋巴结)。

(3)乳腺癌改良根治术(modified radical mastectomy):有两种术式。①Patey手术:是保留胸大肌,切除胸小肌加腋窝淋巴结清扫;②Auchincloss手术:保留胸大、小肌,清扫除腋上组淋巴结以外的各组淋巴结。

(4)全乳房切除术(total mastectomy):手术必须切除整个乳腺,包括腋尾部及胸大肌筋膜。该术式适宜于原位癌、微小癌及年迈体弱不宜作根治术者。

(5)乳腺癌保乳手术(breast conserving surgery):手术应包括完整切除肿块及前哨淋巴结活检/腋窝淋巴结清扫。肿块切除时要求肿块周围组织切缘无肿瘤细胞浸润,保留绝大部分原有的乳腺组织及乳房外形,术后需辅以放疗。保乳整形手术(oncoplastic surgery)是指利用整形和重建外科技术修复保乳手术造成的乳房缺损的一种手术方式,在保证肿瘤安全性的前提下可以得到更满意的术后美容效果,具有良好的应用前景。

(6)乳腺癌术后乳房重建术(breast reconstruction):按照重建时机不同可分为即刻重建和延期重建,按照重建方式不同可分为自体组织(背阔肌皮瓣、腹直肌皮瓣、臀大肌肌皮瓣等)重建、植入物(乳房假体或组织扩张器)重建或联合重建(自体组织联合乳房假体)。乳房重建有利于改善病人的生活质量。

(7)腋窝淋巴结转移状况是判断乳腺癌预后和指导选择辅助治疗的最重要指标。腋窝淋巴结清扫容易造成上肢水肿、疼痛、感觉及功能障碍等术后并发症。前哨淋巴结活检是一种微创的、能高度准确检测腋窝转移的方法。前哨淋巴结(sentinel lymph node)指患侧腋窝中接受乳腺癌淋巴引流的第一站淋巴结,术中根据前哨淋巴结的病理结果决定腋窝淋巴结是否清扫。前哨淋巴结的示踪剂包括亚甲蓝、^{99m}Tc-硫胶体等,常采用联合方法进行示踪。

2. 全身系统治疗

(1)化学药物治疗(chemotherapy):乳腺癌是实体瘤中应用化疗最有效的肿瘤之一,化疗在整个治疗中占有重要地位。由于手术尽量去除了肿瘤负荷,残存的肿瘤细胞易被化学抗肿瘤药物杀灭。一般认为辅助化疗应于术后早期应用,联合化疗的效果优于单药化疗,辅助化疗应达到一定剂量,治疗期以4~8个疗程为宜。化疗前病人应常规检查血常规及肝肾功能,常用治疗方案:①以蒽环类药物

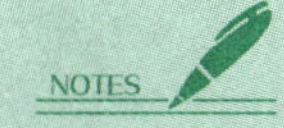

为主的方案，如AC（多柔比星/环磷酰胺）、EC（表柔比星/环磷酰胺）。②蒽环类与紫杉类药物联合方案或者蒽环类与紫杉类药物序贯方案，如TAC（多西他赛/多柔比星/环磷酰胺）、AC→P或者T（多柔比星/环磷酰胺序贯紫杉醇或者多西他赛）。③不含蒽环类药物的联合化疗方案，如TC（多西他赛/环磷酰胺）、PC（紫杉醇/卡铂），可考虑在三阴性乳腺癌中使用。

乳腺癌术前化疗即新辅助化疗（neoadjuvant chemotherapy），由Haagensen和Stout在20世纪70年代最早提出，最初是作为不可手术的局部进展期乳腺癌的起始化疗。新辅助化疗目前多用于Ⅱ~Ⅲ期病人，可预测肿瘤对药物的敏感性，并使肿瘤缩小，有利于降级降期，提高保乳手术率。

（2）内分泌治疗（endocrine therapy）：1896年，Beatson首次报告切除双侧卵巢后，乳腺肿瘤明显缩小，揭开了乳腺癌内分泌治疗的序幕。20世纪70年代雌激素受体的检测及他莫昔芬的问世成为了乳腺癌内分泌治疗的里程碑。因此，除对手术切除标本作病理检查外，还应常规作免疫组化检测雌激素受体和孕激素受体状态，不仅可帮助选择辅助治疗方案，对判断预后也有一定作用。目前内分泌治疗药物包括选择性雌激素受体调节剂（他莫昔芬）和第三代芳香化酶抑制剂（甾体类的芳香化酶抑制剂来曲唑、阿那曲唑和非甾体类的芳香化酶抑制剂依西美坦）。常用辅助内分泌治疗的方案有：①绝经前病人辅助内分泌治疗有三种选择：他莫昔芬、卵巢功能抑制加他莫昔芬、卵巢功能抑制加第三代芳香化酶抑制剂。卵巢功能抑制方式有药物去势、手术切除卵巢、卵巢放射线照射，推荐药物性卵巢去势作为首选。②绝经后病人辅助内分泌治疗的方案有两种选择：他莫昔芬、第三代芳香化酶抑制剂。

（3）靶向治疗（target therapy）：*HER-2*基因是与乳腺癌预后密切联系的癌基因。当HER-2过表达时，细胞会因过度刺激而造成不正常的快速生长，最终导致乳腺癌发生。抗HER-2治疗主要用于HER-2阳性乳腺癌人群，HER-2阳性目前定义为免疫组织化学法（immunohistochemistry，IHC）检测结果+++，或++且原位杂交法（in situ hybridization，ISH）检测结果阳性。抗HER-2靶向药物目前主要有曲妥珠单抗、帕妥珠单抗、T-DM1（抗体偶联物）、TKI（酪氨酸激酶抑制剂）类药物等。

（4）免疫治疗（immunotherapy）：肿瘤免疫治疗就是通过重新启动并维持肿瘤-免疫循环，恢复机体正常的抗肿瘤免疫反应，从而控制与清除肿瘤的一种治疗方法。包括单克隆抗体类免疫检查点抑制剂、治疗性抗体、癌症疫苗、细胞治疗和小分子抑制剂等。近年来在乳腺癌治疗中以PD-1/PD-L1为靶点的免疫调节对抗肿瘤有重要的意义。目前免疫治疗尚在探索中。

3. 放射治疗（radiotherapy） 放射治疗是乳腺癌综合治疗的重要组成部分。1972年英国发表了第一个Ⅲ期临床试验，比较了乳腺癌标准根治术和病灶局部扩大切除术加术后放疗的疗效差别。1976年NSABP B-06试验结果表明保乳术后加行放疗可降低同侧乳腺内复发。因此，在保留乳房的乳腺癌手术后，应于肿块局部广泛切除后给予放射治疗。浸润性癌乳房全切术后存在复发风险的高危病例，可行放疗，降低局部复发率。其指征如下：①原发肿瘤最大径≥5cm，或肿瘤侵及乳腺皮肤、胸壁；②腋窝淋巴结转移≥4枚；③淋巴结转移1~3枚的$T_{1\sim2}$，当腋窝清扫不彻底、淋巴结检测不彻底或者高危因素较多时也应考虑放疗。

乳腺癌术后辅助全身治疗的选择应根据肿瘤临床分期、组织学分级、分子分型、复发风险的个体化评估（表29-3）以及对不同治疗方案预期的反应性来选择治疗方案。

表29-3 乳腺癌术后复发风险的分组

中国抗癌协会乳腺癌诊治指南与规范（2024版）

危险度	判别要点	
	区域淋巴结转移	其他情况
低危	阴性	① 同时具备以下条件：pT≤2cm；组织学Ⅰ级；LVI阴性；HER-2阴性；年龄>35岁；ER/PR阳性；Ki-67增殖指数≤20%或实验室中位值 ② ER阳性HER-2阴性时，不满足上述其他条件但多基因检测低危
中危		不符合低/高危定义的其他情况

续表

危险度	判别要点	
	区域淋巴结转移	其他情况
高危	1~3 枚阳性	① ER/PR 阳性且 HER-2 阴性时，满足以下条件之一：组织学Ⅲ级；pT>5cm；多基因检测高危 ② ER 阴性且 PR 阴性；或 HER-2 阳性
	≥4 枚阳性	任何情况

注：pT，原发肿瘤；LVI，淋巴管、血管侵犯。

目前乳腺癌的治疗是以外科治疗为主的全身综合治疗。近年来，随着乳腺癌的早期发现、早期诊断以及乳腺癌综合治疗的不断完善，病人 5 年生存率有明显提高。应重视乳腺癌的卫生宣教和筛查及对乳腺癌生物学行为的研究，不断完善全身系统治疗，以进一步提高生存率。

（王海波　王本忠）

NOTES

30章

扫码获取
数字内容

第三十章 胸部损伤

第一节 概 述

创伤是造成40岁以下人群死亡的最主要的因素。胸部损伤约占所有创伤死亡病例的25%,死亡率约为40/10万。

(一) 分类

根据损伤暴力性质不同,胸部损伤(thoracic trauma)分为钝性伤和穿透伤;根据损伤是否造成胸膜腔与外界沟通,可分为开放伤和闭合伤。钝性胸部损伤(blunt thoracic trauma)由减速性、挤压性、撞击性或冲击性暴力所致,损伤机制复杂,多有肋骨或胸骨骨折,常合并其他部位损伤,伤后早期容易误诊或漏诊;器官组织损伤以钝挫伤与挫裂伤为多见,心肺组织广泛钝挫伤后继发的组织水肿常导致急性呼吸窘迫综合征、心力衰竭和心律失常,钝性伤病人多数不需要开胸手术治疗。穿透性胸部损伤(penetrating thoracic trauma)由火器、刃器或锐器致伤,损伤机制较清楚,损伤范围直接与伤道有关,早期诊断较容易;器官组织裂伤所致的进行性出血是导致病人死亡的主要原因,相当部分穿透性胸部损伤病人需要开胸手术治疗。

(二) 伤情评估

及时正确地认识最直接威胁病人生命的紧急情况及其损伤部位至关重要。病史询问的重点为致伤因素、受伤时间、伤后临床表现和处置情况。体格检查应注意生命体征、呼吸道通畅情况,胸部伤口位置及出血量,胸廓是否对称、稳定,胸部呼吸音及心音情况,是否存在皮下气肿、颈静脉怒张和气管移位等。结合病史与体格检查,估计损伤部位和伤情进展速度。在能够转运或送到医院的伤员中,应警惕是否存在可迅速致死的气道阻塞、张力性气胸、心脏压塞、开放性气胸、进行性血胸与严重的连枷胸等情况。诊断较困难的致命性胸部损伤为:创伤性主动脉破裂、气管支气管损伤、钝性心脏损伤、膈肌损伤、食管损伤和严重肺挫伤。

(三) 紧急处理

包括院前急救处理和院内急诊处理两部分。

1. 院前急救处理 包括基本生命支持与严重胸部损伤的紧急处理。基本生命支持的原则为:维持呼吸道通畅、给氧,控制外出血、补充血容量,镇痛、固定长骨骨折、保护脊柱(尤其是颈椎),并迅速转运。威胁生命的严重胸外伤需在现场施行特殊急救处理:张力性气胸需放置具有单向活瓣作用的胸腔穿刺针或闭式胸腔引流;开放性气胸需迅速包扎和封闭胸部伤口,安置上述穿刺针或引流管;对大面积胸壁软化的连枷胸有呼吸困难者,予以人工辅助呼吸。

2. 院内急诊处理 要抓住抢救黄金时间进行有效的急诊处理。胸部损伤的急诊处理见图30-1。对于怀疑有出血或气胸的病人,胸腔闭式引流对于病情判断和治疗都有重要意义,是院内急诊处理最重要的措施之一。仅有少部分的胸部损伤病人需要行急诊室开胸手术(emergency department thoracotomy,EDT)。有下列情况时应行急诊室开胸探查手术:①胸腔引流 >1 500ml,或每小时引流 >200ml;②胸腔内大量血凝块;③心脏压塞;④胸内大血管损伤;⑤严重肺裂伤或气管、支气管损伤;⑥食管破裂;⑦胸壁大块缺损;⑧胸内存留较大的异物;⑨膈疝。

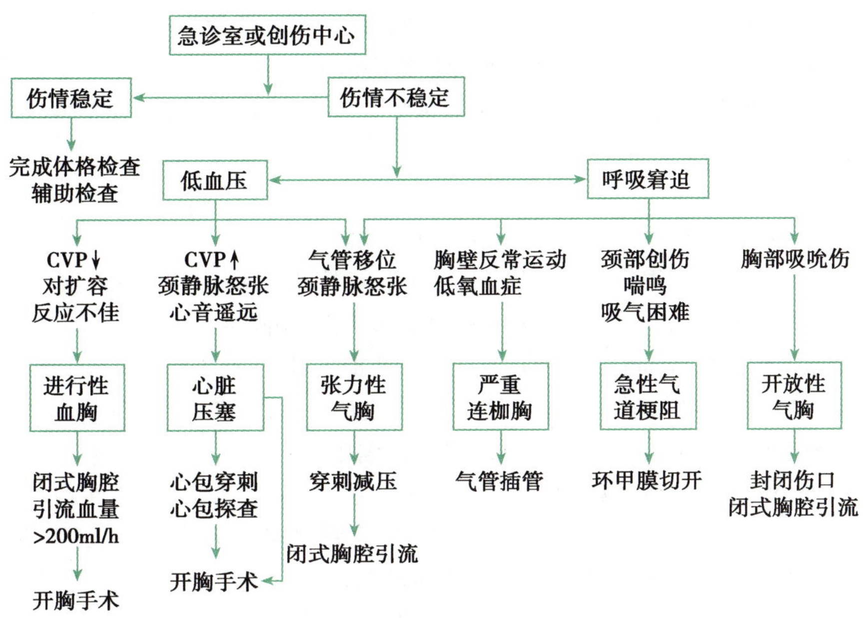

图 30-1 胸部损伤的急诊室处理

第二节 肋骨骨折

肋骨骨折（rib fracture）是最常见的胸部损伤，超过 40% 的胸部损伤病人存在肋骨骨折。第 1~3 肋骨粗短，且有锁骨、肩胛骨保护，不易发生骨折；一旦骨折说明致伤暴力巨大，常合并锁骨、肩胛骨骨折和颈部腋部血管神经损伤。第 4~7 肋骨长而薄，最易折断。第 8~10 肋前端肋软骨形成肋弓与胸骨相连，第 11~12 肋前端游离，弹性较大，均不易骨折；若发生骨折，应警惕腹内脏器和膈肌同时受损伤。多根多处肋骨骨折可使局部胸壁失去完整肋骨支撑而软化，出现反常呼吸运动，即吸气时软化区胸壁内陷，呼气时外突，又称为连枷胸（flail chest）（图 30-2）。

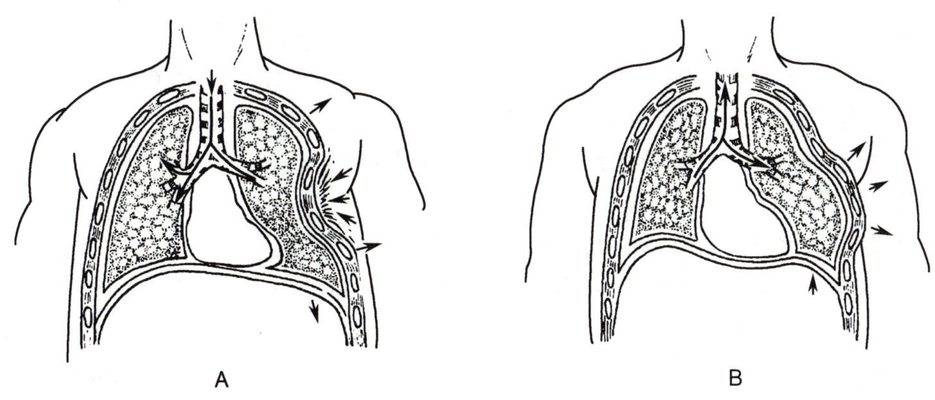

图 30-2 胸壁软化区的反常呼吸运动
A. 吸气；B. 呼气。

（一）临床表现

肋骨骨折断端可刺激肋间神经产生明显胸痛，在深呼吸、咳嗽或转动体位时加剧。胸痛使呼吸变浅、咳嗽无力，呼吸道分泌物增多、潴留，易致肺不张和肺部感染等并发症。胸壁可有畸形，局部明显压痛，时有骨摩擦音，挤压胸部可使局部疼痛加重（胸廓挤压征），有助于与软组织挫伤鉴别。骨折断端向内移位可刺破胸膜、肋间血管和肺组织，产生血胸、气胸、皮下气肿或咯血。骨折断端移位可

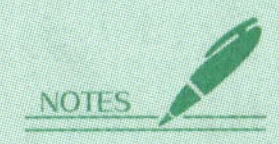

能造成迟发性血胸或血气胸。连枷胸呼吸时两侧胸腔压力不均衡使纵隔左右移动，称为纵隔扑动（mediastinal flutter）。连枷胸常伴有广泛肺挫伤，挫伤区域的肺间质或肺泡水肿可导致氧弥散障碍，出现肺换气障碍所致的低氧血症。胸部 X 线片可显示肋骨骨折断裂线和断端错位，但不能显示前胸肋软骨骨折。

（二）治疗

处理原则为有效控制疼痛、胸部物理治疗和早期活动。

有效镇痛能增加钝性胸部损伤病人肺活量、潮气量、功能残气量、肺顺应性和血氧分压，降低气道阻力和连枷段胸壁的反常活动。镇痛的方法包括静脉镇痛法、肋间神经阻滞法、胸膜腔内镇痛法和硬膜外镇痛法。硬膜外镇痛法（epidural analgesia，EDA）能提供最佳、最可控的持续镇痛效果，而无静脉镇痛法存在的抑制咳嗽、呼吸的副作用；肋间神经阻滞法镇痛短暂；胸膜腔内镇痛法因麻醉药物重力分布和稀释而镇痛效果不稳定，且有抑制膈神经功能的副作用。

固定肋骨骨折和控制胸壁反常呼吸运动有多种方法，如多带条胸布、弹性胸带、胶布固定法，而胸壁外牵引固定术因效果有限而较少应用。因其他原因需开胸手术时，可用不锈钢丝、克氏针，或使用近年出现的多种肋骨专用内固定器固定肋骨断端。连枷胸病人出现明显呼吸困难，呼吸频率 >35 次/分或 <8 次/分，动脉血氧饱和度 <90% 或动脉血氧分压 <60mmHg，动脉二氧化碳分压 >55mmHg，应气管内插管机械通气支持呼吸。正压机械通气能纠正低氧血症，还能控制胸壁反常呼吸运动。

开放性肋骨骨折的胸壁伤口需彻底清创，固定肋骨断端。如胸膜已穿破，需放置闭式胸腔引流管。手术后应用抗生素预防感染。

第三节 胸骨骨折

胸骨骨折（sternum fracture）通常由暴力直接作用所致，最常见的是交通事故中驾驶员胸部撞击方向盘。大多数胸骨骨折为横断骨折，好发于胸骨柄与体部交界处或胸骨体部。胸骨旁多根肋软骨骨折，可能发生胸骨浮动，导致连枷胸。胸骨骨折容易合并钝性心脏损伤，气管、支气管和胸内大血管及其分支损伤。

（一）临床表现

胸骨骨折病人有明显胸痛、咳嗽，呼吸和变动体位时疼痛加重，伴有呼吸浅快、咳嗽无力和呼吸道分泌物增多等。胸骨骨折部位可见畸形，局部有明显压痛。骨折断端移位通常为骨折下断端向前，上断端向后，两者可重叠。侧位和斜位 X 线片可发现胸骨骨折断裂线。

（二）治疗

单纯胸骨骨折的治疗主要为镇痛、胸部物理治疗和防治并发症。

胸骨骨折需高度警惕与密切观察是否存在隐匿的钝性心肌挫伤，防治可能致死的并发症，如心律失常、心力衰竭，详见本章第八节。

断端移位的胸骨骨折应在全身情况稳定的基础上，尽早复位。一般可在局部麻醉下采用胸椎过伸、挺胸、双臂上举的体位，借助手法将重叠在上方的骨折端向下加压复位。手法复位勿用暴力，以免产生合并伤。骨折断端重叠明显、估计手法复位困难，或存在胸骨浮动的病人，需在全麻下进行手术复位。在骨折断端附近钻孔，用不锈钢丝予以固定，或采用近年出现的胸骨固定器。

第四节 气胸

胸膜腔内积气称为气胸（pneumothorax）。多由于肺组织、气管、支气管、食管破裂，空气逸入胸膜腔，或因胸壁伤口穿破胸膜，外界空气进入胸膜腔所致。根据胸膜腔损伤及压力情况，气胸可以分为

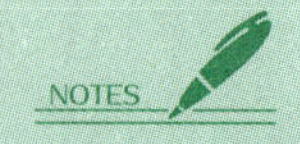

闭合性气胸、开放性气胸和张力性气胸三类。

(一) 闭合性气胸(closed pneumothorax)

胸膜腔内压力仍低于大气压。胸膜腔积气量决定伤侧肺萎陷的程度。伤侧肺萎陷使肺呼吸面积减少,将影响肺通气和换气功能,通气血流比例也失衡。伤侧胸内负压减少可引起纵隔向健侧移位。根据胸膜腔内积气的量与速度,轻者病人可无明显症状,重者有呼吸困难。体格检查可能发现伤侧胸廓饱满,呼吸活动度降低,气管向健侧移位,伤侧胸部叩诊呈鼓音,呼吸音降低。胸部 X 线检查可显示不同程度的胸膜腔积气和肺萎陷,伴有胸腔积液时可见液平面。

一旦确定气胸,需积极进行胸膜腔穿刺术,或闭式胸腔引流术,尽早排除胸膜腔积气,促使肺早期膨胀。

(二) 开放性气胸(open pneumothorax)

外界空气随呼吸经胸壁缺损处自由进出胸膜腔。呼吸困难的严重程度与胸壁缺损的大小密切相关,胸壁缺损直径 >3cm 时,胸膜腔内压力与大气压相等。由于伤侧胸膜腔内压力显著高于健侧,纵隔向健侧移位,使健侧肺扩张也明显受限。呼、吸气时,两侧胸膜腔压力出现周期性不均等变化,吸气时纵隔移向健侧,呼气时又回移向伤侧。这种纵隔扑动和移位会影响腔静脉回心血流,引起循环障碍(图 30-3)。

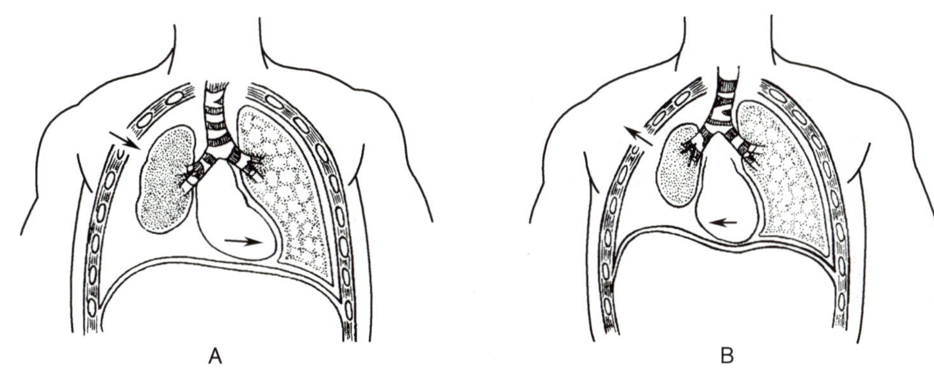

图 30-3 开放性气胸的纵隔扑动

A. 吸气;B. 呼气。

1. 临床表现 主要为明显呼吸困难、鼻翼扇动、口唇发绀、颈静脉怒张。伤侧胸壁有随气体进出胸腔发出吸吮样声音的伤口,称为吸吮伤口(sucking wound)。气管向健侧移位,伤侧胸部叩诊鼓音,呼吸音消失,严重者伴有休克。胸部 X 线片显示伤侧胸腔大量积气,肺萎陷,纵隔移向健侧。

2. 急救处理要点 将开放性气胸立即变为闭合性气胸,赢得时间,并迅速转送。使用无菌敷料或清洁器材制作不透气敷料和压迫物,在伤员用力呼气末封盖吸吮伤口,并加压包扎。转运途中如伤员呼吸困难加重,应在呼气时开放密闭敷料,排出高压气体后再封闭伤口。

3. 医院的急诊处理 给氧,补充血容量,纠正休克;清创、缝合胸壁伤口,并作闭式胸腔引流;给予抗生素,鼓励病人咳嗽排痰,预防感染;如疑有胸腔内脏器严重损伤或进行性出血,应开胸探查。

4. 闭式胸腔引流术的适应证 ①中、大量气胸,开放性气胸,张力性气胸;②胸腔穿刺术治疗肺无法复张者;③需使用机械通气或人工通气的气胸或血气胸者;④拔除胸腔引流管后气胸或血胸复发者;⑤开胸手术。方法为:根据临床诊断确定插管的部位,气胸引流一般在前胸壁锁骨中线第 2 肋间隙,血胸则在腋中线与腋后线间第 6 或第 7 肋间隙。取半卧位,消毒后在胸壁全层作局部浸润麻醉,切开皮肤,钝性分离肌层,经肋骨上缘置入带侧孔的胸腔引流管。引流管的侧孔应深入胸腔内 2~3cm。引流管外接闭式引流装置,保证胸腔内气、液体克服 3~4cmH_2O 的压力能通畅引流出胸腔,

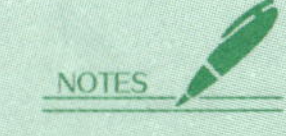

而外界空气、液体不会吸入胸腔(图 30-4)。术后经常挤压引流管以保持管腔通畅,定时记录引流液量。引流后肺复张良好,已无气体和大量液体排出,可在病人深吸气后屏气时拔除引流管,并封闭伤口。

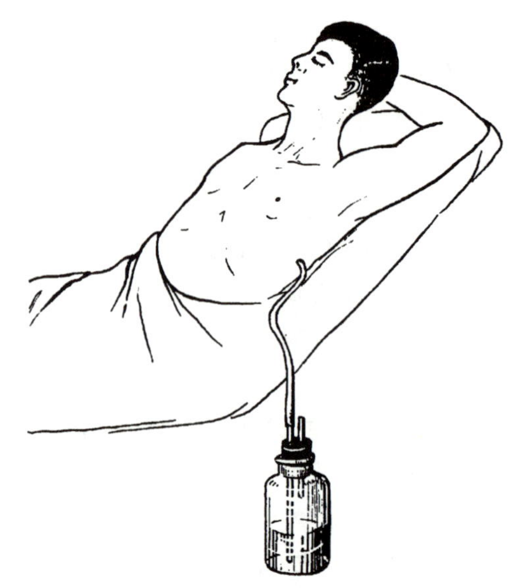
图 30-4 闭式胸腔引流

(三) 张力性气胸(tension pneumothorax)

为气管、支气管或肺损伤处形成活瓣,气体随每次吸气进入胸膜腔并积累增多,导致胸膜腔压力高于大气压,又称为高压性气胸。伤侧肺严重萎陷,纵隔显著向健侧移位,健侧肺受压,导致腔静脉回流障碍。由于胸膜腔内压高于大气压,使气体经支气管、气管周围疏松结缔组织或壁层胸膜裂伤处进入纵隔或胸壁软组织,形成纵隔气肿(mediastinal emphysema)或面、颈、胸部的皮下气肿(subcutaneous emphysema)。

张力性气胸病人表现为严重或极度呼吸困难、烦躁、意识障碍、大汗淋漓、发绀。气管明显移向健侧,颈静脉怒张,多有皮下气肿。伤侧胸部饱满,叩诊呈鼓音;听诊呼吸音消失。胸部 X 线检查显示胸腔严重积气,肺完全萎陷、纵隔移位,并有纵隔和皮下气肿征象。胸腔穿刺时高压气体可将针芯向外推移。不少病人有脉搏细速、血压降低等循环障碍表现。

张力性气胸是可迅速致死的急危重症。院前或院内急救需迅速使用粗针头穿刺胸膜腔减压,在紧急时可在针柄部外接剪有小口的柔软塑料袋、气球或避孕套等,使胸腔内高压气体易于排出,而外界空气不能进入胸腔。进一步处理应安置闭式胸腔引流管,使用抗生素预防感染。闭式引流装置的排气孔外接可调节恒定负压的吸引装置,可加快气体排出,促使肺复张。待漏气停止 24 小时后,X 线检查证实肺已复张,方可拔除胸腔引流管。持续漏气而肺难以复张时,需考虑开胸手术探查或电视胸腔镜手术探查。

第五节 血 胸

胸膜腔积血称为血胸(hemothorax),与气胸同时存在称为血气胸(hemopneumothorax)。胸腔内任何组织结构损伤出血均可导致血胸。体循环动脉、心脏或肺门部大血管损伤可导致大量血胸,其压迫伤侧肺,推移纵隔挤压健侧肺,影响肺扩张及呼吸功能。由于血容量丢失,胸腔负压减少和纵隔推移所致腔静脉扭曲,阻碍静脉血回流,影响循环功能。当胸腔内迅速积聚大量血液,超过肺、心包和膈肌运动所起的去纤维蛋白作用时,胸腔内积血发生凝固,形成凝固性血胸(coagulating hemothorax)。凝血块机化后形成纤维板,限制肺与胸廓活动,损害呼吸功能。血液是良好的培养基,经伤口或肺破裂口侵入的细菌,会在积血中迅速滋生繁殖,引起感染性血胸(infective hemothorax),最终导致脓血胸(pyohemothorax)。持续大量出血所致胸膜腔积血称为进行性血胸(progressive hemothorax)。受伤一段时间后,因活动致肋骨骨折处的断端移位刺破肋间血管或血管破裂处血凝块脱落而出现的胸腔内积血,称为迟发性血胸(delayed hemothorax)。

(一) 临床表现

与出血量、速度和个人体质有关。一般而言,成人血胸量≤0.5L 为少量血胸;>0.5~1.0L 为中量;>1.0L 为大量。伤员会出现不同程度的面色苍白、脉搏细速、血压下降和末梢血管充盈不良等低血容量性休克表现;并有呼吸急促,肋间隙饱满,气管向健侧移位,伤侧叩诊浊音和呼吸音减低等表现。立位胸部 X 线片可发现 200ml 以上的血胸,卧位时胸腔积血≥1 000ml 也容易被忽略。超声、CT 对血胸诊断很有帮助。胸膜腔穿刺抽出不凝固的血可明确诊断。进行性血胸的诊断:①持续脉搏加快、血

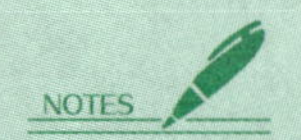

压降低，经补充血容量血压仍不稳定；②闭式胸腔引流量每小时超过 200ml，持续 3 小时以上；③血红蛋白量、红细胞计数和血细胞比容进行性降低，引流胸腔积血的血红蛋白量和红细胞计数与外周血接近。感染性血胸的诊断：①有畏寒、高热等感染的全身表现；②抽出胸腔积血 1ml，加入 5ml 蒸馏水，无感染呈淡红色透明状，出现混浊或絮状物提示感染；③胸腔积血无感染时红细胞/白细胞计数比例应与外周血相似，即 500∶1，感染时白细胞计数明显增加，比例达 100∶1；④积血涂片和细菌培养发现致病菌。当闭式胸腔引流量减少，而体格检查和影像学检查发现血胸仍存在，应考虑凝固性血胸。

（二）治疗

非进行性血胸可根据积血量多少，采用胸腔穿刺或闭式胸腔引流术治疗。原则上应及时排出积血，促使肺复张，改善呼吸功能，并使用抗生素预防感染。由于血胸持续存在会增加发生凝固性或感染性血胸的可能性，因此闭式胸腔引流术的指征应放宽。进行性血胸应及时行探查手术。凝固性血胸应尽早手术，清除血块，剥除胸膜表面血凝块机化而形成的包膜。感染性血胸应保证胸腔引流通畅，排尽积血积脓；若无明显效果或肺复张不良，应尽早手术清除感染性积血，剥离脓性纤维膜。近年来，电视胸腔镜已用于凝固性血胸、感染性血胸的处理，具有手术创伤小、疗效确切、术后病人恢复快等优点。

第六节 肺 损 伤

根据损伤的组织学特点，肺损伤包括肺裂伤、肺挫伤和肺爆震（冲击）伤。肺裂伤伴有脏胸膜裂伤者可发生血气胸，而脏胸膜完整则多形成肺内血肿。肺爆震伤由爆炸产生的高压气浪或水波浪冲击损伤肺组织，详见第十四章“创伤和武器伤”。肺挫伤大多为钝性暴力所致，引起肺和血管组织钝挫性损伤，在伤后炎症反应中毛细血管通透性增加，炎症细胞聚集和炎症介质释放，使损伤区域发生充血、水肿，大面积肺间质和肺泡水肿则引起换气障碍，导致低氧血症。

肺裂伤所致血气胸的诊断与处理如前所述。肺内血肿大多在胸部 X 线检查时发现，表现为肺内圆形或椭圆形、边缘清楚、密度增高的团块状阴影，常在 2 周至数月自行吸收。肺挫伤病人表现为呼吸困难、咯血、血性泡沫痰及肺部啰音，重者出现低氧血症。常伴有连枷胸。胸部 X 线片出现斑片状浸润影，一般伤后 24~48 小时变得更明显，CT 检查诊断准确率高。治疗原则：①及时处理合并伤；②保持呼吸道通畅；③氧气吸入；④限制晶体溶液输入量；⑤低氧血症、呼吸衰竭病人积极机械通气支持。

第七节 气管与支气管损伤

气管支气管损伤（tracheobronchial injury，TBI）常见于钝性胸部损伤病人，其发病率为 0.2%~8%。气管支气管损伤在受伤早期极易漏诊，仅有不到 30% 的病人在伤后 24 小时内得到确诊。其发生的可能机制为：①胸部受压时骤然用力屏气，气管和支气管内压力骤增引发破裂；②胸部前后方向挤压使两肺移向侧方，气管分叉处强力牵拉导致主支气管起始部破裂；③减速和旋转产生的剪切力作用于肺门附近主支气管，产生破裂；④头颈部猛力后仰，气管过伸使胸廓入口处气管断裂。

（一）主支气管损伤（major bronchial injury）

多发生在距隆突 2~3cm 的主支气管。左主支气管较长，损伤机会较多。纵隔内主支气管断裂而纵隔胸膜完整时，表现为严重纵隔与皮下气肿；胸腔内主支气管断裂或纵隔胸膜破损时，多表现为张力性气胸。完全断裂的主支气管，可借助于黏膜回缩、血凝块和增生肉芽组织而封闭残端，导致远端肺完全不张。由于细菌不能经支气管进入远端肺，因而较少继发感染。部分断裂的残端可因纤维组织增生导致管腔瘢痕狭窄和肺膨胀不全，细菌进入引流不畅的支气管内，容易继发感染，甚至导致支气管扩张与肺纤维化。

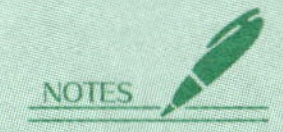

1. 临床表现 表现为咳嗽、咯血、呼吸困难、纵隔和皮下气肿、张力性气胸或张力性血气胸。具备以下情况之一者应怀疑存在主支气管损伤：①胸部损伤存在严重纵隔和皮下气肿；②张力性气胸；③安置闭式胸腔引流管后持续漏气且肺不能复张；④胸部X线正位片显示肺不张，肺尖降至主支气管平面以下，侧位片发现气体聚积在颈深筋膜下方。纤维支气管镜检有助于确定诊断和判断损伤部位。

2. 治疗 首先应保持呼吸道通畅、纠正休克和缓解张力性气胸。应尽早开胸探查，行支气管修补成形手术。早期手术有助于肺复张、防止支气管狭窄，而且手术操作较容易。晚期手术病人都存在肺不张，能否保留肺的关键在于远端肺能否复张，对于不能复张的肺应作肺叶或全肺切除。手术并发症为气管、支气管再狭窄，支气管胸膜瘘和脓胸。

（二）气管损伤（tracheal injury）

颈前部钝性暴力可导致喉气管分离、气管破裂或断裂，也可引起多个气管软骨环破坏，致气管软化而发生窒息。胸骨骨折断端向后移位可刺伤胸内段气管。最常见的穿透性损伤是刎颈引起气管部分或完全断裂。气管损伤常合并颈椎、甲状腺、食管和颈部大血管损伤。

1. 临床表现 钝性气管损伤的临床表现为咳嗽、喘鸣、呼吸困难、发音改变、咯血、颈部皮下或纵隔气肿。有的病人伴有胸骨骨折。穿透性气管损伤可发现颈胸部的伤道，伤口处常可有气体随呼吸逸出。病人常有咯血，颈部和纵隔气肿。

2. 治疗 应紧急行气管内插管，阻止血液与分泌物流入远端气管，保持呼吸道通畅。气管横断或喉气管分离时远端气管可能回缩入胸腔，需紧急作颈部低位横切口，切开气管旁筋膜，手指探查后用组织钳夹住远断端，插入气管内导管。气管内插管困难时可插入纤维支气管镜，再引入气管内插管。麻醉插管时以及彻底清除呼吸道分泌物之前，忌用肌肉松弛剂。修补吻合时如有气管壁严重挫伤，可切除2~4个气管环，再作吻合手术。

第八节 心脏损伤

心脏损伤（cardiac injury）可分为钝性心脏损伤与穿透性心脏损伤。

（一）钝性心脏损伤（blunt cardiac injury）

多由胸前区撞击、减速、挤压、高处坠落、冲击等暴力所致，心脏在等容收缩期遭受钝性暴力打击最易致伤。其严重程度与钝性暴力的撞击速度、质量、作用时间、心脏舒缩时相和心脏受力面积有关。轻者多为无症状的心肌挫伤，重者甚至为心脏破裂。钝性心脏破裂伤员绝大多数死于事故现场，极少数可以通过有效的现场急救而成功地送达医院。临床上最常见的是心肌挫伤，轻者仅引起心外膜至心内膜下心肌出血、少量心肌纤维断裂；重者可发生心肌广泛挫伤、大面积心肌出血坏死，甚至心内结构，如瓣膜、腱索和室间隔等损伤。心肌挫伤后修复可能遗留瘢痕，甚至日后发生室壁瘤。严重心肌挫伤的致死原因多为严重心律失常或心力衰竭。

1. 临床表现及诊断 轻度心肌挫伤可能无明显症状，中重度挫伤可出现胸痛、心悸、气促，甚至心绞痛等。病人可能存在胸前壁软组织损伤和胸骨骨折。心肌挫伤（myocardial contusion）的诊断主要依赖临床医师的警惕性与辅助检查。常用的辅助检查为：①心电图：可存在ST段抬高、T波低平或倒置，房性、室性期前收缩或心动过速等心律失常；②超声心动图：可显示心脏结构和功能改变，经食管超声心动图可减少胸部损伤时经胸探头检查的痛苦，还能提高心肌挫伤的检出率；③心肌酶学检测：传统的检测为肌酸激酶及其同工酶（CK、CK-MB）和乳酸脱氢酶及其同工酶（LDH、LDH_1、LDH_2）的活性测定。近年来已采用单克隆抗体微粒子化学发光或电化学法检查进行肌酸激酶同工酶质量（CK-MB mass）测定和心肌肌钙蛋白（cardiac troponin，cTn）（cTnI或cTnT）测定。前者的准确性优于同工酶活性测定，后者仅存在于心房和心室肌内，不会因骨骼肌损伤影响检测值，特异性更高。

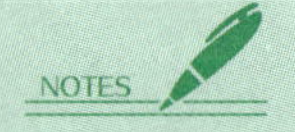

2. 治疗 主要为休息、严密监护、吸氧、镇痛等。临床特殊治疗主要针对可能致死的并发症，如

心律失常和心力衰竭。这些严重并发症一般在伤后早期出现，但也有迟发者。心肌挫伤后是否会发生严重并发症常难以预测，如果病人的血流动力学不稳定、心电图异常或上述心肌标志物异常，应转入ICU监护治疗。

（二）穿透性心脏损伤（penetrating cardiac injury）

多由火器、刃器或锐器致伤。火器导致心脏贯通伤时多数伤员死于受伤现场，低射速火器伤常致非贯通伤，异物留存于心脏也较常见。窄而短刃器或锐器致伤多为非贯通伤，常能送达医院救治。穿透性心脏损伤好发的部位依次为右心室、左心室、右心房和左心房；此外，还可导致房、室间隔和瓣膜装置损伤。

1. 临床表现及诊断 其病理生理及临床表现取决于心包、心脏损伤程度和心包引流情况。致伤物和致伤动能较小时，心包与心脏裂口较小，心包裂口易被血凝块阻塞而引流不畅，导致心脏压塞。表现为静脉压升高、颈静脉怒张，心音遥远、心搏微弱，脉压小、动脉压降低的贝克三联征（Beck triad）。迅速解除心脏压塞并控制心脏出血，可以成功地挽救病人生命。致伤物和致伤动能较大时，心包和心脏裂口较大，心包裂口不易被血凝块阻塞，大部分出血流入胸腔，导致失血性休克。即使解除心脏压塞，控制出血，也难迅速纠正失血性休克，抢救困难。少数病人由于伤后院前时间短，就诊早期生命体征尚平稳，仅有胸部损伤史与胸部心脏投影区较小伤口，易延误诊断和抢救时机。

诊断要点：①胸部伤口位于心脏体表投影区域或其附近；②伤后时间短；③贝克三联征或失血性休克和大量血胸的体征。穿透性心脏伤的病情进展迅速，依赖胸部X线、心电图、超声波、超声心动图，甚至心包穿刺术明确诊断都是耗时、准确性不高的方法。对于伤后时间短、生命体征尚平稳、不能排除心脏伤者，应在具备全身麻醉手术条件的手术室，在局麻下扩探伤道以明确诊断，避免延误抢救的最佳时机。

2. 治疗 已有心脏压塞或失血性休克者，应立即施行开胸手术。在气管内插管全身麻醉下，切开心包缓解压塞，控制出血，迅速补充血容量。大量失血者需回收胸腔内积血，经大口径输液通道回输。情况稳定后，采用无损伤带针缝线加垫修补心脏裂口。心脏介入诊治过程中发生的医源性心脏损伤，多为导管尖端戳伤。因其口径较小，发现后应立即终止操作、拔除心导管，给予鱼精蛋白中和肝素抗凝作用，进行心包穿刺抽吸积血，多能获得成功，避免开胸手术。

穿透性心脏损伤经抢救存活者，应注意心脏内有无残留的异物及其他病变，如创伤性室间隔缺损、瓣膜损伤、创伤性室壁瘤、心律失常、假性动脉瘤或反复发作的心包炎等。应重视对出院后的病人进行随访，及时发现心脏内的残余病变，作出相应的处理。

第九节 膈肌损伤

根据致伤暴力不同，膈肌损伤（diaphragmatic injury）可分为穿透性或钝性膈肌伤。穿透性损伤多由火器或刃器致伤，伤道的深度与方向直接与受累的胸腹脏器有关，多伴有失血性休克。钝性损伤的致伤暴力大，损伤机制复杂，常伴有多部位损伤，膈肌损伤往往被其他重要脏器损伤的表现所掩盖而漏诊，至数年后发生膈疝才被发现。

（一）穿透性膈肌损伤（penetrating diaphragmatic injury）

下胸部或上腹部穿透性损伤都可能累及膈肌，造成穿透性膈肌损伤。穿透性暴力同时伤及胸部、腹部内脏和膈肌，致伤物入口位于胸部，称为胸腹复合伤（thoracoabdominal injuries）；致伤物入口位于腹部，称为腹胸复合伤（abdominothoracic injuries）。受损胸部脏器多为肺与心脏，受损腹部脏器右侧多为肝、左侧常为脾，其他依次为胃、结肠、小肠等。火器伤动能大、穿透力强、多造成贯通伤，甚至造成穹窿状膈肌多处损伤；刃器则多导致非贯通伤。穿透性暴力所致单纯膈肌伤较为少见。胸腹或腹胸复合伤除了躯体伤口处大量外出血、失血性休克等临床表现外，一般多同时存在血胸、血气胸、心包积血，腹腔积血、积气和空腔脏器穿孔所致的腹膜炎体征。床旁超声检查可快速、准确地判断胸腹腔

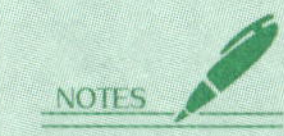

积血情况。胸腔穿刺术和腹腔穿刺术是判断胸腹腔积血简单而有效的措施。胸腹部X线检查和CT检查虽然有助于明确金属异物存留、血气胸、腹内脏器疝入胸腔、膈下游离气体和腹腔积血，但检查需耗费时间和搬动病人，伤情危重者需慎重选择。

穿透性膈肌损伤应行急症手术治疗。首先处理胸部吸吮伤口和张力性气胸，输血补液纠正休克，并迅速手术。根据伤情与临床表现选择经胸和/或经腹切口，控制胸腹腔内出血，仔细探查胸腹腔器官，并对损伤的器官与膈肌予以修补。

（二）钝性膈肌损伤（blunt diaphragmatic injury）

多由于膈肌附着的胸廓下部骤然变形和胸腹腔之间压力梯度骤增引起膈破裂。交通事故和高处坠落是导致钝性膈肌损伤最常见原因，随着汽车速度增加与安全带使用，钝性膈肌损伤日益多见。约90%的钝性膈肌损伤发生在左侧，可能与位于右上腹的肝减缓暴力作用和座椅安全带的作用方向有关。钝性伤所致膈肌裂口较大，有时达10cm以上，常位于膈肌中心腱和膈肌周边附着处。腹内脏器很容易通过膈肌裂口疝入胸腔，常见疝入胸腔的腹内脏器依次为胃、脾、结肠、小肠和肝。严重钝性暴力不但可致膈肌损伤，还常导致胸腹腔内脏器挫裂伤，并常伴有颅脑、脊柱、骨盆和四肢等多部位伤。血气胸和疝入胸腔的腹腔脏器引起肺受压和纵隔移位，导致呼吸困难、伤侧胸部呼吸音降低，叩诊呈浊音或鼓音等。疝入胸腔的腹内脏器发生嵌顿与绞窄，可出现腹痛、呕吐、腹胀和腹膜刺激征等消化道梗阻或腹膜炎表现。值得注意的是膈肌破裂后初期可能不易诊断，临床体征和胸部X线检查结果均缺乏特异性，CT检查有助于诊断。由于进入肠道的气体和对比剂可将疝入肠袢的部分梗阻转变为完全梗阻，故禁行肠道气钡双重造影检查。膈疝病人应慎作胸腔穿刺或闭式胸腔引流术，因为可能伤及疝入胸腔的腹内脏器。怀疑创伤性膈疝者，禁用充气的军用抗休克裤，以免增加腹压。

一旦高度怀疑或确诊为创伤性膈破裂或膈疝，而其他脏器合并伤已稳定者，应尽早进行膈肌修补术。视具体伤情选择经胸或经腹手术径路。无论选择何种手术径路，外科医生均应准备两种不同径路的手术野，以备改善术中显露之需。仔细探查胸腹腔内脏器，并予以相应处理。使用不可吸收缝线修补膈肌裂口，清除胸腹腔内积液，并置闭式胸腔引流管。

第十节 创伤性窒息

创伤性窒息（traumatic asphyxia）是钝性暴力作用于胸部所致的上半身广泛皮肤、黏膜的末梢毛细血管淤血及出血性损害。当胸部与上腹部受到暴力挤压时，病人声门紧闭，胸腔内压力骤然剧增，右心房血液经无静脉瓣的上腔静脉系统逆流，造成末梢静脉及毛细血管过度充盈扩张并破裂出血。

临床表现为面、颈、上胸部皮肤出现针尖大小的紫蓝色瘀点和瘀斑，以面部与眼眶部为明显。口腔、球结膜、鼻腔黏膜瘀斑，甚至出血。视网膜或视神经出血可导致暂时性或永久性视力障碍。鼓膜破裂可致外耳道出血、耳鸣甚至听力障碍。伤后多数病人有暂时性意识障碍、烦躁不安、头昏、谵妄，甚至四肢痉挛性抽搐，瞳孔可扩大或极度缩小，上述表现可能与脑内轻微点状出血和脑水肿有关。若有颅内静脉破裂，病人可发生昏迷，甚至死亡。创伤性窒息所致的出血点及瘀斑，一般于2~3周后自行吸收消退。一般病人，需在严密观察下进行对症处理，有合并伤者应针对具体伤情给予积极治疗。

（刘伦旭）

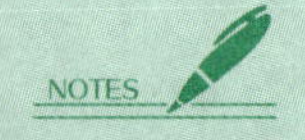

第三十一章 胸壁、胸膜疾病

扫码获取
数字内容

第一节 先天性胸壁畸形

先天性胸壁畸形(congenital deformity of the chest wall)是胸壁先天性发育异常的泛称,指胸壁外形及解剖结构发生改变形成的各种胸壁畸形。常见的先天性胸壁畸形有:凹陷畸形(漏斗胸)、凸出畸形(鸡胸)、胸大肌缺损并指综合征(Poland syndrome)、肋骨畸形或缺如、胸骨裂或缺如五种。约1.5%的先天性胸壁畸形合并先天性心脏病。中度以上胸壁畸形不仅体形异常有损美观,给病人造成心理和精神负担,而且对呼吸循环功能有不同程度影响,需行手术治疗。

一、漏斗胸

漏斗胸(pectus excavatum)是胸骨中下部向后凹陷畸形,常以胸骨剑突根部为最深处,同时附着于凹陷部胸骨两侧的肋软骨亦随之下陷弯曲,构成畸形的两侧壁,呈漏斗状。漏斗胸的发病率为1/(300~400),男性发病率高于女性,男女比例约为4∶1。

(一)临床表现及诊断

漏斗胸病人在婴儿或儿童期多无明显症状。畸形严重者,由于凹陷部压迫心、肺,影响心肺功能,致使活动能力受限,并易发生上呼吸道感染及肺部感染,部分患儿可合并明显的脊柱侧弯,还可伴颈、肩部前俯,两侧肋弓和上腹部凸出,驼背等特殊体型。X线胸片示肋骨呈前下方倾斜,胸骨体凹陷,胸骨与脊椎距离缩短,膈肌下降,胸廓纵轴增长。胸部CT可以清楚显示前胸壁凹陷的畸形。漏斗胸的严重程度及有无手术适应证,常采用以下3种方法评估。

(1)漏斗胸指数(F_2I):$F_2I>0.30$为重度凹陷;0.21~0.30为中度;≤0.2为轻度。$F_2I>0.21$具有手术指征,其计算公式如下:

$$F_2I=\frac{a\times b\times c}{A\times B\times C}$$

其中:a,漏斗胸凹陷部的纵径;b,漏斗胸凹陷部的横径;c,漏斗胸凹陷部的深度;A,胸骨长度;B,胸廓的横径;C,胸骨角至椎体的最短距离。

(2)胸脊间距:根据胸部CT可以测量胸骨凹陷后缘最深处至脊柱前缘间距,>7cm为轻度;5~7cm为中度;<5cm为重度。

(3)Haller指数(c/a):选择胸部CT上胸骨凹陷最深处横断面,测量胸部最大内横径(c)与同层胸脊间距(a)之比值,>2.5为漏斗胸;>3.2为手术指征。

(二)治疗

漏斗胸的手术矫正应根据其严重程度、对心肺功能影响及畸形的发展趋势而定。有人认为3岁前有假性漏斗胸,部分病人可自行消失,故暂不宜手术。一般在3~5岁后才考虑手术治疗,亦有人认为早期手术因畸形对心肺功能影响小,恢复快。传统的手术方法包括胸骨抬举术、胸骨翻转术,但因为创伤大、矫形效果差,临床已基本弃用。1998年Nuss医生开创的无须裁除肋软骨和胸骨治疗漏斗胸的微创技术,称为Nuss手术。其方法为通过两侧侧胸壁,在电视胸腔镜辅助或盲视下将预先塑形好的矫形钢板置于胸骨后并作翻转,将胸骨与前胸壁抬起至期望的形状,再将矫形钢板固定于两侧胸壁，根据病人的年龄及体格，2~4 年后取出矫形钢板。这一方法简单，创伤小，效果肯定、显著，现临床应用广泛，但术中应谨慎操作，避免损伤心脏大血管。

二、鸡胸

鸡胸又称鸽胸(pectus carinatum or pigeon breast)，为胸骨向前凸出畸形，约占胸壁畸形的 17%。畸形分为两型。Ⅰ型：胸骨柄、胸骨体上部及相应肋软骨向前突起，胸骨体中下部渐向后凹陷，剑突又弯向前方。胸骨纵切面呈 Z 字形。Ⅱ型：胸骨整体向前突出，剑突朝向背部，胸骨两侧肋软骨明显向内凹陷。

畸形轻者对心肺功能无影响，亦无临床症状，不需要手术治疗。畸形重者，可导致胸腔正常空间改变及胸廓活动受限而影响心肺功能，病人精神负担多较重，因此需手术治疗。以往临床常用的矫正手术方法有胸骨翻转法和胸骨沉降法两种。胸骨翻转法又分为上下带血管蒂的胸骨翻转术和带腹直肌蒂的胸骨翻转术两种。胸骨翻转法和胸骨沉降法因手术创伤大、矫形效果欠佳而被临床放弃。目前类似 Nuss 手术的鸡胸微创矫治方法(又称反 Nuss 手术)已广泛在临床应用，其手术方式是通过将矫形钢板固定在胸骨前的皮下隧道，向下压迫凸出的胸骨，达到纠正畸形的目的，该方法创伤小，而且畸形矫形效果好。

第二节 非特异性肋软骨炎

非特异性肋软骨炎是肋软骨与胸(肋)骨交界处，不明原因的非化脓性软骨炎性病变，临床较为常见。1921 年 Tietze 首先报告此病，故又称 Tietze 病(Tietze disease)。好发于青壮年，无显著性别倾向。多发于一侧的第 2~4 肋软骨，亦可为双侧，偶可发生于肋弓。病因目前尚不明确，可能与病毒感染、胸肋关节韧带损伤及内分泌异常有关。病理切片肋软骨组织结构大多正常，只是发育较粗大。

(一) 临床表现及诊断

局部肋软骨轻度肿大、凸起，有疼痛及压痛，咳嗽、上肢活动及转身时疼痛加重。病程长短不一，多数病人症状可在 2~3 个月内逐渐缓解或消失，亦可时轻时重，反复发作，迁延数月或数年之久。诊断主要根据临床表现和体征，X 线检查及实验室检查多无异常发现。但需排除胸内病变、肋骨结核及肋骨骨髓炎等。

(二) 治疗

本症用抗生素及各种理疗效果均不明显，一般采用对症治疗。可用非甾体抗炎药，疼痛剧烈的可使用 1%~2% 的普鲁卡因或加泼尼松龙作局部痛点封闭；中药治疗亦有一定疗效。因本病多呈良性经过，多数病人可以自行缓解。只有局部凸起明显，疼痛较重而长期不缓解，且病人心理负担较重，或不能排除恶性肿瘤时，才考虑手术治疗。但广泛的肋软骨炎不宜采用手术治疗。

第三节 胸 壁 结 核

胸壁结核(tuberculosis of chest wall)是指胸壁软组织、肋骨或胸骨受结核分枝杆菌感染而形成的脓肿或慢性窦道。多见于 20~40 岁的中青年。

(一) 病因及病理

胸壁结核多继发于肺或胸膜结核。结核分枝杆菌主要通过以下途径侵及胸壁：①淋巴途径，肺结核、胸膜结核或脊柱结核，结核分枝杆菌通过胸膜淋巴管累及肋间、肋骨旁或胸椎旁淋巴结，引起干酪样病变，然后穿过肋间组织，蔓延至胸壁软组织中形成脓肿；②直接扩散，浅表的肺结核或胸膜结核病灶，通过胸膜粘连直接扩散至胸壁；③血行途径，结核分枝杆菌经血液循环进入肋骨或胸骨骨髓腔，

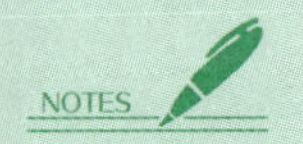

形成结核性骨髓炎，穿破骨皮质而累及胸壁软组织，这一途径较少见。胸壁结核与原发结核灶可同时存在，原发结核灶也可能成为陈旧病灶，如继发于结核性胸膜炎，胸膜炎可能已愈或仅留下胸膜增厚改变。

胸壁结核好发于乳腺与腋后线之间的第3~7肋骨部，结核病灶常穿透肋间肌，在肋间肌内外各形成一个脓腔，中间有窦道相通呈哑铃状；有的脓腔经数条不规则的窦道通向四方，并在其远端形成小的脓腔；有的窦道可途经2~3根肋骨下面延伸至较远部位，形成胸部的广泛病灶。由于重力坠积作用，发生于后胸壁的结核，脓液可向下向外流注而表现为侧胸壁或脊柱旁脓肿；发生于前胸壁者，则可出现上腹壁脓肿。脓肿如有继发感染，则可自行破溃，也可因穿刺或切开引流形成经久不愈的窦道。

（二）临床表现及诊断

胸壁结核发病缓慢，全身症状多不明显，若原发结核病灶尚有活动，可有低热、乏力、盗汗及消瘦等症状。大多数病人只有不红、不热、不痛的脓肿，故称为冷脓肿；合并化脓菌感染时，可出现急性炎症的局部表现及全身反应；脓肿穿破皮肤将形成经久不愈的慢性窦道，排出稀薄、混浊、无臭味的脓液，可伴有干酪样物质。

胸壁出现无痛性肿块，局部可触及波动和轻压痛，或肿块穿破皮肤形成经久不愈的窦道，应首先考虑胸壁结核。包块穿刺抽出无臭味脓汁或混有干酪样物质，涂片及细菌培养阴性，多可确定诊断。已形成胸壁窦道者，取窦道肉芽组织活检，常能证实有结核病变。X线检查除可发现肺、胸膜结核病变外，尚可发现肋骨或胸骨骨质破坏及软组织阴影。若无骨质破坏或仅有肋软骨破坏，X线可无异常发现，因此，X线检查阴性亦不能排除胸壁结核的诊断。对胸壁结核病人应注意脊柱检查及摄片，以排除脊柱结核所致的流注脓肿。

（三）治疗

胸壁结核为全身结核的一部分，故应重视全身性治疗，加强营养、休息及全身抗结核治疗。有结核活动者，应待病情稳定后再行胸壁结核病灶清除术。对未合并细菌感染的胸壁结核，禁忌行脓肿切开引流。只有伴混合感染时，才可行脓肿切开引流。脓肿较小或年老体弱的病人，可试行穿刺排脓后注入链霉素0.5g，并加压包扎，每2~3天重复一次，部分病人可获治愈。若胸壁结核病灶范围大，药物治疗效果不佳，或已形成窦道而反复继发感染，应在原发病灶稳定的情况下施行胸壁结核病灶清除术。其手术要点是：①切除病变的皮肤及窦道口。②彻底清除脓肿、肉芽组织及窦道，若窦道行至肋骨后方时，应切除该段肋骨将其清除；若病灶通向胸膜腔或肺，应开胸处理。③胸壁创面切取周围肌瓣填塞以消灭残腔。④放置引流条，并加压包扎伤口，术后应继续抗结核治疗半年至1年以防复发。

第四节 胸壁肿瘤

胸壁肿瘤（tumor of chest wall）是指发生在胸壁深层组织的肿瘤，如骨骼、骨膜、肌肉、血管及神经等组织肿瘤，不包括皮肤、皮下组织及乳腺肿瘤。胸壁肿瘤分原发性和继发性两大类。原发性胸壁肿瘤较为罕见，仅占胸壁肿瘤的5%，又分良性及恶性两种。原发性良性肿瘤以纤维瘤、神经纤维瘤、神经鞘瘤、骨纤维结构不良、骨纤维瘤、软骨瘤、骨软骨瘤及骨囊肿为常见；原发性恶性肿瘤以纤维肉瘤、神经纤维肉瘤、血管肉瘤、横纹肌肉瘤、骨软骨肉瘤、软骨肉瘤、骨肉瘤及恶性骨巨细胞瘤为多见。继发性胸壁肿瘤约占胸壁肿瘤的95%，由其他部位的恶性肿瘤直接侵犯或转移而来，其中肺癌、乳腺癌侵犯或转移最为常见。

（一）临床表现及诊断

临床表现取决于肿瘤部位、大小、生长速度及对邻近器官的压迫程度，最常见的症状是胸壁包块和局部疼痛。良性肿瘤生长缓慢，除在胸壁查到包块外，一般无症状。肿瘤生长速度快，且有严重持

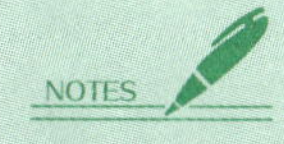

续疼痛者多为恶性。

诊断主要依据病史、症状、体征和肿块的特点，X 线、CT、超声及实验室检查，如肋骨骨髓瘤病人尿本周蛋白阳性；有广泛骨质破坏的恶性肿瘤，血清碱性磷酸酶增高亦有助于诊断。必要时可行肿瘤穿刺或切取部分组织作病理检查，以明确诊断。

(二) 治疗

原发性胸壁肿瘤无论良性或恶性，只要条件许可均应尽早手术治疗，转移性胸壁肿瘤若原发病灶已切除，亦可行手术治疗。手术原则是：①良性肿瘤可行局部切除，但某些具有易复发及恶性变的良性肿瘤，如纤维瘤、软骨瘤、骨软骨瘤、骨巨细胞瘤等应适当扩大切除范围；②恶性肿瘤必须行胸壁大块组织切除，包括肌层、肋间组织及壁层胸膜；③胸壁大块组织缺损必须修补，目的是闭合胸膜腔及维持胸壁的稳定。恶性胸壁肿瘤切除后，仍应联合化疗及放射治疗，以期提高治疗效果。

第五节 脓 胸

胸膜腔内积存有脓液称为脓胸（empyema）。根据致病菌不同分为化脓性脓胸、结核性脓胸及特异病原性脓胸；根据病变范围分为全脓胸和局限性脓胸，后者亦称包裹性脓胸；根据病理发展过程分为急性脓胸和慢性脓胸。脓胸可发生于任何年龄，但以幼儿及年老体弱者多见。

病因及病理：常见的致病菌为肺炎球菌、链球菌、葡萄球菌等，随抗生素的广泛应用，金黄色葡萄球菌和革兰氏阴性杆菌明显增多；结核分枝杆菌和真菌仍较少见。多数脓胸为数种细菌混合感染，伴有厌氧菌感染者称为腐败性脓胸。致病菌可通过以下途径进入胸膜腔：①肺部化脓感染，特别是靠近胸膜的病变，直接扩散到胸膜腔。因支气管肺炎常为双肺分布，故可发生双侧脓胸；②胸部开放伤、肺损伤、气管及食管损伤；③邻近感染灶扩散，如纵隔感染、膈下脓肿、化脓性心包炎等；④败血症或脓毒症病人，细菌经血液循环到达胸膜腔；⑤胸腔手术污染，术后发生血胸感染、支气管胸膜瘘、食管吻合口瘘等；⑥其他，如自发性气胸闭式引流或反复穿刺，纵隔畸胎瘤继发感染、破裂等。

脓胸的病理过程可分为三个时期。渗出期（Ⅰ期）：胸膜明显肿胀，有大量渗出，液体稀薄，细菌学检查阴性，葡萄糖水平、pH 均正常，乳酸脱氢酶（LDH）水平低于血清正常值上限的 3 倍。胸膜表面有较薄的纤维蛋白沉积，早期血管母细胞和成纤维细胞开始增生，并从胸膜向外扩展。此期若排尽脓液，肺可完全膨胀。纤维脓性期（Ⅱ期）：随着病程发展，脓细胞及纤维蛋白增多，积液由浆液性转为脓性，细菌学检查阳性，葡萄糖浓度 <2.2mmol/L，pH<7.2，乳酸脱氢酶（LDH）水平高于血清正常值上限的 3 倍。积液易分隔形成多个脓腔，成为多房性脓胸。此期虽有大量纤维蛋白沉积于脏、壁胸膜表面，以壁胸膜明显；脏胸膜纤维蛋白沉积使肺活动度受限，若及时清除脓液及纤维蛋白后，肺仍可再膨胀。以上两期病理变化基本属于临床的急性期。机化期（Ⅲ期）：在壁胸膜及脏胸膜表面，大量成纤维细胞生长及胶原纤维形成，随之毛细血管长入纤维板中，增厚的纤维板束缚肺的活动，如不进行纤维板剥脱术，肺就无法膨胀。此时临床上已进入慢性脓胸期。脓胸的病理变化虽有不同的时期之分，但并无明确的时间界限，临床表现也不尽一致。因此，综合判断脓胸的不同时期有利于治疗方案的确定。

一、急性脓胸

(一) 临床表现及诊断

急性脓胸（acute empyema）病人常有高热、脉速、食欲缺乏等，胸痛、咳嗽、咳痰及全身不适，胸腔积脓较多时，病人感胸闷、呼吸急促等，严重者可伴有发绀和休克。患侧呼吸运动减弱，肋间隙饱满，叩诊呈浊音，纵隔向健侧移位，呼吸音减弱或消失。局限性脓胸，在病变部位可出现相应体征，但位于裂间隙及纵隔部的局限性脓胸，多无阳性体征发现。X 线检查可见患侧胸腔呈均匀一致的密度增高影，如伴有支气管、食管瘘，可出现气液平面，局限性脓胸于相应部位呈包裹阴影。CT 检查有助于判

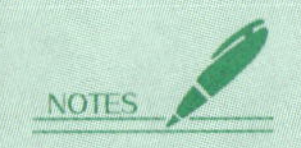

断脓腔大小、部位及对少量脓胸的显示。超声检查可帮助确定胸腔积液部位及范围，以助脓胸穿刺定位。胸腔穿刺抽出脓液可确立诊断，将脓液送镜检，细菌培养和药物敏感试验，不仅可明确诊断，亦可为细菌定性和选用有效抗生素提供依据。

（二）治疗

急性脓胸的治疗原则是控制感染；积极排尽胸腔积脓，尽快促使肺复张及支持治疗。

1. 支持治疗 给予高维生素、高蛋白饮食。

2. 控制感染 选用有效、足量抗生素控制感染，并根据细菌培养及药物敏感试验，及时调整抗生素。

3. 排出胸腔积脓促使肺复张 及时排除胸膜腔积脓促使肺复张是急性脓胸治疗的关键，不仅可以减轻感染中毒症状，而且可促使肺膨胀，对恢复肺功能具有积极作用。常用方法有：①胸腔穿刺：适用于脓胸渗出期，其脓汁稀薄，易于抽出。如为腐败性脓胸，为避免脓液经穿刺创道进入胸壁软组织，引起广泛蜂窝织炎，穿刺后应立即行胸腔闭式引流。②胸腔闭式引流：经多次胸腔穿刺抽脓无明显好转、积脓有增加或脓液黏稠不易抽出者，腐败性脓胸或脓气胸，穿刺抽脓有困难的包裹性脓胸，宜行胸腔闭式引流。于脓腔最低部位，经肋间置入闭式引流管，并保持引流通畅。③早期脓胸廓清术：经胸腔闭式引流不见好转或脓腔分隔形成多房性脓胸，可行早期脓胸廓清术。除常规开胸手术外，目前多采用电视胸腔镜手术，完全清除胸腔内积脓和脓苔，打开脓腔分隔及剥脱肺表面的纤维素膜，彻底冲洗胸腔，在脓腔最低处放置胸腔闭式引流管。

二、慢性脓胸

急性脓胸和慢性脓胸（chronic empyema）没有截然的分界线，一般急性脓胸的病程不超过 3 个月，否则即进入慢性脓胸期。形成慢性脓胸主要原因有：①急性脓胸引流不及时，引流部位不当，引流管过细，插入深度不恰当，或过早拔出引流管，导致脓液未能排尽；②异物存留于胸膜腔内，如弹片、布屑及死骨碎片等，多见于枪伤及爆炸伤，尤其是非贯通伤；③伴有支气管胸膜瘘或食管瘘；④特发性感染，如结核、真菌及寄生虫等；⑤邻近组织有慢性感染，如肋骨骨髓炎、膈下脓肿、肝脓肿等。

（一）临床表现及诊断

病人因长期慢性感染及消耗，多有全身中毒症状及营养不良，如低热、乏力、消瘦、贫血及低蛋白血症，可有气促、咳嗽、咳脓痰等症状。体格检查可见患侧胸廓塌陷，肋间隙变窄，呼吸运动减弱，叩诊浊音，呼吸音明显减弱或消失，气管及纵隔偏向患侧，部分病人有杵状指（趾）。X 线胸片可见胸膜增厚，肋间隙变窄及大片密度增强模糊阴影，膈肌升高，纵隔移向患侧。必要时应作 CT 扫描和 MRI 检查，以进一步明确脓腔大小、部位及肺内有无病变。未作胸腔引流的脓胸，应行脓腔穿刺，抽出脓液化验检查，并作细菌培养及药敏试验。脓胸穿破形成窦道，应了解窦道与脓腔的关系，必要时可行窦道及脓腔造影，为进一步治疗提供依据。

（二）治疗

慢性脓胸的治疗原则：①改善营养，提高机体抵抗力；②去除造成慢性脓胸的病因，清除感染，闭合脓腔；③尽可能保存和恢复肺功能。

1. 加强营养支持治疗 可进高蛋白、高维生素饮食。

2. 脓腔引流 原有脓腔引流不畅或引流部位不当的病人，应重新调整引流，以排出胸腔积脓，为以后手术创造条件，少数病人还可因引流改善后而使脓腔闭合。当脓腔容积测定少于 10ml 时，可拔出引流管，待窦道自然愈合。

3. 手术治疗 常用的手术方法有：①胸膜纤维板剥脱术：适用于肺内无病变，剥离后肺能够膨胀的病例。②胸廓成形术：适用于病程长，肺组织有纤维化，肺内有活动性结核病灶或存在有支气管胸膜瘘者。③胸膜肺切除术：适用于慢性脓胸伴有肺内广泛病变的病人。此手术较复杂、出血多、手术风险性较大，应严格掌握适应证并作好充分的准备。

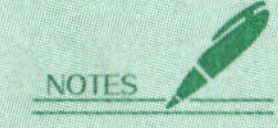

第六节 胸膜肿瘤

胸膜肿瘤(pleural tumor)分为原发性和转移性两大类。转移性约占胸膜肿瘤的95%,常见的有肺癌、乳腺癌、胃癌、胰腺癌及恶性子宫肿瘤胸膜转移。原发性胸膜肿瘤较为少见,其中以胸膜纤维瘤和恶性胸膜间皮瘤为多见,其他更少见的胸膜肿瘤有脂肪瘤、内皮瘤、血管瘤和囊肿,但这些肿瘤大多数是起源于胸膜下组织而不是胸膜本身。因此本节只介绍胸膜纤维瘤和恶性胸膜间皮瘤。

一、胸膜纤维瘤

胸膜纤维瘤过去认为是局限型胸膜间皮瘤,现证实该类肿瘤起源于胸膜间皮层下间隙的间叶细胞,而不是来源于胸膜间皮细胞,故应为胸膜纤维瘤。胸膜纤维瘤有良、恶性之分。

(一)良性胸膜纤维瘤(fibrous tumor of the pleura)

多发生于脏胸膜,少数来自壁胸膜,大多数肿瘤有蒂,并长入胸膜腔。肿瘤也可无蒂而附着于胸膜,大小、形态各异,可小如结节,大到充满单侧胸腔,但大多小于10cm。常见于50~60岁,女性稍多于男性。

孤立的纤维瘤常无症状,于X线胸部检查时发现。30%~40%的病人有咳嗽、胸痛、呼吸困难,无任何感染指征的发热约占全部有症状病例的25%。良性胸膜纤维瘤常伴有两组类瘤综合征,即肥大性肺性骨关节病和低血糖,多数病人在切除肿瘤后此综合征可以缓解。值得注意的是部分良性胸膜纤维瘤可产生血性胸液,肿瘤完全切除后可消失。胸部X线片和CT检查可见圆形或分叶状肿块,常位于肺的周边或叶间隙投影部,与胸膜相连,边界清楚。若肿瘤有蒂,肿瘤可随体位变化而改变。

良性胸膜纤维瘤应予手术治疗,对有蒂孤立肿瘤,可行局部切除,若肿瘤位于壁胸膜、纵隔、膈肌等部位,应尽可能广泛切除;若肿瘤位于肺实质内,应行肺切除术。良性胸膜纤维瘤切除预后好。

(二)恶性胸膜纤维瘤(malignant fibrous tumor of the pleura)

在临床上与良性胸膜纤维瘤常难以区别。一般恶性胸膜纤维瘤病人常有胸痛、咳嗽、发热及气短,低血糖比良性者更多见,但很少发生骨关节病。X线及CT检查所见与良性胸膜纤维瘤相似,当肿瘤侵犯胸壁造成骨质破坏时有助于诊断。

治疗原则是尽可能彻底切除肿瘤,切除彻底与否直接影响其预后。完全切除者,术后可不必行化疗或放疗;切除不彻底者,术后仍应辅以放疗及化疗。

二、弥漫型恶性胸膜间皮瘤

弥漫型恶性胸膜间皮瘤(diffuse malignant pleural mesothelioma)是一种少见但恶性程度极高的胸部疾病,多发于65岁以上老年人,40岁以下乃至儿童仍有发病,男性多于女性。其病因与接触石棉有关,从接触石棉到发病有20~40年以上的潜伏期。此外尚与长期接触放射线、猿病毒感染、胸膜腔填塞治疗后的胸膜瘢痕、特发性等因素有关。肿瘤沿胸膜表面生长,可发生于壁层、脏层及纵隔胸膜,呈多发扁平结节,多见于胸膜腔下部。病理组织学通常将其分为上皮型、肉瘤样型(纤维型)和混合型三种类型,以上皮型多见。

(一)临床表现及诊断

早期多无特殊临床症状,病情常在不知不觉中加重。主要症状有咳嗽、胸痛、气短及消瘦,亦可有发热、杵状指(趾)及肥大性关节炎。大多数病人有胸腔积液。X线胸片及CT扫描可见胸膜明显增厚、结节状块影及胸腔积液征。有胸腔积液者可穿刺抽液,积液呈黄色或血性,突出的特点为黏稠性,甚至可拉成条状或堵塞针头,胸膜穿刺活检对诊断有重要意义。对以上检查难以明确诊断的病例,现多主张行胸腔镜检查,除可大体观察外,切取的标本可行组织学、免疫组化及电镜检查以明确诊断。

除明确诊断及病变范围外,尚需根据肿瘤所累及的结构进行分期,对拟订治疗方案及预测预后有重要意义。Butchant建议将其分为四期(表31-1)。

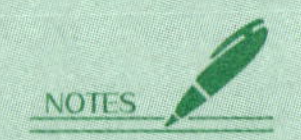

表 31-1 弥漫型恶性胸膜间皮瘤分期(Butchant 分期法)

分期	肿瘤所累及的结构
Ⅰ期	肿瘤局限在同侧胸膜和肺
Ⅱ期	肿瘤侵犯胸壁或纵隔脏器(食管、心脏),胸内淋巴结转移
Ⅲ期	肿瘤穿透膈肌侵及腹腔,对侧胸膜受侵、胸外淋巴结转移
Ⅳ期	远处血行转移

(二) 治疗

弥漫型恶性胸膜间皮瘤由于病变广泛,多难以彻底切除,目前任何治疗均为姑息性治疗,目的是缓解症状,延长生命。对Ⅰ期病人,身体情况良好者,可行胸膜切除术或胸膜外全肺切除术,术后辅以放疗、化疗或免疫治疗,有利于延长病人生存时间。目前培美曲塞联合顺铂的一线化疗方案已成为恶性间皮瘤治疗的标准方案。对其他各期的治疗,应采用多种模式治疗,放疗或化疗除对手术有辅助作用外,对不能手术的病例亦有一定疗效。

(刘伦旭)

NOTES

扫码获取
数字内容

第三十二章
肺部疾病

第一节 概 述

胸外科诊治的常见肺部疾病有：①先天性肺疾病，如肺隔离症、肺动静脉瘘等；②感染性肺疾病，如支气管扩张症、肺结核、肺真菌病、肺棘球蚴病、肺脓肿等；③肺肿瘤，包括原发性肺癌、肺肉瘤、肺转移瘤等恶性肿瘤，以及错构瘤、硬化性肺细胞瘤、纤维瘤等良性肿瘤；④肺大疱、肺气肿。

肺外科起步于 20 世纪 30 年代。肺切除技术的发展经历了从全肺切除到肺叶切除，再到肺段切除这样一个不断精细、精准的过程；手术入路经历了从标准开胸到小切口，再到胸腔镜这样一个不断微创的过程。我国胸外科发展基本与国际同步。1937 年，国内实施了第一例肺叶切除术；1992 年，国内第一例现代胸腔镜手术。经过几十年发展，胸腔镜已常规用于各种肺外科手术。

目前，肺外科手术主要包括肺修补术、肺活检术、各式肺切除术、肺移植术等。肺切除术是肺外科应用最广的手术，包括全肺切除术、肺叶切除术、肺段切除术、肺楔形切除术，以及更为复杂的支气管或血管成形肺切除术、扩大的肺切除术（同时切除胸壁、胸膜、部分左心房、大血管等）等。

肺部疾病复杂多样，肺部手术对人体的创伤较大。胸外科医生术前必须全面分析病史、体格检查、实验室检查和影像等临床资料，对病情以及手术的耐受性进行准确评估，确定病人是否需要和适合进行肺手术；对肺、支气管、肺血管、胸膜腔、纵隔、心脏大血管的解剖、生理、病理知识要有深入的理解，并熟练掌握肺外科手术技能；术后严密监测呼吸循环功能和胸腔引流，注重围手术期肺保护，积极预防和处理并发症，达到治疗和快速康复的目的。

第二节 肺大疱和自发性气胸

肺组织内形成直径 >1cm 的充气空腔称为肺大疱（pulmonary bulla）。巨型肺大疱（giant bulla）指占一侧胸腔 30% 以上的肺大疱。

自发性气胸（spontaneous pneumothorax）是指由于肺部疾病导致脏胸膜及组织破裂，肺和支气管内的空气进入胸膜腔，导致肺脏压缩。自发性气胸分为原发性自发性气胸（primary spontaneous pneumothorax，PSP）和继发性自发性气胸（secondary spontaneous pneumothorax，SSP）两种。

（一）病因、病理及分型

肺大疱的病因很多，如反复发作的肺、支气管感染，支气管哮喘、吸烟、长期吸入粉尘或有害气体，大气污染以及遗传性疾病、α_1-抗胰蛋白酶缺乏症、HIV 感染以及静脉吸毒等，可以分为先天性和后天性。先天性肺大疱病因主要是先天性弹力纤维发育缺陷，导致肺泡壁弹性下降，在压力扩张下形成微小肺大疱（bleb）或肺大疱（bulla）。病变多数为多发，部分为单发，好发部位为肺尖、叶间裂边缘或肺叶边缘。后天性肺大疱主要是阻塞性肺气肿或炎症后纤维病灶引起细支气管扭曲及半阻塞而形成的活瓣造成的，上述肺部疾病常造成肺泡过度充气、肺泡壁破坏等病理生理改变。病人常伴有慢性咳嗽、吸烟、支气管哮喘等病史。肺大疱可分为三型：Ⅰ型，狭颈肺大疱；Ⅱ型，宽基底部表浅肺大疱；Ⅲ型，宽基底部深部肺大疱。

原发性自发性气胸（PSP）病因未明，体型瘦长的年轻男性较为常见。其可能的机制包括胸膜下的微小肺大疱破裂等。通常认为瘦高体型胸顶部负压增高，导致肺泡机械性牵张引起自发性气胸。继发性自发性气胸则是由肺大疱、慢性阻塞性肺疾病、肺结核等明确疾病所致。自发性气胸根据气体在胸膜腔内的蓄积量和胸膜腔内气体压力的增高情况，分为闭合性气胸（closed pneumothorax）和张力性气胸（tension pneumothorax）两型。

1. 闭合性气胸　由于各种原因导致脏胸膜破裂，气体进入胸膜腔后，胸膜腔内气体压迫肺组织塌陷后，胸膜腔内气体不再增多，在呼吸运动中，两侧胸膜腔内压力的变化接近，纵隔无明显摆动，病人血流动力学稳定。

2. 张力性气胸　脏胸膜破裂后，破口形成活瓣，吸气时患侧胸膜腔负压增大，气体通过活瓣进入患侧胸腔；呼气时患侧胸膜腔压力增高，活瓣关闭，胸膜腔内气体不能排出，因此胸膜腔内气体量不断增高，压力逐渐增高，患侧肺则被气体完全压缩萎陷而失去功能。患侧胸膜腔压力增高，导致纵隔向健侧移位，造成健侧肺部分压迫，影响健侧肺功能；纵隔移位还可导致大血管扭曲移位，影响血流动力学稳定性；胸腔内气体还可能通过纵隔胸膜及肋胸膜进入纵隔及胸壁，形成纵隔气肿及胸壁、颈部、头面部、四肢等处的皮下气肿。

（二）临床表现

1. 肺大疱的临床表现　单个小的肺大疱，可无症状；体积大、多发性肺大疱，由于其占据胸腔空间，则可产生不同程度的呼吸困难。肺大疱破裂合并自发性气胸，可产生严重的呼吸困难和胸痛。肺大疱合并感染可有咳嗽、发热、肺部阴影等表现。

2. 自发性气胸的临床表现

（1）症状：自发性气胸最常表现为突然发作的呼吸困难和胸痛。由于气胸通常是单侧的，因此常为单侧胸痛，偶有双侧气胸，其疼痛可能是中央性或双侧性。呼吸困难的强度不等。症状的严重程度主要与胸膜腔内的空气量和肺储备程度有关，如果气胸量较大和/或存在潜在疾病，则呼吸困难较为明显。

（2）体征：少量气胸病人体征不明显。大量气胸时，可能出现患侧胸部活动度下降、患侧胸廓隆起、呼吸音减弱、叩诊鼓音、皮下气肿甚至气管向健侧偏移。

（3）辅助检查：大量气胸或合并肺部疾病的病人，氧饱和度下降可能较为明显，重症病人血气分析可发现 CO_2 潴留、血氧饱和度降低等。自发性气胸的实验室检查结果常为非特异性，可能呈现为轻度白细胞升高，而 D-二聚体及心肌损伤标志物等检查为阴性，可与肺栓塞、心肌梗死等疾病相鉴别。

（三）诊断

X 线和胸部 CT 是诊断肺大疱（图 32-1）及自发性气胸（图 32-2）的主要方法。

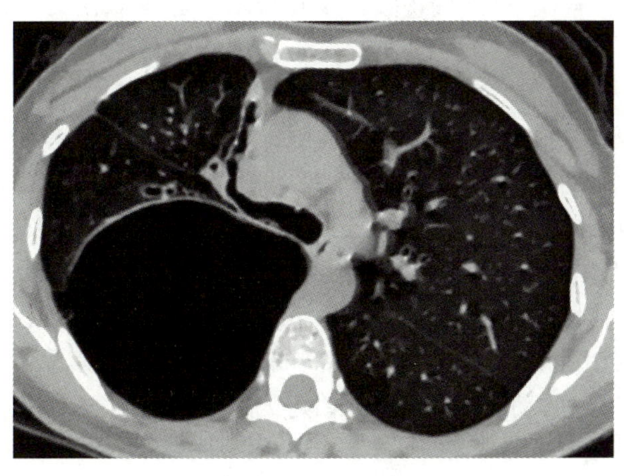

图 32-1　右肺下叶肺大疱

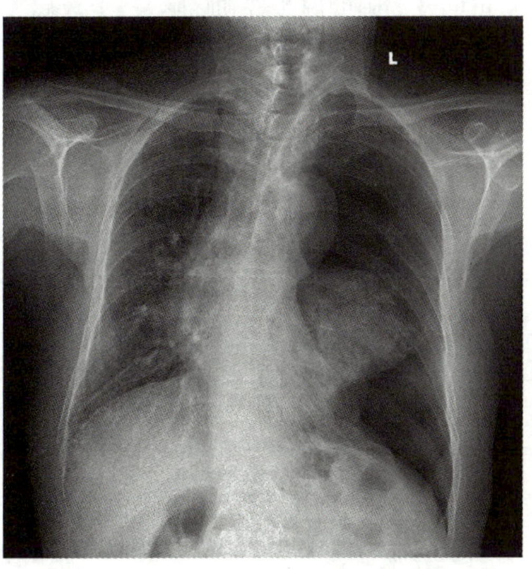

图 32-2　左侧大量气胸

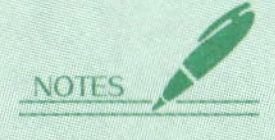

肺大疱的X线胸片表现为大小不一、圆形或椭圆形的透亮空腔。多个肺大疱靠拢在一起可呈多面状，一般不与较大支气管直接相连，无液面。由于肺大疱有一定的张力，其周围的肺组织受压而致部分肺不张，肺纹理聚拢，透亮度减低。肺大疱可以相互融合形成占位很大的空腔，需与局限性气胸相鉴别。CT可以清楚地显示肺大疱的形状、内部间隔情况及与周围肺组织的关系，并可发现小的肺大疱（直径约1cm）。肺大疱破裂发生自发性气胸，可见肺组织被不同程度地挤压向肺门。

气胸的X线胸片检查主要表现为外周无肺纹理区域，通过胸片可获取肺压缩体积、纵隔偏移、皮下气肿等信息。对于大多数病人，胸片已足够，但对于拟行手术需要定位肺大疱位置，或存在复杂肺大疱的病人，可行胸部CT明确病情。

（四）治疗

肺大疱合并自发性气胸，根据严重程度，可以经胸穿排气，胸腔闭式引流，或胸腔镜行肺大疱切除、肺大疱结扎以及胸膜摩擦术而治愈。

体积较大的肺大疱，临床上有症状，而肺部无其他病变的病人，手术切除肺大疱，可以使受压肺组织复张，呼吸面积增加，气道阻力减低，动脉血氧饱和度增加，改善呼吸困难症状。手术应尽量保留健康的肺组织，一般宜行肺大疱切除术或部分肺切除术。

第三节 肺感染性疾病的外科治疗

一、支气管扩张

支气管扩张（bronchiectasis）是以支气管异常和持久性扩张为特征的慢性化脓性疾病。

（一）病因与病理

支气管扩张分为先天性和后天性两大类。

支气管扩张最常发生于肺段第3~4级支气管。根据形态可分为柱状扩张、囊状扩张和混合型扩张。从分布范围来讲，先天性因素引起的多为弥漫性分布；后天性因素引起的多为局限性分布，通常下叶多于上叶，左侧多于右侧。

（二）临床表现与诊断

临床表现主要为长期咳嗽、咳痰、咯血，反复发作的呼吸道和肺部感染。痰液多为黏稠脓性，痰量与病变轻重和感染程度有关。体位改变，尤其是清晨起床时，可诱发剧烈咳嗽、咳痰，这可能是由于扩张的支气管内积存的痰液引流到近端气道，引起刺激所致。病程久者可见贫血、营养不良等。体格检查常可闻及局限的湿啰音和哮鸣音，少数病人有杵状指（趾）。

通过典型病史、体格检查和影像学检查，可以明确支气管扩张的诊断。过去多将支气管造影作为诊断支气管扩张的最有效方法，近年来高分辨率CT及支气管影像重建技术已基本取代支气管造影。

（三）外科治疗

1. 手术适应证 充分的内科治疗无效，反复感染和咯血，病变相对局限，心肺功能可耐受者可行手术切除。可按下列情况选择不同手术方式：①病变局限于一段或一叶者，可作肺段或肺叶切除术。②病变若侵犯一侧多叶甚至全肺，而对侧肺的功能良好，可作多叶甚至一侧全肺切除术。③双肺病变，若一侧肺段或肺叶病变严重，而另一侧病变轻微，估计咳痰或咯血主要来自病重侧，可作单侧肺段或肺叶切除术。④双侧病变，若病变范围占总肺容量不超过50%，切除后不致严重影响呼吸功能者，可根据情况对双侧病变行一期或分期手术；一般先切除病重的一侧，分期间隔时间至少半年。⑤双侧病变范围广泛，一般不宜作手术治疗。大咯血如支气管动脉栓塞等介入治疗无效时，可行手术切除病肺以抢救生命。终末期支气管扩张可考虑肺移植治疗。

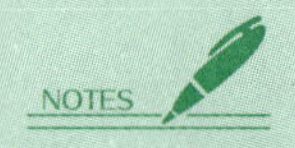

2. 手术禁忌证 ①一般情况差，心、肺、肝、肾功能不全；②病变范围广泛，切除病肺后可能严重

影响呼吸功能者；③合并肺气肿、哮喘或肺源性心脏病等不能耐受手术者。

3. 术前准备

（1）术前检查：除术前常规检查外，术前应根据支气管造影或 CT 检查决定手术范围以及一期或分期手术。为了观察咯血来源，或需要排除肿瘤、异物等，可行纤维支气管镜检查。

（2）控制感染和减少痰量：术前需作痰培养和药物敏感试验，以指导临床用药。选用有效抗生素，超声雾化吸入和体位引流有利于排痰，尽可能将痰量控制在 50ml/d 以下。咯血病人不宜作体位引流。

（3）支持疗法：宜给予高蛋白、高维生素饮食纠正营养不良；纠正贫血；积极处理相关病因。

4. 手术方法 手术在全麻气管内插管下进行，应采用双腔气管内插管，以免术中患侧支气管扩张囊腔中的痰液溢入健侧，造成窒息或健侧肺不张和感染。术中加强吸痰。

支气管扩张肺切除的方法与一般肺切除术相同。但由于反复感染可造成胸膜腔粘连，支气管旁淋巴结肿大粘连，分离肺血管和支气管有一定困难，渗血较多。术中应仔细分离，避免损伤肺血管造成大出血；还应注意防止肺实质中支气管扩张囊腔破裂造成术野感染。

支气管扩张手术切除后，疗效多较满意，症状消失或明显改善者约占 90%，局限性病变者疗效更佳。

二、肺脓肿

肺脓肿（pulmonary abscess）系肺组织感染化脓，形成含有脓液的空腔。

（一）病因与病理

分为原发性和继发性两类，前者多由误吸口鼻咽部感染性分泌物，引起肺组织感染化脓。后者见于邻近器官感染或脓肿直接蔓延，如膈下脓肿、肝脓肿等破入肺内，或血行感染在肺内形成脓肿等。常见病原菌有金黄色葡萄球菌、铜绿假单胞菌、溶血性链球菌等，多为混合感染。病理可见肺组织化脓、坏死、液化，周围肺组织及胸膜炎性病变，小支气管阻塞及支气管扩张；与支气管相通，肺组织中可形成含气液的空腔。

（二）临床表现与诊断

急性期肺脓肿起病急骤，可有高热、寒战、咳嗽、咳脓痰、咯血、胸痛等症状。急性期感染若未能控制，通常 6~12 周逐步转入慢性期，仍有一定程度的发热、咳嗽、咳脓痰，或大咯血，并有消瘦、贫血、营养不良和杵状指等全身消耗症状。

X 线胸片可见肺内大片致密阴影，一旦脓肿与支气管相通，脓液排出，显示为有气液平面的空洞。胸部 CT 诊断的准确性优于胸片。

根据病史及影像学征象，肺脓肿较易诊断。但症状不典型者需与癌性空洞、结核空洞、肺囊肿继发感染等鉴别。

（三）治疗

急性肺脓肿通常经内科治疗即可治愈。选择有效抗生素，体位引流，辅以支气管镜吸痰、胸部物理治疗以及支持治疗等。少数病人若抗生素治疗无效，或张力性肺脓肿等可采用经皮穿刺导管引流术。

慢性肺脓肿多需行手术治疗，通常行肺叶切除术。手术适应证：①慢性肺脓肿经内科治疗超过 3 个月，症状或影像学表现未见改善；②出现支气管胸膜瘘、脓胸等并发症；③有大咯血史，为防止再次咯血窒息者；④不能排除肿瘤者。术前应积极控制感染，尽量将痰量控制在每天 50ml 以下，支持治疗，加强营养等。手术常规采用全身麻醉双腔气管内插管，以免术中痰液溢入健肺。术中应小心分离粘连，勿损伤邻近肺叶的血管及胸内其他器官。

肺切除术治疗慢性肺脓肿效果满意，但需注意术后出血、支气管胸膜瘘、脓胸等并发症。

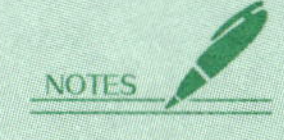

三、肺结核的外科治疗

肺结核(pulmonary tuberculosis)是由结核分枝杆菌引起的肺部感染,是常见的慢性传染病,其传染途径为飞沫吸入呼吸道。

肺结核的外科治疗始于19世纪晚期,包括肺萎陷疗法、肺切除、胸廓成形术等。有效抗结核药物(链霉素、异烟肼等)的发明和发展,改变了整个结核病的治疗局面,外科手术治疗的适应证逐渐减少。

外科治疗目前仍是肺结核综合治疗的一个组成部分。常用的外科治疗措施为肺切除术和胸廓成形术。

(一) 肺切除术

肺切除术可以切除肺结核病灶,主要用于对药物无效或毁损肺的病人。

1. 适应证

(1) 肺结核空洞:不易闭合的厚壁空洞和巨大空洞,引流不畅的张力空洞;萎缩疗法不能闭合的下叶空洞。

(2) 结核性球形病灶(结核球):直径大于2cm的干酪样病灶不易愈合,有时溶解液化成为空洞,故应切除。结核球难以与肺癌鉴别或并发肺癌时,应及早作手术切除。

(3) 毁损肺:肺叶或一侧全肺毁损,有广泛的干酪病变、空洞、纤维化和支气管狭窄或扩张。肺功能已基本丧失,药物治疗难以奏效;或已成为感染源,反复发生细菌或真菌感染。

(4) 结核性支气管狭窄或支气管扩张:瘢痕狭窄可造成肺段或肺叶不张。结核病灶及肺组织纤维化又可造成支气管扩张,继发感染,引起反复咳痰、咯血。

(5) 反复或持续咯血:经药物治疗无效,病情危急,经纤维支气管镜检查确定出血部位,可将出血病肺切除以挽救生命。

(6) 其他:如胸廓成形术后仍有排菌,有条件者可考虑切除治疗;诊断不确定的肺部块状阴影或原因不明的肺不张。

2. 禁忌证 ①肺结核正在扩展或处于活动期,全身症状重,血沉等基本指标不正常;②一般情况和心肺代偿能力差;③合并肺外其他脏器结核病,经过系统的抗结核治疗,病情仍在进展或恶化者。

3. 术前准备与术后处理 除按一般肺切除术的处理外,还应注意如下几点。

(1) 详细询问抗结核药物治疗史,评估手术时机和方案。有耐药性者,需要调整抗结核药物治疗方案。

(2) 痰菌阳性者应作支气管镜检,观察有无支气管内膜结核。有内膜结核者应继续抗结核治疗,直到病情稳定。

(3) 术后继续抗结核治疗至少6~12个月。若肺切除后有胸内残腔,而余肺内尚有残留病灶,宜考虑同期或分期加做胸廓成形术。

(二) 胸廓成形术

胸廓成形术是将不同数目的肋骨节段行骨膜下切除,使该部分胸壁下陷靠近纵隔,并使其下方的肺得到萎陷,属于萎陷疗法。自上而下切除肋骨,每次切除不超过3~4根,以避免术后发生胸壁反常呼吸运动。由于胸廓成形术治疗肺结核的局限性和术后并发脊柱畸形等缺点,目前已很少采用,但对于一些不宜作肺切除术,或一侧广泛肺结核灶,不能耐受全肺切除术的病人,胸廓成形术仍不失为一种可供选择的外科疗法。

四、肺棘球蚴病

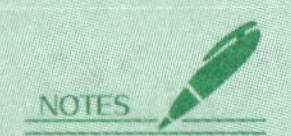

肺棘球蚴病(pulmonary echinococcosis)是细粒棘球绦虫的幼虫侵入肺所致,在肺组织中形成棘

球蚴囊肿，并造成各种合并症，也称肺包虫病（pulmonary hydatidosis），是我国西北牧区常见的寄生虫病。

细粒棘球绦虫的终宿主是犬类动物，中间宿主是羊、牛、马、猪等，偶可感染人。成虫寄生在犬的小肠中，卵随粪便排出，污染食物、水源。人误食入后，在上消化道中经胃液消化，卵壳破裂孵化出六钩蚴，经小肠黏膜侵入血管，至门静脉系统，多数（75%~80%）滞留在肝，少数（10%~15%）经循环进入肺内或其他器官和组织。

肺棘球蚴囊肿多为单发性，多位于肺周边；右肺比左肺多见，下叶比上叶多见。

肺棘球蚴囊肿可压迫肺组织造成支气管狭窄、炎症、肺萎陷和移位及肺部感染；也可破入支气管、胸膜腔，造成各种并发症。

（一）临床表现

肺棘球蚴囊肿由于生长缓慢，如无并发症，可多年无症状。囊肿逐渐长大后，可产生咳嗽、胸痛、咯血、气急等症状。囊肿穿破入支气管后，病人先有阵发性咳嗽，继而咯出大量透明黏液。内囊亦可随之分离，如被咳出，痰液中可找到头节。并发感染者症状类似肺脓肿，出现发热、咳脓痰和咯血等。囊肿穿破入胸膜腔，则形成液气胸，继而成为脓胸。有些病例还可出现皮疹、发热、恶心、呕吐、腹痛、支气管痉挛和休克等过敏症状，严重者可以致死。

查体病变区叩诊呈浊音，呼吸音减低或消失。巨大囊肿可压迫纵隔，使心脏及其他器官移位。

（二）诊断

肺棘球蚴病的诊断依据以下四点。

1. 病史　病人居住在或到过棘球蚴病流行区，有犬、牧羊、牛、马等接触史。

2. 影像学检查　X线胸片或CT表现为密度均匀、边界清楚的圆形或椭圆形阴影。如囊肿破裂分离后有如下征象：①外囊破裂，少量空气进入外囊与内囊之间，在囊肿顶部呈现新月形透亮区（图32-3A）；②外囊、内囊都破裂，囊液部分排出，空气同时进入外囊及内囊，则囊内呈现液平面，其上方有两层弧形透明带（图32-3B）；③外囊、内囊都破裂，且内囊陷落漂浮于囊液表层，则在液平面上呈现不规则的内囊阴影，犹如水上浮莲（图32-3C）；④囊壁破裂，内容物全部排空，则呈现囊状透亮影，类似肺大疱（图32-3D）。

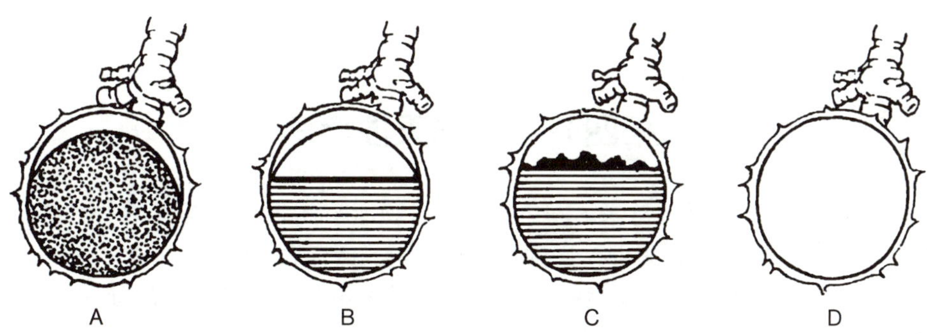

图32-3　肺棘球蚴囊肿破裂后的各种X线征象

A. 外囊破裂，顶部有新月形透亮；B. 内、外囊破裂，内有液平面，顶部有两层弧形透亮；C. 内、外囊破裂，内囊陷落，呈现水上浮莲征；D. 囊壁破裂，内容物排空，呈囊状透亮影。

3. 超声检查　显示肺内有囊性病变。

4. 实验室检查　血常规显示嗜酸性粒细胞比例增高，有时可达25%~30%，棘球蚴补体结合试验阳性；包虫皮内试验（Casoni试验）阳性反应率可达70%~90%。

怀疑肺棘球蚴病时，禁忌用穿刺作为诊断方法，以避免发生囊液外渗产生过敏反应和棘球蚴播散等并发症。

(三) 预防

在棘球蚴病流行区进行宣传教育,注意饮食卫生、饭前洗手和保护水源,调查掌握病变流行情况,对牧犬投驱虫药,加强对屠宰场管理等措施,可以降低发病率。

(四) 治疗

棘球蚴病目前尚无特效治疗药物,外科手术是治疗肺棘球蚴病最有效的方法。手术要求全部摘除内囊,并防止囊液外溢,以免引起过敏反应或棘球蚴头节播散。手术方法有 3 种。

1. 内囊摘除术 适用于无并发症的肺棘球蚴囊肿。术中需避免囊液外溢进入周围组织。可用穿刺针抽出部分囊液后,注入少量 10% 氯化钠溶液以杀死头节,15 分钟后切开外囊,将内囊完整全部取出。也可以不穿刺囊肿,小心地切开外囊,再沿外囊与内囊间隙扩大分离面,此时于气管内加压吹气使肺膨胀,内囊即可完整逸出。然后剥离切除外囊壁,用细丝线缝合囊壁的细小支气管开口。

2. 囊肿摘除术 适用于位于肺组织深部的无并发症的较小肺棘球蚴囊肿。将外囊与内囊一并摘除,然后缝合肺组织创面。

3. 肺叶或肺段切除术 适用于部分感染,造成周围肺组织病变者。

五、肺真菌感染

肺真菌病是真菌感染引起的肺部过敏、化脓性炎症或形成慢性肉芽肿,为最常见的深部真菌病。临床表现无特异性,诊断时必须综合考虑宿主因素、临床表现、影像学检查、微生物学检查和病理学检查等,病理学诊断是重要标准。

1. 手术适应证 ①病变局限,经抗真菌药物正规治疗 3~6 个月无明显好转者,或病变进展,形成肺脓肿、空洞等。②肺内病变无法明确诊断,与肺内肿瘤及结核等不能鉴别。③病变累及胸膜、胸壁,形成脓胸、胸壁脓肿或窦道等,需外科引流或扩创术。④有反复呼吸道症状,如咯血、血痰,经药物治疗不能控制者。⑤肺内病变邻近大血管,为防止大咯血,需手术切除。⑥血液系统恶性肿瘤化疗前预防肺内病变复发。

2. 手术方式 此类病人病程较长或合并其他疾病,如糖尿病、血液病等,病人免疫功能低下,术前对病人的全身情况需做充分评估,并给予相应的术前治疗准备。根据病变部分及范围,手术方式包括肺楔形切除、肺段切除、肺叶切除甚至全肺切除。胸膜胸壁受累者应行引流或扩大切除术,胸壁有窦道者应行扩创术。

第四节 肺先天性疾病

肺先天性疾病包括一大类疾病(表 32-1),如支气管肺前肠解剖异常、单纯囊肿和肺发育不全等。绝大部分肺先天性疾病都需要外科切除,因为这些病变大多会有症状或者随着疾病发展而出现症状。婴幼儿时期这些疾病的临床表现从无症状到危重不等,许多婴幼儿时期发现的肺先天性疾病当时就接受了外科治疗,有时甚至是新生儿的急诊手术。也有很多病人婴幼儿时期无症状,直到成年后才出现症状,或者体格检查发现,并就诊于成人胸外科。成人最常见的两种肺先天性疾病是先天性肺囊肿和肺隔离症。

表 32-1 肺先天性疾病列表

疾病名称	好发部位	男女比例	症状
先天性肺叶性肺气肿	左肺上叶 40% 右肺中叶 35% 右肺上叶 20%	2.5 : 1	呼吸困难,喘鸣
先天性囊性腺瘤样畸形	各肺叶均可见	1 : 1	呼吸困难

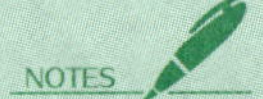

续表

疾病名称	好发部位	男女比例	症状
肺隔离症			
叶外型	胸腔基底部，左侧 80%	2∶1	通常无症状
叶内型	后基底段，左侧 60%	1∶1	无症状或者感染相关症状
支气管源性囊肿			
纵隔型	隆突周围	1∶1	无症状或者喘鸣
肺内型	下叶多见	1∶1	感染相关症状

一、先天性肺囊肿

先天性肺囊性病，为先天性胚胎发育畸形，包括支气管源性囊肿（肺囊肿）、肺泡源性囊肿、肺大叶气肿（肺大疱）、囊性腺瘤样畸形和先天性囊肿性支气管扩张等。通常所说的肺囊肿一般指支气管源性囊肿。

1. 病因 支气管源性囊肿最有可能发生在支气管形成之前，由于肺芽生长不良所致。

2. 病理 这类病变可以分为纵隔型和肺内型两种，大约 2/3 发现于纵隔，可位于气管旁，隆突附近或肺门，隆突附近是最常见的发病部位。典型的支气管源性囊肿病变表现为孤立性囊肿，内衬鳞状上皮或纤毛柱状上皮，可以充满液体或黏液，除非破裂或者感染，否则囊肿内不含气体。肺内支气管源性囊肿可以充满液体或黏液，由于伴随囊肿长大，通常有交通的支气管树，囊液自支气管排出，则表现为含气的薄壁空腔（图 32-4）。

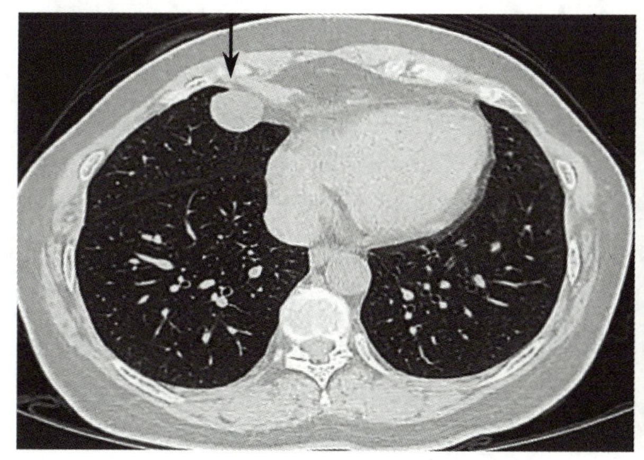
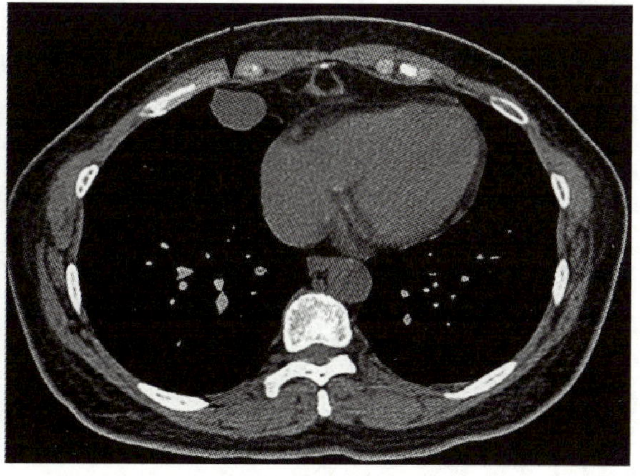

图 32-4 肺囊肿的典型 CT 表现，含囊液的类圆形薄壁占位

3. 临床表现 肺囊肿多因出现呼吸系统症状行胸片或 CT 检查而发现。症状表现由囊肿的大小和位置以及囊肿是否感染决定。囊肿压迫气管或支气管可出现喘息、喘鸣、气短或肺炎，支气管阻塞可导致远端肺气肿。一些肺囊肿的婴儿会有严重的呼吸窘迫，需紧急手术治疗。大约 1/3 的肺囊肿在进行影像学检查时偶然发现，无任何症状。

4. 诊断与鉴别诊断 仅凭症状和胸片通常无法诊断肺囊肿，胸部 CT 可以更精确地定位病变，观察病变的形态和囊壁的薄厚，有利于鉴别诊断。磁共振能提供额外信息的能力有限。气管镜检查可能发现支气管受压或瘘口的存在，但气管镜不是必需的检查手段。

5. 治疗 肺囊肿是良性病变，但随着囊肿增大及反复感染，可加重肺功能损害并继发真菌感染、出血，甚至癌变，内科治疗仅能改善症状，故应尽早手术治疗。成人偶然发现的无症状小

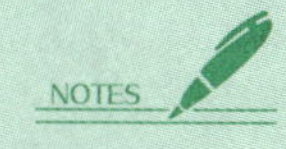

囊肿可以暂时观察随访，如果囊肿有增大或出现症状，则需手术治疗。先天性肺囊肿恶变的概率很小。

肺囊肿手术切除一般需要切除周围部分正常肺组织，对于较大的肺囊肿，如果占据整个肺叶，则需直接行肺叶切除术。

二、肺隔离症

肺隔离症（pulmonary sequestration）是临床上较为多见的先天性肺发育畸形，胚胎时期部分肺组织与正常肺主体分离单独发育并接受体循环动脉的异常动脉供血，这部分异常肺组织存在发育障碍不具有呼吸功能。根据病变是否位于肺叶内部，分为叶内型和叶外型。叶内型肺隔离症最多见，占 75% 以上，病变组织与正常肺组织间通常无明显界限，共存于同一肺叶中，约 2/3 叶内型的肺隔离症发生在左下叶后基底段。叶内型肺隔离症很少合并其他先天畸形。叶外型肺隔离症病变表面有完整胸膜犹如分离的肺叶，但不与正常肺的支气管相通，可合并其他先天畸形，以先天性膈疝最为常见。

1. 流行病学 肺隔离症占先天性肺部疾病的 0.15%~6.4%，占人群发育畸形疾病的 1.1%~1.8%。多见于青壮年，年龄在 10~40 岁，男性多于女性，左侧多于右侧，下叶多于上叶。

2. 解剖变异 叶外型与叶内型肺隔离症的主要动脉均来源于体循环的分支，主要是降主动脉（73%），也可源于腹主动脉上部、腹腔动脉及其分支、肋间动脉等，多数经下肺韧带进入隔离肺内，常为 1 支，也有 2 支或多支的情况。肺隔离症静脉回流不尽一致，叶内型肺隔离症的血液通常回流入下肺静脉，偶有叶内型回流到体循环静脉。叶外型肺隔离症血液回流入半奇静脉、奇静脉、下腔静脉、无名静脉、肋间静脉甚至门静脉等。

3. 病因 肺隔离症的发生机制不清，最常见的解释是牵引学说，在胚胎初期的原肠及肺芽周围，有许多内脏毛细血管与背主动脉相连，当肺组织发生脱离时，这些相连的血管即逐渐衰退吸收。由于某种原因，发生血管残存时，就成为主动脉的异常分支动脉，牵引一部分胚胎肺组织，形成肺隔离症。此部分肺组织与正常支气管和肺动脉隔离开，由异常动脉供应血液。在胚胎早期肺组织与原肠发生脱离时受到牵引，副肺芽位于胸膜内，则形成叶内型肺隔离症；在脱离后受到牵引的异常的肺芽出现在胸膜已形成之后，则成为叶外型肺隔离症。

4. 病理 组织学上，隔离肺内的肺实质常表现为由立方或柱状上皮细胞覆盖的囊性空腔，囊内充满黏液，伴淋巴细胞炎症和纤维化。隔离肺也可能形成肺气肿样过度膨胀的肺泡，由于反复感染，有时可见肉芽肿样炎症反应。叶外型肺隔离症因其表面覆盖胸膜，且不与支气管相通，故感染的机会很少。由于来自主动脉的血液含氧量与来自肺动脉的血液完全不同，使该段肺组织的肺功能无法进行，因而肺发育不良无功能。

5. 临床表现 肺隔离症的临床表现不一，部分病人无明显症状，尤其是叶外型病人，仅在体格检查时无意发现。部分病人存在反复肺部感染症状，发热、咳嗽、胸痛、咳脓痰甚至咳脓血痰，症状反复或持续。部分青少年和成人病人可伴有膈肌缺损、胸廓畸形、心血管畸形和支气管囊肿等先天发育异常。

6. 辅助检查

（1）胸部 X 线片：叶外型肺隔离症的胸部 X 线片常显示均匀、三角形、尖端指向肺门的阴影，通过 X 线片术前确诊困难，既往常以胸内肿块诊断不明而开胸探查。叶内型肺隔离症在胸部 X 线片上，见下叶内及后基底段紧贴膈面有一团密度均匀增深的阴影，大多为圆形、卵圆形，少数可呈三角形或多边形，边界一般较清晰，其长轴指向后方提示与降主动脉有联系。如合并感染并与支气管相通，则可表现为单个或多个带液平面的类圆形阴影与肺囊肿影像相似。囊壁厚薄不等，周围有炎症改变影像，阴影大小可随病情病程演变而改变，感染时增大，炎症吸收后缩小，但不会完全消失。

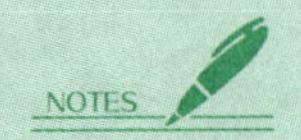

（2）胸部CT及肺血管三维成像：胸部CT平扫及增强CT后期肺血管三维成像是目前临床诊断肺隔离症最主要的方法。CT平扫下，肺隔离症病变组织呈多样性改变，包括肿块影、囊肿影像（特别在发热病人有时被误诊为肺脓肿甚至棘球蚴病）、支气管扩张、局灶肺气肿等，典型表现是正常肺支气管动脉和静脉束远离或围绕在隔离肺叶外周，偶见钙化（图32-5）。肺血管三维成像已经基本取代大血管造影用来发现隔离肺的异常供血血管，因其无创、准确并简便易行，在基层医院已能普遍开展。

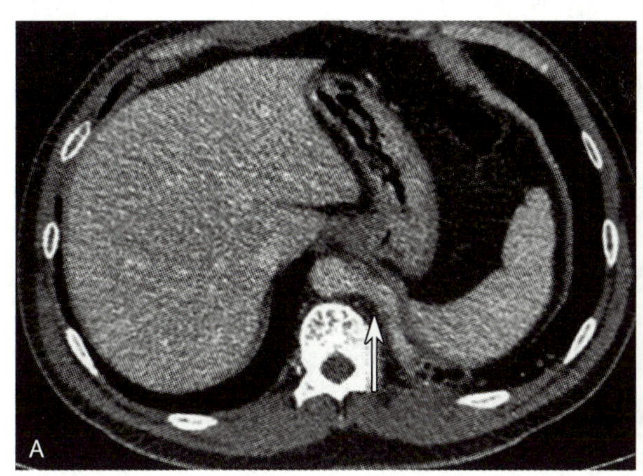
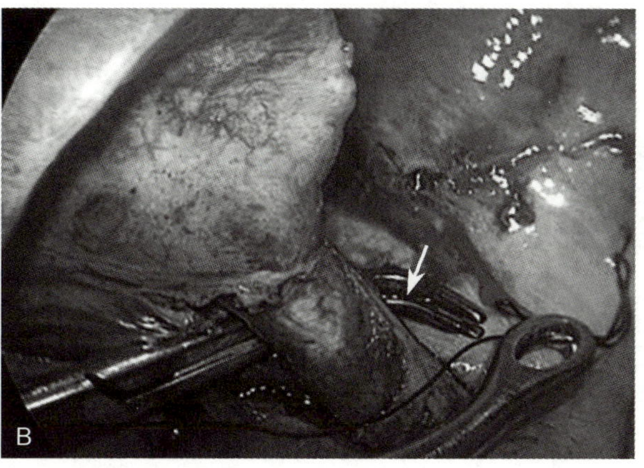

图32-5 肺隔离症CT及术中所见

纵隔窗可见来自体循环的供血血管（图A箭头），胸腔镜下可见该血管（图B箭头）。

（3）磁共振成像（MRI）：能检测出胸内边界清楚的团块影，叶内型特点是在肺内异常的团块（MRI上为增黑的阴影）和异常血管相连，叶外型是在肺外异常增白的团块影，亦和异常血管相连。磁共振除能判断出异常肺组织及其与周围脏器的关系，也可显示异常动脉来源、走行及静脉回流情况。其检查结果与增强CT相似，也是无创伤的检查方法。

（4）血管造影：主动脉造影或选择性动脉造影可以观察到异常体动脉分支供应病变部位肺组织而得以明确诊断。但此项检查是一种创伤性检查，具有一定的危险性，而且需要较高的介入操作技术和设备，临床现已被增强CT取代。

（5）超声：可用于产前筛查，在妊娠18~19周通过胎儿超声检查可发现胎儿隔离肺，对这部分胎儿进行密切观察，特别是在出生后出现严重症状的新生儿能准确诊断并快速外科干预，预后很好。对于普通肺隔离症病人，超声于侧后胸壁常可探测出边界清楚、形态规整的圆形或椭圆形肺内团块，内部可见大小不同的囊性区，如有感染时可见散在的小光点反射，团块周围有时可探及1支或2支血管进入团块。超声的优势是无创、操作简单、准确性高且可以反复动态观察。但是超声不能区分叶内型或叶外型肺隔离症，亦不能检测肺静脉回流情况。

7. 诊断和鉴别诊断 对于青壮年出现反复肺部感染症状，发热、咳嗽、胸痛、咳脓痰，或咯血甚至咳脓血痰，胸片或CT平扫见下肺近脊柱阴影特别是囊性病变者要警惕肺隔离症，对可疑病人行增强CT及三维血管成像或磁共振检查可明确诊断。典型的影像学特征是异常体动脉供血，多经下肺韧带进入病变肺组织。

肺隔离症要与肺炎、肺脓肿、支气管囊肿、支气管扩张、肺癌相鉴别，关键依据为是否存在异常体动脉供血。吸入性肺脓肿几乎不发生在下叶，故下叶贴邻膈面部位的囊肿应首先考虑为叶内型肺隔离症。另外Bochdalek疝的解剖位置与隔离肺好发部位相近。

8. 治疗

（1）手术治疗

1）叶内型肺隔离症：对于反复继发感染或咯血的肺隔离症病人应积极手术治疗。因其常合并严

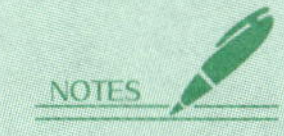

重感染，故手术应在控制感染后施行。手术中的关键点在于异常动脉的寻找和处理，一旦处理不当导致血管损伤而退缩回腹腔或纵隔内，可造成术中及术后的致命大出血。多数情况下异常动脉存在于下肺韧带中，但也可经反复感染后所致的粘连进入病肺，应结合术前肺血管三维重建的影像，在术中找到异常动脉并妥善处理。由于异常动脉可直接发自胸主动脉，血管压力高、口径粗且质地脆，故不宜采用直接结扎的方法。既往手术以包括正常肺组织的肺叶切除为主。近来，胸腔镜下的肺部分切除或肺段切除也开始被用以治疗叶内型肺隔离症。

2）叶外型肺隔离症：如无症状可不予治疗，但多因不能明确诊断而手术切除。叶外型肺隔离症有单独胸膜包绕可行隔离肺切除，手术当中同样要特别注意寻找和处理异常血管。

（2）介入栓塞治疗：对于以咯血为主要症状的肺隔离症病人，如果体弱或拒绝手术，介入栓塞异常血管可以作为手术切除外的另一个治疗选择，大至1cm的异常供血动脉都可以通过弹簧圈栓塞获得满意的止血效果。相对儿童，成人肺隔离症栓塞的并发症较低。

第五节 肺 肿 瘤

肺肿瘤包括原发性和转移性肿瘤。肺原发性肿瘤中多数为恶性肿瘤，最常见的是肺癌，肉瘤则较少见。肺良性肿瘤也较少见。肺转移瘤是其他器官组织的恶性肿瘤经血行播散到肺部的继发性肿瘤。

一、肺或支气管良性肿瘤

肺或支气管良性肿瘤比较少见。临床上较常见的有错构瘤、软骨瘤、纤维瘤、平滑肌瘤、血管瘤和脂肪瘤等。

肺错构瘤是由支气管壁各种正常组织错乱组合而形成的良性肿瘤，一般以软骨为主。此外还可以有腺体、纤维组织、平滑肌和脂肪等。肿瘤具有完整的包膜，生长缓慢。大多发生在肺的边缘部分，靠近胸膜或肺叶间裂处。多见于男性青壮年。一般不出现症状，往往在胸部X线片检查时发现。肿瘤呈圆形、椭圆形或分叶状块影，边界清楚，可以有钙化点。治疗方法是施行肺楔形切除术。对肺表浅部分较小的肿瘤，也可作肿瘤摘除术。

二、肺癌

肺癌（lung cancer）大多数起源于支气管黏膜上皮，因此也称支气管肺癌（broncho-pulmonary carcinoma）。肺癌的发病率和死亡率在我国仍呈上升趋势。据统计，肺癌的死亡率在全球范围居各恶性肿瘤的首位。肺癌病人男性居多，但近年来女性肺癌的发病率也明显增加；发病年龄大多在40岁以上。

（一）病因

至今尚未完全明确。大量资料说明，长期大量吸烟是肺癌的一个主要致病因素，烟草燃烧时释放致癌物质。多年吸烟，且每日40支以上者，肺鳞癌和小细胞癌的发病率比不吸烟者高4~10倍。

某些工业部门和矿区职工，肺癌的发病率较高，可能与长期接触石棉、铬、镍、铜、锡、砷、放射性物质等致癌物质有关。城市居民肺癌的发病率比农村高，可能与大气污染和烟尘中致癌物质较高有关。

人体内在因素如免疫状态、代谢活动、遗传因素、基因突变、肺部慢性感染等，也可能对肺癌的发病有影响。

（二）病理

肺癌可向支气管腔内和/或邻近的肺组织生长，并可通过淋巴、血行或经支气管转移扩散。肿瘤的生长速度和转移扩散与肿瘤的组织学类型、分化程度等生物学特性有一定关系。

右肺肺癌多于左肺，上叶多于下叶。起源于主支气管、肺叶支气管的肺癌，位置靠近肺门者称中心型肺癌；起源于肺段支气管以下的肺癌，位于肺周围部分者称周围型肺癌。

1. 分类 2021 年世界卫生组织（WHO）对肺癌的病理分类进行了第 5 版的修订，按细胞类型将肺癌分为如下几种：①腺癌；②肺神经内分泌肿瘤（包括小细胞肺癌、大细胞神经内分泌癌、类癌等）；③鳞癌；④腺鳞癌；⑤大细胞癌；⑥肉瘤样癌；⑦唾液腺肿瘤；⑧其他和未分类的癌，如淋巴上皮样癌等。其中腺癌包括微浸润性腺癌和浸润性腺癌等，另外将非典型腺瘤样增生和原位腺癌统称为腺体前驱病变。

临床上通常分为两大类：非小细胞肺癌（non-small cell lung cancer，NSCLC）和小细胞肺癌（small cell lung cancer，SCLC）。由于小细胞肺癌在生物学行为、治疗、预后等方面与其他类型差别巨大，因此将小细胞肺癌以外的肺癌统称为非小细胞肺癌。

（1）非小细胞肺癌

1）腺癌：是最常见的肺癌。发病年龄较轻，女性相对多见。多数起源于较小的支气管上皮，常为周围型肺癌，少数亦可起源于大支气管。早期一般无明显临床症状，往往在胸部影像学检查时发现，表现为圆形或椭圆形分叶状肿块。一般生长较慢，但有时在早期即发现血行转移，淋巴转移则较晚发生。①微浸润性腺癌（microinvasive adenocarcinoma，MIA）：是以附壁型生长方式为主、直径 >0.5cm 且 ≤3.0cm、浸润灶最大径≤0.5cm 的孤立性腺癌。常见的细胞学类型为非黏液型，罕见黏液型。MIA 无肿瘤坏死、淋巴血管侵犯和胸膜侵犯等表现。②浸润性腺癌（invasive adenocarcinoma）：肿瘤浸润灶最大径 >0.5cm。按肿瘤主要的生长方式分类，包括附壁生长型、腺泡型、乳头型、微乳头型和实体型等组织学亚型，绝大多数为混合性组织学模式。

2）鳞状细胞癌（鳞癌）：病人年龄大多在 50 岁以上，男性占多数。大多起源于较大的支气管，常为中心型肺癌。鳞癌生长速度较缓慢，病程较长，对放射和化学疗法相对敏感。通常先经淋巴转移，血行转移发生较晚。

3）大细胞癌：此型肺癌较为少见，约半数起源于大支气管。细胞大，胞质丰富，胞核形态多样，排列不规则。大细胞分化程度低，常在发生脑转移后才被发现。预后不良。

（2）小细胞肺癌：约占 15%，多见于老年男性。一般起源于大支气管，大多为中心型肺癌。细胞形态与小淋巴细胞相似，形如燕麦穗粒，旧称燕麦细胞癌。小细胞癌恶性程度高，生长快，较早出现淋巴和血行广泛转移。对放射和化学疗法虽较敏感，但在各型肺癌中预后最差。

此外，少数肺癌病例同时存在不同类型的肿瘤组织，如腺癌内有鳞癌组织，鳞癌内有腺癌组织或鳞癌与小细胞癌并存。这一类肿瘤称为混合型肺癌。

2. 转移 肺癌的扩散和转移，有下列几种主要途径。

（1）直接扩散：肺癌形成后，肿瘤沿支气管壁并向支气管腔内生长，可以造成支气管部分或全部阻塞。肿瘤可直接扩散侵入邻近肺组织，病变穿越肺叶间裂侵入相邻的其他肺叶。肿瘤的中心部分可以坏死液化形成癌性空洞。此外，随着肿瘤不断地生长扩大，还可侵犯胸内其他组织器官。肿瘤可侵犯脏胸膜，继而侵犯壁胸膜，造成胸膜转移和播散。

（2）淋巴转移：是常见的扩散途径。小细胞癌在较早阶段即可经淋巴转移。鳞癌和腺癌也常经淋巴转移扩散。癌细胞经支气管和肺血管周围的淋巴管道，先侵入邻近的肺段或肺叶支气管周围的淋巴结，然后根据癌所在部位，到达肺门或隆突下淋巴结，或侵入纵隔和支气管淋巴结，最后累及锁骨上前斜角肌淋巴结和颈部淋巴结。纵隔和支气管以及颈部淋巴结转移一般发生在肺癌同侧，但也可以在对侧，即所谓交叉转移。肺癌侵入胸壁或膈肌后，可向腋下或上腹部主动脉旁淋巴结转移。

（3）血行转移：血行转移是肺癌的晚期表现。小细胞肺癌和腺癌的血行转移较鳞癌更为常见。通常癌细胞直接侵入肺静脉，然后经左心随着体循环血流而转移到全身各处器官和组织，常见的有肝、骨骼、脑、肾上腺等。

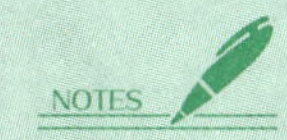

（三）临床表现

肺癌的临床表现与肿瘤的部位、大小、是否压迫或侵犯邻近器官以及有无转移等情况有着密切关系。早期肺癌特别是周围型肺癌往往无任何症状，大多在胸部X线或CT检查时发现。肿瘤在较大的支气管内长大后，常出现刺激性咳嗽，极易误认为上呼吸道感染。当肿瘤继续增大影响引流，继发肺部感染时，可以有脓性痰液，痰量也较前增多。另一个常见症状是血痰，通常为痰中带血点、血丝或断续的少量咯血，大量咯血则少见。中心型肺癌的病人，由于肿瘤造成较大的支气管不同程度的阻塞，发生阻塞性肺炎和肺不张，临床上出现胸闷、哮喘、气促、发热和胸痛等症状。

晚期肺癌压迫、侵犯邻近器官和组织，或发生远处转移时，可以产生下列征象：①压迫或侵犯膈神经，引起同侧膈肌麻痹。②压迫或侵犯喉返神经，引起声带麻痹、声音嘶哑。③压迫上腔静脉，引起面部、颈部、上肢和上胸部静脉怒张，皮下组织水肿，上肢静脉压升高。④侵犯胸膜，可引起胸膜腔积液，往往为血性、大量积液，可以引起气促；有时肿瘤侵犯胸膜及胸壁，可以引起持续性剧烈胸痛。⑤肿瘤侵入纵隔，压迫食管，可以引起吞咽困难。⑥肺上沟瘤，也称Pancoast肿瘤（Pancoast tumor），可以侵入纵隔和压迫位于胸廓上口的器官或组织，如第1肋骨、锁骨下动脉和静脉、臂丛神经、颈交感神经和脊椎等，产生剧烈胸肩痛、上肢静脉怒张、水肿、臂痛和上肢运动障碍，同侧上眼睑下垂、瞳孔缩小、眼球内陷、面部无汗等颈交感神经综合征（Horner综合征）。肺癌血行转移后，按累及的器官而产生不同症状。

少数肺癌病例，由于肿瘤产生内分泌物质，临床上呈现非转移性的全身症状：如骨关节病综合征（杵状指、骨关节痛、骨膜增生等）、Cushing综合征、重症肌无力、男性乳腺增大、多发性肌肉神经痛等。这些症状在切除肺癌后可能消失。

（四）诊断

早期诊断具有重要意义。只有在病变早期得到诊断和治疗，才能获得较好的疗效。为此，应当广泛进行防癌的宣传教育，劝阻吸烟，建立和健全肺癌防治网。对40岁以上人群，定期进行胸部X线或低剂量螺旋CT普查。中年以上久咳不愈或出现血痰，应提高警惕并作相应检查。如胸部X线检查发现肺部有肿块阴影时，应首先考虑到肺癌的诊断，应作进一步检查，不能轻易放弃肺癌的诊断或拖延时间，必要时应开胸探查。目前，80%的肺癌病例在明确诊断时已失去外科手术的机会，因此，如何提高早期诊断率是一个十分迫切的问题。诊断肺癌的主要方法如下。

1. X线和CT检查 大多数肺癌可以经胸部X线片和CT检查获得临床诊断。

中心型肺癌早期X线胸片可无异常征象。当肿瘤阻塞支气管，排痰不畅，远端肺组织发生感染，受累的肺段或肺叶出现肺炎征象。若支气管管腔被肿瘤完全阻塞，可产生相应的肺叶不张或一侧全肺不张（图32-6A）。当肿瘤发展到一定大小，可出现肺门阴影，由于肿块阴影常被纵隔组织影所遮盖，需作胸部CT检查才能显示清楚。

肿瘤侵犯邻近的肺组织和转移到肺门及纵隔淋巴结时，可见肺门区肿块，或纵隔阴影增宽，轮廓呈波浪形，肿块形态不规则，边缘不整齐，有时呈分叶状。纵隔转移淋巴结压迫膈神经时，可见膈肌抬高，透视可见膈肌反常运动。气管隆突下肿大的转移淋巴结，可使气管分叉角度增大，相邻的食管前壁，也可受到压迫。晚期病例还可看到胸膜腔积液或肋骨破坏。

CT可显示薄层横断面结构图像，避免病变与正常组织互相重叠，密度分辨率很高，可发现一般X线检查隐藏区（如肺尖、膈上、脊椎旁、心后、纵隔等处）的早期肺癌病变，对中心型肺癌的诊断有重要价值。CT可显示位于纵隔内的肿瘤阴影、支气管受侵的范围、肿瘤的淋巴结转移以及对肺血管和纵隔内器官组织侵犯的程度，并可作为制订中心型肺癌的手术或非手术治疗方案的重要依据。

周围型肺癌最常见的X线表现，为肺野周围孤立性圆形或椭圆形块影，直径从1~2cm到5~6cm或更大。块影轮廓不规则，可呈现小的分叶或切迹，边缘模糊毛糙，常显示细短的毛刺影（图32-7）。

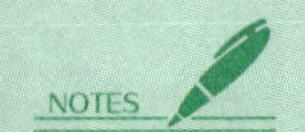

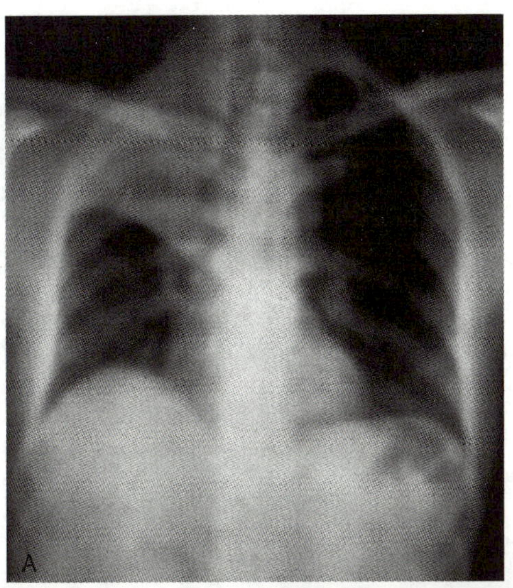

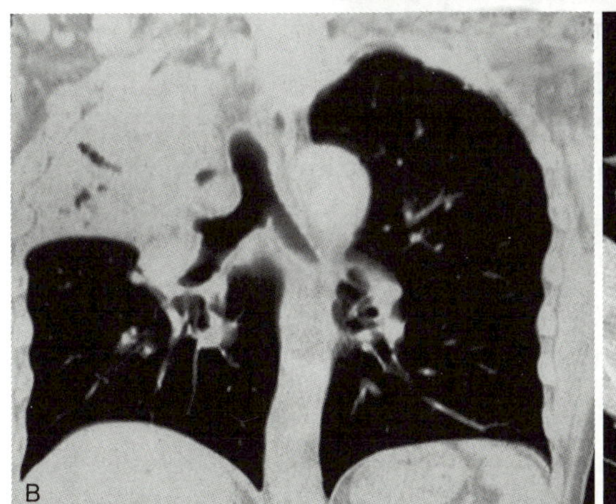

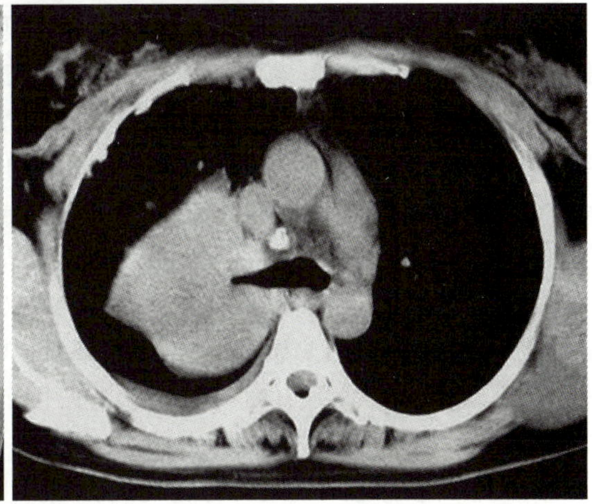

图 32-6 中心型肺癌

A. 右上叶中心型肺癌(肺不张);B. 右上叶肺癌(CT 示右上叶支气管阻塞)。

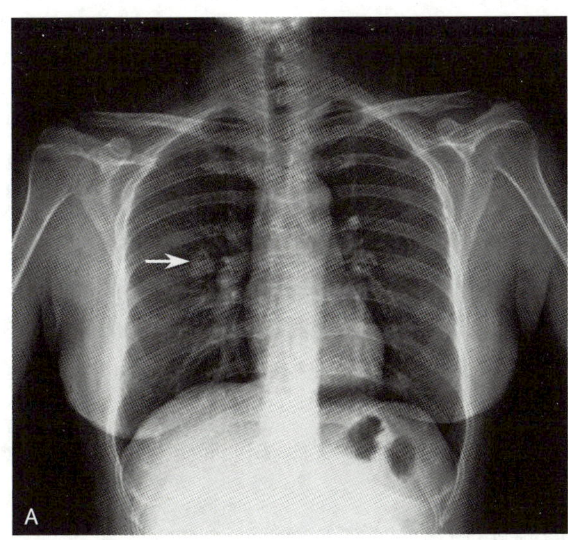

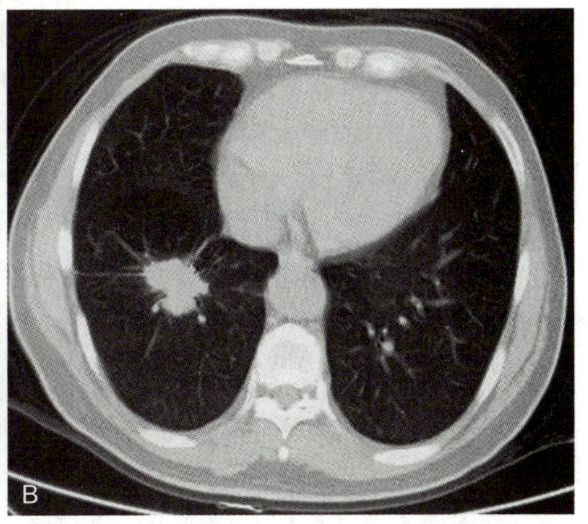

图 32-7 周围型肺癌

A. 右上叶周围型肺癌;B. 右上叶周围型肺癌(CT 示肿块)。

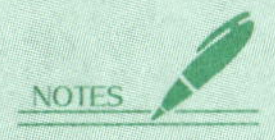

周围型肺癌长大阻塞支气管管腔后，可出现节段性肺炎或肺不张。肿瘤中心部分坏死液化，CT可示厚壁偏心性空洞，内壁凹凸不平，很少有明显的液平面（图 32-8）。

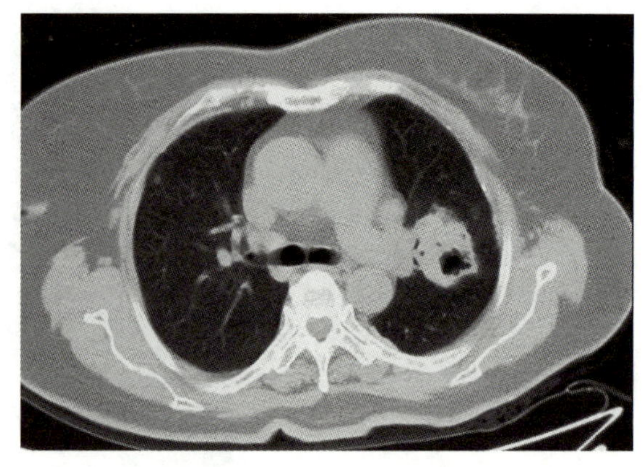

图 32-8 左上叶癌性偏心性空洞

高分辨率的薄层CT可清楚显示肺野中直径1cm以下的肿块阴影，因此可以发现一般胸部X线片容易遗漏的较早期周围型肺癌。对于周围型肺癌肺门及纵隔淋巴结转移的情况，是否侵犯胸膜、胸壁及其他脏器，少量的胸膜腔积液，肿瘤内部空洞情况等都可提供详细的信息。因此，CT检查已成为周围型肺癌诊疗中最重要的检查手段。近年来，由于CT的广泛应用，发现许多肺部小结节病灶和磨玻璃影（ground-glass opacity，GGO），其中有不少是早期肺腺癌。

2. **痰细胞学检查** 肺癌表面脱落的癌细胞可随痰液咳出。痰细胞学检查找到癌细胞，可以明确诊断，多数病例还可判别肺癌的病理类型。起源于较大支气管的中心型肺癌，特别是伴有血痰的病例，痰中找到癌细胞的机会更多。临床上对肺癌可能性较大者，应连续数日重复送痰液进行检查。

3. **纤维支气管镜检查** 对中心型肺癌诊断的阳性率较高，可在支气管内直接看到肿瘤，并可采取小块组织（或穿刺病变组织）作病理切片检查，亦可经支气管刷取肿瘤表面组织或吸取支气管内分泌物进行细胞学检查。

4. **纵隔镜检查** 可直接观察气管旁、隆突下及两侧支气管旁淋巴结情况，并可采取组织作病理切片检查，明确肺癌是否已转移到肺门和纵隔淋巴结，协助进行肺癌的分期。据报道，中心型肺癌，纵隔镜检查的灵敏度较高，为78%~90%。检查阳性者，一般说明病变范围广，多不宜手术治疗。

5. **超声引导下经支气管针吸活检术**（endobronchial ultrasound-guided transbronchial needle aspiration，EBUS-TBNA） 通过超声图像实时监视，利用专用的穿刺针进行穿刺活检。操作方便安全，并发症少，诊断率较高。可对纵隔或肺门淋巴结进行细针穿刺针吸活检，已广泛应用于肺癌分期。

6. **正电子发射断层显像**（PET） 利用^{18}F-氟代脱氧葡萄糖（^{18}F-FDG）作为示踪剂进行扫描显像。由于恶性肿瘤的糖酵解代谢高于正常细胞，^{18}F-FDG在肿瘤内聚集程度远高于正常组织，肺癌PET显像时表现为局部异常浓聚。可用于肺内结节和肿块的定性判断，并能显示纵隔淋巴结有无转移。近年来，将PET与CT结合为一种检查手段，称为PET/CT。目前，PET/CT是肺癌定性诊断和分期较为准确的无创检查，其诊断的灵敏度较高，但特异度有待提高。

7. **经胸壁穿刺活组织检查** 这个方法对周围型肺癌阳性率较高，但可能产生气胸、胸膜腔出血或感染，以及癌细胞沿针道播散等并发症，故应严格掌握检查适应证。

8. **转移病灶活组织检查** 晚期肺癌病人，已有锁骨上、颈部、腋下等处淋巴结转移或出现皮下转移结节者，可切取转移病灶组织作病理切片检查，或穿刺抽取组织作涂片检查，以明确诊断。

9. **胸腔积液检查** 抽取胸腔积液经离心处理后，取其沉淀作涂片检查，寻找癌细胞。

10. **开胸/胸腔镜探查** 肺部肿块经多种方法检查，仍未能明确病变的性质，而肺癌的可能性又不能排除时，如病人全身情况许可，应作开胸/胸腔镜探查术。术中可根据病变情况或活检结果，给予相应治疗，以免延误病情。

11. **血液肿瘤标志物检测** 目前常用于肺癌诊断的肿瘤标志物有癌胚抗原（CEA）、神经元特异性烯醇化酶（NSE）和细胞角蛋白片段CYFRA-2-11等。

12. **基因检测** 在取得肿瘤标本后进行基因检测，可以协助诊断及靶向治疗药物的选择。

（五）肺癌的分期和TNM分类

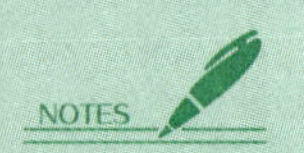

肺癌的分期对临床治疗方案的选择具有重要指导意义。世界卫生组织按照肿瘤的大小（T）、淋

巴结转移情况(N)和有无远处转移(M)将肺癌加以分类,为目前世界各国所采用,该分期适用于非小细胞肺癌和小细胞肺癌,以前小细胞肺癌所用的“局限期”和“广泛期”两分法已不适用。2025 年 1 月国际肺癌研究协会(LASLC)肺癌 TNM 分期(第 9 版)见表 32-2。

表 32-2 肺癌 TNM 分期(第 9 版)

T 分期	临床分期							
	N_0	N_1	N_2		N_3	M_{1a}+任何 N	M_{1b}+任何 N	M_{1c1-2}+任何 N
			N_{2a}	N_{2b}				
T_{1a}	ⅠA1	ⅡA	ⅡB	ⅢA	ⅢB	ⅣA	ⅣA	ⅣB
T_{1b}	ⅠA2	ⅡA	ⅡB	ⅢA	ⅢB	ⅣA	ⅣA	ⅣB
T_{1c}	ⅠA3	ⅡA	ⅡB	ⅢA	ⅢB	ⅣA	ⅣA	ⅣB
T_{2a}	ⅠB	ⅡB	ⅢA	ⅢB	ⅢB	ⅣA	ⅣA	ⅣB
T_{2b}	ⅡA	ⅡB	ⅢA	ⅢB	ⅢB	ⅣA	ⅣA	ⅣB
T_3	ⅡB	ⅢA	ⅢA	ⅢB	ⅢC	ⅣA	ⅣA	ⅣB
T_4	ⅢA	ⅢA	ⅢB	ⅢB	ⅢC	ⅣA	ⅣA	ⅣB

注:T 分期

T_X:未发现原发肿瘤,或者通过痰细胞学或支气管灌洗发现癌细胞,但影像学及支气管镜无法发现。

T_0:无原发肿瘤证据。

T_{is}:原位癌。

T_1:肿瘤最大径≤3cm,周围包绕肺组织及脏胸膜,支气管镜见肿瘤侵及叶支气管,未侵及主支气管。

$T_{1a(mi)}$:微浸润性腺癌;T_{1a}:肿瘤最大径≤1cm;T_{1b}:肿瘤最大径>1cm,≤2cm;T_{1c}:肿瘤最大径>2cm,≤3cm。

T_2:肿瘤最大径>3cm,≤5cm;侵及主支气管,但未侵及隆突;侵及脏胸膜;有阻塞性肺炎或部分或全肺不张。符合以上任何一个条件即归为 T_2。

T_{2a}:肿瘤最大径>3cm,≤4cm;T_{2b}:肿瘤最大径>4cm,≤5cm。

T_3:肿瘤最大径>5cm,≤7cm;侵及以下任何一个器官,包括:胸壁(包括肺上沟瘤)、膈神经、心包;原发肿瘤同一肺叶出现单个或多个独立的癌结节。符合以上任何一个条件即归为 T_3。

T_4:肿瘤最大径>7cm;无论大小,侵及以下任何一个器官,包括:纵隔、心脏、大血管、隆突、喉返神经、气管、食管、椎体、膈肌;原发肿瘤同侧不同肺叶出现单个或多个独立的癌结节。

N 分期

N_X:区域淋巴结无法评估。

N_0:无区域淋巴结转移。

N_1:同侧支气管周围和/或同侧肺门淋巴结以及肺内淋巴结有转移,包括直接侵犯而累及的。

N_2:同侧纵隔内和/或隆突下淋巴结转移。

N_{2a}:单站 N_2 淋巴结转移。

N_{2b}:多站 N_2 淋巴结转移。

N_3:对侧纵隔、对侧肺门、同侧或对侧斜角肌,或锁骨上淋巴结转移。

M 分期

M_X:远处转移不能被判定。

M_0:无远处转移。

M_1:远处转移。

M_{1a}:胸膜播散(恶性胸腔积液、心包积液或胸膜结节);对侧肺叶出现一个或多个独立的癌结节。

M_{1b}:胸腔外单个器官单发转移。

M_{1c}:胸腔外多处转移。

M_{1c1}:胸腔外单个器官多发转移。

M_{1c2}:胸腔外多个器官多发转移。

NOTES

（六）鉴别诊断

肺癌病例按肿瘤发生部位、病理类型和病程早晚等不同情况，在临床上可以有多种表现，易与下列疾病混淆。

1. 肺结核 ①肺结核球易与周围型肺癌混淆。肺结核球多见于青年，一般病程较长，发展缓慢。病变常位于上叶尖后段或下叶背段。在X线片上块影密度不均匀，可见到稀疏透光区和钙化点，肺内常另有散在性结核病灶。②粟粒性肺结核易与弥漫型细支气管肺泡癌混淆。粟粒性肺结核常见于青年，全身毒性症状明显，抗结核药物治疗可改善症状，病灶逐渐吸收。③肺门淋巴结结核在X线片上肺门块影可能误诊为中心型肺癌，肺门淋巴结结核多见于青少年，常有结核感染症状，很少有咯血。应当指出，肺癌可以与肺结核合并存在。两者的临床症状和X线征象相似而易被忽视，以致延误肺癌的早期诊断。

2. 肺部炎症 ①支气管肺炎：早期肺癌产生的阻塞性肺炎，易被误诊为支气管肺炎。支气管肺炎发病较急，感染症状比较明显。X线片表现为边界模糊的片状或斑点状阴影，密度不均匀，且不局限于1个肺段或肺叶。经抗生素药物治疗后，症状迅速消失，肺部病变吸收也较快。②肺脓肿：肺癌中央部分坏死液化形成癌性空洞时，X线片表现易与肺脓肿混淆。肺脓肿在急性期有明显感染症状，痰量多，呈脓性；X线片空洞壁较薄，内壁光滑，常有液平面，脓肿周围的肺组织或胸膜常有炎性变。支气管造影多可见空洞充盈，并常伴有支气管扩张。

3. 肺部其他肿瘤 ①良性肿瘤：如错构瘤、纤维瘤、软骨瘤等有时需与周围型肺癌鉴别。一般肺部良性肿瘤病程长，生长缓慢，临床上大多没有症状。X线片呈现接近圆形的块影，密度均匀，可以有钙化点，轮廓整齐，多无分叶状。②支气管腺瘤：是一种低度恶性的肿瘤。发病年龄比肺癌轻，女性发病率较高。临床表现可以与肺癌相似，常反复咳血。X线表现，有时也与肺癌相似。经支气管镜检查，诊断未能明确者应尽早行开胸探查术。

4. 纵隔淋巴瘤 可与中心型肺癌混淆。纵隔淋巴瘤生长迅速。临床上常有发热和其他部位表浅淋巴结肿大。在X线片上表现为两侧气管旁和肺门淋巴结肿大。对放射疗法高度敏感，小剂量照射后即可见到块影缩小。纵隔镜检查亦有助于明确诊断。

（七）治疗

肺癌的治疗方法主要有外科手术治疗、放射治疗、化学药物治疗、靶向治疗、免疫治疗等。小细胞肺癌和非小细胞肺癌在治疗原则有很大的不同。小细胞肺癌常在较早阶段就已发生远处转移，手术很难治愈，除早期（$T_{1\sim2}N_0M_0$）的病人适于手术治疗外，其他应以非手术治疗为主。而非小细胞肺癌则依据确诊时的TNM分期治疗，但大部分肺癌病人在明确诊断时因TNM分期晚已失去手术机会。因此，必须提高对肺癌的警惕性，早诊早治；此外，对现行的各种治疗方法必须恰当地联合应用，进行综合治疗，这样才有可能提高肺癌的治疗效果。

1. 手术治疗

（1）早期肺癌外科手术治疗通常能达到治愈效果。手术治疗的适应证是Ⅰ、Ⅱ期和部分经过选择的ⅢA期（如$T_3N_1M_0$）的非小细胞肺癌。已明确纵隔淋巴结转移（N_2）的病人，手术可考虑在（新辅助）化疗/放化疗后进行。ⅢB、ⅢC、Ⅳ期肺癌，手术不应列为主要的治疗手段。手术的目的是彻底切除肺部原发肿瘤病灶和局部及纵隔淋巴结，并尽可能保留健康的肺组织。肺切除术的范围，决定于病变的部位和大小。对周围型肺癌，一般施行解剖性肺叶切除术；对于非常早期的肺癌和耐受不良的病人，也可选择肺段切除术或楔形切除术。对中心型肺癌，一般施行肺叶或一侧全肺切除术。有的病例，肿瘤位于一个肺叶内，但已侵及局部主支气管或中间支气管，为了保留正常的邻近肺叶，避免作一侧全肺切除术，可以切除病变的肺叶及一段受累的支气管，再吻合支气管上下切端（图32-9），临床上称为支气管袖状肺叶切除术。如果相伴的肺动脉局部受侵，也可同时作部分切除，端端吻合，称为支气管肺动脉双袖状切除。肺切除的同时，应进行系统性肺门和纵隔淋巴结清扫术。

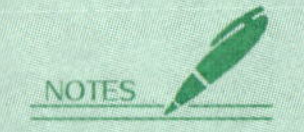

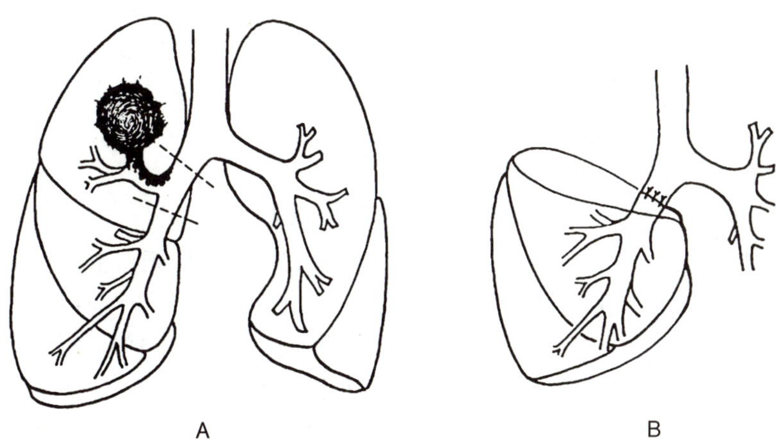

图 32-9 右上叶肺癌切除和支气管吻合术

A. 虚线示支气管切断处；B. 支气管吻合。

对于已侵犯胸膜、胸壁、心包、大血管或其他邻近器官组织（T_3、T_4）而淋巴结分期为 N_0 或 N_1 者，可根据情况（如能切除者）进行扩大的肺切除术，例如联合胸壁切除及重建术、心包部分切除术、胸膜剥脱术、左心房部分切除、大血管部分切除重建等手术，扩大肺癌切除手术的范围大、损伤重，故在病例选择方面应特别慎重。

（2）微创手术：近年来，以电视胸腔镜外科手术（VATS）为代表的胸部微创手术有了很大发展，广泛用于胸部肿瘤的诊断和治疗，是胸外科重大的技术革命。胸腔镜手术是通过使用现代化的摄像技术和创新的手术器械装备，在微小切口下完成胸内手术的微创胸外科新技术。摄像头将胸腔内的情况投射到外置显示器，手术视野根据需要可以调整大小。术者多位于病人腹侧操作，助手站在背侧帮助牵引显露，扶镜手站在腹侧或者背侧均可。与传统开胸手术相比，胸腔镜手术一般仅在胸壁上做1~3 个长 1~4cm 的小切口即可完成手术，且无须撑开肋骨。目前对于Ⅰ期非小细胞肺癌，电视胸腔镜肺叶切除加淋巴结清扫术已成为首选的手术方式，该术式损伤小，疼痛轻，恢复快，近、远期疗效与传统手术相当。

（3）治疗结果：Ⅰ期非小细胞肺癌接受根治性手术治疗后，5 年生存率可达 70% 以上。ⅡA、ⅡB 期及ⅢA 期的 5 年生存率分别为 65%、56% 及 41%。据统计，我国目前的肺癌手术切除率为 85%~97%，术后 30 天死亡率在 2% 以下，总的 5 年生存率为 30%~40%。影响远期疗效的主要因素有：肿瘤的病理类型，肿瘤的大小和侵犯范围，有无淋巴结转移，手术方式，支气管切缘是否有癌残留，年龄以及病人的全身情况和免疫状态等。

（4）禁忌证：①广泛远处转移，如脑、骨、肝等多器官转移；②心、肺、肝、肾功能不全，全身情况差的病人；③广泛肺门、纵隔淋巴结转移，无法清除者；④严重侵犯周围器官及组织，估计切除困难者；⑤胸外淋巴结转移，如锁骨上淋巴结（N_3）转移等，是否行肺切除，应慎重考虑。

2. 放射治疗 是局部消灭肺癌病灶的一种手段。在各种类型的肺癌中，小细胞肺癌对放射疗法敏感性较高，鳞癌次之，腺癌和细支气管肺泡癌最低。对有纵隔淋巴结转移的肺癌，全剂量放射治疗联合化疗是主要的治疗模式；对有远处转移的肺癌，放射治疗仅用于对症治疗，是姑息治疗方法。一些早期肺癌病人，因高龄或心肺等重要器官不能耐受手术者，放射治疗也可作为一种局部治疗手段。手术后的放射治疗用于处理术后的切缘残留或局部晚期的病例。放射治疗也可用于控制肺癌的症状，伴有阻塞性肺炎、肺不张、上腔静脉阻塞综合征或骨转移引起剧烈疼痛以及肿瘤复发者，也可进行姑息性放射疗法，以减轻症状。

3. 化学治疗 化学治疗为全身治疗的一种方法。临床上可以单独应用于晚期肺癌病例，以缓解症状，延长生存时间，或与手术、放射等疗法综合应用，以防止肿瘤转移复发，提高治愈率。肺癌的化

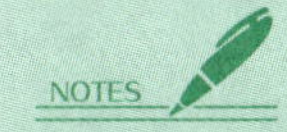

学治疗可分为新辅助化疗（术前化疗）、辅助化疗（术后化疗）和系统性化疗。标准化疗方案是下列药物之一与铂类药（顺铂或卡铂）的两药联合方案，包括紫杉醇、吉西他滨、多西紫杉醇、培美曲塞、依托泊苷、拓扑替康等。方案的选择取决于病理类型和病人情况。身体耐受差也可选择单药化疗。临床应用时，应掌握药物的性能和剂量，并密切观察副作用。出现骨髓造血功能抑制、严重胃肠道反应等情况时要及时调整药物剂量或暂缓给药。

4. 靶向治疗 针对肿瘤特有的基因异常进行的治疗称为靶向治疗。它针对性强，对特定基因异常的肿瘤具有较好的疗效且副作用轻。目前，在肺癌领域得到应用的靶点主要有表皮生长因子受体（EGFR）和间变淋巴瘤激酶（ALK）等。对于中国病人，最重要的靶向治疗药物是EGFR的小分子抑制剂，如吉非替尼（gefitinib）、厄洛替尼（erlotinib）、奥希替尼（osimertinib）等。对于携带*EGFR*基因突变的肿瘤，EGFR抑制剂治疗的有效率和疾病控制时间远高于传统化疗。东亚肺腺癌病人中，特别是女性和非吸烟者，*EGFR*基因突变比例超过50%，高于其他人群。因此，针对*EGFR*基因突变的靶向药物对中国的肺癌病人意义重大。

5. 免疫治疗 近年来，免疫检查点抑制剂的治疗发展迅速。程序性死亡受体1（programmed death 1，PD-1）/程序性死亡受体-配体1（programmed death-ligand 1，PD-L1）免疫抑制剂通过阻断PD-1/PD-L1信号通路，重新激活T细胞，增强免疫应答反应，加强对肿瘤的控制，提高了晚期肺癌的5年生存率。

6. 中医药治疗 按病人临床症状、脉象、舌苔等表现，应用辨证论治法则治疗肺癌，一部分病人的症状可得到改善，生存期延长。

三、肺转移性肿瘤

原发于身体其他部位的恶性肿瘤，转移到肺的相当多见。据统计，在死于恶性肿瘤的病例中20%~30%有肺转移。原发恶性肿瘤常来自胃肠道、泌尿生殖系统、肝、甲状腺、乳腺、骨等器官。恶性肿瘤发生肺转移的时间早晚不一，大多数病例在原发肿瘤出现后3年内转移。有的病例可以在原发肿瘤治疗后5年、10年以上才发生肺转移。少数病例，则在查出原发癌之前，先发现肺转移病变。多数病例为多发性、大小不一、密度均匀、轮廓清楚的圆形转移病灶。少数病例，肺内只有单个转移病灶，X线片表现与周围型肺癌相似。

（一）临床表现

大多数没有明显的临床症状，一般在随访原发肿瘤的病人中，进行胸部X线检查时始被发现。少数病例可以有咳嗽、血痰、发热和呼吸困难等症状。

（二）诊断

根据肺部X线片表现，结合原发恶性肿瘤的诊断或病史，一般可诊断肺转移性肿瘤。

痰细胞学检查，阳性率很低。支气管镜检查，对诊断无帮助。单个肺转移性肿瘤，很难与原发性周围型肺癌相区别。

（三）治疗

肺部转移性肿瘤一般是恶性肿瘤的晚期表现。两侧肺出现广泛散在转移的病人，无外科手术适应证。但对符合以下条件的病人，可以进行手术治疗，以延长病人的生存期：①原发肿瘤已得到比较彻底的治疗或控制，局部无复发；身体其他部位没有转移。②肺部只有单个转移；或虽有几个转移病变，但均局限在一个肺叶或一侧肺内；或肺转移瘤虽为两侧和多个，但估计可以作局限性肺切除术治疗。③病人的全身情况、心肺功能良好。

手术方法应根据情况选择肺楔形切除术、肺段切除术、肺叶切除术或非典型的局限性肺切除术；甚至经胸骨正中或分两期行双侧肺转移瘤切除术；或用超声刀协助作局限性肺切除术；或冷冻切除术。由于肺转移瘤手术达到根治目的较为困难，因而一般不作全肺切除术，对需作全肺切除术的病人应特别慎重。

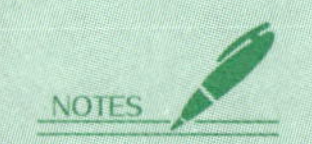

肺部单发性转移瘤病例手术切除术后5年生存率约30%；多发性转移瘤手术后也可达20%左右。若原发肿瘤恶性度较低，发生肺转移时间较晚，手术治疗效果更好。

第六节 气管支气管肿瘤

一、气管支气管良性肿瘤

气管支气管的各种组织都可以发生良性肿瘤，通常发生于后壁的膜部。气管支气管良性肿瘤比较少见，临床上较常见的有乳头状瘤、错构瘤、软骨瘤、纤维瘤、平滑肌瘤、血管瘤和脂肪瘤等。

临床表现亦取决于肿瘤位置及大小，治疗方法主要是通过硬质气管镜及纤维支气管镜摘除肿瘤。

二、气管支气管恶性肿瘤

气管支气管恶性肿瘤主要包括气管鳞状细胞癌、支气管类癌、腺样囊性癌、黏液表皮样癌等，腺样囊性癌、黏液表皮样癌统称为支气管腺瘤，起源于支气管或气管黏膜腺体。男女之比约为1∶2。肿瘤生长缓慢，但可浸润扩展至邻近组织，发生淋巴结转移，甚至血行转移，因此应认为是一种低度恶性肿瘤。

(一) 分类

1. 气管鳞状细胞癌 男女比例大约是(3~4)∶1，与肺鳞状细胞癌的年龄分布相似，各个部位的气管都可以发生，且多发生在气管后壁的膜部。多数病人有吸烟史，亦可同时伴发原发性喉癌或肺癌。

2. 支气管类癌(carcinoid of bronchus) 是最常见的支气管腺瘤，起源于支气管壁黏膜分泌腺的嗜银细胞，电镜检查显示类癌细胞含有神经分泌颗粒。肿瘤突入支气管腔，质软，血管丰富，易出血，呈暗红色或红色，可带蒂或无蒂，表面有完整的黏膜覆盖。有的肿瘤部分在支气管内，另一部分向支气管壁外生长达肺组织内而呈哑铃状。一般与周围组织分界清楚或具有包膜。

3. 腺样囊性癌(adenoid cystic carcinoma) 亦称圆柱形腺瘤。起源于腺管或黏膜分泌腺。腺样囊性癌常发生在气管下段或主支气管根部，恶性程度较高，常侵入邻近组织，偶有淋巴结和远处转移。肿瘤突入气管或支气管腔内，呈粉红色，表面黏膜完整。

4. 黏液表皮样癌(mucoepidermoid carcinoma) 最少见。起源于肺叶支气管或主支气管黏膜分泌腺。恶性程度高低不一，大多数为低度恶性，常呈息肉样，表面黏膜完整。

(二) 临床表现

主要取决于肿瘤大小及位置，常见的症状为咳嗽、咯血或支气管阻塞引起的哮鸣、呼吸困难、反复呼吸道感染或肺不张。支气管类癌病例，有时有阵发性面部潮红、水肿、肠蠕动增加、腹泻、心悸、皮肤发痒等类癌综合征。

(三) 诊断

胸部X线片可以显示肿瘤阴影，或肿瘤引起的支气管阻塞征象。但局限在支气管壁内较小的肿瘤，X线检查可能阴性，CT或MRI有助于诊断。腺瘤生长缓慢，有的病例症状出现多年后，才能明确诊断。

支气管镜检查是重要的诊断方法，可直接观察到绝大多数气管支气管肿瘤。由于肿瘤血管丰富，容易出血，进行支气管镜检查时，做活组织检查需谨慎，以免导致大量咯血。

(四) 治疗

尚未发生远处转移，应在明确诊断后进行手术治疗，彻底切除肿瘤。发生于肺叶支气管的肿瘤，通常作肺叶切除术。发生于主支气管或气管的肿瘤，为了尽量保留正常肺组织，可以作气管或支气管

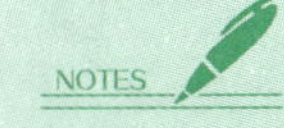

袖状切除术，切除含有肿瘤的一段支气管或气管，作对端吻合术。局限于支气管壁的肿瘤，也可以切开支气管，摘除全部肿瘤后，再修复支气管。

全身情况禁忌手术或已有转移的病人，可施行放射治疗或药物治疗。

（王　俊）

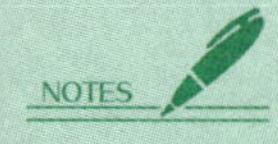

第三十三章

食管疾病

扫码获取
数字内容

第一节　概　　述

食管（esophagus）是一长管状的肌性器官，上起于咽食管括约肌，下止于食管胃结合部，成人食管长25~30cm，门齿距食管入口约15cm。食管有3个生理狭窄，即咽部、食管与左主支气管交叉处及膈肌食管裂孔处。根据美国癌症联合会（AJCC）第8版的食管分段方法，将食管全长分为四段：从食管入口至胸骨切迹为颈段；胸骨切迹至奇静脉弓下缘水平为上胸段；奇静脉弓下缘至下肺静脉下缘为中胸段；下肺静脉下缘至胃，包括食管胃结合部为下胸段。病变部位由其中心确定。

食管壁全层厚约4mm，自管腔向外为黏膜、黏膜下、肌层和外膜。食管肌层由横纹肌和平滑肌构成，食管上1/3多为骨骼肌，胸段食管逐渐由骨骼肌向平滑肌转换，至食管裂孔以下则多为平滑肌，因而食管平滑肌瘤多见于下段。食管外膜仅为疏松结缔组织，这给食管吻合手术带来一定的困难。食管血供呈节段性，颈段食管主要由甲状腺下动脉分支供血，胸上段食管来自主动脉弓发出的支气管动脉的食管分支，胸中、下段食管接受胸主动脉起始部食管固有动脉及肋间动脉分支，食管胃结合部由胃左动脉、胃后动脉及膈动脉分支供给。食管有丰富的黏膜及黏膜下淋巴网，黏膜下淋巴管多纵形走行一定的距离后垂直方向通过肌层引流至食管旁淋巴结或直接注入胸导管，而肌层的淋巴多直接引流至食管旁淋巴结。颈及上胸段食管淋巴引流至颈淋巴结，部分注入锁骨上淋巴结，胸段食管注入气管旁、食管旁淋巴结，下段食管注入腹腔淋巴结。食管存在两个括约肌，即食管上括约肌，亦称咽括约肌，主要由环咽肌组成，长约4cm，相当于第五至第六颈椎之间，距门齿约15cm，静息压力为35mmHg。食管末端括约肌为一功能性括约肌，并无解剖括约肌存在，但在食管胃结合部有一高压区，静息压力为13~30mmHg，明显高于食管腔内和胃内压。静息状态下，括约肌一般处于关闭状态，避免胃内容物反流。食管的主要功能是将食物迅速输送入胃内。

无论是器质性或功能性的食管疾病，吞咽困难是最突出的症状，其他症状为胸骨后烧灼感、疼痛、呕吐及呕血等，而体格检查多无阳性发现。

第二节　贲门失弛缓症

贲门失弛缓症（achalasia）是最常见的食管功能性疾病，其主要特征是食管蠕动的缺失以及食管下括约肌的松弛缺陷。以往认为该疾病是由食管痉挛所致，故将其称为贲门痉挛（cardiospasm）。

（一）病因及病理

贲门失弛缓症的病因尚不清楚，一般认为与食管肌层内Auerbach神经节细胞变性、减少或缺乏以及副交感神经分布缺陷有关。食管壁蠕动和张力减弱，食管末端括约肌不能松弛，食物滞留食管腔内，逐渐导致食管扩张甚至弯曲。食物滞留可继发食管炎及溃疡，在此基础可发生癌变，其癌变率为2%~7%。

（二）临床表现及诊断

贲门失弛缓症多见于20~50岁青壮年，病程多较长。主要症状为吞咽困难，常间歇性发作，与精神因素及进食生冷食物有关。食物反流、误吸可引起反复发作的肺炎、气管炎，甚至支气管扩张或肺脓肿。严重者可致营养不良,部分病人感胸骨后或季肋部疼痛。

钡剂造影见食管扩张,食管蠕动减弱,食管末端狭窄呈鸟嘴状,狭窄部黏膜光滑。Henderson 等将食管扩张分为三级:Ⅰ级(轻度),食管直径小于 4cm;Ⅱ级(中度),食管直径 4~6cm;Ⅲ级(重度),食管直径大于 6cm,甚至弯曲呈 "S" 形。食管动力学检测是诊断贲门失弛缓症的重要标准,可表现为食管平滑肌蠕动缺失、食管下段括约肌松弛不全以及食管下段括约肌静息压的升高。食管镜检查是排除食管胃结合部肿瘤等假性贲门失弛缓症的重要手段,可见食管扩张,有食物和液体潴留,贲门部闭合,但食管镜可通过。

(三) 治疗

1. 药物治疗 轻度病人可服用解痉或镇静剂治疗,部分病人症状可缓解。

2. 扩张治疗 药物治疗效果不佳者,可试行食管扩张治疗,食管扩张包括气囊、水囊、钡囊及其他机械扩张方法,但扩张有食管穿孔、出血等并发症,且需反复治疗。

3. 肉毒杆菌毒素注射治疗 年龄大,不愿意接受手术治疗的病人可采用食管括约肌肉毒杆菌毒素注射治疗,其有效率为 75%~90%,疗效一般维持 1.5 年左右。

4. 手术治疗 对中、重度及食管扩张治疗效果不佳的病人应行手术治疗。经胸或经腹食管肌层切开术(Heller 手术)仍是目前最常用的术式,开放手术和腔镜手术均可采用。由于食管肌层切开术后往往合并反流性食管炎,因而腹腔镜下的食管肌层切开附加抗反流的胃底折叠手术逐渐成为首选。

5. 经口内镜下肌层切开术(peroral endoscopic myotomy,POEM) 是一种通过隧道内镜技术进行肌层切开的微创技术。2008 年被首次应用于贲门失弛缓症的临床治疗,取得较好疗效。目前已成为贲门失弛缓症的首选治疗方法之一。POEM 属于自然腔道手术,治疗过程中相对保持了解剖结构与功能的完整性,对病人术后生活质量影响较小。

第三节 损伤性食管狭窄

(一) 病因及病理

损伤性食管狭窄(traumatic esophageal stenosis)可由食管外伤、医源性损伤以及放射线治疗引起,但最常见的原因为吞服强酸、强碱等引起的食管化学性腐蚀伤。强碱对食管损伤严重,可使蛋白溶解、脂肪皂化、组织脱水,并在溶解同时产生大量热量,加重组织损害。酸性腐蚀剂则使蛋白发生凝固性坏死,损伤一般较表浅,因胃内为酸性环境,故对胃损伤严重。若腐蚀剂浓度低而吞服量少时,仅引起食管黏膜表浅损伤,愈合后不形成瘢痕狭窄;若腐蚀剂浓度高且吞服量多时,损伤深达肌层,则愈合后必然引起瘢痕狭窄。

(二) 临床表现及诊断

食管狭窄的主要症状为吞咽困难。若为腐蚀伤所致的吞咽困难,在伤后 10 天左右随着炎症、水肿消退而减轻。若灼伤严重,随着瘢痕增生及收缩,形成瘢痕狭窄,病人再度出现逐渐加重的吞咽困难,严重者流质饮食及唾液均不能下咽,可出现消瘦及贫血。儿童将影响生长发育。

根据内镜检查可将食管腐蚀伤分为三度。Ⅰ度:伤及黏膜或黏膜下层,有黏膜充血、水肿及轻度上皮脱落,预后好,无后遗症;Ⅱ度:损伤超过黏膜下层并侵及肌层,除充血、水肿、表面坏死、溃疡及纤维蛋白渗出外,食管蠕动变差,大多形成瘢痕狭窄;Ⅲ度:累及食管全层及周围组织,严重者可致食管穿孔,形成纵隔炎,可因出血、败血症、休克而死亡,幸存者可产生严重瘢痕狭窄。瘢痕形成多在伤后 3 周左右开始,逐渐加重,6 个月后大多稳定。食管异物或医源性损伤所致食管瘢痕狭窄多较局限。

X 线食管吞钡检查可显示食管狭窄部位、程度和长度。腐蚀伤所引起的食管狭窄一般边缘不规则,范围广泛及管腔粗细不均。其他原因引起的狭窄多较局限,呈环状或节段性狭窄。严重狭窄病例,由于钡剂不易通过而难以了解狭窄远端情况,可吞服碘对比剂检查,除食管完全闭锁者外,对显示严重食管狭窄有一定帮助。为进一步了解食管狭窄上方情况和排除恶性变,可行内镜检查。

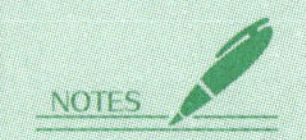

(三) 治疗

1. 急诊处理 对吞服腐蚀剂后立即就诊的病人,可根据吞服腐蚀剂类型、浓度及剂量,初步判断损伤严重程度,严重者给予静脉输液、镇静、镇痛,如有喉水肿应作气管切开。可给病人饮用少量水或牛奶稀释,量不宜过多,否则可诱发呕吐,加重损伤。现不主张用相应的弱酸或弱碱液中和,因中和可产生气体及热量而加重损伤。对较重的病人应置鼻胃管,除用作饲食和给药外,尚可起支撑作用,防止食管闭锁。对食管坏死或穿孔病例,应急诊食管切除、颈部食管外置,胃造口饲食,二期行食管重建。

2. 瘢痕狭窄的预防 食管腐蚀伤后早期可采用药物、食管扩张及食管支架支撑等方法治疗。常用药物为糖皮质激素和广谱抗生素。食管扩张可在损伤后10天左右开始,每周一次,逐渐延长至每月一次,一般扩张需半年至一年。操作需仔细轻柔,探条逐渐加大,以免引起食管穿孔。

3. 瘢痕狭窄的手术治疗 严重食管瘢痕狭窄需行手术治疗,如为食管腐蚀伤,则应在伤后6个月,病变稳定后手术。局限性瘢痕狭窄可作成形手术,广泛性食管狭窄病例则需行食管重建,常用手术方法有:①结肠代食管术:经腹切取带血管蒂的结肠通过胸骨后隧道(狭窄胸段食管旷置)或经原食管床(切除狭窄段食管)近端与颈部食管或下咽吻合,远端与胃吻合。②食管胃吻合术:经胸切除食管,于颈部或胸内行食管胃吻合。

第四节 食管肿瘤

一、食管良性肿瘤

食管良性肿瘤(benign tumor of the esophagus)较少见,按肿瘤形态学可分为腔内型、黏膜下型及壁间型。

腔内型以息肉及乳头状瘤为常见。乳头状瘤以食管下段多见,表面为鳞状上皮覆盖,可有糜烂和出血,因其有恶变倾向,应手术治疗。息肉大多有蒂,小的息肉可以通过内镜切除,较大者需经胸切除。

黏膜下型有血管瘤及颗粒细胞瘤。食管血管瘤较少见,常位于黏膜下,呈深紫红色团状,偶呈息肉样瘤。按显微镜下结构,可分为毛细血管瘤、海绵状血管瘤及混合型血管瘤。病变小可行内镜下局部切除,较大的血管瘤需开胸手术。颗粒细胞瘤位于黏膜下呈结节状,与肌肉不能分离,食管镜检见正常黏膜下质硬的白色区域,需手术切除。

食管平滑肌瘤为壁间型,临床最为常见,约占食管良性肿瘤的70%。病人年龄多在20~50岁,90%位于食管中下段。肿瘤多为单发,多发仅占2%~3%。肿瘤呈圆形、椭圆形或马蹄形,多有完整包膜,质硬,呈灰白色。由于食管平滑肌瘤生长缓慢,主要向管腔外生长,临床症状不明显,多因其他疾病检查时发现。肿瘤增大到一定程度会出现吞咽困难,但多为轻度。本病的诊断方法有X线食管吞钡和纤维食管镜检查。食管吞钡可见平滑的半球形或新月形充盈缺损,管壁柔软,肿瘤处黏膜皱襞可以增宽或消失,但无中断。纤维食管镜检查可见黏膜外肿瘤突向食管腔内,黏膜正常,内镜顶端轻触肿瘤部,黏膜外有肿物感。因系黏膜外肿瘤,慎行活检,以免因黏膜损伤给手术摘除肿瘤带来困难。超声内镜检查可以探及肿块的部位、形态、密度等,对平滑肌瘤的诊断有鉴别意义。食管平滑肌瘤以手术治疗为主。胸腔镜下的黏膜外肿瘤摘除最为常用,术中应注意勿损伤黏膜。对于较小的肿瘤亦可通过内镜隧道技术进行内镜下摘除,而巨大平滑肌瘤或合并有溃疡时,则可行平滑肌瘤及食管切除、胃代食管术。不能耐受手术者应定期随访。

二、食管癌

(一) 流行病学

食管癌(esophageal carcinoma)是人类常见的恶性肿瘤。2020年最新统计,全世界每年大约有54

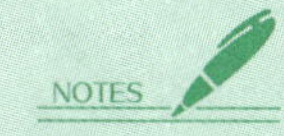

万余人死于食管癌，我国每年因食管癌死亡的人数约占世界食管癌死亡人数的 50%。食管癌的发病率有明显的地域差异，高发地区食管癌的发病率可高达 150/10 万以上，低发地区则只在 3/10 万左右。国外以中亚、非洲、法国北部和中南美为高发。我国以太行山地区、秦岭东部地区、大别山区、四川北部地区、闽南和广东潮汕地区、苏北地区为高发区。近年来采取了一些预防措施，高发区食管癌的发病率有所下降。

（二）病因

食管癌的病因尚不完全清楚，但下列因素与食管癌的发病有关。

1. 遗传因素和基因 食管癌具有较显著的家族聚集现象，在食管癌高发家族中，染色体数目及结构异常者显著增多。食管癌的发生可能涉及多个癌基因（如 *C-myc*、*EGFR*、*int-2* 等）的激活和抑癌基因（如 *p53*）的失活。

2. 亚硝胺及真菌 亚硝胺类化合物具有致癌性，可能诱发食管鳞癌。一些真菌可将硝酸盐还原为亚硝酸盐，促进二级胺的形成，少数真菌可合成亚硝胺。

3. 营养不良及微量元素缺乏 在亚洲和非洲食管癌高发区调查发现，大多数居民所进食物缺乏动物蛋白质及维生素 B_1、维生素 B_2、维生素 A 和维生素 C。维生素 A 及维生素 B_2 缺乏与上皮增生有关，维生素 C 可阻断亚硝胺的作用。食物中微量元素，如铜、锰、铁、锌含量较低，亦与食管癌的发生有关。

4. 饮食习惯 食管癌与食物粗糙、食物过热、进食过快有关，这些因素可致食管上皮损伤，增加了对致癌物易感性。长期饮酒及吸烟者食管癌的发生率明显升高。

5. 其他因素 食管黏膜损伤、慢性炎症亦与食管癌发病有关，如食管腐蚀伤、反流性食管炎、贲门失弛缓症、Barrett 食管等均有癌变的危险。

（三）病理

我国食管癌绝大多数为鳞状细胞癌，占 95% 以上。真正发生在贲门齿状线以上的食管腺癌甚为少见，偶可见未分化小细胞癌。西方国家以食管下段腺癌多见。食管癌以中胸段最多，其次为下胸段及上胸段。早期食管癌大体分型有五种：隐伏型、糜烂型、斑块型、乳头型及隆起型，这些类型的病变均局限于黏膜表面或黏膜下层。隐伏型为原位癌，侵及上皮全层；糜烂型大多限于黏膜固有层；斑块型则半数以上侵及黏膜肌层及黏膜下层。中晚期食管癌可分为五型：①髓质型：最常见，约占临床病例 60%，肿瘤侵及食管全层，向食管腔内外生长。呈中重度梗阻，食管造影可见充盈缺损及狭窄，可伴有肿瘤的软组织阴影。②蕈伞型：约占 15%，肿瘤向管腔内突出，如蘑菇状，梗阻症状多较轻，食管造影见食管肿块上下缘形成圆形隆起的充盈缺损。③溃疡型：约占 10%，肿瘤形成凹陷的溃疡，侵及部分食管壁并向管壁外层生长，梗阻症状轻，X 线造影可见溃疡龛影。④缩窄型：约占 10%，肿瘤呈环形或短管形狭窄，狭窄上方食管明显扩张。⑤腔内型：较少见，占 2%~5%，肿瘤呈息肉样向食管腔内突出。

（四）食管癌的扩散及转移

1. 食管壁内扩散 食管黏膜及黏膜下层有丰富的淋巴管相互交通，尤其以纵向交通为主，癌细胞可沿淋巴管向上下扩散。肿瘤的显微扩散范围大于肉眼所见，因此手术应切除足够长度，以免残留癌组织。

2. 直接扩散 肿瘤直接向四周扩散，穿透肌层及外膜，侵及邻近组织和器官。

3. 淋巴转移 是食管癌最主要的转移途径。上段食管癌常转移至锁骨上及颈淋巴结，中下段则多转移至气管旁、食管旁、贲门及胃左动脉旁淋巴结。但各段均可向上端或下端转移。

4. 血运转移 相对较少见，主要向肝、肺、肾、肋骨、脊柱等转移。

（五）临床表现

早期症状多不明显，偶有吞咽食物哽噎、停滞或异物感，胸骨后闷胀或疼痛。这些症状可反复出现，间歇期可无症状。

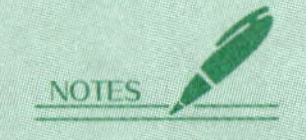

中晚期症状主要是进行性吞咽困难，先是进普食困难，继之半流质，最后流质及唾液亦下咽困难，可伴有食物反流、呕吐。随着肿瘤发展出现相应的晚期症状：持续而严重的胸背疼痛为肿瘤外侵的表现；肿瘤累及气管、支气管可出现刺激性咳嗽；形成食管气管瘘，或因高度梗阻致食物反流入呼吸道，可引起进食呛咳及肺部感染；侵及喉返神经出现声音嘶哑；穿透大血管可出现致死性大呕血。

（六）诊断

对吞咽困难的病人，特别是40岁以上者，除非已证实为良性病变，否则应多次检查和定期复查，以免漏诊及误诊。主要的检查方法如下。

1. 食管吞钡造影 早期食管癌的X线表现为局限性食管黏膜皱襞增粗、中断，小的充盈缺损及龛影。中晚期则为不规则的充盈缺损或龛影，病变段食管僵硬、成角及食管轴移位。肿瘤巨大时，可出现软组织块影。严重狭窄病例，近端食管扩张。

2. 食管镜及超声内镜 纤维食管镜检查可直接观察病变形态和病变部位，采取组织行病理检查。早期病变在内镜下肉眼难以区别时，可采用1%~2%甲苯胺蓝或3%~5% Lugol碘液行食管黏膜染色。超声内镜检查尚可判断肿瘤侵犯深度，食管周围组织及结构有无受累，以及局部淋巴结转移情况。近年来，放大内镜技术以及窄光谱（narrow banding imaging）在食管早期肿瘤的诊断方面取得较大进步。

3. 气管镜 肿瘤在隆突以上应行气管镜检查，以排除肿瘤对气管的侵犯。

4. 胸、腹CT 能显示食管癌向管腔外扩展的范围及淋巴结转移情况，为判断能否手术切除提供帮助。

5. PET/CT及MRI 在食管癌的临床分期和治疗后的再分期上更具优势。

除明确食管癌的诊断外，应进行临床分期，以便了解病情、设计治疗方案及评判治疗效果。近年来，由于新辅助治疗的广泛应用，AJCC 2015年推出的第8版食管癌分期，除保持以往将鳞癌和腺癌分开分期外，将鳞癌的分期细化为临床分期（cTNM）、病理分期（pTNM）以及治疗后分期（ypTNM）（表33-1~表33-3）。

表33-1 食管鳞癌TNM临床分期（cTNM）

		N_0	N_1	N_2	N_3	M_1
T_{is}	0					
T_1		Ⅰ	Ⅰ	Ⅲ	ⅣA	ⅣB
T_2		Ⅱ	Ⅱ	Ⅲ	ⅣA	ⅣB
T_3		Ⅱ	Ⅲ	Ⅲ	ⅣA	ⅣB
T_{4a}		ⅣA	ⅣA	ⅣA	ⅣA	ⅣB
T_{4b}		ⅣA	ⅣA	ⅣA	ⅣA	ⅣB

表33-2 食管鳞癌的TNM病理分期（pTNM）

			N_0		N_1	N_2	N_3	M_1
			L	U/M				
T_{is}		0						
T_{1a}	G_1		ⅠA	ⅠA	ⅡB	ⅢA	ⅣA	ⅣB
	$G_{2\sim3}$		ⅠB	ⅠB				
T_{1b}			ⅠB		ⅡB	ⅢA	ⅣA	ⅣB
T_2	G_1		ⅠB	ⅠB	ⅢA	ⅢB	ⅣA	ⅣB
	$G_{2\sim3}$		ⅡA	ⅡA				

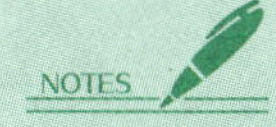

续表

		N_0		N_1	N_2	N_3	M_1
		L	U/M				
T_3	G_1	ⅡA	ⅡA	ⅢB	ⅢB	ⅣA	ⅣB
	$G_{2\sim3}$	ⅡA	ⅡB				
T_{4a}		ⅢB		ⅢB	ⅣA	ⅣA	ⅣB
T_{4b}		ⅣA		ⅣA	ⅣA	ⅣA	ⅣB

表 33-3 食管癌的治疗后病理分期（ypTNM）

	N_0	N_1	N_2	N_3	M_1
T_0	Ⅰ	ⅢA	ⅢB	ⅣA	ⅣB
T_{is}	Ⅰ	ⅢA	ⅢB	ⅣA	ⅣB
T_1	Ⅰ	ⅢA	ⅢB	ⅣA	ⅣB
T_2	Ⅰ	ⅢA	ⅢB	ⅣA	ⅣB
T_3	Ⅱ	ⅢB	ⅢB	ⅣA	ⅣB
T_{4a}	ⅢB	ⅣA	ⅣA	ⅣA	ⅣB
T_{4b}	ⅣA	ⅣA	ⅣA	ⅣA	ⅣB

注：（1）食管癌的 T（原发肿瘤）分级标准。

T_X：原发肿瘤不能确定。

T_0：无原发肿瘤证据。

Tis：原位癌/重度不典型增生（HGD）。

T_1：肿瘤只侵及黏膜固有层、黏膜肌层或黏膜下层。

T_{1a}：肿瘤侵及黏膜固有层或黏膜肌层。

T_{1b}：肿瘤侵及黏膜下层。

T_2：肿瘤侵及肌层。

T_3：肿瘤侵及食管纤维膜。

T_4：肿瘤侵及邻近器官。

T_{4a}：肿瘤侵及胸膜、心包或膈肌（可手术切除）。

T_{4b}：肿瘤侵及其他邻近结构如主动脉、椎体、气管等（不能手术切除）。

（2）食管癌的 N（区域淋巴结）分级标准。

N_X：区域淋巴结不能确定。

N_0：无区域淋巴结转移。

N_1：1~2 枚区域淋巴结转移。

N_2：3~6 枚区域淋巴结转移。

N_3：≥7 枚区域淋巴结转移。

食管癌的区域淋巴结定义：①颈段食管癌：颈部淋巴结，包括锁骨上淋巴结；②胸段食管癌：纵隔及胃周淋巴结，不包括腹腔动脉旁淋巴结。

（3）食管癌的 M（区域以外的淋巴结或器官转移——远处转移）分级标准。

M_0：无远处转移。

M_1：有远处转移。

（4）食管癌的 G（肿瘤分化程度）分级标准。

G_x：肿瘤分化程度不能确定，按 G_1 分期。

G_1：高分化癌。

G_2：中分化癌。

G_3：低分化癌。

G_4：未分化癌，按 G_3 分期。

（5）肿瘤部位按食管上缘位置界定。

（七）鉴别诊断

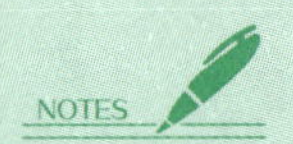

食管癌应与下列疾病鉴别：①反流性食管炎；②贲门失弛缓症；③食管静脉曲张；④食管瘢痕狭

窄；⑤食管良性肿瘤；⑥食管憩室。

（八）治疗

食管癌应强调早期发现、早期诊断及早期治疗，早期食管癌以手术治疗和内镜治疗为主。局部进展期食管癌强调以手术为主的综合治疗，主要包括术前新辅助治疗和术后辅助治疗，其主要方式有术前同步放化疗或化疗，术后化疗或免疫治疗等。尤其是以 PD-1 抗体为代表的免疫治疗，在食管鳞癌的治疗中显示较大的潜力。

1. 早期食管癌的内镜治疗　随着内镜设备的发展和碘染色的广泛应用，发现了很多早期食管癌。日本学者做了大量研究工作，将早期食管癌分为以下几类（图 33-1）。其中 T_{1a} 可在内镜下行黏膜切除术，术后 5 年生存率可达 90%~100%。目前有学者尝试 T_{1b}-SM1 的内镜治疗。

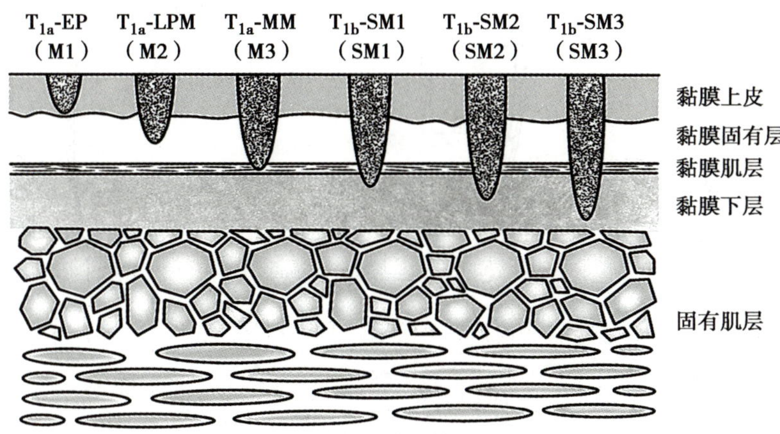

图 33-1　早期食管癌的分类

T_{1a}-EP：肿瘤位于黏膜内及原位癌；T_{1a}-LPM：肿瘤位于黏膜固有层；T_{1a}-MM：肿瘤位于黏膜肌层；T_{1b}-SM1：肿瘤位于黏膜下层上 1/3；T_{1b}-SM2：肿瘤位于黏膜下层中 1/3；T_{1b}-SM3：肿瘤位于黏膜下层下 1/3。

2. 手术治疗

（1）手术适应证：全身情况良好，各主要脏器功能耐受手术；无远处转移；局部病变估计有可能切除。

（2）手术禁忌证：①肿瘤明显外侵，有侵及邻近脏器征象；②远处转移；③有严重心肺功能不全，不能承受手术者；④恶病质。

（3）食管癌切除：常用的手术方式有非开胸及开胸食管癌切除术两大类。

非开胸食管癌切除术包括：①食管内翻拔脱术，主要适用下咽及颈段食管癌；②经裂孔食管切除术，可用于肿瘤无明显外侵的胸内各段食管癌。近年来随着腔镜技术和机器人辅助技术的普及，传统的非开胸食管癌切除术已逐渐被经颈纵隔镜联合经裂孔腹腔镜的食管切除术所取代。

开胸食管癌切除术主要有：①左胸径路，适用于早期中、下段食管癌；②右胸径路，适用于各段食管癌。对于中下段食管癌，可采用右胸、腹两切口，即先经腹部切口游离胃，然后经右胸切口切除肿瘤并将胃经食管裂孔提至胸腔与食管吻合，食管切除长度应距肿瘤边缘 5~7cm；若病变部位偏高，为保证食管有足够切除长度，可加行颈部切口，胃送至颈部与食管吻合，即右胸、上腹及颈三切口。目前对中段以上的食管癌多主张采用三切口术式，应同时行淋巴结清扫，特别强调双侧喉返神经链淋巴结的清扫。除上述手术方式外，近年来电视胸腔镜和机器人辅助下食管切除已广泛应用于临床，多中心临床研究证实围手术期微创优势明显，但长期疗效尚需验证。手术一般采用胸腔镜经右侧胸腔游离食管并完成淋巴结清扫，经腹腔镜完成胃的游离和腹腔淋巴结清扫，将胃上提至颈部或胸内完成吻合。

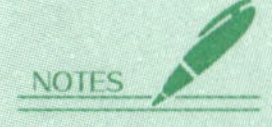

食管癌切除后常用胃、结肠或空肠重建食管(图 33-2、图 33-3),以胃最为常用。胃血供丰富、愈合力强、手术操作简单,可用器械或手工吻合。胃游离上提至颈部,可用于各段食管癌切除重建。因全胃重建对呼吸功能有一定的影响,目前多采用管状胃进行重建。结肠能够切取足够长度与颈部或咽食管吻合,主要用于已行胃大部切除食管癌的重建。下咽及颈段食管切除后颈段食管缺损亦可用游离空肠移植或肌皮瓣重建。

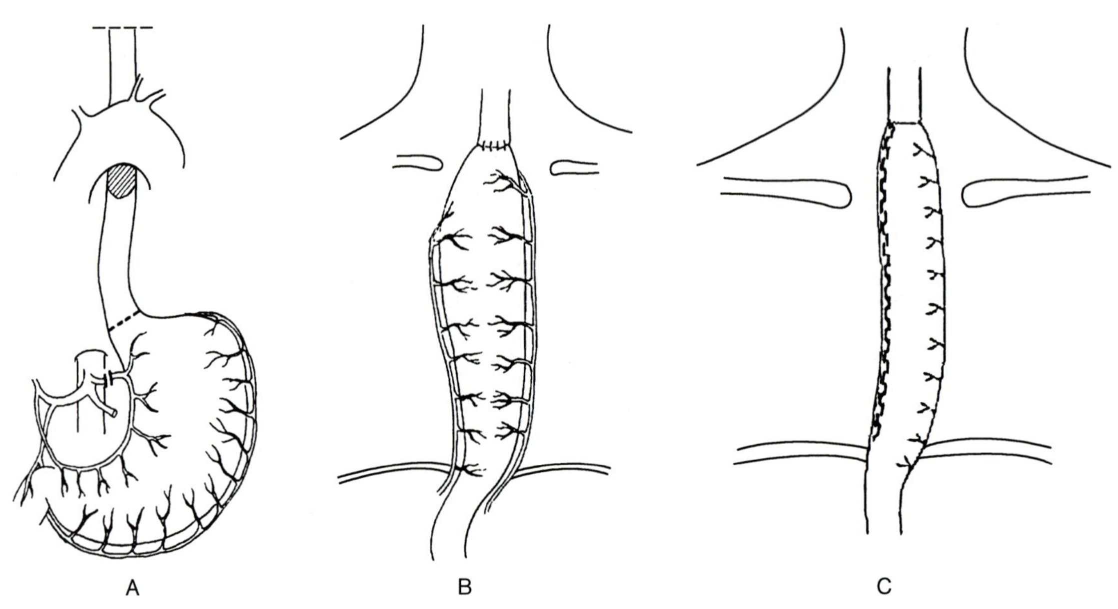

图 33-2　食管癌切除后胃代食管术

A. 上、中段食管癌的切除食管范围;B. 胃代食管,颈部吻合术;C. 管状胃代食管。

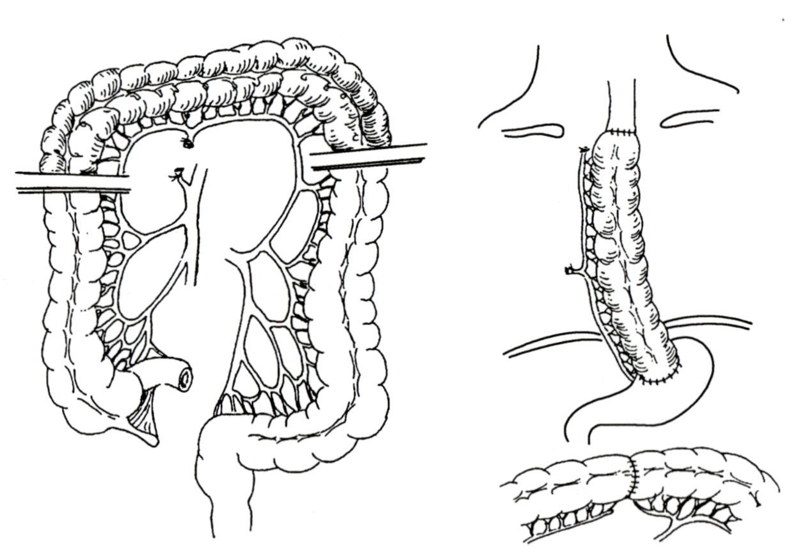

图 33-3　横结肠代食管术

(4) 姑息性手术:对有严重吞咽困难而肿瘤又不能切除的病例,根据病人情况选择以下姑息手术,以解决病人进食问题。常用的方法有:①胃或空肠造口术;②食管腔内支架置入术;③食管分流术,目前临床甚少采用。

(5) 术后常见并发症及处理:①吻合口瘘:单纯颈部吻合口瘘致死风险较低,经引流多能愈合。胸内吻合口瘘则死亡率较高,多发生在术后 5~10 天,病人常出现呼吸困难及胸痛,胸腔引流液或穿刺抽出液混浊,X 线检查有液气胸征。口服碘水食管造影可见对比剂外溢,或口服亚甲蓝胸腔引流液或

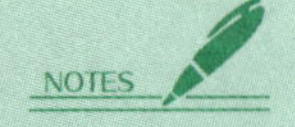

穿刺抽出液呈蓝色即可确诊。应禁食、立即放置胸腔闭式引流管，使用有效抗生素及营养支持治疗。早期瘘的病人，可试行手术修补，并用大网膜或肋间肌瓣覆盖加强。②肺部并发症：包括肺部感染、肺水肿、肺不张，严重者出现急性呼吸窘迫综合征。术后鼓励病人咳嗽、咳痰，加强呼吸道管理以减少术后肺部并发症的发生。③乳糜胸：为术中胸导管或其主要分支损伤所致，多发生于术后2~10天，主要表现为胸腔引流增多，常为浑浊状或呈乳白色，病人自觉胸闷、气急、心悸。胸腔积液乳糜试验阳性。引流量较少者，可给予禁食或低脂饮食，维持水电解质平衡及肠外营养支持，部分病人可自愈。对引流量大的病人，应及时手术结扎胸导管。④其他并发症有血胸、气胸及胸腔感染，根据病情进行相应的处理。

（6）手术效果：我国食管癌的手术治疗效果较好，手术切除率为80%以上，5年生存率30%~50%；早期食管癌切除率100%，5年生存率90%。

3. 放射治疗 颈段及上胸段食管癌和不宜手术的中晚期食管癌可行放射治疗。采用体外放射治疗，放射量一般为每6~7周60~70Gy。

4. 药物治疗 食管癌对化疗药物敏感性差，可与其他方法联合应用，对提高疗效有一定作用。食管癌常用的化疗药物有顺铂（PDD）、5-氟尿嘧啶、紫杉醇等。免疫治疗及中药等亦有一定作用。

第五节 食管憩室

食管壁的一层或全层向外突出，内壁覆盖有完整上皮的盲袋谓之食管憩室（diverticulum of esophagus）。按发病机制食管憩室可分为内压性和牵引性憩室两类。按部位分为咽食管憩室、食管中段憩室和膈上憩室（图33-4）。咽食管憩室和膈上憩室为内压性憩室，与食管功能紊乱有关，食管中段憩室多为牵引性憩室，常为炎症后瘢痕牵拉食管而形成。

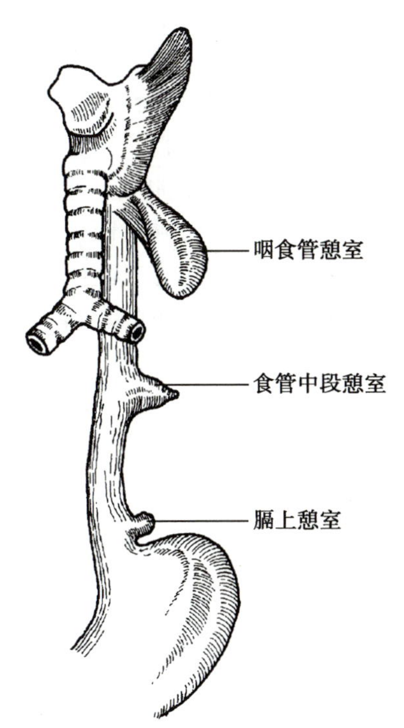

图33-4 食管憩室的类型

一、咽食管憩室

咽食管憩室由Zenker于1875年首先报告，故又称Zenker憩室，发生于咽食管连接处后壁，环咽肌上方。该区域为咽下缩肌与环咽肌之间的薄弱小三角区，称为Killian三角。吞咽时咽下缩肌收缩与环咽肌松弛不协调，故咽部食管腔内压力增高，使食管黏膜经薄弱处突出形成憩室。因左侧薄弱较右侧明显，故左侧咽食管憩室多见，常见于老年人。早期症状不明显，仅有咽部不适或口涎增多。较大憩室有明显吞咽困难及潴留于憩室的腐臭食物反流。饮水时喉部有水气混杂音，食物反流入肺内，可引起肺部感染。X线吞钡可见钡剂进入憩室，即可明确诊断。纤维食管镜检查可了解病变有无炎症及癌变，但有穿孔的危险，故应谨慎。因咽食管憩室呈进行性发展，可继发感染、出血、穿孔等并发症，需手术治疗。若憩室较小而基底较宽者，采用单纯环咽肌切开术即可获得满意效果，如憩室较大，应行憩室切除加环咽肌切开，并食管肌层及周围组织缝合加强，消灭薄弱区。若咽食管憩室合并环咽肌功能障碍或咽食管憩室切除后复发者，可采用延长的颈段食管肌层切开术治疗。

二、食管中段憩室

食管中段憩室发生原因多数认为系气管或支气管旁淋巴结急性或慢性炎症后，尤其是淋巴结结核，引起粘连收缩，将局部食管壁向外牵拉，形成憩室。憩室颈大底小，呈漏斗状。大多数病人无明显

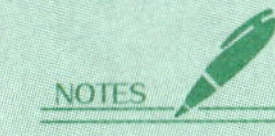

症状，多在X线食管吞钡检查时发现。憩室较大或憩室内有炎症时，可有不同程度的胸痛及吞咽困难，憩室有出血时，可有呕血及黑便。食管吞钡检查可明确诊断。小而无症状的食管中段憩室，不需要手术治疗。憩室较大，有食物或分泌物潴留，并发憩室炎、溃疡及怀疑有癌变时，需行手术治疗。手术经右胸后外侧切口或胸腔镜下完成，游离憩室，并注意保护肌层，切除憩室，分层缝合黏膜和肌层，用附近胸膜片覆盖加固。

三、膈上憩室

由于食管下端肌纤维薄弱，在合并食管裂孔疝、贲门失弛缓症或弥漫性食管痉挛的病人，食管腔内压力增高，导致黏膜自薄弱区膨出，形成膈上憩室（epiphrenic diverticulum）。常见症状为胸骨后闷胀、烧灼感；平卧或夜间憩室内容物反流至口内，为憩室特征性症状。并发炎症或溃疡时，有胸背痛。诊断仍依靠X线吞钡检查，食管测压有助于判断是否同时合并食管运动障碍。大多数膈上憩室需手术治疗，除憩室切除外，若合并有裂孔疝、贲门失弛缓症等应一并处理。

第六节 食管囊肿

食管囊肿（esophageal cyst）绝大多数是胚胎时期形成消化道的空泡未能与正常消化道相融合而发生，其特点是：①囊肿内层黏膜多为胃黏膜或肠黏膜，食管黏膜则少见；②囊肿外壁由平滑肌组成，囊肿肌层多与食管肌层相融合，但囊肿与食管腔多不相通，肌层外面多无浆膜覆盖。食管囊肿多位于上段食管。后天性食管囊肿极少见，多系食管腺被阻塞引起的潴留性囊肿。

食管囊肿多见于婴幼儿。较小的囊肿多无症状，巨大食管囊肿对气管、肺、食管压迫而出现呼吸困难和吞咽梗阻。X线检查见中或后纵隔有边缘清晰、圆形或椭圆形阴影，密度较低，与食管相邻或压迫食管移位，呈上窄下宽的典型表现。食管造影可见食管受压，这可区别于气管囊肿。CT或MRI可见后纵隔的囊性肿物。食管腔内超声检查有助于发现食管旁囊肿。囊肿溃破于气管、食管时出现气液平面。穿破至胸腔时出现胸腔积液，且囊肿消失。

若食管囊肿较小，无症状者，可定期观察，大而有症状的囊肿需手术治疗，大多从食管壁中摘除而不损伤黏膜；若囊肿较大或有并发症时，手术有一定困难。剥离囊肿时应特别注意勿损伤食管黏膜。

（王 群）

第三十四章 纵隔疾病

第一节 概 述

纵隔(mediastinum)是位于两侧胸膜腔之间的组织结构与器官的总称。纵隔前界为胸骨和肋软骨,后界为胸椎,两侧界为胸膜,上界为胸廓入口、下界为膈肌。纵隔内有心脏、大血管、气管、食管、神经、胸腺、胸导管、淋巴组织和结缔脂肪组织。为便于描述纵隔结构,明确纵隔病变部位及诊断,可将纵隔划分为若干分区,目前临床常用的有四区分法和三区分法两种。四区分法是沿胸骨角至第4胸椎下缘画一横线,其上为上纵隔,其下为下纵隔。下纵隔以心包为界,前方为前纵隔,心包区为中纵隔,后方为后纵隔(图34-1)。三区分法则是去掉四区分法胸骨角至第4胸椎横线,即气管、心包前方至胸骨的间隙为前纵隔,气管、心包后方的部分(包括食管及脊柱旁)为后纵隔,前后纵隔之间含有多种重要器官的间隙为中纵隔,又称内脏器官纵隔(图34-2)。由于纵隔组织和器官较多,胎生结构来源复杂,所以纵隔内发生的肿瘤种类繁多。不同的分区其组织结构各异,发生的病种也不相同。畸胎瘤、胸腺瘤和胸腺囊肿、胸内甲状腺肿等多位于前纵隔;心包囊肿、气管囊肿、食管囊肿、囊状淋巴瘤等可位于中纵隔及后纵隔;淋巴瘤以及其他部位肿瘤的淋巴结转移多在中纵隔;神经源性肿瘤多位于后纵隔。

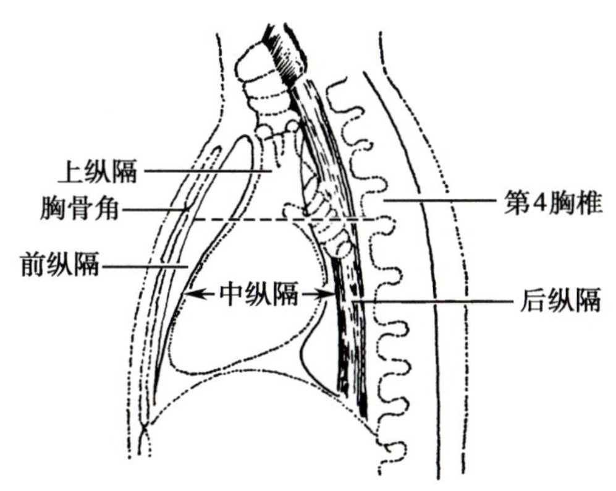

图34-1 纵隔临床解剖四区分法

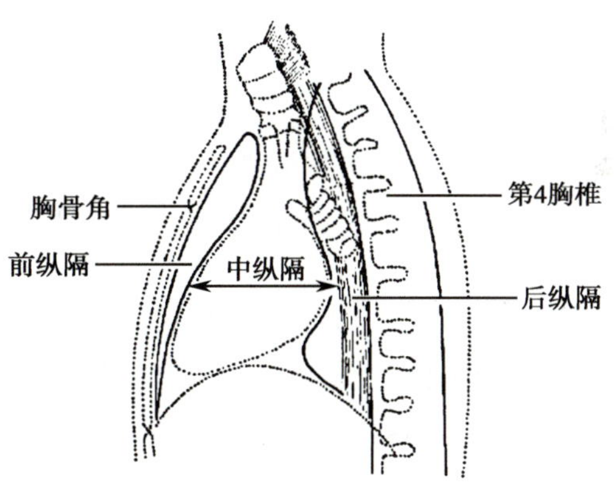

图34-2 纵隔临床解剖三区分法

第二节 原发性纵隔肿瘤

一、畸胎类肿瘤

畸胎瘤(teratoma)和畸胎皮样囊肿(teratodermoid)统称为畸胎类肿瘤,为遗留于纵隔内的残存胚芽和迷走的多种组织所形成的肿瘤。畸胎瘤为来自三个胚层组织的实体瘤,肿瘤内可有皮肤、毛发、肌肉、骨、软骨、牙齿、各种腺体组织,有的甚至含有发育不完整的部分器官。畸胎囊肿为囊性肿瘤,常以外胚层组织为主,亦可见中、内胚层组织。畸胎瘤大多为良性,恶性只占10%左右。

(一) 临床表现及诊断

畸胎瘤多位于前纵隔,仅少数位于后纵隔。肿瘤较小时多无明显症状。肿瘤增大时,可产生压迫及侵犯邻近组织的症状。常见有胸闷、胸痛、咳嗽、气促及发热等症状。若肿瘤侵犯支气管或肺,可咳出皮脂样物和毛发;穿破胸膜腔,则造成胸腔积液和胸腔感染;穿破心包则导致心包积液等。X线检查主要表现为前纵隔内圆形或椭圆形块影,多向一侧突出,肿瘤较大或巨大者,可占据中纵隔及后纵隔,甚至突向胸腔。阴影密度多不均匀,有的呈分叶状或结节状。可有钙化影,但通常对诊断帮助不大。若肿瘤内发现牙齿或/和成熟的骨组织影,即可确诊。CT检查是畸胎瘤诊断最主要的方法,可显示出密度不同的脂肪、肌肉、骨和囊性结构,有助于判别肿瘤有无外侵及发现肿大的淋巴结。如肿瘤内含有胚胎成分,可伴有肿瘤标志物或激素升高,如AFP、β-hCG等。

(二) 治疗

主要是手术治疗。早期手术易于切除。若肿瘤继发感染或恶变,手术难度明显增大,甚至难以切除。对肿瘤穿破肺和支气管者,应同时作病肺切除或支气管修复;若为畸胎皮样囊肿,对粘连致密的囊壁,不必强求切除,以免损伤重要结构,可用苯酚等破坏黏膜。若肿瘤侵犯大血管,可行姑息切除;若系恶性畸胎瘤,术后应行放射治疗、化疗等综合治疗。

二、神经源性肿瘤

神经源性肿瘤(neurogenic tumor)约占纵隔肿瘤的15%~30%。大部分为良性,主要为神经鞘瘤、神经纤维瘤及神经节细胞瘤三种。恶性较少见,主要为神经纤维肉瘤和神经母细胞瘤。

(一) 临床表现及诊断

大多无症状,常在胸片或CT检查时发现。部分病人有咳嗽、胸背疼痛、四肢麻木等症状,持续而剧烈疼痛多为恶性表现。良性哑铃状神经源性肿瘤,其一部分位于椎管内,可压迫脊髓引起瘫痪。少数病人有特殊的临床表现,如神经纤维瘤可伴发全身多发性纤维瘤;副神经节瘤和神经母细胞瘤产生的儿茶酚胺可致严重发作性高血压,病人表现为头痛、出汗、心悸等;神经节细胞瘤和神经母细胞瘤产生的血管活性多肽造成腹胀和严重水样泻等。若颈交感神经节受累,可出现Horner综合征。CT检查可发现后纵隔有密度均匀、边缘光滑的圆形或椭圆形肿块影。肿瘤可使邻近肋骨受压变薄,出现肋骨压迹,肋骨头被推向上移位或肋脊柱关节脱位,肿瘤可使椎间孔变大。MRI有助于判断肿瘤是否侵入椎管及纵向累及范围,也有助于判断肿瘤与周围大血管的关系。

(二) 治疗

应手术切除肿瘤。体积较小的良性神经源性肿瘤可在电视胸腔镜下切除;对包膜不完整者,切除范围应扩大。瘤体巨大时可穿刺抽出其中液化的物质或分块切除。对于突向椎管内的哑铃形肿瘤应与神经外科或骨科医生合作完成手术,先切除椎管内部分,再切除胸内部分。术中彻底止血,避免发生椎管内血肿。恶性神经源性肿瘤术后可行放射治疗。

三、胸腺瘤

胸腺瘤(thymoma)是常见的纵隔肿瘤,大多位于前上纵隔,胚胎期膈肌下降时将部分胸腺组织带至下纵隔,因而部分肿瘤可位于前下纵隔,位于后纵隔者甚为少见。多发于20~50岁,20岁以前少见。

(一) 病理

胸腺瘤由胸腺上皮细胞和淋巴细胞组成,目前多采用2015年WHO胸腺瘤组织学分型标准。

1. **A型胸腺瘤** 异形性不显著的梭形上皮细胞;整个肿瘤中无或仅有少量未成熟T细胞。

2. **AB型胸腺瘤** 异形性显著的梭形上皮细胞;局部或整个肿瘤中有丰富的未成熟T细胞。

3. **B型胸腺瘤** 分为3个亚型。B1型,有胸腺样结构,且有以下细胞学特征:有丰富的未成熟T细胞,髓样分化区,少有或未聚集的多角形或树突状上皮细胞。B2型,单个或聚集的多角形或树突状上皮细胞数量较多,混杂着丰富的未成熟T细胞。B3型,成片的多角形、轻度到中度不典型上皮细胞,

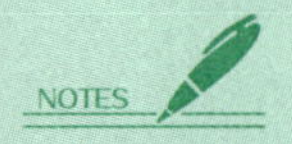

无或仅有少量细胞间桥，无或混合少量T细胞。

4. C型胸腺瘤 即胸腺癌，包括胸腺神经内分泌癌。临床分期最常用的是Masaoka分期。Ⅰ期，有完整包膜，肉眼和镜下包膜无肿瘤细胞浸润；ⅡA期，显微镜下侵犯包膜；ⅡB期，肉眼侵犯周围脂肪组织或累及但不穿透纵隔胸膜或心包；Ⅲ期，肉眼可见的侵犯邻近器官，未侵犯大血管为ⅢA期，侵犯大血管为ⅢB期；ⅣA期，胸膜或心包播散；ⅣB期，淋巴或血行转移。

（二）临床表现及诊断

胸腺瘤病人可无症状，多在X线检查时发现。胸部钝痛、气短及咳嗽是最常见症状。若出现剧烈疼痛、上腔静脉阻塞综合征、膈肌麻痹、声音嘶哑，提示肿瘤已有广泛外侵。约40%的病人存在肿瘤伴随疾病，这些伴随疾病绝大多数与自身免疫有关。常见的伴随疾病有重症肌无力、单纯红细胞再生障碍性贫血、免疫球蛋白缺乏、系统性红斑狼疮等。X线片显示前上纵隔边缘清晰锐利或呈分叶状的圆形或椭圆形块影，侧位片上密度较淡，多位于前纵隔。胸部CT能发现普通胸片未显影的胸腺瘤，可进一步明确肿块的大小、范围、密度及外侵情况，增强CT和MRI有助于鉴别胸腺囊肿，以及了解大血管受侵情况。

（三）治疗

胸腺瘤一经发现，应及早手术。传统的手术方法是胸骨正中切口行包括肿瘤在内的全胸腺切除。与开胸手术相比，胸腔镜胸腺瘤切除术创伤小，恢复快，已经成为Ⅰ、Ⅱ期胸腺瘤首选治疗手段。微创胸腺切除术有不同的手术入路，侧胸入路，尤其是右侧侧胸入路应用最广。但侧胸手术入路有其局限性，主要是对侧膈神经显露困难，以及肿瘤与左无名静脉关系密切时游离有一定风险，有意外出血转开胸的风险。剑突下入路克服了以上的缺点，目前临床应用越来越广泛。Ⅲ、Ⅳ期胸腺瘤的诊治需要多学科参与，可开展放疗、化疗及手术在内的综合治疗。合并有重症肌无力应按重症肌无力治疗（见本章第三节）。

四、胸内甲状腺肿

胸内甲状腺肿（intrathoracic goiter）大多数是单纯性甲状腺肿，偶尔为甲状腺腺瘤，约占甲状腺疾病的9%~15%，约占纵隔肿瘤的5.3%，多位于前纵隔。胸内甲状腺肿有两个来源：①颈部的甲状腺肿向下延伸坠入；②极少数为胚胎发育期遗留的迷走甲状腺组织发展而成为甲状腺肿，与颈部甲状腺无明显关系，其血供来自胸内。

（一）临床表现及诊断

本病多为良性，生长缓慢，多无症状。部分病人有胸闷、胸胀，或甲状腺功能亢进表现。瘤体增大时可出现相应的压迫症状：压迫气管出现呼吸困难、喘鸣；压迫上腔静脉引起上腔静脉阻塞综合征；压迫食管引起吞咽困难。X线检查见前上纵隔圆形或椭圆形致密阴影，上缘延伸至颈部，其内可有钙化点。肿块向一侧或两侧突出，部分病例可见气管受压移位。CT能更清楚显示肿块的大小及与周围组织的关系，MRI检查尚能了解肿块与周围大血管的关系，有助于与血管瘤鉴别。放射性同位素^{131}I检查，对诊断及判明有无甲状腺功能亢进均有帮助。

（二）治疗

应手术摘除胸内甲状腺肿，继发甲亢者，术前应予甲状腺亢进药物治疗准备。若肿瘤位置高、体积小，可经颈部切口完成。若肿瘤体积较大、位置深，宜采用胸骨正中劈开切口，术中应避免喉返神经损伤。若有气管软化，应行气管切开术、气管内支架支撑，亦可行软化气管与颈部肌肉、游离肋软骨缝合。

五、气管支气管囊肿

气管支气管囊肿（tracheal and bronchogenic cyst）属先天性疾病，起源于胚胎期支气管副芽的变异，与支气管分隔而形成囊肿。多为单房性，内含黄色或白色黏液，囊壁通常由假复层纤毛上皮、软

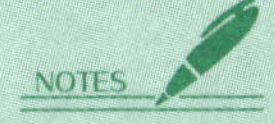

骨、平滑肌、纤维组织和黏液腺组成。个别支气管囊肿可发生恶变。

成人症状甚少,小儿则可产生呼吸道及食管压迫症状。若囊肿破入气管、囊肿继发感染可出现发热、咳嗽、咳黏液痰等症状。X线检查常呈边缘锐利、密度均匀的圆形或椭圆形阴影,如囊肿与支气管相通,囊内可出现液平面。CT是必需的检查项目,可进一步判断囊肿所在的部位以及和周围组织脏器之间的关系,有助于和实性肿瘤鉴别。

应手术摘除,现多主张电视胸腔镜下摘除,如有继发感染或部位较深,可行开胸手术。术中避免损伤气管、支气管,若有损伤,应予以修补。

六、心包囊肿

心包囊肿(pericardial cyst)系胚胎时期原始心包腔未能融合或胚胎胸膜不正常折叠所形成,具有以下特点:囊壁薄而透明;囊内含清澈透明液体;囊壁为一层间皮细胞;大部分与心包腔不交通。

多无症状,常在健康体检时发现。X线检查见心膈角处有圆形或椭圆形阴影,密度淡而均匀、边缘清楚、常与心影重叠,其形态可随体位改变,透视可见传导性搏动。CT上表现为单囊腔非强化的肿块。超声心动图有助于诊断。在影像学上,有时候需要和心包脂肪垫、胸骨旁膈疝(Morgagni疝)相鉴别。

无症状的小囊肿可定期随访,有症状或不能除外其他纵隔疾病时应予手术切除。心包囊肿通常可在胸腔镜下摘除,囊肿较大或摘除困难者,可行开胸手术,先抽出囊液,再行摘除。不能手术者,可采用经皮穿刺吸取囊液,缓解症状。

第三节 重症肌无力的外科治疗

重症肌无力(myasthenia gravis,MG)是累及神经肌肉接头处突触后膜乙酰胆碱受体,主要由乙酰胆碱受体抗体介导,细胞免疫依赖,补体参与的自身免疫性疾病,其发生率为(0.5~5)/10万,男女比为2∶3。各年龄均可发病。

(一) 病因及发病机制

MG的病因及发病机制目前尚不完全清楚。认为胸腺在MG发病中起着重要作用。其主要依据有:①观察发现80%以上的MG病人伴有胸腺增生或胸腺瘤;②在MG病人的胸腺中发现有乙酰胆碱受体(AChR)的所有组成成分和其他横纹肌抗原成分,这些自身抗原存在于胸腺中的肌样细胞内;③胸腺切除有肯定的疗效。临床研究发现80%~90%的MG病人血清中可测出IgG类抗乙酰胆碱受体抗体(AChR-Ab),且突触后膜有IgG和补体成分沉积。MG病人有功能的乙酰胆碱受体减少,其原因可能是抗乙酰胆碱受体抗体与神经肌肉接头处的AChR结合,阻止乙酰胆碱与其受体的结合,导致重症肌无力。

(二) 临床表现及诊断

主要临床特征是骨骼肌易疲劳或无力,可选择性累及眼外肌、咽喉肌及全身的骨骼肌。表现为晨轻暮重,或者活动后加重,休息后减轻,但随着病程发展受损肌肉可产生永久性无力。眼外肌受累表现为复视及眼睑下垂,可为单侧或双侧,甚至互相交替出现。咬肌受累可出现咀嚼无力、吞咽困难、食物从鼻腔反流,部分病人可有语言含糊及鼻音重等。呼吸肌受累可引起呼吸困难。美国重症肌无力基金会(MGFA)临床分型如下。Ⅰ型:眼肌无力,可伴闭眼无力,其他所有肌力正常。Ⅱ型:除眼肌外的其他肌群轻度无力,可伴眼肌无力。Ⅱa型,主要累及四肢或/和躯干肌,可有较轻的咽喉肌受累;Ⅱb型,主要累及咽喉肌或/和呼吸肌,可有轻度或相同程度的四肢或/和躯干肌受累。Ⅲ型:除眼肌外的其他肌群中度无力,可伴有任何程度的眼肌无力。Ⅲa型,主要累及四肢或/和躯干肌,可有较轻的咽喉肌受累;Ⅲb型,主要累及咽喉肌或/和呼吸肌,可有轻度或相同程度四肢或/和躯干肌受累。Ⅳ型:除眼肌外的其他肌群重度无力,可伴有任何程度的眼肌无力。Ⅳa型,主要累及四肢或/和躯干肌肉,可有

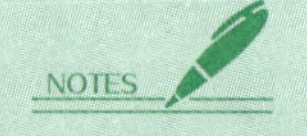

轻度咽喉肌受累。Ⅳb 型，主要累及咽喉肌或/和呼吸肌，可有轻度或相同程度四肢或/和躯干肌受累。Ⅴ型：气管内插管，伴或不伴机械通气（除外术后常规使用）；仅鼻饲而不进行气管内插管的病例为Ⅳb 型。

（三）治疗

1. 药物治疗 常用的药物有抗胆碱酯酶药、激素、免疫抑制剂及中药等。抗胆碱酯酶药尽管对原发病没有效果，但能改善重症肌无力症状，其主要是通过减少运动终板乙酰胆碱水解而起作用。溴吡斯的明、新斯的明均为临床常用，溴吡斯的明作用时间较长，多用于临床治疗；新斯的明起效快，作用时间短，多用于围手术期治疗。这些药物有效剂量变化大，且与中毒剂量范围较窄，需仔细观察才能获得疗效佳、副作用小的药物用量。若用药量不足可能发生“肌无力危象”，用药剂量偏多又可发生“胆碱能危象”。这两种危象难以区别时，可在呼吸机支持下，停用抗胆碱酯酶药物，直至病人体内药物排尽后再重新调整药量。对于抗胆碱酯酶药无效或不能耐受者需加用激素治疗，可选择低剂量递增法或者高剂量递减法，但后者存在早期一过性肌无力加重的可能。可在激素疗效不满意时添加他克莫司、硫唑嘌呤等免疫抑制剂治疗。中药治疗亦有一定辅助效果。

2. 静脉用丙种球蛋白（IVIG）和血浆置换（PLEX）治疗 适用于病情进展快、MGFA 分型在Ⅱb 以上者，或作为病情严重病人的术前准备。机制在于清除或者封闭血清抗体，较快速地改善症状。IVIG 起效在一周时间左右，PLEX 起效更快但并发症多，现临床上更多应用 IVIG 治疗。

3. 外科治疗 胸腺切除是治疗重症肌无力的有效手段，术后症状完全和部分缓解者可高达 80%~90%。有下列情况应行胸腺切除：①伴有胸腺瘤；②内科药物治疗效果不佳。须做好围手术期处理，预防肌无力危象的发生。重症者可先行丙种球蛋白治疗或血浆置换，症状缓解后再行手术。手术方式有传统的胸骨正中切开全胸腺切除术，也有目前广泛开展的胸腔镜下全胸腺切除术，各种术式各有其优点和局限性。有别于单纯的胸腺瘤切除术，重症肌无力的外科治疗强调手术的切除范围，在全胸腺切除以外，最大程度地清扫前纵隔内的脂肪组织。肌无力病人术后的随访，应在有经验的神经内科医生指导下进行，避免病人随意改药或停药。

（王 群）

第三十五章
心脏疾病

第一节　心内手术基础措施

一、体外循环

体外循环(extracorporeal circulation,ECC)是将回心的静脉血引出体外,经氧合器进行氧合并排出 CO_2(气体交换),再经滚压泵或离心泵泵入体内动脉的血液循环。实现体外循环转流的设备称为人工心肺机(artificial heart-lung machine)。在体外循环转流下,人工心肺机可部分或完全替代病人循环、呼吸功能,病人呼吸可以完全停止、心脏可以停搏。因此外科医生可以切开心脏,在无血、静止的环境下进行心内直视手术。体外循环技术是心脏外科的基本和必要条件。

(一) 体外循环的历史与发展

体外循环经历了漫长的发展和完善过程,世界各国众多科学家为之作出了不懈的努力乃至耗费了毕生精力。贡献最大的应数 John H. Gibbon 和他的夫人。1930 年,Gibbon 在参与一次肺动脉栓塞的抢救工作时萌生了研制替代人体自身心肺功能设备的想法。Gibbon 与其妻子从设想到动物实验成功,直至进入临床运用,执着追寻了 23 个春秋。1953 年 5 月 6 日 Gibbon 为一位 18 岁的女孩成功实施了体外循环下的继发孔型房间隔缺损直视修补术。后人为了纪念 Gibbon 夫妇,将体外循环历史的纪年从 1953 年计起。又经历了 70 余年的不断改进和发展,才有了今天的体外循环设备和体外循环技术。

国内体外循环研究始于 1957 年,石美鑫、顾恺时、叶春秀等在这一年开始了人工血泵和氧合器的研制。1958 年,苏鸿熙首次应用进口人工心肺机为一位先心病病人成功施行了室间隔缺损直视修补手术。20 世纪 70 年代后,上海、广州、天津、西安等地分别制成各自的氧合器和人工心肺机。

随着医疗技术的发展和生活水平的提升,创伤小、恢复快、切口美观成为外科手术的发展趋势。迷你体外循环为微创心外科手术提供了更加广阔的发展空间。与常规体外循环相比,迷你体外循环系统通过去掉静脉回流室,减短了管路,把预充量减至原来的四分之一,减少了血液和异物、空气接触面积;使用离心泵而非滚压泵,减少血液成分的破坏;取消体外循环机的术区出血吸引装置,直接通过血液回收机收集并处理术区血,去除破坏的血液成分和炎症介质。理论上迷你体外循环系统具有以下优点:减少血液稀释,降低炎症反应,减轻凝血级联反应的激活,降低微气栓发生率。因此可以通过迷你体外循环系统达到保护血液成分、减少出血、降低输血率与死亡率的目的。由于迷你体外循环减小体外循环对机体内环境的损伤与干扰,也与“微创”心脏手术的理念相一致,在国际上应用日趋广泛。其他迷你化的体外循环装置或方法,如真空辅助静脉引流装置(vacuum assisted venous drainage,VAVD),升高回流室高度,缩短管路,生物管路涂层,集成型的整体膜肺和应用逆行自体血液预充等方式均可不同程度达到降低血液破坏程度、减少异物接触面积等效果,在临床上的应用同样值得推广。

体外循环发展至今天,已不再仅限于心血管领域,而是成为很多学科的支撑技术。肝移植术中,采用静脉-静脉的体外转流以减轻无肝期阻断下腔静脉和门静脉时的静脉淤血,提高了传统肝移植术式的手术成功率;采用体外循环至深低温控制性停循环技术行脑动脉瘤切除,或体外循环支持下的胸、腹腔巨大肿瘤切除术；体外循环作为救治各种严重农药、一氧化碳、安眠药中毒的最后手段，已引起了高度关注。

随着体外循环技术和设备的发展，体外循环已经从手术室内走向手术室外，从单纯协助心脏手术发展为一系列体外生命支持技术。我国目前最常用的体外生命支持技术为体外膜氧合（extracorporeal membrane oxygenerator，ECMO）。ECMO 根据插管方式不同可分为静脉-动脉 ECMO（VA-ECMO）和静脉-静脉 ECMO（VV-ECMO）。VA-ECMO 可用于心内直视术后停机困难、术后严重低心输出量、多种原因导致的顽固性心力衰竭、心脏移植围手术期循环辅助及心搏骤停的辅助治疗。VV-ECMO 主要用于多种原因导致的急性呼吸窘迫综合征（acute respiratory distress syndrome，ARDS）、晚期慢性阻塞性肺疾病病人 CO_2 潴留、新生儿胎粪吸入综合征、先天性膈疝、肺透明膜病及肺移植围手术期呼吸功能辅助。其在治疗 ARDS 中独具优势：明确、有效地改善低氧血症，为保护性通气策略的实施提供保障，减轻心脏负担，维持循环稳定，为肺功能和结构的恢复赢得了时间。近十多年来，ECMO 被广泛用于救治由冠状病毒引起的重症肺炎，如严重急性呼吸窘迫综合征（SARS）、中东呼吸综合征（MERS）及新型冠状病毒肺炎（COVID-19）等。

（二）人工心肺机的构件和基本功能

1. 血泵（blood pump） 又称人工心，是人工心肺机的主要部件，驱动管道内血液单向流动至体内动脉系统。常用的滚压式血泵由泵头和泵管组成，泵头滚压泵管使血液单向流动。所用泵管的直径影响每转的血流量。调节转速即可控制转流量。滚压泵工作过程中会引起血液成分的破坏，泵头对泵管挤压过紧或转流时间过长时破坏更加严重。离心泵是更为理想的血泵，其工作原理是由旋转磁场驱动泵头中的磁性锥体旋转，依靠离心力驱动血流沿锥体表面流动。其最大优点是减少血液成分破坏，可较长时间转流。另外离心泵为后负荷依赖，当泵后管路扭曲、打折或意外夹闭时，不会像滚压泵那样出现泵管崩脱，增加了体外循环的安全性。

2. 氧合器（oxygenator） 又称人工肺，替代肺的功能，氧合静脉血和排出 CO_2。①膜式氧合器：血液通过薄膜或中空管壁的透析作用进行气体交换。血、气不直接接触，无须去泡过程，具有良好的气体交换性能和血液保护作用，适宜较长时间体外循环，在临床广泛应用。②鼓泡式氧合器：使输入的氧气与引出体外的静脉血直接接触，形成血气泡。进行气体交换后，流经去泡装置去泡，除尽微泡的氧合血流入贮血器，再经血泵泵回体内。由于鼓泡式氧合器血、气直接接触，易引起血液蛋白变性、有形成分破坏，其安全使用时限较短（3 小时以内）。目前我国绝大多数心脏外科中心已不再使用鼓泡式氧合器。

3. 变温器 分变温和交换两部分，在水箱内进行水的降温和升温，将一定温度的水经管道输入氧合器内置的冷热交换器内，降低和升高体外循环的血液温度。在变温尤其是升温过程中，水和血之间的温差需保持在 10℃以内，过大的温差可能导致血液内的气体溢出形成小气泡，有发生体内气体栓塞的危险。

4. 微栓过滤器 体外循环的动、静脉系统均有过滤装置，静脉系统的海绵状滤网分别置于血液回收器内和氧合器的贮血筒内，以消去微泡、过滤血液中的血小板聚积块、纤维素等碎屑和心内吸引器吸入的微粒、组织碎片、异物等。动脉系统过滤器位于血泵后，作为体外循环的最后一道安全屏障。其过滤网常用孔径 40μm 涤纶或聚酯、聚丙烯等高分子材料制成。

5. 血液浓缩器 又称血液超滤器。是仿肾小球滤过原理，利用半透膜两侧的压力阶差，滤出水分和小于半透膜孔隙的可溶性中小分子物质，已成为体外循环机的常备配件和常用辅助方法。有常规超滤、平衡超滤、改良超滤三种方式。常规超滤主要是滤出水分，提高血细胞比容；平衡超滤是边超滤，边添加平衡盐溶液，除滤水外，还能滤出炎症介质等各类有害物质；改良超滤在停机后肝素中和前启用，滤出血管和组织间水分，浓缩血液，主要应用于小体重的婴幼儿病人。术中可根据病情任选其中一种方式或联合选用。超滤器与体外循环管路以并联方式连接，其入口与动脉端相连，出口与静脉回流室相接。可因超滤的方式不同其连接方式略有不同。

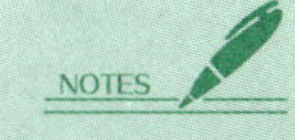

（三）体外循环的预充和血液稀释

转流前，整个体外循环系统（包括静脉引流管、氧合器、血泵、动脉段管道、停搏液管路和微栓滤器）内必须充满液体并完全排尽管道内的空气，这部分液体即为预充液。预充量除与体外循环管道的粗细、长度有关外，更与氧合器的类型、型号相关。氧合器的贮血瓶内最低安全液面所需的液体量是预充的主要部分。

预充液一般应包括晶体及胶体。可作为预充液的有乳酸林格液、醋酸平衡盐溶液等晶体溶液和血浆、白蛋白、血浆代用品、库存血或自体血等胶体溶液。葡萄糖溶液因容易导致围手术期高血糖，生理盐水因容易导致高氯性酸中毒，一般较少单独用于预充。除特殊情况外，如严重发绀病人需补充血浆，低蛋白病人需补充白蛋白，预充液中的胶体多采用人工胶体如羟乙基淀粉、琥珀酰明胶等。预充液的具体组成依病人年龄、体重、术前血细胞比容或血红蛋白含量、预计血液稀释度而定。多采用中度稀释，使病人转流后的血细胞比容为20%~25%或血红蛋白含量为70~80g/L。血液稀释的目的是降低血液黏稠度，改善微循环，增进组织灌注，减少红细胞损伤，减轻凝血机制紊乱。

（四）体外循环与低温

机体代谢与体温直接相关，随体温的降低，机体代谢率迅速降低，每降低7℃，组织代谢率下降50%。为预防重要器官缺血、缺氧，常以降低体温来提高体外循环的安全性。降温的程度则根据手术类型、手术方法等情况预先确定或临时调整。临床上将低温分为浅低温（32~28℃）、中低温（28~25℃）、深低温（25~18℃）。一般心脏手术采用浅低温。随着人工心肺机的性能日趋优良，心内操作技巧的提高，手术时间的缩短，常温或次常温（32~35℃）心内直视手术日渐多用。

体外循环中测量体温的部位有鼻咽部、食管和直肠。临床上多采用鼻咽部测温。亦有以鼻咽部和直肠或食管和直肠两处同时监测。鼻咽温代表血流丰富部位的温度，多与血液温度接近。直肠温代表体内深部组织的核心温度。因此体外循环期间鼻咽温的降低及升高均快于直肠温。

（五）体外循环的基本方法

1. 体外循环的建立 一般以胸骨正中切口开胸显露心脏、建立体外循环（图35-1）。套绕上、下腔静脉阻断带和升主动脉牵引带后全身肝素化。体内肝素用量以400U/kg计算，一次静脉推注，预充液内肝素用量根据预充液多少，一般为2 000~4 000U。经升主动脉插动脉供血管，插管与人工心肺机动脉端连接。经右心房或上、下腔分别插腔静脉引流管，与人工心肺机静脉血回收管相接。

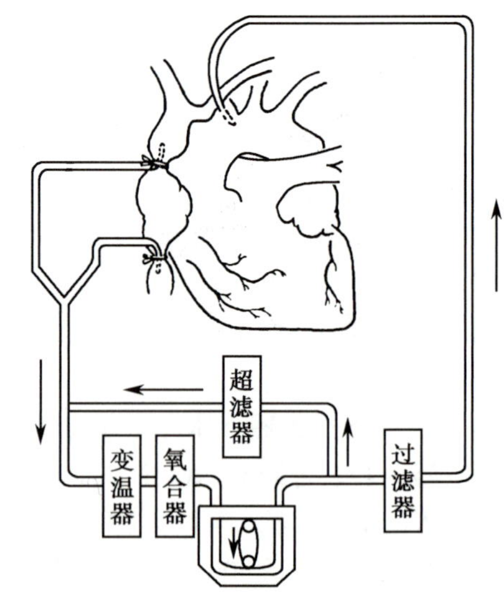

图35-1 体外循环装置示意图

监测活化凝血时间（ACT），正常值80~120秒，延长至480秒以上方可开始体外循环。转流后，每隔30~60分钟重复监测ACT，根据实测值确定肝素追加量，使其值维持在上述安全转流水平。开始转流时，仍维持一定的心脏前负荷。此时，主动脉血流来源于心脏射血和血泵泵血，称此转流形式为前并行循环。经主动脉根部灌注心肌保护液后心脏停搏，即可开始心内操作。术毕心脏恢复血液灌注和跳动后，使心脏空跳，以偿还缺血后的氧债，冲走酸性代谢产物，再逐渐增加心脏负荷，以便顺利脱机。逐渐增加心脏负荷的体外循环亦属并体循环，常称辅助循环或后并行循环。

2. 体外循环流量 体外循环流量的高低直接影响各器官，尤其脑、肝、肾等重要器官的组织灌注和术后的功能恢复。所需灌注流量与温度密切相关。体温高，灌注流量要高；体温低，灌注流量则相应调低。灌注流量过低，组织灌注不足，缺血缺氧；过高并不增加组织灌注，反会增加血液有形成分的机械性损伤。灌注流量按体重或体表面积两种方法计算。成人37℃时的灌注流量为50~75ml/（kg·min）或2.2~2.4L/（m^2·min）。儿童的基础代谢率高，灌注流量要偏高。10~15kg患儿灌

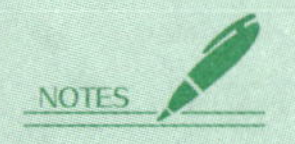

注流量高至 120~150ml/(kg·min),10kg 以下为 125~175ml/(kg·min)。

3. 体外循环中的监测 为保证体外循环的安全性,术中除须严密监测 ACT、温度、灌注流量外,以下监测指标亦十分重要。

(1)动脉压:常用桡动脉或足背动脉穿刺测压。体外循环中成人平均动脉压一般维持在 50~80mmHg 之间,老年人血管阻力高,灌注压亦相应偏高,小儿则可稍偏低。血压过高或过低,应针对原因作相应处理。在作灌注流量调整前要考虑到血管阻力、温度、血液稀释对血压的影响。

(2)中心静脉压:常行锁骨下静脉、颈内静脉、股静脉穿刺测压。体外循环时,经锁骨下静脉或颈内静脉置管测压者,因管端接近上腔静脉引流管,所测值接近零或为负值,该压力的高低可反映腔静脉引流的通畅程度。如体外循环中中心静脉压大于 10cmH_2O,应及时调整插管位置,避免上腔静脉回流受阻、颅内压升高。而通过比较在股静脉置管所测压力与体外循环前接近程度,可作为判断血容量高低的指标。

(3)泵压:经动脉段的过滤器接压力表,监测泵压,该压力反映自血泵至主动脉插管端的阻力。压力一般在 150~250mmHg,若过高提示动脉段血流受阻,应立即寻找原因,及时纠正,以防意外。

(4)血气:体外循环为非生理性循环,在其降温、复温过程中常因低压、低灌注流量等因素致组织缺氧、乳酸增加。血液稀释和体外循环对肺、肾功能的影响将减弱机体对酸碱的缓冲和纠正能力,易产生酸碱失调。因此体外循环中动态监测血气尤为重要。以调整和维持 PO_2、PCO_2、pH、BE、HCO_3^- 在正常范围。pH 受温度影响,为避免判断错误,某一温度的正常 pH 需按下列公式进行温度纠正。

$$pH(T)=pH(37℃)+0.014\,7\times(37-T)$$

(5)电解质:体外循环中的电解质变化以 K^+最为显著,对机体的影响也最重要,多发生低钾血症。常见原因有:①尿中丢失过多:术前长期服用排钾利尿剂者,体内总钾量偏低;②补充不足:若忽视了体外循环预充液中补充一定浓度钾盐,转流后会引起血清 K^+浓度骤降;③异常转移:体外循环中氧合器过度通气,CO_2 大量排出,或使用大量 $NaHCO_3$ 均可使 pH 增高,细胞外液 H^+降低,引起 K^+向细胞内转移;体外循环常采用低温技术,低温可使 K^+向细胞内转移,以红细胞最为明显,其次为肝、胰、肾等器官,低温体外循环时间越长,K^+向细胞内转移越多。体外循环中定期监测和维持正常血清 K^+浓度,对恢复冠状动脉血流后的心脏复苏和复苏后的心功能恢复都十分重要。多数心脏外科病人术前存在不同程度的心功能减退,长期的利尿治疗导致细胞内 K^+严重缺乏,因此体外循环后血钾水平应维持在正常高限,避免病人术后低钾。

(6)其他:此外,为了减少术后神经系统并发症,术中还可通过经颅多普勒超声(TCD)监测大脑中动脉血流流速,使用近红外光谱(near-infrared spectroscopy,NIRS)测定技术监测脑血氧饱和度的变化。

二、心肌保护

心肌保护(myocardial protection)的概念是在研究心肌缺血性损伤的基础上形成的。体外循环下心内直视手术需阻断心脏血流,致使心肌缺血、缺氧。缺血缺氧时心肌氧化产能障碍,仅靠无氧酵解提供少量能量。由于血运中断,心肌代谢产物不能及时清除,严重缺氧时的大量乳酸堆积会加重组织酸中毒,而抑制糖酵解过程,高能磷酸盐储备迅速消耗。细胞内一些依赖于能量的重要代谢过程紊乱。心肌能量缺乏,导致心肌细胞膜功能障碍,细胞内电解质动态失调,大量 Ca^{2+}细胞内流,致使细胞内 Ca^{2+}超载,心肌发生持续性收缩。当 ATP 减少到不足以使肌动-肌球蛋白横桥分离,心肌则僵直挛缩,即所谓的“石头样心”(stone heart)。心肌持续挛缩的机械力不仅消耗能量,且作用于已受损的心肌细胞,造成心肌细胞破裂,细胞内酶大量释放,导致心肌细胞死亡。随心脏血流阻断时间的延长,这种缺血性改变会愈重。

心肌在缺血一段时间后恢复氧合血灌注时,损害会更严重。主要表现为心肌水肿,氧利用能力下降,高能磷酸盐水平低下,心肌顺应性差等改变,称此为缺血再灌注损伤(ischemia reperfusion injury,

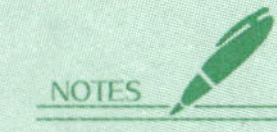

IRI)。其发生与能量耗竭,Ca^{2+}超负荷,线粒体通透性改变,以及氧自由基过量产生导致的细胞损害有关。

缺血再灌注损伤严重者,导致心内膜下坏死,心脏复苏困难,或心脏复跳后搏动无力或顽固性心律失常;中度损伤则引起术后低心排血量综合征,晚期出现心力衰竭,心肌纤维化。体外循环中如何保护缺血再灌注心肌功能攸关心脏手术病人的安危和疗效。心肌缺血缺氧后的能量供需失衡是心肌缺血再灌注损伤的根本原因。

(一)心脏停搏液的组成

以心脏能量供需平衡理论为基础研制出来的心脏停搏液具有良好的心肌保护效果。按所含离子成分和浓度不同,可将晶体心脏停搏液分为钠离子接近正常的"细胞外液型"(如 St. Thomas 液)和低钠无钙的"细胞内液型"(如 HTK 液)两类。早期两类溶液心肌保护效果的实验和临床研究证明细胞外液型心脏停搏液优于细胞内液型。按照是否有携氧能力分为晶体停搏液和含血停搏液;按照停搏的机制划分,可分为去极化停搏液、非去极化停搏液(极化和超极化),均使用化学诱导方法,使心脏迅速停搏,避免缺血性电机械活动,减少能量需要和消耗。去极化停搏液的主要成分是高钾,使心肌细胞膜电位去极化至-55mV 左右,此时快钠通道失活,心肌细胞不能产生动作电位而使心脏停搏在舒张期。晶体心脏停搏液中最佳 K^+浓度为 15~20mmol/L,血停搏液最佳 K^+浓度为 20~30mmol/L,临床上主要使用去极化停搏液。极化停搏液的机制是通过钠通道阻滞剂(如利多卡因)阻断心肌细胞快钠通道,阻止跨膜离子流动,将细胞膜电位限定在-80mV 左右,称为极化停搏;或通过钾通道开放剂(如腺苷)使心肌细胞膜上的钾通道开放,将膜电位维持在更靠近 K^+平衡电位(-95~-90mV)水平,从而使心脏停搏在舒张期,称为超极化停搏。除了起到停搏作用的成分,停搏液中还需要提供氧和能量底物,常在心脏停搏液中加用葡萄糖、磷酸肌酸、天门冬氨酸、辅酶 Q_{10} 等能量物质,以维持心脏缺血期间和恢复灌注后所需的能量物质。

此外,心脏停搏液还必须具有偏碱(pH 7.6~8.0)、高渗(320~380mmol/L)和良好的膜稳定作用的特性,以保护缺血心肌的适宜代谢环境、完整的细胞结构和质膜离子泵功能。

(二)心脏停搏液的灌注方法

心脏停搏液的灌注方法有以下三种:①经升主动脉或经冠状动脉口的顺行灌注,临床应用最为普遍;②用特制带囊导管插入冠状静脉窦行逆行灌注,适用于不能直接顺行灌注和冠状动脉严重狭窄或阻塞的病人;③顺行-逆行联合灌注,是近年发展起来的一种技术,主要应用于主动脉瓣关闭不全,需在主动脉根部进行手术操作,或手术时间较长的病例。

无缺血和缺血再灌注过程的心内直视手术的心肌保护无疑是最佳的心肌保护方法,由此发展起来的不停搏下冠状动脉旁路移植手术、体外循环下顺行或逆行冠状动脉灌注下的多种心内直视手术已广为应用。

第二节 先天性心脏病的外科治疗

一、动脉导管未闭

动脉导管未闭(patent ductus arteriosus,PDA)是常见的先天性心脏病(congenital heart disease,CHD),约占 12%~15%。动脉导管是胎儿期血流经肺动脉至主动脉的通道。动脉导管组织结构与动脉不同,主要由呈螺旋排列的平滑肌细胞组成。足月产婴儿出生后,随呼吸肺血管阻力降低,血液氧分压增高,前列腺素水平下降,缓激肽等物质的产生,导管平滑肌收缩,内膜增厚并向管腔内突入、阻断导管的血流,10~20 小时内导管呈功能性关闭。85% 的足月产婴儿于生后 4 周左右导管内膜纤维组织弥漫性增生,逐渐纤维化至永久性闭塞,成为动脉韧带。早产儿由于出生后继续发育,导管自然闭合可能性大,但因对前列腺素敏感,闭合稍晚。由于某些原因逾期不闭合者即为动脉导管未闭。动

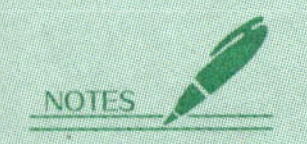

脉导管未闭可单独存在或与主动脉缩窄、室间隔缺损、法洛四联症等并存。

（一）病理解剖

动脉导管通常位于主动脉峡部和左肺动脉起始处，其粗细、长短不一，一般长 2~10mm，直径 4~12mm，最粗可达 20mm。按其形态可分为：①管型：两端管径均等；②漏斗型：主动脉端粗，肺动脉端细，形如漏斗；③窗型：主、肺动脉紧连，导管粗而短；④动脉瘤型：导管中部呈瘤样膨大，管壁很薄；⑤哑铃型：两端粗、中间细。前两型多见，尤其管型。

（二）病理生理

出生后主动脉压力升高，肺动脉阻力下降，无论收缩期或舒张期，主动脉压力均超过肺动脉，主动脉血经动脉导管持续流向肺动脉，形成左向右分流。分流量大小取决于主动脉和肺动脉之间的压力阶差和导管的粗细。可达左心输出量的 20%~70%。左心房回心血量增加，左心容量负荷加重，导致左心室肥厚、扩大，甚至左心衰竭。由于肺血量增加，肺循环压力升高，右心负担加重，致右心室肥大。肺小动脉长期承受大量主动脉血流而引起痉挛性收缩和继发性管壁增厚，肺循环阻力逐渐增高。当肺动脉压力等于主动脉舒张压时，仅收缩期存在分流，当其压力接近或超过主动脉收缩压，呈双向或逆向分流，临床上出现发绀和下半身重于上半身的分离性发绀，形成艾森门格（Eisenmenger）综合征，终至右心衰竭。

（三）临床表现

与导管粗细、分流量大小和肺血管阻力有关。导管细、分流量小，常无症状。导管粗、分流量大，症状明显。易发生肺部感染、气促、乏力，发育不良或反复心力衰竭。

1. 体格检查 在胸骨左缘第 2 肋间可闻及连续性机器样杂音，收缩期增强，舒张期减弱。局部触及震颤。收缩压正常，舒张压降低，脉压增大。四肢动脉可触及水冲脉，股动脉可闻及枪击音。分流量大者，心尖部可闻及舒张期杂音。肺动脉高压者，仅有收缩期杂音或杂音消失，而肺动脉瓣第二心音亢进。

2. 心电图 正常或左心室肥大。肺动脉压力增高，则左右心室肥大。

3. X 线检查 分流量大者左心缘向左下延长，主动脉结突出，可呈漏斗状。肺血管影增多。透视下有舞蹈征象。

4. 超声心动图 显示左心房、左心室增大，胸主动脉起始部与肺动脉间的动脉导管和经导管的血流信号，可测得导管的长度、内径和分流大小。

5. 心导管检查 诊断不明确或病情重，需了解肺动脉压力和阻力时，行此检查。右心导管可通过动脉导管进入主动脉内，肺动脉内血氧增高，升主动脉逆行造影时主动脉峡部可显示动脉导管影和肺动脉影。

根据杂音的性质和位置，周围血管征，结合心电图，X 线胸片和超声心动图检查，一般不难诊断。但应与主动脉-肺动脉间隔缺损、主动脉窦动脉瘤破裂、冠状动-静脉瘘和室间隔缺损伴主动脉瓣关闭不全等心脏病相鉴别。临床症状、体征不典型的病例，右心导管检查或逆行主动脉造影可确诊。

（四）介入及手术治疗

1. 手术适应证 早产儿、婴幼儿反复发生肺炎、呼吸窘迫和心力衰竭，药物难以控制，应及时手术。检查已提示左心容量负荷增加，肺血增多，或心导管检查 Qp/Qs≥1.5，应尽早手术。导管细、无症状，不影响发育者，多主张 4~5 岁手术。随麻醉、手术安全性的提高，亦有主张更早手术。严重肺动脉高压，呈双向分流或逆向分流，动脉导管已成为右心排血通道，不能阻断其血流。发绀型心脏病(如肺动脉闭锁、法洛四联症、大动脉错位等)所合并的动脉导管是低氧饱和度血进入肺内氧合的唯一或重要途径，除非同时行畸形矫治，不能单独阻断其血流。

2. 手术方法 自 Porstman 成功采用心导管封堵术治疗动脉导管未闭以来，经外周动脉介入封堵技术不断发展，其技术及填塞材料的不断改进，以及 20 世纪 90 年代初开展起来的电视胸腔镜下导管结扎术，都因具有无切口或切口小、创伤轻、恢复快等优点，易为病人所接受。外科闭合动脉导管有结

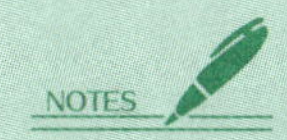

扎、切断缝合、体外循环下缝闭三种方法，手术径路有左侧胸切口和前胸正中切口两种，视病情和医生习惯而定。随着PDA介入封堵技术的成熟和封堵器的不断改进，大多数的PDA都能通过介入技术得到治疗，而外科手术目前只用于介入不能完成的粗大PDA或合并肺动脉高压的病人，或作为复杂先心病根治手术的伴随手术。

二、房间隔缺损

房间隔缺损（atrial septal defect，ASD）是胚胎发育期的原始心房分隔成左、右心房过程中，因某种因素影响，第一房间隔或第二房间隔发育障碍或吸收过多，间隔上遗留缺损，致左、右心房间存在血液分流的先天性畸形。房间隔缺损为常见的先天性心脏病，可分为原发孔缺损和继发孔缺损两种类型，以后者居多，占先天性心脏病的10%左右。女性发病率高，是男性的2~3倍。

继发孔房间隔缺损位于冠状静脉窦的后上方，绝大多数为单孔，少数为多孔，亦有呈筛状的。根据相应解剖部位可分为四种类型。

1. 中央型（卵圆孔型） 最常见（约占75%~80%），呈椭圆形，可伴有右肺静脉回流异常。

2. 下腔型 约占10%，缺损较大，房间隔下缘完全缺如或仅残留极少薄膜样组织。

3. 上腔型（静脉窦型） 缺损位于上腔静脉与右心房连接处，常伴有右肺静脉回流异常。

4. 混合型 缺损巨大，常兼有上腔型和下腔型的特点。临床上较为少见。

继发孔房间隔缺损时伴有其他心内畸形，如肺动脉瓣狭窄、肺静脉异位引流、三房心、二尖瓣狭窄（Lutembacher综合征）等。

原发孔房间隔缺损位于冠状静脉窦的前下方，由于左侧心内膜垫前后结节分离，常伴有不同程度二尖瓣大瓣裂。二尖瓣大瓣和三尖瓣隔瓣均直接附着在室间隔上，瓣下无室间隔缺损。

（一）病理生理

正常左心房压力为8~10mmHg，右心房压力为3~5mmHg，房间隔缺损时，左心房血液经缺损向右心房分流。分流量的多少取决于心房间压力阶差、缺损的大小和左右心室充盈阻力的大小。原发孔房间隔缺损的分流，还与二尖瓣的反流程度有关。初生婴儿两侧心室的厚度和顺应性大致相同，缺损几无分流。随肺动脉压力下降，左向右分流逐渐增加，可达到循环血流量的2~4倍。大量血液经肺动脉瓣流入双肺，正常肺动脉瓣变得相对狭窄。长期高容量负荷导致右心房、右心室增大和肺动脉扩张。初期肺小动脉痉挛，肺动脉压力升高。随年龄增长，肺小动脉管壁内膜增生和中层增厚，管腔狭小，肺血管阻力增加，终致梗阻性肺动脉高压。右心室、右心房心肌肥厚，压力升高，经缺损的分流量逐渐减少。当右心房压力高于左心房时，出现右向左分流，引起发绀，即所谓艾森门格（Eisenmenger）综合征。原发孔房间隔缺损病人，因存在二尖瓣反流，心房压差更大，其病理改变重于继发孔房间隔缺损。

（二）临床表现

继发孔房间隔缺损分流量较小者，儿童期多无明显症状，即使中等量以上分流，临床症状也不明显，常为体格检查时发现。一般到了青年期，才出现劳力性气促、乏力、心悸等症状，易发呼吸道感染和右心衰竭。病情发展为阻塞性肺动脉高压，可出现发绀。原发孔房间隔缺损症状出现早、表现重。

1. 体格检查 无临床症状者，体征亦较轻。表现为左前胸略膨隆，右心搏动增强，胸骨左缘第2~3肋间可闻Ⅱ~Ⅲ级吹风样收缩期杂音，部分病人杂音不明显，但肺动脉瓣第二心音（P_2）分裂。肺动脉高压者，P_2亢进。当发生右心衰竭时，肝大，甚至腹腔积液和下肢水肿。原发孔房间隔缺损除上述体征外，在心尖部可闻及Ⅱ~Ⅲ级收缩期杂音。

2. 心电图 继发孔房间隔缺损，呈电轴右偏，不完全性或完全性右束支传导阻滞，P波高大、右心室肥大。原发孔房间隔缺损，常呈电轴左偏和P-R间期延长，可有左心室高电压和左心室肥大。

3. X线检查 主要表现为右心增大，肺动脉段突出，主动脉结小，呈典型梨形心。肺部充血改变，透视下可见肺门“舞蹈征”。原发孔缺损可呈左心室扩大，肺门血管影增大明显。

4. 超声心动图 是该病最主要的诊断方法。二维彩色多普勒超声可明确显示缺损的位置、大小，可确定心房水平的分流方向、肺静脉的位置和右心大小。并可明确原发孔房间隔缺损病人大瓣裂和二尖瓣反流的程度。

（三）诊断和鉴别诊断

根据体征和超声心动图检查结果，结合心电图、X线特征，不难诊断。少数不典型病例或有肺动脉高压病人可行右心导管检查，其右心房血氧含量比上、下腔静脉平均血氧含量高出1.9%容积，或导管进入左心房，则房间隔缺损诊断可确立。测得的肺动脉压力和换算得出的肺血管阻力对病情的判断和手术适应证的掌握很有帮助。少数分流量很高的病人，肺动脉瓣区的收缩期杂音很响，应与高位室间隔缺损、肺动脉瓣狭窄相鉴别。根据各自的心电图、X线、超声心动图的特点，易于鉴别。

（四）手术治疗

1. 手术适应证 ①房间隔缺损已有右心负荷增加或心导管检查Qp/Qs大于1.5，即使无症状，应择期手术治疗，适宜的手术年龄为2~5岁；原发孔房间隔缺损，应尽早手术。②成年人和已有轻至中度肺动脉高压的房间隔缺损，应及时手术。③重度肺动脉高压和年龄在50岁以上的房间隔缺损仍为左向右分流者，经内科治疗情况改善后可手术治疗，但手术风险高。肺动脉高压已呈双向分流，出现发绀和右心衰竭，为手术禁忌证。

2. 手术方法 近年对部分继发孔房间隔缺损已普遍采用经皮导管封堵治疗，因不需要开胸，创伤小，若选择适宜的手术适应证，术后疗效满意。对上腔型、下腔型、缺损太大的继发孔房间隔缺损和原发孔房间隔缺损仍需在直视下修补。

前胸正中或右第4肋间前外侧切口进胸，建立体外循环，心脏停搏或跳动下切开右心房，视缺损大小，行直接缝合或用自体心包片、涤纶补片修补缺损。原发孔房间隔缺损多采用心脏停搏下修补二尖瓣大瓣裂和房间隔缺损。缝合缺损下缘时，应缝于瓣叶基底处，以免损伤传导束，并发三度房室传导阻滞。

三、室间隔缺损

室间隔发育于胚胎的第4周末，由漏斗部室间隔、肌部室间隔和膜部室间隔三部分组成，将原始心室分隔成左右心室。室间隔的各部分如发育不全或相互融合不良，则导致不同部位的室间隔缺损（ventricular septal defect，VSD）。室间隔缺损居先天性心脏病的首位，约占30%。可分为漏斗部缺损、膜部缺损及肌部缺损三大类型和若干亚型。其中膜部缺损最多，漏斗部缺损次之，肌部缺损最少见。

约半数（多为限制性）室间隔缺损3岁以前有可能完全或部分自然闭合，绝大多数发生在1岁以内，最多见于膜部缺损。三尖瓣隔瓣是其闭合的材料。瓣叶、腱索与缺损边缘粘连、融合，将缺损完全遮盖，则杂音和分流消失；若未完全遮盖，瓣叶边缘留下一个或多个间隙，会有杂音和分流。因左、右心室间存在压力阶差，遮盖的瓣膜向右心室面隆起或突向右心室流出道，属假性愈合和假性不全愈合。部分肌部小缺损随间隔肌肉的发育或缺损缘的纤维化，内膜增生而闭合。

（一）病理生理

室间隔缺损产生左向右分流，分流量取决于缺损的大小，左、右心室压力阶差及肺血管阻力。直径小于主动脉根部直径1/4的小缺损，左向右分流量小，虽有左心室负荷增加，但通常不致引起肺动脉压力升高。直径为主动脉根部直径1/4~1/2的缺损分流量较大，肺循环血量可超过体循环血量的2倍，回流至左心血量亦明显增加，左心负荷加重，左心房、左心室扩大。直径超过主动脉根部直径1/2的大缺损，不仅左心扩大，由于肺循环血流量过高，肺小动脉痉挛产生肺动脉高压，右心室收缩负荷增加，致右心室肥大。随病程进展，肺小动脉管壁内膜增厚，管腔变小，阻力增大，终至器质性肺动脉高压，最后导致右向左分流，出现艾森门格（Eisenmenger）综合征。

（二）临床表现

室间隔缺损小，分流量小者，一般无明显症状。缺损大，分流量大者，症状出现较早，表现为活动

后气促、乏力，反复呼吸道感染。严重者体弱、多汗、发育不良，慢性充血性心力衰竭。室间隔缺损病人，易并发感染性心内膜炎。

1. 体格检查 分流量小，除胸骨左缘第3~4肋间闻及Ⅲ级以上粗糙的全收缩期杂音外，无其他明显体征。缺损大、分流量大者，左前胸明显隆起，杂音最响的部位可触及收缩期震颤。高位室间隔缺损的杂音和震颤位于第2肋间。肺动脉高压者，心前区杂音变得柔和、短促，而肺动脉瓣区第二心音明显亢进。

2. 心电图 缺损小，示正常或电轴左偏。缺损大，肺动脉压高，示左心室高电压、肥大或双室肥大。严重肺动脉高压，则示右心肥大或伴劳损。

3. X线检查 缺损小，分流量小，X线改变轻。中等以上缺损和分流量者，心影轻到中度扩大，左心缘向左下延长，肺动脉段凸出，肺血增多。肺动脉阻塞性病变时，肺门血管影明显扩张，甚或呈残根征，而肺外周纹理减少。

4. 超声心动图 左心房、左心室扩大，或双室扩大。二维超声可显示室间隔缺损的部位、大小。彩色多普勒超声可显示分流方向和分流量，并可判断肺动脉压力。

（三）诊断

根据杂音的部位和性质，结合超声心动图、X线检查和心电图表现，不难确诊。严重肺动脉高压者，可行右心导管检查。通过各心腔压力、血氧含量的测定可计算出心内分流量和肺血管阻力，对手术适应证的把握有指导意义。

（四）手术治疗

1. 手术适应证 缺损很小，无症状，房室无扩大，可长期观察。缺损小，分流量小，肺血多，房室有扩大者，应在2岁左右或学龄前手术。缺损大，分流量大，肺动脉高压者，应尽早手术。出生后顽固性心力衰竭和肺功能不全，经积极药物治疗，于1~3个月内手术。肺动脉瓣下缺损，易并发主动脉瓣叶脱垂和主动脉瓣关闭不全，即使分流量不大亦应尽早手术。肺动脉压力高，肺血管阻力 >10U/m^2，心内出现右向左为主的分流，临床上出现发绀者禁忌手术。

2. 手术方法 经皮介入封堵和胸前小切口外科封堵是近年开展起来的室间隔缺损治疗新技术，在我国很多心脏中心广泛开展，但疗效仍有争议，如可能引起严重的传导阻滞、主动脉瓣及三尖瓣损害，长期效果与传统手术修补相比仍存在较多质疑，主要用于肌部缺损和较小的膜部缺损。体外循环下手术治疗仍是其主导方法。

（1）基本方法：全麻气管内插管，前胸正中或右前侧第4肋间切口进胸建立体外循环，心脏停搏或跳动下完成室间隔缺损修补手术。

（2）心脏切口：多采用非心室切口径路修补室间隔缺损，以保护心室功能，即采用肺动脉切口修补肺动脉瓣下和部分嵴内型缺损；采用右心房切口修补膜周部、隔瓣后和部分肌部缺损；上述两切口无法良好显露时则采用右心室流出道切口。经右心室腔内难以修补的肌部缺损，采用平行于室间沟的左心室切口可获良好显露。

（3）修补方法：视缺损的大小、类型和缺损周边情况而选择修补方法。对边缘有纤维组织的小缺损，可直接缝合，缺损 >0.5cm，或位于肺动脉瓣下者，则用自体心包或涤纶片修补。三尖瓣隔瓣部分粘连覆盖的缺损，应切开隔瓣，显露缺损，以涤纶补片连续或间断缝合法修补。心脏传导系统（房室束）行至三尖瓣隔瓣和前瓣交界附近进入室间隔，左束支于室间隔缺损后下缘行走于左心室面的心内膜下。在修补缝合时，应缝在距三尖瓣环0.2cm的隔瓣根部和窦部室间隔的右心室面上，以避免损伤左束支而出现三度房室传导阻滞。

四、肺动脉口狭窄

肺动脉口狭窄（pulmonary stenosis，PS）指右心室和肺动脉之间存在的先天性狭窄畸形，约占先天性心脏病的8%~10%。有三种类型：肺动脉瓣膜狭窄、右心室漏斗部狭窄和肺动脉主干及其分支狭

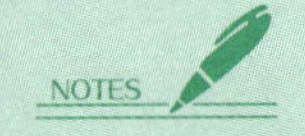

窄,而以瓣膜狭窄最常见。瓣膜狭窄通常为瓣叶增厚交界融合,瓣口呈鱼嘴状突向肺动脉,肺动脉主干呈狭窄后扩张,常有不同程度的肺动脉瓣环狭窄。

(一) 病理生理

肺动脉口狭窄引起右心室血液排出受阻、压力增高,右心室与肺动脉之间存在压力阶差,其大小取决于肺动脉口狭窄的程度。压力阶差 <40mmHg 为轻度狭窄,40~100mmHg 为中度狭窄,>100mmHg 为重度狭窄。因静脉回心血流受阻,心输出量减少,血液淤滞,可出现周围性发绀。约 1/4 病例伴有卵圆孔未闭或房间隔缺损,当右心房压力明显升高时,心房水平出现右向左分流,而发生中央性发绀。右心室长期负荷增加引起右心室向心性肥厚,加重右心室流出道狭窄,出现心力衰竭,甚至死亡。

(二) 临床表现

症状与狭窄程度、是否存在卵圆孔未闭、房间隔缺损和继发三尖瓣反流有关。轻度狭窄者可无症状或症状轻微。常见的症状是稍活动即感心悸、气促、胸闷甚至晕厥,劳动耐力差、易疲劳。症状随年龄增长而加重。并存卵圆孔未闭或房间隔缺损者,活动后出现发绀。重症者休息时亦可出现发绀。晚期病人常有颈静脉充盈、肝大、下肢水肿,甚至腹腔积液等右心衰竭征象。

1. 体格检查 肺动脉瓣膜狭窄者胸骨左缘第 2 肋间可闻及响亮而粗糙的收缩期喷射样杂音,并向左上方向传导。多数伴有收缩期震颤。肺动脉瓣第二心音减弱或消失。右心室漏斗部狭窄的收缩期杂音位置较低,部分病例肺动脉瓣第二心音正常;合并三尖瓣关闭不全病人,可在三尖瓣听诊区闻及收缩期杂音。

2. 心电图 根据狭窄程度可示正常、电轴右偏、右心室肥大劳损、T 波倒置和 P 波高尖。

3. X 线检查 可显示右心室、右心房增大、肺动脉段凸出。但漏斗部狭窄者肺动脉段凸出不明显。两肺野清晰、血管纹理减少,尤以外侧 1/3肺野更为明显。

4. 超声心动图 可显示狭窄的类型和程度。肺动脉瓣膜狭窄则显示肺动脉主干增宽,瓣叶增厚,回声增强,开放受限和右心室壁增厚。彩色多普勒超声显示狭窄瓣口的高速血流信号,可测得最大跨瓣压差。漏斗部狭窄显示右心室流出道狭小,小梁和肌柱增粗。彩色多普勒超声可测得右心室流出道湍流信号。

(三) 诊断和鉴别诊断

根据临床表现,结合心电图、胸部 X 线、超声心动图检查可作出诊断。必要时行心导管右心室测压和造影检查,有助于确诊。

依据肺动脉口狭窄的特征性杂音、肺动脉瓣第二心音减弱或消失的特点,以及其肺血减少的 X 线征象,不难与室间隔缺损、房间隔缺损相鉴别。部分法洛四联症病例,右心室流出道梗阻不明显,其表现类似肺动脉口狭窄,超声心动图和心导管造影检查可提示存在室间隔缺损和主动脉骑跨,有助于鉴别诊断。

(四) 手术治疗

1. 手术适应证 轻度狭窄,无明显症状,胸部 X 线和心电图检查无明显改变,右心室收缩压 <60mmHg 者,无须手术。中度以上狭窄,有明显临床症状,心电图提示右心室肥大或伴劳损,心导管测压显示右心室压力 >75mmHg,右心室与肺动脉间压力阶差 >50mmHg,均有手术指征。重度狭窄者,病理进展迅速,继发的右心室流出道梗阻会加重狭窄,需尽早手术。

2. 手术方法 由于体外循环技术已十分成熟和安全,曾用的几种非体外循环手术已弃用。胸骨正中切口,在体外循环心脏跳动或停搏下,根据狭窄类型选择心脏切口。肺动脉瓣膜狭窄通常纵行切开主肺动脉,直视下行瓣膜交界切开术;漏斗部狭窄,则切开右心室流出道前壁,切除狭窄的纤维环或肥厚的壁束和隔束,疏通右心室流出道。若疏通后的右心室流出道仍狭窄,则用自体心包片或聚四氟乙烯管片加宽流出道。若存在瓣环狭窄,则切开瓣环,行跨越瓣环的右心室流出道加宽术。

近年有人对瓣膜型狭窄,采用经皮导管或经胸的肺动脉瓣球囊扩张术,由于无须体外循环,术后恢复快,得到广泛应用,但部分病例扩张效果不理想,且可有肺动脉瓣膜关闭不全并发症发生,仍需外

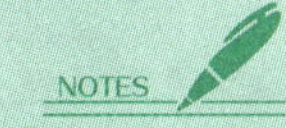

科治疗。

五、法洛四联症

法洛四联症(tetralogy of Fallot,TOF)是一种最常见的发绀型先天性心脏病。在所有先天性心脏病中,本病约占12%~14%。法洛四联症的胚胎学基础是圆锥动脉干发育异常。1888年Fallot详细阐述了法洛四联症的四种基本病变:①肺动脉狭窄;②室间隔缺损;③主动脉骑跨;④右心室肥厚。故称此病为法洛四联症。

本病主要畸形是室间隔缺损及肺动脉狭窄。主动脉骑跨与室间隔缺损的位置和大小有关,右心室肥厚则由肺动脉狭窄所致。肺动脉狭窄又称右心室流出道梗阻(right ventricular outflow tract obstruction,RVOTO),可位于漏斗部,右心室体,肺动脉瓣、瓣环,主肺动脉和左右肺动脉等部位。常有2个以上部位的狭窄存在。随着年龄增长,右心室体异常肌束、漏斗部隔、壁束肥大,纤维环和心内膜增厚而加重右心室流出道梗阻,甚至导致继发性漏斗部闭锁。漏斗部呈环状狭窄时,在狭窄口与肺动脉之间形成膨胀的小室,称漏斗室或第三心室。漏斗部呈管状狭窄时,往往伴有肺动脉瓣环狭窄。

法洛四联症的室间隔缺损位于主动脉瓣或主动脉瓣和肺动脉瓣下,常为大缺损,直径1.5~3.0cm。可分为嵴下型(又称围膜型)和肺动脉瓣下型(又称动脉瓣下型)两种。前者最为多见,其心脏的传导系统(由房室束分出的左、右束支)穿行于缺损后下缘的左、右心室内膜下,手术损伤会产生心脏传导阻滞;肺动脉瓣下型较少见,但亚洲发生率较高。其下缘若为残存的室上嵴,则离心脏传导束较远。

本病常见的合并畸形有房间隔缺损、右位主动脉弓、动脉导管未闭和左位上腔静脉。若分别伴有肺动脉闭锁、肺动脉缺如、完全性房室隔缺损等畸形,则为复杂四联症。

(一) 病理生理

法洛四联症经室间隔缺损的分流和肺血流量取决于右心室流出道梗阻的程度。梗阻重,肺血少,大量右向左分流的血液进入体循环,血氧饱和度下降明显,发绀严重;中度梗阻,则右向左分流较少,发绀较轻;轻度梗阻,产生双向分流或左向右分流为主,发绀很轻或不显。持久的低氧血症刺激骨髓造血系统,红细胞和血红蛋白增多。重症病人血红蛋白可在180g/L以上。

(二) 临床表现

发绀、喜蹲踞和缺氧发作是法洛四联症的主要临床症状。右心室流出道梗阻重,新生儿即有发绀,哭闹时更明显,随年龄增长而加重。蹲踞姿态可增加躯干上部血流量和体循环阻力,提高肺循环血流量,以改善中枢神经系统缺氧状况。漏斗部重度狭窄病人易发生缺氧性昏厥、抽搐,甚至昏迷、死亡。

1. 体格检查 生长发育迟缓,口唇、眼结膜和指(趾)端发绀,呈杵状指(趾)。听诊在胸骨左缘第2~4肋间可闻及Ⅱ~Ⅲ级喷射性收缩期杂音。严重肺动脉狭窄者,杂音很轻或无杂音。肺动脉瓣区第二心音减弱或消失。

2. 心电图 电轴右偏,右心室肥厚。

3. X线检查 心影正常或稍大,肺动脉段凹陷,心尖圆钝,呈“靴状心”。肺血管纤细,升主动脉增宽。

4. 超声心动图 升主动脉内径增宽,骑跨于室间隔上方,室间隔连续中断,右心室增大,室壁增厚,右心室流出道或肺动脉瓣狭窄。彩色多普勒超声显示心室水平右向左分流信号。

5. 实验室检查 红细胞计数和血细胞比容均升高,且与发绀成正比。血红蛋白在150~200g/L以上。动脉血氧饱和度为40%~90%。

(三) 诊断

根据特征性症状和体征,结合心电图、X线和超声心动图检查,不难作出诊断。为选择适宜的手术治疗方案,尚需右心导管和选择性心血管造影检查。右心导管检查所测右心室压力高、肺动脉压力低,右、左心室和主动脉内收缩压基本相同。选择性右心和主动脉造影可显示主、肺动脉的位置关系、

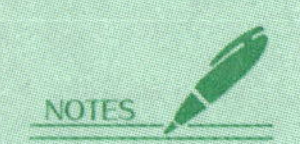

肺动脉发育状况、主动脉骑跨的程度、右心室流出道梗阻的部位和程度及肺侧支循环情况。

(四) 自然病史

主要取决于右心室流出道狭窄的程度，未手术患儿 1 岁以内死亡约占 30%，3 岁以内死亡约占 40%~50%，10 岁以内死亡约占 70%，20 岁以内死亡约占 90%，难存活至 40 岁约占 95%。婴幼儿多死于急性缺氧发作和急性心力衰竭，成人法洛四联症常死于慢性心力衰竭和低氧血症。

(五) 手术治疗

1. 手术适应证 法洛四联症手术无年龄限制。反复缺氧发作、昏迷、抽搐，需行急诊手术。肺动脉发育好，多主张 1 岁以内(包括新生儿)行一期矫治手术。实践证明该年龄段患儿的肺侧支循环少，心肌继发改变轻，心室功能好，手术效果最佳。伴有肺动脉闭锁患儿，6 个月内死亡约占 50%，1 岁内死亡约占 90%，更应尽早手术。无症状或症状轻者，主张 1~2 岁时择期手术。而左心室发育不全(左心室舒张末期容量指数 <30ml/m^2)和左、右肺动脉发育不良[McGoon 比值(左、右肺动脉直径之和与膈肌平面降主动脉直径之比)<1.2，或肺动脉指数(PAI)<150mm^2/m^2]为一期矫治手术的禁忌证，应先行姑息性手术(palliative surgery)，即体-肺分流术，术后严密随访，左心室或左、右肺动脉发育好后即行二期手术。

2. 手术方法

(1) 姑息手术：目的是增加肺循环血流量，改善发绀及缺氧症状，促进肺血管和左心室发育。曾用多种体-肺分流手术，因分流口径大小不易掌握和二期矫治手术困难等原因，一些术式已弃用。目前临床常用以下三种术式。

1) 锁骨下动脉-肺动脉分流术(subclavian-pulmonary arterial shunt，Blalock-Taussig 手术)：为避免吻合血管扭曲和阻塞，一般采用降主动脉下行的对侧作切口。即左位主动脉弓时，取右胸第 4 肋间后外侧切口入胸，右位主动脉弓时，取左胸第 4 肋间后外侧进胸。显露并游离锁骨下动脉，结扎并切断其分支血管，将锁骨下动脉远端与同侧肺动脉行端侧吻合。亦有采用改良的 Blalock-Taussig 手术，即人造血管分别于锁骨下动脉和肺动脉之间行端侧吻合。该方法既保留了经典术式分流口径大小适宜的优点，也消除了因切断锁骨下动脉而造成的上肢发育不良等并发症。

2) 中心分流术(central shunt)：又称改良的 Waterston 手术，为升主动脉-肺动脉干的分流术。仰卧位，胸骨正中切口，部分钳夹升主动脉和肺动脉主干，视年龄、体重用直径 3.5~6.0mm 的膨体聚四氟乙烯管分别与主动脉和肺动脉行端侧吻合。

3) 右心室流出道补片扩宽术(right ventricular outflow patch)：往往是术中遭遇到无法行一期矫治的情况采用的一种中央型姑息手术。在体外循环下，不关闭室间隔缺损，疏通右心室流出道，行右心室流出道跨越瓣环或仅限于右心室流出道的心包补片限制性扩大术。亦有不采用体外循环行闭式右心室流出道扩宽的。

无论采用何种姑息手术，术后均应严密观察，定期超声学检查，争取 1 年左右行矫治手术。

(2) 矫治手术基本方法：1 岁以上病例，采用常规体外循环下完成心内手术；1 岁以内或体重 <10kg 者，有在深低温停循环下施行，亦有仍采用常规体外循环完成的。心肌保护常采用冷晶体或含血心脏停搏液。

建立体外循环后，平行房室沟切开右心房行心内探查，证实为漏斗部狭窄或合并肺动脉瓣狭窄，而流出腔较大，肺动脉发育良好，室间隔缺损为嵴下型，则可经右心房切口疏通右心室流出道和修补室间隔缺损，必要时加用肺动脉切口行肺动脉瓣交界切开。尽量避免右心室切口。若为多处肺动脉狭窄、右心室流出腔小、室间隔缺损为肺动脉瓣下型，或经右心房切口心内操作太困难者，则选择右心室前壁纵切口或右心室前壁跨肺动脉瓣环切口。疏通右心室流出道，剪除肥厚的隔束和壁束，修补室间隔缺损，以自体心包片或人造血管片行右心室流出道或跨瓣环的右心室流出道扩大术。

法洛四联症根治术后最严重的并发症是低心排出量综合征(low cardiac output syndrome)，亦是术后死亡的主要原因。缩短心肌缺血时间，良好的转流技术和心肌保护方法，满意的心脏畸形纠正是降

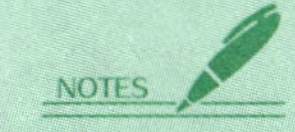

低该综合征发生率的关键。把握好手术时机，恰当选择术式以及正确的术后处理可明显降低术后早、晚期死亡率。2000年前国内大宗（3 002例）病例报道，手术死亡率为3.5%。近年，其死亡率进一步降低。

六、大动脉转位

（一）解剖

完全型大动脉转位（transposition of the great arteries，TGA）是以房室连接正常、心室与大动脉连接关系异常为特征的一种先天性心脏病，其主动脉自心脏前方起于右心室，而肺动脉从主动脉后方起自左心室。Van Praagh和同事们提出使用D-TGA描述此类先天畸形，而L-TGA用于对房室连接不协调的矫正型大动脉转位的描述。

D-TGA患儿需要有一定的心内动静脉血液混合，通常存在于心房、心室水平或是未闭的动脉导管水平。D-TGA病人常伴发明显的冠状动脉畸形。最常见的冠状动脉走行是左主干自左侧冠状动脉窦发出，并发出左前降支和回旋支，这一类型占到68%。最常见的变异是回旋支自右冠状动脉发出。

（二）病理生理

D-TGA导致了体、肺两个循环独立并行，因此患儿需要依靠心内的动静脉混合血才能存活。患儿出生后，左、右两个心室并无主次依从性，随着其气道阻力的降低，造成了更高的肺血流量，导致左心房扩大和经卵圆孔的左向右分流。

出生后，左心室因未承担体循环负荷并未增厚，对于缺少了促其增厚成熟因素的左心室来说，在动脉调转术后必须适应作为体循环心室克服体循环阻力，因此，动脉调转术的时机至关重要。如果在出生后早期数周内进行矫治术，左心室因在宫内一直适应较高的肺血管阻力，一般能够轻松适应体循环阻力；患儿出生后随着肺脏通气，肺阻力降低，数周后左心室适应了这一较低的肺阻力，那么在没有术前的心室锻炼或术后辅助支持情况下，左心室很难适应术后体循环较高的阻力。左心室“锻炼”便是针对那些TGA根治术被延误的病例，进而使用的肺动脉环缩技术。

（三）临床表现和诊断

D-TGA合并室间隔完整的婴儿一般出生后即出现发绀，其动脉氧分压为25~40mmHg。如果动脉导管未维持开放，病情将急剧恶化，进而导致代谢性酸中毒甚至死亡。相比较而言，那些存在室间隔缺损的TGA患儿，可能仅出现轻微的低氧血症，甚至在出生2~3周后因肺血管阻力的降低导致充血性心力衰竭的症状出现，才发现存在心脏畸形。

心电图表现为右心室肥厚，胸片呈现典型的卵圆形心影。TGA最终依靠心脏超声进行确诊，能可靠地证实心室-动脉连接不协调和其他合并畸形的存在。一般心导管检查较少应用，仅用于那些需要在超新生儿期之后进行手术，为了解左心室能否维持术后体循环稳定的病例。然而，对那些没有充分心内动静脉血液混合的新生儿，心脏导管技术则可以实施有效的房间隔扩大术。

（四）手术治疗

Blalock和Hanlon首次开展了D-TGA的手术治疗，他们应用房间隔切开扩大术以增加心内动静脉血混合。这项技术首先是在体外循环技术运用于临床之前实施的，因此死亡率很高。随后，Rashkind和Cuaso经导管使用球囊行房间隔扩大术，这样很大程度上避免了开胸手术。

但是，这些姑息操作也只能达到有限的效果，直到20世纪50年代末，Senning和Mustard首次应用了“心房调转”术，使得手术结果得到了改善。Senning手术包括了通过切开和重建房间隔使得静脉血流在心房水平改道，以及使用右心房游离壁建立肺静脉板障。尽管Mustard手术与其相似，但是此手术需要用自体心包或是人工材料建立心房内板障。这些心房调转手术创造了生理性而非解剖矫治，体循环依然由右心室负担。

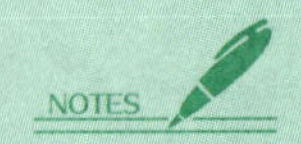

大多数中心通过行早期球囊房间隔切开术和随后在3~8个月月龄时行心房调转术，使总体生存

率升至95%。

尽管生存率提高了，但是远期的问题如上腔静脉或肺静脉梗阻、板障漏、心律失常、三尖瓣反流和右心衰的发生，促使了Jatene于1975年开展动脉调转手术。动脉调转手术包括了主动脉和肺动脉的横断、主动脉后移位（Lecompte操作）、冠状动脉游离、“裤状”心包补片的应用和恰当地将冠状动脉固定至新主动脉。

最关键的是手术时机的掌握，因为动脉调转需在出生后两周内，即在左心室还未失去承担体循环后负荷的泵血功能之前完成。超过两周之后，病人的左心室可以通过肺动脉环缩术和主-肺动脉分流进行根治手术之前的预备锻炼。另一种情况是，未锻炼的左心室可以在调转术后通过机械性辅助装置给予数天的辅助支撑下，恢复承载体循环压力的能力。在这些情况下，可以用超声心动图评估左心室功能和指导手术策略。

D-TGA合并左心室流出道狭窄和室间隔缺损的病人，不适合进行动脉调转手术。于1968年开始实施的Rastelli手术，使用心内板障将左心室血液直接隔至主动脉、使用心外带瓣管道建立右心室-肺动脉连接，为此类复杂畸形病人提供了良好的手术效果。但心外带瓣管道无生长性，且再狭窄发生率高，以及心内板障可能出现的左心室流出道梗阻，使得此手术的长期疗效一直存在争议。目前用于替代Rastelli的Nikaidoh手术，能显著降低左心室流出道梗阻的发生率，但术后因右心室-肺动脉再狭窄需二次手术的比例仍高；阜外医院专家团队创建的双根部调转术（double root translocation，DRT），很好地解决了Rastelli手术远期并发症多、二次手术发生率高的问题，为D-TGA合并左心室流出道狭窄和室间隔缺损的病人提供了新的选择，且长期疗效也证明优于Rastelli手术。

（五）结果

对于D-TGA病人来说，动脉调转手术提供了良好的远期结果，其死亡率低于5%。冠状动脉解剖异常存在或需同期行主动脉弓加宽成形，增加手术的风险。最常见的并发症是肺动脉瓣上狭窄，发生率为10%，这可能需要再次手术。

Rastelli手术结果也同样得到较好改善，其早期死亡率在一篇综述中报道为5%。因管道失去功能需要再次手术、起搏器植入或是左心室流出道梗阻需要解除等并发症，使其远期生存率不尽如人意。DRT和Nikaidoh手术可获得优于Rastelli手术的疗效。

第三节 后天性心脏病的外科治疗

一、二尖瓣狭窄

二尖瓣狭窄（mitral stenosis）可由先天性或后天性病因所致。由于二尖瓣环、瓣叶、瓣下装置和瓣上结构发育畸形或异常所致的先天性二尖瓣狭窄很少见。链球菌感染引起变态反应，侵犯心脏瓣膜，导致风湿性心脏病（rheumatic heart disease），则为最常见的病因。本病在发展中国家较常见，女性多于男性，发病多在儿童期。风湿性心脏病以二尖瓣受累最常见，其次为主动脉瓣、三尖瓣，肺动脉瓣很少受累。

（一）病理解剖

风湿热炎性病变起始于瓣膜交界边缘，引起瓣膜水肿、渗出、交界粘连，形成瓣膜口狭窄。在炎症反复发作和瓣口狭窄所致血液湍流冲击下，瓣膜口狭窄进行性加重，瓣膜纤维性增厚、钙化，腱索、乳头肌融合和缩短。一旦病变造成瓣叶明显增厚、钙化和腱索融合、挛缩，即使手术扩大狭窄瓣口也难使心脏血流动力学完全恢复至正常。根据病变程度，二尖瓣狭窄分为3种类型：①隔膜型：纤维增厚和粘连主要位于瓣膜交界和边缘，瓣叶活动限制少；②隔膜漏斗型：瓣膜广泛受累，腱索粘连，瓣叶活动受到限制；③漏斗型：瓣膜明显纤维化、增厚、钙化，腱索、乳头肌融合和挛缩，瓣膜活动严重受限，呈漏斗状。

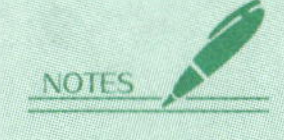

（二）病理生理

其改变取决于瓣口狭窄程度。正常成年人二尖瓣口的横截面积为 4.0~6.0cm²。当瓣口面积缩小至 2.5cm² 左右，可能出现心脏体征，但无明显症状；瓣口面积 <1.5cm² 时因血流动力学明显改变而出现临床症状；<1.0cm² 临床症状明显而严重。在上述发展阶段里，左心房压持续升高，左心房扩大，肺静脉淤血，并影响肺内气体交换。当左心衰竭肺毛细血管压力超过正常血浆渗透压时，产生肺水肿。支气管黏膜下静脉或肺毛细血管破裂引起咯血。左心房扩大压迫喉返神经可致声音嘶哑。肺静脉和毛细血管压力升高引起肺小动脉痉挛和阻力增高，肺动脉高压使右心室肥厚、右心房扩大、三尖瓣关闭不全，最终出现右心功能不全或衰竭。心房扩大会引起心房颤动，使心输出量进一步减少，左心房血流更加淤滞易产生左心房附壁血栓。血栓脱落可致体循环栓塞，栓塞部位多见于脑与下肢。

（三）临床表现及诊断

病人因肺淤血和肺水肿而出现劳力性呼吸困难、咳嗽、咯血、端坐呼吸和夜间阵发性呼吸困难。由于心输出量不足出现心悸、头昏、乏力等症状。

1. 体格检查 常可见颧部潮红、口唇轻度发绀，即所谓二尖瓣面容。心脏触诊发现心尖区舒张期震颤和右心抬举性搏动。心尖区听诊，第一心音亢进，舒张中期滚筒样杂音，瓣膜活动尚好者在胸骨左缘第 3、4 肋间可闻及开瓣音（opening snap）。肺动脉高压和右心衰竭的病人出现肺动脉瓣第二心音亢进、分裂，颈静脉怒张、肝大、腹腔积液和双下肢水肿。

2. 超声心动图 M 型超声检查发现二尖瓣前后叶活动异常，失去 E、A 双峰，心动曲线呈城墙样改变。二维超声可观察到瓣叶活动差、增厚甚至钙化，二尖瓣口缩小，左心房、右心室、右心房扩大，而左心室正常。经食管超声检查有助于发现左心房血栓。

3. X 线检查 病变轻者多无明显异常。病变较重者可有主动脉球缩小、肺动脉圆锥突出、左心房和右心室扩大，心脏影呈梨形，右心缘可见双心房影。肺淤血表现为肺门增大而模糊，有时可见肺淋巴管扩张及肺小叶间隔积液所致双肺下部及肋膈处水平细线（Kerley B 线）。

4. 心电图 常能发现电轴右偏、P 波增宽、右心室肥大伴劳损和心房颤动。

根据典型的心脏体征，如心尖区第一心音亢进、开瓣音和舒张中期滚筒样杂音，结合超声心动图、心电图与胸部 X 线片，即能明确诊断，并可综合评估瓣膜病变的类型和严重程度。

（四）治疗

在内科治疗下，心功能Ⅰ级的二尖瓣狭窄病人 10 年期望生存率为 85%，心功能Ⅱ级者为 50%，Ⅲ级者仅为 20%，心功能Ⅳ级者 5 年生存率为 0。死亡原因多为充血性心力衰竭、体循环栓塞和细菌性心内膜炎等。手术治疗的目的是解除左房室口狭窄和左心室充盈障碍，改善血流动力学；减轻或消除症状，避免心房颤动与血栓栓塞，提高生活质量，保证长期生存。

1. 手术适应证 心功能Ⅰ级且瓣膜病变轻者可暂缓手术；心功能Ⅱ级或Ⅲ级且瓣膜病变明显者，需择期手术；心功能Ⅳ级、急性肺水肿、大咯血、风湿热活动和感染性心内膜炎等情况，原则上应积极内科治疗，病情改善后尽早手术。如内科治疗无效，则应急诊手术，挽救生命。已出现心房颤动的病人，心功能进行性减退，易发生血栓栓塞，应尽早手术。

2. 手术前准备 心脏外科病人的术前准备有别于一般的内科治疗：①一般支持疗法，卧床休息、低盐饮食、纠正水电解质紊乱，必要时吸氧和给予镇静剂；②心理准备，除了让病人熟悉环境、医务人员、围手术期过程及需要病人配合的工作外，医护人员也需了解病人性格、家庭、社会背景与经济状况；③了解可能存在的其他疾病，如糖尿病、支气管哮喘、恶性肿瘤以及可能经血传染的疾病等，可疑心绞痛或年龄 55 岁以上的病人，应作冠状动脉检查，明确诊断以便手术中一并处理；④应用强心、利尿和扩血管等药物改善心功能；⑤评估与改善肺功能，中量胸腔积液者应予以穿刺抽出液体；⑥择期人工心脏瓣膜置换者，应查找潜在的感染灶并予以治疗；⑦出血、凝血功能及风湿活动的实验室检查；⑧个体化地评估与预测病人对手术的耐受性，手术中可能出现的困难及其防治措施。

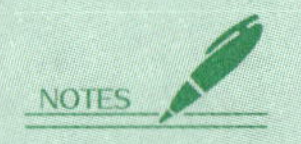

3. 手术方式 包括保留自身瓣膜的二尖瓣交界分离术（mitral commissurotomy）、二尖瓣成形术

(mitral valvuloplasty)和二尖瓣置换术(mitral valve replacement)。

(1)闭式二尖瓣交界分离术:全麻下经左前外侧开胸切口切开心包,左心耳与左心室尖部缝置荷包线,分别置入手指与金属扩张器,根据二尖瓣病变情况扩张二尖瓣口至适当的大小。适用于隔膜型或隔膜漏斗型二尖瓣狭窄。左心耳小、左心房血栓、心房颤动、合并二尖瓣关闭不全和严重瓣膜及瓣下结构病变者不宜或禁用此方法。该术式能确切改善病情,费用低廉,不需要抗凝治疗,但症状缓解期仅为3~15年。20世纪90年代开始,经皮球囊二尖瓣成形术(percutaneous balloon mitral valvuloplasty,PBMV)治疗二尖瓣狭窄取得良好疗效,具有创伤小,病人恢复快,不遗留心包粘连等优点;已逐渐取代闭式二尖瓣交界分离术。

(2)直视二尖瓣成形术:在体外循环直视下进行二尖瓣交界切开及瓣膜成形术。术式包括清除左心房内血栓,精确地切开二尖瓣交界,分离或切开粘连的腱索与乳头肌,剔除钙化灶。适用于隔膜漏斗型、心房颤动和左心房血栓者。瓣膜病变严重者远期疗效差,一般而言,术后症状缓解期为8~12年。在有经验的单位,手术死亡率可<1%。术后不需要长期抗凝治疗。

(3)二尖瓣置换术:体外循环直视下清除左心房血栓,切除病变瓣膜及腱索或保留部分或全部腱索,置入人工心脏瓣膜(图35-2)。人工心瓣膜包括机械瓣(mechanical prosthetic valve)和生物瓣(bioprosthetic valve)。目前使用的机械瓣膜主要有侧倾碟瓣和双叶瓣两种。一般而言,后者有效开放面积较大,平均舒张期压差较小,静态泄漏量与关闭反流量较小。机械瓣膜耐久性好,但置入后需终身抗凝治疗,可能发生出血和栓塞并发症,且有轻度的机械噪声。生物瓣膜主要有异种生物瓣和同种生物瓣两种。异种生物瓣多用猪主动脉瓣或牛心包缝制而成;同种生物瓣则取自同种异体主动脉瓣或肺主动脉瓣,没有人工支架,只能置换主动脉瓣。生物瓣术后不需要长期抗凝治疗,但在人体内会衰败与钙化,一般多用于65岁以上或有抗凝禁忌的病人。近年来,随着细胞生物学、高分子材料学和组织工程学的发展,正在研制具有更好耐久性且不需要抗凝的组织工程心脏瓣膜。二尖瓣置换术适用于漏斗型或无法直视成形的隔膜漏斗型病人,手术死亡率一般为2%~5%。高龄、心功能差、急诊手术、既往心脏手术史和同期施行其他心脏大血管手术等高危因素会增加手术死亡率。术后晚期并发症包括瓣周漏、抗凝治疗有关的出血、血栓形成和血栓栓塞、人工瓣膜感染性心内膜炎、溶血性贫血、机械瓣膜故障和生物瓣膜衰败等。

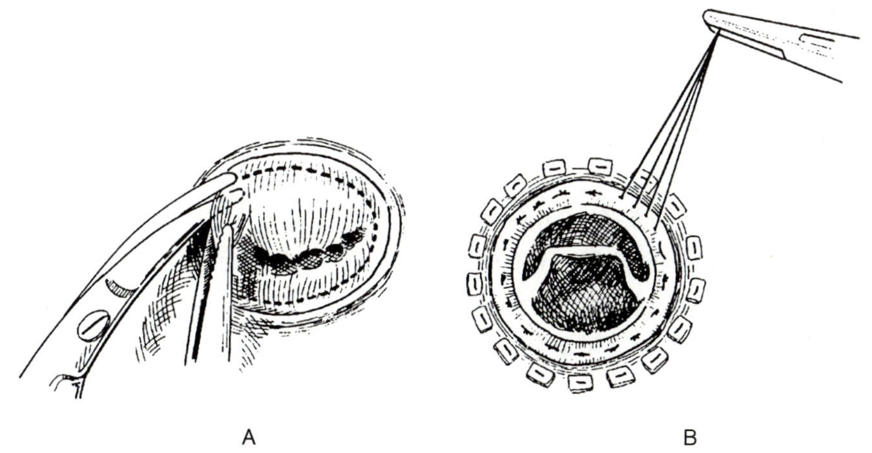

图35-2 人工瓣膜置换术

A.沿瓣环保留少量瓣叶组织,切除病变的二尖瓣;B.人工机械瓣膜缝合,固定于瓣环上。

二、二尖瓣关闭不全

(一)病因与病理解剖

先天性二尖瓣关闭不全很少见。后天性二尖瓣关闭不全(mitral insufficiency)的病因复杂,常见

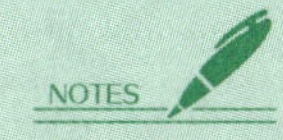

病因有：①风湿性疾病：约1/3的风湿性二尖瓣狭窄病例伴有关闭不全，急性风湿性心肌炎可能遗留左心室和二尖瓣瓣环扩大，导致二尖瓣关闭不全；②二尖瓣脱垂：二尖瓣瓣环、瓣叶和腱索发生黏液样变性，部分胶原被酸性黏多糖所代替，造成瓣叶冗长、腱索延长或断裂、瓣环扩大，进而发展为关闭不全；③缺血性心脏病：心肌缺血性梗死可引起乳头肌断裂或缺血后乳头肌延长，收缩功能丧失和二尖瓣环扩大，造成乳头肌瓣环功能障碍；④感染性心内膜炎：细菌感染可导致瓣环周围脓肿、瓣叶穿孔、腱索断裂，甚至瓣膜装置毁损。少见的原因还有创伤、心肌病、胶原组织病、结缔组织病、黏液瘤和心内膜弹力纤维增生。根据病程进展快慢，可分为慢性和急性二尖瓣关闭不全。

（二）病理生理

慢性二尖瓣关闭不全时左心室代偿性扩大，增加的左心室舒张末容量使收缩期前向心输出量得以维持。扩大的左心房可容纳收缩期反流血量，收缩期左心房峰值压虽明显升高但舒张期则骤然下降，避免了肺循环压力持续升高。因此，在相当长时期内不会出现持续肺淤血及其相应的临床症状。一旦左心室舒张末径>6.0cm，左心室收缩功能下降，则出现持续肺淤血、左心功能不全，进而出现肺动脉压升高、右心功能不全的临床表现。急性二尖瓣关闭不全时，缺乏左心房和左心室扩大的代偿机制，左心室心输出量增加不足代偿二尖瓣反流血量，前向心输出量锐减导致低血压，并使左心房压与肺循环压力持续升高，导致肺淤血、急性肺水肿，甚至出现心源性休克。

（三）临床表现和诊断

慢性二尖瓣关闭不全若病变轻、心脏功能代偿好者可无任何症状，并保持相对良好状态多年。病变较重者，最常见症状为虚弱、乏力、劳力性呼吸困难、端坐呼吸，咯血较二尖瓣狭窄少见。严重的急性二尖瓣关闭不全者可出现急性肺水肿和心源性休克。

1. 体格检查 轻度关闭不全病人即可存在特征性体征。心尖区可闻及Ⅲ级或Ⅲ级以上的全收缩期杂音伴收缩晚期加强，并向腋部传导。杂音强度与关闭不全的严重程度无关，但持续时限则与关闭不全程度有关。心尖搏动增强并向左下移位，心尖区第一心音减弱或消失，肺动脉瓣第二心音亢进。晚期病人出现颈静脉怒张、肝大和下肢水肿。

2. 超声心动图 发现左心房、左心室扩大，二尖瓣活动度大且关闭不全。经食管超声检查能帮助确定二尖瓣关闭不全的部位及程度，有时可见断裂的腱索。由于二尖瓣反流所致左心室射血的低后负荷和左心室收缩力代偿性增加，左心室射血分数可长期维持，甚至高于正常。运动时射血分数降低和收缩末期容量指数中重度增加，提示左心室功能减退。

3. X线检查 可见左心房、左心室扩大和肺淤血。

4. 心电图检查 发现P波增宽、电轴左偏、左心室肥大和劳损，晚期出现心房颤动。

（四）治疗

无症状或仅有轻微症状的二尖瓣关闭不全病人中，每年平均有10%可进展到心功能Ⅲ级或Ⅳ级。内科治疗下，心功能Ⅱ级或Ⅲ级的病人6年生存率为50%，10年生存率仅27%。手术治疗的目的是消除二尖瓣反流，保护左心室功能，提高远期生存率。

1. 手术适应证 急性二尖瓣关闭不全常导致心源性休克，需急诊手术。慢性二尖瓣关闭不全的手术指征为：①无症状，但左心室收缩末径>5.0cm，左心室舒张末径>7.0cm，或射血分数<0.55；②出现症状；③最近有心房颤动发作；④静息状态下出现肺动脉高压。

2. 手术方式 根据病因、病变程度及病人个体情况选择二尖瓣成形术或二尖瓣置换术。施行二尖瓣关闭不全成形手术，应重视对已扩大的瓣环、冗长的后瓣叶及病变腱索的处理。基本技术包括：①使用成形环缩小瓣环；②矩形节段切除病变的后瓣叶；③缩短延长的腱索；④将后瓣的腱索转移到前瓣；⑤采用人造腱索（聚四氟乙烯）修复断裂的腱索。二尖瓣成形手术死亡率为2%~5%，常见死亡原因为低心排血量综合征和心律失常，10%的病人因残留二尖瓣关闭不全需再次手术。术中经食管超声有助于评价手术效果，修复困难者应选择瓣膜置换术。近些年，经外周血管途径的介入二尖瓣成形技术，如MitraClip、MitralStich、ValveClamp、DragonFly等开始进入临床，主要用于那些有外科手术禁

忌或高风险的病人,初步的临床结果证明其疗效优于药物治疗,但与外科成形技术相比,其疗效仍有争议,需要更多的临床研究数据来证明。小切口、胸腔镜辅助以及机器人辅助下的二尖瓣成形技术从20世纪末开始在临床得到推广,但其应用仍受到技术不完善、费用高以及医生训练难度相对高等因素的限制,故而常规正中切口,体外循环心脏停搏下的直视成形手术仍是主要应用技术。

三、主动脉瓣狭窄

(一)病因与病理解剖

先天性主动脉瓣狭窄(aortic stenosis)主要由瓣叶交界融合、瓣叶二瓣化或单瓣化所致。后天性主动脉瓣狭窄的病因主要是主动脉瓣变性钙化和风湿热。老年主动脉瓣胶原崩解逐渐增加,钙盐沉着后形成变性钙化。风湿热导致瓣叶交界融合、瓣口狭窄,血液湍流的长期冲击,引起瓣叶增厚与钙化。风湿性主动脉瓣病变多合并二尖瓣病变。

(二)病理生理

正常主动脉瓣口横截面积为 $3cm^2$,收缩期跨瓣压力阶差 <5mmHg。主动脉瓣狭窄会增加左心室后负荷,并阻碍收缩期左心室排空。左心室后负荷增加促使左心室收缩期压力升高,进而导致向心性左心室心肌肥厚。在进行性左心室肥厚的代偿期,病人可以长时期无明显症状。由于左心室肥厚和顺应性降低,运动或快速性房性心律失常可使病人出现明显症状,甚至因收缩期左心室前向血流锐减而出现心脑供血不足的表现。静息或运动时肺静脉压升高,还可以引起充血性心力衰竭。

(三)临床表现及诊断

轻度主动脉瓣狭窄没有症状;中度和重度狭窄病人,表现为乏力、劳力性呼吸困难、运动时晕厥、心绞痛,甚至猝死。

1. 体格检查 主动脉瓣听诊区可闻及收缩期喷射性杂音,并向颈部传导,常伴有收缩期震颤。主动脉瓣区第二心音延迟或减弱。重度狭窄者可出现血压偏低、脉压小和脉搏细弱。

2. 超声心动图 M型超声检查可见主动脉瓣叶开放振幅变小,二维超声检查发现主动脉瓣叶增厚、钙化,瓣叶活动度变小,主动脉瓣口缩小。

3. X线检查 可见升主动脉扩张和左心室扩大,晚期可有肺淤血。

4. 心电图 电轴左偏、左心室肥大伴劳损,部分病人有束支传导阻滞、房室传导阻滞或心房颤动。

5. 心导管检查 能准确测定跨主动脉瓣压力阶差,平均跨瓣压差 <20mmHg 为轻度狭窄,20~39mmHg 为中度狭窄,≥40mmHg 为重度狭窄。

(四)治疗

在内科治疗下,主动脉瓣狭窄病人发生心绞痛后平均存活3~5年,晕厥发作后平均存活3年,充血性心力衰竭发生后平均存活1.5~2年。手术目的为解除主动脉瓣跨瓣压力阶差,减轻左心室后负荷,缓解左心室肥厚。

1. 手术适应证 ①无症状,但主动脉瓣口面积 $<0.7cm^2$,平均跨瓣压差 >50mmHg;②出现劳力性呼吸困难、心绞痛、昏厥或充血性心衰等临床表现。

2. 手术方式 包括主动脉瓣切开术与主动脉瓣置换术两大类。

(1)主动脉瓣切开术:在体外循环直视下沿交界融合线切开瓣膜。适用于瓣膜柔软、弹性好的病人,瓣叶钙化、关闭不全者禁忌使用。其优点为手术后不需要抗凝治疗,缺点为远期疗效差。由于后天性主动脉瓣狭窄病变多不适宜行该术式,故临床极少应用。近年来,经皮主动脉瓣球囊扩张术治疗某些特定病人的作用受到重视。适用于病变主要为交界融合的婴幼儿与儿童;选择性地应用于老年病人瓣膜重度狭窄,情况差而难以耐受其他手术的病例,作为姑息性或过渡性手术。

(2)主动脉瓣置换术(aortic valve replacement):体外循环直视下切除主动脉瓣叶,置入人工心脏瓣膜。适用于严重瓣膜病变,或伴关闭不全的病人。儿童主动脉瓣环小,常难以置入满足成年期血流的人工心瓣膜,故正在生长发育的儿童一般不作此手术。单纯主动脉瓣置换的住院死亡率为2%~5%。影

响术后长期生存的因素有：高龄、左心室功能严重受损、冠状动脉疾病、肾功能不全等。死因分别为心力衰竭、猝死、血栓栓塞、感染、出血等。从 2002 年开始欧美国家生产的经外周动脉或经心尖置入的支架瓣膜（经导管主动脉瓣植入术，transcatheter aortic valve implantation，TAVI）进入临床应用，经过临床试验证实对于外科手术高风险的主动脉瓣狭窄病人，TAVI 较传统的主动脉瓣置换手术有创伤小、手术死亡率低的优势，同时其适应证开始向中-低危主动脉瓣病变的病人拓展。TAVI 目前存在较高的围手术期瓣周漏发生率及永久起搏器植入比例，同时其远期效果是否优于传统外科主动脉瓣置换手术还有待更多的随访数据加以验证。近年来，国内自主研发的人工心脏瓣膜也相继获准进入临床应用。

四、主动脉瓣关闭不全

（一）病因与病理解剖

先天性主动脉瓣发育畸形、主动脉窦瘤和室间隔缺损所致瓣膜脱垂是先天性主动脉瓣关闭不全的常见原因。后天性瓣膜变性钙化和风湿性病变导致瓣叶纤维化、钙化，使舒张期主动脉瓣叶不能完全关闭。主动脉壁囊性中层坏死所致的瓣环扩大，瓣叶黏液样退行性变所致瓣叶脱垂，细菌性心内膜炎所致的瓣叶穿孔或毁损，升主动脉夹层剥离半月瓣附着处，都可引起后天性主动脉瓣关闭不全（aortic insufficiency）。

（二）病理生理

主要病理生理改变为舒张期主动脉血液经主动脉瓣反流至左心室，引起左心室容量负荷过重，左心室舒张期充盈压升高，进而导致左心室扩大与肥厚。在心脏功能代偿期，左心室舒张末期容量负荷增加使左心室排血量高于正常，维持升主动脉前向血流，功能失代偿后可出现左心衰竭。主动脉瓣关闭不全引起动脉舒张压显著下降，可影响冠状动脉与脑动脉血流，出现心肌与脑供血不足。

（三）临床表现及诊断

心脏功能代偿好的轻度关闭不全病人可无明显症状。发生症状多与左心室明显扩大和左心室收缩力降低有关，表现为乏力、心悸、眩晕、晕厥、颈部和头部动脉强烈搏动感，部分病人可发生心绞痛。晚期出现左心衰竭表现。

1. 体格检查 发现心界向左下方扩大，心尖抬举性搏动。胸骨左缘第 3、4 肋间或主动脉瓣听诊区有舒张早中期叹息样杂音，向心尖传导。关闭不全明显者出现周围血管征，包括动脉收缩压增高、舒张压降低、脉压增宽，颈动脉搏动明显、脉搏洪大有力的水冲脉，口唇、甲床毛细血管搏动和股动脉枪击音。

2. 超声心动图 发现左心室扩大，主动脉瓣叶在舒张期不能完全闭合，瓣叶结构改变和舒张期主动脉血液经主动脉瓣反流至左心室。

3. X 线检查 升主动脉与左心室扩大，搏动幅度增大，左心衰竭可见肺淤血征象。

4. 心电图 电轴左偏、左心室肥大伴劳损。

（四）治疗

感染性心内膜炎等病因所致急性主动脉瓣关闭不全，病人可由于充血性心力衰竭而迅速死亡，需尽早手术。内科治疗下，慢性主动脉瓣关闭不全者，发生心绞痛后平均存活期为 5 年，发生心衰者平均存活期仅为 2 年。手术目的为消除主动脉瓣反流，降低左心室舒张期充盈压，改善左心室功能。

1. 手术适应证 ①出现症状；②病人无明显症状，但左心室收缩末径 >55mm、射血分数（EF）<50%、缩短分数（FS）<29%、左心室收缩末容量 >300ml，应考虑手术。

2. 手术方式 目前主要为主动脉瓣置换术，主动脉瓣成形术仅适用于某些病因所致主动脉瓣关闭不全。

五、冠状动脉粥样硬化性心脏病

（一）病因与病理解剖

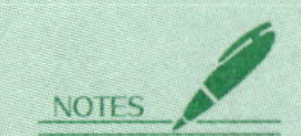

冠状动脉粥样硬化性心脏病（coronary atherosclerotic heart disease）简称冠心病。我国近 20 年发

病率有明显升高趋势，北方的发病率与死亡率明显高于南方，且发病年龄也早于南方。冠心病确切的发病机制尚不十分清楚，已公认的主要危险因素有：高脂血症、高血压、吸烟与糖尿病。冠状动脉粥样硬化发生在冠状动脉内膜，好发于冠状动脉主干及其主要分支的近段。病变早期为内膜脂质沉着，进而形成黄色斑块，中心坏死且与脂质混合形成粥样斑，粥样斑多呈螺旋状分布，晚期才累及内膜全周。冠心病多在中年以后发病，男性多于女性。

（二）病理生理

当冠状动脉的粥样硬化斑块使管腔横截面积减少 75%，相当于直径减少 50% 以上时，即造成冠状动脉血流的临界障碍。此时，虽然静息时冠状动脉血流量尚可维持，但劳力、情绪激动、寒冷或其他诱因增加心肌氧需时可诱发相对缺血。粥样硬化斑块破裂和急性冠状动脉血栓形成后可导致相应区域心肌血供锐减，并可立即降低心肌工作性能，15~20 分钟后心内膜下心肌开始坏死，阻塞后 1 小时内恢复再灌注仍有可能恢复部分心肌功能，2~6 小时后则梗死不可逆转。缺血造成大面积心肌坏死，心肌坏死后纤维化可产生室壁瘤；梗死累及乳头肌可产生二尖瓣关闭不全，累及室间隔造成穿孔，形成室间隔缺损。急性心肌梗死可引起严重心律失常、心源性休克、心力衰竭甚至心室破裂。

（三）临床表现及诊断

主要症状为心绞痛，多在运动、情绪激动、寒冷、饱餐时诱发，表现为胸闷、胸骨后压榨感或发作性绞痛，可放射至左侧肩、臂、肘及肢端，休息或服用血管扩张剂后可缓解。心肌梗死时心绞痛剧烈、持续时间长，休息和含服硝酸甘油片多不能缓解；可伴有恶心、呕吐、大汗淋漓、心律失常、心源性休克、心力衰竭，甚至猝死。

心肌缺血发生心绞痛时，心电图以 R 波为主导联中可见 ST 段压低，T 波低平或倒置的心内膜下心肌缺血性改变，以及室性心律失常或传导阻滞。心肌梗死时，心电图表现为坏死性 Q 波、损伤性 ST 段和缺血性 T 波改变。上述改变根据病程进展呈动态演变，通过某些导联的上述改变可判断冠状动脉的受累部位。肌酸激酶（creatine kinase，CK）及其同工酶 CK-MB 的活性或质量（mass）、肌红蛋白（myoglobin）、肌钙蛋白（troponin）在急性心肌梗死早期诊断中均有较高的灵敏度或特异度。选择性冠状动脉造影术可准确了解粥样硬化的病变部位、血管狭窄程度和狭窄远端冠状动脉血流通畅情况。左心室造影以射血分数（EF）来表示左心室功能，正常为 60%~75%，轻度下降为 40%~60%，中度下降为 30%~40%，重度下降为 <30%。心绞痛需与心脏神经症、急性心包炎、急性肺动脉栓塞、主动脉夹层、食管炎、胆囊炎和膈疝等鉴别。

（四）治疗

决定本病预后的是受累血管的数目和左心室功能。存在 3 支血管病变而心功能正常者 5 年生存率高于 90%，心功能明显下降者仅为 40%。治疗冠心病的方法分为药物、介入和外科手术三类。应根据病人的具体情况选择或互相配合应用。

1. 手术适应证 手术适应证的选择是基于病人预期获益与其所面临风险之间的平衡而决定的。①左主干病变（狭窄 >50%）或类左主干病变（左前降支和左回旋支近端狭窄≥70%）以及易于发生大面积心肌梗死的病变。②充分药物治疗不能满意控制心绞痛，或造影资料显示病变特征经血管重建后可改善预后，合并左前降支近端病变的三支或双支病变；伴有心功能下降（EF≤35%）的三支或双支病变；伴有糖尿病的三支病变。③介入治疗无法实现完全血运重建；弥漫性支架内再狭窄；外科术后再次出现心绞痛，内科治疗无效。④同期需行其他外科手术。⑤存在双联抗血小板禁忌证。急诊手术适应证：急性心肌梗死 6 小时内，内科治疗无效；介入治疗导致冠状动脉夹层、破裂和急性血管闭塞等并发症，血流动力学不稳定。

2. 手术方式 冠状动脉旁路移植术（coronary artery bypass grafting，CABG）是将自体动脉或游离动脉或静脉段移植到冠状动脉主要分支狭窄的远段，恢复病变冠状动脉远端的血流量，缓解和消除心绞痛症状，改善心肌功能，提高生活质量，延长寿命。常用的自体动脉有乳内动脉、桡动脉和胃网膜右动脉等。静脉可用大隐静脉、小隐静脉、头静脉或贵要静脉等（图 35-3、图 35-4）。动脉血管内皮有较

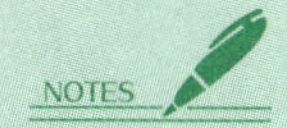

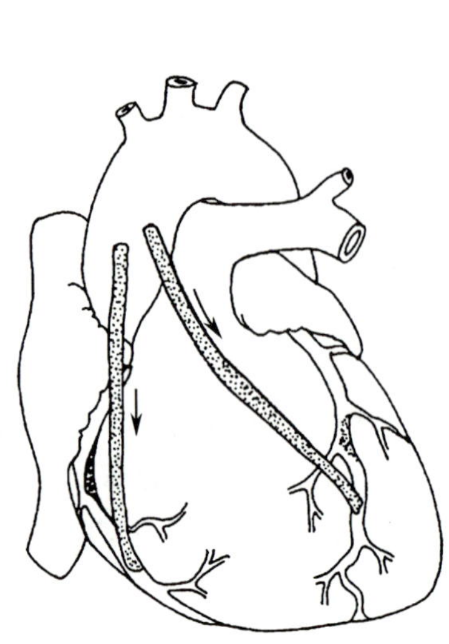

图 35-3 升主动脉-冠状动脉的大隐静脉旁路移植术

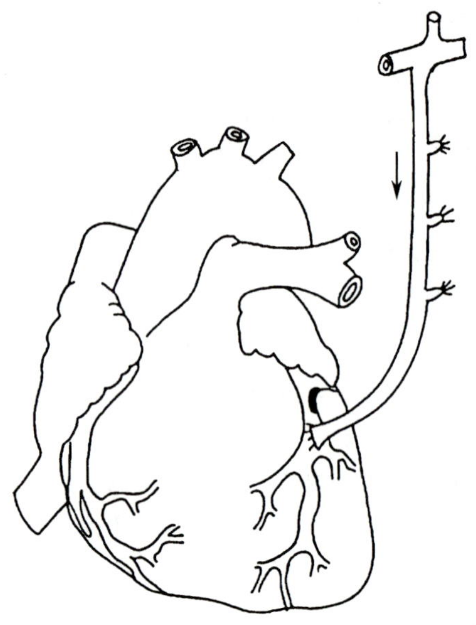

图 35-4 胸廓内动脉远端与左冠状动脉吻合术

强的抗血栓形成作用，不易形成血管再阻塞，故提倡使用动脉移植物行冠状动脉旁路全动脉血管移植术。心肌梗死引起的室壁瘤、心室间隔穿孔、二尖瓣关闭不全等并发症，应在冠状动脉旁路移植手术同时作室壁瘤切除术、室间隔穿孔修补术或二尖瓣成形或置换术。

除了常规的体外循环心脏停搏下的 CABG 和非体外循环心脏跳动下的 CABG，近年来，经左前外侧或胸骨下段小切口、以胸腔镜或机器人辅助的微创 CABG 也日益广泛地应用到临床，此类术式能减轻手术损伤，有利于术后恢复，但其适应证均有限制，正中开胸体外循环或非体外循环下的 CABG 仍是主要的心肌血运重建术式。

大多数心脏中心 CABG 围手术期死亡率已降至 1% 左右。增加手术死亡率的主要危险因素有高龄、射血分数降低、再血管化不完全、二次手术、合并周围血管病变、呼吸功能不全或肾功能不全等。手术主要的并发症为卒中、心肌梗死、肾衰竭和伤口感染。

由于病人手术风险因素可能存在差异，报道的远期效果也不同，手术后 5 年生存率为 83%~95%，10 年生存率为 64%~82%，15 年生存率为 57%~60%。无论如何，完全再血管化至少在 5 年内大大降低了病人心脏性死亡的危险。明显改善了病人的生活质量，提高了长期生存率。

六、心脏黏液瘤

心脏肿瘤可以分为原发性和继发性肿瘤。原发性心脏肿瘤中 25% 为恶性，且多为肉瘤；75% 为良性，其中 50% 为黏液瘤。

（一）病因与病理

心脏黏液瘤（cardiac myxoma）起源于心内膜下层具有多向分化潜能的间质细胞和仿原始细胞间质。肿瘤呈息肉状，长 3~5cm，可重达 30~100g。黏液瘤大多数为单发，位于左心房，少数位于右心房或心室，极少数病人的黏液瘤为多发性，有家族倾向。黏液瘤外观晶莹透亮，色彩丰富呈淡黄、浅绿、暗紫色，并可夹杂有红色出血区域。质地松脆，呈凝胶果冻状，脱落的碎屑可导致体循环或肺循环的栓塞。外形呈圆形、椭圆形或葡萄状，直接或以瘤蒂附着于房间隔、室间隔或房室壁，绝大多数附着于富含间质细胞的心房间隔卵圆窝区。瘤蒂越长，肿瘤在心腔的活动度越大。显微镜下肿瘤由多角状细胞和一种黏多糖丰富、嗜碱性黏液样基质构成。少数黏液瘤切除后易复发，并具有转移的恶性潜能。病理组织的显微结构不能判定恶性潜能，当发现有 DNA 片段缺损时，提示其可能具有恶性肿瘤的生物学行为。

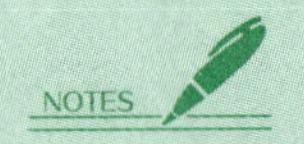

（二）临床表现及诊断

可发生于任何年龄，30~50 岁的人群发病率最高，女性略多于男性。临床表现复杂多样，主要取决于肿瘤的大小、生长速度、位置、瘤蒂的长短，以及是否有阻塞、嵌顿、出血、坏死和碎屑脱落等情况。

黏液瘤出血、变性、坏死可引起全身免疫反应，常有发热、贫血、消瘦、食欲缺乏、乏力、关节痛、荨麻疹、血沉增快、粒细胞减少、血小板降低、血浆免疫球蛋白增加等表现。由于瘤体占据心腔空间和瘤体活动对房室瓣口的阻塞，左心房黏液瘤可产生类似于二尖瓣狭窄或关闭不全的症状与体征，右心房黏液瘤可出现类似于三尖瓣狭窄或关闭不全的临床表现。症状与体征可随体位变动而改变是其特征。黏液瘤严重阻塞或嵌顿于房室瓣口，可导致昏厥、抽搐，甚至猝死。肿瘤组织松脆，易脱落碎片，部分病人发生全身栓塞。栓塞的部位取决于黏液瘤在心腔的部位，左心黏液瘤的栓塞好发于脑、下肢与肾，右心黏液瘤则易发生肺动脉栓塞。

超声心动图检查可以看到心腔内存在云雾状光团回声波，常随心脏收缩舒张而移动。根据黏液瘤所在位置及其对血流动力学的影响，出现相应房室的增大。X 线与心电图检查也表现为相应房室的改变，黏液瘤病人较少出现心房颤动。

（三）外科治疗

一旦确诊，应尽早手术，因为有 8% 的黏液瘤病人在等待手术时死亡。死亡原因包括瘤体嵌顿瓣膜口所致猝死、急性心力衰竭、慢性心力衰竭和主要脏器的栓塞。手术的目的是完整地切除肿瘤及其附着蒂周边组织，避免发生栓塞，防止黏液瘤复发。在体外循环直视下施行手术，彻底切除肿瘤并探查四个心腔，必要时需补片修补房间隔。黏液瘤切除后还应仔细探查瓣膜和瓣下结构，有时还需要进行瓣膜成形术，甚至瓣膜置换术。

本病远期预后良好，20 年实际生存率可达 91%。发病年龄轻，黏液瘤发生在不典型的位置（房间隔以外），同时伴有多发性色素性皮肤损害、乳腺黏液样纤维腺瘤和原发性色素结节性肾上腺皮质病者，容易复发和转移。

七、梗阻性肥厚型心肌病

肥厚型心肌病（hypertrophic cardiomyopathy，HCM）是一种遗传性心肌病，主要表现为左心室肥厚且无心室腔扩大，而又无其他能够引起左心室肥厚的心脏或系统性疾病。其中，约 2/3 伴有左心室流出道梗阻，称为梗阻性肥厚型心肌病（obstructive hypertrophic cardiomyopathy，OHCM），其特征是室间隔的非对称性肥厚和二尖瓣前叶收缩期前向活动（systolic anterior motion，SAM）导致的左心室流出道梗阻，其中二尖瓣前叶 SAM 也是引起二尖瓣反流的主要原因。

肥厚型心肌病在普通人群中发病率大约为 0.2%，在婴幼儿中发病率目前尚不清楚，但基于人口学的研究显示年发病率为（0.2~0.3）/万。19 世纪，法国病理学家 Hallopeau 及 Liouville 首先对该疾病进行了描述。1960 年，Cleland 报道了采用简单切开肥厚心肌的方法治疗本病；1961 年，Kirklin 开展了经左心室路径直接切除肥厚心肌的外科方法；此后曾出现经左心房、心尖、右心室等途径切除肥厚心肌以及 Konno 手术；Morrow 等完善了经主动脉切口切除肥厚心肌的方法，其后不断有人对切除范围进行改良，成为目前治疗梗阻性肥厚型心肌病的主要术式。

青少年和成人病人约 60% 是由心脏肌小节蛋白基因突变导致，表现为常染色体显性遗传。通常情况下，存在心肌肌小节突变的病人临床症状出现较早、家族史更显著并且猝死发生率较高。此外，5%~10% 的成人病人由其他遗传性疾病引起，包括遗传性代谢疾病、神经肌肉疾病、染色体异常和遗传综合征等。

（一）病理生理

肥厚型心肌病的病理生理状态，包括左心室流出道梗阻、心室舒张功能障碍、二尖瓣反流、心肌缺血和心律失常。其病理改变范围广泛，可不同程度累及左心室、右心室、室间隔、二尖瓣以及冠状动

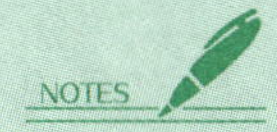

脉等。

(二)临床表现

1. 症状 肥厚型心肌病是一种具有多种临床表现和病程异质性的心脏疾病,从婴幼儿到老年的任何年龄均可能出现症状。

(1)胸痛:许多病人主诉在休息或运动时出现胸痛,大量饮食或者摄入酒精时加重。胸痛的原因包括心肌缺血、左心室壁肥厚和流出道梗阻,也可能是冠状动脉粥样硬化或冠状动脉肌桥导致的。

(2)心悸:许多病人主诉心悸,通常是由室上性心律失常引起。

(3)晕厥:原因包括低血容量、完全性房室传导阻滞、窦房结功能障碍、阵发性室性心动过速以及异常血管反应。此外,房性心律失常病人如果存在较快的心室率也可能会出现晕厥,尤其是具有较高心房充盈压的病人。

(4)心衰:慢性心衰症状在此类病人比较常见,但晚期心衰的临床表现在不同病人之间存在差别。心衰主要与舒张功能障碍和左心室腔减小有关。此外,左心室收缩功能障碍以及流出道梗阻(无论是否存在二尖瓣关闭不全)对于心衰也有重要影响,心房颤动也能够使得心衰症状加重。

(5)其他一些与左心室流出道梗阻有关的症状,包括胸闷、气短等,甚至少部分病人在活动后可能发生猝死。

2. 体格检查 在无流出道梗阻的病人中,心血管系统检查通常是正常的。大部分梗阻性病人存在一些典型的体征,包括动脉脉搏的快速上下冲程和胸骨左缘第3~4肋间收缩期喷射性杂音,杂音向右侧胸骨上缘、心尖区以及颈部传导,强度可以随着心室前负荷或者后负荷的降低而增加,例如蹲踞位起立以及Valsalva动作。大部分梗阻性病人伴有二尖瓣关闭不全的体征。

3. 心电图 通常表现为左心室肥厚改变、ST段和T波异常以及病理性Q波、完全性左或右束支传导阻滞、心房颤动等。动态心电图监测发现,25%的病人中存在非持续性室性心动过速(心率多在120~200次/分),38%的病人存在阵发性室上性心律失常。

4. X线检查 此检查主要作为拟行手术病人的常规检查,大部分病人表现正常,晚期心衰病人可能表现为心影增大、肺淤血、肺纹理增粗等非特异性表现。

5. 超声心动图 超声心动图在肥厚型心肌病的诊断和监测中占据重要地位,大部分情况下可以明确诊断。超声检查可以发现心肌肥厚主要发生在室间隔前基底部,并且通常延伸至左心室侧壁、后室间隔以及左心室心尖部。超声检查也可以发现导致梗阻的形态学特征,例如二尖瓣瓣叶的SAM、二尖瓣乳头肌畸形(肥厚、乳头肌移位以及直接插入二尖瓣前瓣叶)、二尖瓣瓣叶畸形(瓣叶脱垂或者延长)和二尖瓣瓣环钙化。此外,超声心动图在评价隐匿性梗阻、左心房大小、左心室收缩和舒张功能以及鉴别诊断等方面也具有重要意义。

6. 心脏MRI和心脏CT检查 可以提供精确的心室壁厚度、心室容积、射血分数以及估测左心室质量等信息。

7. 发射计算机断层显像(ECT)和PET 有助于心肌血流灌注状态的评估,可与冠心病心肌缺血鉴别诊断。

8. 冠状动脉造影 是确定心外膜下冠状动脉狭窄存在与否、严重程度,病变血管情况以及是否存在冠状动脉肌桥的最有效的诊断方法。拟进行外科手术的病人应常规进行该项检查。

9. 基因检测 大多数肥厚型心肌病病人表现为常染色体显性遗传,因此有50%的可能性遗传给后代。目前已经确定有8种基因突变能够引起肥厚型心肌病。确诊为该病的病人应该进行此项检查,其一级亲属也应进行基因筛查以明确该疾病的存在与否。

(三)诊断及鉴别诊断

如果病人出现胸闷气短、活动后晕厥,听诊可闻及心前区收缩期杂音;心电图提示左心室肥厚、有异常Q波,室间隔厚度≥15mm或13~14mm,但有明确家族史,并且左心室腔无扩大,超声检查可以发现二尖瓣前叶SAM等,基本可以确诊为本病。

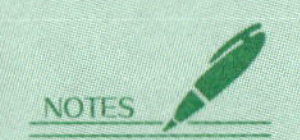

（四）治疗

1. 一般措施 所有梗阻性病人应避免脱水和过量酒精摄入，控制体重，避免剧烈活动。

2. 内科治疗 目前认为，所有有症状病人均应给予最大耐受剂量的无血管舒张作用 β 受体阻滞剂或非二氢吡啶类钙通道阻滞剂进行治疗，控制心率在 60~65 次/分。对于合并心房颤动及其他频发的心律失常的病人，应加服华法林抗凝，控制 INR 在 2.0~3.0。对于药物治疗仍有症状的病人，可以考虑选择性冠状动脉乙醇消融治疗。以 1~2ml 的无水乙醇注入左冠状动脉第一间隔支，使得一定范围内的室间隔心肌坏死，从而达到类似外科手术的效果而缓解流出道压差。其缺点是心肌坏死会导致心内膜下瘢痕形成或室间隔穿孔及三度房室传导阻滞；该方法对于室间隔基底部肥厚的病人效果较差。

3. 外科治疗 经典经主动脉切口室间隔心肌切除术（Morrow 手术）是最有效的治疗方法。适用于症状严重且药物治疗无效的梗阻性病人。

常规胸部正中切口进胸，建立体外循环，升主动脉插管应偏头侧，全身降温后经右上肺静脉插入左心房减压管，阻断升主动脉，经升主动脉注入心肌保护液。心脏停搏下完成手术。做升主动脉横行或斜行切口，斜切口下端向主动脉无冠瓣窦延长，充分显露肥厚的室间隔。以右冠瓣下缘中点向心尖部的延长线为第一切口方向，从心内膜纤维化病变以下的室间隔中部或更远处开始，切入心室间隔，向上做纵行切口，延伸至右冠瓣中点以下 5mm 处。第二个纵行切口在第一切口左侧并与之平行，同样从室间隔中部以下开始切入肥厚室间隔，从下向上延长至左右冠瓣交界处以下 5mm 处。第二切口为肌性室间隔的左界，其左侧即为左心室游离壁。在两个切口上极之间做横切口，呈矩形切除肥厚室间隔部分肌肉，形成室间隔沟槽，使左心室流出道得以疏通。切除长度达二尖瓣乳头肌水平，深度应在室间隔厚度的 1/2。冲洗肌肉残屑，5-0 聚丙烯线缝合主动脉切口。心脏复律后应以经食管超声测量左心室流出道压差，若超过 30mmHg，则提示梗阻解除不完全。

以上所述为经典 Morrow 手术方法，其疏通效果对于梗阻部位主要位于心室中部以上者效果较好，但对于梗阻部位在心室中部以下以及乳头肌水平者，则可能无法充分解除梗阻。

扩大 Morrow 手术：是指切除范围上端起自主动脉瓣环下方约 5mm 处，向下延伸至左心室尖部，右侧至右冠状窦最低点右侧 2~3mm，左侧至二尖瓣前联合处。此外，膜部室间隔下方的异常肌束或肥厚室间隔亦需要切除。松解二尖瓣乳头肌非常必要。室间隔至前乳头肌体部、心尖部之间的粗大肌束需要切除。

合并二尖瓣手术：对于大部分病人而言，与 SAM 相关的二尖瓣反流在切除足够心肌后均能够充分缓解，很少需要同期进行二尖瓣手术。但是对于二尖瓣自身病变（如二尖瓣腱索断裂、瓣叶脱垂等）导致的中量以上反流，应同期进行成形手术。如果左心室流出道疏通满意，SAM 征消失，左心室流出道收缩压差小于 15mmHg，由于二尖瓣瓣叶增厚、挛缩、明显纤维化或腱索增粗、缩短等原因引起的中量以上二尖瓣反流，应考虑进行二尖瓣置换。术中损伤二尖瓣装置引起的中量以上反流，修复困难的病人，也应实施二尖瓣置换手术。

（五）手术并发症

目前在有经验的心脏中心，梗阻性肥厚型心肌病手术并发症发生率很低，但仍然存在以下并发症发生的可能性：①医源性室间隔穿孔：多发生于室间隔厚度 <18mm 的病人，可发生于术中或术后数日，应及早发现并及时进行手术修补。②完全性房室传导阻滞：术后发生完全性左束支传导阻滞较常见，术前若病人存在完全性右束支传导阻滞，则更易发生三度房室传导阻滞，术后发生三度房室传导阻滞的病人，应置入永久性起搏器治疗。③主动脉瓣损伤：多发生于低龄病人以及主动脉瓣环较小的病人，以预防为主，一旦发生应积极给予干预。④房颤：外科术后房颤的发生主要与术前室间隔厚度、左心房直径等因素密切相关，对围手术期发生的房颤，应在寻找可能导致房颤的因素后，应用 β 受体阻滞剂和胺碘酮等药物控制。⑤残存或复发梗阻：发生率较低，对于术中经食管超声检查发现的残余梗阻，应再次转机进行纠正；对于术中未发现而术后发现的，可定期复查，必要时应再次手术治疗。

（六）手术结果

目前国际报道的围手术期死亡率约为 1%，在有经验的中心甚至低于 1%。

扩大 Morrow 术能够显著提高该类病人的远期预后，相比较介入及内科保守治疗，外科手术的疗效更为优越，长期随访资料显示出了其优良预后，术后长期生存率接近于正常人群。2011 年美国心脏协会和 2014 年欧洲心脏病学会均推荐外科手术作为压差大于 50mmHg 的梗阻性肥厚型心肌病的首选治疗方法。

半个世纪以前，医学心血管领域科技进步催生了人工心肺机的发明和体外循环技术的应用。借助心肺转流，外科医生能够在静止的心脏内部直视下矫治心脏疾病，最后一个现代外科禁区得以攻克。此后，心脏大血管外科进展都与生命支持装备、人工材料和人工植入物的研发密不可分。

无论是先天性心脏畸形或是后天性获得性心脏病变，心脏解剖结构病变必然会导致心脏大血管内血流动力学异常，血流的方向、路径、流量、流速和局部流场力学特性都会发生系列改变，甚至异常的流体力学因素也会损伤心脏血管的解剖结构。血流动力学改变导致一系列病理生理改变，并决定各种心脏大血管疾病临床表现的症状、体征和辅助检查结果。学习本章时应充分认识心脏大血管疾病的血流动力学改变，有助于理解与掌握各种疾病的病理生理改变、临床表现和诊断治疗原则。

（胡盛寿）

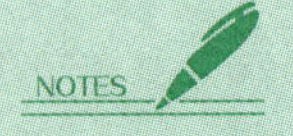

第三十六章
胸主动脉疾病

胸主动脉疾病主要包括急性胸主动脉综合征和胸主动脉瘤，而急性胸主动脉综合征是一组累及胸主动脉的、具有相似临床表现的急症，通常导致主动脉内膜和中膜的破裂，包括主动脉夹层、主动脉壁间血肿、穿透性主动脉溃疡、主动脉假性动脉瘤、创伤性主动脉损伤和（包裹性）主动脉瘤破裂。本章就相对多见的胸主动脉瘤和主动脉夹层做详细介绍。

一、胸主动脉瘤

由于各种原因造成主动脉壁正常结构的损害，尤其是承受压力和维持大动脉功能的弹力纤维层的破坏和变弱，胸主动脉在血流压力下发生局限性或节段性扩张及膨大，达正常主动脉直径1.5倍或以上，称为主动脉瘤（aortic aneurysm）。发生在胸主动脉的主动脉瘤称为胸主动脉瘤（thoracic aortic aneurysm），升主动脉、主动脉弓和降主动脉均可发生。

（一）病因

1. 动脉粥样硬化 动脉粥样硬化时主动脉壁胆固醇和脂质浸润沉着，形成粥样硬化斑块，以及动脉中层弹力纤维层退行性变，均可使主动脉壁的完整性受到破坏，逐渐扩张形成动脉瘤。此类主动脉瘤多见于降主动脉，常呈梭形。病人年龄多在40岁以上。

2. 主动脉中层囊性坏死 某些先天性疾病和遗传性疾病使主动脉壁中层发生囊性坏死，弹力纤维消失伴有黏液性变，主动脉壁薄弱形成主动脉瘤，常发生于升主动脉，呈梭形或梨形。有时还形成主动脉夹层，多见于年轻人。伴马方综合征（Marfan syndrome）者，由于同时有全身结缔组织缺陷，临床上常同时有眼部病变（如严重屈光不正、晶状体脱位等）和骨关节异常（如蜘蛛指、关节过伸、韧带松弛），以及腹外疝等。

3. 创伤性主动脉瘤 多因胸部挤压伤、高速冲撞，如汽车高速行驶突然刹车，方向盘撞击胸部，或从高处坠下等，引起胸主动脉破裂。破裂部位常发生在较固定的主动脉弓与活动度较大的降主动脉近端之间。主动脉全层破裂者，病人在短时间内即因大量失血致死。如主动脉内膜和中层破裂，但外层或周围组织仍保持完整，可形成主动脉夹层或假性动脉瘤。

4. 细菌性感染 常在感染性动脉内膜炎的基础上发生。主动脉壁中层受损害，局部形成动脉瘤，大多呈囊性。

5. 梅毒 主动脉壁弹性纤维被梅毒螺旋体所破坏，形成主动脉瘤，多见于升主动脉和主动脉弓，呈梭形。梅毒侵入人体后，往往经历10~20年才产生主动脉瘤。

（二）病理

按照主动脉壁病变层次和范围可分为：①真性动脉瘤（true aneurysm），即全层瘤样扩张；②假性动脉瘤（pseudoaneurysm），主动脉壁全层破裂，周围由血栓和结缔组织包裹；③主动脉夹层动脉瘤（dissecting aortic aneurysm）。

按照解剖形态可将胸主动脉瘤分为三类。

1. 囊状动脉瘤 病变仅累及局部主动脉壁，突出呈囊状。

2. 梭形动脉瘤 病变累及主动脉壁全周，呈梭形。

3. 夹层动脉瘤 血流通过主动脉内膜破口进入中膜，形成真假腔样改变，并扩张成瘤。

（三）临床表现

胸主动脉真性动脉瘤通常无症状，多在检查时被发现，部分表现为压迫症状，少部分可有胸痛症状。胸主动脉瘤压迫气管、支气管可引起刺激性咳嗽和上呼吸道部分梗阻，致呼吸困难；压迫喉返神经，可产生声音嘶哑；压迫交感神经可引起 Horner 综合征；压迫膈神经可产生膈肌麻痹；压迫左无名静脉可使左上肢静脉压高于右上肢。此外，主动脉根部动脉瘤增大后，可使主动脉瓣环扩大，产生主动脉瓣关闭不全的症状和体征。

胸主动脉假性动脉瘤可表现胸痛、咯血，部分也可无症状，在检查时被发现。

胸主动脉瘤破裂时可出现急性胸痛、休克、血胸、心脏压塞等，短时间内即可死亡。

（四）诊断

无症状的胸主动脉瘤多在检查时被发现。CTA 可以明确病变部位、大小、范围以及和周围组织的关系，是目前临床上的首选。MRI 可以提供类似 CTA 的信息，但因检查耗时，可及性相对差，应用受限。对于血流动力学不稳定的病人，超声可以在床边提供快速的评估。主动脉造影多用于术中评估。

（五）治疗

胸主动脉瘤自然病程预后差，若不予以治疗，绝大多数病人可因动脉瘤破裂而死亡。

手术指征：①有疼痛或压迫症状，破裂和/或包裹性破裂；②瘤体直径 >5cm；③瘤体直径增长 >1cm/年；④假性动脉瘤和夹层动脉瘤。

针对不同病变部位和解剖学特点，手术方式包括开放手术、腔内修复术和复合手术。

对升主动脉瘤，常在开胸、体外循环下行升主动脉切除+人工血管置换术（图 36-1），同时，视主动脉瓣病变情况行主动脉根部复合置换术（如 Bentall 手术）或保留主动脉瓣的主动脉根部置换术（如 David 术）。

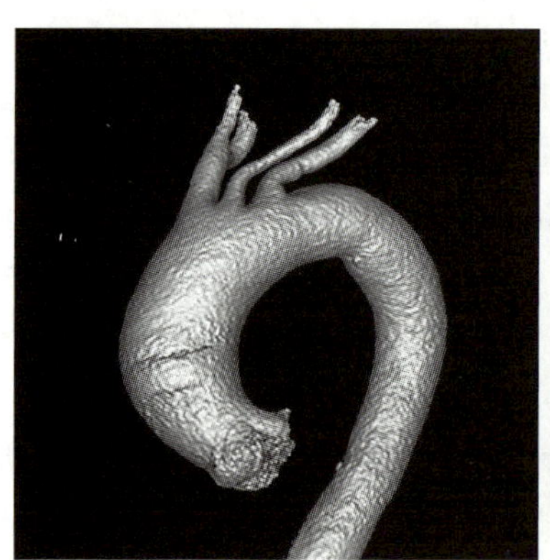

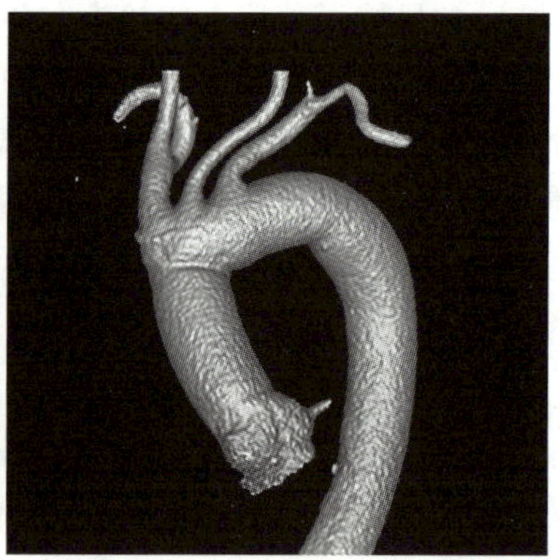

图 36-1 升主动脉瘤行升主动脉切除+人工血管置换术前后对比

对主动脉弓部瘤，传统方法为开胸、体外循环下行全主动脉弓置换术或部分主动脉弓置换术。随着腔内技术飞速发展，形成了结合开放和腔内技术的杂交手术方式，国内专家共识将杂交术式分为四型（图 36-2），以应对不同形态的弓部病变：①Ⅰ型是开胸、非体外循环下，升主动脉-弓上动脉转位，结合全主动脉弓覆膜支架腔内修复术；②Ⅱ型是开胸、体外循环下，升主动脉置换并弓上动脉转位，结合全主动脉弓覆膜支架腔内修复术；③Ⅲ型是开胸、深低温停循环下，升主动脉和主动脉弓置换，置入或不置入硬象鼻/软象鼻，再借助腔内技术评估或修复常规开放手术无法处理的降主动脉和远端病变；④Ⅳ型是非体外循环下，开胸行升主动脉-弓上一支或两支动脉转位（Ⅳa），或不开胸行颈部血管搭桥（Ⅳb），结合部分主动脉弓覆膜支架腔内修复术。此外，对解剖条件合适的主动脉弓部瘤病人，可采用平行支架（图 36-3）、开窗或分支支架（图 36-4）的腔内技术进行全腔内修复。

对降主动脉瘤，腔内治疗 5 年生存率优于开放手术，且无须开胸，具备创伤小、恢复快等优势，因此原则上首选腔内治疗（图 36-5）。

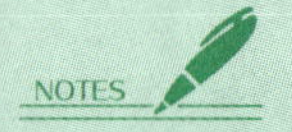

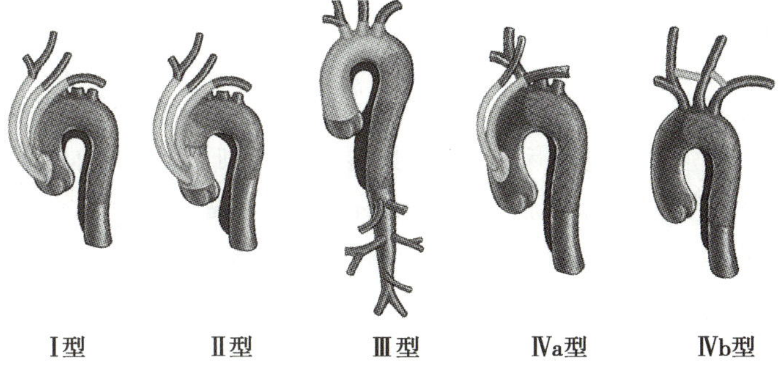

图 36-2　杂交主动脉弓修复术分型

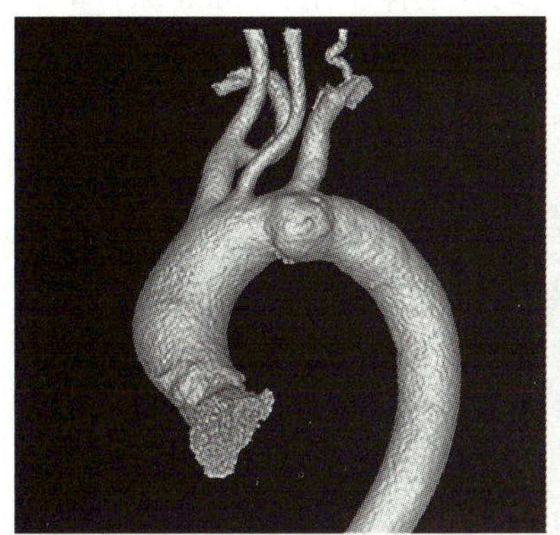
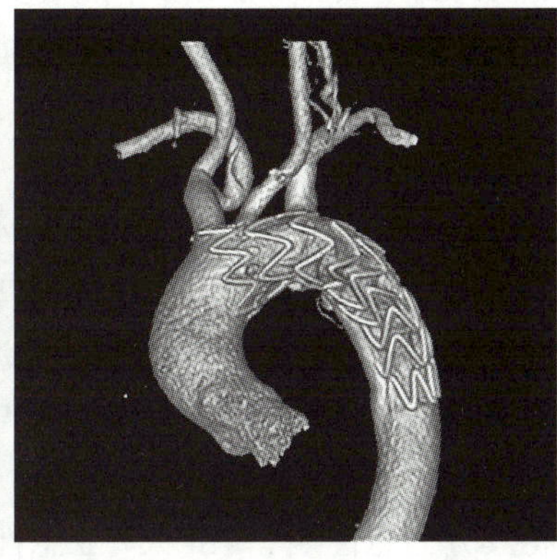
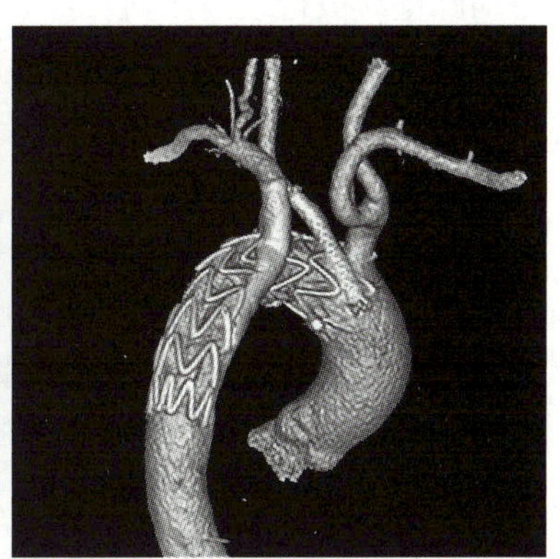

图 36-3　主动脉弓部瘤全腔内修复术（平行支架技术）

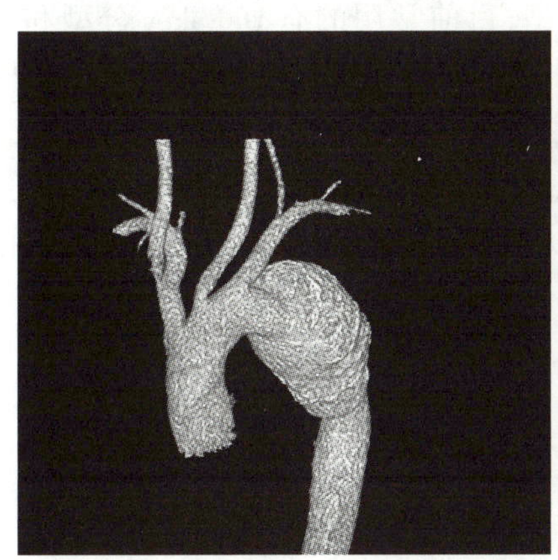
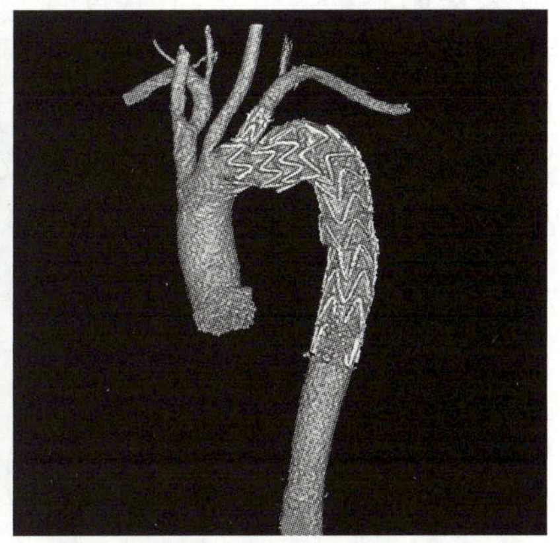

图 36-4　主动脉弓部瘤全腔内修复术（分支支架技术）

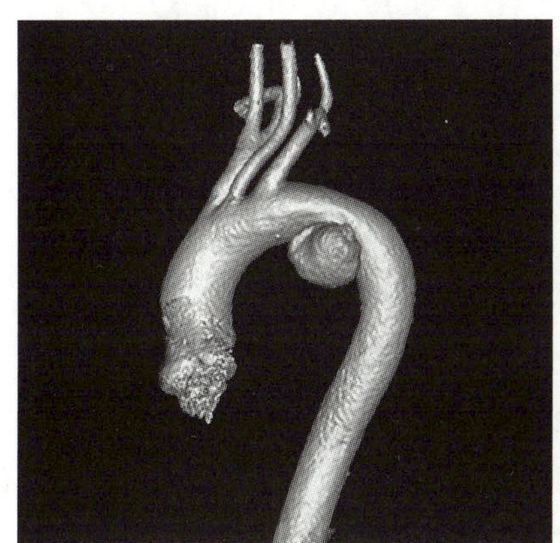
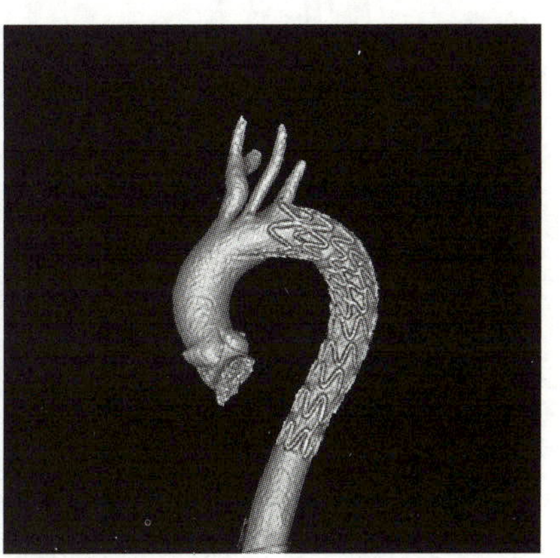

图 36-5　降主动脉瘤腔内修复术前后对比

二、主动脉夹层

（一）定义

动脉血流将主动脉内膜撕裂，进入动脉壁中层，并进一步撕裂动脉壁向远端延伸，从而造成主动脉真、假腔分离的病理改变，称为主动脉夹层（dissection of aorta）。主动脉夹层起病急，病情严重，死亡率高，在我国并不少见。

（二）病因

高血压及主动脉中层疾病是主动脉夹层最重要的发病因素。①高血压：80%~90% 的主动脉夹层同时合并高血压，严重的高血压可使主动脉壁长期处于应激状态，弹力纤维常发生囊性变性或坏死，主动脉壁易被持续高压血流冲破导致夹层形成；②主动脉中层病变：动脉粥样硬化、Marfan 综合征和 Ehlers-Danlos 综合征等引起主动脉中层囊性变或发育不良，各种血管炎症等均会造成主动脉壁薄弱或结构异常，形成夹层；③损伤：严重外伤如车祸和医源性损伤如主动脉插管、主动脉手术等可引起主动脉局部撕裂，形成夹层。

（三）病理改变、分期和分型

内膜破口形成后，血流沿内膜与中膜之间行走，也可穿入中膜与外膜之间，最后常在远端某一部位穿回动脉真腔，内膜片将主动脉分为真假两腔。主动脉夹层的发展趋势是：①形成夹层动脉瘤，最终破裂；②内膜片压迫或假腔血栓化阻塞主动脉分支开口引起冠状动脉、弓上动脉、内脏动脉或下肢动脉缺血；③假腔闭合或血栓化。

根据主动脉夹层的发病时间，将其分为急性期（≤14 天）、亚急性期（15 天至 3 个月）和慢性期（>3 个月）。

根据主动脉夹层的解剖学特点，对其进行分型，目前常用的有 DeBakey 分型和 Stanford 分型。DeBakey 分型考虑最近端破口位置和夹层累及范围（图 36-6）：①Ⅰ型：夹层起自升主动脉，向远端延伸累及降主动脉和/或腹主动脉；②Ⅱ型：夹层起自升主动脉并局限于升主动脉；③Ⅲ型：夹层起自降主动脉，并局限于降主动脉（ⅢA 型）或向远端延伸累及腹主动脉（ⅢB 型）。Stanford 分型仅考虑最近端破口位置：①A 型：夹层起自升主动脉，相当于 DeBakey Ⅰ型及Ⅱ型；②B 型：夹层起自降主动脉，相当于 DeBakey Ⅲ型。

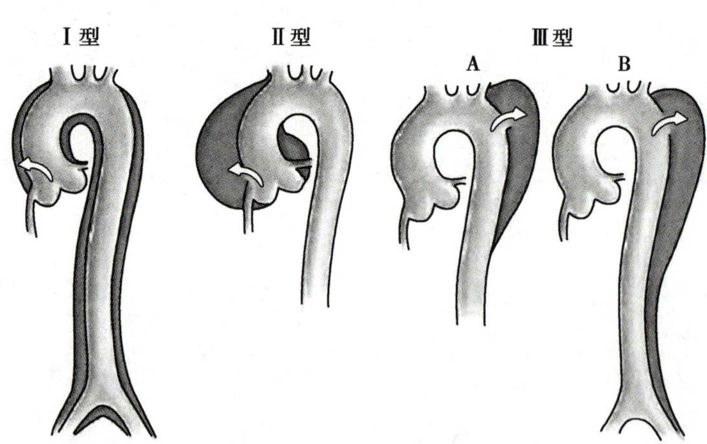

图 36-6 主动脉夹层 DeBakey 分型

（四）临床表现

一般急性期症状明显，慢性期症状常不典型，且男性病人较多见。常见症状如下。

1. 疼痛 是本病最主要和突出的表现。90% 以上的病人出现突发性胸部或胸背部持续性剧烈疼痛，疼痛呈撕裂样或刀割样，可向肩胛区、前胸、腹部以及下肢放射，可伴有面色苍白、出冷汗、四肢发凉、神志淡漠等休克表现。极少数病人可无疼痛表现。

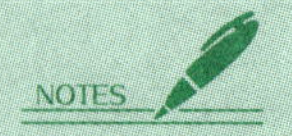

2. 高血压 大部分病例可伴有高血压，如果出现心脏压塞、动脉瘤破裂或冠状动脉供血受阻引起的急性心肌梗死时，则出现低血压。

3. 脏器或肢体缺血症状 主动脉弓三大分支受累阻塞或肋间动脉-腰动脉阻塞时，可出现意识模糊、昏迷等脑缺血症状以及偏瘫或截瘫等脊髓缺血症状，部分病人因左喉返神经受压出现声嘶；腹腔干、肾动脉以及肠系膜上动脉等重要内脏血管受累阻塞时，可分别导致急性肝功能、肾功能不全以及急性肠缺血的相应表现；髂动脉受累阻塞时，可导致急性下肢缺血表现，即“5P”征。

4. 破裂 主动脉夹层可破入心包、胸膜腔引起心脏压塞或大量胸腔积血，也可破入食管、气道或腹腔而出现休克、胸痛、呼吸困难、咯血或呕血甚至猝死等表现。

（五）诊断和鉴别诊断

有高血压史，不明原因的突发性胸部、背部或腹部剧烈疼痛者，应考虑本病。结合典型的临床表现、体征和影像学检查可以确诊。心电图和心肌酶谱检查有助于与急性心肌梗死鉴别。CTA 可以明确破口的位置、病变的范围和分支动脉的供血状态，是目前诊断主动脉夹层的首选方法；MRI 也可明确破口位置、病变范围和分支血供，但受限于检查时间长和可及性差，临床应用较少；超声可发现主动脉内膜的破口及漂浮的内膜片，在病人状态不稳定无法进行 CTA 或 MRI 等检查时，可在床边提供额外的诊断信息；DSA 可以动态揭示主动脉破口位置、病变范围和分支血供，目前常用于术中评估。

主动脉夹层急性期容易误诊，除与急性心肌梗死鉴别外，应与急性心包炎、急性胸膜炎、急腹症以及急性下肢动脉栓塞鉴别。

（六）治疗

1. 非手术治疗 一旦疑为本病应分秒必争明确诊断，不论何种类型，均应首先开始药物治疗，其目的是控制疼痛、降低血压及心率，防止夹层进一步扩展或破裂及其他一些严重并发症的发生。

2. 外科治疗 根据国际主动脉夹层注册登记研究数据，对 Stanford A 型主动脉夹层，发病后 1 个月内，单纯药物治疗死亡率约 50%，开放手术死亡率约 20%；此外，开放手术 5 年生存率为 70%~80%，显著优于单纯药物治疗的 30%~40%；因此，对 Stanford A 型主动脉夹层，如无禁忌原则上均应进行开放手术治疗。术式选择上，对 DeBakey Ⅰ型主动脉夹层，目前常在开胸、体外循环下行升主动脉置换术+全主动脉弓置换术+支架象鼻术（图 36-7），国内大宗病例报道其 5 年生存率高于 95%；对 DeBakey Ⅱ型主动脉夹层，常在开胸、体外循环下行升主动脉置换术。此外，视主动脉根部病变情况行主动脉根部复合替换术（如 Bentall 手术）或保留主动脉瓣的主动脉根部替换术（如 David 术）。

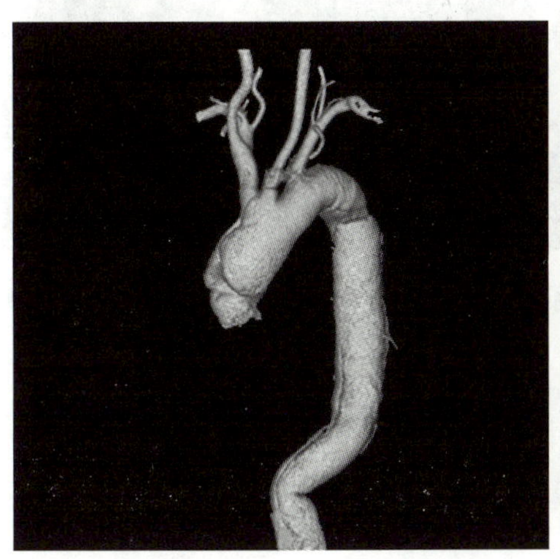
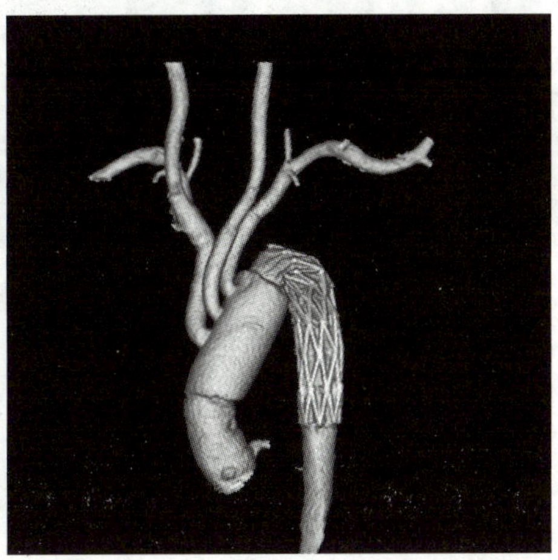

图 36-7 DeBakey Ⅰ型主动脉夹层行升主动脉置换术+全主动脉弓置换术+支架象鼻术

对 Stanford B 型主动脉夹层，发病 1 个月内，开放手术死亡率约 25%，而腔内治疗 5 年生存率为 90%~95%，显著优于单纯药物治疗的 85%~90% 以及开放手术的 70%~75%；因此，腔内治疗是目前 Stanford B 型主动脉夹层的首选治疗方式。该术式无须开胸，由股动脉小切口或穿刺入路，在血管造

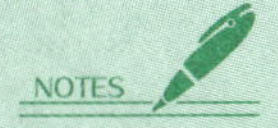

影引导下，通过腔内技术将主动脉支架移植物放置于降主动脉，以隔绝主动脉夹层的最近端破口，促进假腔血栓化和主动脉重塑（图 36-8）。

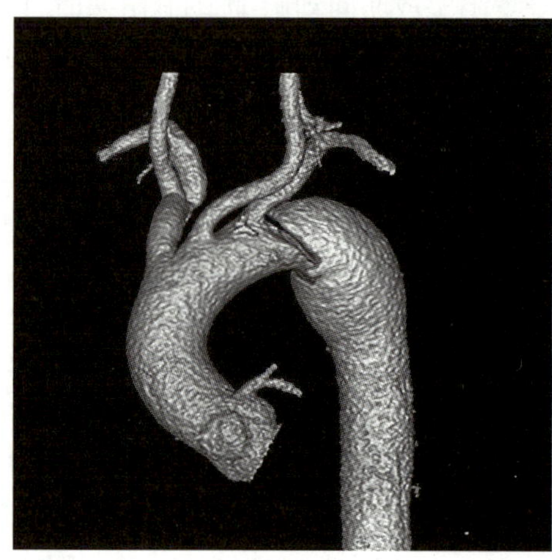
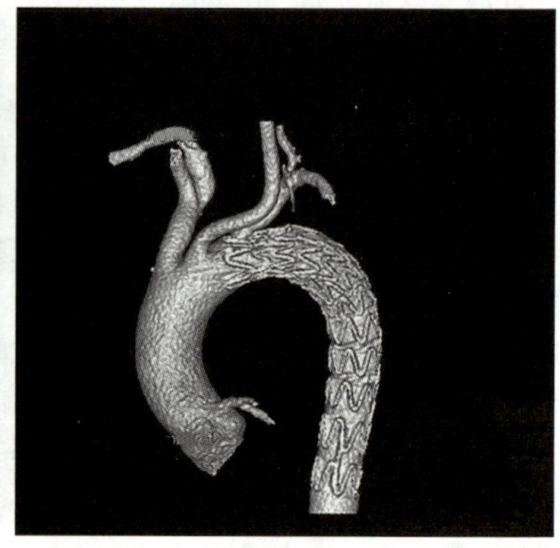

图 36-8 Stanford B 型主动脉夹层腔内修复术前后对比

对累及主动脉弓部的 Stanford B 型夹层，可在开胸、体外循环下行全主动脉弓置换术或部分主动脉弓置换术+支架象鼻术；也可结合开放和腔内技术行杂交手术修复；对解剖条件合适的病人，大部分可采用平行支架、开窗（图 36-9）或分支支架的腔内技术进行全腔内修复，在取得相似效果的前提下减少创伤和加快术后恢复。

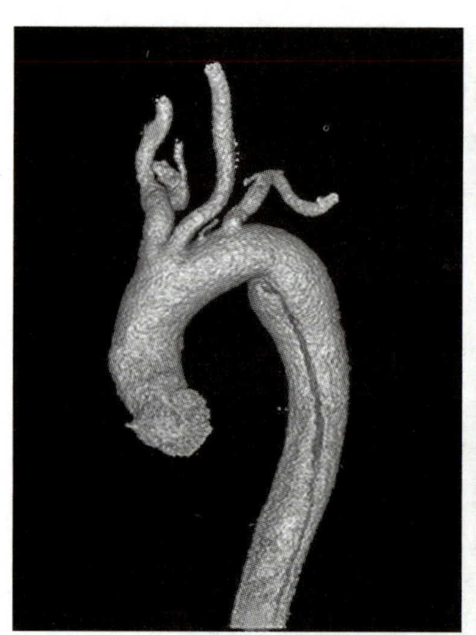
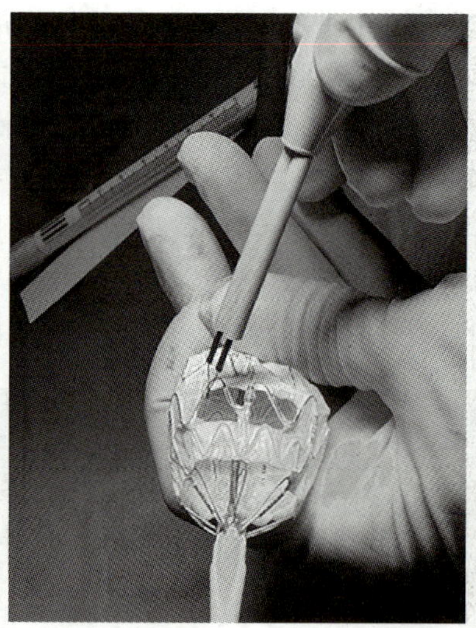
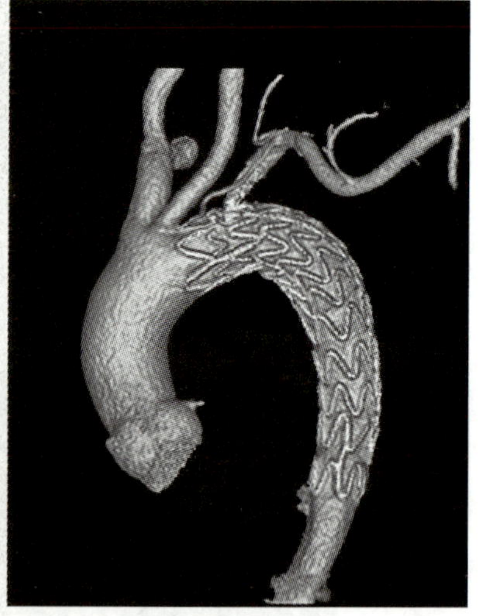

图 36-9 体外开窗技术行累及弓部的 Stanford B 型主动脉夹层的全腔内修复术

（舒 畅）

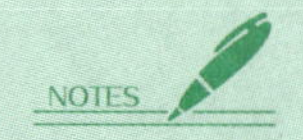

第三十七章
腹 外 疝

扫码获取
数字内容

第一节 概 述

体内某个脏器或组织离开其正常解剖部位，通过先天或后天形成的薄弱点、缺损或孔隙进入另一部位，称为疝（hernia）。最多发生于腹部，腹部疝又以腹外疝为多见。腹外疝是由腹腔内的脏器或组织连同腹膜壁层，经腹壁薄弱点或孔隙，向体表突出所形成。腹内疝是由脏器或组织进入腹腔内的间隙囊内而形成，如网膜孔疝。真性腹外疝的疝内容物必须位于由腹膜壁层所组成的疝囊内，借此可与内脏脱出相鉴别。

（一）病因

腹壁强度降低和腹内压力增高是腹外疝发病的两个主要原因。

1. 腹壁强度降低 常见的因素有：①某些组织穿过腹壁的部位，如精索或子宫圆韧带穿过腹股沟管、股动静脉穿过股管、脐血管穿过脐环等处；②腹白线腱纤维发育不全；③手术切口愈合不良、外伤、感染、腹壁神经损伤、老年、久病、肥胖所致肌萎缩等。生物学研究发现，腹股沟疝病人体内腱膜中胶原代谢紊乱，其主要氨基酸之一羟脯氨酸含量减少，腹直肌前鞘中的成纤维细胞增生异常，超微结构中含有不规则的微纤维，因而影响腹壁的强度。

2. 腹内压力增高 慢性咳嗽、慢性便秘、排尿困难、腹腔积液、妊娠、举重、婴儿经常啼哭等是引起腹内压力增高的常见原因。

（二）病理解剖

典型的腹外疝由疝囊、疝内容物和疝外被盖等组成。疝囊是壁腹膜的憩室样突出部，由疝囊颈和疝囊体组成。疝囊颈是疝囊比较狭窄的部分，疝环在此部位，它是疝突向体表的门户，故称疝门。腹壁薄弱区或缺损就在此处。各种疝通常以疝门部位作为命名依据，例如腹股沟疝、股疝、脐疝、切口疝等。疝内容物是进入疝囊的腹内脏器或组织，以小肠为最多见，大网膜次之。此外如盲肠、阑尾、乙状结肠、横结肠、膀胱等均可进入疝囊，但较少见。疝外被盖是指疝囊以外的各层组织，如皮下脂肪和皮肤。

（三）临床类型

有易复性、难复性、嵌顿性、绞窄性等类型。

1. 易复性疝（reducible hernia） 疝内容物很容易回纳入腹腔的，称为易复性疝。

2. 难复性疝（irreducible hernia） 疝内容物不能回纳或不能完全回纳入腹腔内但并不引起严重症状者，称难复性疝。疝内容物反复突出，致疝囊颈受摩擦而损伤，并产生粘连是导致内容物不能回纳的常见原因。这种疝的内容物多数是大网膜。此外，有些病程长、腹壁缺损大的巨大疝，因内容物较多，腹壁已完全丧失抵挡内容物突出的作用，也常难以回纳。另有少数病程较长的疝，因内容物不断进入疝囊时产生的下坠力量将囊颈上方的腹膜逐渐推向疝囊；尤其是髂窝区后腹膜与后腹壁结合得极为松弛，更易被推移，以致盲肠（包括阑尾）、乙状结肠或膀胱随之下移而成为疝囊壁的一部分（图 37-1）。这种疝称为滑动疝，

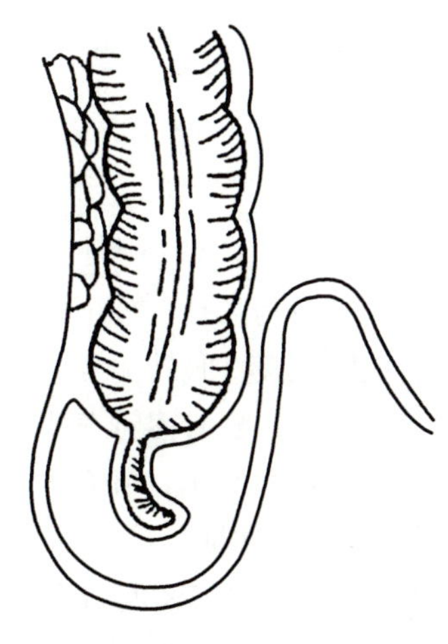
图 37-1 滑动疝（盲肠成为疝囊壁的组成部分）

多见于右侧腹股沟，也属难复性疝。

3. 嵌顿性疝（incarcerated hernia） 疝门较小而腹压突然增高时，疝内容物可强行扩张囊颈而进入疝囊，随后因囊颈的弹性收缩，又将内容物卡住，使其不能回纳，这种情况称为嵌顿性疝。疝发生嵌顿后，如其内容物为肠管，肠壁及其系膜可在疝门处受压，先使静脉回流受阻，导致肠壁淤血和水肿，疝囊内肠壁及其系膜渐增厚，颜色由正常的淡红逐渐转为深红，囊内可有淡黄色渗液积聚。于是肠管受压情况加重而更难回纳。此时肠系膜内动脉的搏动尚能触及，嵌顿如能及时解除，病变肠管可恢复正常。

4. 绞窄性疝（strangulated hernia） 嵌顿如不能及时解除，肠管及其系膜受压情况不断加重可使动脉血流减少，最后导致完全阻断，即为绞窄性疝。此时肠系膜动脉搏动消失，肠壁逐渐失去光泽、弹性和蠕动能力，最终变黑坏死。疝囊内渗液变为淡红色或暗红色血水。如继发感染，疝囊内的渗液则为脓性。感染严重时，可引起疝外被盖组织的蜂窝织炎。积脓的疝囊可自行穿破或误被切开引流而发生粪瘘（肠瘘）。嵌顿性疝和绞窄性疝实际上是一个病理过程的两个阶段，临床上很难截然区分。肠管嵌顿或绞窄时，临床上还同时伴有急性机械性肠梗阻。但有时嵌顿的内容物仅为部分肠壁，系膜侧肠壁及其系膜并未进入疝囊，肠腔并未完全梗阻，这种疝称为肠管壁疝或 Richter 疝（图 37-2）。有些嵌顿肠管可包括几个肠袢，或呈 “W” 形，疝囊内各嵌顿肠袢之间的肠管可隐藏在腹腔内，这种情况称为逆行性嵌顿疝，亦称 Maydl 疝（图 37-3）。肠管发生绞窄时，不仅疝囊内的肠管可坏死，腹腔内的中间肠袢也可坏死；有时疝囊内的肠袢尚存活，而腹腔内的肠袢已坏死。所以，在手术处理嵌顿或绞窄性疝时，必须把腹腔内有关肠袢牵出检查，以策安全。

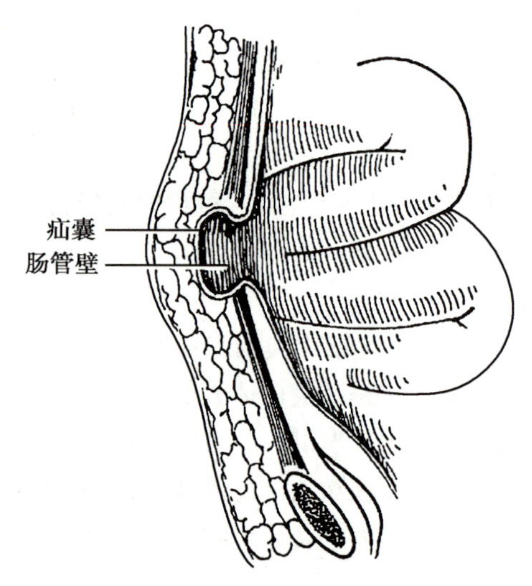

图 37-2 肠管壁疝

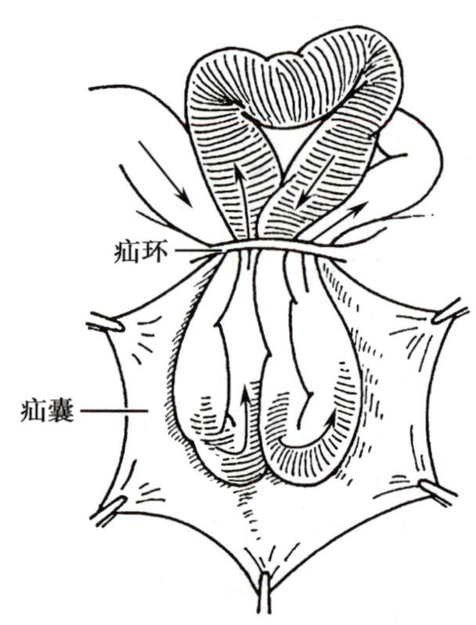

图 37-3 逆行性嵌顿疝

第二节 腹股沟疝

腹股沟区是前外下腹壁一个三角形区域，其下界为腹股沟韧带，内界为腹直肌外侧缘，上界为髂前上棘至腹直肌外侧缘的一条水平线。腹股沟疝就是指发生在这个区域的腹外疝。

腹股沟疝有多种分类法，通常将其分为斜疝和直疝两种。疝囊经过腹壁下动脉外侧的腹股沟管深环（内环）突出，向内、向下、向前斜行经过腹股沟管，再穿出腹股沟管浅环（皮下环），并可进入阴囊，称为腹股沟斜疝（oblique inguinal hernia）。疝囊经腹壁下动脉内侧的直疝三角区直接由后向前突出，不经过内环，也不进入阴囊，为腹股沟直疝（direct inguinal hernia）。

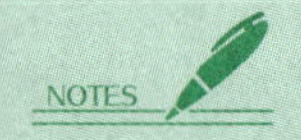
NOTES

斜疝是最多见的腹外疝，发病率占全部腹外疝的 75%~90%，或占腹股沟疝的 85%~95%。斜疝可见于儿童及成年人，直疝多见于老年人。腹股沟疝发生率男多于女，比例约为 15 : 1；右侧比左侧多见。

(一) 腹股沟区解剖概要

1. 腹股沟区的解剖层次　由浅而深,有以下各层。

(1) 皮肤、皮下组织和浅筋膜。

(2) 腹外斜肌:其在髂前上棘与脐之间连线以下移行为腱膜,即腹外斜肌腱膜。该腱膜下缘在髂前上棘至耻骨结节之间向后、向上反折并增厚形成腹股沟韧带。韧带内侧端一小部分纤维又向后、向下转折而形成腔隙韧带(陷窝韧带),它填充着腹股沟韧带和耻骨梳之间的交角,其边缘呈弧形,为股环的内侧缘。腔隙韧带向外侧延续的部分附着于耻骨梳,为耻骨梳韧带(图 37-4)。这些韧带在腹股沟疝传统的修补手术中极为重要。腹外斜肌腱膜纤维在耻骨结节上外方形成一个三角形的裂隙,即腹股沟管浅环(外环或皮下环)。腱膜深面与腹内斜肌之间有髂腹下神经及髂腹股沟神经通过,在施行疝手术时应避免将其损伤。

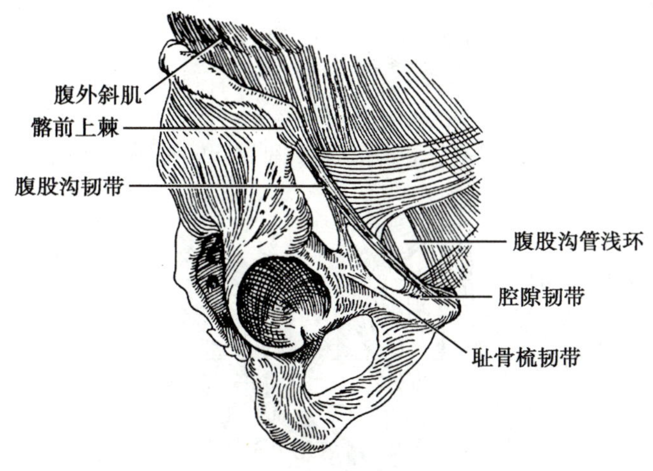

图 37-4　腹股沟区的韧带

(3) 腹内斜肌和腹横肌:腹内斜肌在此区起自腹股沟韧带的外侧 1/2。肌纤维向内上走行,其下缘呈弓状越过精索前方、上方,在精索内后侧止于耻骨结节。腹横肌在此区起自腹股沟韧带外侧 1/3,其下缘也呈弓状越过精索上方,在精索内后侧与腹内斜肌融合而形成腹股沟镰(或称联合腱),也止于耻骨结节。

(4) 腹横筋膜:位于腹横肌深面。其下面部分的外侧 1/2 附着于腹股沟韧带,内侧 1/2 附着于耻骨梳韧带。腹横筋膜至腹股沟韧带向后的游离缘处加厚形成髂耻束(图 37-5),现代疝修补术特别强

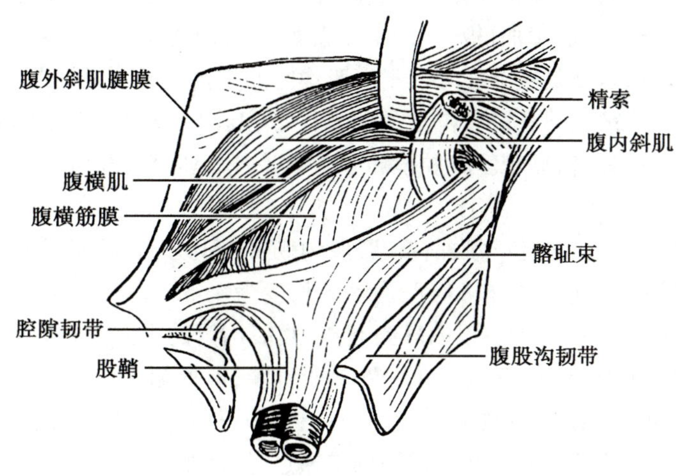

图 37-5　髂耻束的解剖部位

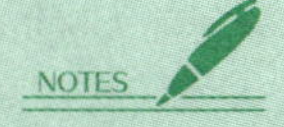

调这一结构。在腹股沟中点上方 2cm、腹壁下动脉外侧处，男性精索或女性子宫圆韧带穿过腹横筋膜而造成一个卵圆形裂隙，即为腹股沟管深环（内环或腹环）。在男性，腹横筋膜由此向下包绕精索，成为精索内筋膜。深环内侧的横筋膜组织较增厚，称凹间韧带（图 37-6、图 37-7）。在腹股沟内侧 1/2，腹横筋膜还覆盖着股动、静脉，并在腹股沟韧带后方伴随这些血管下行至股部。

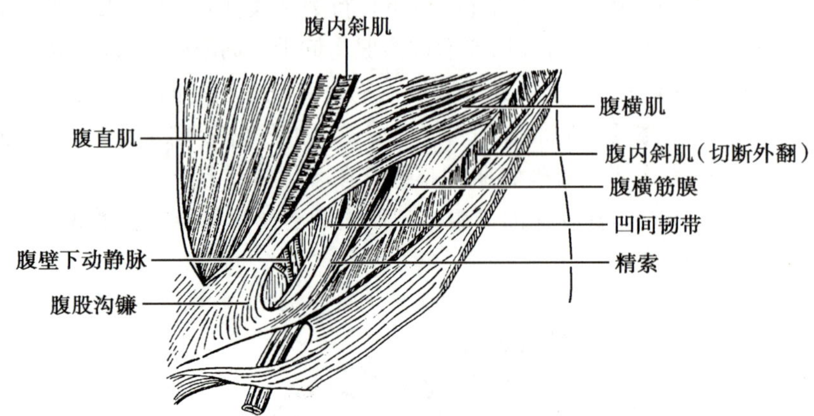

图 37-6 左腹股沟区解剖层次（前面观）

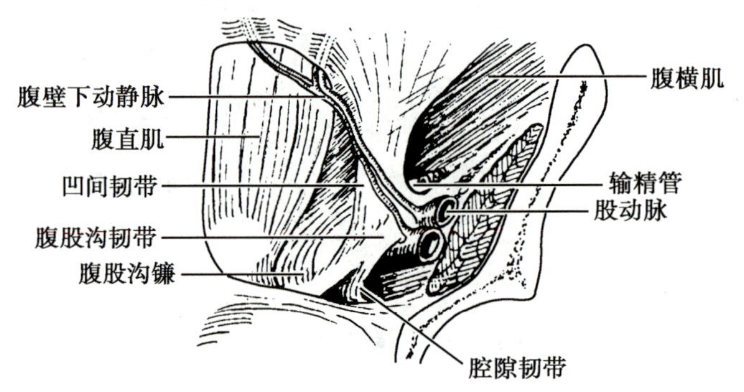

图 37-7 右腹股沟区解剖层次（后面观）

（5）腹膜外脂肪和壁腹膜：腹膜外脂肪层又称腹膜外筋膜，位于腹膜壁层和腹横筋膜之间，含有不同程度的脂肪组织。在现代疝修补术中，特别强调腹膜外间隙（又称 Bogros 间隙）这一结构。腹膜外间隙是指壁腹膜和腹横筋膜间的间隙。这个间隙由壁腹膜在到达耻骨前向髂窝反折而形成，外侧为髂筋膜，前方是腹横筋膜，后方是壁腹膜。Bogros 间隙内没有任何血管和神经等实质性结构，只有少量疏松的脂肪组织散在其中，腹膜前无张力疝修补手术的补片就放置于该处。

综上所述，在腹内斜肌和腹横肌的弓状下缘与腹股沟韧带之间有一空隙存在，在腹股沟内侧 1/2 部分，腹壁强度较为薄弱，这就是腹外疝好发于腹股沟区的重要原因。肌耻骨孔（myopectineal orifice，MPO）指的就是腹股沟区被肌肉和耻骨围成的薄弱区域，其内界为腹直肌，外界为髂腰肌，上界为弓状下缘，下界为耻骨支和耻骨梳韧带。腹腔镜疝手术就是基于肌耻骨孔这一解剖性概念，使用修补材料的腹壁加强手术。

2. 腹股沟管解剖 腹股沟管位于腹前壁、腹股沟韧带内上方，大体相当于腹内斜肌、腹横肌弓状下缘与腹股沟韧带之间的空隙。成年人腹股沟管的长度为 4~5cm。腹股沟管的内口即深环，外口即浅环。它们的大小一般可容一指尖。以内环为起点，腹股沟管的走向由外向内、由上向下、由深向浅斜行。腹股沟管的前壁有皮肤、皮下组织和腹外斜肌腱膜，但外侧 1/3 部分尚有腹内斜肌覆盖；管的后壁为腹横筋膜和腹膜，其内侧 1/3 尚有腹股沟镰；上壁为腹内斜肌、腹横肌的弓状下缘；下壁为腹股沟韧带和腔隙韧带。女性腹股沟管内有子宫圆韧带通过，男性则有精索通过。

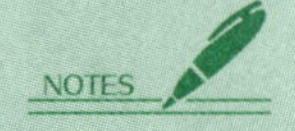

3. 直疝三角（Hesselbach 三角） 外侧边是腹壁下动脉，内侧边为腹直肌外侧缘，底边为腹股沟

韧带。此处腹壁缺乏完整的腹肌覆盖，且腹横筋膜又比周围部分为薄，故易发生疝。腹股沟直疝即在此由后向前突出，故称直疝三角（图37-8）。直疝三角与腹股沟管深环之间有腹壁下动脉和凹间韧带相隔。

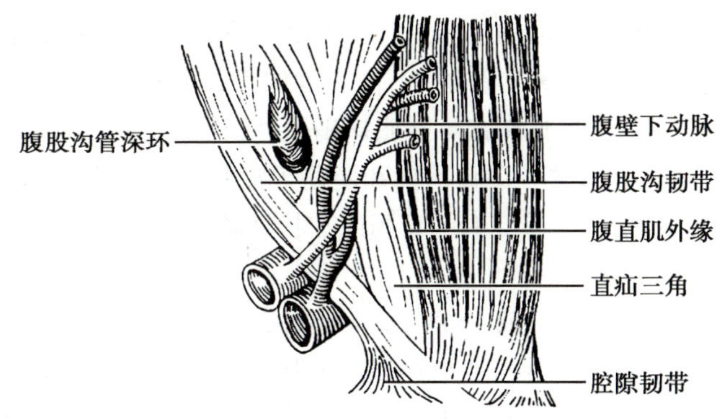

图37-8 直疝三角（后面观）

（二）发病机制

有先天性和后天性之分。

1. 先天性解剖异常 胚胎早期，睾丸位于腹膜后第2~3腰椎旁，以后逐渐下降，同时在未来的腹股沟管深环处带动腹膜、腹横筋膜以及各肌经腹股沟管逐渐下移，并推动皮肤而形成阴囊。随之下移的腹膜形成鞘突，睾丸紧贴在其后壁。鞘突下段在婴儿出生后不久成为睾丸固有鞘膜，其余部分自行萎缩闭锁而形成纤维索带。如鞘突不闭锁或闭锁不完全，就成为先天性斜疝的疝囊（图37-9）。右侧睾丸下降比左侧略晚，鞘突闭锁也较迟，故右侧腹股沟疝较多。

2. 后天性腹壁薄弱或缺损 任何腹外疝，都存在腹横筋膜不同程度的薄弱或缺损。此外，腹横肌和腹内斜肌发育不全对发病也起着重要作用。腹横筋膜和腹横肌的收缩可把凹间韧带牵向上外方，而在腹内斜肌深面关闭了腹股沟深环。如腹横筋膜或腹横肌发育不全，这一保护作用就不能发挥而容易发生疝（图37-10）。已知腹肌松弛时弓状下缘与腹股沟韧带是分离的。但在腹内斜肌收缩时，弓状下缘即被拉直而向腹股沟韧带靠拢，有利于覆盖精索并加强腹股沟管前壁。因此，腹内斜肌弓状下缘发育不全或位置偏高者易发生腹股沟疝（特别是直疝）。

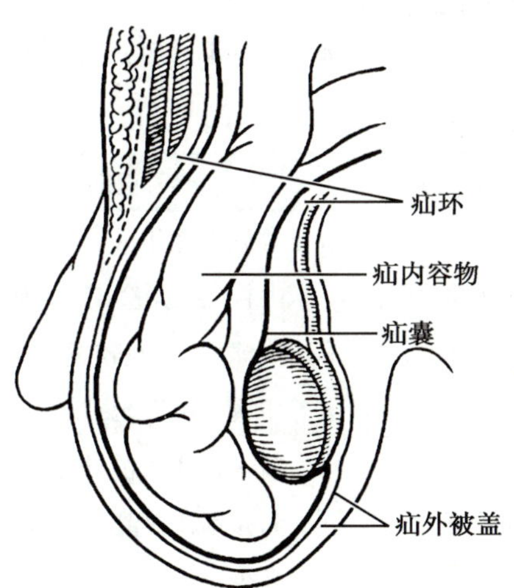

图37-9 先天性腹股沟斜疝

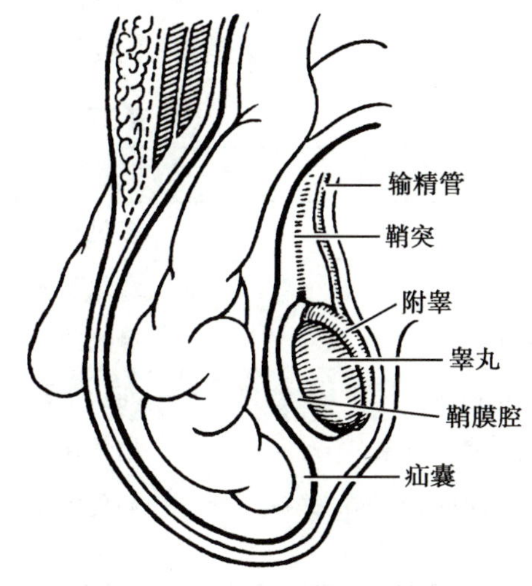

图37-10 后天性腹股沟斜疝

（三）临床表现和诊断

重要的临床表现是腹股沟区有一突出的肿块。有的病人开始时肿块较小，仅仅通过深环刚进入腹股沟管，疝环处仅有轻度坠胀感，此时诊断较为困难；一旦肿块明显，并穿过浅环甚或进入阴囊，诊断就较容易。

1. 易复性斜疝 除腹股沟区有肿块和偶有胀痛外，并无其他症状。肿块常在站立、行走、咳嗽或劳动时出现，多呈带蒂柄的梨形，并可降至阴囊或大阴唇。用手按肿块并嘱病人咳嗽，可有膨胀性冲击感。如病人平卧休息或用手将肿块向腹腔推送，肿块可向腹腔回纳而消失。回纳后，以手指通过阴囊皮肤伸入浅环，可感浅环扩大、腹壁软弱；此时如嘱病人咳嗽，指尖有冲击感。用手指紧压腹股沟管深环，让病人起立并咳嗽，斜疝疝块并不出现；但移去手指后，可见疝块由外上向内下鼓出。疝内容物

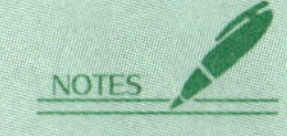

如为肠袢,则肿块柔软、光滑,叩之呈鼓音;回纳疝块时常有阻力;一旦回纳,疝块即消失,并常在肠袢进入腹腔时发出咕噜声。内容物如为大网膜,则肿块坚韧呈浊音,回纳缓慢。

2. 难复性斜疝 除胀痛稍重外,其主要特点是疝块不能完全回纳。滑动性斜疝疝块除了不能完全回纳外,常有消化不良和便秘等症状。滑动性疝多见于右侧,左右发病率约为 1∶6。滑动性疝虽不多见,但滑入疝囊的盲肠或乙状结肠可能在疝修补手术时被误认为疝囊的一部分而被切开,应特别注意。

3. 嵌顿性疝 通常发生在斜疝,强力劳动或排便等腹压骤增是其主要原因。临床上表现为疝块突然增大,并伴有明显疼痛。平卧或用手推送不能使肿块回纳。肿块紧张发硬,且有明显触痛。嵌顿内容物如为大网膜,局部疼痛常较轻微;如为肠袢,不但局部疼痛明显,还可伴有腹部绞痛、恶心、呕吐、便秘、腹胀等机械性肠梗阻的临床表现。疝一旦嵌顿,自行回纳的机会较少;多数病人的症状逐步加重。如不及时处理,终将成为绞窄性疝。Richter 疝嵌顿时,由于局部肿块不明显,又不一定有肠梗阻表现,容易被忽略。

4. 绞窄性疝 临床症状多较严重。但在肠袢坏死穿孔时,疼痛可因疝块压力骤降而暂时有所缓解。因此,疼痛减轻而肿块仍在者,不可认为是病情好转。绞窄时间较长者,由于疝内容物发生感染,侵及周围组织,引起疝外被盖组织的急性炎症。严重者可发生脓毒症。

5. 腹股沟直疝 常见于年老体弱者,其主要临床表现是当病人直立时,在腹股沟内侧端、耻骨结节上外方出现一半球形肿块,并不伴有疼痛或其他症状。直疝囊颈宽大,疝内容物又直接从后向前顶出,故平卧后疝块多能自行消失,不需要用手推送复位。直疝绝不进入阴囊,极少发生嵌顿。疝内容物常为小肠或大网膜。膀胱有时可进入疝囊,成为滑动性直疝,此时膀胱即成为疝囊壁的一部分,手术时应予以注意。

腹股沟疝的诊断一般不难,但确定是腹股沟斜疝还是直疝,有时并不容易(表 37-1)。特别困难者,可进行疝囊造影检查。方法是:在下腹部穿刺注入对比剂后变换体位,2~4 分钟后俯卧位摄片。

表 37-1 斜疝和直疝的鉴别

鉴别要点	斜疝	直疝
发病年龄	多见于儿童及成年人	常见于老年人
突出途径	经腹股沟管突出,可进阴囊	由直疝三角突出,不进阴囊
疝块外形	椭圆或梨形,上部呈蒂柄状	半球形,基底较宽
回纳疝块后压住深环	疝块不再突出	疝块仍可突出
精索与疝囊的关系	精索在疝囊后方	精索在疝囊前外方
疝囊颈与腹壁下动脉的关系	疝囊颈在腹壁下动脉外侧	疝囊颈在腹壁下动脉内侧
嵌顿机会	较多	极少

(四)鉴别诊断

腹股沟疝需与以下常见疾病相鉴别。

1. 睾丸鞘膜积液 鞘膜积液所呈现的肿块完全局限在阴囊内,其上界可以清楚地摸到;用透光试验检查肿块,鞘膜积液多为透光(阳性),而疝块则不能透光。应该注意的是,幼儿的疝块,因组织菲薄,常能透光,勿与鞘膜积液混淆。腹股沟斜疝时,可在肿块后方触及实质感的睾丸;鞘膜积液时,睾丸在积液中间,故肿块各方均呈囊性而不能触及实质感的睾丸。

2. 交通性鞘膜积液 肿块的外形与睾丸鞘膜积液相似。于每日起床后或站立活动时肿块缓慢地出现并增大。平卧或睡觉后肿块逐渐缩小;挤压肿块,其体积也可逐渐缩小。透光试验为阳性。

3. 精索鞘膜积液 肿块较小,在腹股沟管内,牵拉同侧睾丸可见肿块移动。

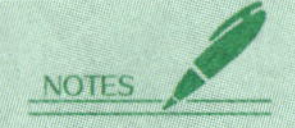

4. 隐睾 腹股沟管内下降不全的睾丸可被误诊为斜疝或精索鞘膜积液。隐睾肿块较小,挤压时

可出现特有的胀痛感觉。如患侧阴囊内睾丸缺如,则诊断更为明确。

5. 急性肠梗阻 肠管被嵌顿的疝可伴发急性肠梗阻,但不应仅满足于肠梗阻的诊断而忽略疝的存在;尤其是病人比较肥胖或疝块比较小时,更易发生这类问题而导致治疗上的错误。

6. 其他 此外,还需要与腹股沟区以下疾病鉴别:肿大的淋巴结、软组织肿瘤、脓肿、圆韧带囊肿、子宫内膜异位症等。

(五)治疗

除少数特殊情况外,腹股沟疝均应尽早施行手术治疗。

1. 非手术治疗 1 岁以下婴幼儿可暂不手术。年老体弱或伴有其他严重疾病而禁忌手术者,白天可在回纳疝内容物后,将医用疝带一端的软压垫对着疝环顶住,阻止疝块突出。但长期使用疝带可使疝囊颈经常受到摩擦变得肥厚坚韧而增加疝嵌顿的发病率,并有促使疝囊与疝内容物发生粘连的可能。

2. 手术治疗 最有效的治疗方法是手术修补,术式有以下几种。

(1)传统的疝修补术:手术的基本原则是疝囊高位结扎、加强或修补腹股沟管管壁。

疝囊高位结扎术:显露疝囊颈,予以高位结扎或贯穿缝合,然后切去疝囊。这样就能堵住腹内脏器进入疝囊的通道。结扎偏低只是把一个较大的疝囊转化为一个较小的疝囊,不能达到治疗目的。婴幼儿的腹肌在发育中可逐渐强壮而使腹壁加强,单纯疝囊高位结扎常能获得满意的疗效,不需要施行修补术。

加强或修补腹股沟管管壁:成年腹股沟疝病人都存在程度不同的腹横筋膜和腹股沟管后壁薄弱或缺损,单纯疝囊高位结扎不足以预防腹股沟疝的复发,只有在薄弱或缺损的腹横筋膜和腹股沟管后壁得到加强或修补之后,才有可能得到彻底的治疗。

传统疝修补术加强腹股沟管后壁常用的方法有四种:①Bassini 法,在精索后方将腹内斜肌下缘与联合腱缝至腹股沟韧带上,置精索于腹内斜肌与腹外斜肌腱膜之间。②Halsted 法,与上法相似,但把腹外斜肌腱膜也在精索后方缝合,使得精索移至腹壁皮下层与腹外斜肌腱膜之间。③McVay 法,在精索后方将腹内斜肌下缘与联合腱缝至耻骨梳韧带上。适用于后壁薄弱严重病例,也可用于股疝的修补。④Shouldice 法,把疝修补手术的重点放在腹横筋膜这一层次上,将腹横筋膜自耻骨结节处向上切开,直至内环,然后将切开的两叶予以重叠缝合,先将外下叶缝于内上叶的深面,再将内上叶的边缘缝于髂耻束上,以再造合适的内环,发挥其括约肌作用,然后将腹内斜肌下缘和联合腱缝于腹股沟韧带深面。上述四种方法的共同点是利用自身组织进行修补,而前三种修补术均有一相同缺点,即将不同结构的解剖层次强行缝合在一起,张力较大,不利于愈合,故在现代疝修补术中的应用有减少趋势。而加强或修补腹股沟管前壁的方法如 Ferguson 法已经很少应用。

(2)无张力疝修补术(tension-free hernioplasty):传统的疝修补术都存在缝合张力大、术后手术部位有牵扯感、疼痛和修补的组织愈合差等缺点。现代疝手术强调在无张力的情况下进行缝合修补。常用的修补材料是合成纤维网补片。其最大优点是易于获取,应用方便,术后疼痛较轻。无张力疝修补不打乱腹股沟区的正常解剖层次,只是在腹股沟管的后壁或腹膜前间隙放置补片,加强了薄弱的腹横筋膜和腹股沟管后壁,纠正了腹股沟区的解剖异常和最大程度地恢复腹股沟区的正常解剖和生理功能,具有非常明确的解剖学基础。但因嵌顿疝行急诊手术时,若存在感染风险则不提倡使用补片,对腹股沟管未发育完全的儿童更不宜使用补片。

常用的无张力疝修补术有以下几种:①平片无张力疝修补术(Lichtenstein 手术):是将相应大小的补片置于腹股沟管后壁;②疝环充填式无张力疝修补术(mesh plug and patch:如 Rutkow、Millikan 手术),是将一个锥形网塞置入已还纳疝囊的疝环中并固定,再用一补片加强腹股沟管后壁;③巨大补片加强内囊手术(giant prosthetic reinforce of the visceral sac,GPRVS):又称 Stoppa 手术,是将一张大的补片置于腹膜与腹横筋膜之间,补片以内环口为中心展开,以加强腹横筋膜缺损或肌耻骨孔,主要用于复杂疝和复发可能性较大的疝;④PHS(prolene hernia system)手术:该手术使用一“工”字形补片装

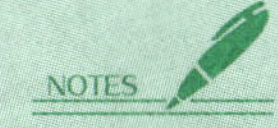

置，该装置包括上、下两层补片及一个类似塞子的中间结合体，下层补片置于腹膜外间隙，用于加强肌耻骨孔，中间结合体用于加强疝环，上层补片用于加强腹股沟管后壁；⑤Kugel 手术：一种在 Stoppa 手术基础上改进的腹膜前修补术。需要注意的是人工高分子修补材料毕竟属于异物，有潜在排异和感染的风险，故临床上应个体化选择适应证。

（3）腹腔镜疝修补术：方法有四种。①经腹腔腹膜前修补（transabdominal preperitoneal prosthesis，TAPP）；②全腹膜外修补（totally extraperitoneal prosthesis，TEP）；③腹腔内补片修补（intraperitoneal onlay mesh，IPOM）；④单纯疝环缝合法。前 3 种方法的基本原理是从内部用合成纤维网片加强腹壁的缺损，强调补片对整个肌耻骨孔的覆盖，理论上，其复发的风险最低；最后一种方法用疝钉或缝线使内环缩小，只用于较小的、病症较轻的斜疝。

3. 嵌顿性和绞窄性疝的处理原则 嵌顿性疝具备下列情况者可先试行手法复位：①嵌顿时间在 3~4 小时以内，局部压痛不明显，也无腹部压痛或腹肌紧张等腹膜刺激征者；②年老体弱或伴有其他较严重疾病而估计肠袢尚未绞窄坏死者。复位方法是让病人取头低足高卧位，注射吗啡或哌替啶，以镇痛和镇静，并松弛腹肌。然后托起阴囊，持续缓慢地将疝块推向腹腔，同时用左手轻轻按摩浅环和深环以协助疝内容物回纳。此法虽有可能使早期嵌顿性斜疝复位，暂时避免了手术，但有挤破肠管，把已坏死的肠管送回腹腔，或疝块虽消失而实际仍有一部分肠管未回纳等可能。因此，手法必须轻柔，切忌粗暴；复位后还需严密观察腹部情况，注意有无腹膜炎或肠梗阻的表现。如有这些表现，应尽早手术探查。由于嵌顿性疝复位后，疝并未得到根治，大部分病人迟早仍需手术修补，而手法复位本身又带有一定危险性，所以要严格掌握其指征。

除上述情况外，嵌顿性疝原则上需要紧急手术治疗，以防止疝内容物坏死并解除伴发的肠梗阻。绞窄性疝的内容物已坏死，更需手术。术前应做好必要的准备，如有脱水和电解质紊乱，应迅速补液或输血维持水电解质平衡，这些准备工作极为重要，可直接影响手术效果。手术的关键在于正确判断疝内容物的活力，然后根据病情确定处理方法。在扩张或切开疝环、解除疝环压迫的前提下，凡肠管呈紫黑色，失去光泽和弹性，刺激后无蠕动和相应肠系膜内无动脉搏动者，即可判定为肠坏死。如肠管尚未坏死，则可将其送回腹腔，按一般易复性疝处理。不能肯定是否坏死时，可在其系膜根部注射 0.5% 普鲁卡因 60~80ml，再用温热等渗盐水纱布覆盖该段肠管；或将该段肠管暂时送回腹腔，10~20 分钟后，再行观察。如果肠壁转为红色，肠蠕动和肠系膜内动脉搏动恢复，则证明肠管尚具有活力，可回纳腹腔。如肠管确已坏死，或经上述处理后病理改变未见好转，或一时不能肯定肠管是否已失去活力时，则应在病人全身情况允许的前提下，切除该段肠管并进行一期吻合。病人情况不允许肠切除吻合时，可将坏死或活力可疑的肠管外置于腹外，并在其近侧段切一小口，插入一肛管，以期解除梗阻；7~14 天后，全身情况好转，再施行肠切除吻合术。绞窄的内容物如系大网膜，可予切除。

手术处理中应注意：①如嵌顿的肠袢较多，应特别警惕逆行性嵌顿疝的可能。②切勿把活力可疑的肠管送回腹腔，以图侥幸。③少数嵌顿性或绞窄性疝，临手术时因麻醉的作用疝内容物自行回纳腹内，以致在术中切开疝囊时无肠袢可见。遇此情况，必须仔细探查肠管，以免遗漏坏死肠袢于腹腔内；必要时另作腹部切口探查。④凡施行肠切除吻合术的病人，因手术区污染，在高位结扎疝囊后，一般不宜作疝修补术，以免因感染而致修补失败。

4. 复发性腹股沟疝的处理原则 腹股沟疝修补术后发生的疝称复发性腹股沟疝（简称复发疝），包括以下三种情况。

（1）真性复发疝：由于技术上的问题或病人本身的原因，在疝手术的部位再次发生疝。再发生的疝在解剖部位及疝类型上，与初次手术的疝相同。

（2）遗留疝：初次疝手术时，除了手术处理的疝外，还有另外的疝，也称伴发疝。由于伴发疝较小，临床上未发现，术中又未进行彻底的探查，成为遗留的疝。

（3）新发疝：初次疝手术时，经彻底探查并排除了伴发疝，疝修补手术也是成功的。手术若干时间后在不同部位再发生疝，称为新发疝。

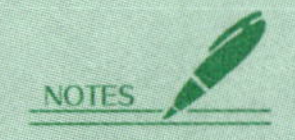

疝再次修补手术应由能够做不同类型疝修补术的、经验丰富的医生施行，所采用的术式应根据每个病例术中所见来决定，而辨别其复发类型并非必要。

第三节 股 疝

疝囊通过股环、经股管向卵圆窝突出的疝，称为股疝（femoral hernia）。发病率占腹外疝的3%~5%，多见于40岁以上妇女。女性骨盆较宽广、联合肌腱和腔隙韧带较薄弱，以致股管上口宽大松弛故而易发病。妊娠是腹压增高的主要原因。

（一）股管解剖概要

股管是一个狭长的漏斗形间隙，长1~1.5cm，内含脂肪、疏松结缔组织和淋巴结。股管有上下两口。股管上口称股环，直径约1.5cm，有股环隔膜覆盖；其前缘为腹股沟韧带，后缘为耻骨梳韧带，内缘为腔隙韧带，外缘为股静脉。股管下口为卵圆窝。卵圆窝是股部深筋膜（阔筋膜）上的一个薄弱部分，覆有一层薄膜，称筛状板。它位于腹股沟韧带内侧端的下方，下肢大隐静脉在此处穿过筛状板进入股静脉。

（二）病理解剖

在腹压增高的情况下，对着股管上口的腹膜，被下坠的腹内脏器推向下方，经股环向股管突出而形成股疝。疝块进一步发展，即由股管下口顶出筛状板而至皮下层。疝内容物常为大网膜或小肠。由于股管几乎是垂直的，疝块在卵圆窝处向前转折时形成一锐角，且股环本身较小，周围多有坚韧的韧带，因此股疝容易嵌顿。在腹外疝中，股疝嵌顿者最多，高达60%。股疝一旦嵌顿，可迅速发展为绞窄性疝，应特别注意。

（三）临床表现

疝块往往不大，呈半球形，位于腹股沟韧带下方卵圆窝处。平卧回纳内容物后，疝块有时不能完全消失，这是因为疝囊外有很多脂肪堆积的缘故。由于疝囊颈较小，咳嗽冲击感不明显。易复性股疝的症状较轻，常不为病人所注意，尤其在肥胖者更易疏忽。一部分病人可在久站或咳嗽时感到患处胀痛，并有可复性肿块。

股疝如发生嵌顿，除引起局部明显疼痛外，也常伴有较明显的急性机械性肠梗阻，严重者可以掩盖股疝局部症状。

（四）鉴别诊断

应注意与下列疾病鉴别。

1. 腹股沟斜疝 腹股沟斜疝位于腹股沟韧带的上内方，股疝则位于腹股韧带的下外方，一般不难鉴别诊断。应注意的是，较大的股疝除疝块的一部分位于腹股沟韧带下方以外，一部分有可能在皮下伸展至腹股沟韧带上方。用手指探查外环是否扩大，有助于两者的鉴别。

2. 脂肪瘤 股疝疝囊外常有一增厚的脂肪组织层，在疝内容物回纳后，局部肿块不一定完全消失。这种脂肪组织有被误诊为脂肪瘤的可能。两者的不同在于脂肪瘤的基底并不固定，活动度较大，股疝基底固定而不能被推动。

3. 肿大的淋巴结 嵌顿性股疝常误诊为腹股沟区淋巴结炎。

4. 大隐静脉曲张结节样膨大 卵圆窝处结节样膨大的大隐静脉在站立或咳嗽时增大，平卧时消失，可能被误诊为易复性股疝。压迫股静脉近心端可使结节样膨胀增大；此外，下肢其他部分同时有静脉曲张对鉴别诊断有重要意义。

5. 髂腰部结核性脓肿 脊柱或骶髂关节结核所致寒性脓肿可沿腰大肌流至腹股沟区，并表现为一肿块。这一肿块也可有咳嗽冲击感，且平卧时也可暂时缩小，可与股疝相混淆。仔细检查可见这种脓肿多位于腹股沟的外侧部、偏髂窝处，且有波动感。检查脊柱常可发现腰椎有病征。

（五）治疗

股疝容易嵌顿，一旦嵌顿又可迅速发展为绞窄性，因此应尽早手术治疗。对于嵌顿性或绞窄性股

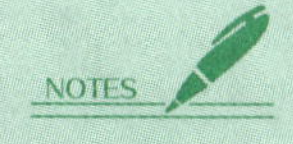

疝,更应紧急手术。

传统的疝修补术中最常用的是 McVay 修补法。此法不仅能加强腹股沟管后壁而用于修补腹股沟疝,同时还能堵住股环而用于修补股疝。另一方法是在处理疝囊之后,在腹股沟韧带下方把腹股沟韧带、腔隙韧带和耻骨肌筋膜缝合在一起,借以关闭股环。部分病人也可考虑施行腹腔镜修补术。

嵌顿性或绞窄性股疝手术时,因疝环狭小,回纳疝内容物常有一定困难。遇有这种情况时,可切断腹股沟韧带以扩大股环。但在疝内容物回纳后,应仔细修复被切断的韧带。

第四节 其他腹外疝

一、切口疝

切口疝(incisional hernia)是发生于腹壁手术切口处的疝。比较常见,占腹外疝的第三位。腹部手术后切口获得一期愈合者,切口疝的发病率通常在 1% 以下;如切口发生感染,则发病率可达 10%;伤口裂开者甚至可高至 30%。

在各种常用的腹部切口中,最常发生切口疝的是经腹直肌切口;下腹部因腹直肌后鞘不完整而更多。其次为正中切口和旁正中切口。造口旁疝则属于特殊类型的切口疝。

腹部切口疝多见于腹部纵行切口,原因是除腹直肌外,腹壁各层肌及筋膜、鞘膜等组织的纤维大体上都是横向走行的,纵行切口势必切断这些纤维;在缝合这些组织时,缝线容易在纤维间滑脱;已缝合的组织又经常受到肌肉的横向牵引力而容易发生切口哆裂。此外,纵行切口虽不致切断强有力的腹直肌,但因肋间神经可被切断,其强度可能因此而降低。除上述解剖因素外,手术操作不当是导致切口疝的重要原因,其中最主要的是切口感染所致腹壁组织破坏。其他如留置引流物过久,切口过长以致切断肋间神经过多,腹壁切口缝合不严密,手术中因麻醉效果不佳、缝合时强行拉拢创缘而致组织撕裂等情况均可导致切口疝的发生。手术后腹部明显胀气或肺部并发症导致剧烈咳嗽而致腹压骤增,也可使切口内层哆裂而发生切口疝。此外,创口愈合不良也是一个重要因素。发生切口愈合不良的原因很多,如切口内血肿形成、肥胖、老龄、营养不良或使用某些药物(如皮质激素)。

腹部切口疝的主要症状是腹壁切口处逐渐膨隆,有肿块出现。肿块通常在站立或用力时更为明显,平卧休息则缩小或消失。较大的切口疝有腹部牵拉感,伴食欲减退、恶心、便秘、腹部隐痛等表现。多数切口疝无完整疝囊,则疝内容物常可与腹膜外腹壁组织粘连而成为难复性疝,有时还伴有不完全性肠梗阻。

检查时可见切口瘢痕处肿块,小者直径数厘米,大者可达 10~20cm,甚至更大。有时疝内容物可达皮下。此时常可见到肠型和肠蠕动波,触及可感到肠管咕噜声引起的颤动。肿块复位后,多数能触及腹肌裂开所形成的疝环边缘。腹壁肋间神经损伤后腹肌薄弱所致切口疝,虽有局部膨隆,但无边缘清楚的肿块,也不能明确触及疝环。

切口疝的疝环一般比较宽大,很少发生嵌顿。

治疗:原则上应手术治疗。术中应注意在低张力的条件下拉拢疝环边缘,逐层细致地缝合健康的腹壁组织,必要时可用重叠缝合法加强之。该要求对于较小的切口疝是容易做到的;而对于较大的切口疝,可用自体筋膜组织或补片进行修补,置入的补片要至少超过缺损缘 3~4cm。缺损越大,补片超过疝环越大,术后注意外用非弹性腹带降低腹壁张力以降低复发率。而造口旁疝作为特殊的切口疝,有更高的复发率,更高的修补感染率,建议由专科医院处理。

二、脐疝与白线疝

疝囊通过脐环突出的疝称脐疝(umbilical hernia)。有小儿脐疝和成人脐疝之分,两者发病原因及处理原则不尽相同。小儿脐疝是在脐环闭锁不全或脐部瘢痕组织不够牢固、腹压增加的情况下发生

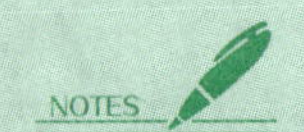

的。小儿腹压增高的主要原因有经常啼哭和便秘。小儿脐疝多属易复性，临床上表现为啼哭时脐疝脱出，安静时肿块消失。疝囊颈一般不大，但极少发生嵌顿和绞窄。有时，小儿脐疝的覆盖组织可因外伤或感染而溃破。

临床发现没有闭锁的脐环延迟至2岁时多能自行闭锁。因此，除了嵌顿或穿破等紧急情况外，在小儿2岁之前可采取非手术疗法。满2岁后，如脐环直径仍大于1.5cm，则可手术治疗。原则上，5岁以上儿童的脐疝均应采取手术治疗。

非手术治疗的方法是：回纳疝块后，用一大于脐环、外包纱布的硬币或小木片抵住脐环，然后用胶布或绷带加以固定勿使移动。6个月以内的婴儿采用此法治疗，效果较好。

成人脐疝为后天性疝，较少见；多数是中年经产妇女。由于疝环狭小，成人脐疝发生嵌顿或绞窄者较多，故应采取手术疗法。孕妇或肝硬化腹腔积液者，如伴发脐疝，有时会发生自发性或外伤性穿破。

脐疝手术修补的原则是切除疝囊，缝合疝环，必要时可重叠缝合疝环两旁的组织。手术时应注意保留脐眼，以免对病人（特别是小儿）产生心理上的影响。

白线疝（hernia of white line）可发生于腹壁正中线（即白线）的不同部位，但绝大多数在脐上，故也称上腹疝。由于白线的腱纤维先天发育不全和/或因腹胀拉伸，撕破交叉的腱纤维，致纤维间隙扩大，腹腔内容物由此脱出而形成白线疝。上腹部白线深面是镰状韧带，它所包含的腹膜外脂肪常是早期白线疝的内容物。白线疝进一步发展，突出的腹膜外脂肪可把腹膜向外牵出形成一疝囊，于是腹内组织（通常是大网膜）可通过疝囊颈而进入疝囊。疝块较小而又无明显症状者，可不必治疗。上腹疼痛等不适症状明显者，可行手术修补。

（戴朝六）

扫码获取
数字内容

第三十八章 腹部损伤

第一节 概 述

腹部损伤(abdominal injury)是最常见的外伤事件之一,据统计,各部位外伤病人中,约13%存在腹部损伤,总体死亡率7.7%。因腹腔脏器众多,同时可能的受伤机制复杂,在诊断和治疗方面给临床医生带来一定困难。

(一)损伤分类

按受伤机制,腹部损伤可分为开放性和闭合性两类,开放性损伤根据腹膜是否穿透又分为穿透伤(多伴内脏损伤)和非穿透伤(偶伴内脏损伤);其中投射物有入口、出口者为贯通伤,有入口无出口者为非贯通伤。闭合性损伤可能仅局限于腹壁,也可同时兼有内脏损伤。一般来说,开放性损伤即使涉及内脏,其诊断常较明确;而闭合性损伤由于体表无明显伤口,要确定有无内脏损伤则较为困难。

此外,各种穿刺、内镜、灌肠、刮宫、腹部手术等诊治措施也可导致一些医源性损伤。

(二)受伤机制

开放性损伤常由刀刺、枪弹、弹片所引起,闭合性损伤常系坠落、碰撞、冲击、挤压、拳打脚踢等钝性暴力所致。无论开放或闭合,都可导致腹部内脏损伤。常见受损内脏按照发生频率在开放性损伤中依次是肝、小肠、胃、结肠、大血管等,闭合性损伤中依次是脾、肾、小肠、肝、肠系膜等。胰、十二指肠、膈、直肠等由于解剖位置较深,损伤发生率较低。

腹部损伤的严重程度,是否涉及内脏、涉及什么内脏等情况在很大程度上取决于外力的强度、速度、着力部位和作用方向等因素,如腹部刀扎伤,刀的长度、进刀点和走行方向对于内脏损伤的判断和手术探查的策略至关重要。另外,脏器解剖特点、内脏原有病理情况和功能状态等内在因素也影响了损伤的情况。例如:肝、脾组织结构脆弱、血供丰富、位置比较固定,在受到暴力打击之后,比其他脏器更容易破裂,尤其是原来已有病理情况存在者;上腹部受挤压时,胃窦、十二指肠水平部或胰腺可被压在脊柱上而断裂;肠道的固定部分(上段空肠、末段回肠、粘连的肠管等)比活动部分更易受损;充盈的空腔脏器(饱餐后的胃、未排空的膀胱等)比排空者更易破裂。

(三)临床表现

根据伤情的不同,腹部损伤后的临床表现可从无明显症状体征到出现重度休克甚至处于濒死状态。常见的临床表现是腹腔内出血和腹膜炎。

1. 实质脏器损伤 实质器官(肝、脾、胰、肾等),或大血管损伤的病人,除相应部位疼痛外,主要临床表现为腹腔内(或腹膜后)出血,包括面色苍白、脉率加快,严重时脉搏微弱,血压下降,甚至发生失血性休克。腹痛一般并不严重,腹膜刺激征也不剧烈。

肝破裂伴有较大肝内胆管断裂时,可能因有胆汁漏出而出现明显的腹膜炎表现。胰腺损伤若伴有胰管断裂,胰液溢入腹腔可对腹膜产生强烈刺激。体征最明显处一般即是损伤所在。肩部放射痛提示肝(右)或脾(左)的损伤,在头低位数分钟后尤为明显。严重的肝、脾包膜下破裂或系膜、网膜内出血可表现为腹部肿块。移动性浊音虽然是内出血的有力证据,却是晚期体征,对早期诊断帮助不大。

2. 空腔脏器损伤 除胃肠道症状(恶心、呕吐、便血、呕血等)及稍后出现的全身性感染的表现外,空腔脏器(胃肠道、胆道、膀胱等)损伤的主要临床表现是弥漫性腹膜炎,其程度因空腔器官内容物不同而异。通常胃液、胆汁、胰液对腹膜刺激最强,肠液次之,血液最轻;伤者有时可有气腹征,后可因肠麻痹而出现腹胀;严重时可发生感染性休克。腹膜后部十二指肠破裂的病人有时可出现睾丸疼痛、阴囊血肿和阴茎异常勃起等,腹膜反折以下的直肠破裂则表现为肛周感染和疼痛。空腔脏器破裂处也可有某种程度的出血,但出血量一般不大,除非邻近大血管有合并损伤。如果两类脏器同时破裂,则出血性表现和腹膜炎可以同时存在。

(四) 诊断

腹部创伤的快速、准确诊断是影响伤者预后甚至挽救生命的关键。主要是了解受伤过程和体格检查,但有时因伤情紧急,还需和一些必要的治疗措施(如止血、输液、抗休克、开放气道等)同时进行。应注意某些病人可同时有一处以上内脏损伤,有些还可同时合并腹部以外损伤(如颅脑损伤、胸部损伤、脊柱或四肢骨折等)。

1. 受伤机制 腹部损伤病人,受伤时间、地点、致伤条件、伤情、受伤至就诊之间的伤情变化和就诊前的急救处理对诊断和治疗非常关键,因此在情况允许时,应充分询问病人本人或在场家属、目击者等,着重判断是否合并腹腔内脏器损伤并进行损伤定位。对于腹部穿透性损伤,应注意穿透伤的入、出口与伤道不一定呈直线,且入口或出口可能不在腹部而在胸、肩、腰、臀或会阴部。

2. 症状 腹腔实质性脏器损伤的病人主要表现为对应受伤部位的疼痛,存在腹腔积血时表现为全腹痛,多数程度较轻,但可能早期出现失血性休克相关表现;而空腔脏器损伤病人则在早期根据具体损伤脏器的不同而出现不同程度的腹痛、恶心、呕吐、呕血、便血等表现。

3. 体格检查 存在腹部损伤的病人,首先应了解全身情况,包括脉率、呼吸、体温和血压的测定,注意有无休克征象。对于血流动力学不稳定的病人,应在积极抗休克治疗的同时进一步完善检查。

对于血流动力学平稳的病人,应进行全面而有重点的体格检查,首先,腹部有明显皮肤外伤的部位多为受外力最严重的部位,其对应脏器存在损伤的可能性较大,但穿透性损伤应注意伤道的走行方向。

查体时应注意腹部压痛、肌紧张和反跳痛的程度及范围,是否有肝浊音界改变或移动性浊音,肠蠕动是否受抑制,直肠指检是否有阳性发现等。单纯实质性脏器损伤时,腹痛一般不重,腹部压痛和肌紧张也不明显。空腔器官破裂所致腹膜炎,不一定在伤后很快出现,尤其是下消化道破裂或裂口较小时,腹膜炎体征通常出现得较迟。有时肠壁的破口很小,可很快闭合而不发展为弥漫性腹膜炎。

还应注意腹部以外部位有无损伤,例如,合并双侧下肋骨折的病人可能存在肝脾损伤;有骨盆骨折者,提示有直肠、膀胱、尿道损伤的可能;有些火器伤或利器伤的入口虽不在腹部,但伤道却通向腹腔而导致腹部内脏损伤。

4. 多发性损伤的判断 多发损伤可能有以下几种情况:①腹内某一脏器有多处破裂;②腹内有一个以上脏器受到损伤;③除腹部损伤外,尚有腹部以外的合并损伤;④腹部以外损伤累及腹内脏器。在诊断和治疗中,应提高警惕和注意诊治中的全局观点,避免漏诊,否则必将导致严重后果。例如,对血压偏低或不稳的颅脑损伤者,经一般处理后未能及时纠正休克,即应考虑到腹腔内出血的可能;而在没有脑干受压或呼吸抑制的情况下,应该优先处理腹腔内出血。

5. 辅助检查

(1)实验室检查:红细胞、血红蛋白与血细胞比容下降,表示有大量失血。血淀粉酶或尿淀粉酶升高提示胰腺损伤或胃肠道穿孔,或是腹膜后十二指肠破裂,但胰腺或胃肠道损伤未必均伴有淀粉酶升高。血尿是泌尿系损伤的重要标志,但其严重程度与临床表现可能不成正比。

(2)X线检查:立位腹平片在腹部损伤的诊断中具有一定意义,如腹腔游离气体为胃或肠管破裂

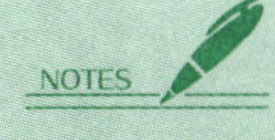

的确证,可表现为膈下新月形阴影。腹膜后积气(可有典型的花斑状阴影)提示腹膜后十二指肠或结直肠穿孔。腹腔内有大量积血时,小肠多浮动到腹部中央(仰卧位),肠间隙增大。腹膜后血肿时,腰大肌影消失。胃右移、横结肠下移,胃大弯有锯齿形压迹(胃脾韧带内血肿)是脾破裂的征象。右膈升高,肝正常外形消失及右下胸肋骨骨折,提示有肝破裂的可能。但随着影像学技术的发展,立位腹平片的作用已逐渐被腹部 CT 取代。

(3)超声检查:腹部超声对于肝、脾、胰、肾等腹腔实质脏器损伤具有较高诊断价值,能根据脏器的形状和大小提示损伤的有无、部位和程度,并评估脏器周围及腹盆腔积血、积液情况。需要时,可在超声引导下进行腹腔积液穿刺,帮助明确诊断。

(4)CT 检查:腹部 CT 检查结果更加直观,在腹部损伤的诊断中意义重大,在对实质性脏器损伤的观察、腹腔游离气体的明确、肠管损伤及肠系膜血肿的定位,以及腹腔积液部位和量的评估等方面均优于其他检查方式。

相比之下,腹部 CT 对于空腔脏器损伤的观察效果稍差,通过口服对比剂可以增加检查准确性,特别是对于怀疑胃及十二指肠损伤的病人,但存在对比剂外溢导致病情加重的可能,应慎重选择。

对于病情允许的实质性脏器损伤的病人,腹部增强 CT 能够进一步明确脏器损伤情况,并帮助鉴别出血部位的动静脉来源,对伤后的动态观察和治疗方式的选择具有一定指导意义。

(5)其他检查:怀疑实质性脏器破裂而不能明确时,可完善 DSA 下动脉造影,动脉像的对比剂外漏、实质像的血管缺如及静脉像的早期充盈等均对诊断有一定帮助。MRI 对血管损伤和某些特殊部位的血肿如十二指肠壁间血肿有较高的诊断价值,磁共振胆胰管成像(MRCP)、经内镜逆行胰胆管造影(ERCP)则尤其适用于胆道损伤的诊断。

(6)诊断性腹腔穿刺术:阳性率可达 90% 以上,对于判断腹腔内脏器损伤有很大帮助。当腹部损伤病人腹腔积液量较大而诊断不能明确时,可通过诊断性腹穿,观察积液性质,帮助诊断。穿刺点的选择应注意避开手术瘢痕、肿大的肝和脾、充盈的膀胱、粘连的肠管及腹直肌等,一般选择左下腹反麦氏点,而腹部超声引导的腹穿安全性更高。局部麻醉后,穿刺针保持负压状态,缓缓刺向腹腔,针尖刺穿腹膜时可有落空感。如抽不到液体,可在保持负压的情况下变换针头方向和深度直至抽出液体。

抽取约 5ml 腹腔积液,应观察其性状(血液、胃肠内容物、混浊腹腔积液、胆汁或尿液),必要时可送实验室检查。疑有胰腺损伤时,可测定其淀粉酶含量。如果抽到不凝血,提示系实质性脏器破裂所致内出血,因腹膜的去纤维作用可使血液不凝。如抽出的血液迅速凝固,多系穿刺针误刺血管或血肿所致。但是,抽不到液体并不能完全排除内脏损伤的可能,必要时可变换部位或间隔一段时间重复穿刺,或改行腹腔灌洗术。

诊断性腹腔灌洗术是通过向腹腔内灌入 500~1 000ml 无菌生理盐水,充分灌洗腹腔后抽出送检,其结果准确率较腹腔穿刺更高,但临床实际应用很少。

需注意的是,有 10% 以上的腹腔灌洗阳性者经剖腹证实其实并不需要手术,因此不宜把灌洗阳性作为剖腹探查的绝对指征。

(五)治疗

1. 严密观察 对于一时不能明确有无腹部内脏损伤的病人,严密观察是诊断中极为重要的一个步骤。观察的内容应包括:①每 15~30 分钟测定一次脉率、呼吸和血压;②每 30 分钟检查一次腹部体征,注意腹膜刺激征程度和范围的改变;③每 30~60 分钟测定一次红细胞数、血红蛋白和血细胞比容,了解是否有所下降,以及白细胞数是否上升;④必要时可重复进行诊断性腹腔穿刺术或灌洗术。

观察期间应做到:①不随便搬动病人,以免加重伤情;②慎用镇痛药物,以免掩盖伤情;③禁饮食,以免加重胃肠道穿孔者的腹腔污染。

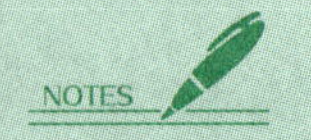

观察期间还应进行以下处理:①积极补充血容量,防止休克;②注射广谱抗生素以预防或治疗可能存在的腹腔内感染;③疑有空腔脏器破裂或有明显腹胀时,应进行留置胃管行胃肠减压。

2. 诊断性剖腹探查 以上方法未能排除腹内脏器损伤或在观察期间出现以下情况时,应中止观察,及时进行手术探查。①腹痛和腹膜刺激征有进行性加重或范围扩大;②肠鸣音逐渐减弱、消失或出现明显腹胀;③全身情况有恶化趋势,出现口渴、烦躁、脉率增快或体温及白细胞计数上升;④检查发现膈下有游离气体;⑤红细胞计数进行性下降;⑥血压由稳定转为不稳定甚至下降;⑦腹腔穿刺抽出气体、不凝血、胆汁或胃肠内容物;⑧胃肠道出血;⑨积极救治休克而情况不见好转或继续恶化。尽管可能会有少数病人的探查结果为阴性,但腹内脏器损伤被漏诊,有导致死亡的可能。所以,只要严格掌握指征,剖腹探查术所付出的代价是值得的。

3. 手术 对于明确腹部损伤且需急诊手术的病人,手术原则如下。

(1)综合评估:如腹部以外另有伴发损伤,应全面权衡轻重缓急,首先处理对生命威胁最大的损伤。如无其他脏器损伤,则腹部创伤的救治应放在优先地位。其中实质脏器损伤可发生威胁生命的大出血,故比空腔脏器损伤更为紧急。

(2)抗休克治疗:已发生休克的内出血者要积极抢救,力争收缩压升至 90mmHg 以上后进行手术。但在积极的抗休克下仍未能纠正,提示腹内有进行性大出血,则应在抗休克的同时,迅速剖腹探查止血。空腔脏器破裂者,休克发生较晚,多属失液造成的低血容量性休克,一般应在纠正休克的前提下进行手术。对于伴有感染性休克因素而不易纠正者,也可在抗休克的同时进行手术。

(3)切口选择:切口选择不仅要保证满足彻底探查腹腔内所有部位的需要,还应能快速切开和缝合,且创伤较小。常用右侧腹部旁正中切口,进腹迅速,出血少,可根据需要向上下延长,或向侧方添加切口甚至进入胸腔。术前较为明确的肝脾损伤则可选择左右侧探查切口,腹部有开放伤时,不可通过扩大伤口去探查腹腔,以免伤口愈合不良、裂开和内脏脱出。

(4)探查原则:决定探查顺序时可以参考两点。①术前根据受伤史和体征最怀疑哪个脏器受伤,就先探查哪个脏器;②凝血块集中处一般即是出血部位。若有猛烈出血,一时无法判明其来源而失血危及生命时,可用手指压迫主动脉穿过膈肌处,暂时控制出血,争得时间补充血容量后,再查明原因止血。如果没有腹腔内大出血,则应对腹腔脏器进行系统、有序的探查。原则上应先探查肝、脾等实质性脏器,同时探查膈肌有无破损。接着从胃开始,逐段探查十二指肠球部、空肠、回肠、结直肠及其系膜。然后探查盆腔脏器,再切开胃结肠韧带显露网膜囊,检查胃后壁和胰腺。如必要,最后还应切开后腹膜(Kocher 切口)探查十二指肠降部、水平部和升部。也可根据切开腹膜时所见决定探查顺序,如见到食物残渣应先探查上消化道,见到粪便先探查下消化道,见到胆汁先探查肝外胆道及十二指肠等。纤维蛋白沉积最多或网膜包裹处往往是穿孔部位所在。待探查结束,对伤情作出全面估计,然后按轻重缓急逐一处理。原则上是先处理出血性损伤,后处理穿透性损伤;对于穿透性损伤,应先处理污染重的损伤,后处理污染轻的损伤。

(5)留置引流:下列情况应放置引流。①肝、胆、胰、十二指肠及结肠损伤者;②空腔脏器修补缝合后有可能发生溢漏者;③有较大裸露创面继续渗出者;④局部已形成脓肿者。术后应放置引流,一般使用乳胶管;若引流量很多(如肠瘘、胆瘘、胰瘘),需放置双套管进行负压吸引。腹壁切口污染不重者,可以分层缝合,污染较重者,皮下也可放置适宜的引流管引流。

(6)"损伤控制性手术":对于存在严重酸中毒、低温、凝血障碍及高分解代谢的危重病人,按照"损伤控制性手术"(damage control surgery,DCS)理念,救治可分为以下三个阶段。①简洁复苏后快速止血和控制腹腔内感染;②对病人进行重症监护和复苏,纠正生理功能紊乱;③实施确定性手术,包括探查和修复、细致止血、修复血管、恢复胃肠道的连续性和闭合腹腔等。

腹部闭合性损伤与开放性损伤的诊疗流程,见图 38-1、图 38-2。

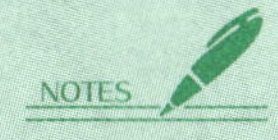

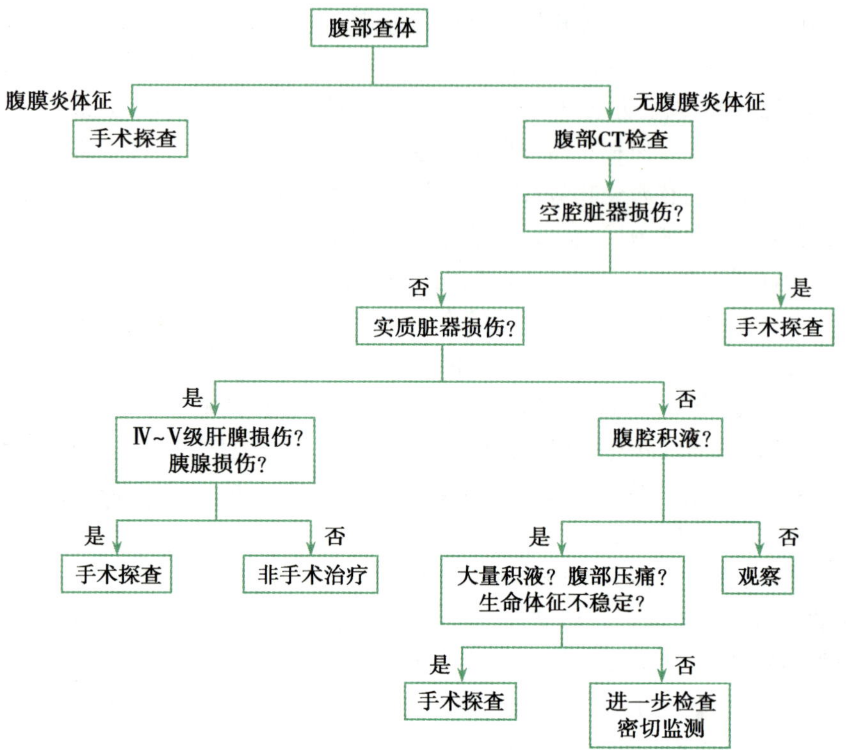

图 38-1　腹部闭合性损伤诊疗流程

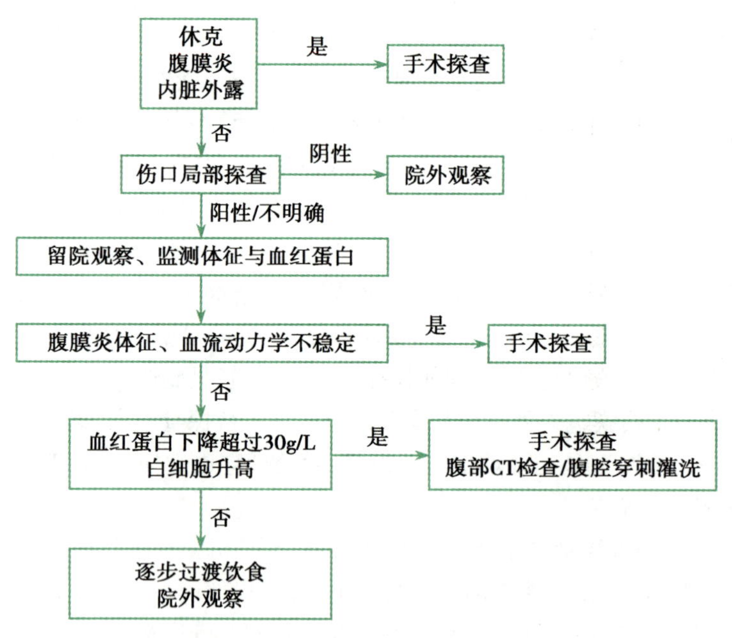

图 38-2　腹部开放性损伤诊疗流程

第二节　常见内脏损伤的特征及外科处理

一、脾损伤

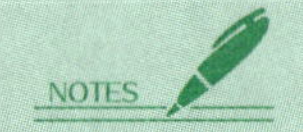

脾损伤（splenic injury）是最常见的腹部损伤，腹部闭合性损伤中约 50% 合并脾损伤，在腹部开放性损伤中占比约 10%。

（一）损伤机制

脾损伤多发生在作用于左上腹的直接打击，有慢性病理改变（如血吸虫病、疟疾、黑热病、传染性单核细胞增多症、淋巴瘤等）的脾更易破裂。

（二）病理解剖学分型

按病理解剖，脾损伤可分为中央型破裂（脾实质深部）、被膜下破裂（脾实质周边部分）和真性破裂（破损穿透被膜，占脾损伤的 85%）三种。

按损伤程度，脾损伤可分为五级：

Ⅰ级：①血肿：损伤位于被膜下，不继续扩大，小于 10% 的脾表面积；②裂伤：被膜撕裂，脾实质破裂，深度小于 1cm。

Ⅱ级：①血肿：10%~50% 的脾被膜下损伤，或直径小于 5cm 的被膜下血肿；②裂伤：被膜撕裂，脾实质破裂，深度 1~3cm，无脾叶血管受损。

Ⅲ级：①血肿：大于 50% 的脾被膜下损伤；或血肿持续扩大；大于 5cm 的被膜下血肿或持续扩大的被膜下血肿。②裂伤：脾实质裂伤大于 3cm；脾叶血管受损。

Ⅳ级：裂伤，涉及脾段或脾门血管受损，脾缺血范围大于 25%。

Ⅴ级：①血肿：脾广泛破裂；②裂伤：脾蒂、脾动静脉主干受损。

（三）临床表现

破裂部位较多见于脾上极及膈面，对于合并左上腹皮肤损伤或左侧下位肋骨骨折的病人，应警惕脾损伤的存在。对于被膜下的脾破裂，由于出血量受到限制，故临床上以左上腹钝痛为主要表现，因无明显内出血征象而不易被发现。但随着出血量的增加，血肿可突破被膜形成真性破裂（迟发性脾破裂），出现心率快、血压低等血流动力学不稳定的表现，迟发性脾破裂在伤后 48 小时内高发，总体发生在两周以内，但也有迟至数月以后的。

（四）治疗原则

1. 非手术治疗 非手术治疗应在严密的临床观察下进行，一般来说，Ⅰ~Ⅱ级脾损伤、腹腔积血估计小于 500ml 且无进行性增加、液体复苏治疗后血流动力学稳定、无腹膜炎体征、未合并其他脏器损伤的病人可以选择非手术治疗，但治疗期间应动态观察生命体征、血红蛋白、血细胞比容等指标的变化，并复查腹部超声、CT 等影像学检查，出现迟发性脾破裂时及时行手术治疗。

非手术治疗的成功率各家报道不一，总成功率 30%~70%，而且小儿的成功率明显高于成人。但鉴于迟发性脾破裂的时间特点，非手术治疗病人原则上应住院观察两周以上，住院时间长，且后续存在脾血肿感染等风险，因此非手术治疗的决定应谨慎作出。

2. 手术治疗 对于Ⅲ~Ⅴ级脾损伤、既往合并脾脏病变、伤后即出现不可纠正的血流动力学异常、非手术治疗过程中出现迟发性脾破裂，或同时合并其他脏器损伤的病人，应首选手术治疗。手术方式上，因小儿可能日后发生脾切除后凶险性感染（overwhelming post-splenectomy infection，OPSI），故应尽可能行脾修补或部分切除等保脾手术；但成人由于保脾手术术后短期再发出血风险高，且成人 OPSI 发生率小于 1%，故应选择全脾切除术。

手术入路上，多数创伤性脾切除术为开放手术，能够快速控制出血，达到手术目的。虽然可以选择腹腔镜脾切除术，但多数病人由于腹腔积血众多，视野显露困难，腹腔镜手术延长了手术时间，可能造成医源性的额外损伤，因此应慎重选择。另外，手助式腹腔镜脾切除术易于显露手术野，能有效控制出血，且其手术创伤小于开放手术，但临床实际应用较少。

3. 介入治疗 对于血流动力学稳定、影像学观察存在脾内血肿的脾损伤病人，脾动脉栓塞术可防止后期脾假性动脉瘤的发生，脾动脉栓塞术具有创伤小、无须特殊麻醉、手术时间短、疗效显著、并发症少等特点。但应注意的是，此类病人通过单纯非手术治疗同样可能痊愈，而介入治疗后可能出现脾脓肿等并发症，增加治疗风险，因此其临床应用指征尚未达成共识。

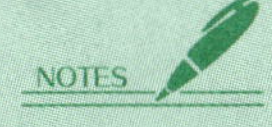

二、肝损伤

肝损伤(liver injury)在各种腹部损伤中发生率仅次于脾损伤,超过1/3的腹部闭合性损伤存在肝损伤。单纯性肝破裂死亡率约为9%,合并多个脏器损伤和复杂性肝破裂的死亡率可高达50%。

(一)损伤分型

按损伤部位区分,肝右叶损伤较左叶为多,且与脾损伤相似,肝脏损伤同样可以分为肝内血肿、肝被膜下损伤和开放性肝破裂。

肝损伤的分级方法较多。1994年美国创伤外科协会提出如下分级法。

Ⅰ级:①血肿:位于被膜下,不继续扩大,小于10%的肝表面积;②裂伤:被膜撕裂,肝实质破裂,深度小于1cm。

Ⅱ级:①血肿:位于被膜下,不继续扩大,占肝表面积的10%~50%;肝实质内血肿直径小于10cm。②裂伤:肝实质裂伤深度1~3cm,长度小于10cm。

Ⅲ级:①血肿:位于被膜下,大于50%肝表面积或继续扩大;被膜下或实质内血肿破裂;实质内血肿大于10cm或仍在继续扩大。②裂伤:肝实质裂伤深度大于3cm。

Ⅳ级:肝实质破裂,累及25%~75%的肝叶,或在单一肝叶内有1~3个Couinaud肝段受累。

Ⅴ级:①裂伤,实质破裂超过75%肝叶,或在单一肝叶超过3个Couinaud肝段受累;②血管伤:近肝静脉损伤,即肝后下腔静脉/肝静脉主支损伤。

Ⅵ级:血管,肝脏撕脱。

以上分级如为多发性肝损伤,其损伤程度则增加1级。

国内黄志强院士提出如下简洁、实用的肝外伤分级。

Ⅰ级:裂伤深度不超过3cm。

Ⅱ级:伤及肝动脉、门静脉、肝胆管的2~3级分支。

Ⅲ级或中央区伤:伤及肝动脉、门静脉、肝总管或其一级分支合并伤。

(二)临床表现

在致伤因素、病理类型和临床表现方面,肝损伤都和脾损伤极为相似;肝损伤病人多合并右上腹肝脏投影区域的皮肤外伤或右侧下肋骨骨折;未突破肝被膜的损伤以右上腹钝痛为主要表现,真性肝破裂则很容易出现血流动力学不稳定的表现。另外,因肝脏特殊的结构,除腹腔出血外,肝实质破裂后还可能有胆汁溢入腹腔,故腹痛和腹膜刺激征常较脾破裂病人更为明显。

除腹腔积血外,肝破裂后,血液有时可通过胆管进入十二指肠而出现黑便或呕血。在伤后早期,肝被膜下损伤同样有转为真性破裂的可能,而未突破肝被膜的中央型肝破裂则在伤后远期更易发展为继发性肝脓肿。

(三)治疗原则

1. 非手术治疗 与脾损伤相似,肝损伤的非手术治疗适用于血流动力学稳定或液体复苏治疗后稳定的病人,部分伤后早期血红蛋白缓慢下降的病人也可以通过输血和液体复苏等非手术治疗方式痊愈,非手术治疗均应在严密的监测下进行,肝脏迟发性出血发生时间窗与脾损伤相似,在非手术治疗无效或发生迟发性肝真性破裂时应及时手术治疗。

对于被膜下出血较多的病人,非手术治疗过程中还可能出现胆汁瘤及肝脓肿,部分病人可能没有明显的临床表现,胆汁瘤及肝脓肿的诊断主要通过影像学检查,严重者需接受超声或CT引导下经皮经肝穿刺引流。

2. 手术治疗

(1)手术原则:约70%的肝损伤病人需要手术治疗,手术治疗的基本原则是彻底清创、确切止血、消除胆汁溢漏和建立通畅引流。肝脏火器伤和累及空腔脏器的非火器伤,以及经非手术治疗无效的病人都应接受手术治疗。原则上,肝损伤的手术均应为开放手术,且术后均应留置腹腔引流管,引流

腹腔积血和胆汁,并帮助观察继发出血和胆漏情况。

(2)不同伤情下手术治疗要点

1)控制出血:开腹后发现肝破裂并有凶猛出血时,可用纱布压迫创面暂时止血,同时用手指或橡皮管阻断肝十二指肠韧带以控制出血,以利探查和处理。常温下每次阻断入肝血流的时间不宜超过30分钟,若需控制更长时间,应分次进行。

2)缝合:非粉碎性的肝损伤应首选清创缝合。其具体方法是清除肝脏裂口内的血块、异物以及粉碎或失去活力的肝组织。并将出血点和断裂的胆管逐一结扎。对于清创后创缘比较整齐的裂伤,可将裂口直接予以缝合。缝合前可选择性将大网膜、明胶海绵等填入裂口,提高止血效果并加强缝合线的稳固性。对于被膜下损伤,小的血肿可不处理,张力高的大血肿应切开被膜,进行清创,彻底止血和结扎断裂的胆管。

3)肝切除术:对于损伤局限于某一肝段或肝叶,或大块肝组织破损,特别是粉碎性肝破裂的病人,可施行肝切除术,原则上采取清创式肝切除,即充分考虑肝脏解剖特点,彻底切除失活组织,结扎损伤血管和胆管,但具体切除范围应参考病人的基础肝脏功能,尽量多保留正常肝组织,避免术后肝衰竭的发生。

4)纱布填塞法:对于裂口较深或肝组织已有大块缺损而止血不满意、又无条件进行较大手术的病人,有时可用长而宽的纱条按顺序填入裂口以达到压迫止血的目的。纱条尾端自腹壁引出作为引流。手术后第3~5天起,每日抽出纱条一段,7~10天取完。此法有并发感染或在抽出纱条的最后部分时引起再次出血的可能,随着手术器械和技术的进步,已极少使用。

5)累及肝静脉主干或下腔静脉破裂的处理:此类肝损伤出血多较汹涌,且有并发空气栓塞的可能,死亡率高达80%。阻断肝门后出血不减和搬动肝脏出血加剧时,应想到本诊断。通常需将切口延至胸部以改善显露,用纱垫在肝顶部向后填塞加压以减少出血,切不可翻动肝脏试图显露出血部位进行止血。多数需施行全肝血流阻断后,直视下缝补静脉破裂口。

3. 介入或内镜治疗 对于血流动力学稳定、影像学明确出血以动脉为主的肝损伤,可通过超选择性肝动脉栓塞控制出血,介入栓塞能够显著提高肝损伤病人非手术治疗成功率,特别是腹部增强CT明确以动脉出血为主的肝损伤,但介入后需要给予与脾损伤后非手术治疗相同的方法进行治疗和监测。

对于合并主胆管胆漏的病人,可通过ERCP放置胆道支架,以此减轻胆道压力,减轻胆漏。

三、胰腺损伤

胰腺损伤(pancreatic injury)发生率极低,在全部腹部损伤中不足1%,而由于其特殊的生理特点,胰腺损伤的死亡率可达1/4。

(一)损伤分型

胰腺闭合性损伤常系上腹部强力挤压所致。按损伤部位区分,如暴力直接作用于脊柱时,损伤常在胰颈、体部;如暴力作用于脊柱左侧,多损伤胰尾;如暴力偏向脊柱右侧,则常损伤胰头。

目前较为广泛应用于胰腺损伤分级的为美国创伤外科协会于1990年制定的分级标准。

Ⅰ型:小血肿、浅表裂伤,无大胰管损伤。

Ⅱ型:较大血肿、较深裂伤,无大胰管损伤。

Ⅲ型:胰腺远侧断裂伤有大胰管损伤。

Ⅳ型:胰腺近侧断裂伤或累及壶腹部,有大胰管损伤。

Ⅴ型:胰头严重毁损,有大胰管损伤。

(二)临床表现及诊断

胰腺损伤的临床表现缺乏特异性,一般来说,胰腺破损或断裂后,胰液可积聚于网膜囊内而表现为上腹明显压痛和肌紧张,还可因膈肌受刺激而出现肩部疼痛。当外渗的胰液经网膜孔或破裂的小

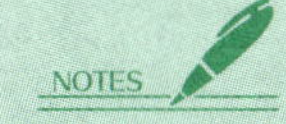

网膜进入腹腔后，可出现弥漫性腹膜炎。明确胰腺损伤往往需要多种影像学检查结合。

伤后早期（3 小时）血清淀粉酶水平升高提示存在胰腺损伤的可能，但因为单纯淀粉酶升高缺乏临床特异性，且约 30% 的胰腺损伤并无淀粉酶升高，须结合影像学检查诊断，如超声可发现胰腺回声不均和周围积血、积液。CT 能显示胰腺轮廓是否整齐及周围有无积血、积液。另外，通过 ERCP、MRCP 等检查观察胰管受损情况也能够帮助诊断胰腺损伤。

（三）治疗原则

由于胰腺损伤易早期造成全身炎症反应，故伤后早期诊断、早期手术是改善预后的关键。手术的主要目的是止血、清创、控制胰腺外分泌及处理合并伤。

1. 手术探查 因腹部外伤而接受手术的病人应一并探查是否存在胰腺损伤，胰腺严重挫裂伤或断裂者，手术时较易确诊；但损伤范围不大者可能漏诊。凡在手术探查时发现胰腺附近有血肿者，应将血肿切开，检查出血来源。此外，胰腺损伤可能合并邻近大血管损伤，不能因发现血管损伤而忽视对胰腺的探查。

2. 未合并主胰管损伤的情况 被膜完整的胰腺挫伤，仅作局部引流便可。胰体部分破裂而主胰管未断者，可用丝线作褥式缝合修补。对于胰颈、体、尾部的严重挫裂伤或横断伤，宜作胰体尾切除术。

3. 胰腺头部严重挫裂或断裂 为了保全胰腺功能，此时宜做主胰管吻合术，或结扎近端主胰管、缝闭近端腺体并行远端与空肠 Roux-en-Y 吻合术。

4. 胰头损伤合并十二指肠破裂 若胰头部胆总管断裂而胰管完好，可缝闭胆总管断裂的两端，修补十二指肠及胰腺裂口，另作胆总管空肠 Roux-en-Y 吻合。若胆总管与胰管同时断裂但胰腺后壁完整，可以空肠 Roux-en-Y 袢覆盖其上与胰腺和十二指肠裂口吻合，必要时可行胰液外引流，胰头严重毁损确实无法修复时则需施行胰头十二指肠切除。此类病人伤情严重，术后并发症和二次手术发生率高，总体预后不良。

5. 术后治疗 为控制术后胰瘘，各类胰腺手术之后，腹内均应留置引流管，且保证引流通畅，胰瘘多在 4~6 周内自愈，少数流量大的瘘可能需引流数月之久。

四、胃损伤

胃损伤（gastric injury）是最常见的腹部开放性损伤，占比约 18%。而因肋弓保护，且胃活动度较大，柔韧性较好，壁厚，胃损伤在腹部闭合性损伤中少见，只在胃膨胀时偶有发生，且多合并腹部其他脏器损伤。

（一）临床表现

若损伤未波及胃壁全层（如浆膜或浆肌层裂伤、黏膜裂伤），可无明显症状。若全层破裂，由于胃酸有很强的化学刺激性，立即出现剧痛及腹膜刺激征。但单纯后壁破裂时症状体征不典型，诊断有时不易。肝浊音界消失，膈下有游离气体，胃管引流出血性物，均提示胃破裂的可能。

（二）治疗原则

手术探查必须彻底，包括切开胃结肠韧带探查后壁。1/3 的病例胃前后壁都有穿孔，特别应注意检查大小网膜附着处以防遗漏小的破损。胃壁的大面积血肿在排除了穿孔后，可局部浆肌层缝合止血；边缘整齐的裂口，止血后直接缝合；边缘有挫伤或失活组织者，需修整后缝合。广泛损伤者，宜行部分或全胃切除术。

五、十二指肠损伤

十二指肠损伤（duodenal injury）的发病率很低，占整个腹部创伤的 3.7%~5%。该损伤较多见于十二指肠降部、水平部（75% 以上），常合并其他脏器损伤。伤后早期死亡原因主要是严重的合并伤，尤其是腹部大血管伤；后期死亡则多因诊断不及时和处理不当引起十二指肠瘘致感染、出血和

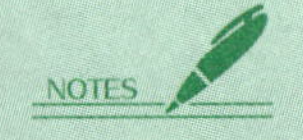

脏器衰竭。

(一) 损伤分型

美国创伤外科协会将十二指肠损伤分为五型。

Ⅰ型:单发的十二指肠壁血肿或十二指肠肠壁部分破裂,肠壁未穿孔。

Ⅱ型:多发肠壁血肿或小于周径50%的肠管破裂。

Ⅲ型:十二指肠降部破裂介于肠管周径的50%~75%或球部、水平部、升部破裂介于肠管周径的50%~100%。

Ⅳ型:十二指肠降部破裂超过肠管周径的75%或发生Vater壶腹及远端胆总管损伤。

Ⅴ型:胰头十二指肠结构的广泛损伤或十二指肠供应血管的严重毁损。

(二) 临床表现及诊断

单纯的十二指肠肠壁血肿可能出现不同程度的上消化道梗阻,而十二指肠破裂如发生在腹腔内部分,破裂后可有胰液和胆汁流入腹腔而早期引起腹膜炎;术前临床诊断虽不易明确损伤所在部位,但因症状明显,一般不致耽误手术时机。但腹膜后段的十二指肠损伤常没有明显临床症状,即使是十二指肠的全层破裂也不会出现腹膜炎表现,因此诊断主要通过病史和影像学检查。

总体来说,以下情况可为十二指肠损伤的诊断提供线索:右上腹或腰部持续性疼痛且进行性加重,可向右肩及右睾丸放射;右上腹及右腰部有明显的固定压痛;腹部体征相对轻微而全身情况不断恶化;有时可有血性呕吐物出现;血清淀粉酶升高;腹部CT可见腰大肌轮廓模糊,右侧肾前间隙气泡影;直肠指诊有时可在骶前触及捻发音,提示气体已达到盆腔腹膜后间隙。

(三) 治疗原则

抗休克和及时得当的手术是治疗的两大关键。原则上,只要影像学提示可能存在十二指肠穿孔,就应该手术探查,对于无法证明肠壁穿孔的病人,如在非手术治疗两周后仍存在上消化道梗阻症状,也应行手术探查有无遗漏的十二指肠穿孔或胰腺损伤。

手术探查时如发现十二指肠附近腹膜后有血肿,组织被胆汁染黄或在横结肠系膜根部有捻发音,应高度怀疑十二指肠腹膜后破裂的可能。此时应切开十二指肠外侧后腹膜或横结肠系膜根部后腹膜,以便探查十二指肠降部、水平部。可行的手术方法如下。

1. 单纯修补术 70%~80%十二指肠损伤可用此法治疗,此法适用于裂口不大,边缘整齐,血运良好且无张力者。

2. 带蒂肠片修补术 裂口较大,不能直接缝合者,可游离一小段带蒂肠管,将其剖开修剪后镶嵌缝合于缺损处。

3. 损伤肠段切除吻合术 十二指肠水平部、升部严重损伤不宜缝合修补时,可切除该肠段行端端吻合。若张力过大无法吻合,则将远端关闭,利用近端与空肠行端侧吻合;或缝闭两个断端,行十二指肠空肠侧侧吻合。

4. 十二指肠憩室化 适用于十二指肠球部、降部严重损伤或同时伴胰腺损伤者。手术包括胃窦切除、迷走神经切断、胃空肠吻合、十二指肠残端和胆总管造瘘。

5. 胰十二指肠切除术 只适用于十二指肠降部严重碎裂殃及胰头,无法修复者。

6. 浆膜切开血肿清除术 若非手术治疗两周梗阻仍不解除,可手术切开血肿清除血凝块,修补肠壁,或行胃空肠吻合术。

六、小肠损伤

小肠损伤(small intestinal injury)在各类腹部损伤中较为常见,损伤严重程度波及范围较大,包括单纯肠系膜血肿、小肠穿孔和大面积小肠裂伤。

(一) 临床表现

除单纯肠系膜血肿外,多数小肠损伤后可在早期产生明显的腹痛和腹膜炎,故诊断一般并不困

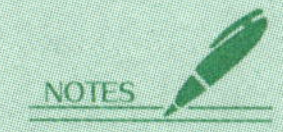

难。部分破口较小的病人可无腹膜炎表现，结合影像学检查，多数小肠破裂的诊断并不困难。

单纯肠系膜血肿病人早期可能仅表现为腹部钝痛，而无腹膜炎体征，主要通过腹部 CT 或超声明确，但应注意肠系膜大血管的损伤可能导致相应小肠坏死、腹腔积血，甚至失血性休克。

（二）治疗原则

1. 肠系膜血肿 轻度肠系膜血肿病人可暂时接受禁食水、静脉营养支持等非手术治疗，但应警惕上述并发症，在出现肠管坏死或腹腔出血征象时及时手术。

2. 小肠破裂 小肠破裂的诊断一旦确定，应立即进行手术治疗。手术时要对整个小肠和系膜进行系统细致的探查，手术方式以简单修补为主。有以下情况时，则应作部分小肠切除吻合术：①裂口和肠壁组织挫伤范围超过肠管周长的一半；②小段肠管有多处破裂；③肠系膜损伤影响肠壁血液循环，合并小肠坏死。对于一般情况极差的病人，为防止后期吻合口瘘造成的不良影响，可选择小肠一期造瘘术。

七、结肠损伤

结肠损伤（colonic injury）发病率较小肠低。结肠内容物液体成分少而细菌含量多，故腹膜炎出现得较晚，但腹腔及全身感染严重。除腹部影像学检查外，急诊肠镜检查能够帮助明确结肠损伤的部位和程度。

对于怀疑合并结肠损伤的病人，应尽快进行手术，手术探查时应注意探查位于腹膜后位的结肠，以免遗漏。治疗方面，一般来说，对于一般情况良好，结肠局部污染轻，且结肠破口小（小于结肠全周 50%）的病人，可以考虑一期修补，破损较大但局部情况良好的病人可以考虑一期切除吻合，但二者都存在一定的术后吻合口瘘风险。

大部分病人手术应先采用肠造口术或肠外置术，6 个月后病人情况好转时，再行造口还纳术。对比较严重的损伤一期修复后，可加作近端结肠转流性造口，确保肠内容物不再进入远端。

八、直肠损伤

除腹部外力作用外，一部分骨盆骨折也可能导致直肠损伤（rectal injury），根据不同的损伤部位，直肠损伤后的表现也有所不同，如损伤在腹膜反折之上，其临床表现与结肠损伤基本相同；如发生在反折之下，则将引起严重的直肠周围感染而无明显腹部症状，容易延误诊断。

直肠损伤的诊断应结合病史、体征和影像学检查明确，直肠指诊可触及直肠内出血、血肿等，有时还可触及直肠破裂口。怀疑直肠损伤而指诊阴性者，可行直肠镜检查。

直肠上段破裂，应行急诊手术，与结肠损伤相同，若全身和局部情况好，小的直肠破裂可行局部修补，如毁损严重，可切除后端端吻合，而不必行结肠造口术。腹腔、盆腔污染严重者，都应加做乙状结肠转流性造口。直肠下段破裂时，应充分引流直肠周围间隙以防感染扩散，并行乙状结肠造口术，使粪便改道直至伤口愈合。

九、腹膜后血肿

外伤性腹膜后血肿（retroperitoneal hematoma）多系高处坠落、挤压、车祸等所致胰、肾、十二指肠损伤，骨盆或下段脊柱骨折和腹膜后血管损伤引起。出血后，血液可在腹膜后间隙广泛扩散形成巨大血肿，还可渗入肠系膜间隙。

腹膜后血肿因出血程度与范围各异，临床表现缺乏典型性，并常因有合并损伤而被掩盖。一般说来，除部分伤者可有腰肋部瘀斑（Grey-Turner 征）外，突出的表现是失血、腰背痛和肠麻痹；伴尿路损伤者常有血尿。血肿进入盆腔者可有里急后重感，并可通过直肠指诊触及骶前区伴有波动感的隆起。有时因后腹膜破损而使血液流至腹腔内，故腹腔穿刺或灌洗具有一定诊断价值。

治疗方面，除积极抗休克和抗感染外，因腹膜后血肿常伴大血管或内脏损伤，多数腹膜后血肿需

行手术探查。手术中如见后腹膜并未破损，可先估计血肿范围和大小，在全面探查腹内脏器并对其损伤作相应处理后，再对血肿的范围和大小进行一次估计。如血肿有所扩展，则应切开后腹膜，寻找破损血管，予以结扎或修补；如无扩展，可不予切开，因完整的后腹膜对血肿可起压迫作用，使出血得以自控，特别是盆腔内腹膜后血肿，出血多来自压力较低的盆腔静脉丛，出血自控的可能性较大。如血肿位置主要在两侧腰大肌外缘、膈脚和骶岬之间，血肿可来自腹主动脉、腹腔动脉、下腔静脉、肝静脉以及肝的裸区部分、胰腺或腹膜后十二指肠的损伤，此范围内的腹膜后血肿，不论是否扩展，原则上均应切开后腹膜予以探查，以便对受损血管或脏器作必要的处理。剖腹探查时如见后腹膜已破损，则应探查血肿。探查时，应尽力找到并控制出血点；无法控制时，可用纱条填塞，静脉出血常可因此停止。填塞的纱条应在术后 4~7 天内逐渐取出。

（张洪义）

NOTES

第三十九章 外科急腹症

第一节 概 述

急腹症(acute abdomen)是指以急性腹痛为主要表现、需要早期诊断和及时治疗的腹部疾病的总称。具有发病急、进展快、病情重、病因复杂的共同特点。部分急腹症需要外科急症手术，一旦延误诊断，或治疗方法不当，将会给病人带来严重危害甚至死亡，因此应引起高度重视。

一、急性腹痛的机制

腹部的疼痛感觉有内脏痛、躯体痛和牵涉痛三种。

(一) 内脏痛

来自腹腔各器官的病理性刺激，通过内脏的传入神经末梢，经自主神经传入中枢神经系统，产生腹痛感觉，称为内脏痛。内脏对牵拉、膨胀、剧烈收缩、缺血等刺激敏感，产生剧烈疼痛。对切割、针刺、烧灼等感觉较迟钝。内脏痛定位不准确、呈弥散性疼痛，常伴有恶心、呕吐、出汗等迷走神经兴奋症状。

(二) 躯体痛

壁腹膜紧贴腹壁，受脊神经支配。壁腹膜受刺激后产生的疼痛，称为躯体痛。具有定位准确、痛感敏锐的特点，与病变器官所在部位一致，常伴有明确的压痛和腹肌反射性痉挛甚至强直。

(三) 牵涉痛

牵涉痛是指内脏痛到达一定程度后，可牵涉相应的浅表部位产生疼痛。病变器官与牵涉痛部位(皮肤)具有同一脊髓节段的神经纤维分布。例如胆囊急性病变牵涉痛在右侧肩胛部，输尿管痉挛的牵涉痛位于阴囊附近。

二、急腹症的病因和分类

引起急腹症的疾病很多，根据常见病因，主要分类如下。

(一) 炎症性疾病

1. 急性阑尾炎 以转移性右下腹痛为特点。右下腹麦氏点局限性固定压痛。

2. 急性胆囊炎 表现为右上腹剧烈疼痛，向右肩背部放射，伴有恶心、呕吐。体格检查 Murphy 征阳性，右上腹有明显的压痛，可有反跳痛和腹肌紧张。超声可见胆囊增大，囊壁增厚，多数伴结石。

3. 急性胰腺炎 常因暴饮暴食、酗酒、胆道梗阻诱发，表现为突发剧烈腹痛，呈持续性，常向左腰背部放射，可伴腹胀、恶心、呕吐、发热，查体可发现上腹部或全腹明显压痛、腹肌紧张。血、尿淀粉酶测定对确诊有重要意义。

4. 急性梗阻性化脓性胆管炎 表现为右上腹痛、寒战、高热、黄疸等，严重者可出现休克或精神症状。超声可了解胆道梗阻的部位和病变性质，以及肝内外胆管扩张情况，对诊断很有帮助。

(二) 梗阻或绞窄性疾病

1. 急性肠梗阻 各种原因造成的肠道梗阻，内容物受阻淤滞，引起腹痛、腹胀、呕吐、停止排气排便。

2. 胆道系统结石 胆总管结石、胆囊结石、肝内胆管结石均可引起急性右上腹痛或右季肋部疼痛，伴发热或黄疸等表现，为结石梗阻胆道、继发感染所致。

3. 腹腔脏器急性扭转 乙状结肠、小肠发生扭转后，引起突发的剧烈腹痛，腹胀、呕吐和停止排气排便等梗阻症状。严重的还有发热、休克等肠绞窄表现。其他内脏，胃、大网膜、卵巢等均可发生急性扭转。

（三）消化道穿孔性疾病

1. 胃十二指肠急性穿孔 临床较常见，穿孔后胃液进入腹腔，造成强烈的化学性腹膜炎。表现为突发剧烈腹痛和腹膜刺激征。立位腹平片常可见膈下游离气体，有助于诊断。

2. 急性肠穿孔 可因肠坏死、溃疡或进食异物、外伤等原因引起。表现为腹痛和发热等感染性腹膜炎表现。

（四）腹腔血管性病变

1. 肠系膜血管缺血性疾病 病因是各种原因造成的肠系膜动脉栓塞、血栓形成，或肠系膜静脉血栓。肠系膜动脉栓塞发病初期腹痛剧烈，但腹部体征轻微。随着病情恶化，肠管发生缺血坏死，腹部逐步出现腹膜刺激征、肠鸣音消失。腹部选择性动脉造影或腹部 CT 血管成像有较高的诊断价值。

2. 腹主动脉瘤 典型症状是突发的急性腹痛和腰背痛，迅速发生休克，死亡率极高。

（五）腹腔脏器破裂出血性疾病

可因外伤、肿瘤、炎症等原因引起，均有类似的急性失血乃至休克表现，常表现为突发腹痛、肤色苍白、冷汗、手足厥冷、脉搏细数、进行性红细胞与血红蛋白减少等。有外伤史者应注意肝、脾等实质性脏器破裂出血可能。有肝区疼痛、消瘦等表现者，应考虑肝癌破裂出血可能。生育年龄妇女应注意有无异位妊娠破裂可能。

（六）其他疾病

1. 急性胃肠炎 可有腹部痉挛痛，伴随较明显的恶心、呕吐、腹泻等症状。

2. 泌尿系统结石 常表现为腰背部的剧烈痉挛痛，向下腹、会阴放射。

3. 腹外脏器疾病和全身性疾病 某些胸部疾病，如肺炎、肋间神经痛、膈胸膜炎、急性心包炎、急性心肌梗死、急性右心衰竭等均可引起不同程度的腹痛。慢性铅中毒、急性铊中毒、糖尿病酮症酸中毒、急性间歇性卟啉病、原发性高脂血症等中毒或代谢障碍性疾病亦伴发不同程度腹痛，造成诊断困难。腹型紫癜、腹型风湿热、某些原因造成的急性溶血亦可表现为急性腹痛，应注意鉴别。

三、急腹症的诊断

（一）病史收集

1. 腹痛 是急腹症核心症状，询问病史时要注意以下几个方面。

（1）部位：发病初期多为内脏痛，前肠发育成的胃、十二指肠、肝、胆囊和胰腺疼痛位于上腹部；中肠发育成的小肠、升结肠和横结肠疼痛位于脐周；而后肠器官表现为下腹疼痛（图 39-1）。随着病情进展，躯体痛逐渐明显，其范围和部位更为准确地提示病变部位。例如：急性阑尾炎的初始内脏痛位于上腹或脐周，后转移至右下腹阑尾区。

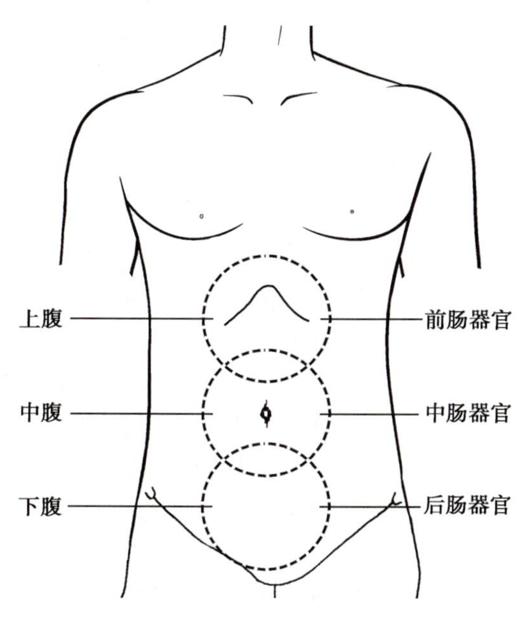

图 39-1 急腹症腹痛部位

（2）性质：持续性腹痛多因炎症、缺血、出血或肿瘤浸润引起。阵发性腹痛多为空腔脏器的平滑肌痉挛或梗阻所致，如胃肠、胆道、输尿管等，绞痛为其中最剧烈者。持续性腹痛伴阵发性加剧，多表示炎症和梗阻

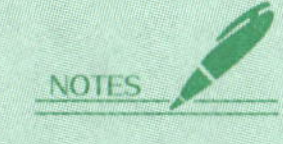

并存，如绞窄性肠梗阻、胆囊结石合并急性胆囊炎等。刀割样腹痛是化学性腹膜炎的特点，如胃十二指肠溃疡穿孔、急性出血坏死性胰腺炎等。胆道蛔虫病表现为钻顶样疼痛。某些部位的特殊牵涉痛对诊断很有帮助，如急性胆囊炎牵涉右肩背部疼痛，输尿管结石牵涉大腿内侧或会阴部疼痛。

（3）诱因：急性胰腺炎、胆绞痛常与暴饮暴食等因素有关。肠套叠多与饮食突变有关。嵌顿疝多与腹压增加因素有关。胃十二指肠溃疡穿孔常有多年慢性胃病史。剧烈活动后突然腹痛应考虑肠扭转可能。

（4）伴随症状：急性腹痛伴腹胀、呕吐、肛门停止排气排便，提示为肠梗阻。腹痛伴血便，提示肠套叠、绞窄性肠梗阻、急性出血坏死性肠炎、肠系膜动脉栓塞或肠系膜静脉血栓形成等。腹痛伴血尿，多为泌尿系统结石。急性腹痛伴腹泻，多为急性胃肠炎、细菌性痢疾、急性阑尾炎、急性盆腔炎等。急性腹痛伴寒战、发热，多为胆道系统炎症、腹腔脏器脓肿等。

2. 其他 胆道及肠道的先天性疾病多见于婴幼儿。肠套叠、胆道蛔虫、蛔虫性肠梗阻等多见于幼儿。急性胃十二指肠溃疡穿孔、急性胰腺炎、急性阑尾炎多见于青壮年。胆囊炎、胆石症、消化道肿瘤以中老年多见。异位妊娠破裂主要发生在育龄期妇女。育龄期女性病人出现急性腹痛时，应询问月经及婚育史。停经1~2个月出现腹痛、失血表现，应考虑异位妊娠破裂。卵巢滤泡或黄体破裂亦表现为急性腹痛和失血。

（二）体格检查

1. 一般检查 注意生命体征，黄疸伴腹痛、高热、休克、昏迷是急性梗阻性化脓性胆管炎的表现。急腹症病人通常为急性病容、表情痛苦。腹腔炎症性和穿孔性疾病病人多采取固定体位，如侧卧蜷曲，以减轻腹膜刺激。阵发性绞痛病人则坐卧不宁，辗转反侧。皮肤、结膜苍白见于贫血、休克、肿瘤等消耗性疾病及内出血。黄疸多见于肝脏、胆道或胰腺疾病。

2. 腹部检查 是诊断外科急腹症的重要环节。腹部检查范围上至乳头、下至腹股沟，并按视、听、叩、触顺序进行。

（1）视诊：弥漫性腹胀见于胃肠道梗阻，尤其低位肠梗阻，或肠麻痹、腹膜炎晚期，表现为全腹对称性膨胀。局限性腹部膨隆可见于腹腔脓肿、肿瘤、肠扭转、肠套叠、嵌顿疝或股疝。急性腹膜炎时，腹式呼吸运动减弱或完全消失。胃型是急性胃扩张或幽门梗阻的表现，肠型及蠕动波是机械性梗阻的体征。

（2）听诊：闻及振水音提示胃肠内大量积液，如幽门梗阻、急性肠梗阻、急性胃扩张等。肠鸣音亢进，或伴有气过水声或金属音，多为机械性肠梗阻。肠鸣音减弱或消失，见于麻痹性肠梗阻、腹膜炎、肠管穿孔或坏死。闻及血管杂音提示腹内血管病变。

（3）叩诊：应从无疼痛处开始，用力要均匀。叩痛见于腹膜炎症。叩诊呈鼓音，提示胃肠胀气或气腹。叩诊呈浊音或实音提示腹内有肿块或积血、积液。腹内积液超过500ml时，移动性浊音可阳性。肝浊音界缩小或消失可见于胃肠道穿孔、严重腹胀或肺气肿病人。

（4）触诊：应由无疼痛处开始，逐渐移向痛处，并由浅入深逐层触诊。腹部压痛、反跳痛和腹肌紧张是腹膜炎的重要体征，局限性抑或弥漫性代表腹膜炎的程度与范围。腹部压痛最显著的部位往往是病变所在部位。随病情变化，腹部压痛、反跳痛和腹肌紧张会发生相应变化。急性胃肠穿孔时，胃肠内容物流入腹腔刺激腹膜，引起化学性腹膜炎，腹肌紧张可呈“木板样”强直。通常，化学性腹膜炎时腹肌紧张较显著，其次是细菌性，血性腹膜炎腹肌紧张较轻。触诊时发现的腹部包块，应注意其部位、大小、硬度、活动度、边界、表面情况、压痛反应等。炎症性包块多有明显压痛，恶性肿块表面多不光滑、多无压痛；源于大网膜、肠系膜、胃肠的肿块多活动良好，而肝、胰腺和腹膜后肿物多不活动。注意观察腹股沟有无包块，除外嵌顿的腹股沟疝。男性病人应检查睾丸是否正常、有无扭转。

（5）直肠指检：对于诊断不明确的病人，是必要的检查。指套带黏液及血液可能为肠套叠、直肠癌和肠炎。触痛明显或有波动感提示盆腔积脓或积血。子宫颈触痛、饱满、后穹隆穿刺见不凝血时，应疑为异位妊娠破裂。

（三）辅助检查

急腹症辅助检查应结合病史、体格检查，作出初步判断后，遵循突出重点，有所针对，先无创后有创的原则进行。

1. 血液学检查 白细胞计数升高可见于感染性疾病，如阑尾炎、胆囊炎，腹腔内感染等。重度感染时，可见中性粒细胞核左移，但极重症感染，如粟粒性结核、败血症等，中性粒细胞可减少。血红蛋白定量、血细胞比容测定等有助于诊断肝脾破裂、异位妊娠破裂等出血性疾病。血胆红素升高见于急性胆管炎。血、尿淀粉酶升高见于胰腺炎。

2. 尿液、粪便检查 血尿提示急性肾炎、泌尿系统结石。尿白细胞增多或呈现为脓细胞，则表明泌尿系统感染可能。粪便内带鲜红色血，提示下消化道（尤其直肠、肛门）出血，柏油样便提示上消化道出血，脓血便伴腹痛多为细菌性或阿米巴痢疾。

3. 超声检查 对实质性脏器的损伤、破裂、占位性病变等具有重要的诊断价值。对胆囊结石、胆囊炎及胆总管结石，超声检查可提供准确的诊断依据。超声在探查阑尾粪石、管壁增厚及阑尾脓肿等方面较敏感。对腹腔内出血和积液，不但可以探查积血、积液的量，而且可在超声引导下行腹腔穿刺抽液。泌尿系统结石可见患侧肾盂积水、输尿管扩张及结石影像。超声检查还有助于鉴别妇科急症，如卵巢囊肿扭转、异位妊娠破裂等。

4. CT 检查 在急腹症诊断中具有重要价值，普遍应用于急腹症的诊断。如急性阑尾炎可见肿大阑尾及周边液体渗出。急性胆管炎病例 CT 可见胆管扩张，且对梗阻部位、病因判断很有帮助。对急性胰腺炎的蜂窝织炎、液体积聚、出血坏死、囊肿形成等均具有重要的诊断价值。腹膜后积气，提示十二指肠或升结肠、降结肠后壁穿孔。对肠梗阻的部位、病因判断也很有帮助。

5. X 线检查 是急腹症辅助诊断的重要项目之一。胸腹立位片或透视可观察有无肺炎、胸膜炎，膈肌位置及运动，膈下有无游离气体，胃泡大小，小肠有无积气、液气平面，结肠内有无气体，有无阳性结石影等。膈下游离气体是消化道穿孔的证据。多个液气平面或较大液气平面说明存在机械性小肠梗阻。钡灌肠透视在肠套叠和乙状结肠扭转中具有诊断价值。异常的钙化影，包括胆石症、肾或输尿管结石等，结合临床表现可辅助诊断。

6. 血管造影 在疑有肠系膜血管栓塞、肝破裂出血、胆道出血、小肠出血等疾病时，可采用选择性或超选择性动脉造影，常可确定出血或栓塞的部位和原因，部分出血性或栓塞性病变可同时行选择性动脉栓塞止血或溶栓治疗。

7. 诊断性腹腔穿刺或灌洗 对诊断不确切的急腹症病人，如腹部叩诊有移动性浊音，可作腹腔穿刺。穿刺点多选择在两侧脐与髂前上棘连线的中外 1/3 交界处。穿刺液为血液，应置于管内观察，若迅速凝固，可能是误穿血管所致；若为不凝血，则提示腹腔内出血。黄色或黄绿色混浊无臭液体多为胃十二指肠溃疡穿孔或小肠穿孔，而恶臭的混浊液体多为大肠穿孔或合并产气杆菌感染。胆汁样液体多来自胆道或十二指肠。血性腹腔积液多为重症急性胰腺炎、绞窄性肠梗阻、肠系膜血管病变等。如穿刺未抽出液体，可注入等渗盐水至少 500ml，然后对抽吸液作涂片镜检，如红细胞多于 $0.1\times10^{12}/L$，或白细胞超过 $0.5\times10^{9}/L$，则有诊断价值。但对诊断已明确或严重腹胀者，不宜采用此方法。

8. 内镜检查 对上消化道急性出血者，胃镜检查可明确出血部位和病变性质。对吞咽的异物，胃镜可帮助确诊、定位，并进行治疗。对可疑有结肠梗阻或伴有下消化道出血者，可采用结肠镜检查。

9. 腹腔镜检查 对疑难急腹症，特别是不能排除妇科急症者，可采用腹腔镜检查。除可发现病变，还可除外某些可疑病变。对急性胆囊炎、急性阑尾炎、消化道穿孔、肝囊肿破裂、异位妊娠破裂等疾病可同时进行腹腔镜手术治疗。

四、急腹症的治疗原则

急腹症病情急重，发展变化快，需结合病史、体格检查、辅助检查，迅速作出基本判断，并制订及

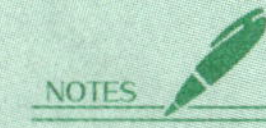

时、有效的治疗方案。

1. 首先注意病人的全身情况，包括神志、呼吸、脉搏、血压等，如有休克表现，应尽快抢救休克，一旦休克好转即根据病情转入下一步治疗。危重病人还应注意及时查血电解质、肝肾功能，必要时做血气分析。

值得提出的是在有些情况下，休克的病因不去除，休克往往不能稳定地好转，如绞窄性肠梗阻时肠坏死继续发展，常常需要在抢救休克的同时进行手术治疗，去除休克的病因，才能抢救病人的生命。

2. 诊断明确者，应考虑手术治疗，基本上分三种情况：①需要立即手术者：如急性化脓性或坏疽性阑尾炎，伴有发热、黄疸，甚至低血压的急性梗阻性化脓性胆管炎，绞窄性肠梗阻，发生在饭后且有弥漫性腹膜炎的胃十二指肠溃疡急性穿孔；②暂时不需要手术者：如急性胆囊炎无高热、黄疸，胃十二指肠溃疡急性穿孔发生在空腹或腹膜炎局限；③不需要手术者：如水肿型急性胰腺炎等。

需要指出的是，有时尽管病人需紧急手术，但因并发休克、脱水、电解质紊乱，或有心、肺功能衰竭等疾病，手术危险性很大，应给予一定时间的纠正准备后，方可比较安全地施行手术。但如果病情的危急程度和不及时处理的危险性超过上述情况，为了挽救病人的生命，应毫不犹豫地立即手术，并于术中、术后给予纠正。

3. 暂时难以明确诊断者，应积极对症治疗，密切观察病情变化，进行必要的抗休克，纠正水、电解质紊乱和酸碱平衡失调及抗感染治疗。病情观察过程中，应禁用吗啡类镇痛药，以防掩盖病情；避免使用泻剂或灌肠，以免促使病情发展。一般观察 24~48 小时，在严密观察过程中，如出现下列情况，应积极剖腹探查：①疑有腹腔内活动性、进行性出血；②疑有肠坏死或肠穿孔呈现全腹腹膜炎者；③经非手术治疗病情无明显好转反而加重者。

4. 以争取做较彻底的手术，一次性解决问题为原则，如急性胆囊炎行胆囊切除术，肠坏死行肠切除，胃十二指肠溃疡急性穿孔行胃大部切除术。但应根据具体情况决定，如病情危重、不能耐受彻底手术，或腹腔内感染严重、不适合做彻底的手术，就应考虑分期手术，如急性胆囊炎只能做胆囊造口术，肠梗阻只能做肠造口术，胃十二指肠溃疡急性穿孔只能做穿孔修补术等，待病情允许时再考虑行二次彻底手术。

五、腹腔间室综合征

腹腔间室综合征（abdominal compartment syndrome，ACS）是指腹腔内高压伴多器官功能障碍或衰竭的综合征，系因各种原因造成的腹腔内压力（intra-abdominal pressure，IAP）急剧升高，影响腹腔内、外组织器官的血液循环，进而引起一系列病理生理改变所致。ACS 定义为：IAP 稳定升高并大于 20mmHg，伴或不伴腹腔灌注压（abdominal perfusion pressure，APP）≤60mmHg，同时合并新的器官功能障碍和衰竭。

（一）病因

正常情况下，IAP 接近大气压，为 5~7mmHg，可因生理因素如咳嗽、肥胖等影响有所波动。任何引起腹腔内容物体积增加或腹腔容积缩小的因素都可以增加 IAP，导致 ACS。常见原因：①自发性：腹膜炎、胰腺炎、肠梗阻（特别是肠扭转）、腹主动脉瘤破裂等；②创伤后：腹腔内或腹膜后出血、空腔脏器破裂等；③手术后：术后腹膜炎、腹腔脓肿、肠麻痹、巨大腹壁疝修补术后等；④医源性：大量输液、腹腔填塞止血、腹腔镜气腹、腹壁切口高张力缝闭等。

（二）病理生理

腹腔是一个相对封闭的体腔，虽然腹壁与膈肌有一定限度的扩张。当 IAP 过高时，腹腔内器官与邻近组织都将受压，引起腹腔内及全身器官生理功能受损，导致器官功能不全和循环衰竭。IAP 增高对机体各系统的主要影响如下。

1. 肺功能 IAP 升高使双侧膈肌抬高及运动幅度降低，胸腔容量和顺应性下降，胸腔压力升高。胸腔压力升高一方面限制肺膨胀，使肺顺应性下降；另一方面使肺血管阻力增加，引起通气/血流比值

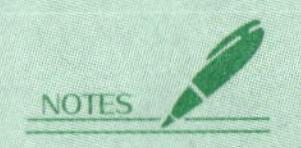

异常，出现低氧血症、高碳酸血症和酸中毒。

2. 心功能 IAP 升高不仅直接压迫下腔静脉使回心血量减少，而且通过升高胸腔压力使上腔静脉和下腔静脉的回心血量进一步减少，导致心输出量及每搏输出量下降。心动过速是 IAP 初期的代偿性反应，但随着病情进展，心输出量逐步下降，循环衰竭将随之发生。

3. 肾功能 IAP 升高时，一方面使心输出量减少，另一方面直接压迫肾实质和肾静脉，引起肾血流减少，肾小球滤过率下降，肾血管阻力增加，导致肾功能不全、障碍甚至衰竭。IAP 高于 15mmHg 时可造成少尿，高于 30mmHg 时可出现无尿。

4. 肝功能 IAP 升高直接压迫门静脉，使门静脉血流量降低。同时，心输出量下降，使肝动脉血流减少。肝血流量减少，导致肝功能不全甚至障碍。

5. 肠道功能 IAP 升高使肠腔压力增高，肠壁血管受压，肠壁缺血，肠蠕动减弱或消失，肠腔内细菌过度繁殖，炎症介质破坏肠黏膜屏障，细菌移位。IAP 升高还直接压迫肠系膜静脉，造成肠系膜静脉高压及肠道水肿，内脏水肿进一步升高 IAP，形成恶性循环。

6. 中枢神经系统 IAP 升高可以引起颅内压升高，脑血流灌注压下降。系因 IAP 升高后，膈肌上抬，胸腔顺应性下降，中心静脉压升高，导致颅内静脉回流受阻而致。

（三）临床表现

ACS 早期出现呼吸急促、呼吸困难、呼吸道阻力增加（气道压 >45cmH_2O）、低氧血症、高碳酸血症（$PaCO_2$>50mmHg）、心率增快、尿量减少、中心静脉压升高。后期出现呼吸衰竭、少尿或无尿（尿量少于 30ml/h，对扩容、袢利尿剂不敏感）、心输出量减少、血压下降。病情进一步发展则可引起心、肺、肾为主的多脏器功能障碍综合征。

影像学检查：胸片、超声可见膈肌上抬、腹腔积液等征象。CT 检查可发现下腔静脉受压变窄，腹腔前后径/左右径大于或等于 0.8，肾脏压迫或移位，肠壁增厚。

（四）诊断

依据临床表现的 ACS 诊断要点：①急性腹部膨隆和腹壁紧张；②吸气压峰值逐步增加，出现低氧血症和高碳酸血症；③液体复苏后出现心率加快和/或血压下降；④少尿或无尿，对扩容、袢利尿剂不敏感；⑤影像学检查发现膈肌上抬、腹腔积液、下腔静脉受压变窄、腹腔前后径/左右径大于或等于 0.8 等。

ACS 诊断主要依靠 IAP 测量，包括直接法和间接法。直接法是直接置管于腹腔内，然后连接压力传感器监测，因有创且复杂，临床较少应用。间接法是通过测定内脏压力（包括下腔静脉压、胃内压及膀胱内压）间接反映腹腔内压力。其中膀胱内压测定是间接测压的最佳方法：让病人仰卧位，将测压管与 Foley 导尿管连接，排空尿液后注入 100ml 生理盐水，连接测压器。以耻骨联合处为零平面，记录呼气末压力，水柱高度即为 IAP（1mmHg=1.36cmH_2O）。连续监测膀胱内压被认为是早期发现腹腔内高压的最好方法。

在严重腹部创伤或手术史基础上，当 IAP >20mmHg 时，如果出现心、肺、肾、胃肠、中枢神经系统等多脏器功能障碍，结合影像学检查结果，即可诊断为 ACS。

根据 IAP 测定值，将腹腔内高压（intra-abdominal hypertension，IAH）分为四级：12~15mmHg 为Ⅰ级，16~20mmHg 为Ⅱ级，21~25mmHg 为Ⅲ级，>25mmHg 为Ⅳ级。

（五）治疗

治疗的主要目的是：①控制腹腔内高压；②缓解、纠正多脏器功能障碍综合征中的重要脏器功能损害；③治疗腹腔内高压的病因。

ACS 治疗的主要原则是：对于 IAH 者，Ⅰ级行维持有效血容量的保守治疗；Ⅱ级行积极的液体复苏以维持心输出量；Ⅲ级可行腹腔穿刺引流、腹腔镜减压、血液超滤或促进肠蠕动等各种腹腔减压措施；Ⅳ级行标准的开腹减压术，通过开腹手术确切减压，同时处理原发病。

需要强调的是，开腹减压术的腹壁切口应避免在高张力下强行缝合，以免再次发生 ACS。ACS 病

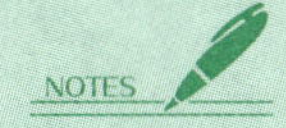

人经开腹减压术后，由于腹膜后血肿、内脏水肿、严重腹腔内感染或腹腔内纱布填塞止血，腹腔很难在无张力的情况下关闭或无法关腹。因此，临床产生了多种暂时性关闭腹部切口（temporary abdominal closure，TAC）的方法，包括筋膜开放法、巾钳夹闭法、塑料膜或人造网片关闭法、3L袋（静脉营养输液袋或Bogota袋）缝合法等，其中以3L袋具有无菌、表面光滑、可靠、容量大、价廉易得、透明可观察腹腔内情况、使用方便等优点，在临床应用较多。现代观点认为TAC是为预防损害而主动采取的有效措施。通常在腹压降到正常水平、血流动力学稳定后进行确切性关腹，一般在TAC术后3~4天内完成。如届时腹压仍较高而不能确切关腹，则腹壁切口会遗留较大缺损，此时可采用类似腹壁切口疝的处理方法，留待6~12个月后行腹壁疝修补术。

（王鹏远）

第二节 急性化脓性腹膜炎

急性化脓性腹膜炎（acute purulent peritonitis）是一种常见的急腹症。腹膜炎是腹腔脏腹膜和壁腹膜的炎症，可由细菌感染、化学性、物理性损伤等引起。按病因可分为细菌性和非细菌性两类；按临床经过可分为急性、亚急性和慢性三类；按发病机制可分为原发性和继发性两类；按累及的范围可分为弥漫性和局限性两类。急性化脓性腹膜炎累及整个腹腔者称为急性弥漫性化脓性腹膜炎。

一、解剖生理概要

腹膜分为相互连续的壁腹膜和脏腹膜。壁腹膜贴附于腹壁、横膈脏面和盆壁的内面；脏腹膜覆盖于内脏表面，成为它们的浆膜层。脏腹膜将内脏器官悬垂或固定于膈肌、腹后壁或盆腔壁，形成网膜、肠系膜及韧带。

腹膜腔是壁腹膜和脏腹膜之间的潜在间隙，腹膜腔在男性是密闭的，而在女性则经输卵管、子宫、阴道与体外相通。腹膜腔是人体最大的体腔。在正常情况下，腹膜腔内有50~100ml黄色澄清液体，起润滑作用。在病变时，腹膜腔可容纳数升液体或气体。腹膜腔分为大、小腹腔两部分，即腹腔和网膜囊，经由网膜孔（epiploic foramen，又称Winslow孔）相通（图39-2）。

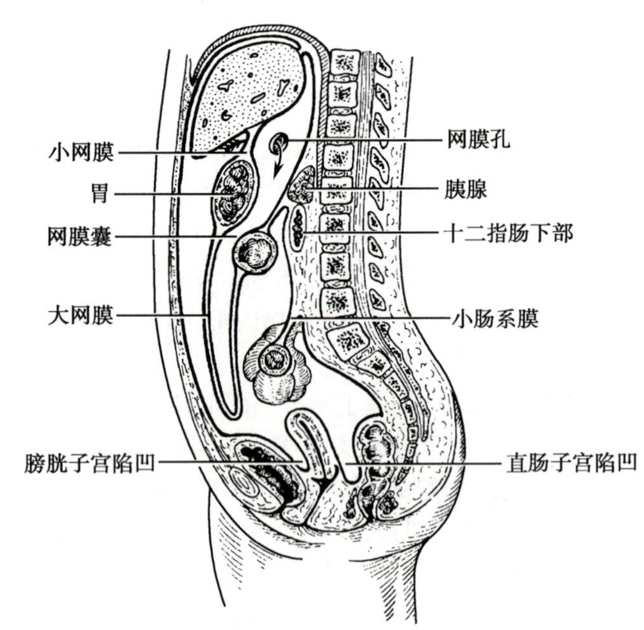

图39-2 腹膜解剖模式图

大网膜自横结肠下垂遮盖其下的脏器。大网膜有丰富的血液供应和大量的脂肪组织，其活动度大，能够移动到所及的病灶处将其包裹、填塞，使炎症局限，有修复病变和损伤的作用。

壁腹膜主要受体神经（肋间神经和腰神经的分支）的支配，对各种刺激敏感，痛觉定位准确。腹前壁腹膜出现炎症时，可引起局部疼痛、压痛和反跳痛及腹肌紧张，是诊断腹膜炎的主要临床依据。膈肌中心部分的腹膜受到刺激时，通过膈神经的反射可引起肩部放射性痛或呃逆。脏腹膜受自主神经（来自交感神经和迷走神经末梢）支配，对牵引、胃肠腔内压力增加或炎症、压迫等刺激较为敏感，其性质常为钝痛而定位较差，多感觉为脐周疼痛；腹膜刺激严重时常可引起心率变慢、血压下降和肠麻痹。

腹膜的表面是一层排列规则扁平的间皮细胞。深面依次为基底膜、浆膜下层、含有血管丰富的结缔组织、脂肪细胞、巨噬细胞、胶原和弹力纤维(图 39-3)。腹膜有很多皱襞,其面积几乎与全身的皮肤面积相等,约 1.7~2m²。腹膜是双向的半透性膜,水、电解质、尿素及一些小分子能透过腹膜。腹膜能向腹腔内渗出少量液体,内含淋巴细胞、巨噬细胞和脱落的上皮细胞。在急性炎症时,腹膜分泌出大量渗出液,以稀释毒素和减少刺激。渗出液中的巨噬细胞能吞噬细菌、异物和破碎组织。渗出液中的纤维蛋白沉积在病变周围,发生粘连,以防止感染的扩散并修复受损的组织,可因此而造成腹腔内广泛的纤维性粘连。腹膜有很强的吸收力,能吸收腹腔内的积液、血液、空气和毒素等。不同部位腹膜的吸收力略有不同,一般膈面腹膜的吸收力强,而盆腔腹膜吸收力弱。微粒及微生物可由淋巴管吸收,间皮细胞基底膜下方的集合淋巴管经小孔开口于腹腔。集合淋巴管孔的直径为 8~12μm,易于腹膜吸收细菌(平均直径 0.5~2μm)。因而腹膜炎病人采取半坐位时,腹膜吸收细菌延迟,减缓腹膜吸收毒素。在严重的腹膜炎时,可因腹膜吸收大量的毒性物质,而引起感染性休克。

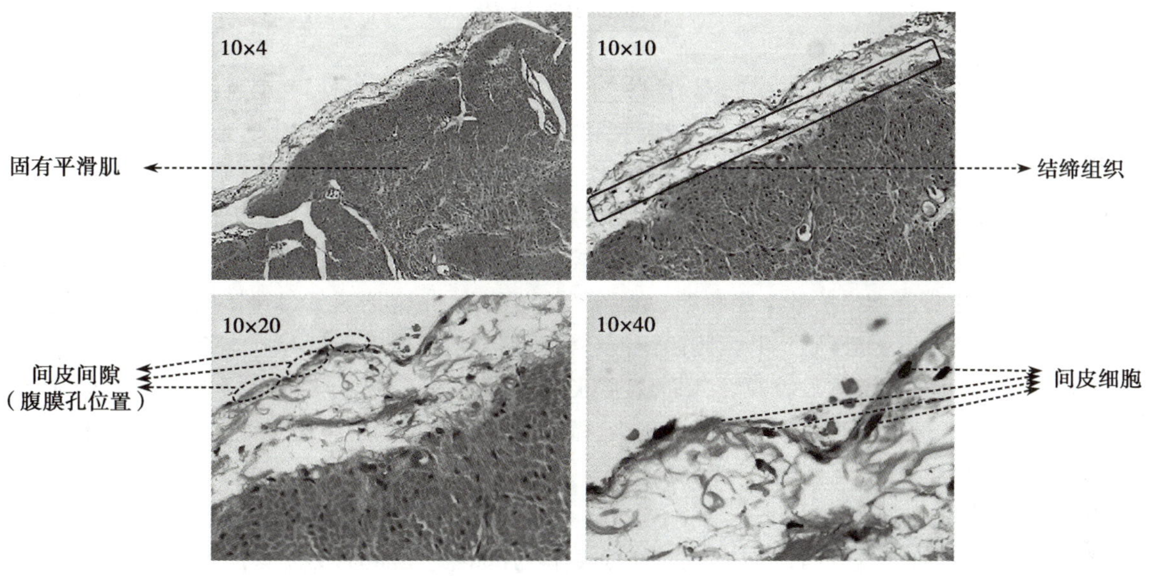

图 39-3　腹膜微观图

二、急性弥漫性化脓性腹膜炎

急性化脓性腹膜炎累及整个腹腔称为急性弥漫性化脓性腹膜炎。

(一) 病因

1. 继发性化脓性腹膜炎(secondary purulent peritonitis)　继发性化脓性腹膜炎是最常见的化脓性腹膜炎。其病因很多,主要有以下几种:①消化道急性穿孔:急性阑尾炎坏疽穿孔、胃十二指肠溃疡急性穿孔、恶性肿瘤穿孔、急性胆囊炎坏死穿孔等是引起急性继发性化脓性腹膜炎的常见原因;②腹腔内急性炎症与感染:急性阑尾炎、胆囊炎、胰腺炎、憩室炎、坏死性肠炎、急性输卵管炎等可蔓延至腹膜引起炎症;③急性肠梗阻、肠扭转、肠套叠、嵌顿性疝、肠系膜血管栓塞等原因引起的绞窄性肠梗阻后可引起腹膜炎;④腹部外伤:腹壁穿透性损伤造成的空腔脏器穿孔、实质器官破裂出血或将外界细菌引入腹腔,腹壁闭合性损伤导致的内脏破裂等可造成急性腹膜炎症;⑤医源性:胃肠吻合口瘘、胆瘘、胰瘘,术后急性腹腔内出血,异物存留等均可引起急性腹膜炎(图 39-4)。引起腹膜炎的细菌主要是胃肠道内的常驻菌群,其中以大肠埃希菌最为多见;其次为厌氧拟杆菌、链球菌、变形杆菌等。一般都是混合性感染,故毒血症症状严重。

2. 原发性腹膜炎(primary peritonitis)　又称自发性腹膜炎,腹腔内无原发性病灶,儿童、女性发

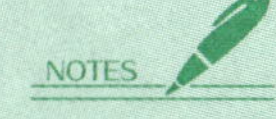

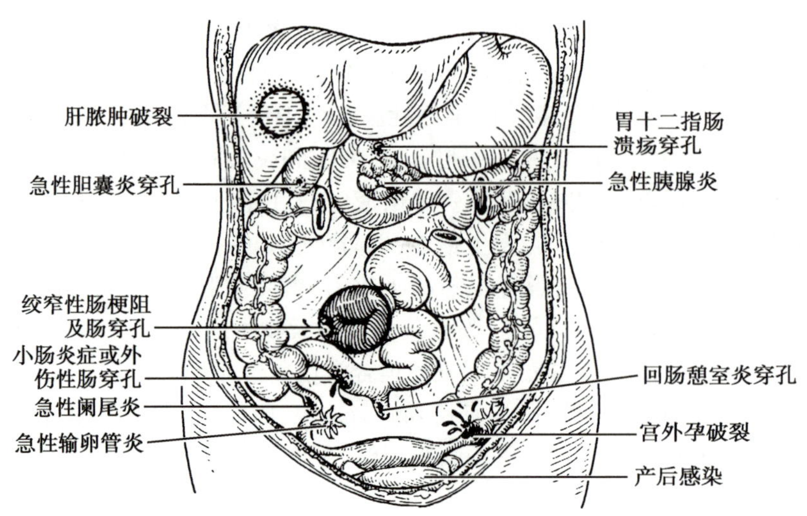

图 39-4 急性腹膜炎的常见原因

病相对多见。其发生往往与原有疾病密切相关,如肝硬化腹腔积液、慢性肾病、恶性肿瘤、自身免疫性疾病、菌血症等。原发性腹膜炎多为单一细菌感染,致病菌多为溶血性链球菌、肺炎球菌或大肠埃希菌。细菌进入腹腔的途径一般为:①血行播散,致病菌如肺炎球菌和链球菌从呼吸道或泌尿系统的感染灶,通过血行播散至腹膜,婴儿和儿童的原发性腹膜炎大多属于这一类。②上行性感染,来自女性生殖道的细菌,通过输卵管直接向上扩散至腹膜腔,如淋病性腹膜炎。③直接扩散,如泌尿系统感染时,细菌可通过腹膜层直接扩散至腹膜腔。④肠道细菌移位,正常情况下,肠腔内细菌是不能通过肠壁的;但在某些情况下,如肝硬化并发腹腔积液、肾病、猩红热或营养不良等机体免疫力降低时,肠腔内细菌即有可能通过肠壁进入腹膜腔,引起腹膜炎。⑤淋巴途径,可见于肺炎、胸膜炎或其他肺部疾病引起的腹膜炎。原发性腹膜炎感染范围很大,脓液的性质与细菌的种类有关。常见的有溶血性链球菌,其产生的脓液稀薄,无臭气。

(二) 病理生理

腹膜炎的结局依赖两方面,一方面是病人全身和局部的免疫能力,另一方面是污染细菌的性质、数量和作用时间。细菌及其产物(内毒素)刺激病人的细胞免疫机制,激活许多炎症介质,例如血液中肿瘤坏死因子 α(tumor necrosis factor alpha,TNF-α)、白细胞介素-1(interleukin-1,IL-1)、白细胞介素-6(interleukin-6,IL-6)和弹性蛋白酶等可升高,这些炎症介质在腹腔渗出液中的浓度更高,在腹膜炎早期对细菌和毒素的破坏作用占主导。在疾病后期,腹腔内细胞因子具有损害器官的作用,能阻断三羧酸循环而致细胞氧化供能过程停止,并会导致多器官功能衰竭(multiple organ failure,MOF)甚至死亡。此外,腹内脏器浸泡在大量脓液中,将吸收大量有毒物质,腹膜严重充血、水肿并渗出大量液体,加之发热、呕吐、肠管麻痹,以及肠腔内大量积液,引起有效血容量减少、水电解质紊乱、血浆蛋白降低以及贫血。肠管因麻痹而扩张、胀气,可使膈肌抬高而影响心肺功能,使血液循环和气体交换受到影响,加重休克,进而导致死亡(图 39-5)。

年轻体壮、抗病能力强者,致病菌的毒性反应相对较弱。病变损害轻的能与邻近肠管、其他脏器及大网膜形成粘连,将病灶包围,使病变局限于腹腔内的一个部位成为局限性腹膜炎。而后渗出物将被逐渐吸收,炎症消散,自行修复而痊愈。如局限部位化脓,积聚于膈下、髂窝、肠袢间、盆腔,则可形成局限性脓肿。

腹膜炎治愈后,腹腔内多有不同程度的粘连,大多数粘连无不良后果,一部分肠管粘连可造成扭曲或形成锐角,发生机械性肠梗阻,即粘连性肠梗阻,严重时需手术行粘连松解方可解除梗阻。现已明确肠粘连的发生与多种炎症介质及炎症细胞有关,研究肠粘连的发生机制及相应的治疗方法具有重要的临床意义。

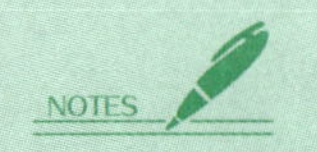

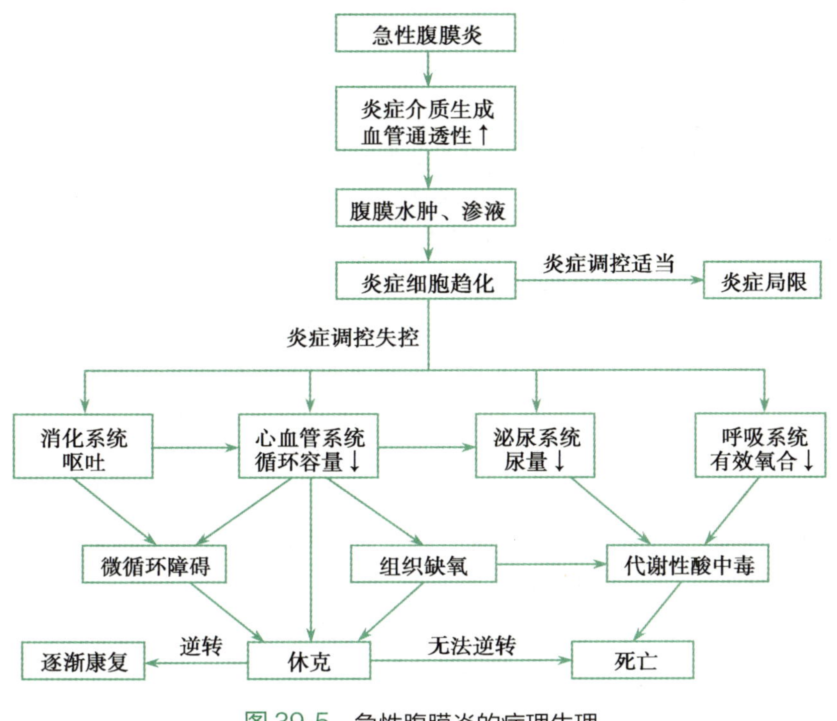

图 39-5 急性腹膜炎的病理生理

（三）临床表现

根据病因不同，腹膜炎的症状可以是突然发生，也可能是逐渐出现的。如空腔脏器损伤破裂或穿孔引起的腹膜炎，往往发病较突然；而阑尾炎、胆囊炎等引起的腹膜炎多先有原发病症状，之后才逐渐出现腹膜炎表现。

1. 症状

（1）腹痛：是最主要的临床表现。疼痛的程度与发病的原因、炎症的轻重、年龄、身体素质等有关。疼痛一般都很剧烈，难以忍受，呈持续性。深呼吸、咳嗽、转动身体时疼痛加剧，因此病人多不愿改变体位。疼痛先从原发病变部位开始，随炎症扩散而延及全腹。

（2）恶心、呕吐：腹膜受到刺激，可引起反射性恶心、呕吐，吐出物多是胃内容物。发生麻痹性肠梗阻时可吐出黄绿色胆汁，甚至棕褐色粪样肠内容物。

（3）体温、脉搏：其变化与炎症的轻重有关。开始正常，以后体温逐渐升高、脉搏逐渐加快。原有病变如为炎症性，如阑尾炎，发生腹膜炎之前体温已升高，发生腹膜炎后体温升高更明显。年老体弱的病人体温可不升高。脉搏多加快；如脉搏快体温反而下降，这是病情恶化的征象之一。

（4）感染中毒症状：病人可出现高热、脉速、呼吸浅快、大汗、口干。病情进一步发展，可出现面色苍白、虚弱、眼窝凹陷、皮肤干燥、四肢发凉、呼吸急促、口唇发绀、舌干苔厚、脉细微弱、体温骤升或下降、血压下降、神志恍惚或不清，表示已有重度脱水、代谢性酸中毒及休克。

2. 体征 腹部体征表现为明显腹胀、腹式呼吸减弱或消失。腹胀加重是病情恶化的一项重要标志。腹部压痛、腹肌紧张和反跳痛是腹膜炎的标志性体征，尤以原发病灶所在部位最为明显。腹肌紧张，其程度随病因与病人全身情况不同而异。胃肠或胆囊穿孔可引起强烈的腹肌紧张，甚至呈“木板样”强直。幼儿、老人或极度虚弱的病人腹肌紧张不明显，而易被忽视。腹部叩诊时胃肠胀气呈鼓音。胃十二指肠穿孔时膈下有游离气体，使肝浊音界缩小或消失。腹腔内积液较多时可叩出移动性浊音。听诊时肠鸣音减弱，肠麻痹时肠鸣音可能完全消失。如直肠指检发现直肠前壁饱满、触痛，提示盆腔已有感染或形成盆腔脓肿。已婚女性病人可行阴道检查或后穹隆穿刺检查。

3. 辅助检查

（1）血常规检查：白细胞计数及中性粒细胞比例增高。病情险恶或机体反应能力低下的病人，白

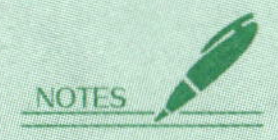

细胞计数不增高，仅中性粒细胞比例增高，甚至有中毒颗粒出现。

（2）立位腹平片：小肠普遍胀气并有多个小液平面的肠麻痹征象。胃肠穿孔时多数可见膈下游离气体。

病史和体格检查是诊断急性化脓性腹膜炎的基本依据，超声检查可显示腹内有不等量的液体，但不能鉴别液体的性质。超声指导下腹腔穿刺抽液或腹腔灌洗，可帮助诊断。腹腔穿刺方法是：根据叩诊或超声检查进行定位，在两侧下腹部髂前上棘内下方进行诊断性腹腔穿刺抽液，根据抽出液的性质来判断病因。抽出液可为透明、浑浊、脓性、血性、含食物残渣和粪便等几种情况。结核性腹膜炎为草绿色透明腹腔积液；胃十二指肠急性穿孔时抽出液呈黄色、浑浊、含胆汁、无臭气；饱食后穿孔时可含食物残渣；急性重症胰腺炎时抽出液为血性，胰淀粉酶含量高；急性阑尾炎穿孔时抽出液为稀脓性略带臭气；绞窄性肠梗阻抽出液为血性、臭气重；如抽出的是全血，要排除是否刺入器官或血管。抽出液还可以作涂片及细菌培养。腹内液体少于100ml时，腹腔穿刺往往抽不出液体，可注入一定量的生理盐水后再进行抽液检查。但急腹症时肠管内常有大量气体，影响诊断的正确性，因而CT检查显得更重要。CT检查对腹腔内实质性脏器病变（如急性胰腺炎）的诊断帮助较大，对评估腹腔内渗液量也有一定帮助。CT可提供腹部平片无法提供的定位及病变信息。

（四）诊断

根据病史及典型体征，白细胞计数及分类，腹部X线、超声和CT检查等，腹膜炎的诊断一般比较容易。但儿童在上呼吸道感染期间突然腹痛、呕吐，出现明显的腹部体征时，要综合分析是原发性腹膜炎，还是肺部炎症刺激肋间神经所引起。

（五）治疗

治疗原则是在纠正感染中毒的同时，尽快找到急性腹膜炎的原因并根除。分为非手术和手术治疗两种方法。

1. 非手术治疗 对病情较轻，或病程较长超过24小时，且腹部体征已减轻或有减轻趋势者，或伴有心肺等脏器疾病而禁忌手术者，可行非手术治疗。非手术治疗也可作为手术前的准备工作。

（1）体位：一般取半卧位，以促使腹内渗出液流向盆腔，减轻中毒症状，有利于渗出液的局限和引流，且可促使腹内脏器下移，腹肌松弛，减轻因腹胀压迫膈肌而影响呼吸和循环。鼓励病人经常活动双腿，以防发生血栓性静脉炎。休克病人取平卧位或头、躯干和下肢各抬高约20°的体位。

（2）禁食、胃肠减压：胃肠道穿孔的病人必须禁食，并留置胃管持续胃肠减压，抽出胃肠道内容物和气体，以减少消化道内容物继续流入腹腔，有利于炎症的局限和吸收。

（3）纠正水、电解质紊乱：由于禁食、腹腔大量渗液及胃肠减压，因而易造成体内水、电解质失衡。根据病人的出入量及应补充的液体量计算补充的液体总量（晶体、胶体），以纠正缺水和酸碱失衡。病情严重的应多输血浆、白蛋白或全血，以补充因腹腔内渗出大量血浆引起的低蛋白血症和贫血。注意监测脉搏、血压、尿量、中心静脉压、心电图、血细胞比容、血清电解质、肌酐以及血气分析等，以调整输液的成分和速度，维持尿量每小时30~50ml。急性腹膜炎中毒症状明显并有休克时，如输液、输血未能改善情况，可以用一定剂量的激素，对减轻中毒症状、缓解病情有一定的帮助。也可以根据病人的脉搏、血压、中心静脉压等情况给予血管活性药物，其中以多巴胺较为安全有效。

（4）抗生素：继发性腹膜炎大多为混合感染，致病菌主要为大肠埃希菌、肠球菌和厌氧菌（拟杆菌为主）。在选用抗生素时，应考虑致病菌的种类。根据细菌培养出的菌种及药敏结果选用抗生素较为合理，但在发病初期尚无细菌培养报告，经验用药应选用广谱抗生素，第三代头孢菌素或加β内酰胺酶抑制剂大部分情况下足以杀死大肠埃希菌，危重病人可考虑使用碳青霉烯类抗生素。同时注意药物剂量，初始剂量不足及剂量调整不当将导致治疗失败。需要强调的是，抗生素不能替代手术治疗，有些病例单是通过手术就可以获得治愈。

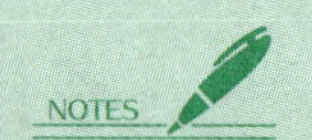

（5）补充热量和营养支持：急性腹膜炎病人的代谢率约为正常人的140%，每日需要热量达3 000~4 000kcal。热量补充不足时，体内大量蛋白质首先被消耗，使病人的免疫力及愈合能力下降。

在输入葡萄糖供给一部分热量同时应补充白蛋白、氨基酸、支链氨基酸等。长期不能进食的病人应及早考虑用肠外营养;手术时已作空肠造口的病人,可用肠内营养。

(6)镇静、镇痛、吸氧:可减轻病人的痛苦与恐惧心理,已经确诊、治疗方案已定及手术后的病人,可用哌替啶类镇痛剂。诊断不清或要进行观察时,暂不用镇痛剂,以免掩盖病情。

(7)保护重要脏器功能:急性腹膜炎引起感染性休克的病人较易发生多脏器功能衰竭。因此必须监测心、肺、肾等重要脏器功能的变化,维持循环稳定,保证重要脏器的血液灌注。持续吸氧以保证脏器和组织供氧。对出现功能异常的脏器及时干预处理。

2. 手术治疗 继发性腹膜炎绝大多数需要手术治疗。其目的是消除感染来源、清理感染病灶、去除腹腔内感染积液和降低细菌数量。

(1)手术适应证:①经上述非手术治疗6~8小时后(一般不超过12小时),腹膜炎症及体征不缓解反而加重者;②腹腔内原发病严重,如胃肠道或胆囊坏死穿孔、绞窄性肠梗阻、腹腔内脏器损伤破裂,胃肠手术后短期内吻合口瘘所致的腹膜炎;③腹腔内炎症较重,有大量积液,出现严重的肠麻痹或中毒症状,尤其是有休克表现者;④腹膜炎病因不明,无局限趋势。

血流动力学不稳定的病人应予以复苏,足量静脉输液至保持20~30ml/h尿量,收缩压应达100mmHg,脉搏低于100次/分,对糖尿病病人应控制高血糖和保持酸碱平衡,作好生命体征监测,纠正低血钾。

(2)麻醉方法:多选择全身麻醉或硬膜外阻滞,个别危重休克病人可用局部麻醉。

(3)处理原发病:手术切口应根据原发病变的器官所在部位而定。如不能确定原发病变位于哪个器官,以右旁正中切口或正中切口为好,开腹后可向上下延长。如曾行腹部手术,可经原切口或在其附近作切口。开腹后要小心肠管,如腹内器官与腹膜粘连,要避免损伤胃肠管壁。探查时要轻柔细致,不要过多地解剖和分离以免感染扩散。为了找到病灶可分离一部分粘连。查清楚腹膜炎的病因后,决定处理方法。胃十二指肠溃疡穿孔的病人,穿孔时间不超过12小时可作胃大部切除术。如穿孔时间长,腹内污染严重或病人全身情况不好,只能行穿孔修补术。坏疽的阑尾及胆囊应切除,如果局部炎症严重,解剖层次不清,全身情况不能耐受手术时,只宜做应急处理,行腹腔引流或胆囊造口术。坏死的小肠尽可能切除吻合,坏死的结肠如不能切除吻合,可行坏死肠段外置。对一时难以切除的病灶,或病人全身情况很差不能耐受彻底手术时,可先做引流,肠外置手术。

(4)彻底清理腹腔:开腹后立即用吸引器吸净腹腔内的脓液及液体,清除食物残渣、粪便、异物等。脓液多积聚在病灶附近、膈下、两侧结肠旁沟及盆腔内。可用甲硝唑及生理盐水灌洗腹腔至清洁。病人高热时可用4~10℃生理盐水灌洗,有助于降温。腹内有脓苔、假膜和纤维蛋白分隔时,应予清除以利引流。

(5)充分引流:要把腹腔内的渗液通过引流物排出体外,以防止发生腹腔脓肿。常用的引流物有硅胶管、橡胶管或双腔管。引流管的前端要剪数个侧孔,放在病灶附近和盆腔底部,有的要放在膈下或结肠旁沟下方。严重的感染,要放两条以上引流管,并可作腹腔冲洗。放引流管的指征是:①坏死病灶未能切除或有大量坏死组织无法清除;②坏死病灶已切除或穿孔已修补,预防发生漏液;③手术部位有较多的渗液或渗血;④已形成局限性脓肿。

(6)术后处理:继续禁食、胃肠减压、补液、应用抗生素和营养支持治疗,保证引流管通畅。根据手术时脓液的细菌培养和药物敏感试验结果,选用有效的抗生素。待病人全身情况改善,感染症状消失后,可停用抗生素。密切观察病情,以便早期发现并发症,如肝或肾功能衰竭、呼吸衰竭以及弥散性血管内凝血等,需进行相应的处理。

近年来腹腔镜手术日趋普及。其在弥漫性腹膜炎的诊断和治疗方面应用日益广泛,尤其在腹膜炎原因不明时,腹腔镜探查是一种较好的选择,诊断准确率可达88%~100%,高于X线、超声或CT等检查方法,且可于明确病变后随时行镜下手术或中转开腹手术。因为腹腔镜手术需要充分的操作空间及清晰的解剖结构,故以往曾做过腹部手术、血流动力学不稳定、高度腹胀的病人以及孕妇不宜做

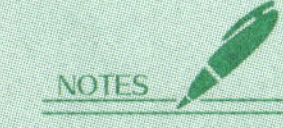

腹腔镜手术。腹腔镜手术的并发症少,手术时间不长,绝大多数可提供确定的诊断,住院时间短。半数以上的病例可经腹腔镜手术获得确定性治疗,病残率及死亡率均较低。但不宜用于合并感染性休克和低血容量性休克的病人。

三、腹腔脓肿

脓液在腹腔内积聚,由肠袢、内脏、肠壁、网膜或肠系膜等粘连包围,与游离腹腔隔离,形成腹腔脓肿(peritoneal abscess)(图 39-6)。腹腔脓肿可分为膈下脓肿、盆腔脓肿、肠间隙脓肿。一般均继发于急性腹膜炎或腹腔内手术,原发性感染少见。

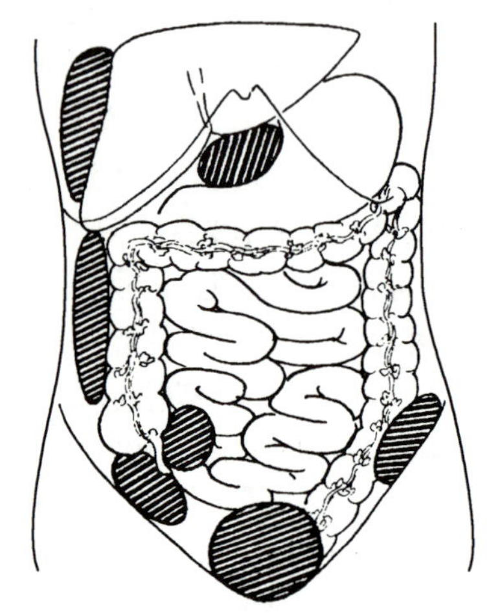

图 39-6 腹腔脓肿好发部位

(一) 膈下脓肿(subphrenic abscess)

横结肠及其系膜将腹腔分成结肠上区和结肠下区。结肠上区亦称膈下区,上腹部由于其解剖学特点,诸多脏器紧密毗邻,系膜和韧带纵横,形成较多解剖间隙,膈下脓肿可发生在其中一个或两个以上间隙。肝将其分隔为肝上间隙和肝下间隙。肝上间隙被纵行的肝镰状韧带分成左、右间隙,肝下间隙被肝圆韧带分成左下和右下间隙。肝左下间隙又被肝胃韧带和胃分为左下前间隙和左下后间隙。肝左下后间隙即为网膜囊。由于肝左叶很小,肝左下前间隙与肝左上间隙实际上相连而成为一个左膈下间隙。此外,在冠状韧带两层之间,存在着一个腹膜外间隙。脓液积聚在一侧或两侧的膈肌下、横结肠及其系膜的间隙内者,通称膈下脓肿。膈下脓肿可发生在一个或两个以上的间隙。

1. 病理 病人平卧时膈下部位最低,急性腹膜炎时腹腔内的脓液易积聚此处。细菌亦可由门静脉和淋巴系统到达膈下。约 70% 的急性腹膜炎病人经手术或药物治疗后,腹腔内的脓液可被完全吸收;30% 的病人发生局限性脓肿。脓肿的位置与原发病有关。十二指肠溃疡穿孔、胆管化脓性疾病、阑尾炎穿孔,脓液常发生在右膈下;胃穿孔、脾切除术后感染,脓肿常发生在左膈下。

小的膈下脓肿经非手术治疗可被吸收。较大的脓肿,可因长期感染使身体消耗以至衰竭,导致病人死亡。膈下感染可引起反应性胸腔积液,或经淋巴途径蔓延到胸腔引起胸膜炎;亦可穿入胸腔引起脓胸;个别的可穿透结肠形成内瘘;也有因脓肿腐蚀消化道管壁而引起消化道反复出血、肠瘘或胃瘘者。如病人的身体抵抗力低下,就可能发生脓毒症。

2. 临床表现 膈下脓肿多继发于弥漫性细菌性腹膜炎或腹部手术后,且膈下脓肿位置深在,早期症状往往隐蔽且缺乏特异性,腹部症状不突出,易与原发病相混淆。

(1)全身症状:发热,初为弛张热,脓肿形成以后持续高热,也可为中等程度的持续发热。脉率增快,舌苔厚腻。逐渐出现乏力、衰弱、盗汗、厌食、消瘦、白细胞计数升高、中性粒细胞比例增加。

(2)局部症状:脓肿部位可有持续钝痛,深呼吸时加重。疼痛常位于近中线的肋缘下或剑突下。脓肿位于肝下靠后方可有肾区痛,有时可牵涉到肩、颈部。脓肿刺激膈肌可引起呃逆。膈下感染可通过淋巴系统引起胸膜、肺反应,出现胸腔积液、咳嗽、胸痛。脓肿穿破到胸腔发生脓胸。近年由于大量应用抗生素,局部症状多不典型。严重时出现局部皮肤凹陷性水肿,皮肤温度升高。患侧胸部下方呼吸音减弱或消失。右膈下脓肿可使肝浊音界扩大。约有 10%~25% 的脓腔内含有气体。

3. 诊断 急性腹膜炎或腹腔内脏器的炎性疾病经治疗好转后,或腹部手术数日后出现发热、腹痛者,均应考虑本病,并作进一步检查。X 线透视可见患侧膈肌升高,随呼吸活动度受限或消失,肋膈角模糊,积液。X 线平片显示胸膜反应、胸腔积液、肺下叶部分不张等;膈下可见占位阴影。左膈下脓肿,胃底可受压下降移位;脓肿含气者可有液气平面。超声或 CT 检查对膈下脓肿的诊断及鉴别诊断帮助较大。特别是在超声指引下行诊断性腹腔穿刺,不仅可帮助定性诊断,而且对于小的脓肿可在吸

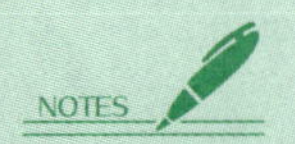
NOTES

取脓液后注入抗生素进行治疗。但穿刺阴性者不能排除有脓肿的可能。

4. 治疗 过去，膈下脓肿基本上采用手术引流。近年多采用经皮穿刺插管引流术，并取得较好的治疗效果。治疗前，应进行充分的术前准备，包括补液、输血、营养支持和抗生素的应用等。

（1）经皮穿刺插管引流术：优点是手术创伤小、可在局部麻醉下施行、一般不会导致腹腔感染扩散和引流效果较好等。适应证：与体壁贴近的、局限的单房脓肿。穿刺插管须由外科医师和超声医师或放射科医师配合进行，如穿刺失败或发生并发症，应及时手术治疗。穿刺前应了解脓肿的病因、部位、形态，与胃肠道、胆道等脏器的毗邻关系及是否相通等，避免误伤周围脏器。

操作方法：根据超声检查或 CT 所显示的脓肿位置，确定穿刺的部位、方向和深度。这个部位应是脓肿距腹壁最近处，其间无内脏。选定部位后，常规消毒，铺巾。局部麻醉下切开皮肤少许。由超声引导，将 20 号四氟乙烯套管针向脓肿刺入，拔出针芯，抽出脓液约 5~10ml 送细菌培养和药物敏感试验。从套管插入细的血管造影导针直达脓腔后，即将套管拔出，再用血管扩张器经此导针扩张针道。然后放入一较粗的多孔导管，拔出导针，吸尽脓液，固定导管。导管可接床边重力引流瓶，也可用无菌盐水或抗生素溶液定期冲洗。临床症状消失，超声检查显示脓腔明显缩小甚至消失，脓液减少至 10ml/d 以内后，即可拔管。吸尽脓液后，也可不留置导管。部分病人经一次抽脓后，残留的少量脓液可慢慢被吸收，脓腔也随之消失。

经过这种方法治疗，约有 80% 的膈下脓肿可以治愈。

（2）切开引流术：应根据脓肿所在的位置来选择适当的切口。术前应常规进行超声检查，或通过 CT 来确定脓肿的位置。膈下脓肿的切开引流可以通过多种切口和引流途径进行，目前常用的有两种。

1）经前腹壁肋缘下切口：适用于肝右叶上、肝右叶下位置靠前或膈左下靠前的脓肿。此途径较安全且最常用。缺点是膈下脓肿多数偏后方，此法引流不畅，可加用负压袋吸引。在局麻或硬膜外阻滞下沿前肋缘下切口，切开腹壁各层至腹膜，穿刺确定脓肿的部位，在吸出脓的部位进入脓腔，可用手指或钝器插入，吸净脓液后，用低压灌洗，放置多孔引流管或双套管并用负压吸引。脓肿周围一般都有粘连，只要不分破粘连，脓肿不会流入腹腔或扩散。

2）经后腰部切口：适用于肝右叶下、膈左下靠后的脓肿。肝右叶上间隙靠后的脓肿也可采用此途径。在第 12 肋下缘作切口（图 39-7）。骨膜下切除第 12 肋，平第 1 腰椎横行切开肋骨床，然后进入腹膜后间隙（图 39-8）。检查肝下、肝后，左侧切口检查脾下及脾后有无脓肿。用针穿刺抽吸，吸到脓液后再切开脓腔，放入多孔引流管或双套管，要注意避免误入胸腔。

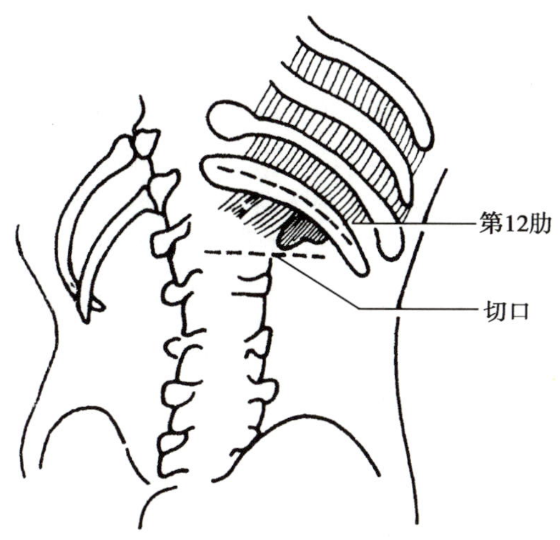

图 39-7 经后腰部切口引流肝下脓肿（右）皮肤切口位置

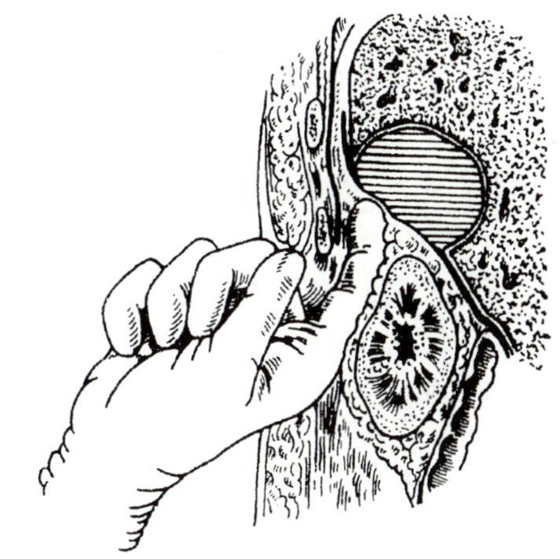

图 39-8 经后腰部切口引流肝下脓肿（右）术者示指插入腹膜后直向脓肿

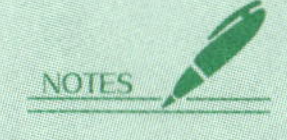

(二) 盆腔脓肿(pelvic abscess)

盆腔处于腹腔最低位,腹内炎性渗出物或腹膜炎的脓液易积聚于此而形成脓肿。盆腔腹膜面积小,吸收毒素能力较低,全身中毒症状亦较轻。

1. 临床表现 急性腹膜炎治疗过程中、阑尾穿孔或结直肠手术后,出现体温下降后又升高、典型的直肠或膀胱刺激症状,如里急后重、大便频而量少、有黏液便、尿频、排尿困难等,应考虑到本病的可能。腹部检查多无阳性发现。直肠指检可发现肛管括约肌松弛,在直肠前壁触及直肠腔内膨出,有触痛,有时有波动感。已婚妇女可进行阴道检查,以协助鉴别。如是盆腔炎性肿块或脓肿,可通过后穹隆穿刺抽脓,有助于诊断。腹部超声或直肠超声检查可帮助明确脓肿的诊断、大小及位置等。必要时作 CT 检查,帮助进一步明确诊断。

2. 治疗 盆腔脓肿较小或未形成时,可以采用非手术治疗。应用抗生素,辅以热水坐浴,中药煎服或灌肠,温热水灌肠及物理透热等疗法。有些病例经过上述治疗,脓液可自行完全吸收。脓肿较大者,须手术治疗。在骶管或硬膜外阻滞下,取截石位,用肛镜显露直肠前壁,在波动处穿刺,抽出脓液后顺穿刺针作一小切口,再用血管钳插入扩大切口,排出脓液,然后放软橡皮管引流 3~4 天(图 39-9)。已婚妇女可经后穹隆穿刺后切开引流(图 39-10)。

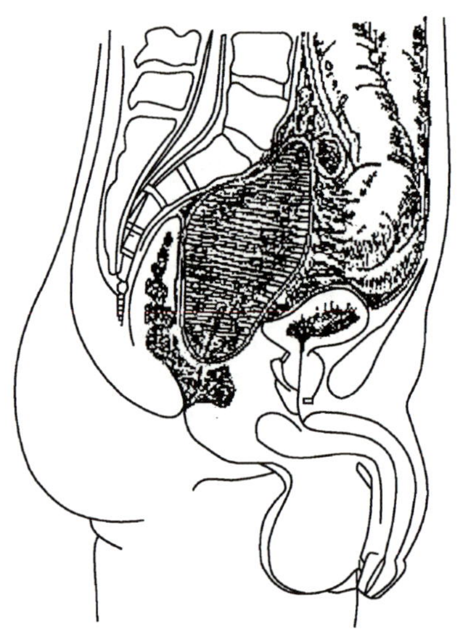

图 39-9 经直肠切开盆腔脓肿

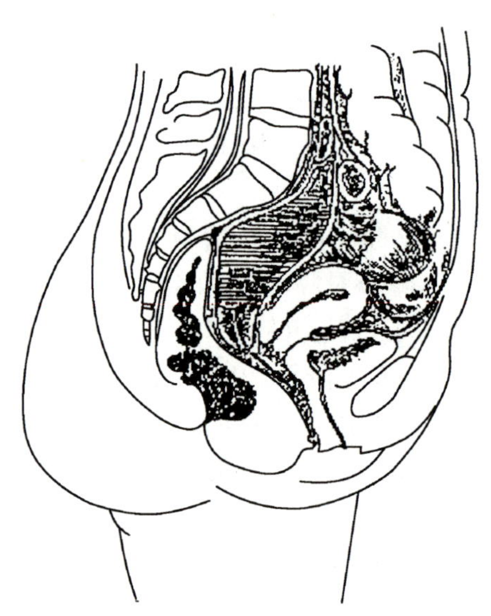

图 39-10 经阴道切开盆腔脓肿

(三) 肠间隙脓肿(interloop abscess)

肠间隙脓肿是指脓液被包围在肠管、肠系膜与网膜之间的脓肿。脓肿可能单发,也可能为多个大小不等的脓肿。如脓肿周围广泛粘连,可以发生不同程度的粘连性肠梗阻。病人出现化脓感染的症状,并有腹胀、腹痛、腹部压痛或触及肿块。如脓肿自行穿破入肠管或膀胱则形成内瘘,脓液随大小便排出。X 线检查时发现肠壁间距增宽及局部肠袢积气。超声、CT 检查可探到较大的脓肿。非手术治疗应用中药、抗生素、物理透热及全身支持治疗。如非手术治疗无效或发生肠梗阻时,考虑剖腹探查并行引流术。此病进行手术时,容易分破肠管形成肠瘘,故手术必须小心、仔细。如超声或 CT 检查提示脓肿较局限且为单房,并与腹壁紧贴,也可采用超声引导下经皮穿刺插管引流术。

(舒晓刚)

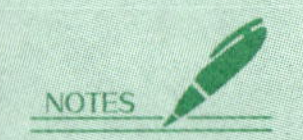

第四十章 胃十二指肠疾病

扫码获取
数字内容

第一节 解剖生理概要

（一）胃的解剖

1. 胃的位置与分区 胃位于上腹部，上端在膈肌食管裂孔以下，通过贲门与食管下端相连；下端通过幽门与十二指肠球部相连。介于贲门和幽门间的胃右侧称为胃小弯，左侧为胃大弯。胃大弯的左上部紧邻脾脏，整个下缘以大网膜覆盖并贴近横结肠，胃后壁为小网膜腔。临床上将胃分成三个区：①胃底部：贲门平面以上，向左上方膨出的部分；②胃体部：介于胃底与窦部之间，是胃的最大部分；③胃窦部：胃小弯下部有一凹入的刻痕，称为角切迹，自此向右为胃窦部（图 40-1）。

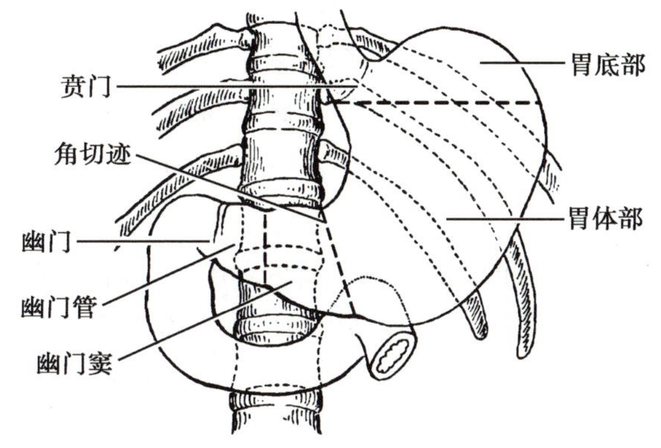

图 40-1 胃的解剖

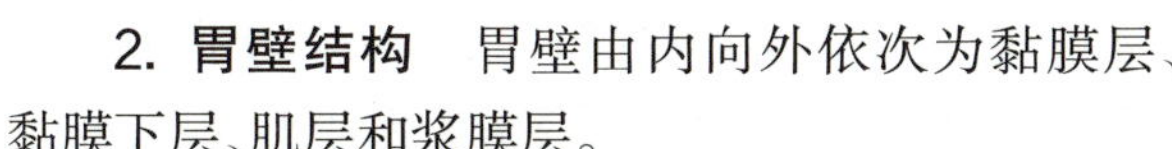

2. 胃壁结构 胃壁由内向外依次为黏膜层、黏膜下层、肌层和浆膜层。

（1）胃黏膜：由黏膜上皮、固有膜和黏膜肌层组成。黏膜层含有大量胃腺，主要分布在胃底和胃体的胃底腺。有以下主要分泌细胞：①壁细胞：主要分泌盐酸和内因子。②主细胞：分泌胃蛋白酶原和凝乳酶原。③黏液细胞：主要分泌含碱性因子的黏液。贲门腺分布在贲门，主要分泌黏液。幽门腺主要分布在胃窦和幽门区，除含有主细胞外，还含有 G 细胞（分泌促胃液素，即胃泌素）、D 细胞（分泌生长抑素）、嗜银细胞和其他内分泌细胞（可分泌组胺、5-羟色胺和其他多肽类激素）。

（2）黏膜下层：结构疏松，血管、淋巴管和自主神经丛（Meissner 神经丛）丰富。由于此层的存在，黏膜可以在肌层上滑动，是内镜黏膜下剥离术和手术剥离黏膜的操作界面。

（3）肌层：由三层不同方向的肌纤维组成：内层是斜行纤维，在贲门部最厚，逐渐变薄，在胃体部消失；中层是环行纤维，在幽门部最厚，向远端逐渐形成幽门括约肌；外层是纵行纤维，在胃大、小弯处最厚。

3. 胃的韧带 包裹胃的脏腹膜，通过与周围脏器连接形成韧带，将胃固定在上腹部，这些韧带包括：①胃膈韧带：位于胃贲门部右侧和膈肌相连接，向右转折覆盖食管裂孔，成为膈食管韧带；②胃脾韧带：位于胃脾之间，向左移行于胃膈韧带；③肝胃韧带：位于胃小弯和肝的脏面之间，右侧移行为肝十二指肠韧带；④胃结肠韧带：位于胃大弯与横结肠之间；⑤胃胰韧带：指贲门、胃底、胃体向后移行至胰腺上缘的腹膜连续。

4. 胃的血管 胃的血运极为丰富，腹腔动脉及其分支供应胃的动脉血供。胃左动脉起源于腹腔干，胃右动脉来源于肝固有动脉，两者形成动脉弓从胃小弯侧供血于胃。来源于胃十二指肠动脉的胃网膜右动脉和来源于脾动脉的胃网膜左动脉形成动脉弓从胃大弯侧供血于胃。另外来源于脾动脉的数支胃短动脉和胃后动脉供血于胃底和近端胃体。

胃的静脉大体和同名动脉伴行，分别汇入脾静脉、肠系膜上静脉或直接进入门静脉。胃左静脉

(即冠状静脉)汇入门静脉或脾静脉。胃右静脉汇入门静脉。胃网膜右静脉汇入肠系膜上静脉。胃网膜左静脉和胃短静脉汇入脾静脉。(图 40-2)。

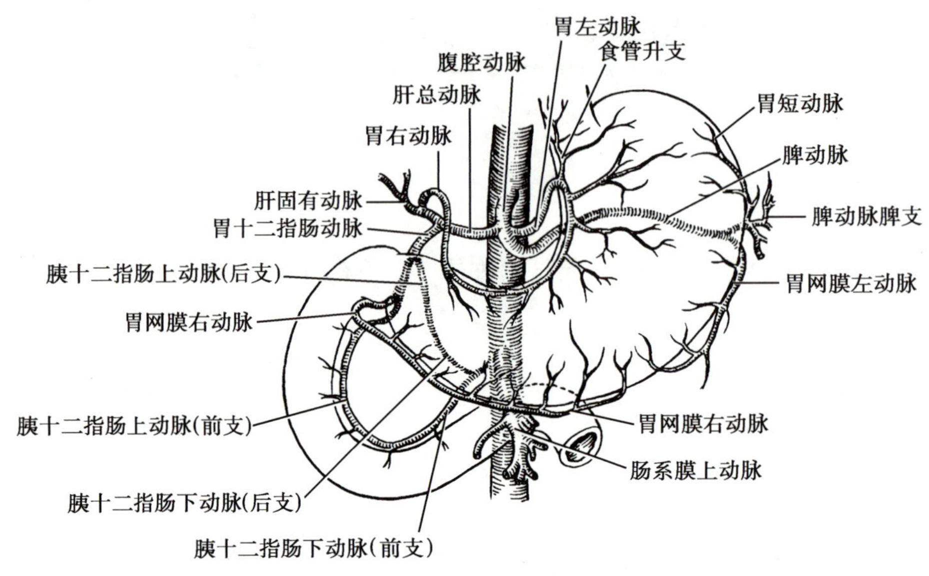

图 40-2 胃和十二指肠的血液供应

5. 胃的淋巴引流 胃的淋巴很丰富,黏膜的淋巴液引流至黏膜下层,形成致密的淋巴网,再经肌层和浆膜层,汇合成淋巴输出管流入胃周围淋巴结,其淋巴回流沿主要动脉分布,引流淋巴液方向与动脉血流方向相反。胃周淋巴结有 16 组,主要分成 4 群:①胃上部淋巴结群,主要引流胃小弯上部淋巴液;②幽门上淋巴结群,主要引流小弯下部淋巴液;③幽门下淋巴结群,主要引流大弯下部淋巴液;④胰脾淋巴结群,主要引流大弯上部淋巴液(图 40-3)。

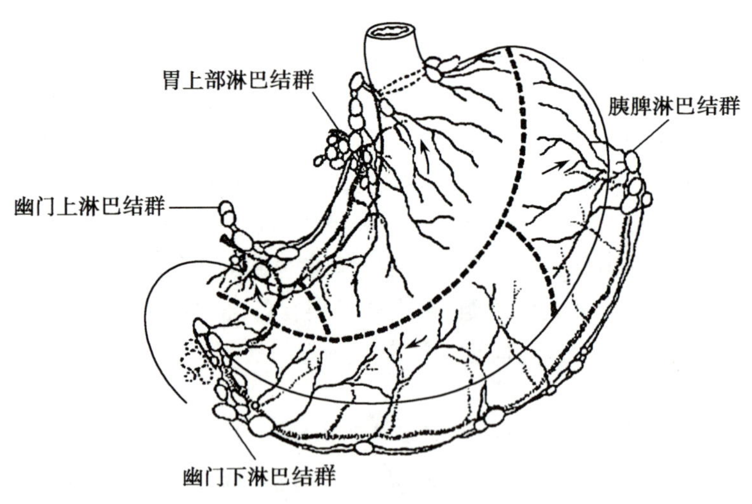

图 40-3 胃的淋巴流向

6. 胃的神经 胃受中枢神经和内在的肠神经系统双重支配,中枢神经通过自主神经系统的交感神经和副交感神经作用于肠神经系统和胃肠道。肠神经系统也被称为“肠脑”,存在于胃肠道的黏膜下层(黏膜下神经丛)和环形肌与纵行肌之间(肌间神经丛),即使在切断中枢神经系统的神经输入的情况下,它依然能独立地产生复杂的神经源活动。胃的运动和分泌主要受交感神经和副交感神经支配。交感神经的节前纤维来自第 6~10 胸椎神经的交感神经纤维组成的内脏大神经,经过腹腔神经节成为节后神经纤维,作用是抑制胃的运动和胃液的分泌。副交感神经来自左、右迷走神经,作用与交

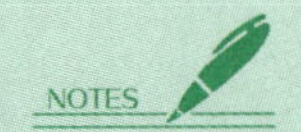

感神经相反,促进胃的运动和胃液的分泌。交感神经和副交感神经纤维在胃壁黏膜下层和肌层与肠神经系统组成复杂神经网,协调胃的运动和分泌功能。交感神经的传出纤维经腹腔神经丛及内脏神经通路进入中枢神经系统,支配胃的感觉(图 40-4)。

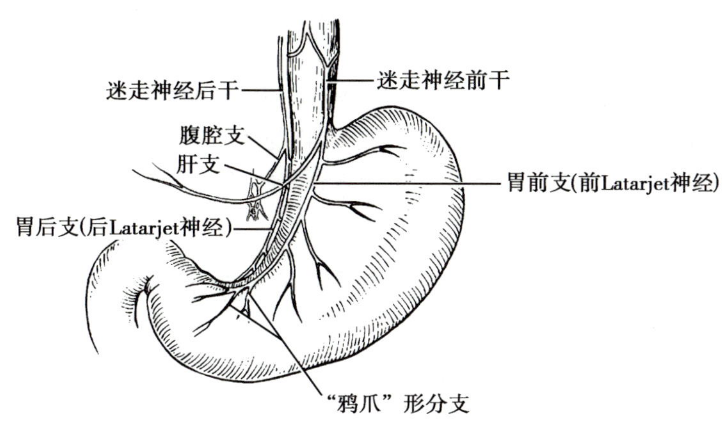

图 40-4 胃的迷走神经

(二) 胃的生理

正常成人每天分泌 1 500~2 500ml 胃液,胃液的主要成分为胃酸、酶、黏液、电解质和水。胃液的分泌分为基础分泌(消化间期分泌)和餐后分泌(消化期分泌)。基础分泌是自然的分泌,不受食物的刺激,量少。餐后分泌又可以分为三相:①头相(迷走相):指食物经视觉、味觉、嗅觉产生强烈刺激,兴奋大脑皮质,通过迷走神经将神经冲动传递至胃黏膜和胃腺体,从而引起胃液的分泌。头相分泌的胃液量占 20%~30%。②胃相:食物进入胃内,直接刺激胃窦部腺体的 G 细胞,产生促胃液素,通过血液循环传递至胃黏膜的壁细胞,使胃酸分泌进一步增多。另外,进食后,胃壁膨胀的机械性刺激和食物的化学性刺激也能兴奋迷走神经,从而促进胃液分泌。③肠相:食物进入小肠后刺激十二指肠和近端空肠分泌促胃液素等胃肠激素,从而促进胃液分泌,其分泌量占总分泌量的 5%~10%。

胃液有如下生理功能:①消化功能:胃酸可以软化食物中的纤维,胃蛋白酶原在胃酸的作用下转变成胃蛋白酶,对蛋白质有分解作用,但脂肪在胃内基本无消化,淀粉由唾液中的淀粉酶初步分解消化;②灭菌作用:正常情况下胃液是无菌的,这对预防胃肠道疾病有重要作用;③保护胃黏膜作用:胃内大量分泌的碱性黏液覆盖在胃黏膜表面,对消化酶及胃酸有抵抗力;④血液再生作用:胃液中所含内因子可携维生素 B_{12} 至远端回肠被吸收,对红细胞的正常成熟有重要作用;⑤钙和铁的吸收作用:胃酸有助于钙和铁的吸收。

胃的运动包括容纳、研磨和输送功能。当食物抵达胃后,近端胃(主要是胃底和胃体)产生容受性舒张来接纳食物,以避免胃的压力急剧升高。空腹时胃的容量约为 50ml,而其容受性舒张时,容量可达 1 000ml,而胃内压却无明显上升。当近端胃收缩时,可挤压部分食物进入胃窦与胃液搅拌并研磨,直至食糜颗粒直径约为 1mm 时,幽门括约肌开放,2~10ml 的食糜进入十二指肠,如此反复直至胃排空。胃排空的时间视食物的性质和量而异,也受神经和内分泌激素的调节。一般混合型食物完全排空需 4~6 小时。

(三) 十二指肠的解剖和生理

十二指肠介于胃和空肠之间,起于胃幽门,止于十二指肠悬韧带,长约 25cm,呈 C 形环绕胰腺头部。十二指肠可以分为四部分:①球部:较短,3~4cm 长,但较粗,管径可达 4~5cm,其体表投影位于剑突和脐之间连线的中点偏右。自胃幽门起向右并稍向后向上走行,大部分为腹膜所覆盖。②降部:长 7~9cm,垂直下降,系腹膜外位,位置固定。其内侧与胰头紧密相连,胆总管下端和胰腺导管开口位于其内侧壁十二指肠大乳头处,是寻找胆、胰管开口的标志。③水平部:降部转向左横行,长约 10cm,完全位于腹膜后,属腹膜外位。其上方邻近胰头,其后为第 3 腰椎体,肠系膜上动、静脉在其前方纵行跨

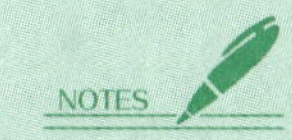

过，如动脉血管下行夹角过小，可形成对十二指肠水平部的压迫，引起梗阻，称为“肠系膜上动脉综合征”。④升部：自水平部远端转向上行，继而转向前向下，长 3~5cm，连接空肠起始部，其向上部分由固定于腹膜后的十二指肠悬韧带（Treitz 韧带）悬吊，该韧带是十二指肠与空肠的分界标志。

十二指肠的动脉血供来自胰十二指肠上、下动脉。前者由胃十二指肠动脉发出，后者始于肠系膜上动脉。

胆汁和胰液经十二指肠乳头进入十二指肠，同时十二指肠黏膜的十二指肠腺（亦称 Brunner 腺）分泌富含如蛋白酶、脂肪酶、蔗糖酶等消化酶的消化液，再与十二指肠内的食物混合，起到进一步消化的作用。十二指肠黏膜的内分泌细胞则分泌促胃液素、胆囊收缩素、肠抑肽等内分泌激素。

第二节 胃十二指肠溃疡的外科治疗

一、概述

胃十二指肠黏膜的局限性圆形或椭圆形的全层黏膜缺损，称之为胃十二指肠溃疡（gastroduodenal ulcers）。消化性溃疡病在人群中常见，患病率为 5%~10%，每年发病率为 0.1%~0.3%。十二指肠溃疡与胃溃疡虽然拥有很多共性，但二者在易发人群、发病机制及治疗方法上均有一定的差异。40 岁以下人群十二指肠溃疡的发生率是胃溃疡的 4 倍，且男性多见。抑酸药（H_2 受体拮抗剂、质子泵抑制剂等）和抗幽门螺杆菌的综合治疗可使多数病人治愈，外科治疗的目的在于处理其并发症，比如穿孔、出血、瘢痕性幽门梗阻和癌变以及非手术治疗无效的病人。

二、病因和发病机制

1. 胃酸 胃酸分泌异常与胃十二指肠溃疡发病关系密切。早在 1910 年 Shmartz 就提出了“无酸则无溃疡”的观点。100 多年来，虽然在胃十二指肠溃疡病因学方面取得了一些进展，但胃液酸度过高，激活胃蛋白酶原，黏膜产生自我消化仍然是胃十二指肠溃疡的主要发病机制。胃酸分泌过高的主要原因有：①迷走神经兴奋性过度增高；②促胃液素分泌增加；③十二指肠溃疡病人胃壁细胞数量明显增加及对迷走神经、促胃液素的刺激敏感性明显增高。临床上治疗消化性溃疡的手术均以减少胃酸分泌为主要目的。

2. 胃黏膜屏障 由胃黏液和黏膜柱状上皮细胞的紧密连接构成。胃黏液除具有润滑作用外，还有中和、缓冲胃酸的作用。胃的黏膜上皮细胞能够阻止钠离子从黏膜细胞内扩散入胃腔以及胃腔内的氢离子逆流入黏膜细胞内。非甾体抗炎药（NSAIDs）、肾上腺皮质类固醇激素、胆汁酸盐、酒精类均可破坏胃黏膜屏障，造成氢离子逆流入黏膜细胞，引起胃黏膜水肿、出血、糜烂，甚至溃疡。此外胃的机械性损伤、缺血性病变、营养不良等因素都可减弱胃黏膜的屏障功能。

3. 幽门螺杆菌（*helicobacter pylori*，*Hp*） 幽门螺杆菌与胃十二指肠溃疡形成的关系已得到公认。在我国，胃、十二指肠溃疡病人的幽门螺杆菌检出率分别为 70% 和 90%。幽门螺杆菌属革兰氏阴性杆菌，呈弧形或 S 形。幽门螺杆菌致胃十二指肠溃疡的确切机制尚未完全清楚，可能与其损伤胃十二指肠黏膜和黏膜屏障，导致氢离子内渗，影响碳酸氢盐、促胃液素及胃酸分泌，改变胃血流等有关。幽门螺杆菌感染发展成胃十二指肠溃疡的累积危险率为 15%~20%。幽门螺杆菌被清除后，胃炎和胃十二指肠溃疡易被治愈且复发率低，也能降低胃十二指肠溃疡大出血病人的再出血率。

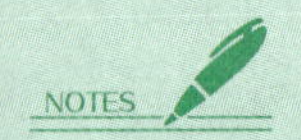

十二指肠溃疡病人的基础和餐后胃酸分泌均高于正常人，其基础与最大胃酸分泌分别是正常人的 2.2 倍和 1.6 倍；但胃溃疡的病人胃酸多正常或低于正常。对此有以下几种观点：①胃潴留：胃内容物的滞留刺激了胃窦黏膜分泌促胃液素，或胃内的低酸环境减弱了对胃窦黏膜分泌促胃液素的抑制作用，使胃溃疡病人血促胃液素水平较正常人增高，刺激了胃酸的分泌；②十二指肠液反流：反流液中的胆汁、胰液等既能直接损伤胃黏膜细胞，又能破坏胃黏液屏障功能，促进氢离子的逆向扩散，致黏膜

出血、糜烂与溃疡形成；③壁细胞功能异常：分泌的胃酸直接排入黏膜内，造成了胃黏膜的损伤。

总之，迷走神经张力过高引起胃酸分泌增多是十二指肠溃疡形成的主要原因；而各种原因导致的胃黏膜屏障功能减弱、氢离子逆向扩散或胃潴留则是胃溃疡形成的主要原因。此外，幽门螺杆菌感染与胃、十二指肠溃疡的形成也有一定的关系。

三、十二指肠溃疡的外科治疗

（一）临床表现

十二指肠溃疡可见于任何年龄，但多见于中青年男性。临床表现为上腹部或剑突下烧灼样痛或钝性痛，疼痛多在饥饿时发作。饥饿痛和夜间痛与基础胃酸分泌量过高有关。服用抗酸药物或进食能使疼痛缓解或停止。体格检查可有右上腹压痛。十二指肠溃疡腹痛有周期性发作的特点，秋冬或冬春季好发，可反复发作并逐渐加重。

（二）外科治疗

目前适于外科治疗的十二指肠溃疡仅限于：①非单纯性十二指肠溃疡：即并存各种严重并发症的十二指肠溃疡，包括急性穿孔、急性大出血和瘢痕性幽门梗阻。②经内科治疗无效的十二指肠溃疡：即所谓顽固性溃疡。内科治疗无效一般指应用包括抗酸药和抗幽门螺杆菌药在内的正规治疗三个疗程后，胃镜复查溃疡仍未愈合的病人。③对于溃疡病史长，症状渐趋加重，发作频繁，每次发作持续时间长，疼痛剧烈，影响身体营养及正常生活与工作者；经胃镜或 X 线钡餐检查发现溃疡深大、十二指肠球部严重变形或溃疡位于十二指肠球后，以及有穿透肠壁者；曾有过十二指肠溃疡穿孔或反复大出血的病史，而溃疡仍在活动，有可能再发急性并发症的病人也应考虑手术治疗。

手术方式多首选胃大部切除术，高选择性迷走神经切断术现已较少应用。

四、胃溃疡的外科治疗

胃溃疡发病年龄一般较十二指肠溃疡高，多在 50 岁左右，以男性多见。胃溃疡以胃窦部最为多见，约占 90%，大多数胃溃疡位于胃体与胃窦交界处胃窦一侧的小弯侧和近幽门前方。较少见的有高位溃疡、后壁溃疡和复合性溃疡。

（一）临床表现

胃溃疡腹痛不如十二指肠溃疡腹痛发作有规律。腹痛多发生在餐后 0.5~1 小时，持续 1~2 小时。进食不能缓解疼痛，甚至加剧疼痛。压痛点多在剑突与脐之间的正中线或略偏左。抑酸剂疗效欠佳，治疗后易复发。胃溃疡常易引起大出血、急性穿孔等并发症。胃溃疡约有 5% 癌变，因此对于年龄较大，典型症状消失，呈不规则持续腹痛或症状日益加重，伴体重减轻、消瘦乏力、贫血等表现的病人，应进一步行纤维胃镜或 X 线钡餐检查。

（二）外科治疗

一般认为胃溃疡的手术适应证如下：①经内科系统治疗三个月以上仍不愈合或治愈后短期内又复发者；②并发急性穿孔、急性大出血、瘢痕性幽门梗阻或溃疡已穿透至胃壁外者；③经 X 线钡餐或胃镜检查证实溃疡直径较大，超过 2.5cm、不能除外或已经癌变者；④高位溃疡或胃十二指肠复合溃疡者。

胃溃疡手术治疗的首选术式是胃大部切除术，切除范围达50%左右即可。胃肠道重建以 Billroth Ⅰ式（即胃十二指肠吻合）为好，90% 以上的病人术后效果良好。对于高位胃溃疡，可选择的术式有：①保留溃疡的术式：包括旷置式胃大部切除术和胃迷走神经切断加幽门成形术。较大的高位溃疡切除后成型较为困难且有造成贲门狭窄的可能，此种情况下可将溃疡旷置，切除 50% 左右的胃，行 Billroth Ⅰ式吻合或行胃迷走神经切断加幽门成形术，术后溃疡都可自行愈合。②切除溃疡的术式：有人认为保留溃疡的术式虽可术后使溃疡愈合，但在预防溃疡急性穿孔、大出血和癌变方面不如将溃疡切除可靠，因此主张将溃疡切除，根据情况选择性行胃成形术，再行 Billroth Ⅰ式或Ⅱ式（即胃空肠吻

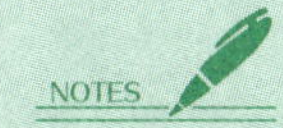

合)胃肠道重建。

五、胃十二指肠溃疡急性穿孔

(一)病因和病理

胃十二指肠溃疡急性穿孔(acute perforation of gastroduodenal ulcers)是溃疡病的严重并发症之一。急性十二指肠溃疡穿孔多见于十二指肠球部前壁偏小弯侧;急性胃溃疡穿孔多发生在近幽门的胃前壁,也多发生在偏小弯侧。溃疡穿孔直径一般在0.5cm左右,其中胃溃疡穿孔一般较十二指肠溃疡穿孔直径略大。位于胃和十二指肠后壁的溃疡在向深部发展时,多逐渐与周围组织形成粘连,表现为慢性穿透性溃疡,故一般不易发生急性穿孔。溃疡发生穿孔后,食物、胃酸、十二指肠液、胰液、胆汁等具有化学性刺激的胃肠内容物流入腹腔引起化学性腹膜炎,导致腹部剧烈疼痛及大量腹腔液渗出。6~8小时后细菌开始生长并逐渐转为细菌性腹膜炎。病原菌多为大肠埃希菌和链球菌。

(二)临床表现

多有长期溃疡病史和近期加重病史,但约10%的病人无明确溃疡病史。饮食不当、情绪变化等为诱因。典型的溃疡急性穿孔表现为骤发性剧烈腹痛,如刀割样,呈持续性或阵发性加重。疼痛初始位于上腹部,很快波及全腹但仍以上腹部为重。有时伴有肩部或肩胛部牵涉性痛。若消化液沿右结肠旁沟流入右下腹,可引起右下腹痛。由于腹痛,病人可出现面色苍白、四肢冰凉、冷汗、脉搏快、呼吸浅等,常伴有恶心、呕吐。若病人未得到及时治疗,病情进一步发展,可出现发热、心跳加快、血压下降、白细胞计数增高等全身感染中毒症状,腹胀、肠麻痹、腹腔积液等也随之出现并越来越重。

查体时可见病人为急性痛苦面容,仰卧拒动,腹式呼吸减弱,全腹有压痛、反跳痛,腹肌紧张可呈"木板样"强直,上述体征以上腹部为重。约75%的病人肝浊音界不清楚或消失,少数病人移动性浊音可阳性。肠鸣音减弱或消失。立位腹部X线检查约80%的病人可见右膈下新月形游离气体影。

(三)诊断和鉴别诊断

依据病人既往溃疡病史和溃疡病近期活动的病史,穿孔后的剧烈腹痛及明显的急性弥漫性腹膜炎表现,结合X线检查见到膈下新月形游离气体影,腹腔诊断性穿刺抽出含胃内容物的消化液,一般不难作出正确诊断。诊断时需要与如下疾病进行鉴别。

1. 急性胰腺炎 腹痛虽然也很突然,但其发作一般不如溃疡病急性穿孔者急骤,有一个由轻转重的过程。多位于上腹部偏左并向背部放射,肌紧张程度也较轻。血清和腹腔穿刺液淀粉酶升高明显,X线检查未发现膈下游离气体,CT等影像学检查示胰腺肿胀、胰周渗液等。

2. 急性胆囊炎 表现为右上腹部绞痛或持续性疼痛阵发性加剧,伴畏寒发热。体征主要为右上腹压痛和反跳痛。有时可触及肿大的胆囊,Murphy征阳性,超声检查提示结石性或非结石性胆囊炎。

3. 急性阑尾炎 溃疡穿孔后消化液沿右结肠旁沟流到右下腹,引起右下腹痛和腹膜炎体征,易与急性阑尾炎相混淆。但急性阑尾炎一般症状较轻,发病时无上腹部剧烈疼痛,腹部体征也不以上腹部为主,X线检查未发现膈下游离气体影。

4. 胃癌穿孔 鉴别较难。如既往无溃疡病史而近期又伴有胃部不适、消瘦的老年病人,应考虑到有胃癌穿孔的可能。

(四)治疗

1. 非手术治疗 近一半病人的溃疡穿孔可自行闭合或经非手术治疗而闭合。具体适应证如下:①临床表现轻,腹膜炎体征趋于局限;②空腹穿孔;③不属于顽固性溃疡,不伴有溃疡出血、幽门梗阻、可疑癌变等情况;④全身条件差,难以耐受麻醉与手术者。

方法:①持续胃肠减压:目的在于减少胃肠内容物继续外漏,有利于穿孔的闭合和腹膜炎的消退;②维持水、电解质和酸碱平衡,加强静脉营养代谢支持;③静脉应用抑酸剂;④全身应用广谱抗生素;⑤针灸:可选择足三里、内关等穴位。非手术治疗期间必须严密观察病人的症状和腹部体征的变化,如治疗6~8小时后病情无好转甚或加重,应及时手术治疗。

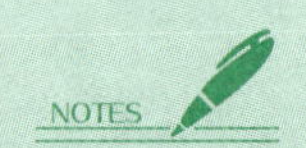

2. 手术治疗

（1）穿孔修补术：不存在特殊适应证，具有操作简便、创伤轻、恢复快、安全性高的优点。穿孔修补后，胃十二指肠内容物不再外漏，加上彻底清除了腹腔内污染物，可使穿孔很快愈合。因为穿孔修补术未将溃疡灶切除，故手术后仍需行内科抗溃疡病治疗。此外部分病人仍可因溃疡未愈反复发作，合并出血、幽门梗阻等情况需要再次手术治疗。应该强调的是，行修补术之前最好切取穿孔处胃壁组织做病理检查，以排除胃癌穿孔的可能。穿孔修补的方法有：①开腹修补：横向间断缝合 2~3 针，再用大网膜覆盖；②经腹腔镜修补：方法同上。修补时气腹压力宜维持在 11mmHg 以下，以免因压力过高发生细菌移位和内毒素血症。

（2）根治性手术：可同时解决穿孔和溃疡两个问题。如果病人一般情况较好，穿孔至手术间隔时间在 8~12 小时以内，腹腔内感染和胃十二指肠水肿较轻且无重要器官合并症者可考虑行根治手术。根治性手术包括：①胃大部切除术；②迷走神经切断术。现多采用第一种，包括 Billroth Ⅰ式、Billroth Ⅱ式及胃空肠 Roux-en-Y 吻合术三种术式。

六、胃十二指肠溃疡大出血

胃十二指肠溃疡大出血以大量呕血、黑便、表现出休克前期或休克以及血红蛋白明显下降为主要临床表现，不包括小量出血或仅有便潜血阳性。

（一）病因和病理

系因溃疡基底血管受侵蚀破裂而致，大多数为动脉出血。大出血的溃疡一般位于胃小弯或十二指肠后壁，前者出血常源自胃左、右动脉的分支或肝胃韧带内较大的血管；后者多来自胰十二指肠上动脉或胃十二指肠动脉及其分支。大出血后因血容量减少、血压降低、血流变缓、血管破裂处凝血块形成等原因可使出血自行停止。但由于溃疡病灶与胃十二指肠内容物的接触以及胃肠的不断蠕动，仍有可能再次出血。

（二）临床表现

取决于出血量和出血速度。一般说来病人的主要症状为呕血和黑便（出血量达 50~80ml 即可出现黑便），多数病人只有黑便而无呕血。呕血前病人常有恶心的感觉。便血前常突感有便意，排便前后可有乏力、头晕、心悸甚至晕厥。

当短时间内出血量达 400ml 以上时，病人可出现循环系统代偿的表现，如面色苍白、脉快有力、血压正常或稍高等。如果成人一次失血量达 800ml 以上或超过全身总血量的 20% 时，可出现明显的休克表现：神情紧张、烦躁或淡漠、冷汗、手足湿凉、脉搏细速、血压下降、呼吸急促等。腹部检查一般无明显体征，仅有轻度腹胀、上腹部压痛、肠鸣音亢进等。

血红细胞计数与血细胞比容、血红蛋白早期因血液浓缩变化可不明显，后期则表现为进行性下降。

（三）诊断和鉴别

有典型溃疡病史的病人发生呕血和黑便诊断多无困难，但 10%~15% 的溃疡病大出血病人并没有典型的溃疡病史，应注意除外门静脉高压症、胃癌、肝胆疾病、应激性溃疡等引起的出血。如果根据病史、体格检查、实验室检查等仍不能作出正确诊断，可考虑行胃十二指肠纤维内镜或经腹腔动脉、肠系膜上动脉造影等检查。上述检查可基本明确大出血的病因和部位，从而针对不同情况有目的地采取止血措施。

（四）治疗

原则是止血、补充血容量防治休克和防止复发。

1. 非手术治疗 主要是对失血性休克的治疗，主要措施如下：①补充血容量：迅速建立可靠的静脉输液通道并根据病人的临床表现判断其失血量，如果病人的失血量小于全身总血量的 20%，可选择血浆代用品（6% 羟乙基淀粉等）；如果病人出血量较大时应输注浓缩红细胞或全血并保持血细胞比容不低于 30%。输入液体中晶体与胶体之比为 3∶1。血容量的补充应根据病人的血压、脉率、尿量、周围

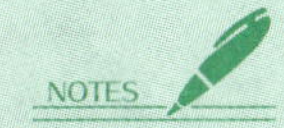

循环情况、中心静脉压等进行调整。②药物止血：经胃肠减压管灌注冰生理盐水 200ml 加去甲肾上腺素 8mg；静脉给予 H_2 受体拮抗剂、质子泵抑制剂、血管升压素或生长抑素等。③纤维胃镜检查及治疗：目前纤维胃镜检查不仅可确定诊断，还可通过电凝、激光、药物、止血夹等措施止血，已成为最常用的止血方法。④血管造影联合经动脉介入栓塞术：放射介入治疗不仅可以定位出血灶，还可实现血管栓塞止血，适用于不耐受外科手术的病人等。

2. 手术治疗 5%~10% 的病人需手术治疗方能止血。当病人存在下列情况时，可考虑急诊手术治疗：①出血后短时间内出现休克，说明出血来自较大动脉，非手术治疗难以止血；②在 6~8 小时内输入 600~800ml 血液后，血压、脉搏及全身情况不见好转或一度好转后又迅速恶化，说明出血仍在继续且速度较快；③近期曾发生过大出血，这种病人多难以止血，且止血后再出血的可能性大；④内科治疗期间发生的大出血，表明溃疡侵蚀性强，非手术治疗效果不佳；⑤年龄在 60 岁以上伴有动脉硬化症的病人，出血多不易停止；⑥并存瘢痕性幽门溃疡或急性穿孔的病人；⑦曾查明溃疡位于胃小弯或十二指肠后壁、基底部瘢痕较多，其出血来自较大动脉的可能性大、出血不易停止。

方法：①胃大部切除术：一般应作包括溃疡在内的胃大部切除术，十二指肠溃疡病人切除溃疡有困难时，应在溃疡底部贯穿缝扎后再行旷置术；②单纯溃疡底部贯穿缝扎术：用于重症难以耐受大手术的病人。

七、胃十二指肠溃疡瘢痕性幽门梗阻

胃十二指肠溃疡瘢痕性幽门梗阻（pyloric obstruction）指的是胃幽门、幽门管或十二指肠球部溃疡反复发作、瘢痕愈合后，造成的幽门痉挛和水肿，致胃内容物不能通过，以及因此引发呕吐、营养障碍、水与电解质紊乱和酸碱失衡等一系列改变的情况。在溃疡手术的病人中，瘢痕性幽门梗阻占 5%~20%。

（一）病因和病理

溃疡引起幽门梗阻的原因有三种，且通常同时存在。①痉挛性：由幽门括约肌反射性痉挛引起；②水肿性：幽门附近溃疡炎症水肿所致。③瘢痕性：在溃疡愈合过程中形成过多瘢痕，造成幽门狭窄；十二指肠溃疡，尤其是十二指肠球后溃疡较胃溃疡更容易引起瘢痕性幽门梗阻。前两种情况属于间歇性的，不构成外科手术适应证；而瘢痕性幽门梗阻则需手术方能解除梗阻。

幽门梗阻由不完全性发展到完全性的过程中主要有以下两个方面的改变：①局部改变：胃的初期梗阻为不完全性，为克服幽门狭窄，胃蠕动增强、胃壁肌层肥厚、胃腔轻度扩张；晚期发展成完全性幽门梗阻，此时胃蠕动减弱、胃腔高度扩张，大量胃内容物潴留于胃内。②全身改变：由于呕吐和肾小管内因缺乏氢离子而导致钾离子排出增加，大量的氢、氯和钾离子的丢失，使血液中碳酸氢离子增加，氯和钾离子减少，引起低氯低钾性碱中毒；若病因持续存在可出现低镁血症和酮症等。

（二）临床表现

主要表现为腹痛、呕吐。病人初期症状表现为上腹部饱胀感及阵发性上腹痛，同时伴有嗳气、恶心。随着症状逐渐加重，出现大量呕吐，呕吐量每次可达 1 000~2 000ml，呕吐物多为隔夜食，甚至有前 1~2 天所进的食物，呕吐物内含有大量的黏液，但不含有胆汁并有酸臭味。呕吐后病人自感腹胀明显缓解，所以病人常自行诱吐以缓解症状。

体格检查时可见病人营养状态不良，上腹部隆起，有时可见自左肋下向右腹的蠕动波，振水音阳性。

（三）诊断和鉴别诊断

依据长期溃疡病史、典型的胃潴留表现、胃肠减压时引出大量酸臭液体和食物残渣以及 X 线钡餐检查发现胃排空障碍（正常 4 小时可排空，胃潴留者 6 小时后仍存留 1/4 以上，瘢痕性幽门梗阻者 24 小时后仍有钡剂潴留）等一般不难作出正确诊断。

瘢痕性幽门梗阻需与下列疾病相鉴别：①痉挛性和水肿性幽门梗阻：由溃疡活动引起，故溃疡性疼痛仍然存在；幽门梗阻为间歇性，呕吐剧烈但无胃扩张，少有隔夜食物。经非手术治疗后梗阻和疼痛可缓解。②胃癌：幽门部胃癌也可引起幽门梗阻，其梗阻病史较短，胃扩张程度轻，胃蠕动波少见；

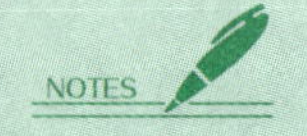

X线钡餐检查可见幽门部充盈缺损,胃镜检查及活检可确定诊断。③十二指肠以下的梗阻性病变:十二指肠肿瘤、肠系膜上动脉压迫综合征、胰腺肿瘤压迫十二指肠等均可引起十二指肠梗阻,表现为呕吐、胃扩张和胃潴留等,但其呕吐物内多含有胆汁;X线钡餐和胃镜检查可明确诊断。

(四)治疗

痉挛性、水肿性幽门梗阻可先行胃肠减压、高渗温盐水洗胃等方式减轻胃水肿,同时注意维持水、电解质及酸碱平衡,保证营养。

瘢痕性幽门梗阻必须经过手术治疗方能解除梗阻。手术前应注意改善病人的营养状态,纠正水、电解质紊乱,持续性胃肠减压和温生理盐水洗胃以减轻胃组织水肿、利于术后愈合。手术治疗的目的在于解除梗阻、消除病因。手术方式首选胃大部切除术,胃空肠吻合仅适用于胃酸低、全身状况差的老年病人。

八、手术原则与手术方式

胃十二指肠溃疡的手术方式包括胃大部切除术和迷走神经切断术两种。

(一)胃大部切除术

切除远端2/3~3/4胃组织并包括幽门、近胃侧部分十二指肠球部。此手术切除了含有大量壁细胞和主细胞的远端胃体,降低了胃酸和胃蛋白酶的分泌;切除了胃窦就减少了G细胞分泌的促胃液素,从而降低了胃酸分泌;好发溃疡的部位也一并切除。

1. 切除和胃肠道重建的基本要求

(1)切除范围:胃切除范围越大,降低胃酸效果越好,但切除过多会造成胃容积过小,而不利于病人的术后营养。一般认为2/3~3/4为最佳切除范围。具体来说,十二指肠溃疡、术前高胃酸者切除的范围应大一些,反之则不必切除过多。60%胃切除范围的标志是胃小弯胃左动脉第一分支的右侧至胃大弯胃网膜左动脉第一个垂直分支左侧的连线(图40-5)。

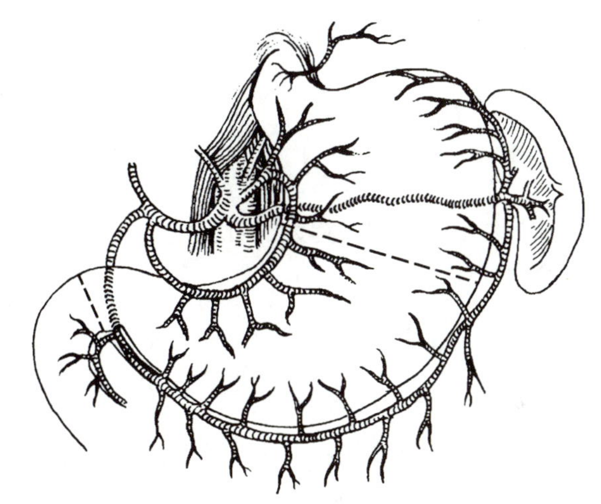

图40-5 胃大部切除范围

(2)溃疡灶的切除:一般应将溃疡同时切除,对十二指肠溃疡如切除难度大时则不必勉强,可改行Bancroft溃疡旷置术。因为术后胃酸减低、食物改道使溃疡常可自愈。

(3)吻合口的大小:因为食物通过吻合口的速度主要取决于空肠肠腔的口径,所以吻合口口径相当于空肠肠腔的口径(3~4cm)即可。吻合口过大易引起倾倒综合征,过小则可能导致胃排空障碍。

(4)吻合口和横结肠的关系:结肠前和结肠后吻合对治疗效果无明显影响,如操作正确并发症均很少发生,术者可根据习惯选择之。

(5)输入袢的长短:因为靠近十二指肠的空肠抗酸力强,术后不易发生吻合口溃疡,但其输入袢过长易扭曲引发输入袢综合征,所以在保证吻合口无张力的前提下,吻合口至Treitz韧带距离结肠后术式以6~8cm、结肠前术式以8~10cm为宜。

(6)空肠输入袢与胃大小弯的关系:空肠输入袢吻合于胃大弯或胃小弯侧对胃空肠蠕动排空的影响不大,重要的是空肠输入、输出袢不要形成交叉,以免发生输入袢梗阻。

2. 消化道重建术式

(1)Billroth Ⅰ式吻合:即残胃与十二指肠直接吻合(图40-6),吻合后比较符合原来的生理状况,但要注意吻合口不得有张力。吻合前应判断是否有张力,若吻合后可能有张力则应选择Billroth Ⅱ式或Roux-en-Y术式。

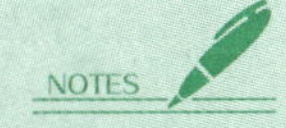

（2）Billroth Ⅱ式吻合：即十二指肠断端封闭，胃和空肠吻合，又分为结肠前和结肠后方式（图40-7）。结肠前方式将空肠袢直接于结肠前方提到胃断端做吻合。结肠后方式即在横结肠系膜打孔，将空肠袢经此孔从结肠后提到胃断端做吻合。

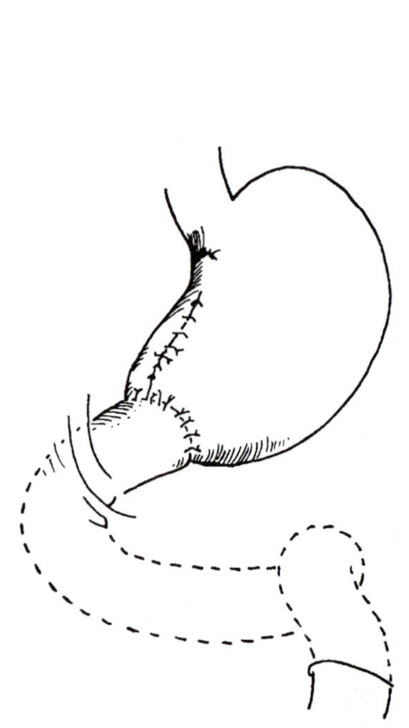

图 40-6 Billroth Ⅰ式胃大部切除术

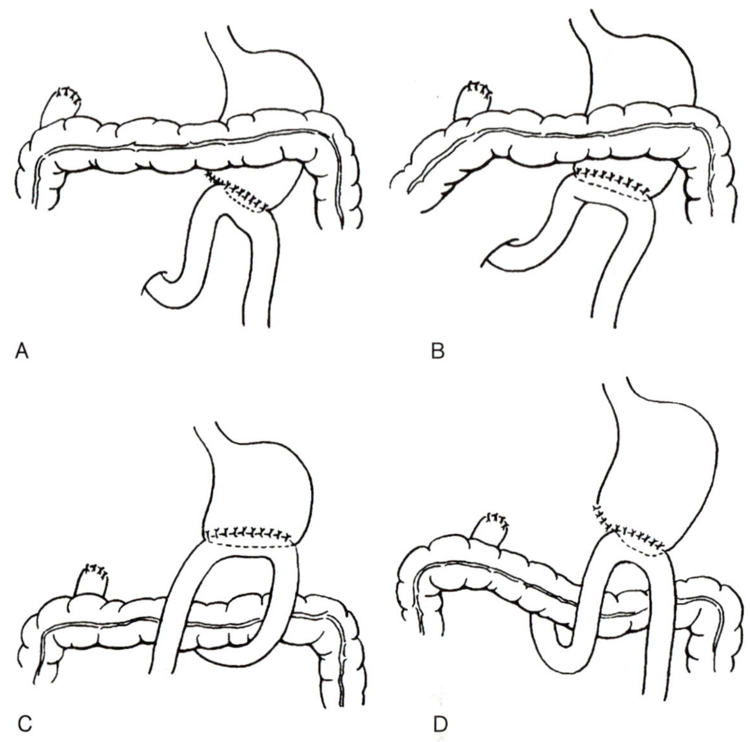

图 40-7 国内几种常用的 Billroth Ⅱ式胃大部切除术

A. 霍氏（Hoffmeiste）法：结肠后，部分胃断端与空肠吻合，输入袢对小弯侧。
B. 波氏（Polya）法：结肠后，全部胃断端与空肠吻合，输入袢对小弯侧。
C. 莫氏（Moynihan）法：结肠前，全部胃断端与空肠吻合，输入袢对大弯侧。
D. 艾氏（v.Eiselsberg）法：结肠前，部分胃断端与空肠吻合，输入袢对小弯侧。

（3）胃空肠 Roux-en-Y 吻合术：胃空肠 Roux-en-Y 术式是胃大部切除后，十二指肠断端关闭，选择 Treitz 韧带以远 10~15cm 空肠横断，远断端与残胃吻合，近断端与距前胃肠吻合口 45~60cm 的远断端空肠行端侧吻合（图 40-8）。此术式的优点可防止胆胰液流入残胃导致的反流性胃炎。

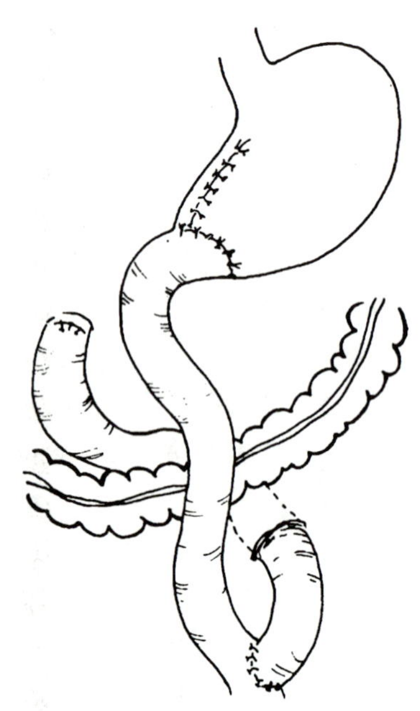

图 40-8 胃空肠 Roux-en-Y 式吻合术

（二）胃迷走神经切断术

因现已较少应用，故简述之。按神经切断的部位不同分为以下三种（图 40-9）：①迷走神经干切除术（truncal vagotomy）：在食管膈肌裂孔附近切除迷走神经前、后干各约 2cm。术后因腹腔失去了全部迷走神经支配，故也称全腹腔迷走神经切断术。增加了术后抑酸效果，但易发生胃潴留等并发症。②选择性迷走神经切断术（selective vagotomy）：在迷走神经前干肝支以下、后干腹腔支以下切断胃前、后支主干，故也称全胃迷走神经切断术。该术式抑酸效果显著且因保留了迷走神经的肝支和腹腔支，避免发生其他内脏功能紊乱的问题，但仍有术后胃潴留问题。③超选择性迷走神经切断术（highly selective vagotomy）：仅切断支配胃底和胃体的迷走神经，保留了支配胃窦部的迷走神经，故也称之为近侧胃或壁细胞迷走神经切断术。

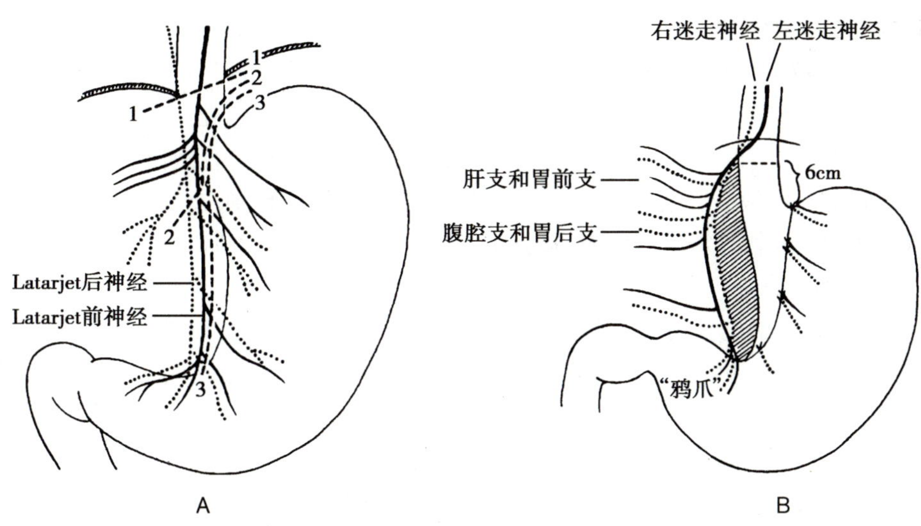

图 40-9 迷走神经切断术示意图

A. 三种迷走神经切断术示意图:1…1 迷走神经干切除术;2…2 选择性迷走神经切断术;3…3 超选择性迷走神经切断术。B. 高选择性迷走神经切断术毕示意图(胃小弯分离区由阴影线表示)。

由于保留了支配胃窦部的迷走神经,故不影响胃窦部的蠕动功能,切断后不需要附加胃引流术。因保留了幽门括约肌,也降低了碱性反流性胃炎和倾倒综合征的发生率。术后高达 20%~30% 的复发率是其主要的不足。

(三) 手术疗效判定

可参照 Visick 标准分为四级。一级:术后恢复好,无明显症状出现。二级:偶有腹部不适等消化道症状,避免辛辣刺激饮食可以改善,不需要长期服药,不影响日常生活。三级:有轻到中度倾倒综合征或反流性胃炎症状,需要药物治疗。可正常工作。四级:出现明显并发症或溃疡复发,正常工作和生活有困难。胃大部切除术后溃疡复发率为 2%~5%。

九、胃大部切除术后并发症

胃大部切除术后早期出现的并发症如出血、感染、吻合口瘘等大多与手术操作有关;术后远期发生的一些并发症如碱性反流性胃炎、倾倒综合征、营养障碍等则常与手术自身带来解剖、生理、代谢和消化功能改变有关。

(一) 早期并发症

1. 出血

(1) 腹腔内出血:相对较为少见。若术后病人出现烦躁不安、四肢湿冷、脉搏加快、血压下降以及少尿等有效循环血量不足征象,并且腹腔引流管引流出大量鲜血或腹腔穿刺抽出血液,胃管内虽无鲜血吸出时,仍应考虑有腹腔内出血的存在,故胃大部切除术后应在关腹前仔细检查。

(2) 胃内出血:胃大部切除术后,可有少许暗红色或咖啡色胃液自胃管抽出,一般 24 小时以内不超出 300ml,以后胃液颜色逐渐变浅变清,出血自行停止。若术后不断吸出新鲜血液,24 小时后仍未停止,则为术后出血。发生在术后 24 小时以内的胃出血,多属术中止血不确切;术后 4~6 天发生出血,常为吻合口黏膜坏死脱落而致;术后 10~20 天发生出血,一般为吻合口缝线处感染,黏膜下脓肿腐蚀血管所致。因此缝合胃断端时,应确切止血。

2. 十二指肠残端破裂 多发生于术后 1~2 天内,主要表现为突发右上腹疼痛,并出现腹膜炎体征,可有轻度黄疸。白细胞计数增高,腹腔引流物突然增多并含有胆汁。多由十二指肠残端水肿、瘢痕过多或游离困难,残端缝合不严、张力过高,愈合不良等引起。术后 1~2 天破裂者,可试行裂口修补,并在十二指肠肠腔内放置引流管引流减压。4~6 天破裂者,修补破裂口极难成功。

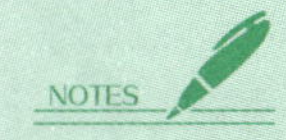

3. 胃肠吻合口破裂或瘘 胃空肠吻合口破裂大多为严重低蛋白血症、贫血、组织水肿、缝合不当所致。因吻合口破裂发生严重腹膜炎时，须立即手术进行修补。胃大部切除术后，胃肠吻合口瘘的发生率为0.8%~5%。轻者可引起感染、电解质紊乱和营养不良，重者可致死。常发生在术后1周左右。术后发生吻合口破裂或瘘的病人，如病变已局限形成脓肿或外瘘，经胃管减压、营养支持、抗感染、抑制消化液分泌等治疗，一般数周后吻合口瘘常能自愈，若经久不闭合，则应考虑手术。

4. 胃排空障碍 胃切除术后排空障碍属动力性胃通过障碍，发病机制尚不完全清楚。胃排空障碍又称胃轻瘫（gastroparesis）。多发生于术后7~10天，病人多在肠道功能已经恢复并开始进食时出现腹胀、呕吐，呕吐物为所进食物。常发生于长期幽门梗阻的病人，经胃肠减压吸出大量液体后症状好转。最佳的治疗方法是持续应用胃肠减压，并且给予促进胃动力的药物，有助于胃功能的恢复。一般持续10~20天后开始自行缓解，少数情况下可长达30~40天。症状一旦开始缓解，胃排空障碍很快消失，2~3天内即可恢复正常饮食。再次手术对病人无益。

5. 术后梗阻 包括输入袢梗阻、吻合口梗阻和输出袢梗阻。

（1）输入袢梗阻：见于Billroth Ⅱ式胃大部分切除术后，常见于胃肠重建方式为输入袢对胃小弯者。临床上常分为急性绞窄性完全梗阻和慢性单纯性部分梗阻。

1）急性绞窄性完全梗阻：较少见，属闭合性梗阻。其发生的原因为：输入袢和输出袢空肠扭转，形成输出袢在前，输入袢在后的交叉。造成输出袢系膜牵拉过紧形成索带，压迫后面的输入袢肠管。此外，过长的空肠输入袢可钻入横结肠系膜和空肠输出袢间的空隙，形成嵌顿、绞窄性内疝。急性绞窄性完全梗阻的临床表现为上腹部急腹症。突发性上腹部剧烈疼痛，呕吐频繁，呕吐量不多，不含胆汁，并且呕吐后症状无缓解。常随即出现烦躁不安、脉搏细速、血压下降等休克表现。因属闭袢性梗阻，如不及时处理，可发生肠管坏死破裂，并出现全身中毒症状和休克表现。因此，手术时应避免输入段和输出段交叉。输入段应长短适度。闭合空肠系膜与横结肠系膜之间的孔均可以预防此症的发生。由于此症发展迅速，可危及生命，因此一旦出现应及时手术，尽早解除梗阻。

2）慢性单纯性部分梗阻：较为多见。发生主要原因有：输入段空肠吻合口处，手术时翻入的肠黏膜过多导致狭窄；输入段太长，局部发生扭曲而粘连；输入段过短，十二指肠空肠曲被牵拉成锐角，或胃小弯切除过高，使输入段袢被拉紧，在吻合口处形成锐角；输入袢空肠胃套叠。临床表现主要是间歇性大量呕吐胆汁。呕吐与进食有密切关系，多发生于进食后15~30分钟。表现为喷射性呕吐大量不含食物的胆汁伴有上腹部胀痛或绞痛，并放射至肩背部，呕吐后腹痛症状随即消失，临床上称为“输入袢综合征”。食欲不减退，但由于呕吐多因进食而诱发，所以病人多恐惧进食而逐渐消瘦。成因是上述原因导致的梗阻，使输入段内的胆汁、胰液和肠液排空不畅而积存在空肠输入段内，进食后这些分泌液短期内明显增加，输入段内压力明显增高，肠蠕动增强，于是大量含胆汁的液体倾入胃内，由于胃容积小而又来不及从输出段排出，因而引发喷射性呕吐。呕吐物的性质以及呕吐与进食的关系是诊断的主要依据。输入段慢性部分梗阻也可发生在Billroth Ⅱ式胃空肠全口吻合或输入段对胃大弯的术式，特别在后者，由于输出段位置比输入段高，食物更易进入并潴留在输入段内，但多为进食后即呕吐。呕吐物既有胆汁也有食物。钡餐造影显示大量钡剂很快进入输入段内，但输出段显示不清，此亦可称为“输入段逆流”。针对慢性单纯性部分梗阻病人可先采用非手术治疗，纠正水、电解质、酸碱平衡紊乱和低蛋白血症。若症状持续存在并且数月不能缓解者，可采取手术治疗。

（2）吻合口梗阻：分机械性梗阻和功能性梗阻（即胃轻瘫）两类。吻合口机械性梗阻远比动力性原因引起的胃轻瘫少见。但其症状与胃轻瘫相似，也为进食后诱发的溢出性呕吐，呕吐物为所进食物含或不含胆汁。有时上腹部可触及痛性包块，呕吐或胃肠减压后症状好转。钡餐可见钡剂全部或大部停留在胃内，吻合口以下空肠不显影，但仍可见到胃的蠕动。胃镜可以见到吻合口狭窄，无法通过。吻合口机械性梗阻的原因是吻合口过小；吻合口的胃壁或肠壁内翻过多；空肠逆行套叠堵塞吻合口；大网膜脂肪坏死粘连于吻合口；吻合口渗漏等形成的炎性肿块压迫；或是吻合口处的空肠扭转折叠导致的机械性梗阻。病人低蛋白血症、营养不良导致的吻合口水肿常可加重吻合口狭窄和梗阻，因此尽

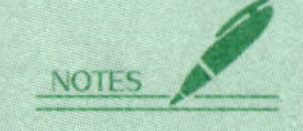

可能及时纠正病人的低蛋白血症和营养不良。由于机械性吻合口梗阻与胃轻瘫常合并发生，因此除确系手术原因造成的吻合口过小，应及时手术予以纠正外，一般多采用非手术疗法，并可采用胃内注入高渗溶液、口服泼尼松等，减轻吻合口水肿。上腹部炎性包块可应用物理疗法。注意观察每日胃肠减压量，如4~6周仍未能好转，则可考虑再次手术。

（3）输出袢梗阻：按发生部位又分为吻合口输出袢梗阻和空肠输出袢梗阻。

1）吻合口输出袢梗阻：此类排空障碍多与一些机械性因素有关，包括：大网膜脂肪坏死粘连在吻合口处，吻合口渗漏等形成的炎性肿块局部压迫；吻合口下空肠粘连后折叠扭曲等，且可能合并有一些功能性的因素如吻合口局部水肿和空肠输出袢痉挛。临床表现为上腹饱胀，疼痛不适，伴恶心呕吐。间歇性发作，一般可行非手术治疗，如非手术治疗无效，应行手术治疗。

2）空肠输出袢梗阻：临床表现与吻合口输出袢相似。发生的可能原因包括：吻合口以下输出袢受粘连索带、水肿或坏死的大网膜以及周围炎性肿块压迫；结肠后胃空肠吻合时横结肠系膜与胃壁滑脱；横结肠系膜孔环绕压迫输入、输出袢空肠；远端小肠可从结肠前吻合后未关闭的横结肠与空肠系膜间隙而发生内疝；输出袢空肠发生套叠等。可行非手术治疗，若非手术治疗无效，应手术解除引起梗阻的原因，一般行输入袢与输出袢之间侧侧吻合即可解除梗阻。

6. Roux潴留综合征　Roux-en-Y术式常被用于胃大部切除或全胃切除术后的胃肠消化道重建，其优点在于可防止胆汁反流。但该吻合术可使胃排空延缓和/或Roux肠袢的转运时间延长，由此引起的症状称为“Roux潴留综合征”。其临床症状主要是餐后饱胀、上腹部疼痛、恶心和呕吐。严重者食欲减退、体重减轻、营养不良。治疗方面可采用一些胃肠道动力药物如西沙必利、红霉素等，对部分病例有一定的疗效，症状严重者需再次手术。

7. 胃回肠吻合　是一种严重的手术失误。主要原因是术野过小、解剖不清、术者粗心大意，加之缺乏基本的解剖知识，误将回盲部当作十二指肠悬韧带，从而误把回肠当空肠与胃行吻合所致。临床表现为恢复进食后即出现频繁腹泻，腹泻物为食物原形，腹泻与进食关系密切，每日数次至十数次不等。治疗方面需在积极术前营养支持的基础上尽早手术纠正原错误的术式，切除手术原吻合口，重新行结肠前胃空肠吻合及回肠-回肠吻合。

8. 急性出血坏死性胰腺炎　多发生在术后数日，病因不清，可能同Oddi括约肌持续痉挛，胆汁逆流入胰管，大量胰酶被激活，继之激活弹性蛋白酶原和磷脂酶原，引起胰腺的充血、水肿和坏死等有关。临床上常表现为突然的循环衰竭和腹膜炎体征。本病死亡率很高，一旦确诊，应按急性出血坏死性胰腺炎处理。

（二）远期并发症

远期并发症多由于胃切除术改变了消化道原有的解剖关系和生理连续性，阻断了胃的部分或全部神经支配。损害了胃的储存、机械性消化和排空等功能，导致胃肠动力紊乱以及消化吸收和代谢障碍。

1. 倾倒综合征　胃大部分切除术后，胃的容纳和容受能力受损，原有的控制胃排空功能的幽门括约肌已消失，胃的容量减少，胃空肠吻合术使食物直接进入空肠，十二指肠反馈性抑制胃排空的功能丧失，加上部分病人胃肠吻合口过大，食物迅速排入肠道内，导致胃排空过速而产生的一类综合征。为胃手术后最常见的功能紊乱之一。胃大部分切除术后发生率最高，而行高选择性迷走神经切断术（highly selective vagotomy，HSV）者发生率最低。其发生主要与胃肠吻合口的大小、部位和食物性质有直接关系。临床上根据进食后症状产生的时间分为早期和晚期两种类型，前者约占75%，后者约占25%。

（1）早期倾倒综合征：多见于Billroth Ⅱ式胃空肠吻合术后（约占50%），Billroth Ⅰ式少见，Roux-en-Y罕见。症状常发生在餐后10~30分钟，主要因胃排空速率明显加快，高渗性碳水化合物快速进入小肠，使体液从血管间隙进入肠腔，导致有效循环血量骤减，肠腔突然扩张，肠激素如5-羟色胺、抑胃肽、血管活性肠肽、神经紧张素等释放，引起胃肠道和心血管系统症状。病人可出现心悸、心

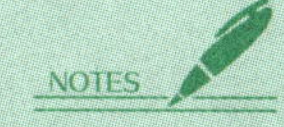

动过速、出汗、无力、面色苍白等一过性血容量不足表现，并有恶心、呕吐、腹部绞痛、腹泻等消化道症状。术中尽可能避免胃切除过多和吻合口过大是关键。治疗原则是减缓胃排空，首先采用饮食调节疗法，即少食多餐，避免过甜食物和乳制品，减少液体摄入量并降低摄入食物的渗透压，膳食以高蛋白高脂肪低碳水化合物为宜。正餐以固体食物为主，餐后平卧 20~30 分钟，一般症状均可明显缓解。对那些经饮食调节后症状改善不明显者，可采用组胺或抗胆碱能制剂，解痉、镇静剂和生长抑素等药物治疗。经上述治疗，约 1% 的病人仍需要外科治疗。

（2）晚期倾倒综合征：又称低血糖综合征，症状出现在餐后 2~4 小时，常表现为心悸、头昏、出汗、面色苍白、眩晕、无力、手颤等症状。表现为胃排空过快，食物快速进入小肠，葡萄糖被快速吸收，血糖一过性升高，刺激胰岛素大量分泌，继而出现反应性低血糖综合征。通过饮食调整，在食物中添加果胶延缓碳水化合物的吸收等可有效阻止症状的出现。倾倒综合征重点在于预防而非治疗，术中应避免残胃过小、吻合口过大。

2. 碱性反流性胃炎 常在胃大部切除术后数月至数年内发生，一般认为在 Billroth Ⅱ式术后碱性胆汁、胰液和肠液反流入残胃内，破坏了胃黏膜屏障，导致胃黏膜发生充血、水肿、糜烂等改变。临床上常表现为上腹部持续性疼痛或胸骨后烧灼样痛，同时伴有恶心、呕吐胆汁样液体和体重减轻。服用抑酸药物无效，进食后加重，症状较为顽固。对症状较轻者，可服用胃黏膜保护药、胃动力药及胆汁酸结合药物如考来烯胺等治疗，一般症状可缓解，但容易反复。症状严重者如药物治疗效果不明显，则需手术治疗且效果较好。

3. 早期饱胀综合征 多见于胃切除 80% 以上的病人，同倾倒综合征相似，其发生机制主要是胃的储存功能损失。表现为早期饱胀、呕吐和餐后上腹部疼痛。偶有严重消瘦、营养不良和贫血。通常内科治疗效果良好。

4. 溃疡复发 复发性溃疡指胃切除术后在胃肠吻合口或其附近复发的溃疡，又称吻合口溃疡或边缘溃疡。约 65% 病人在术后 2 年内发生。在胃切除术后有症状的病人中，20% 有吻合口溃疡。复发性溃疡一般多发生于十二指肠溃疡术后，很少发生于胃溃疡术后。主要表现为上腹部疼痛，可向背部放射，疼痛较重，节律性也不明显，常在饭后出现，夜间痛明显，伴或不伴有恶心呕吐。食物和碱性药物常不能缓解，通常选择适当的手术方法，避免有利于吻合口溃疡产生的操作，是预防吻合口溃疡发生的主要措施。若症状轻、无并发症可先用内科治疗。若前次手术选择不当，技术操作错误，或内科治疗 3 个月后症状不缓解，经胃镜检查溃疡未好转，即需手术治疗。

5. 营养不良 发生的原因有胃切除过多，胃容量明显下降，食物摄入量不足；胃排空和肠转运加速，小肠蠕动加快，食糜不能同消化液充分混匀，导致消化吸收功能障碍；再者术后出现的并发症，如严重倾倒综合征等也限制摄入。可合并有排便次数增多、腹泻、粪便内有未消化完全的脂肪滴和肌肉纤维等。一般通过对症处理、调整饮食、及时处理其他的并发症、改善营养等即可恢复。

6. 贫血 胃部分切除术后病人贫血较常见，尤其是女性病人。贫血有两类。

（1）缺铁性贫血（小细胞低色素性贫血）：在正常情况下，铁盐需在胃内经胃酸溶解，然后在十二指肠和空肠上部吸收。胃切除后，胃酸减少。特别是 Billroth Ⅱ式术后，食物不再经过十二指肠，小肠上段蠕动加快，影响了铁的吸收。可口服铁剂，严重时应注射铁剂予以纠正。

（2）巨幼红细胞贫血：为维生素 B_{12} 缺乏所致。正常情况下，胃黏膜壁细胞分泌内因子进入肠道，与维生素 B_{12} 相结合，在回肠末段吸收。胃大部切除后，内因子分泌减少，造成维生素 B_{12} 吸收障碍，叶酸浓度随之下降。可给予维生素 B_{12} 和叶酸加以纠正。

7. 脂肪泻 当粪便中排出的脂肪超过摄入的总脂肪 7% 时称为脂肪泻。胃切除术后，由于胃排空加快、肠蠕动增强，病人进食食物快速排入空肠，不能刺激十二指肠壁内渗透压受体和激素受体，造成消化道激素、胆汁和胰液分泌与食糜转运不同步，使胰液不能充分地分解脂肪以及胆盐的乳化作用降低，影响脂肪吸收。若输入袢过长，潴留的消化液或食糜易于细菌过度繁殖生长，加速胆盐的分解，更加削弱了胆盐的乳化作用。因此，Billroth Ⅱ式病人比 Billroth Ⅰ式病人更易发生脂肪泻。治疗上可

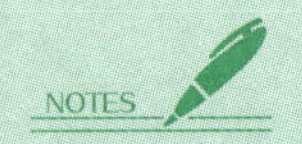

采用少渣易消化高蛋白饮食，口服考来烯胺，必要时给予广谱抗生素以抑制细菌生长。

8. 骨病 一般发生在 Billroth Ⅱ式吻合术后，食物不再通过十二指肠，钙吸收减少；脂肪吸收障碍使肠道内的大量脂肪酸与钙盐结合，影响钙吸收。主要表现为骨痛、下肢无力且易发生骨折。血清碱性磷酸酶升高，血钙、磷下降。治疗以补充钙和维生素 D 为主。

9. 残胃癌 指胃部良、恶性疾病术后的残胃上新发的癌。良性疾病术后残胃癌占同期所有胃癌的 1%~8%，早期胃癌根治术后残胃癌占所有胃癌的 1%~10%，大多在手术后 18~22 年出现。残胃内环境改变、胃酸降低、幽门功能丧失、黏膜去神经支配以及肠道内细菌引起慢性萎缩性胃炎等因素，均可导致残胃癌的发病率高于正常胃。早期残胃癌缺乏特异性临床症状，部分病人可出现与胃切除术后综合征相似的胃肠道功能紊乱症状，易被误认为溃疡复发。最常见的首发症状为上腹部不适及体重减轻，主要表现为胃痛、餐后饱胀、消瘦、便潜血阳性等。治疗方式同原发胃癌，包括病灶切除及根治性淋巴清扫，R0 切除是影响预后的重要因素。

（王 杉）

第三节 胃 肿 瘤

一、胃的良性肿瘤

胃的良性肿瘤占全部胃肿瘤的 2%，按其组织发生分为两类：①黏膜上皮良性肿瘤：主要包括源于腺体上皮组织的腺瘤或腺瘤样息肉，源于肠嗜铬（EC）细胞的胃神经内分泌肿瘤（NET）。前者约占胃良性肿瘤的 3/4，多见于胃窦部，直径 2cm 以上的广基腺瘤有恶变倾向，经胃镜检查和活检可明确诊断。来自 EC 细胞的Ⅰ型和Ⅱ型胃 NET，继发于萎缩性胃炎或胃泌素瘤，呈多发性，组织分化良好，可经钳取标本的免疫组化病理切片明确诊断。②间叶组织良性肿瘤：主要有脂肪瘤、血管瘤、纤维瘤、神经纤维瘤、平滑肌瘤等，肿瘤可以位于胃壁内，也可向腔内和/或腔外生长。胃的良性肿瘤无特殊的临床表现，极少数者可出现消化道出血、贲门或幽门梗阻等。X 线造影检查、胃镜检查、CT 检查和超声内镜检查等有助于诊断。

因临床上难以完全除外胃恶性肿瘤，且部分良性胃肿瘤有恶变可能或出现各种严重的并发症，故主张组织活检和切除治疗。根据肿瘤的大小、部位和有无恶变倾向选择内镜下切除术（腺瘤或腺瘤样息肉）、胃局部切除术（术中应作冰冻病理检查、及时发现恶变者）。

二、胃癌

胃癌（gastric cancer）是我国最常见的恶性肿瘤之一，据 2022 年统计其死亡率居恶性肿瘤第三位，男性多于女性。

（一）病因

尚不十分清楚，与以下因素有关。

1. 饮食因素 摄入熏制、炭烤、高盐和腌渍食品会促进胃癌的发生。其机制是：①食物中的致癌物如 N-亚硝基化合物，促进胃上皮细胞基因突变及表达；②盐的大量摄入可以破坏胃黏膜屏障；③胃内的细菌可将亚硝酸盐转化为 N-亚硝基化合物；④新鲜蔬菜水果含有的抗坏血酸可去除氧自由基和 N-亚硝基化合物，有助于预防胃癌。目前研究认为吸烟会提高 80% 胃癌发病率，饮酒会提高 *ALDH2* 基因携带者的胃癌发病率。

2. 感染因素 幽门螺杆菌（*H. pylori*）是一种革兰氏阴性杆菌，1994 年被 WHO 定为 1 级致癌物。幽门螺杆菌促进胃癌发病的机制包括：①感染导致的急慢性炎症反应，导致胃黏膜上皮细胞增殖与凋亡的失衡；②感染激活 *bcl-2*、*bax* 和 *c-met* 等癌基因，并且使 *p53*、*p16* 和 *APC* 等抑癌基因失活；③毒力

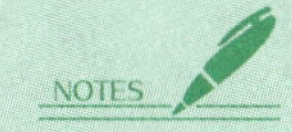

因子如 CagA、VacA 和 OipA 等表达阳性的幽门螺杆菌更易致癌。此外，EB 病毒的感染也与胃癌的发生有关，约 10% 的胃癌病人 EB 病毒阳性。

3. 癌前疾病和癌前病变 这是两个不同的概念，胃的癌前疾病（precancerous disease）是指一些发生胃癌危险性明显增加的临床情况，如慢性萎缩性胃炎、胃溃疡、胃息肉、肥厚性胃炎（Ménétrier disease）和残胃等；胃的癌前病变（precancerous lesion）指的是容易发生癌变的胃黏膜病理组织学变化，但其本身尚不具备恶性改变。胃黏膜上皮的非典型增生被认为是胃癌前病变之一，病理组织学改变主要是增生细胞出现一定程度的异型性、极向消失和排列紊乱，结构上部分丧失与原组织的相似性。不典型增生是癌变过程中必经的谱带式的连续过程，近年来提出上皮内瘤变（intraepithelial neoplasia）则更强调增生病变的肿瘤性和克隆性，并将原位癌列入高级别上皮内瘤变。

此外，遗传因素、免疫监视机制失调、过度服用质子泵抑制剂、癌基因（如 *c-met*、*k-ras* 基因等）的过度表达和抑癌基因（如 *p53*、*APC*、*MCC* 基因等）突变、重排、缺失、甲基化等变化都与胃癌的发生有一定的关系。

（二）病理

1. 肿瘤位置

（1）初发胃癌：将胃大、小弯各等分 3 份，连接其对应点，可分为上 1/3（U）、中 1/3（M）和下 1/3（L）。每个原发病变都应记录其二维的最大值。如果 1 个以上的分区受累，所有的受累分区都要按受累的程度记录，肿瘤主体所在的部位列在最前如 LM 或 UML 等。如果肿瘤侵犯了食管或十二指肠，分别记为 E 或 D。胃癌一般以 L 区最为多见，约占半数。其次为 U 区，特别是食管胃结合部（gastroesophageal junction，GEJ）肿瘤更有其特点。胃癌也可发生于 M 区，广泛分布者较少。

（2）残胃癌：肿瘤可位于吻合口处（A）、胃缝合线处（S）、其他位置（O）、整个残胃（T），甚至扩散至食管（E）、十二指肠（D）、空肠（J）。

2. 大体类型

（1）早期胃癌：指病变仅限于黏膜和黏膜下层，而不论病变的范围和有无淋巴结转移。癌灶直径 10mm 以下称小胃癌，5mm 以下称微小胃癌。早期胃癌分三型（图 40-10）：①Ⅰ型：隆起型。②Ⅱ型：表浅型，包括三个亚型。Ⅱa 型，表浅隆起型；Ⅱb 型，表浅平坦型；Ⅱc 型，表浅凹陷型。③Ⅲ型：凹陷型。如果合并两种以上亚型时，面积最大的一种写在最前面，其他依次后排。如Ⅱc+Ⅲ。Ⅰ型和Ⅱa 型鉴别如下：Ⅰ型病变厚度超过正常黏膜的 2 倍，Ⅱa 型的病变厚度不到正常黏膜的 2 倍。

（2）进展期胃癌：指病变深度已超过黏膜下层的胃癌。按 Bormann 分型法分四型（图 40-11）：①Ⅰ型：息肉（肿块）型；②Ⅱ型：无浸润溃疡型，癌灶与正常胃界限清楚；③Ⅲ型：有浸润溃疡型，癌灶与

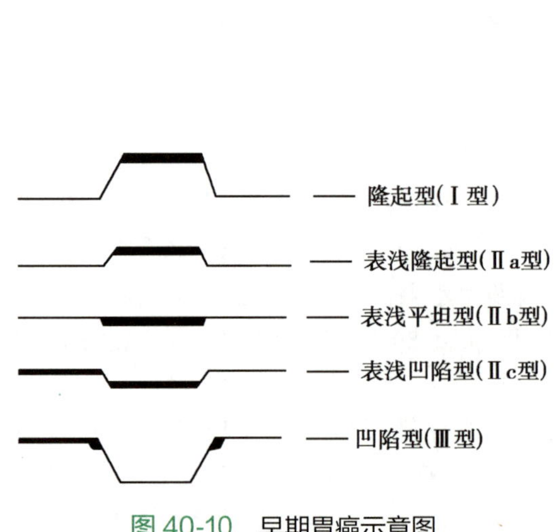

图 40-10 早期胃癌示意图

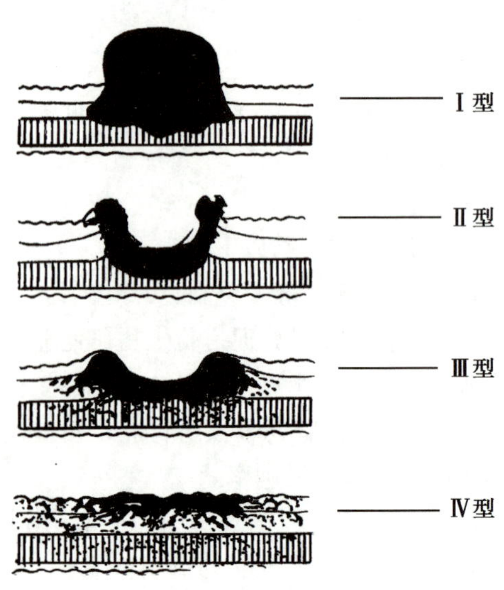

图 40-11 胃癌的 Bormann 分型

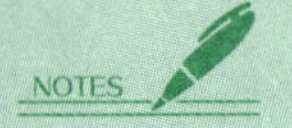

正常胃界限不清楚;④Ⅳ型:弥漫浸润型。

3. 组织类型 WHO(2019年)将胃癌均归类为上皮性恶性肿瘤,包括:①腺癌(包括管状腺癌、乳头状腺癌、黏液癌、印戒细胞癌和肝样腺癌等);②腺鳞癌;③鳞状细胞癌;④未分化癌;⑤胃母细胞瘤;⑥神经内分泌癌(NEC),也称为类癌(carcinoid)。

4. 转移扩散途径

(1)直接浸润:是胃癌的主要扩散方式之一。胃癌侵犯浆膜层时,可直接浸润侵入腹膜、邻近器官或组织,主要有胰腺、肝脏、横结肠及其系膜等。也可借黏膜下层或浆膜下层向上浸润至食管下端、向下浸润至十二指肠球部。

(2)淋巴转移:是胃癌主要转移途径,早期胃癌的淋巴转移率近20%,进展期胃癌的淋巴转移率高达70%左右。一般情况下按淋巴流向转移,少数情况也有跳跃式转移。胃周区域淋巴结分为23组(图40-12)。此外,癌细胞可经胸导管转移至左锁骨上淋巴结(Virchow lymph node)、经肝圆韧带转移至脐周淋巴结(Irish lymph node),这两处淋巴结转移应视为远处转移。

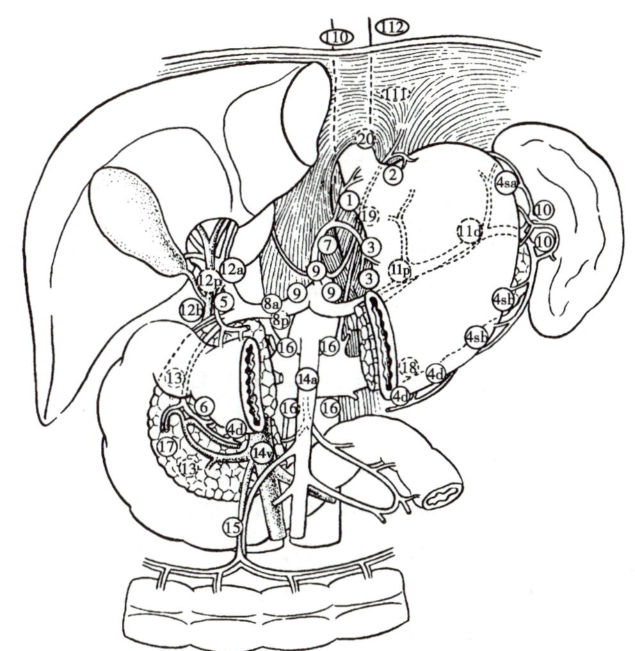

图40-12 胃周淋巴结分组

1. 贲门右区;2. 贲门左区;3. 沿胃小弯;4sa. 胃短血管旁;4sb. 胃网膜左血管旁;4d. 胃网膜右血管旁;5. 幽门上区;6. 幽门下区;7. 胃左动脉旁;8a. 肝总动脉前;8p. 肝总动脉后;9. 腹腔动脉旁;10. 脾门;11p. 近端脾动脉旁;11d. 远端脾动脉旁;12a. 肝动脉旁;12p. 门静脉后;12b. 胆总管旁;13. 胰头后;14v. 肠系膜上静脉旁;14a. 肠系膜上动脉旁;15. 结肠中血管旁;16. 腹主动脉旁(a_1,膈肌主动脉裂孔至腹腔干上缘;a_2,腹腔干上缘至左肾静脉下缘;b_1,左肾静脉下缘至肠系膜下动脉上缘;b_2,肠系膜下动脉上缘至腹主动脉分叉处);17. 胰头前;18. 胰下缘;19. 膈下;20. 食管裂孔;110. 胸下部食管旁;111. 膈上;112. 后纵隔。

(3)血行转移:胃癌晚期时癌细胞经门静脉或体循环向身体其他部位播散,常见的有肝、肺、骨、肾、脑等,其中以肝转移最为常见。

(4)种植转移:当胃癌组织浸润至浆膜后,癌细胞可自浆膜脱落并种植于腹膜、大网膜或其他脏器表面,形成转移性结节,黏液腺癌种植转移最为多见。若种植转移至直肠前凹,直肠指诊可能触到肿块。胃癌的卵巢转移(Krukenberg tumor)占全部卵巢转移癌的50%左右,其机制除上述外,也可能是经血行或淋巴逆流所致。

5. 病理分期 病理分期是判断胃癌进展程度、评估预后、指导后续治疗的重要依据。目前,国际抗癌联盟(UICC)、美国癌症联合会(AJCC)和日本胃癌协会(JGCA)对于胃癌的判断标准基本达成共识,并于2016年发布第8版TNM分期。

(1)原发肿瘤:肿瘤浸润深度用T来表示。T_1:肿瘤侵犯黏膜层,其中T_{1a}为侵犯黏膜固有层或黏膜肌层,T_{1b}为侵犯黏膜下层。T_2:肿瘤侵犯固有肌层。T_3:肿瘤穿透浆膜下结缔组织。T_4:肿瘤侵犯浆膜或邻近结构,其中T_{4a}为侵犯浆膜,T_{4b}为侵犯周围结构或器官。

(2)区域淋巴结:转移淋巴结个数用N来表示。N_0:无淋巴结转移。N_1:1~2个区域淋巴结转移。N_2:3~6个区域淋巴结转移。N_3:7个或以上区域淋巴结转移,其中N_{3a}为7~15个,N_{3b}为≥16个区域淋巴结转移。

(3)远处转移:M_0表示无远处转移,M_1表示有远处转移,其中包括肝转移(H_1)、腹膜播散(P_1)、

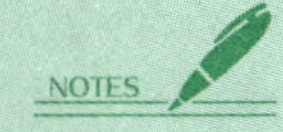

腹腔灌洗液可见游离癌细胞（CY_1）和发生直肠前凹、卵巢等种植转移，以及出现胃周以外的淋巴结、肺脏、胸膜、骨髓、骨、脑、脑脊膜、皮肤等转移病灶。

（4）胃癌分期：如表 40-1 所示。

表 40-1 胃癌的病理分期（pTNM）

<table>
<tr><th></th><th>N_0</th><th>N_1</th><th>N_2</th><th>N_{3a}</th><th>N_{3b}</th><th>M_1（任何 N）</th></tr>
<tr><td>$T_{1a,b}$</td><td>ⅠA</td><td>ⅠB</td><td>ⅡA</td><td>ⅡB</td><td>ⅢB</td><td rowspan="6">Ⅳ</td></tr>
<tr><td>T_2</td><td>ⅠB</td><td>ⅡA</td><td>ⅡB</td><td>ⅢA</td><td>ⅢB</td></tr>
<tr><td>T_3</td><td>ⅡA</td><td>ⅡB</td><td>ⅢA</td><td>ⅢB</td><td>ⅢC</td></tr>
<tr><td>T_{4a}</td><td>ⅡB</td><td>ⅢA</td><td>ⅢA</td><td>ⅢB</td><td>ⅢC</td></tr>
<tr><td>T_{4b}</td><td>ⅢA</td><td>ⅢB</td><td>ⅢB</td><td>ⅢC</td><td>ⅢC</td></tr>
<tr><td>M_1（任何 T）</td><td></td><td></td><td></td><td></td><td></td></tr>
</table>

（三）临床表现

1. 症状 早期病人多无症状，以后逐渐出现上消化道症状，包括上腹部不适、剑突下隐痛、食后饱胀感等。胃窦癌常引起十二指肠功能的改变，可以出现类似十二指肠溃疡的症状。如果上述症状未得到病人或医生的充分注意而按慢性胃炎或十二指肠溃疡处理，病人可获暂时性缓解。随着病情的进一步发展，可逐渐出现上腹疼痛加重、食欲缺乏、消瘦、乏力等。若癌灶浸润胃周血管则引起消化道出血，根据病人出血速度的快慢和出血量的大小，可表现为呕血或黑便；远端胃癌使幽门部分或完全性梗阻则可致恶心与呕吐，呕吐物多为宿食和不含胆汁的胃液，伴酸臭味；GEJ 部位胃癌可有进食哽噎感。此时虽诊断容易但已属晚期，治疗较为困难且效果不佳。因此，外科医生对有上述临床表现的病人，尤其是中年以上的初诊病人应细加分析，合理检查以避免延误诊断。

2. 体征 早期病人多无明显体征，上腹部深压痛可能是唯一值得注意的体征。晚期病人可能出现上腹部肿块、直肠指诊在直肠前凹触到肿块、腹腔积液和左锁骨上淋巴结肿大等。

（四）诊断

胃镜和 X 线钡餐检查、CT 检查是目前诊断胃癌的主要方法。除常规的影像学检查外，腹腔镜探查作为诊断和分期的有效补充手段，也越来越受到重视。

1. 胃镜 优点在于可以直接观察病变部位，并对可疑病灶直接钳取小块组织作病理组织学检查。胃镜的观察范围较大，从食管到十二指肠都可以观察和咬取活检。检查中可利用刚果红、亚甲蓝等进行活体染色可提高早期胃癌的检出率。超声内镜（EUS）可明确肿瘤浸润深度，对选择治疗方式有一定帮助。为避免漏诊，发现可疑病灶需进行活组织检查，且在病灶的四周钳取 4~6 块组织，不要集中一点取材或取材过少。

2. X 线钡餐检查 通过对胃的形态、黏膜变化、蠕动情况和排空时间的观察确立诊断，痛苦较小。近年随着数字化胃肠造影技术的逐渐应用，获得的影像更加清晰，分辨率大为提高，因此 X 线钡餐检查仍是胃癌的主要诊断方法之一。其不足是不能取活检作组织学检查，且不如胃镜直观，对早期胃癌诊断较为困难。进展期胃癌 X 线钡餐检查所见与 Bormann 分型一致，即表现为肿块（充盈缺损）、溃疡（龛影）或弥漫浸润（胃壁僵硬、胃腔狭窄等）3 种影像。早期胃癌常需借助于气钡双重对比造影。

3. CT 检查 多层螺旋 CT（MSCT）是胃癌进行临床诊断和分期的重要影像学检查手段，判断胃癌瘤体的浸润深度、胃周淋巴结转移情况、周围组织和脏器（如横结肠系膜、大网膜、腹膜和肝、胰腺等部位）有无浸润、播散或转移。MSCT 是胃癌术前 TNM 分期的首选方法，在 T 分期方面和 EUS 检查正确率相近，达 75% 左右，但在判断肝转移、腹膜转移和腹膜后淋巴结转移等方面优于 EUS。

4. 其他影像学检查 腹部超声有助于判断病人是否存在腹腔积液和肝转移等情况。MRI 对于胃癌的分期并不优于腹部 CT 检查，但对于显示肝脏微小转移灶（直径 <10mm）优于增强 CT 扫描。

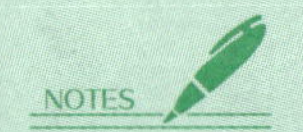

PET/CT检查集功能代谢与解剖形态显像于一体，是近年来迅速发展的新型显像技术。其对肿瘤细胞浸润胃壁深度和病灶周围区域淋巴结转移显示不佳，但对远处转移，如肝、肺、腹膜和骨转移的准确率明显增高，在术前评估中不常规使用。

5. 腹腔镜探查 对于进展期胃癌，特别是肿瘤累及浆膜者，应常规进行腹腔镜探查，可避免病人接受不必要的剖腹探查。该探查不仅可以发现腹壁、网膜或者盆底的微小转移灶，还可以进行腹腔灌洗，将灌洗液送细胞学检查有可能发现游离肿瘤细胞，以助于准确分期。

（五）鉴别诊断

大多数胃癌病人经过外科医生初步诊断后，通过胃镜等辅助检查都可获得正确诊断。在少数情况下，胃癌需与胃良性溃疡、胃非上皮性肿瘤、胃良性肿瘤和慢性胃炎相鉴别。

1. 胃良性溃疡 与胃癌相比较，胃良性溃疡一般病程较长，曾有典型溃疡疼痛反复发作史，抗酸剂治疗有效。除非合并出血、幽门梗阻等严重的并发症，多无明显体征，不会出现近期明显消瘦、贫血、腹部包块甚至左锁骨上窝淋巴结肿大等。更为重要的是X线钡餐和胃镜检查，良性溃疡常小于2.5cm，圆形或椭圆形龛影，边缘整齐，蠕动波可通过病灶；胃镜下可见黏膜基底平坦，有白色或黄白色苔覆盖，周围黏膜水肿、充血，黏膜皱襞向溃疡集中。而癌性溃疡与此有很大的不同，详细特征参见胃癌诊断部分。

2. 胃非上皮性肿瘤 特征与鉴别参见本节三、四内容。

3. 胃良性肿瘤 多无明显临床表现，X线钡餐为圆形或椭圆形的充盈缺损，而非龛影。胃镜则表现为黏膜下包块。

（六）治疗

1. 手术治疗 是胃癌最有效的治疗方法。胃癌根治术应遵循以下三点要求：①充分切除原发癌灶；②彻底清除可能转移的淋巴结；③完全消灭腹腔游离癌细胞和微小转移灶。胃癌的根治（radical）/残留（residual）程度分为三级：R0级为切除后显微镜下无残留；R1级为显微镜下有残留；R2为有肉眼可见肿瘤残留。

（1）早期胃癌：20世纪50~60年代曾将胃癌标准根治术定为胃的大部切除加淋巴结清扫术，小于这一范围的手术不列入根治术。但是经过多国的大宗病例研究，发现这一原则有所欠缺，并由此提出对某些分期的胃癌可行缩小手术，包括缩小胃的切除范围、缩小淋巴结的清扫范围和保留重要解剖结构，以使病人在不影响远期预后的情况下有效地降低手术风险、减小创伤、提高术后生活质量。常用的手术方式有：①内镜黏膜切除术（EMR）或内镜黏膜下剥离术（ESD）：临床评估为$cT_{1a}N_0$的分化型胃癌，若伴有溃疡应直径小于3cm。根据术后病理结果制订后期治疗和随访策略。②其他手术：根据病情可选择各种缩小手术，常用的有腹腔镜下或开腹胃部分切除术、保留幽门的胃切除术、保留迷走神经的胃部分切除术和相应的淋巴结清扫手术等。经上述的治疗方案，术后病理诊断为黏膜癌者5年生存率为98.0%，而黏膜下癌者为88.7%。

（2）进展期胃癌：根治术后5年生存率一般在50%左右。目前认为对于进展期胃癌使用腹腔镜等腔镜技术可以达到与开腹手术相同的效果。若无远处转移或周围脏器侵犯，推荐手术方式为胃切除+大网膜切除+区域淋巴结清扫术。有证据表明扩大淋巴结清扫并不能提高病人术后5年生存率，而且会增加围手术期并发症和死亡率，因此不再推荐过于广泛的淋巴结清扫手术。清扫淋巴结数目应不少于15个，清扫或病理检查淋巴结数目太少会影响分期判断的准确性，病理学检查对术后的肿瘤正确分期、正确判断预后、指导术后监测和选择术后治疗方案都有重要的价值。

胃的切除范围由肿瘤位置和临床分期共同决定，应在完整切除原发灶的同时保证切缘与肿瘤有足够的距离。T_2以上的Borrmann Ⅰ和Ⅱ型胃癌的切缘距肿瘤边缘的距离至少3cm，Borrmann Ⅲ和Ⅳ型的切缘距离至少5cm；若肿瘤侵犯贲门或幽门，食管或十二指肠切缘无须至5cm以上，但需行术中冰冻病理检查以保证R0切除。根据上述原则可选择近端胃切除、远端胃切除和全胃切除三种术式，食管和十二指肠的切断线一般在贲门上或幽门下的3~4cm。

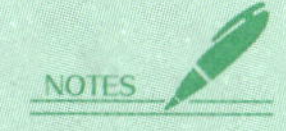

根据不同的肿瘤位置和采用的胃切除术式，胃周淋巴结清扫的区域也有所不同。不同术式的胃癌根治术的淋巴结清扫范围并不一致，表 40-2 标示了第 1 站（D1）和第 2 站（D2）的淋巴结分组。D2 清扫为胃癌根治术推荐的清扫范围，超越表中淋巴结分组编号的淋巴清扫称为 D2+。基于临床研究结果，目前已不推荐进行包括横结肠系膜前叶和胰腺被膜在内的网膜囊切除。

表 40-2 胃癌不同切除术式 D1 和 D2 淋巴结清扫范围

	远端胃切除	近端胃切除	全胃切除
D1	1,3,4sb,4d,5,6,7	1,2,3,4sa,4sb,7	1,2,3,4sa,4sb,4d,5,6,7
D2	D1+8a,9,11p,12a	D1+8a,9,10,11	D1+8a,9,10,11,12a

远端胃癌根治术的重建方式与胃大部切除术相同。近端胃癌根治如行残胃与食管吻合，要注意其远侧胃必须保留全胃的 1/2 以上，否则严重的反流性食管炎极大影响病人生存质量，采用加做幽门成形术、双肌瓣吻合或双通道吻合等方式减轻胃液的食管反流。根治性全胃切除的消化道重建的方法较多，常用的有（图 40-13）：①食管空肠 Roux-en-Y 法：应用较广泛并在此基础上演变出多种变法；②食管空肠袢式吻合法：常用 Schlatter 法，也有多种演变方法。全胃切除术后主要并发症有：①食管空肠吻合口瘘；②食管空肠吻合口狭窄；③反流性食管炎；④Roux-en-Y 潴留综合征；⑤营养性合并症等。

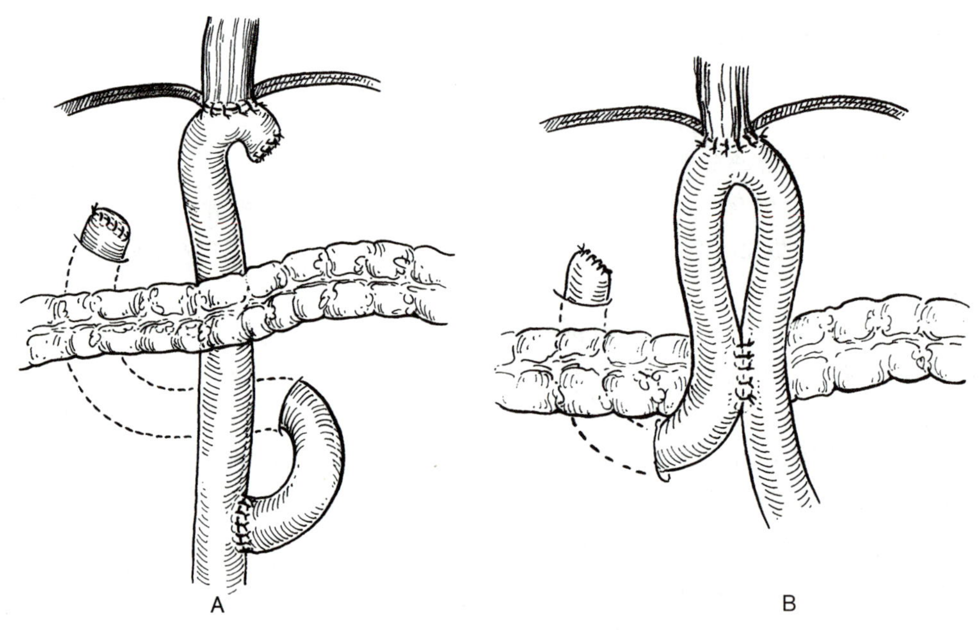

图 40-13 全胃切除术后消化道重建的常用方法
A. Roux-en-Y 法；B. Schlatter 法。

扩大胃癌根治术是指包括胰体、尾及脾在内的根治性部分胃切除术或全胃切除术，联合脏器切除术是指联合肝或横结肠等脏器的切除术。联合脏器切除术损伤大、生理干扰重，故不应作为姑息性治疗的手段，也不宜用于年老体弱，心、肺、肝、肾功能不全，或营养、免疫状态差的病人。

姑息性手术的目的有以下两方面：①减轻病人的癌负荷；②解除病人的症状，如幽门梗阻、消化道出血、疼痛或营养不良等。术式主要有以下几种：①姑息性切除，即切除主要癌灶的胃切除术；②旁路手术，如胃空肠吻合术；③造口，如空肠营养造口术。

（3）腹腔游离癌细胞和微小转移灶的处理：腹膜转移是术后复发的主要形式之一，侵出浆膜的进展期胃癌随着受侵面积的增大，癌细胞脱落的可能性也增加，为消灭脱落到腹腔的游离癌细胞，可采取如下措施。

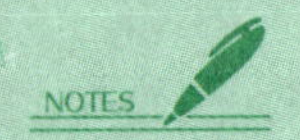

1）腹腔内化疗（intraperitoneal chemotherapy）：可在门静脉内、肝脏内和腹腔内获得较高的药物

浓度，而外周血中的药物浓度则较低，这样药物的毒副作用就随之减少。腹腔内化疗的方法主要有两种：①经皮腹腔内置管；②术中皮下放置植入式腹腔泵或腹膜透析导管（Tenckhoff 管）。

2）腹腔热灌注化疗（hyperthermic intraperitoneal chemotherapy，HIPEC）：在完成根治术后应用封闭的循环系统，以 42~45℃含有化疗药物如紫杉醇、顺铂、5-FU 等的灌注液，恒温下行腹腔内高温灌洗，维持 30~60 分钟。HIPEC 可应用于有浆膜浸润或合并腹膜转移的病人，对于广泛器官转移、腹膜后淋巴结转移的病人效果不佳。

2. 化学治疗 胃癌对化疗药物有低至中等程度的敏感性，可于术前用于新辅助治疗或转化治疗、晚期无法手术病人的治疗和 R0 术后的辅助治疗，目前研究证实进展期胃癌病人根治性手术后接受辅助化疗可以延长生存期。

（1）适应证：①根治术后病人，早期胃癌根治术后原则上不必辅以化疗，Ⅱ期以上的病人均应行辅助化疗；②非根治术后病人，如姑息性切除术后、旁路术后、造瘘术后、开腹探查未切除以及有癌残留的病人；③不能手术或转移复发的病人；④已丧失手术机会的病人。化疗要求病人全身状态较好、无重要脏器功能不全。

（2）常用化疗方案：已证实胃癌化疗联合用药优于单一用药，临床上常用的化疗方案如下。

1）替吉奥（S-1）方案：S-1 由替加氟（FT）、吉莫嘧啶（CDHP）和奥替拉西钾三药按一定比例组成，前者为 5-FU 前体药物，后两者为生物调节剂。用法：40mg/m^2，每日 2 次，口服；6 周为一个疗程，其中用药 4 周，停药 2 周。有效率 44.6%。

2）CapeOX 方案：由卡培他滨、奥沙利铂组成。用法：卡培他滨 1 000mg/m^2，每日 2 次，口服 14 天；奥沙利铂 130mg/m^2，静脉滴注，第 1 天。每 3 周重复一次。

3）FOLFOX 方案：由奥沙利铂、亚叶酸钙、5-FU 组成。用法：奥沙利铂 85mg/m^2，静脉滴注，第 1 天；亚叶酸钙 400mg/m^2，静脉滴注，第 1 天；5-FU 400mg/m^2，第 1 天静脉推注，其后 1 200mg/(m^2·24h)，持续 48 小时。每 2 周重复一次。

4）DTX 方案：多烯紫杉醇 75~100mg/m^2，静脉滴注，第 1 天。每 3 周重复一次。

3. 放射治疗 胃癌对放射线敏感性较低，因此多数学者不主张术前放疗。因胃癌复发多在癌床和邻近部位，故术中放疗有助于防止胃癌的复发。术中放疗的优点为：①术中单次大剂量（20~30Gy）放射治疗的生物学效应明显高于手术前、后相同剂量的分次照射；②能更准确地照射到癌复发危险较大的部位，即癌床；③术中可以对周围的正常组织加以保护，减少放射线的副作用。术后放疗仅用于缓解由狭窄、癌浸润等所引起的疼痛以及对残癌处（非黏液细胞癌）银夹标记后的局部治疗。

4. 靶向治疗和免疫治疗 近年来，分子靶向药物治疗胃癌已成为临床常用方法，特别对 HER-2 过表达的晚期或转移性胃癌，曲妥珠单抗联合化疗显示了较好的应用前景，甚至推荐将其加入一线化疗方案中。靶向人血管内皮生长因子受体的药物，如雷莫西尤单抗或阿帕替尼，可用于晚期或转移性胃癌的二线治疗。免疫治疗在胃癌综合治疗中的地位越来越受到重视。主要包括：①免疫检查点抑制剂，包括 PD-1、PD-L1 和 CTLA-4 等免疫检查点抑制剂；②过继性免疫制剂，属于此类的有淋巴因子激活的杀伤细胞（LAK）、细胞毒性 T 细胞（CTL）等，以及一些细胞因子，如白细胞介素-2（IL-2）、肿瘤坏死因子（TNF）、干扰素（IFN）等。

5. 中药治疗 可用于预防和治疗胃癌化疗中的副作用，如恶心、呕吐、腹胀、食欲减退，白细胞、血小板减少和贫血等。

6. 基因治疗 主要有抑癌基因治疗、自杀基因治疗、反义基因治疗、核酶基因转染治疗和基因免疫治疗等。虽然这些治疗方法目前多数还仅限于动物实验，但正逐步走向成熟，有望将来成为胃癌治疗的一种新方法。

三、胃肠道间质瘤

胃肠道间质瘤（gastrointestinal stroma tumor，GIST）源于消化道间质的 Cajal 细胞，大多具有 *c-kit*

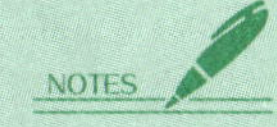

基因或血小板衍生受体基因（*PDGFRA*）突变。GIST主要转移途径为种植转移和血行转移，常见的种植部位为腹腔、盆腔，血行转移为肝脏，淋巴结转移不多见。免疫组化染色是GIST诊断的主要依据，主要包括CD117、DOG-1的阳性染色，CD34阳性率在60%~70%。肿瘤组织基因测序检查有助于靶向药物的治疗应用。临床上根据瘤体大小和核分裂象将GIST的危险度分为四级，具体见表40-3。

表40-3 GIST的危险度分级

危险度分级	肿瘤原发部位	瘤体直径/cm	核分裂象/5mm^2
极低	任何部位	<2	≤5
低	任何部位	2.1~5	≤5
中	任何部位	<2	6~10
	胃原发	2.1~5	6~10
	胃原发	5.1~10	≤5
高	任何部位	>5	>5
	任何部位	>10	任何
	任何部位	任何	>10
	非胃原发	2.1~5	>5
	非胃原发	5.1~10	≤5
	肿瘤破裂	任何	任何

过去称为的“胃平滑肌肿瘤”，现在多属于胃GIST，约占全部GIST的50%~60%，在胃的恶性肿瘤中占1%~3%，可见于胃的任何部位，但以近端胃为多见。发病年龄在40~80岁之间，性别无差异。

1. 病理 分界清楚，呈球形或半球形，质地较柔韧，表面呈结节或分叶状。肿瘤可向腔内和/或腔外生长，具有完整包膜。大小从1cm以下到20cm以上不等，直径在2cm以下者多呈惰性生长。如肿瘤增长速度较快、瘤体生长较大可造成瘤体内出血、坏死及囊性变，并在黏膜表面形成溃疡。

2. 临床表现 ①消化系统症状：无特征性，主要包括上腹部疼痛或不适以及恶心与呕吐；消化道出血可能成为病人的第一症状就诊，有时出血量较大，需急诊手术止血。②上腹部肿块。③肿瘤破裂：严重者表现为腹腔内出血、休克，可造成肿瘤的腹腔播散。

3. 诊断

（1）腹部超声检查：超声检查若见肿瘤直径大于5cm，内部回声则出现点片状强回声反射。

（2）X线钡餐检查：多表现为凸向胃腔的透光影，肿瘤形态一般比较规则，为类圆形，很少显示分叶状。瘤体表面光滑、基底胃壁较柔软。有以下三个特征性现象：①桥状皱襞：肿瘤附近的胃黏膜纹部分爬上肿瘤表面，但未到其顶端时即展平消失；而胃癌的黏膜纹均在肿瘤外围断裂。②脐样溃疡：在肿瘤的顶端可见边缘整齐的圆形充盈缺损，有时在充盈缺损的中心可见典型的脐样溃疡龛影；直径多在0.5~1.0cm。③吻触现象：较大的肿瘤有时与对侧胃壁发生部分接触，在造影片上显示不规则的图样环形钡影。

（3）腹部CT检查：横断面图像可显示胃壁的厚度，可判断较大的肿瘤有无中心坏死、向腔外发展的肿瘤有无与周围组织浸润转移等。较大的胃间质瘤因其坏死较多，故中央低密度现象更为常见。此外可见肿瘤周围组织器官受挤压移位的表现。

（4）胃镜检查：边界不甚清晰，呈结节状或不规则隆起，表面可出现糜烂溃疡，并伴有出血。周边黏膜可呈结节状或颗粒状浸润表现。桥状皱襞常不明显。用活检钳触之较固定，质稍韧。EUS检查可发现胃镜下的较小黏膜凸起起源于固有肌层。

4. 鉴别诊断

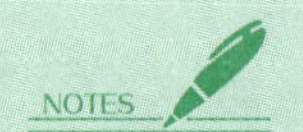

（1）胃癌：特别是中晚期隆起型胃癌常需与胃间质瘤相鉴别，胃癌一般范围较大，形态不规则，呈

菜花样,黏膜表面明显粗糙,凹凸不平,常有溃疡出血。胃镜活检多能确诊。

(2)胃外肿物或脏器压迫:胃外肿物压迫其隆起形态与大小多不恒定,边界不清晰。向胃内充气后,可见隆起明显;抽出气体后,隆起则缩小或消失。表面黏膜完整,外观正常,用钳触之无黏膜下滚动感。EUS可清晰地显示肿物位于胃壁第5层以外。

(3)胃的其他非上皮肿物:特别是体积较小的胃GIST在术前很难与平滑肌瘤、神经鞘瘤、异位胰腺等鉴别,往往需要获得病理诊断支持。

5. 治疗

(1)手术治疗:根据肿瘤的部位可选择各种形式的GIST所在胃的局部切除和胃大部切除术,应尽量避免破坏贲门功能和进行全胃切除,必要时可在术前明确诊断和基因突变外显子位点后进行靶向药物治疗,达到肿瘤缩小的目的。术中应保护肿瘤假包膜的完整,谨防肿瘤破裂,争取R0切除,如为R1切除也不主张再次补充手术。除琥珀酸脱氢酶(SDH)缺陷型GIST,不常规清扫淋巴结。腹腔镜手术的选择应慎重考虑肿瘤的大小和位置、手术者的技术能力。

(2)靶向药物治疗:酪氨酸激酶抑制剂甲磺酸伊马替尼(IM)对大多数GIST病人有较好的疗效。具体适应证为:①复发、转移的病人;②难以达到R0切除;③需要联合脏器切除;④切除需要牺牲脏器功能(有可能损伤贲门功能、全胃切除、胰十二指肠切除和腹会阴联合切除等);⑤不能耐受手术的病人;⑥因中高风险肿瘤术后复发转移可能性较大,术后应进行辅助治疗。IM剂量一般推荐400mg/d;中复发风险的GIST术后服药1年,高复发风险术后服药至少3年,无法手术、术后复发转移或肿瘤破裂者需长期服药,出现IM耐药的病人可以使用舒尼替尼或瑞派替尼。

四、胃淋巴瘤

原发性胃淋巴瘤(primary gastric lymphoma)占胃恶性肿瘤的2%~7%,是胃非上皮肿瘤主要类型之一,占全身淋巴瘤的2.4%。该病可见于任何年龄,45~60岁居多,男性较女性偏多。病因尚不清,可能与幽门螺杆菌感染有关。

1. 病理 原发性胃淋巴瘤中最为多见的是低侵袭度的黏膜相关淋巴组织(mucosa-associated lymphoid tissue,MALT)淋巴瘤,约占50%,其次较为常见的是高侵袭度的弥漫大B细胞淋巴瘤(diffuse large B-cell lymphoma,DLBCL),另外比较少见的是滤泡性淋巴瘤、套细胞淋巴瘤及T细胞淋巴瘤等。原发性胃淋巴瘤多见于胃体中部小弯侧和后壁,始于胃黏膜相关淋巴组织,逐渐向四周蔓延并侵犯全层。随着病情进展黏膜表面可形成溃疡、出血或浸透胃壁全层致穿孔。恶性淋巴瘤以淋巴转移为主,也可以累及骨髓、脾脏等器官。

2. 临床表现 无特异性,常被误诊为胃溃疡或胃癌等疾病,误诊率高达90%以上。临床上以上腹痛最为常见,其次为恶心、呕吐、食欲减退、呕血、黑便及体重下降等。体征主要有贫血、腹部包块、肝脾大、恶病质等。

3. 诊断 确定诊断需满足以下条件:①无浅表淋巴结肿大;②血白细胞总数和比例正常;③胸片无纵隔淋巴结肿大;④肝、脾正常;⑤手术时除胃周有淋巴结肿大外,无肠系膜淋巴结等其他组织受累。

(1)X线钡餐检查:确诊率在15%左右,可分为肿块型、溃疡型和浸润型三种类型,其中以肿块型最为常见。表现为多数大小不等的充盈缺损,从数毫米到数厘米,彼此可相连,也可分散存在,其间黏膜显示多发浅溃疡或深糜烂。病变多累及两个分区以上,但胃壁的柔软性改变不大,透视下观察胃腔可随着胃内气量增加而充分扩开。

(2)胃镜和超声内镜检查:胃镜可见肿块、溃疡、黏膜皱襞粗大以及类似早期胃癌外观等改变。因胃恶性淋巴瘤源于黏膜下层,故取活检时如取材太浅、太小,常难以作出正确诊断,诊断正确率仅为29%。对可疑病人若首次检查未能确诊,应反复多次检查。采用大口径内镜钳对肉眼可疑部位进行多点活检或行黏膜下切除活检也能提高诊断率。EUS诊断胃恶性淋巴瘤的准确率为77%~93%,在判

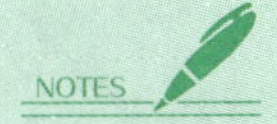

断浸润深度方面其准确率可达92%，在判断淋巴结转移方面准确率为77%，但对一些黏膜下小病灶诊断准确性不够。

（3）CT扫描：表现为胃壁局部或弥漫性增厚，可达4cm。黏膜纹粗大，仅有轻度的对比增强，此点与浸润型胃癌呈明显对比增强有所不同。此外胃淋巴瘤常可见肾蒂上下及腹主动脉旁淋巴结肿大。

（4）分子生物学诊断技术：包括Southern印迹基因重组和聚合酶链反应（PCR）。这些方法灵敏度较高，对少数内镜活检仍难以确诊的病人及治疗后复发的病人均具有较高的灵敏度。

4. 治疗

（1）抗幽门螺杆菌治疗：治疗后60%~70%的病人瘤灶消退，无效者仅占15%~30%。对于伴幽门螺杆菌感染的早期胃淋巴瘤，仅需抗幽门螺杆菌治疗即可。对于Ⅲ/Ⅳ期病人，消灭幽门螺杆菌后再行放、化疗可明显提高肿瘤完全消退率。

（2）化学治疗：对于幽门螺杆菌阴性，或晚期的病人，化疗可明显提高5年生存率。常用的化疗方案为CHOP和CHOP-BLEO方案。

（3）放射治疗：对于幽门螺杆菌阴性或者存在其他部位转移，以及治疗后复发的病人，放疗的主要副作用为消化道出血和穿孔。

（4）靶向治疗：针对CD20阳性的B细胞淋巴瘤，特别是DLBCL，使用利妥昔单抗治疗已比较成熟，与化疗或放疗联合对于胃淋巴瘤病人也有很好的疗效。

（5）手术治疗：胃MALT淋巴瘤曾采用外科治疗，由于病灶多发、范围广而行全胃切除术。近年来，首选抗幽门螺杆菌治疗，除菌治疗不适应者应行化疗和放疗。对胃DLBCL而言，手术治疗也非首选，只有下列情况才考虑手术治疗，且术后需再加非外科治疗：①经放、化疗后仍有残存病灶者；②不适应放疗和化疗者；③存在出血、穿孔、肿瘤巨大或症状明显者。一般仅需行适当范围的胃切除，但合并胃癌者则应选择施行全胃切除。

更为少见的胃恶性肿瘤还有胃神经纤维肉瘤、黏液肉瘤、纤维肉瘤、血管肉瘤等。

第四节 病态肥胖症的外科治疗

病态肥胖症（morbid obesity）是指热量摄入超过消耗导致体内脂肪过度积聚、体重过度增长，并引起机体代谢发生改变的一种慢性疾病。近半个世纪以来，由于人类生活方式和饮食结构的改变，肥胖及其相关代谢性疾病，如2型糖尿病（T2DM）、高血压、高脂血症、高尿酸血症、非酒精性脂肪性肝病、睡眠呼吸暂停综合征、不孕不育等的发病率在全球逐年升高，不仅有碍人体美观，还严重影响人类健康。

肥胖症的治疗包括饮食疗法、运动疗法、药物疗法和中医疗法等非手术治疗，以及因非手术治疗效果不理想而被迫实施的减重与代谢手术（metabolic and bariatric surgery）。临床研究表明，有效减少胃实际容积的摄入限制型手术、缩短近端肠段长度的吸收减少型手术和两者结合的混合型术式为主要手术方式，这些术式组成减重代谢手术的基本内容，可显著减少病人的体重，有效缓解相关代谢性疾病。

（一）手术适应证

实施减重手术的推荐年龄为16~65岁，强调多学科评估和围手术期管理，以体质量指数（body mass index，BMI）和是否合并T2DM作为减重手术的不同级别推荐标准。

1. 单纯肥胖病人 BMI≥37.5kg/m^{2}者建议积极手术治疗，BMI在32.5~<37.5kg/m^{2}之间者推荐手术。BMI在27.5~<32.5kg/m^{2}之间者，经改变生活方式和内科治疗难以控制、至少符合2项代谢综合征相关疾病诊断或存在合并症者，经综合评估后可考虑手术。

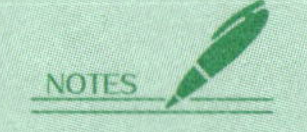

2. T2DM肥胖病人 对仍存有一定的胰岛素分泌功能的病人，BMI≥32.5kg/m^{2}即建议积极手术；

BMI 在 27.5~<32.5kg/m^2 之间者推荐手术治疗。

(二) 手术禁忌证

1. 诊断明确的非肥胖型 1 型糖尿病(T1DM)、妊娠糖尿病及某些特殊类型糖尿病病人。
2. 以治疗 T2DM 为目的,但病人胰岛 β 细胞分泌胰岛素的功能已基本丧失。
3. 药物、酒精成瘾者或患有严重精神疾病;智力障碍或智力不成熟、行为不能自控者。
4. 病人和家属对手术预期不符合实际,不能配合术后饮食及生活习惯的改变,依从性差。
5. 全身状况差,难以耐受全身麻醉或手术。

(三) 手术方式

减重手术现多以腔镜技术完成,最经典的术式是摄入限制型的腹腔镜胃袖状切除术(laparoscopic sleeve gastrectomy,LSG)和混合型的腹腔镜 Roux-en-Y 胃旁路术(laparoscopic Roux-en-Y gastric bypass,LRYGB)(图 40-14)。

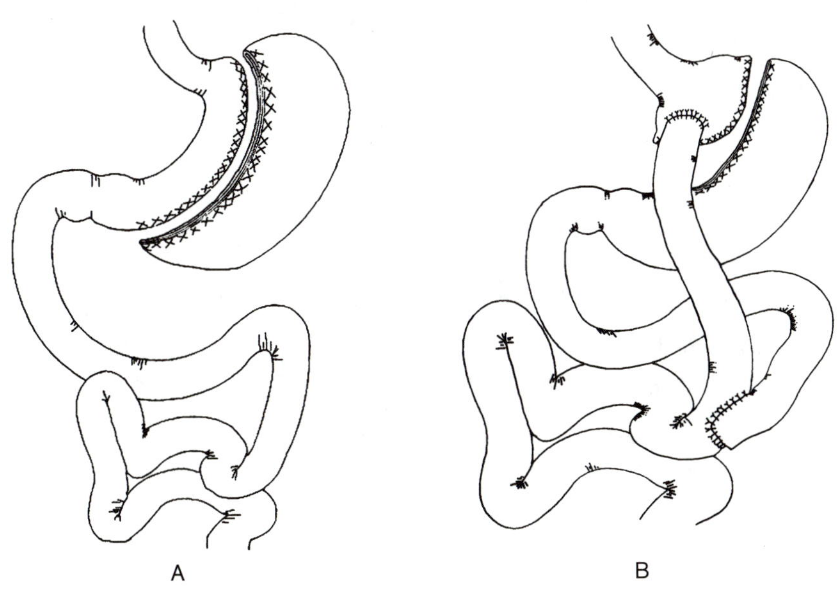

图 40-14 减重手术的常用术式
A. 胃袖状切除术;B. Roux-en-Y 胃旁路术。

1. LSG 手术要点为完全游离胃大弯和胃底,以 32~36F 胃管作为支撑,距幽门 2~6cm 处为切割起点,完全切除胃大弯和胃底,完整保留贲门,形成小弯侧容量为 60~80ml 的袖套状胃。该手术操作简单、并发症较少,保持原胃肠道解剖结构,可改变部分胃肠激素水平,对肥胖病人的血糖和其他代谢指标改善程度较好,可作为独立术式开展。LSG 术后 1 年的减重比为 60%~70%,T2DM 缓解率约为 65%。术后常见的并发症有出血、胃漏和胃食管反流等,并发症发生率约为 3.3%,手术死亡率<0.5%。

2. LRYGB 手术要点包括在贲门下方建立容积为 15~30ml 的胃小囊,旷置远端胃的大量容积,按预设计缩短吸收肠段长度在 Treitz 韧带远端离断空肠,采用 Roux-en-Y 重建方法完成胃小囊和远端空肠吻合,吻合口直径应适度以发挥限制摄入的功能,并关闭相应裂孔和间隙。该手术改变摄入食物走行和胃肠胰激素分泌,从而减重效果显著,对 T2DM 和其他代谢指标缓解率较高。对合并中重度反流性食管炎、严重代谢综合征或 BMI≥50kg/m^2 的病人,可优先选择 LRYGB。但旷置的远端胃囊与食管不通而无法实施胃镜检查,且该胃囊涵盖了胃癌的好发部位,因此对于有胃癌癌前病变或胃癌家族史病人应慎重选择此术式。LRYGB 术后 1 年的减重比为 70%~80%,T2DM 缓解率为 80%~85%。术后常见的并发症有出血、吻合口漏、吻合口狭窄、吻合口溃疡、腹内疝、倾倒综合征、营养不良等,并发症发生率约为 5%,手术死亡率约为 0.5%。

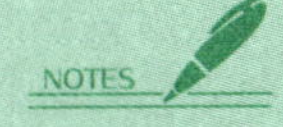

(四)围手术期管理

1. 术前评估 由多学科团队进行充分评估,明确手术指征、禁忌证、手术风险及应对策略。

2. 术中管理 肥胖病人气管内插管困难风险较普通人高,应做好处理困难气道的准备;腹腔内空间较普通病人小,增加手术操作困难,术中需要深度肌松,术后主动肌松拮抗。

3. 围手术期饮食和营养管理 术前予以低热量饮食,使病人体重术前降低 5%~10%。术后 1 天开始酌量给予清流食,逐步过渡为低糖、低脂、无咖啡因的流质、半流质和软质食物,逐步添加固体食物至普通饮食。进食时应充分咀嚼,每日应摄入足够水、蛋白质、多种维生素和微量元素,尽量减少摄入碳水化合物与脂肪。

4. 术后随访 对于术后病人,应培养正确的生活、运动习惯,术后长期按计划进行随访是保证手术长期疗效、防止复胖发生的关键。

第五节 十二指肠憩室

十二指肠憩室(duodenal diverticulum)是部分肠壁向外扩张形成的袋状突起。十二指肠憩室是消化道常见病,在正常人群中发生率为 1%~2%,而尸检发生率则高达 10%~20%。

(一)病因和病理

根据发病原因分为两类,有不同的病理基础。①原发性或假性憩室:临床所见多为此类。憩室壁主要由黏膜、黏膜下层及浆膜构成,肌纤维很少。其形成与肝外胆管、胰管和血管穿过肠壁处肌层较为薄弱,或十二指肠壁局限性肌层缺陷有关。憩室多发于十二指肠降部,位于乳头附近,部分可深入胰腺内。②继发性或真性憩室:憩室壁由肠壁全层构成,成因与炎症、粘连或牵拉有关,临床上少见。90% 的憩室为单发,余者可同时患有多个。憩室多为圆形或呈分叶状,颈窄底宽(图 40-15)。

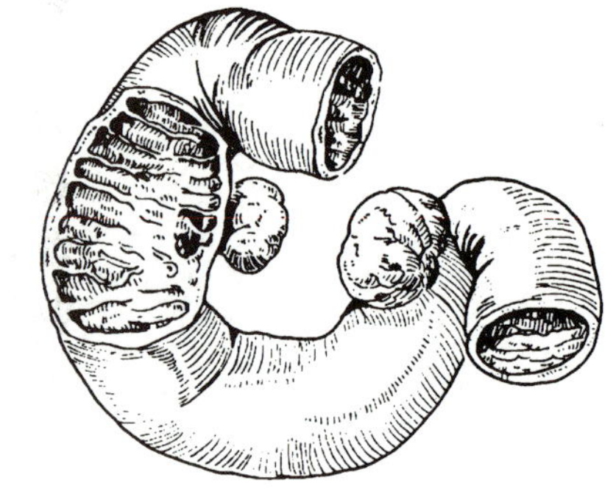

图 40-15 十二指肠憩室

(二)临床表现

由于长期肠腔内压力增高,胃肠括约肌张力不足,憩室多见于 50 岁以上人群,且大多数并无临床症状,有症状者不超过 5%。因憩室颈窄小,进入其内的肠内容物因排空不畅而潴留使憩室膨胀,病人多表现为间歇性上腹部胀满、隐痛不适、恶心及嗳气等,饱食后加重。憩室长期的食糜和消化液排空不畅可继发憩室炎、溃疡、出血、穿孔或结石形成等并发症,病人表现为持续性腹痛,憩室部位有压痛,或出现消化道出血、继发性腹膜炎。十二指肠乳头附近的憩室可因胆管、胰管受压或经乳头逆行感染而引起胆管炎、胰腺炎、梗阻性黄疸,甚至出现胆管结石。

(三)诊断

由于十二指肠憩室即使有症状也无特异性,所以难以依靠临床表现作出诊断。

1. X 线钡餐检查 可在检查其他疾病时偶然发现,表现为与十二指肠腔相连的圆形或分叶状充钡膨出,轮廓整齐,周围可见一窄透光带,十二指肠内钡剂排空后仍可见其内钡存留。十二指肠低张造影可提高憩室发现率。

2. 十二指肠镜检查 可对十二指肠近端憩室的部位、大小、形态等作出较为准确的判断,明确乳头和憩室的关系,通过胰胆管造影可明确与胆胰管的关系。

3. CT 检查 可显示突入胰腺内的十二指肠憩室,特别在检查前使用消化道对比剂时显示更为清晰。

(四)治疗

1. 非手术治疗 包括调节饮食、抗酸、解痉、抗炎和体位引流等。

2. 手术治疗 适用于:①内科治疗无效,确属有症状憩室者;②有并发症者,如憩室大出血、穿孔以及由憩室引发的十二指肠梗阻和胆胰疾病等。手术方法包括:憩室切除术、憩室内翻缝合术和各种转流术,常用手术为远端胃部分切除并进行十二指肠旷置。

第六节 肠系膜上动脉综合征

(一)病因和病理

肠系膜上动脉综合征(superior mesenteric artery syndrome)系因肠系膜上动脉压迫十二指肠水平部而引起梗阻,导致十二指肠近段的淤滞、扩张,故也称为良性十二指肠淤滞症。肠系膜上动脉发出位置过低,或该动脉与主动脉之间夹角过小为主要原因(图 40-16)。此外,十二指肠悬韧带过短牵拉、内脏下垂牵拉肠系膜、腹腔内粘连和环状胰腺也可引发该病。发病年龄在 30 岁左右,男女比例大致相等,多见于体型过瘦的病人。

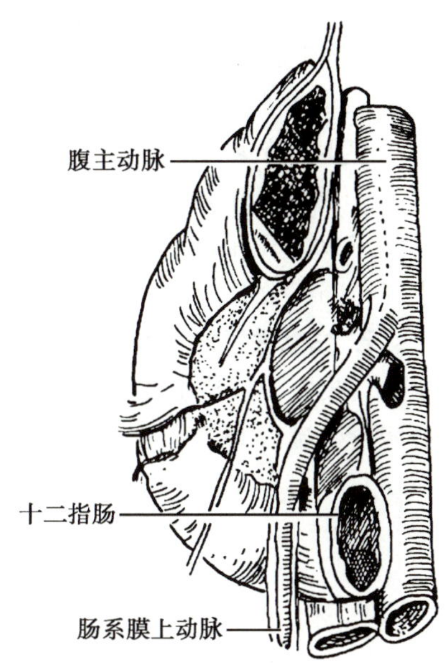

图 40-16 十二指肠水平部与腹主动脉和肠系膜上动脉之间的关系

(二)临床表现

主要为反复发作性上腹部饱胀、腹痛、呃逆、恶心及呕吐。呕吐多在进食后半小时左右出现,呕吐物为含胆汁的胃内容物,部分病人可呕吐宿食。发病时采取俯卧或胸膝位可使约 2/3 病人的症状得到缓解。病史较长者可伴消瘦和贫血等。体格检查时可见上腹膨隆,部分病人可见胃型,无明显腹部压痛和肌紧张,肠鸣音正常。胃肠减压可引出大量含胆汁胃液。

(三)诊断

1. X 线钡餐 ①近端十二指肠扩张、拉长或有胃扩张;②钡剂在十二指肠水平部远侧脊柱中线处中断,呈整齐的斜行切迹;③有明显的十二指肠逆蠕动,甚至逆流入胃;④近端十二指肠通过延迟,在 2~4 小时内不能从十二指肠排空;⑤部分梗阻病人俯卧位或左侧卧位时十二指肠内钡剂可迅速通过水平部。

2. CT 检查 ①增强 CT 扫描肠系膜上动脉与十二指肠水平段的挤压关系,近端的十二指肠过度充盈,在该水平出现梗阻;②使用三维血管重建后,可显示肠系膜上动脉与腹主动脉夹角一般 <13°。

3. 超声 ①肠系膜上动脉与腹主动脉之间夹角 <13°,变胸膝位时夹角可 >20°;②夹角内的十二指肠水平部最大宽度 <10mm;③十二指肠降部及近端水平部扩张呈“漏斗状”或“葫芦状”,十二指肠降部横径 >30mm。

(四)治疗

1. 非手术治疗 禁食水、胃肠减压、维持水电解质与酸碱平衡及静脉营养支持等。

2. 手术治疗 根据病情可选择节段性十二指肠切除术、十二指肠空肠吻合术、十二指肠空肠悬韧带切断松解术等。

第七节 十二指肠肿瘤

(一)病因和病理

十二指肠肿瘤较为少见,其中十二指肠乳头癌占 50%~65%,该内容参见第四十七章第六节,本节仅涉及非乳头肿瘤。十二指肠非乳头肿瘤虽不常见,但类型繁多,包括良性和恶性、上皮和非上皮来源等,其中十二指肠腺癌约占消化道恶性肿瘤的 0.15%,十二指肠 GIST 占全部 GIST 的不足 5%。

十二指肠其他类型肿瘤还包括恶性淋巴瘤、神经内分泌肿瘤、肉瘤和良性肿瘤等。

(二) 临床表现

早期无症状或症状甚轻微,随着病情的进展可因肿瘤性质和来源不同而出现不同临床表现。①腹痛:十二指肠癌的主要症状,进食或抑酸药不能缓解,肿瘤侵及后腹膜时可出现腰背部放射痛;十二指肠 GIST 瘤体破裂,发生腹腔内出血可引起剧烈腹痛。②贫血与出血:较为常见,主要表现为慢性失血,如黑便,偶有呕血和肉眼血便。③恶心、呕吐:肿瘤的生长可导致十二指肠腔的堵塞或狭窄,出现上消化道梗阻。④黄疸:十二指肠恶性肿瘤侵及乳头可出现梗阻性黄疸,肿瘤坏死脱落虽可使黄疸稍有减轻,但总体上逐渐加深。

(三) 诊断

根据呕吐物是否含有胆汁可初步判定肿瘤与十二指肠乳头的关系,依肿瘤性质、来源不同可采用胃镜、十二指肠镜或小肠镜等内镜检查,以及 CT 和超声等其他辅助检查明确诊断。

(四) 治疗

1. 根治性手术 手术切除是恶性肿瘤病人可能获得根治的唯一方法,根据十二指肠非乳头肿瘤的特点,可选用的术式包括十二指肠楔形切除术、节段性十二指肠切除术、远端胃部切除术,甚至胰十二指肠切除术,但对十二指肠 GIST 应尽量避免多脏器联合切除。

2. 姑息性手术 晚期不能根治的病人可行姑息性手术,目的在于解决因肿瘤引起的上消化道或胆胰管梗阻。方法主要有:胃空肠吻合术,如有梗阻性黄疸同时施行胆管空肠吻合术,或进行经皮经肝胆管引流(PTBD)、内镜下鼻胆管引流(ENBD)、经皮内镜下胃/空肠造瘘(PEG/J)等。

(刘 彤)

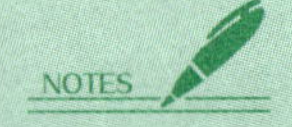

第四十一章
小肠疾病

扫码获取数字内容

第一节　解剖生理概要

(一) 小肠的解剖

小肠分十二指肠、空肠和回肠三部分，正常成人小肠全长约 3~5m，空、回肠没有明显的分界，但有个体差异。十二指肠起自胃幽门，止于十二指肠空肠曲，全长约 20~25cm。十二指肠与空肠交界处位于横结肠系膜根部，第 2 腰椎的左侧，被十二指肠悬韧带（Treitz 韧带）固定。空肠与回肠盘曲于横结肠系膜下区的腹腔内，活动性较大，通过小肠系膜附着于腹后壁。空肠肠腔较宽，壁厚，黏膜有高而密的环状皱襞，至回肠远端逐渐变浅而疏。回肠主要位于下腹与盆腔内，肠管变细，肠壁变薄。回肠末端与盲肠连接的部位有回盲瓣。

空肠和回肠的血液供应来自肠系膜上动脉，该动脉从腹主动脉分出，在胰腺颈部下缘穿出，跨过十二指肠水平部，进入小肠系膜根部；分出胰十二指肠下动脉、中结肠动脉、右结肠动脉、回结肠动脉和 12~16 支空肠、回肠动脉；各支相互吻合形成动脉弓，最后分出直支进入肠壁。近端小肠的动脉仅有初级动脉弓，直支较长，故系膜血管稠密，愈向远端则可有二级和三级动脉弓，因而分出的直支较短。小肠静脉的分布与动脉大致相同，最后汇合成肠系膜上静脉，其与肠系膜上动脉并行，在胰颈的后方与脾静脉汇合形成门静脉。

空肠黏膜下有散在性孤立淋巴小结，至回肠则有许多淋巴集结（Peyer 集结）。小肠淋巴管起始于黏膜绒毛中央的乳糜管，淋巴液汇集于肠系膜根部的淋巴结，再经肠系膜上动脉周围淋巴结，腹主动脉前的腹腔淋巴结而至乳糜池。

小肠接受自主神经支配，交感神经的内脏神经以及部分迷走神经纤维在腹腔动脉周围及肠系膜动脉根部组成腹腔神经丛和肠系膜上神经丛，然后发出神经纤维至肠壁。交感神经兴奋使小肠蠕动减弱，血管收缩；迷走神经兴奋使小肠蠕动增强，肠腺分泌增加，并使回盲部括约肌松弛。小肠的痛觉由内脏神经的传入纤维传导。

肠黏膜的表面有大量肠绒毛，绒毛为肠上皮所覆盖，肠上皮由柱状细胞、杯状细胞和内分泌细胞构成。柱状细胞约占肠上皮细胞总数的 90%，具有吸收功能，在细胞的游离面有大量密集的细绒毛，形成刷状缘。在绒毛下固有层内有肠腺，其顶端开口于绒毛之间的黏膜表面。肠上皮不断地更新，每 3~7 天为一更新周期。小肠壁固有层的网状结缔组织间隙中有很多淋巴细胞，因此，小肠具有免疫功能。

(二) 小肠的生理

小肠是食物消化和吸收的主要部位。小肠的消化主要依靠胰液、胆汁和胃液，小肠黏膜腺体分泌的含有多种酶的碱性肠液，如多肽酶（肠肽酶）能将多肽分解为氨基酸被肠黏膜吸收。食糜在小肠内分解为葡萄糖、氨基酸、脂肪酸后，即被小肠黏膜吸收。小肠黏膜上有大量绒毛，每个绒毛被柱状上皮细胞多层覆盖，内含毛细血管袢和淋巴管（乳糜管），因而使吸收面积增加数百倍。葡萄糖、氨基酸及 40% 脂肪酸由毛细血管吸收，经门静脉到达肝。其余 60% 脂肪酸则由乳糜管吸收，到达乳糜池和胸导管。小肠还吸收水、电解质、各种维生素，以及包括胃液、胆汁、胰液、肠液和脱落的消化道上皮细胞所构成的大量内源性物质。成人胃肠道产生的这些内源性消化液总量每天达 8 000ml 左右，因此小肠疾病如肠梗阻或肠瘘发生时，可引起严重的营养障碍和水、电解质平衡失调。另外，在生理情况下肠道内有很多菌群，肠道屏障功能能够阻止这些细菌或毒素移位到肠壁外，在保障营养物质的吸收、机体免疫等方面发挥重要作用；但在肠梗阻或炎症等状态下，肠屏障受损，肠道内菌群失调，数量、种类、定植部位发生明显变化，导致肠源性感染、营养吸收障碍、免疫紊乱等。

小肠的运动可分为两大类：第一类系蠕动所形成的前进推动力，带着食糜团沿着肠腔下行，主要依靠肠系膜上完整的神经丛所控制，肠腔内容物亦可传导蠕动波。第二类是使食糜混合并使之与肠黏膜密切接触，在已被切断、无神经丛的肠袢上仍可见到。这一类运动又可分为两种类型：①有节律的分节运动；②来回的摆动运动。

小肠内大量内分泌细胞具有分泌激素的功能，它们能摄取胺前体物质，脱羧后产生多肽激素，现已知的肠道内分泌激素有生长抑素、胃泌素、胆囊收缩素、促胰液素、胃动素、抑胃肽、神经降压素、胰高血糖素等。它们的生理功能有的比较明确，有的尚不完全清楚。

第二节 肠感染性疾病

一、肠结核

肠结核是结核分枝杆菌侵犯肠管所引起的慢性特异性感染，在肺外器官结核病中最为常见。我国在 20 世纪 60 年代由于应用了有效的抗结核药物，结核病的发生率曾有明显下降。90 年代以后，由于耐药菌株的产生，发病率有上升的趋势。外科所见的肠结核多为因病变引起肠狭窄、炎性肿块和肠穿孔而需要手术治疗的病人。

（一）病因和病理

肠结核分为原发性与继发性两种，临床以继发性肠结核多见。原发性肠结核多见于小儿。继发性肠结核多来源于活动性空洞性肺结核，病人常咽下含有结核分枝杆菌的痰液而引起继发性肠结核。在粟粒性结核的病人，结核分枝杆菌可通过血行播散而引起包括肠结核在内的全身性结核感染。肠结核病变 85% 发生在回盲部，在病理形态上可表现为溃疡型和增生型，也可以两种病变并存。

溃疡型肠结核的特点是沿着肠管的横轴发展，病变开始于肠壁淋巴集结，继而发生干酪样坏死，肠黏膜脱落而形成溃疡。在修复过程中容易造成肠管的环形瘢痕狭窄。病变局部多有肠壁纤维组织增生与紧密粘连，常同时伴有腹膜和肠系膜淋巴结核。发生溃疡急性穿孔较为少见，而慢性穿孔多局限成腹腔脓肿或形成肠瘘。增生型肠结核的特点是黏膜下层大量结核性肉芽肿和纤维组织增生，黏膜隆起呈假性息肉样改变，也可有浅小的溃疡。由于肠壁增厚和变硬，以及与周围组织粘连，容易导致肠腔狭窄和梗阻。

（二）临床表现

肠结核可能是全身性结核的一部分。因此，病人多有低热、盗汗、乏力、消瘦、食欲减退等结核病的全身症状，腹部症状则因病变类型而有所不同。

溃疡型肠结核的主要症状为慢性腹部隐痛，偶有阵发性绞痛，以右下腹及脐周围为著，常在进食后加剧，排便后减轻。腹泻稀便，也有腹泻和便秘交替出现，除非病变侵犯结肠，一般粪便不带黏液和脓血。检查右下腹有轻度压痛，肠鸣音活跃。当病变发展到肠管环形瘢痕狭窄或为增生型肠结核时，则主要表现为低位不完全性肠梗阻症状。腹部可见肠型，肠鸣音高亢，右下腹常可触及固定、较硬且有压痛的肿块。发生慢性肠穿孔时常形成腹腔局限脓肿，脓肿穿破腹壁则形成肠外瘘。

（三）诊断与鉴别诊断

除血常规、血沉（ESR）、胸部 X 线摄片等一般检查外，结核菌素试验、T-SPOT 检测、X 线钡餐或钡剂灌肠、小肠 CT 断层扫描成像（CTE）/小肠磁共振成像（MRE）、结肠镜亦是常用的检查手段。结肠

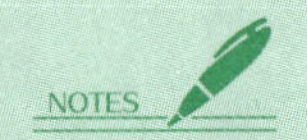

镜可观察结肠乃至回肠末端的病变，并可做活组织检查。肠结核的诊断应具有下列条件之一：①病变组织病理检查证实有结核结节及干酪样变化；②病变组织中找到结核分枝杆菌；③手术中发现病变，肠系膜淋巴结活检证实有结核病变。

肠结核与克罗恩病（Crohn disease，CD）在临床上常难以鉴别，有研究报道二者的误诊率达到50%~70%。但由于二者的治疗策略相差甚远，预后也完全不同，因此两者的鉴别显得尤为重要。CD多合并肛周疾病、肠梗阻和肠外表现；CTE 表现为不对称肠壁增厚、肠壁分层、梳状征和纤维脂肪增生；内镜下表现为裂沟状深溃疡、卵石外观、腔内狭窄、黏膜桥以及直肠受累。肠结核多表现为发热，盗汗，肺部受累和腹腔积液；CTE 表现短节段受累；内镜检查发现环形溃疡，回盲瓣开放和盲肠受累；病理表现为融合的或黏膜下肉芽肿，血管周围淋巴细胞和溃疡周围组织细胞排列。

（四）治疗

应以内科治疗为主，当伴有外科并发症时才考虑手术治疗。除急诊情况外，原则上手术前应进行抗结核治疗和支持疗法，特别是有活动性肺结核或其他肠外结核的病人，待病情稳定后再行外科手术。

手术适应证：①病变穿孔形成局限性脓肿或肠瘘；②病变导致肠梗阻；③不能控制的肠道出血；④病变游离穿孔合并急性腹膜炎。后两种情况较为少见。

手术方式应根据病情而定：①急性肠穿孔修补是在有急性炎症、活动性结核病灶上进行，失败率甚高，故应争取行病变肠段切除吻合；②瘢痕形成的小肠梗阻做肠段切除吻合，如为多发性病变可做分段切除吻合，应避免做广泛切除，以保留足够长度的小肠；③回盲部增生病变可做回盲部或右半结肠切除，如病变炎症浸润而固定，可在病变的近侧切断回肠，将远断端封闭，近断端造口或与横结肠做端侧吻合，以解除梗阻，待以后二期手术切除病变肠袢。

二、肠伤寒穿孔

肠穿孔是伤寒病的严重并发症之一，死亡率较高。

（一）病因和病理

伤寒病由沙门菌属伤寒杆菌所引起，经口进入肠道，侵入回肠末段的淋巴滤泡和淋巴集结，引起炎性水肿，在发病的第 2 周开始发生坏死，坏死组织脱落即形成溃疡，当肠腔压力增高时可急性穿孔。由于肠伤寒极少引起腹膜反应与粘连，因此穿孔后立即形成急性弥漫性腹膜炎。80% 的穿孔发生在距回盲瓣 50cm 以内，多为单发。

（二）临床表现和诊断

多发生在伤寒流行的夏、秋季。已经确诊为伤寒的病人，突然发生右下腹痛，短时间内弥散至全腹，伴有呕吐、腹胀；检查有明显腹部压痛、肠鸣音消失等腹膜炎征象；X 线检查发现腹腔积气；伤寒病人本应是脉缓、白细胞计数下降、体温高，穿孔后反有脉率升高，白细胞计数增加，体温下降；腹腔穿刺可抽到脓液，诊断多不困难。

需特别注意的是少数伤寒病人症状不明显，仅有轻度发热、头痛、全身不适等，不被病人所重视，仍能工作、活动，属逍遥型伤寒。这类病人发生穿孔时，多表现为右下腹痛伴呕吐，有急性腹膜炎的体征，常误诊为急性阑尾炎穿孔。手术时发现阑尾仅有周围炎，而回肠有穿孔。在伤寒流行的地区与季节，应警惕伤寒肠穿孔的可能性，手术时应取腹腔渗液做伤寒菌培养。另外，取血做伤寒杆菌培养和肥达试验，可进一步明确诊断。

（三）治疗

一旦确诊应及时手术治疗。由于伤寒肠穿孔病人一般都很虚弱，故原则是施行穿孔缝合或肠造口术。除非肠穿孔多发或并发不易控制的大量肠道出血，才考虑做肠切除术。对术中发现肠壁很薄已接近穿孔的其他病变处，也应做浆肌层缝合，预防术后发生新的穿孔。手术结束应清洗腹腔，放置有效的引流。术后应对伤寒和腹膜炎采用积极的抗感染治疗，并给予肠外或肠内营养支持。

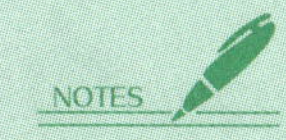

第三节 非感染性肠疾病

一、急性出血性肠炎

病因尚不明确，在病程的不同阶段可表现为不同的病理改变，由于血便是本病最主要的症状，故称为急性出血性肠炎较为适宜。

（一）病因和病理

近年来认为本病的发生与C型Welch杆菌的β毒素有关；肠道内缺乏足够破坏β毒素的胰蛋白酶亦促使本病发生，长期进食低蛋白饮食可使肠道内胰蛋白酶处于低水平，肠道蛔虫可分泌一种胰蛋白酶抑制物，故蛔虫病病人的胰蛋白酶活性受抑制，可能发生本病。全胃切除术后的患者要注意饮食卫生。

病变主要在空肠或回肠，结肠与胃较少发生。病变与病变之间可有明显分界的正常肠管，但严重时病变可融合成片，甚至累及全部小肠。肠管扩张，肠壁各层可呈水肿、炎症细胞浸润、充血、广泛出血、坏死和溃疡形成，甚至穿孔，并附有黄色纤维素性渗出和脓苔。病变多发生在肠系膜对侧缘。受累肠段的系膜也有充血和水肿，腹腔内有混浊或血性渗液。

（二）临床表现

急性腹痛、腹胀、呕吐、腹泻、便血及全身中毒症状为主要临床表现。腹痛呈阵发性绞痛或持续性痛伴阵发加剧，随之有腹泻，多数为血水样或果酱样腥臭血便。少数病人腹痛不明显而以血便为主要症状。病人有中等程度发热，可有寒战。多数病人有恶心、呕吐。腹部检查有不同程度的腹胀、腹肌紧张、反跳痛，当肠壁坏死或穿孔时，可有明显的腹膜炎征象，有时可触及充血水肿增厚的肠袢所形成的肿块。肠鸣音一般减弱。严重的病人往往在入院时已出现中毒性休克。

诊断上需与肠套叠、克罗恩病、中毒性菌痢或急性肠梗阻等相鉴别。

（三）治疗

一般采用非手术治疗，包括：①维持内稳态平衡，纠正水、电解质与酸碱紊乱，需要时可少量多次输血；②禁食、胃肠减压；③应用广谱抗生素和甲硝唑，以控制肠道细菌特别是厌氧菌的生长；④防治脓毒症和中毒性休克；⑤应用肠外营养，既可提供营养又可使肠道休息；⑥生长抑素有利于控制腹泻和血便。

手术适应证：①有明显腹膜炎表现，或腹腔穿刺有脓性或血性渗液，怀疑有肠坏死或穿孔；②反复肠道大量出血，非手术治疗无法控制；③肠梗阻经非手术治疗不能缓解，反而加重；④全身中毒症状无好转，局部体征持续加重。手术中对肠管坏死、穿孔或大量出血且病变局限者可行肠管部分切除吻合。如病变广泛，可将穿孔、坏死部切除，远近两端肠管外置造口，以后再行二期吻合。急性出血性肠炎严重时可累及大部分肠管，手术时必须仔细判断肠管生机，不可因炎症水肿、片状或点状出血而贸然行广泛肠切除，导致术后发生短肠综合征。

二、克罗恩病

克罗恩病属于炎性肠道疾病（inflammatory bowel disease，IBD）的一种，特征是肠壁全层受累，病变呈节段性非特异性肉芽肿性炎症。

（一）病因

至今仍不清楚，包括食物、细菌、化学物质、损伤、供血不足，甚至精神心理等因素，但均未能得到证实。从CD病人常伴有虹膜炎、葡萄膜炎、结节性红斑、坏疽性脓皮病、口腔溃疡、游走性关节炎、丙种球蛋白升高等表现，激素治疗可缓解症状等方面推测，本病的发生与自身免疫有关，而某种细菌或病毒可激发这种免疫反应。

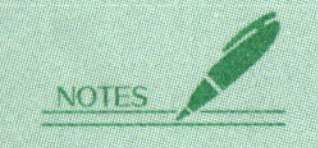

（二）病理

CD 可发生于肠道的任何部位，最多见于回肠末段，大肠较少见。本症的病理特征是非特异性肉芽肿性炎症病变，病变累及全层肠壁和局部淋巴结。病变肠管浆膜面充血水肿，纤维素渗出，时常可见病变肠管附近的系膜增厚及“脂肪爬行”包绕肠管浆膜；黏膜增厚，可出现裂沟状深溃疡，黏膜水肿呈卵石路面状；肠壁肉芽肿形成，可使病变肠腔变窄，常有单发或多发的狭窄并完全或不完全的肠梗阻。病变的分布呈节段状，病变之间有正常肠段。病变肠袢与周围组织、器官常粘连，或因溃疡穿孔而形成内瘘或外瘘。CD 急性期时，黏膜表面充血水肿，并有裂沟状深溃疡，开始时是淋巴滤泡的细小脓肿，渐成浅表溃疡，是 CD 在肠镜检查时的早期表现。

（三）临床表现

本病可发生在任何年龄，但 60% 的病人小于 40 岁，男女发病率大致相等。最突出的症状是间歇发作的腹部不适和疼痛，初期较轻，但后期由于肠腔狭窄加重，腹痛越来越频繁。腹泻亦是主要症状，为不成形稀便，但很少有脓血便。病人常有低热、乏力、食欲减退、贫血及消瘦等症状。

病人除因腹痛、腹泻外，常因并发症而就诊。并发症有：①肠梗阻：病程后期肠腔狭窄加重，出现各种不同程度的肠梗阻。②便血：粪便隐血可呈阳性，部分病人可有便血，量一般较少，结肠病变者便血量较多。③穿孔：发生率为 1%~2%，90% 发生在末端回肠，10% 在空肠，多发生在肠系膜对侧缘，穿孔多为慢性穿孔，这时候由于慢性炎症周围已形成包裹及纤维化病变，不易形成游离穿孔导致全腹膜炎，常常表现为局限性脓肿、肠外瘘或与邻近器官相通成内瘘，也时有散在性穿孔的发生，形成急性全腹膜炎。④潜在恶性变：慢性 CD 病人，小肠恶性肿瘤的发生率是一般人群的 6 倍，大肠是 4~6 倍。

（四）诊断与鉴别诊断

CD 缺乏明确的诊断标准，需结合临床表现、实验室检查、内镜检查、影像学检查和病理组织学检查进行综合分析并密切随访。

1. 临床症状 表现多样化，包括消化道症状、全身症状、肠外症状以及并发症的症状表现。①消化系统的主要症状是腹泻和腹痛，可有便血。②全身一般症状主要包括体重下降、发热、食欲减退、疲劳、贫血等。③肠外表现可能有关节损伤、皮肤黏膜表现、眼部病变、肝胆疾病、血管栓塞性疾病等。④常见的并发症有肠瘘、腹腔脓肿、肠腔狭窄或肠梗阻、肛周病变；非常见的并发症有消化道大出血、肠穿孔、癌变（发生于病程长者）。总之，腹痛、腹泻、体重下降是 CD 的常见症状，如有这些症状，特别是年轻病人，要考虑本病的可能，如果伴肠外表现或肛周病变应高度怀疑本病。少数 CD 病人可能因肛周脓肿或肛瘘首次就诊。

2. 实验室检查 包括血常规、血清白蛋白、C 反应蛋白（CRP）、血沉（ESR）等，有条件者可做粪便钙卫蛋白检测等。可用于评估病人的炎症程度和营养状况。

3. 消化内镜检查 结肠镜、小肠镜和黏膜组织活检是 CD 的首选检查方法。常见表现：卵石征、肠壁增厚伴不同程度狭窄、团簇样息肉增生等。少见表现：直肠受累和/或瘘管开口、环周及连续的病变。CD 病变内镜下多为非连续改变，病变间黏膜可完全正常，并可出现“黏膜桥”。

4. 影像学检查 CTE/MRE 是评估小肠炎性疾病的标准影像学检查。CD 活动期的 CTE 典型表现为：肠壁明显增厚（>4mm）；黏膜明显强化伴有肠壁分层改变，黏膜内环或浆膜外环明显强化，呈“靶征”；肠系膜血管增多、扩张、扭曲，呈“木梳征”（图 41-1）；相应肠系膜脂肪密度增高、模糊等；肠系膜淋巴结肿大等。CD 活动期的 MRE 典型表现为：多处小肠壁节段性增厚，增强扫描后增厚肠壁明显强化且信号均匀，可见肠腔不同程度狭窄，有时可见狭窄与扩张交替出现，肠腔边缘不规则。CD 伴瘘管形成时可见高信号的瘘管，周围环绕相对低信号的组织。CTE 和 MRE 对评估小肠炎性病变的准确性相似。

钡剂灌肠、小肠钡剂造影因灵敏度低，目前已被消化内镜、CTE/MRE 取代，但对于肠腔狭窄无法继续进镜、拒绝结肠镜检查、无条件行 CTE/MRE 者，仍具有一定的价值。CD 活动期的典型表现为多发性、节段性病变，病变处见裂沟状深溃疡、卵石样改变、假息肉、肠腔狭窄、僵硬等，可见瘘管。

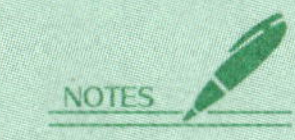

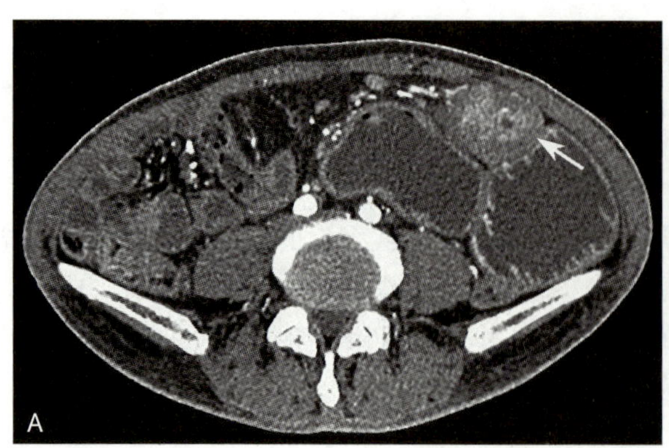

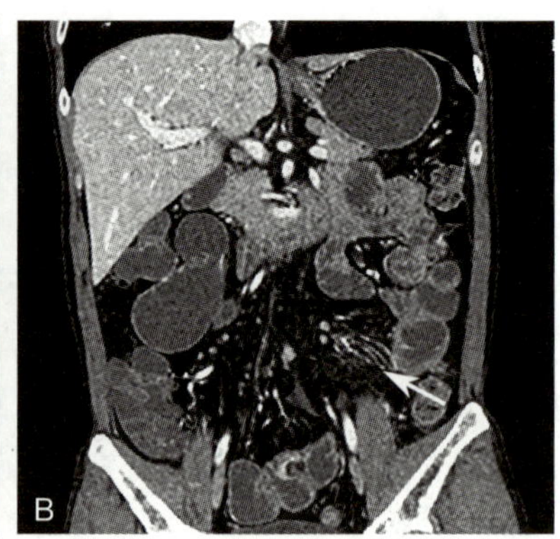

图 41-1 克罗恩病 CT 表现

A. "靶征";B. "木梳征"。

CD 有时与肠结核很难鉴别。如病变仅限于结肠,则需与溃疡性结肠炎鉴别。少数病人发病较急,易误诊为急性阑尾炎。

(五) 治疗

在疾病的不同阶段,治疗方式有所差别。一般采用内科治疗,70% 左右的 CD 病人在一生中会接受一次以上的手术治疗,目前手术治疗的目的是针对其并发症,如肠梗阻、穿孔形成的各种脓肿和不同形式的瘘以及癌变的风险。具体适应证为:并发的肠梗阻,慢性肠穿孔后形成腹盆腔脓肿,肠内瘘或外瘘,复杂肛瘘,消化道大出血,腹膜炎,以及诊断上难以排除癌变者。手术方式主要有肠部分切除和吻合术、短路及旷置手术、狭窄成形术、脓肿引流术。肠部分切除术应该包括病变部分的肠管及近远侧肉眼观正常肠管 2cm,即 2cm 原则。肠管吻合推荐侧侧吻合方式,尽可能保留足够多的肠管,避免术后发生短肠综合征。最近也有建议切除病变肠段肥厚的系膜,以及根据系膜肥厚的位置,确定肠管切除范围的术式。有单个或多个短的小肠纤维性狭窄,可行狭窄成形术,也可结合术中肠镜球囊扩张加狭窄成形术。因误诊为阑尾炎而手术中发现为本病时,单纯阑尾切除术容易发生阑尾残端瘘,如急性阑尾炎术后发生肠瘘也应该注意 CD 的可能性。本病手术后复发率高达 50%,复发部位多在吻合口附近。

第四节 肠 梗 阻

肠梗阻是指任何原因引起的肠内容物通过障碍。肠梗阻不但可引起肠管形态和功能性的变化,还可以引起一系列全身性的病理生理改变,甚至危及生命,是外科常见急腹症之一。

(一) 病因与分类

1. 按梗阻发生的原因分类

(1) 机械性肠梗阻:系机械性因素引起肠腔狭窄或不通,致使肠内容物不能通过,是临床上最多见的类型。常见的原因包括:①肠外因素:如粘连及束带压迫、疝嵌顿、肿瘤压迫等;②肠壁因素:如肠套叠、肠扭转、先天性畸形、肠道肿瘤、放射性肠管纤维化等;③肠腔内因素:如蛔虫梗阻、异物、粪块或胆石堵塞等。

(2) 动力性肠梗阻:是由于神经抑制或毒素刺激以致肠壁肌运动紊乱,但无器质性肠腔狭小。分为麻痹性和痉挛性肠梗阻,麻痹性肠梗阻较为常见,多发生在腹腔手术后、腹部创伤或弥漫性腹膜炎病人,由严重的神经、体液及代谢(如低钾血症)改变所致。痉挛性肠梗阻较为少见,可在急性肠炎、肠道功能紊乱或慢性铅中毒病人发生。

(3) 血运性肠梗阻:由于肠系膜血管栓塞或血栓形成,使肠管血运障碍,肠失去蠕动能力,肠内容物停止运行,也可归入动力性肠梗阻之中。但是它可迅速继发肠坏死,在处理上与肠麻痹截然不同。

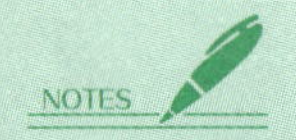

2. 按肠壁血运有无障碍分类

（1）单纯性肠梗阻：肠内容物通过受阻，但肠管无血运障碍。

（2）绞窄性肠梗阻：因肠系膜血管或肠壁小血管受压、血管腔栓塞或血栓形成而使相应肠段缺血，引起肠坏死、穿孔。

3. 按梗阻部位分类 分为高位小肠（空肠）梗阻、低位小肠（回肠）梗阻和结肠梗阻，后者因有回盲瓣的作用，肠内容物只能从小肠进入结肠，而不能反流，故又称“闭袢性梗阻”。任何一段肠袢两端完全阻塞，如肠扭转，均属闭袢性梗阻。

4. 按梗阻程度分类 分为完全性和不完全性肠梗阻。根据病程发展快慢，又分为急性和慢性肠梗阻。慢性不完全性肠梗阻是单纯性肠梗阻，急性完全性肠梗阻多为绞窄性。

上述分类在肠梗阻发生发展的不同阶段及不断变化的病理过程中是可以互相转化的。

（二）病理生理

肠梗阻发生后，肠管局部和机体全身将出现一系列复杂的病理生理变化。

1. 局部变化 一方面，机械性肠梗阻发生后，梗阻以上肠蠕动增强，以克服肠内容物通过障碍。另一方面，肠腔内因气体和液体的积贮而膨胀。液体主要来自胃肠道分泌液；气体的大部分是咽下的空气，部分是由血液弥散至肠腔内及肠道内容物经细菌分解发酵产生。肠梗阻部位愈低，时间愈长，肠膨胀愈明显。梗阻以下肠管则塌陷、空虚或仅存积少量粪便。扩张肠管和塌陷肠管交界处即为梗阻所在，这对手术中寻找梗阻部位至关重要。肠管扩张可使肠壁静脉回流受阻，毛细血管及淋巴管淤积，肠壁水肿，液体外渗；同时由于缺氧，细胞能量代谢障碍，致使肠壁及毛细血管通透性增加，血性渗出液进入肠壁、肠腔和腹腔。在闭袢型肠梗阻，肠内压可增加至更高点。最初主要表现为静脉回流受阻，肠壁充血、水肿，呈暗红色，继而出现动脉血运受阻，血栓形成，肠壁失去活力，肠管变成紫黑色。加之肠壁变薄和通透性增加，肠内容物和细菌渗入腹腔，引起腹膜炎。最后，肠管可因缺血坏死而溃破穿孔。

2. 全身变化

（1）水、电解质和酸碱失衡：肠梗阻时，由于肠道吸收功能障碍及肠壁继续分泌肠液，大量的液体积存在肠腔内，导致体液在第三间隙丢失。高位肠梗阻时，大量呕吐更易出现脱水。同时丢失大量的胃酸和氯离子，故有代谢性碱中毒；低位小肠梗阻时，因丢失大量的碱性消化液加之组织灌注不良，酸性代谢产物剧增，可发生严重的代谢性酸中毒。

（2）血容量下降：肠膨胀可影响肠壁血运，渗出大量血浆至肠腔和腹腔内，如有肠绞窄则丢失大量血浆和血液。此外，蛋白质分解增多，肝合成蛋白质的能力下降等，都可加重血浆蛋白的减少和血容量下降。

（3）休克：严重的缺水、血液浓缩、血容量减少、电解质紊乱、酸碱平衡失调、细菌感染、中毒等，可引起休克。发生腹膜炎时，全身中毒尤为严重。最后可引起严重的低血容量性休克和感染性休克。

（4）呼吸和心脏功能障碍：肠膨胀时腹压增高，横膈上升，影响肺内气体交换；腹痛和腹胀可使腹式呼吸减弱；腹压增高和血容量不足可使下腔静脉回流量减少，心排血量减少。

（三）临床表现

各种肠梗阻的共性是肠内容物不能顺利通过肠腔，腹痛、呕吐、腹胀和停止排气排便是其共同的临床特征。但由于肠梗阻的类型、原因、病理性质、梗阻部位和程度各不相同，临床表现上各有其特点。

1. 症状

（1）腹痛：机械性肠梗阻发生时，梗阻部位以上强烈肠蠕动，即发生腹痛。肠壁肌疲劳而呈暂时性弛缓状态，腹痛也随之消失，故机械性肠梗阻的腹痛是阵发性绞痛。麻痹性肠梗阻的肠壁肌呈瘫痪状态，没有收缩蠕动，因此无阵发性腹痛，只有持续性胀痛或不适。

（2）呕吐：是肠梗阻的主要症状之一。高位梗阻的呕吐出现较早且频繁，吐出物主要为胃及十二

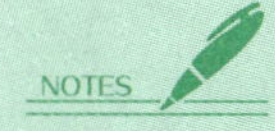

指肠内容物。低位小肠梗阻的呕吐出现较晚，初为胃内容物，后期的呕吐物为积蓄在肠内并经发酵、腐败呈粪样的肠内容物。结肠梗阻的呕吐到晚期才出现。若呕吐呈棕褐色或血性，是肠管血运障碍的表现。

（3）腹胀：其程度与梗阻部位有关。高位肠梗阻腹胀不明显，但有时可见胃型。低位肠梗阻及麻痹性肠梗阻腹胀显著，遍及全腹。腹壁较薄的病人，常可显示梗阻以上肠管膨胀，出现肠型。结肠梗阻时，如果回盲瓣关闭良好，梗阻以上肠袢可成闭袢，则腹周膨胀显著。腹部隆起不均匀对称，是肠扭转等闭袢性肠梗阻的特点。

（4）停止排气排便：完全性肠梗阻，梗阻以下的肠管处于空虚状态，临床表现为停止排气排便。但在梗阻的初期，尤其是高位梗阻，积存的气体和粪便仍可排出，不能误诊为不是肠梗阻或是不完全性肠梗阻。某些绞窄性肠梗阻，如肠套叠、肠系膜血管栓塞或血栓形成，则可排出血性粪便。

2. 体征 单纯性肠梗阻早期全身情况无明显变化。晚期因呕吐、脱水及电解质紊乱可出现唇干舌燥、眼窝内陷、皮肤弹性减退、脉搏细弱等。绞窄性肠梗阻可出现全身中毒症状及休克。

腹部视诊：机械性肠梗阻常可见肠型和蠕动波；肠扭转时腹胀多不对称；麻痹性肠梗阻则腹胀均匀。听诊：肠鸣音亢进，有气过水声或金属音，为机械性肠梗阻表现；麻痹性肠梗阻时，肠鸣音减弱或消失。叩诊：绞窄性肠梗阻时，腹腔有渗液，移动性浊音可呈阳性。触诊：单纯性肠梗阻因肠管膨胀，可有轻度压痛，但无腹膜刺激征；绞窄性肠梗阻时，可有固定压痛和腹膜刺激征，压痛的包块常为有绞窄的肠袢。

3. 辅助检查

（1）实验室检查：单纯性肠梗阻早期变化不明显，随着病情发展，由于失水和血液浓缩，白细胞计数、血红蛋白和血细胞比容都可增高。尿比重也增高。查血气分析和血清电解质、尿素氮、肌酐的变化，可了解酸碱失衡、电解质紊乱和肾功能的状况。如高位梗阻，呕吐频繁，大量胃液丢失可出现低钾、低氯与代谢性碱中毒；在低位肠梗阻时，则可有电解质普遍降低与代谢性酸中毒。当有绞窄性肠梗阻或腹膜炎时，血常规和血生化检测指标等改变明显。呕吐物和粪便检查，有大量红细胞或隐血试验阳性，应考虑肠管有血运障碍。

（2）X线检查：一般在肠梗阻发生4~6小时，X线检查即显示出肠腔内有气体；立位或侧卧位透视或摄片，可见胀气肠袢和液平面。由于肠梗阻的部位不同，X线表现也各有其特点，空肠黏膜的环状皱襞在肠腔充气时呈鱼骨刺状；回肠扩张的肠袢多，可见阶梯状的液平面；结肠胀气位于腹部周边，显示结肠袋形。

（3）消化道造影：小肠水溶性对比剂（泛影葡胺）造影检查在非手术治疗的初期不仅可明确诊断，且可作为判断是否手术的重要指标；同时由于其为高渗、可吸收试剂，故不会明显增加肠道负担，并有益于消化道功能的恢复。泛影葡胺造影可促进肠道通畅，对保守治疗有促进作用。钡剂/碘水灌肠可用于疑有结肠梗阻的病人，可显示结肠梗阻的部位与性质。绝大多数肠梗阻忌用胃钡餐造影。

（4）CT检查：腹盆腔CT检查可更清楚显示肠管扩张、气液平面等，对梗阻部位的判断较X线检查更为准确，对合并腹腔积液的诊断亦具有重要价值。增强CT对肠缺血的判断有较高灵敏度，影像征象包括：肠壁强化减弱，肠壁增厚，肠系膜静脉充血，肠系膜水肿，肠系膜血管缺血，腹腔积液。CT也能诊断小肠扭转，表现为“漩涡征”，即系膜及软组织显影减弱，肠曲围绕肠系膜血管缠绕形成。增强CT或肠系膜血管造影可评估肠系膜血管情况，对肠系膜血管栓塞导致的绞窄性肠梗阻具有重要诊断价值。

（四）诊断

首先根据肠梗阻临床表现的共同特点，确定是否为肠梗阻，再进一步确定梗阻的类型和性质，最后明确梗阻的部位和原因。

1. 是否有肠梗阻 根据腹痛、呕吐、腹胀、停止排气排便四大症状和腹部可见肠型或蠕动波，肠鸣音亢进或消失等，一般可作出诊断。但有时病人可不完全具有这些典型表现，特别是某些绞窄性肠

梗阻的早期，可能与急性胃肠炎、急性胰腺炎、输尿管结石等混淆。除病史与详细的腹部检查外，实验室检查与X线、CT等检查可有助于诊断。

2. 是机械性还是动力性梗阻 机械性肠梗阻是常见肠梗阻类型，具有上述典型临床表现，早期腹胀不显著。麻痹性肠梗阻无阵发性绞痛等肠蠕动亢进的表现，相反是肠蠕动减弱或停止，腹胀显著，肠鸣音微弱或消失。腹部X线平片及腹盆腔CT对鉴别诊断甚有价值：麻痹性肠梗阻显示大、小肠全部充气扩张；而机械性肠梗阻的胀气扩张限于梗阻以上的部分肠管，即使晚期并发肠绞窄和麻痹，结肠也不会全部胀气。

3. 是单纯性还是绞窄性梗阻 这点极为重要，关系到治疗方法的选择和病人的预后。有下列表现者，应考虑绞窄性肠梗阻的可能：①腹痛发作急骤，初始即为持续性剧烈疼痛，或在阵发性加重之间仍有持续性疼痛，有时出现腰背部痛；②病情发展迅速，早期出现休克，抗休克治疗后改善不明显；③有腹膜炎的体征，体温上升、脉率增快、白细胞计数增高；④腹胀不均匀，腹部有局部隆起或触及有压痛的肿块（孤立胀大的肠袢）；⑤呕吐出现早而频繁，呕吐物、胃肠减压抽出液、肛门排出物为血性，腹腔穿刺抽出血性液体；⑥腹部X线检查见孤立扩大的肠袢；⑦经积极的非手术治疗症状体征无明显改善。

4. 是高位还是低位梗阻 高位小肠梗阻的呕吐发生早而频繁，腹胀不明显；低位小肠梗阻的腹胀明显，呕吐出现晚而次数少，并可吐出粪样物；结肠梗阻因回盲瓣具有单向阀的作用致形成闭袢型梗阻，以腹胀为主要症状，腹痛、呕吐、肠鸣音亢进均不及小肠梗阻明显，体格检查时可发现腹部有不对称的膨隆。X线及腹盆腔CT检查有助于鉴别：低位小肠梗阻，扩张的肠袢在腹中部，呈“阶梯状”排列；结肠梗阻时扩大的肠袢分布在腹部周围，可见结肠袋，胀气的结肠阴影在梗阻部位突然中断，钡剂/碘水灌肠检查或结肠镜检查可进一步明确诊断。

5. 是完全性还是不完全性梗阻 完全性梗阻呕吐频繁，如为低位梗阻则有明显腹胀，完全停止排气排便。X线检查梗阻以上肠袢明显充气扩张，梗阻以下肠内无气体。不完全性梗阻呕吐与腹胀均较轻，X线所见肠袢充气扩张都较不明显，结肠内可见气体存在。

6. 是什么原因引起的梗阻 肠梗阻不同类型的临床表现是判断梗阻原因的主要线索，可参考病史、年龄、体征、X线检查。临床上粘连性肠梗阻最为常见，多发生于以往有过腹部手术、损伤或腹膜炎病史的病人。嵌顿性腹外疝是常见的肠梗阻原因。新生儿以肠道先天性畸形为多见，2岁以内的小儿多为肠套叠。蛔虫团所致的肠梗阻常发生于儿童。老年人则以肿瘤及粪块堵塞为常见。

（五）治疗

1. 基础治疗 即不论采用非手术或手术治疗，均需应用的基本处理。

（1）禁食、胃肠减压：是治疗肠梗阻的主要措施之一，现多采用鼻胃管减压，先将胃内容物抽空再行持续低负压吸引。抽出的胃肠液应观察其性质，以帮助鉴别有无绞窄及梗阻部位。胃肠减压的目的是减少胃肠道积留的气体、液体，减轻肠腔膨胀，有利于肠壁血液循环的恢复，减少肠壁水肿，使某些部分梗阻的肠袢因肠壁肿胀而继发的梗阻得以缓解，也可使某些扭曲不重的肠袢得以复位，使症状缓解。胃肠减压还可以减轻腹内压，改善因膈肌抬高而导致的呼吸与循环障碍。

（2）介入或内镜治疗：对低位肠梗阻，可应用较长的小肠减压管，但操作技术要求较高。对结直肠机械性肠梗阻，可考虑狭窄梗阻内镜下支架介入。

（3）纠正水、电解质紊乱和酸碱失衡：水、电解质紊乱和酸碱失衡是急性肠梗阻最突出的生理紊乱，应及早给予纠正。当血液生化检查结果尚未获得前，要先给予平衡盐液（乳酸钠林格液）。待有测定结果后再添加电解质与纠正酸碱紊乱。在无心、肺、肾功能障碍的情况下，最初输入液体的速度可稍快一些，但需做尿量监测，必要时做中心静脉压监测，以防液体过多或不足。在单纯性肠梗阻的晚期或绞窄性肠梗阻，常有大量血浆和血液渗出至肠腔或腹腔，需要补充血浆和红细胞。

（4）抗感染：肠梗阻后，肠壁血液循环出现障碍，肠黏膜屏障功能受损而有肠道细菌移位，或是肠腔内细菌直接穿透肠壁至腹腔内产生感染。肠腔内细菌亦可迅速繁殖。同时，膈肌升高影响肺部

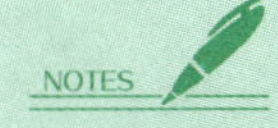

气体交换与分泌物排出，易发生肺部感染。因此，肠梗阻时应给予抗生素以预防或治疗腹部或肺部感染。

（5）抑制消化液分泌：肠梗阻后，消化液吸收出现障碍，加之消化液持续分泌，肠腔内消化液积聚。此时，抑制消化液分泌可缓解梗阻症状，同时有利于水、电解质平衡的维持。

（6）营养支持：肠梗阻患者肠道消化吸收存在障碍，肠壁及毛细血管通透性增加导致蛋白质丢失。因此，肠外营养支持非常重要。

（7）其他治疗：腹胀可影响肺功能，病人宜吸氧。为减轻胃肠道的膨胀可给予生长抑素以减少胃肠液的分泌量。对于不完全性肠梗阻或麻痹性肠梗阻，可给予液体石蜡进行缓泻治疗；腹部术后早期炎性肠梗阻、麻痹性肠梗阻可考虑使用高压氧治疗；可给予镇静剂、解痉剂等一般对症治疗，但镇痛剂的应用应遵循急腹症治疗原则。

2. 手术治疗 手术的目的是解除梗阻、去除病因，手术方式可根据病人的情况与梗阻的部位、病因加以选择。

（1）单纯解除梗阻的手术：包括粘连松解术，肠切开去除粪石、蛔虫等，肠套叠或肠扭转复位术等。

（2）肠切除术：对肠管肿瘤、狭窄或局部肠袢已经失活坏死，则应做肠切除。

对于绞窄性肠梗阻，应争取在肠坏死以前解除梗阻，恢复肠管血液循环。如解除梗阻原因后有下列表现，则表明肠管已无生机：①肠壁呈紫黑色并已塌陷；②肠壁失去张力和蠕动能力，肠管扩大、对刺激无收缩反应；③相应的肠系膜终末小动脉无搏动。手术中肠袢生机的判断常有困难，小段肠袢不能肯定有无血运障碍时，以切除为安全。但较长段肠袢尤其全小肠扭转，贸然切除将影响病人将来的生存。可在纠正血容量不足与供氧的同时，在肠系膜血管根部注射 1% 普鲁卡因或酚妥拉明以缓解血管痉挛，将肠管放回腹腔，观察 15~30 分钟后，如仍不能判断有无生机，可重复一次；最后确认无生机后始可考虑切除。部分因血运障碍尤其是肠系膜静脉栓塞所致多段肠袢或长段肠袢生机无法判断时，可暂时不予切除，术后积极保守治疗的同时密切观察症状、体征变化，必要时再次手术探查评估肠袢生机，以最大可能保留肠管，避免术后发生短肠综合征。

（3）肠短路吻合术：当梗阻的部位切除有困难，如肿瘤向周围组织广泛侵犯，或是粘连致密难以分离，但肠管无坏死现象，为解除梗阻，可分离梗阻部远近端肠管做短路吻合，旷置梗阻部。但应注意旷置的肠管尤其是梗阻近端肠管不宜过长，以免引起盲袢综合征。

（4）肠造口术：主要适用于病情危重，肠吻合后肠瘘风险大，或远端肠管仍有复杂病变，难以处理的情况，以达到解除梗阻为目标。肠造口部位一般选择低位小肠或结肠，如需中高位小肠造口，需极慎重。

3. 内镜治疗 部分小肠或结肠机械性梗阻患者，可尝试内镜下行支架扩张、球囊扩张，异物或粪石导致梗阻者可尝试内镜下异物取出或破碎后取出。

一、粘连性肠梗阻

粘连性肠梗阻是肠梗阻最常见的一种类型，其发生率约占肠梗阻的 40%~60%。

（一）病因和病理

肠粘连可分先天性和后天性两种。先天性较少见，可因发育异常或胎粪性腹膜炎所致；后天性多见，常由腹腔内手术、炎症、创伤、出血、异物及肿瘤放疗后等引起，临床上以手术后所致的粘连性肠梗阻最为多见。粘连性肠梗阻一般都发生在小肠，引起结肠梗阻者少见。粘连引起的肠梗阻有以下类型（图 41-2）：①较长的一段肠袢粘连成团，致使部分肠腔狭小，肠蠕动受限制，容易发生梗阻；②肠管的一部分与腹壁粘连固定，多见于腹部手术切口部或腹壁曾有严重炎症，损伤部分肠管成锐角扭折；③肠管以粘着部为支点发生扭转；④粘连带压迫或缠绕肠管形成梗阻；⑤粘连带的两端固定形成环孔，肠管从环中通过而形成内疝；⑥肠管粘连在远处，受肠系膜长度的限制及牵拉作用，使粘着点形成

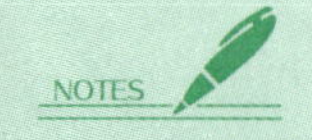

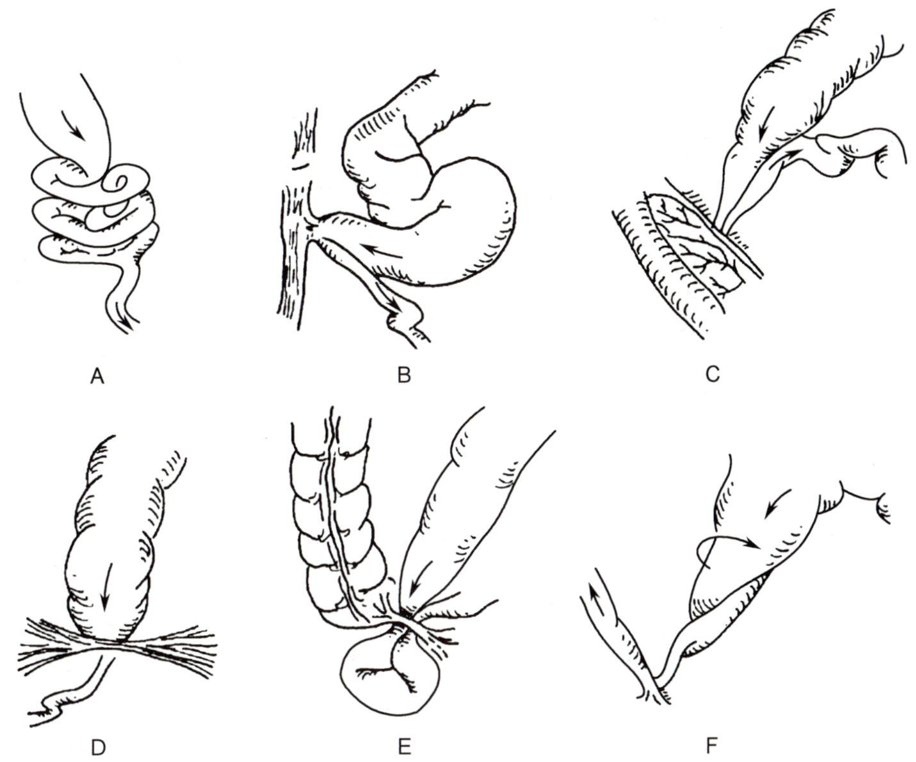

图 41-2　各种类型的粘连性肠梗阻

A. 肠袢粘连成团；B. 腹壁粘着扭折；C. 系膜粘着扭折；D. 粘连系带；E. 粘连内疝；F. 粘连成角，扭转。

锐角造成肠梗阻。

肠粘连有时并无症状或仅有部分梗阻的症状，当附加有其他因素时则出现症状。例如：①肠腔已变窄，在有炎症时，肠壁水肿，使变窄的肠腔完全阻塞不通；②肠腔内容物过多，致肠膨胀，肠袢下垂加剧粘着部形成锐角而使肠管不通；③肠蠕动增加或体位的剧烈变动，产生扭转。因此，有些病人粘连性肠梗阻的症状可反复发作，经非手术治疗后又多可以缓解。而另一些病人以往并无症状，初次发作即为绞窄性肠梗阻。

（二）诊断

病人多有腹腔手术、创伤或感染的病史。以往有慢性梗阻症状或多次急性发作者多为广泛粘连引起的梗阻；长期无症状，突然出现急性梗阻症状，腹痛较重，出现腹膜刺激征，应考虑粘连带、内疝或扭转等引起的绞窄性肠梗阻。

手术后早期（5~7 天）可发生梗阻的症状，应与手术后肠麻痹恢复期的肠蠕动功能失调相鉴别。除有肠粘连外，与术后早期肠管的炎性反应有关，既有肠腔梗阻又有炎症引起的局部肠动力性障碍。偶有手术后早期出现绞窄性肠梗阻者，多因手术操作导致肠扭转或内疝引起。

（三）预防

减少组织损伤、减轻组织炎症反应、预防粘连引起的肠梗阻是外科医生应重视的问题。粘连形成本身是机体对损伤的一种炎症反应，是愈合机制的一部分，抑制它的发生也将影响愈合、修复。因此，至今虽采用了多种方法，但都不能在临床应用中取得满意的结果。腹腔内粘连的产生除一些不可避免的因素外，尚有一些可避免的因素：①清除手套上的粉末，不遗留线头、纤维、切除的组织等异物于腹腔内，减少肉芽组织的产生；②减少缺血的组织，不做大块组织结扎；③注意无菌操作技术，减少炎性渗出；④保护肠浆膜面，防止损伤；⑤清除腹腔内积血、积液，必要时放置引流；⑥及时治疗腹腔内炎性病变，防止炎症扩散。此外，术后早期活动和促进肠蠕动及早恢复，均有利于防止肠粘连的形成。

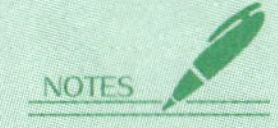

（四）治疗

肠梗阻的治疗原则适用于粘连性肠梗阻。治疗要点是区别属单纯性还是绞窄性，是完全性还是不完全性。单纯性肠梗阻可先行非手术治疗，绞窄性和完全性则应施行手术治疗。反复发作者可根据病情行限期或择期手术治疗。

手术后早期发生的肠梗阻，多为炎症及粘连所引起，在明确无绞窄的情况下，经非手术治疗后粘连可以吸收，症状消除。

手术方法应按粘连的具体情况而定：粘连带和小片粘连可施行简单的切断和分离；如一组肠袢紧密粘连成团难以分离，可切除此段肠袢做一期吻合；在特殊情况下，如放射性肠炎引起的粘连性肠梗阻，可将梗阻近、远端肠侧侧吻合做短路手术；为实现腹腔内广泛分离后虽有粘连但不形成梗阻，可采取肠排列的方法，使肠袢呈有序排列粘连，而不致有梗阻。

二、肠扭转

肠扭转是一段肠管甚至全部小肠及其系膜沿系膜轴扭转 360°~720°，因此，既有肠管的梗阻，更有肠系膜血液循环中断，是肠梗阻中病情凶险、发展迅速的一类。

（一）病因

1. 解剖因素 如手术后粘连、梅克尔憩室、乙状结肠冗长、先天性中肠旋转不全、游离盲肠等。

2. 物理因素 在上述解剖因素基础上，肠袢本身有一定的重量，如饱餐后、肠腔有蛔虫团、肠管肿瘤、乙状结肠内存积大量干结粪便等，都是造成肠扭转的潜在因素。

3. 动力因素 强烈的肠蠕动或体位的突然改变，肠袢产生不同步的运动，使已有轴心固定位置且有一定重量的肠袢发生扭转。

（二）临床表现

肠扭转是闭袢型肠梗阻加绞窄性肠梗阻，发病急骤，发展迅速。起病时腹痛剧烈且无间歇期，早期即可出现休克。肠扭转的好发部位是小肠、乙状结肠和盲肠，临床表现各有特点。

小肠扭转表现为突然发作腹部绞痛，多在脐周围，常为持续性疼痛阵发性加剧，由于肠系膜受到牵拉，疼痛可放射至腰背部。呕吐频繁，腹胀以某一部位特别明显，腹部有时可扪及压痛的扩张肠袢。肠鸣音减弱，可闻及气过水声。腹部 X 线检查有时可见空肠和回肠换位，或排列成多种形态的小跨度卷曲肠袢等特有的征象。增强 CT 上可见肠系膜血管扭转形成的“漩涡征”（图 41-3）。

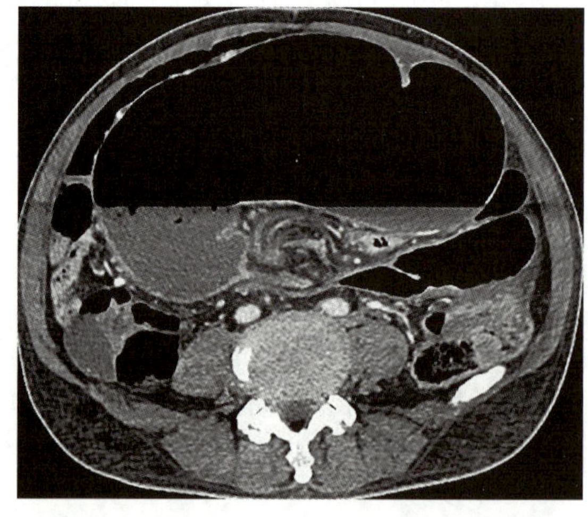

图 41-3 肠扭转 CT 表现：肠系膜血管“漩涡征”

乙状结肠扭转多见于乙状结肠冗长、有便秘的老年人，以往可有多次腹痛发作经排气、排便后缓解的病史。病人有腹部持续胀痛，左腹部明显膨胀，可见肠型。腹部压痛及肌紧张不明显。腹部 X 线平片可见马蹄状巨大的双腔充气肠袢，圆顶向上；立位可见两个液平面。钡剂/碘水灌肠 X 线检查见扭转部位对比剂受阻，造影尖端呈“鸟嘴”形。

（三）治疗

肠扭转是一种严重的机械性肠梗阻，可在短时期内发生肠绞窄。如未能得到处理，将有较高的死亡率。一般应及时手术治疗，将扭转的肠袢回转复位。早期手术可降低死亡率，更可减少小肠扭转坏死大量切除后的短肠综合征。复位后应细致观察血液循环恢复的情况，明确有坏死的肠段应切除。对怀疑有坏死的长段肠袢应设法解除血管痉挛，观察其生机，争取保留较长的小肠。坏死的乙状结肠、盲肠可切除，切除端应明确有良好的生机，可以做一期吻合；否则，应做外置造口，以后做二期手

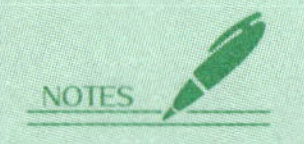
NOTES

术。移动性盲肠复位后可固定在侧腹壁上。乙状结肠扭转病人多有乙状结肠冗长而引起的便秘，复位后可择期行冗长部肠切除以除后患。

早期乙状结肠扭转，可在结肠镜直视下，将肛管通过扭转部进行减压，并将肛管保留 2~3 天。但这些非手术疗法必须在严密的观察下进行，一旦怀疑有肠绞窄，必须及时改行手术治疗。

三、肠套叠

肠的一段套入其相连的肠管腔内称为肠套叠，以小儿最多见，其中以 2 岁以下者居多。

（一）病因与类型

原发性肠套叠绝大部分发生于婴幼儿，主要由于肠蠕动正常节律紊乱，也可能由于食物性质的改变所致。继发性肠套叠多见于成年人，肠腔内或肠壁部器质性病变使肠蠕动节律失调，近段肠管的强力蠕动将病变连同肠管同时送入远段肠管中，肠内异物存在如肠腔内放入导管性支架，也可能导致肠套叠。

根据套入肠与被套肠部位，肠套叠分为小肠-小肠型、小肠-结肠型、结肠-结肠型，在小儿多为回结肠套叠。套叠的结构可分为三层，外层为鞘部，中层为回返层，内层为进入层，后两者合称套入部。套入部的肠系膜也随肠管进入，结果不仅发生肠腔梗阻，由于肠系膜血管受压，肠管可以发生绞窄而坏死（图 41-4）。

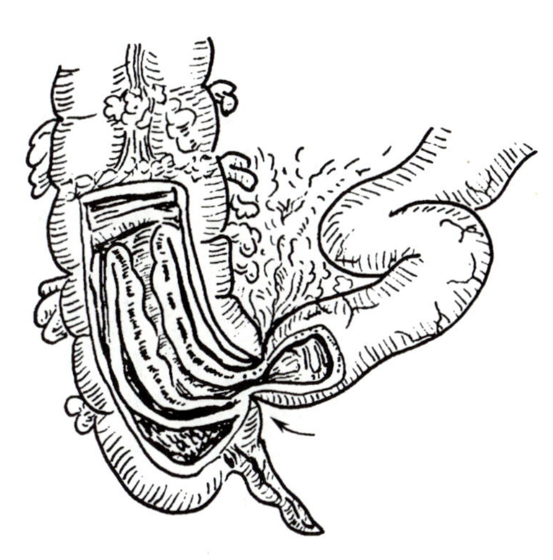

图 41-4 回盲部肠套叠

（二）临床表现

肠套叠的三大典型症状是腹痛、血便和腹部肿块。表现为突然发作的阵发性腹痛，患儿阵发哭闹不安，有安静如常的间歇期。伴有呕吐和果酱样血便。腹部触诊常可在腹部扪及腊肠形、表面光滑、稍可活动、具有压痛的肿块。常位于脐右上方，而右下腹扪诊有空虚感。随着病程的进展逐步出现腹胀等肠梗阻症状。钡剂灌肠检查可见钡剂在结肠受阻，阻端钡影呈“杯口状”或“弹簧状”阴影；小肠套叠钡剂可显示肠腔呈线状狭窄而至远端肠腔又扩张。

慢性复发性肠套叠多见于成人，其发生原因常与肠息肉、肿瘤、憩室等病变有关。多呈不完全梗阻，故症状较轻，可表现为阵发性腹痛发作，而发生便血的不多见。由于套叠常可自行复位，所以发作过后检查可为阴性。

（三）治疗

应用空气或钡剂灌肠，不仅是诊断方法，也是一种有效的治疗方法，适用于小儿回结肠套叠的早期。一般空气压力先用 60mmHg，经肛管注入结肠内，在 X 线透视下明确诊断后，继续注气加压至 80mmHg 左右，直至套叠复位。如果套叠不能复位，或病期已超过 48 小时，或怀疑有肠坏死，或灌肠复位后出现腹膜刺激征及全身情况恶化，都应行手术治疗。术中若肠无坏死，可轻柔地挤压复位；如果肠壁损伤严重或已有肠坏死者，可行肠切除吻合术；如果患儿全身情况严重，可将坏死肠管切除后两断端外置造口，以后再行二期肠吻合术。成人肠套叠多有引起套叠的病理因素，一般主张手术治疗。

第五节 肠系膜血管缺血性疾病

本病是一种绞窄性动力性肠梗阻，由于肠管可能在短时间内广泛坏死，术中需切除大量肠管，术后遗留营养障碍，故病情较一般绞窄性机械性肠梗阻更为严重。

（一）病因与病理

发生于肠系膜动脉，特别是肠系膜上动脉者多于肠系膜静脉。可由下列原因引起：①肠系膜上动

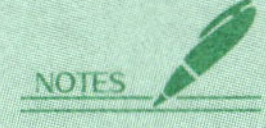

脉栓塞，栓子多来自心脏，如心肌梗死后的附壁血栓，心脏瓣膜病、心房颤动、心内膜炎等，也可来自主动脉壁上的粥样斑块；②肠系膜上动脉血栓形成，大多在动脉硬化性阻塞或狭窄的基础上发生；③肠系膜上静脉血栓形成，可继发于腹腔感染、肝硬化门静脉高压致血流淤滞、高凝状态及外伤或手术造成血管损伤等。另外，"易栓症"亦可导致广泛的肠系膜血管栓塞。

栓子通常堵塞在肠系膜上动脉自然狭窄部，而血栓形成多发生在肠系膜上动脉有粥样硬化的近端约1cm范围内。不论是栓塞还是血栓形成，堵塞血管的远端分支即发生痉挛。肠黏膜不耐受缺血，急性血管闭塞10分钟后，肠黏膜的超微结构即有明显改变，缺血1小时后，组织学改变即很清楚。黏膜坏死脱落，肠壁血液淤滞，出现发绀、水肿，大量富含蛋白质的液体渗至肠腔和腹腔。缺血后短时间内动脉血流恢复，小肠仍可具有活力，但将有明显的缺血再灌注损伤。缺血持续长时间后，肠管肌与浆膜将坏死，并出现腹膜炎。病人很快因中毒、大量体液丢失及代谢性酸中毒而休克。

（二）临床表现和诊断

病人以往多有冠心病史或有心房颤动，多数有动脉硬化表现。临床表现因血管阻塞的部位、性质和发生的缓急而各有不同。血管阻塞发生过程越急，范围越广，表现越严重。

剧烈的腹部绞痛是最开始的症状，难以用一般药物所缓解，可以是全腹性或局限性。早期由于肠痉挛所致，此后有肠坏死，疼痛转为持续。伴有频繁呕吐，呕吐物多为血性。部分病人有腹泻，并排出暗红色血便。病人的早期症状明显且严重，但腹部体征与其不相称，是急性肠缺血的一大特征。开始时腹软不胀，有轻压痛，此后腹部逐渐膨胀，压痛明显，肠鸣音消失，出现腹膜刺激征，表明已发生肠坏死，病人很快出现休克征象。

实验室检查可见白细胞计数升高，并有血液浓缩和代谢性酸中毒表现。腹腔穿刺可抽出血性液体。腹部X线平片在早期仅显示肠腔中等或轻度胀气，当有肠坏死时，腹腔内有大量积液，X线平片显示密度增高。腹部血管成像和选择性动脉造影对本病有较高的诊断价值，不仅能帮助诊断，还可鉴别是动脉栓塞、血栓形成或血管痉挛。

（三）治疗

应及早诊断，及早治疗，包括支持疗法和手术治疗。血管造影明确病变的性质和部位后，导管可保持在原位上给予血管扩张剂，并维持至手术后或栓塞病变治疗后，可有利于提高缺血肠管的成活率。肠系膜上动脉栓塞可行栓子取除术，血栓形成则可行血栓取除术或支架置入术。如果有肠坏死则应行肠切除术，根据肠管切除的范围及切除缘的血运情况，施行一期吻合或肠断端外置造口。

嵌顿性腹股沟斜疝和股疝是急性肠梗阻的常见病因，容易发生肠绞窄。对肠梗阻病人体检时不能遗漏腹股沟部。治疗详见第三十七章。

第六节 短肠综合征

短肠综合征是指大段小肠切除后，残存肠管不能维持病人营养需要的吸收不良综合征。本病常发生于广泛的肠切除后，常见病因有肠扭转、腹内疝绞窄、肠系膜血管栓塞或血栓形成等。此外，较长肠段的功能损害如放射性肠炎，或不适当的外科手术如空肠-结肠吻合或胃-回肠吻合，也可产生类似的临床综合征。

（一）病理生理

正常小肠黏膜的吸收面积大大超过维持正常营养所必需的面积，有很大的功能储备，因而病人能够耐受部分小肠切除，而不发生症状。但如切除小肠达50%或以上者可引起显著的吸收不良；若残存小肠少于75cm（有完整结肠），或丧失回盲瓣、残存小肠少于100cm者可产生严重症状。但短肠综合征的发生除了取决于小肠切除的长度外，还取决于具有重要生理功能小肠的保存。十二指肠、近端空肠和远端回肠是小肠消化吸收的主要场所，所以只要保留这些部位，即使切除中段小肠长度达50%，病人仍可良好生存。回盲瓣和结肠在减慢肠内容物运行方面起着重要作用，而且右侧结肠有重

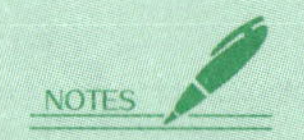

吸收水与电解质的功能，因此，这段肠道的切除可加重水、电解质失衡。所谓超短肠综合征是指除了小肠近端还保留 20~50cm 肠管外，其余小肠全部被切除，多见于肠系膜血管循环障碍性病变（栓塞、血栓形成、肠扭转），超短肠综合征病人靠经口进食难以存活。

大量小肠切除后，残留小肠将逐步发生适应性代偿改变，表现为肠黏膜高度增生，绒毛肥大变长，皱襞增多，肠管增粗、伸长，肠壁肥厚等。这些代偿改变增加了小肠的吸收面积和吸收功能。但这种形态与功能的代偿需要食物与肠黏膜的接触和刺激。

（二）临床表现

最初症状是腹泻，其严重度与残留肠管的长度密切相关，导致进行性脱水、血容量降低，水、电解质紊乱和酸碱失衡，如不及时纠正，可危及生命。此后腹泻渐趋减少，根据残留肠管的长度与代偿情况，病人的营养状况可得到维持或逐渐出现营养不良的症状，如体重下降、贫血、低蛋白血症，各种维生素与电解质缺乏的症状。钙、镁不足可引起肌肉兴奋性增强和手足搐搦，长期缺乏可引起骨质疏松和骨骼疼痛。肠抑胃肽的减少导致病人胃酸分泌亢进，不仅加重腹泻，还可发生消化道溃疡。胆盐吸收障碍影响肠肝循环。由于钙与脂肪酸相结合排出，草酸盐不能与钙结合而被吸收从尿中排出，可以反复出现泌尿系统草酸盐结石，影响肾功能。

（三）治疗

治疗目的是补充营养与纠正水、电解质紊乱和酸碱失衡，以及防止营养不良并发症，一般分为 3 个阶段。

第 1 阶段：病人有大量腹泻，易发生电解质紊乱。应在严密监护下，静脉补充液体与电解质。病人生命体征稳定后尽早开始全胃肠外营养（TPN）支持，同时给予抑制肠蠕动药物，减少腹泻次数。针对高胃酸分泌可给予 H_2 受体拮抗剂。可给予少量低渗肠内营养，促进肠管代偿。这一阶段需要 2 个月的时间。

第 2 阶段：随着腹泻次数和量的减少，逐渐增加经口的摄食量，但应谨慎缓慢进行。营养与液体量不足的部分仍需从肠外加以补充，逐渐将所需热量、蛋白质、必需脂肪酸、维生素、电解质、微量元素与液体量由肠外供给改为肠内供给。口服饮食必须根据残留小肠与结肠的长度、部位与功能情况加以调整使之个体化。这一阶段从术后 2 个月至代偿完全一般需经过 1~2 年。

第 3 阶段：腹泻基本控制，代谢和营养状况趋于稳定。大多数短肠综合征病人 2 年后能得以代偿。幼儿、青少年病人的代偿能力较年龄大者为好。超过 2 年，残存肠管的功能改善不会超过第 2 阶段的 5%~10%。若病人仍不能达到维持正常代谢的要求，则将考虑长期甚至终身应用肠外营养支持或特殊的肠内营养。

治疗短肠综合征的外科手术方法可分为两大类：①减缓肠道运行的技术，包括建立逆蠕动肠段、结肠间置、重复循环肠袢等；②增加肠表面积，包括肠变细增长技术、小肠移植等。但这些方法尚不能被常规使用。在肠切除的同时不应施行这类手术，因为残存肠的适应性变化常常能充分代偿肠吸收功能，而肠切除时做这些手术可抑制肠代偿变化。

第七节 小肠肿瘤

小肠占胃肠道总长的 70%~80%，但小肠肿瘤的发生率仅占胃肠道肿瘤的 5% 左右。小肠肿瘤发生率低可能与小肠内容物通过快，小肠黏膜细胞更新快，小肠内容物为碱性液状，肠壁上有大量淋巴组织，肠壁内含有较高的 IgA，小肠内细菌含量低等因素有关。

小肠原发恶性肿瘤的癌前病变主要包括家族性腺瘤性息肉病（FAP）、Peutz-Jeghers 综合征、Lynch 综合征、CD、消化性溃疡、乳糜泻等。

小肠肿瘤可来自小肠的各类组织，如上皮组织、结缔组织、血管组织、淋巴组织、平滑肌、神经组织、脂肪组织等，因此小肠肿瘤可以是各种类型。良性肿瘤较常见的有腺瘤、平滑肌瘤、纤维瘤、血管

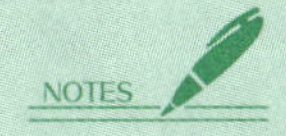

瘤等。恶性肿瘤以腺癌、神经内分泌肿瘤、恶性淋巴瘤、间质瘤等比较多见。小肠腺癌的主要发病部位为十二指肠,其次为空肠和回肠。小肠神经内分泌肿瘤多见于回肠,起源于嗜铬细胞,部分肿瘤可分泌5-羟色胺、生长抑素等多种肽类、胺类激素,引起类癌综合征表现。小肠恶性淋巴瘤好发于末端回肠,以B细胞淋巴瘤为主。小肠间质瘤是起源于间叶组织Cajal间质细胞的肿瘤,*KIT*、*PDGFRA*常有突变,CD117、DOG-1常为阳性表达,主要好发部位为回肠。此外,小肠还有转移性肿瘤,可由胰腺癌、结肠癌和胃癌直接蔓延,也可从远处经淋巴管或血行播散而来,如卵巢癌、黑色素瘤等。

小肠肿瘤在肠壁的部位可分为腔内、壁间或腔外三型。以突入肠腔内的腔内型较为多见,呈息肉样,也可沿肠壁浸润生长,引起肠腔狭窄。较大的肿瘤组织内可因血液循环障碍出现坏死,并引起溃疡及肠道出血或穿孔。

(一)临床表现

通常不典型,可表现下列一种或几种症状。

1. 腹痛 系最常见的症状,因肿瘤牵拉、肠管蠕动功能紊乱等引起,多为隐痛或胀痛,并发肠梗阻时,疼痛剧烈。常伴有腹泻、食欲减退等症状。

2. 肠道出血 往往是病人就诊的主要症状。可为间歇性柏油样便或血便,少有大量出血者。有些病人因长期反复小量出血未被察觉,而表现为慢性贫血。

3. 肠梗阻 引起肠梗阻最常见的原因是继发性肠套叠。此外,肿瘤引起的肠腔狭窄和压迫邻近器官也是发生肠梗阻的原因。少数情况下还可诱发肠扭转。

4. 腹内肿块 多见于向肠腔外生长的肿瘤。通常肿块活动度较大,位置多不固定。

5. 肠穿孔 多见于小肠恶性肿瘤。急性穿孔引起腹膜炎,慢性穿孔则形成肠瘘。

6. 其他 部分神经内分泌肿瘤患者还可表现为阵发性颜面潮红、支气管哮喘、腹泻、心脏瓣膜疾病、肝大等。

(二)诊断

小肠肿瘤的诊断需结合临床表现、病史、实验室及影像、内镜检查等综合考虑。X线小肠钡剂造影是目前诊断小肠疾病最常用的检查方法,分次口服少量钡剂,逐段连续仔细观察可提高检出率。CT有助于小肠肿瘤的诊断。CT/MRI小肠造影结合肠腔及血管显影,对小肠肿瘤的早期诊断、肿瘤浸润深度、淋巴结转移评估具有更高的灵敏度和特异度。小肠镜具有良好的直观可视性,可以对小肠肿块进行组织活检,也可以对小肠出血等情况进行治疗,是小肠肿瘤的可靠检查方法。腹腔镜主要用于小肠镜及影像学检查不能发现的病变,对侵出浆膜的肿瘤以及来源于肠系膜的肿瘤具有很高的诊断价值,并且可以对发现的病变及时进行手术治疗。

(三)治疗

1. 手术治疗 小的或带蒂的良性肿瘤可行局部切除。较大的或局部多发的肿瘤可做部分肠切除。对于病变性质不能明确的病例,需要进行术中冰冻病理切片明确性质,对于术中不能明确病理性质且肿瘤较大者,需按恶性肿瘤进行根治手术。恶性肿瘤应尽可能行根治性切除,不同类型肿瘤切除肠段长度要求不同。在需切除肿瘤所在肠管的供血动脉根部结扎切断,并切除所属系膜及区域淋巴结,如病变累及邻近器官者应行联合脏器切除术。如肿瘤已与周围组织浸润固定,无法切除,且有梗阻者,应做短路或造口手术,以缓解梗阻。

2. 化疗、放疗、分子靶向治疗及内分泌治疗 小肠腺癌对放化疗不敏感。小肠肉瘤对放疗具有一定敏感性。小肠恶性淋巴瘤术后应化疗,常用的化疗方案有COP、CHOP、BACOP等。小肠间质瘤患者术后需根据危险度分级、有无肿瘤破裂、基因分型及术后恢复情况决定是否采用辅助治疗。

第八节 肠 外 瘘

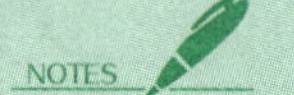

肠瘘是指肠与其他器官,或肠与腹腔、腹壁外有不正常的通道。肠瘘有外瘘和内瘘之分。肠瘘穿

破腹壁与外界相通者为外瘘，如小肠瘘、结肠瘘；与其他空腔脏器相通，肠内容物不流出腹壁外者为内瘘，如胆囊十二指肠瘘、胃结肠瘘、肠膀胱瘘等。肠外瘘主要是手术后并发症，也可继发于腹部创伤、炎性或感染性疾病等，如CD、肠结核。

（一）病理生理

肠外瘘发生后机体可出现一系列病理生理改变，主要有：①大量肠液丢失于体外，引起脱水，电解质和酸碱平衡紊乱，严重时可导致周围循环和肾功能衰竭；②营养物质如氨基酸、微量元素、维生素等主要在小肠吸收，肠外瘘时营养物质大量丢失且不能经胃肠道补充，加之病人因感染而处于高分解代谢状态，故可迅速出现营养不良；③含有消化酶的肠液外溢，引起瘘周围皮肤和组织的腐蚀糜烂，继发感染和出血，并可引起腹腔内感染。

（二）临床表现

腹壁有一个或多个瘘口，有肠液、胆汁、气体或食物排出，是肠外瘘的主要临床表现。肠外瘘可于手术后3~5天或之后出现症状，先有腹痛、腹胀及体温升高，继而出现局限性或弥漫性腹膜炎征象或腹内脓肿。术后1周左右，脓肿向切口或引流口穿破，创口内即可见脓液、消化液和气体流出。较小的肠外瘘可仅表现为经久不愈的感染性窦道，于窦道口间歇性地有肠内容物或气体排出。严重的肠外瘘可直接在创面观察到破裂的肠管和外翻的肠黏膜，即唇状瘘；或虽不能直接见到肠管，但有大量肠内容物流出，称管状瘘。

肠外瘘发生后，由于大量消化液的丢失，病人可出现水、电解质紊乱及酸碱代谢失衡。由于机体处于应激状态，分解代谢加强，可出现负氮平衡和低蛋白血症。严重且病程长者，由于营养物质吸收障碍及大量含氮物质从瘘口丢失，病人可表现为明显的体重下降、皮下脂肪消失、骨骼肌萎缩。

在肠外瘘发展期，可出现肠袢间脓肿、膈下脓肿或瘘口周围脓肿。由于这些感染常较隐蔽，且其发热、白细胞增多、腹部胀痛等表现常被原发病或手术的创伤等所掩盖，因此，很难在早期作出诊断及有效地引流。严重者可表现为脓毒症，若病情得不到控制，就可导致多器官功能障碍或多器官功能衰竭。

（三）诊断

发现创面（如感染的切口、引流管孔）有肠液、气体逸出，有时还可见到肠管或肠黏膜，肠外瘘的诊断即已明确。为进一步明确诊断，有时需进行一些特殊的检查，包括：①经鼻胃管注入亚甲蓝或医用炭末，仔细观察创口或引流管，及时记录亚甲蓝或医用炭末的排出时间及排出量，可初步估计瘘口大小和部位，此检查适用于肠外瘘形成初期；②瘘管造影，此检查适用于瘘管已经形成的病例，有助于明确瘘的部位、大小，瘘管的长度、走行及脓腔范围；③胃肠道造影，依不同情况选用全消化道造影、钡剂灌肠或同时结合瘘管造影，以了解全消化道情况，尤其是瘘远端肠管有无梗阻。

（四）治疗

1. 营养支持 是治疗肠外瘘的主要措施之一，其作用有：①水、电解质的补充较为方便，内稳态失衡易于纠正；②营养物质从静脉输入，消化液分泌减少，经瘘口丢失的肠液量亦减少，有利于控制感染，促进瘘口自行愈合；③由于营养能从肠外或肠内补充，不必为改善营养而急于手术，如需手术治疗，手术也将在病人营养等情况改善后施行，提高肠瘘手术的成功率。肠外营养与肠内营养各有其优缺点和适应证，可根据不同的病人以及病人所处的不同时期来选择。

2. 控制腹腔感染 自20世纪70年代起，肠外瘘病人的内稳态及营养问题逐步得到解决，因这两个因素使治疗失败的病人逐步减少，而感染又成为肠外瘘病人死亡的主要原因。腹腔感染的主要原因是肠液溢漏至腹腔，在早期未能得到有效引流，以至有些病人肠外瘘本身直接造成的机体损害并不严重，主要是因肠外瘘液引起的腹腔感染导致严重的病理生理改变造成的损害。因此，控制外溢肠液是治疗肠外瘘的首要措施。

3. 手术治疗 分为辅助性手术与确定性手术。剖腹探查、引流、肠造口等辅助性手术，可按需要随时施行。当发现有肠外瘘时，简单的方法是扩大腹壁瘘口放置有效引流，必要时需剖腹冲洗吸尽腹

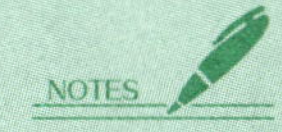

腔内肠液后放置有效引流。及时去除外溢的肠液，可以减轻对瘘和周围组织的腐蚀，使炎症消退，促进瘘口自愈。双套管负压引流能防止组织堵塞引流管孔道，但由于肠外瘘病人的腹腔引流液中含有大量纤维素和组织碎屑，故仍可堵塞管腔，致过早丧失引流作用。在双套管旁附加注水管持续滴入灌洗液，可较长期有效地保持引流作用。为消除肠瘘而施行确定性手术的时机选择取决于腹腔感染的控制与病人营养状况的改善，一般在瘘发生后 3~6 个月进行。常用的手术有：①肠瘘肠袢切除吻合术；②带蒂肠浆肌层片覆盖修补术；③瘘口部肠外置造口术；④肠旷置术。

（廖国庆）

第四十二章 阑尾疾病

第一节 解剖生理概要

阑尾位于右髂窝部，是起自于盲肠后内侧壁三条结肠带汇集处的一条细长的盲管，其末端游离，根部通过阑尾口与盲肠相通。因此，沿盲肠前面的结肠带向下端追踪可找到阑尾根部，其体表投影相当于脐与右髂前上棘连线的中外 1/3 交界处，称为麦氏（McBurney）点。麦氏点是选择阑尾手术切口的标记点。由于阑尾系膜的游离缘短于阑尾，故阑尾均有不同程度的卷曲，外形呈蚯蚓状。阑尾的长短粗细差异较大，长度 2~20cm 不等，一般为 6~8cm，直径 0.5~0.7cm。绝大多数阑尾属腹膜内器官，其位置多变，由于阑尾基底部与盲肠的关系恒定，因此阑尾的位置也随盲肠的位置而变异，一般在右下腹部，但也可高至肝下，低至盆腔内，甚至越过中线至左侧。阑尾的解剖位置可以其基底部为中心，犹如时针在 360° 范围内的任何位置。阑尾尖端的位置决定了病人腹痛、压痛及肌紧张的部位。根据阑尾尖端指向不同分为六种类型（图 42-1）：①回肠前位，相当于时钟 0~3 点位，尖端指向左上。②盆位，相当于 3~6 点位，尖端指向盆腔。若下达小骨盆腔与右输尿管盆段、膀胱、直肠或与女性的右输卵管和卵巢接触时，此种情况的阑尾炎常可同时出现膀胱、直肠的刺激症状，甚至并发输卵管炎和卵巢炎。③盲肠后位，相当于 9~12 点位，在盲肠后方、髂肌前，尖端向上，位于腹膜后。此型阑尾炎的临床体征轻，易误诊，手术显露及切除有一定难度。④盲肠下位，相当于 6~9 点，尖端向右下。⑤盲肠外侧位，相当于 9~10 点，位于腹腔内，盲肠外侧。⑥回肠后位，相当于 0~3 点，在回肠后方，阑尾炎时体征不及回肠前位者显著。阑尾的先天性畸形有三种：①阑尾缺如，较罕见；②阑尾全部或部分重复或多阑尾；③阑尾腔节段闭锁。后两者也不多见。

阑尾远端为盲端，近端开口于盲肠，位于回盲瓣下方 2~3cm 处（图 42-2）。阑尾系膜为两层腹膜包绕阑尾形成的一个三角形皱襞，其内含有血管、淋巴管和神经。阑尾系膜内的血管，主要由阑

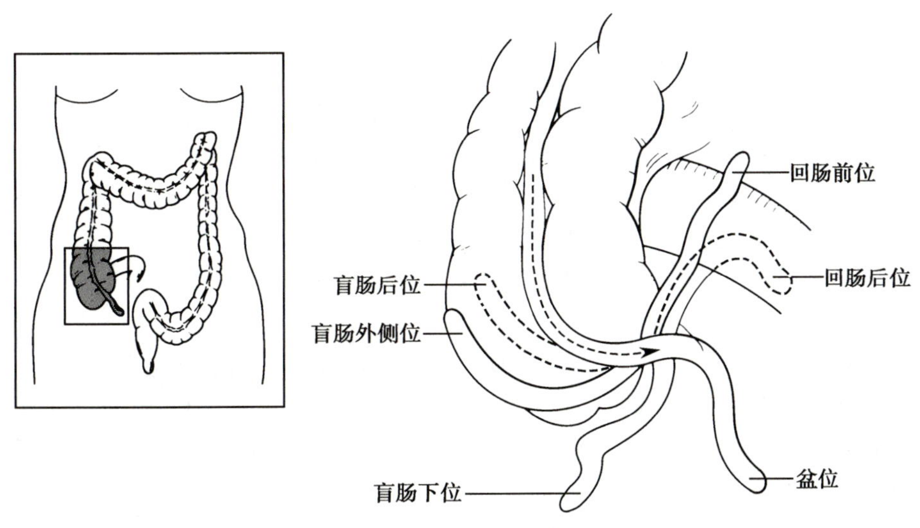

图 42-1 阑尾的解剖位置变异

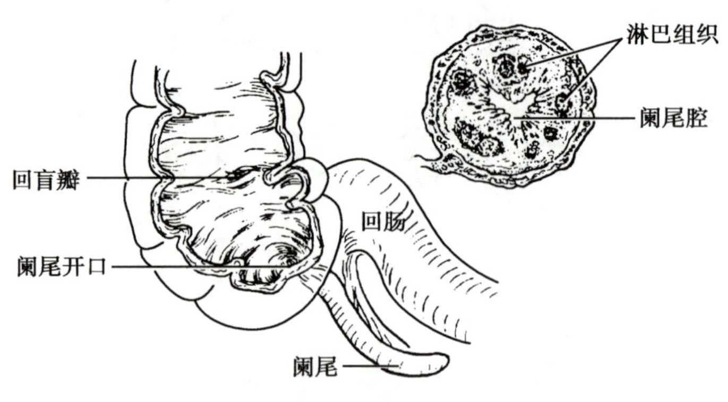

图 42-2 阑尾的解剖

尾动、静脉组成，经由回肠末端后方行于阑尾系膜的游离缘。阑尾动脉系回结肠动脉的分支，是一种无侧支的终末动脉，当血运障碍时，易导致阑尾坏死。阑尾静脉与阑尾动脉伴行，最终回流入门静脉。当阑尾发生炎症时，细菌栓子脱落可引起门静脉炎和细菌性肝脓肿。阑尾的淋巴管与系膜内血管伴行，引流到回结肠淋巴结。阑尾的神经由交感神经纤维经腹腔丛和内脏小神经传入，由于其传入的脊髓节段在第 10、11 胸节，所以当急性阑尾炎发病开始时，常表现为脐周的牵涉痛，属内脏性疼痛。

阑尾壁的组织结构与结肠近似，也分为四层。阑尾黏膜由结肠上皮构成。阑尾黏膜深部有嗜银细胞，是发生阑尾类癌的组织学基础。正常阑尾黏膜上皮细胞能分泌少量（0.25~2ml/d）黏液。黏膜和黏膜下层中含有较丰富的淋巴组织。阑尾肌层分布不均，可有局部缺如。婴幼儿的阑尾腔较宽大；成年人阑尾腔很细，直径 0.2~0.3cm，基底部可能更狭小，容积仅 0.1ml。中年以后，可因阑尾多次发炎，造成内腔狭小甚至闭锁；老年时更明显。

阑尾是机体免疫系统中周围淋巴器官的组成部分，参与 B 淋巴细胞的产生和成熟，可能起免疫监视作用。阑尾的淋巴组织在出生后 2 周就开始出现，12~20 岁时达高峰期，有 200 多个淋巴滤泡。以后逐渐减少，30 岁后滤泡明显减少，60 岁后完全消失。故切除成人的阑尾，尚无影响机体免疫功能的证据。

第二节 急性阑尾炎

急性阑尾炎（acute appendicitis）是外科最常见的疾病，是最多见的急腹症。Fitz（1886）首先正确地描述了本病的病史、临床表现和病理变化，首次使用了“阑尾炎”的命名，并提出了阑尾切除术是本病的合理治疗方法。McBurney（1894）采用分离右下腹肌肉的手术切口（即“麦氏切口”）行阑尾切除术，沿用至今。1983 年，Semm 首次报道了腹腔镜阑尾切除术，并逐渐得到广泛应用。急性阑尾炎可在各个年龄人群中发病，但以 20~30 岁青壮年发病率最高，约占 40%；男性多于女性，约为 3：2。本病的治疗原则是早期诊断、早期手术，治疗效果良好。临床表现典型者诊断相对容易，但少数病人临床表现不典型，易被误诊而延误病情，应特别注意。

（一）病因

1. 阑尾管腔阻塞 是急性阑尾炎最常见的病因。阑尾管壁中的淋巴滤泡明显增生及管腔中的粪石或结石，是引起阑尾管腔阻塞的两大常见原因。异物、炎性狭窄、食物残渣、蛔虫、肿瘤等则是较少见的原因。阑尾管腔细长、开口狭小、不同程度的卷曲，都是造成阑尾管腔易于阻塞的因素。阑尾管腔阻塞后，阑尾仍继续分泌黏液，腔内压力上升，血运发生障碍，使阑尾炎症加剧。

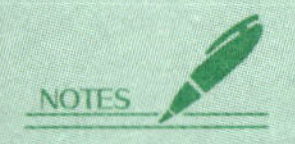

2. 细菌入侵 阑尾与结肠相通，腔内本已有很多微生物，远端又是盲端，所以发生梗阻时，存留在远端死腔内的细菌很容易繁殖，分泌内毒素和外毒素，损伤黏膜上皮并使黏膜形成溃疡，细菌穿过

溃疡进入阑尾肌层，阑尾壁间质压力升高，妨碍动脉血流，造成阑尾缺血，最终造成梗死和坏疽。

（二）临床病理分型

根据急性阑尾炎的临床过程和病理改变，分为四种病理类型。

1. 急性单纯性阑尾炎 病变多只局限于黏膜和黏膜下层。阑尾外观轻度肿胀，浆膜充血并失去正常光泽，表面有少量纤维素性渗出物。光镜下，阑尾各层均有水肿和中性粒细胞浸润，黏膜表面有小溃疡和出血点。本型属轻型阑尾炎或病变早期，临床症状和体征较轻。

2. 急性化脓性阑尾炎 病变已累及阑尾壁全层。阑尾明显肿胀，浆膜高度充血，表面覆以脓性渗出物。阑尾周围的腹腔内有稀薄脓液，形成局限性腹膜炎。光镜下，阑尾黏膜的溃疡面加大并深达肌层和浆膜层，管壁各层有小脓肿形成，腔内亦有积脓，亦称急性蜂窝织炎性阑尾炎。常由单纯性阑尾炎发展而来，临床症状和体征较重。

3. 坏疽性及穿孔性阑尾炎 阑尾管壁坏死或部分坏死，呈暗紫色或黑色。阑尾腔内积脓，压力升高，阑尾壁血液循环障碍。穿孔部位多在阑尾根部或近端的对系膜缘侧。如果阑尾穿孔的过程较快，穿孔处未被包裹，阑尾腔内的积脓可自由进入腹腔，引起急性弥漫性腹膜炎。本型属重型阑尾炎，在儿童和老年人多见。

4. 阑尾周围脓肿 急性阑尾炎化脓坏疽或穿孔时，如果过程进展较慢，穿孔的阑尾将被大网膜和邻近的肠管包裹，则形成炎性肿块或阑尾周围脓肿。由于阑尾位置多变，其脓肿位置可能在盆腔、肝下或膈下。

急性阑尾炎的转归有以下几种：①炎症消退，单纯性阑尾炎经及时药物治疗后炎症消退。大部分将转为慢性阑尾炎，易复发。②炎症局限，化脓、坏疽或穿孔性阑尾被大网膜和邻近的肠管粘连包裹，炎症局限，形成阑尾周围脓肿。经大量抗生素或中药治疗多数可以吸收，但过程缓慢。③炎症扩散，阑尾炎症重，发展快，未予及时手术切除，又未能被大网膜包裹局限，炎症扩散，可发展为盆腔或髂窝脓肿、弥漫性腹膜炎、化脓性门静脉炎、感染性休克等，需急诊手术治疗。

（三）临床表现

急性阑尾炎临床表现多种多样，有时与其他急腹症非常相似，而有些疾病也酷似阑尾炎。但相比之下，症状和体征的进展特征是其最主要的特点。

1. 症状

（1）转移性右下腹痛：典型的腹痛发作始于上腹部，逐渐移向脐部，最后转移并局限在右下腹。疼痛一旦移至右下腹，初始发作部位（上腹或脐周）疼痛消失，并非扩散，故称为“转移性右下腹痛”。转移性右下腹痛的过程长短取决于病变发展的程度和阑尾位置，快则约 2 小时，慢则可以 1 天或更长时间。70%~80% 的病人具有这种典型的转移性腹痛；也有部分病例发病开始即出现右下腹痛。腹痛一般呈持续性，病初可能很轻微，容易被病人所忽视。不同类型的阑尾炎其腹痛也有差异，如单纯性阑尾炎表现为轻度隐痛；化脓性阑尾炎呈阵发性胀痛和剧痛；坏疽性阑尾炎呈持续性剧烈腹痛；穿孔性阑尾炎因阑尾腔压力骤减，腹痛可暂时减轻，但出现腹膜炎后，腹痛又会持续加剧。

因阑尾位置变异较大，不同位置阑尾的炎症，其腹痛部位也有区别，如盲肠后位阑尾，疼痛在右侧腰部；盆位阑尾，腹痛在耻骨上区；肝下区阑尾，可引起右上腹痛；极少数左下腹部阑尾炎表现为左下腹痛，应予以注意。

（2）胃肠道症状：发病早期可能有厌食、恶心、呕吐等，但程度较轻。一般在腹痛开始后数小时内出现呕吐，不会频繁发生。有的病例可发生腹泻。盆位阑尾炎，炎症刺激直肠和膀胱，引起排便里急后重症状。弥漫性腹膜炎时可致麻痹性肠梗阻，表现为腹胀、排气排便减少。

（3）全身症状：早期乏力。炎症重时出现中毒症状，心率增快，体温升高可达 38℃左右。阑尾穿孔时体温更高，可达 39℃或 40℃。但体温升高不会发生于腹痛之前。如发生门静脉炎时可出现寒战、高热和轻度黄疸。

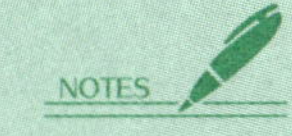

2. 体征

(1)右下腹固定性压痛：是急性阑尾炎最常见和最重要的体征。压痛部位取决于阑尾尖端的位置，常见的压痛部位有麦氏点、Lanz点(左右髂前上棘连线的右、中1/3交点)或Morris点(右髂前上棘与脐连线和腹直肌外缘交会点)(图42-3)。但对某一个病人来说，压痛点始终固定在一个位置上。发病早期腹痛尚未转移至右下腹时，右下腹便可出现固定压痛。压痛的程度取决于病变的程度，也受病人的腹壁厚度、阑尾位置的深浅、对疼痛耐受能力的影响。老年人对压痛的反应较轻。当炎症加重、阑尾坏疽穿孔时，压痛的程度加重，范围随之扩大甚至波及全腹。但此时仍以阑尾所在位置压痛最明显。可用叩诊来检查疼痛点，更为准确。

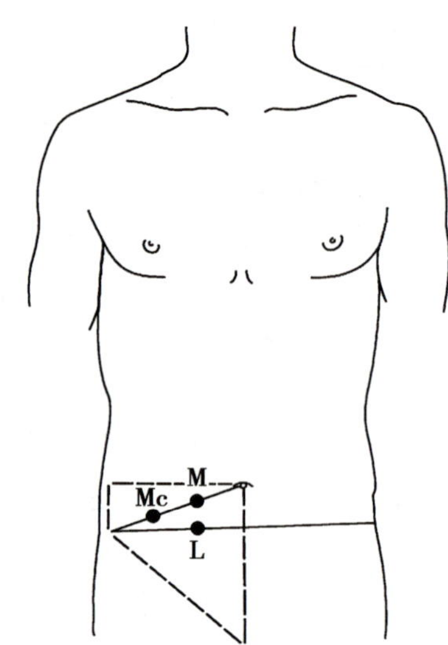

图42-3 阑尾炎压痛点

Mc，麦氏(McBurney)点；M，Morris点；L，Lanz点；虚线围成四边形为Rapp压痛点。

(2)腹膜刺激征象：有反跳痛(rebound tenderness)、腹肌紧张、肠鸣音减弱或消失等，是壁腹膜受炎症刺激出现的防卫性反应。一般而言，腹膜刺激征的程度、范围与阑尾炎症程度相平行。急性阑尾炎早期可无腹膜刺激征；局限于右下腹的腹膜刺激征提示阑尾炎症加重，可能有化脓、坏疽或穿孔等病理改变；腹膜刺激征范围扩大，伴发腹肌痉挛出现“板状腹”，说明腹腔内有较多渗出或阑尾穿孔已导致弥漫性腹膜炎。但是，在小儿、老人、孕妇、肥胖、虚弱者或盲肠后位阑尾炎时，腹膜刺激征象可不明显。

(3)右下腹肿块：如查体发现右下腹饱满，可触及一压痛性肿块，固定，边界不清，应考虑阑尾炎性肿块或阑尾周围脓肿。

(4)诊断性试验：①结肠充气试验(Rovsing sign)：病人仰卧位，用右手压迫其左下腹，再用左手挤压近侧结肠，结肠内气体可传至盲肠和阑尾，引起右下腹疼痛者为阳性；②腰大肌试验(psoas sign)：病人左侧卧位，使右大腿后伸，引起右下腹疼痛者为阳性，说明位于腰大肌前方的阑尾发炎；③闭孔内肌试验(obturator sign)：病人仰卧位，使右髋和右大腿各屈曲90°，然后被动向内旋转，引起右下腹疼痛者为阳性，提示靠近闭孔内肌的阑尾发炎。

(5)直肠指诊：炎症阑尾所在的方向压痛，常在直肠的右前方。当阑尾穿孔时直肠前壁广泛压痛。当形成阑尾周围脓肿时，可触及痛性肿块。

(四)辅助检查

1. 实验室检查 大多数病人白细胞计数可升高到(10~20)×10^9/L甚至以上，中性粒细胞比例升高常超过80%~90%，可发生白细胞核左移。也有部分病人白细胞无明显升高，多见于单纯性阑尾炎或老年病人。尿液检查一般无阳性发现，如尿中出现少量红细胞，提示炎症可能累及输尿管或膀胱。血清淀粉酶及脂肪酶测定有助于除外胰腺炎；人绒毛膜促性腺激素β亚单位(β-hCG)测定有助于除外异位妊娠。

2. 影像学检查 ①超声检查可以发现肿大的阑尾或脓肿，灵敏度约85%，并且特异度超过90%，推荐常规应用。②诊断特别困难时可作CT检查，可以发现阑尾增粗及其周围的脂肪垂肿胀，见于90%左右的急性阑尾炎病人；③立位腹平片见盲肠及回肠末端扩张、积气或液气平，右侧腰大肌影模糊，10%~15%的病例可见钙化的粪石和异物影，这些征象有助于急性阑尾炎诊断。此外，随着腔镜技术的成熟与普及，临床上应用腹腔镜(laparoscopy)或后陷凹镜(culdoscopy)检查诊断急性阑尾炎逐渐增多，确诊后可同时作阑尾切除术。

(五)诊断与鉴别诊断

诊断主要依靠病史、临床症状、体征和实验室检查。转移性右下腹痛对诊断急性阑尾炎的价值很大，加上固定性压痛，和体温、白细胞计数升高的感染表现，临床诊断可以成立。如果再有局部的腹肌

紧张，依据则更为充分。对于发病早期，临床表现不明显，无转移性右下腹痛的病人，阑尾区的压痛是诊断的关键，必要时可借助辅助检查帮助诊断。诊断时还应根据以上情况对阑尾炎的严重程度作出判断。

急性阑尾炎应与下列疾病鉴别诊断。

1. 胃十二指肠溃疡穿孔 穿孔溢液可沿升结肠旁沟流至右下腹部，与急性阑尾炎的转移性右下腹痛很相似。病人既往有消化性溃疡病史及近期溃疡病加重表现，查体时除右下腹压痛外，上腹仍有疼痛和压痛，腹壁板状强直和肠鸣音消失等腹膜刺激症状也较明显。立位腹平片膈下有游离气体，可帮助鉴别诊断。

2. 妇产科疾病 在育龄妇女中，特别要注意与妇产科疾病鉴别。宫外孕的腹痛从下腹开始，常有急性失血症状和腹腔内出血的体征，有停经史；查体有子宫颈举痛、附件肿块，阴道后穹隆穿刺有血性液体等。卵巢滤泡或黄体囊肿破裂的临床表现与宫外孕相似，但病情较轻。卵巢囊肿蒂扭转有明显腹痛和腹部肿块。急性输卵管炎和急性盆腔炎，常有脓性白带和盆腔双侧对称性压痛，经阴道后穹隆穿刺可获脓液，涂片检查可见 G^- 双球菌，盆腔超声可帮助鉴别诊断。

3. 右侧输尿管结石 腹痛多在右下腹，但多呈绞痛，并向腰部及会阴部外生殖器放射。尿中查到多量红细胞。X 线平片在输尿管走行部位呈现结石阴影。B 超检查可见肾盂积水、输尿管扩张和结石影。

4. 急性肠系膜淋巴结炎 儿童急性阑尾炎常需与之鉴别。患儿多有上呼吸道感染史，腹部压痛部位偏内侧，且不太固定，可随体位改变。

5. 其他 右侧肺炎、胸膜炎时可刺激第 10~12 肋间神经，出现反射性右下腹痛。急性胃肠炎时，恶心、呕吐和腹泻等消化道症状较重。急性胆囊炎易与高位阑尾炎相混淆，但有明显绞痛、高热，甚至出现黄疸。此外，回盲部肿瘤、结核和慢性炎性肠病、梅克尔（Meckel）憩室炎、肠伤寒穿孔等，亦须进行临床鉴别。

上述疾病有其各自的特点，应仔细分析，予以鉴别。如病人有持续右下腹痛，不能用其他疾病解释时，应考虑急性阑尾炎诊断。

（六）治疗

原则上急性阑尾炎一经确诊，应尽早手术切除阑尾。因早期手术既安全、简单，又可减少近期或远期并发症的发生。如发展到阑尾化脓坏疽或穿孔时，手术操作困难且术后并发症显著增加。即使非手术治疗可使急性炎症消退，日后约有 3/4 的病人还会复发。非手术治疗仅适用于客观条件不容许的单纯性阑尾炎，接受手术治疗的前、后，或急性阑尾炎的诊断尚未确定，以及发病已超过 72 小时或已形成炎性肿块等有手术禁忌证者。主要措施包括选择有效的抗生素和补液治疗等。应选用抑制厌氧菌及需氧菌的广谱抗生素，临床上以头孢菌素类抗生素联合甲硝唑应用最多。

阑尾切除术可通过传统的开腹或腹腔镜完成。二者相比，腹腔镜具有更易进行腹腔冲洗、术后切口并发症少，病人恢复快、出院早、粘连性肠梗阻的发生率低等优势，但也存在花费较大、需特殊设备、初学者手术时间较长的弊端，所以总体临床评价二者没有明显优劣。然而，对于术前诊断不确定拟选择剖腹探查者，以及体型大或肥胖者，相对于需要大切口开腹手术来说，选择腹腔镜更合适。也可先进行腹腔镜探查，排除其他疾病，明确阑尾炎后，如腹腔镜操作困难，可将腹腔镜头置于阑尾上并解除气腹，透过腹壁的腹腔镜灯光可以指引术者用更小的腹壁切口完成阑尾切除术，称为腹腔镜辅助下阑尾切除术。手术中应尽量吸净或用湿纱布沾净腹腔内的渗出液。一般不宜冲洗，以防感染扩散，除非弥漫性腹膜炎或局限性的脓腔。引流较少应用，仅在局部有脓腔或阑尾残端包埋不满意及处理困难时采用，其目的主要在于如果有肠漏发生，肠内容物可从引流管流出。一般在术后 1 周左右拔除。

1. 开腹阑尾切除术的技术要点

（1）切口选择：一般宜采用麦氏切口，即经脐到右髂前上棘连线的中外 1/3 交界点上，做一与此线垂直的切口，长 5~6cm（线上 1/3、线下 2/3）。如诊断不明确或估计手术复杂，可选用右下腹经腹直

肌切口，利于术中探查。

（2）寻找阑尾：先找到盲肠后，沿结肠带向盲肠顶端追踪，即能找到阑尾。如仍未找到阑尾，应考虑可能为盲肠后位阑尾，用手指探查盲肠后方，或者切开盲肠外侧腹膜，将盲肠内翻即可发现阑尾。如阑尾外观正常，应直视下探查盲肠（排除结肠癌）、至少 60cm 的回肠（排除梅克尔憩室炎）、小肠系膜（排除肠系膜淋巴结炎）以及盆腔。

（3）处理阑尾系膜：用弯血管钳夹住阑尾尖端的系膜并提起，使其充分显露。应用血管钳贴阑尾根部戳孔，一次或分次结扎或缝扎阑尾系膜后剪断，阑尾系膜结扎应可靠（图 42-4A）。

（4）切断及处理阑尾根部：在距盲肠 0.5cm 处用直血管钳将阑尾的根部轻轻压榨，用丝线或可吸收线于压榨处将阑尾根部结扎。距阑尾根部 1cm 左右的盲肠壁上，用细丝线在浆肌层做一荷包缝合，暂不打结。再于阑尾结扎线远侧 0.5cm 处切断阑尾，残端用碘酒、酒精涂擦后塞入荷包口，收紧荷包缝合线后打结，将阑尾残端完全包埋（图 42-4B~D）。

（5）特殊情况下阑尾切除术：①阑尾尖端粘连固定，不能按常规方法切除阑尾，可先将阑尾于根部结扎切断，残端处理后再分束切断系膜，最后切除整个阑尾，此为阑尾逆行切除法；②盲肠水肿，阑尾残端不宜用荷包埋入缝合时，宜用 8 字或 U 字缝合，缝在结肠带上，将系膜一并结扎在缝线上；③盲肠后位阑尾，应切开侧腹膜，将盲肠向内侧翻起，显露阑尾后切除，并将侧腹膜缝合。

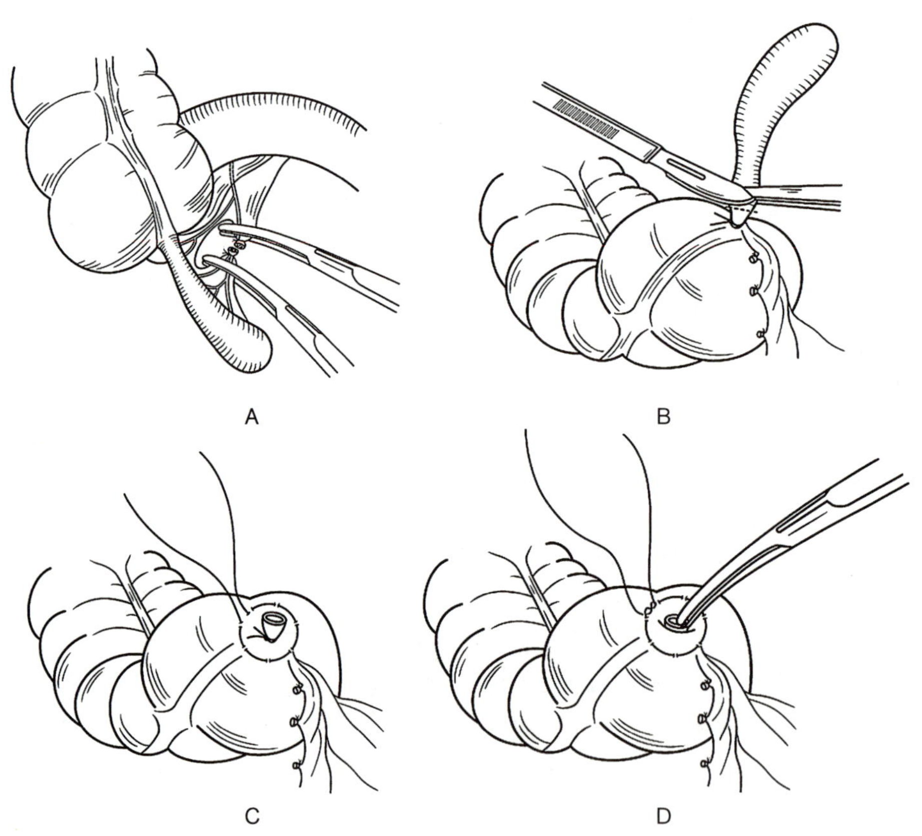

图 42-4 开腹阑尾切除术

2. 腹腔镜阑尾切除术的技术要点

（1）切口选择：通常在脐部、耻骨上中线区、左髂前上棘与脐中点分别做 10mm、5mm、10mm 戳孔。脐部戳孔置入 30° 广角镜，手术操作者和助手均站在病人左侧。

（2）寻找阑尾：将回肠末端轻柔地推向内侧，沿盲肠结肠带向下端寻找阑尾。

（3）处理阑尾系膜：提起阑尾，阑尾系膜分离可使用电刀、超声刀、血管闭合系统或者组织夹，主要取决于组织的厚度（图 42-5A）。

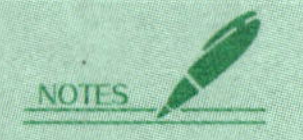

（4）切断及处理阑尾根部：距盲肠0.5cm处可使用可吸收套扎环、组织夹、丝线或可吸收线夹闭或结扎，于标本远端再夹闭或结扎一道后，于中间切断阑尾（图42-5B~C）。随后将阑尾置入标本袋，连同戳卡一并从脐部伤口取出（图42-5D）。

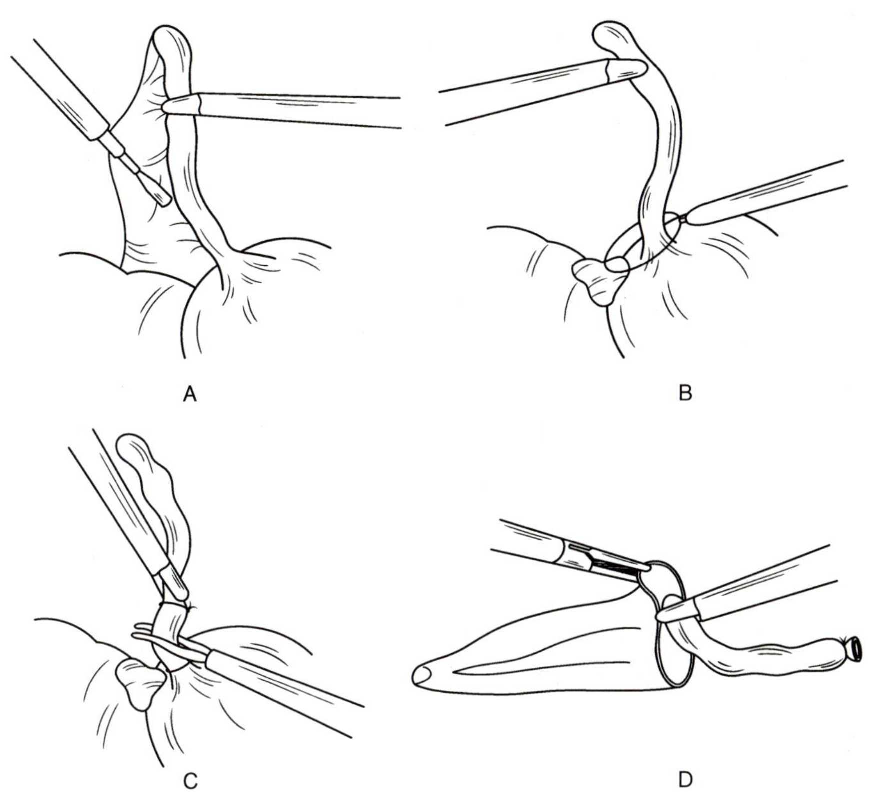

图42-5 腹腔镜阑尾切除术

3. 并发症及其处理

（1）急性阑尾炎的并发症

1）腹腔脓肿：是阑尾炎未经及时治疗的后果，阑尾周围脓肿最常见。也可在腹腔其他部位形成脓肿，常见部位有盆腔、膈下或肠间隙等处。临床表现有麻痹性肠梗阻所致的腹胀、压痛性肿块和全身感染中毒症状等。超声和CT扫描可协助定位。对于直径超过4~6cm巨大脓肿的病人，特别是合并高热的病人，可在超声引导下穿刺抽脓、冲洗或置管引流，必要时手术切开引流。脓肿较小以及无明显临床症状的病人应以保守治疗为主，单纯应用抗生素治疗。阑尾周围脓肿切开引流后，如阑尾根部及盲肠充血、水肿不甚明显，可继续切除阑尾。但如果脓肿巨大且进一步分离会发生危险时，仍以单纯引流最为恰当。阑尾周围脓肿非手术疗法治愈后其复发率很高，应在治愈后3个月左右择期手术切除阑尾。

2）内、外瘘形成：阑尾周围脓肿如未及时引流，少数病例脓肿可向小肠或大肠内穿破，亦可向膀胱、阴道或腹壁穿破，形成各种内瘘或外瘘，此时脓液可经瘘管排出。X线钡剂检查或者经外瘘口置管造影可协助了解瘘管走行，有助于选择相应的治疗方法。

3）门静脉炎（pylephlebitis）：急性阑尾炎时阑尾静脉中的感染性血栓，可沿肠系膜上静脉至门静脉，导致门静脉炎。临床表现为寒战、高热、轻度黄疸、肝大、剑突下压痛等。如病情加重会导致全身性感染，治疗延误可发展为细菌性肝脓肿。治疗除应用大剂量抗生素外，应及时手术处理阑尾及其他感染灶。

（2）阑尾切除术的并发症

1）出血：阑尾系膜的结扎线松脱，引起系膜血管出血。常在手术后发现，表现为腹痛、腹胀和失

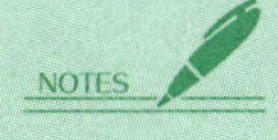

血性休克等症状。关键在于预防，应注意阑尾系膜结扎要确切，系膜肥厚者应分束结扎，结扎线距系膜断缘要有一定距离（>1cm），系膜结扎线及时剪除，不要再次牵拉以免松脱。一旦发生出血，应立即输血补液，紧急再次手术止血。

2）切口感染：是最常见的术后并发症。多发生于化脓性、坏疽性阑尾炎及合并穿孔者。表现为术后3天左右切口胀痛或跳痛，体温升高，局部红肿、压痛明显，甚至出现波动等。近年来，由于外科技术的提高和有效抗生素的应用，此并发症已较前减少。术中加强切口保护、切口冲洗、彻底止血、消灭死腔等措施可预防切口感染。处理原则：于波动处拆除缝线，排出脓液，敞开引流；如位置深在，不能只满足于皮下引流；引流的同时，还应剪除伤口内的丝线头等异物，定期换药。

3）粘连性肠梗阻：是阑尾切除术后较常见的远期并发症。多发生于阑尾穿孔并发腹膜炎者，与局部炎症重、手术损伤、术后卧床等多种原因有关。早期手术，术后左侧卧位，早期离床活动可适当预防此并发症。一般表现为不完全性肠梗阻，经积极抗感染及全身支持治疗，梗阻多可缓解。如症状不缓解，发展为完全性肠梗阻时，需手术治疗。

4）阑尾残株炎：阑尾残端保留过长（>1cm）时，术后可发生残端炎症，表现与阑尾炎相同症状。应行X线钡剂灌肠检查以明确诊断。也偶见于前次术中未能切除病变阑尾，而将其遗留，术后炎症复发。症状较重时应再次手术切除过长的阑尾残端。

5）粪瘘：少见。多发生于坏疽性阑尾炎、阑尾根部穿孔或盲肠病变严重者。产生术后粪瘘的原因有多种：阑尾残端单纯结扎，其结扎线脱落；盲肠组织水肿脆弱，术中缝合时裂伤；盲肠原有结核、炎性肠病、癌症等。常于术后数日内由切口排出粪臭分泌物，其余与阑尾周围脓肿临床表现类似。粪瘘发生时多已局限化，很少发生弥漫性腹膜炎。如远端肠道无梗阻，经换药等非手术治疗多可自行闭合。如经过2~3个月仍不闭合，则需手术治疗。

第三节 慢性阑尾炎

（一）病因和病理

大多数慢性阑尾炎（chronic appendicitis）由急性阑尾炎转变而来，少数也可开始即呈慢性过程。主要病变为阑尾壁不同程度的纤维化及慢性炎症细胞浸润。黏膜层和浆肌层以淋巴细胞和嗜酸性粒细胞浸润为主，替代了急性炎症时的中性粒细胞，还可见到阑尾管壁中有异物巨细胞。此外，阑尾因纤维组织增生，脂肪增多，管壁增厚，管腔狭窄，不规则，甚而闭塞，妨碍了阑尾的排空，进而压迫阑尾壁内神经而产生疼痛症状。多数慢性阑尾炎病人的阑尾腔内有粪石，或者阑尾粘连扭曲、淋巴滤泡过度增生，使管腔变窄。

（二）临床表现与诊断

既往常有急性阑尾炎的发作病史，经常有右下腹疼痛，也可能症状不重或不典型。有的病人仅有右下腹隐痛或不适，剧烈活动或饮食不节可诱发急性发作；有的病人有反复多次的急性发作病史。

主要的体征是右下腹如麦氏点、Lanz点或Morris点的局限性深压痛，这种压痛经常存在，位置也较固定。左侧卧位体格检查时，部分病人在右下腹可触及阑尾条索。X线钡剂灌肠透视检查，如见阑尾不显影或充盈不全，阑尾腔不规则、有狭窄、72小时后透视复查阑尾腔内仍有钡剂残留，充盈的阑尾走行僵硬、位置不易移动，压痛点在阑尾位置，即可诊断为慢性阑尾炎。

（三）治疗

诊断明确后需手术切除阑尾，并行病理检查证实。

第四节 特殊类型阑尾炎

一般成年人急性阑尾炎诊断多无困难，早期治疗的效果好。但婴幼儿、老年人、妊娠女性以及获

得性免疫缺陷综合征(AIDS)病人患急性阑尾炎时,诊断和治疗均较困难,应当格外重视。

(一) 新生儿急性阑尾炎

出生后新生儿阑尾呈漏斗状,不易发生阑尾管腔阻塞,因此,新生儿急性阑尾炎很少见。由于新生儿无法提供病史,其早期临床表现如厌食、恶心、呕吐、腹泻和脱水等又无特征性,发热和白细胞升高均不明显,因此诊断容易延迟,穿孔率可高达 50%~85%。诊断时应仔细检查右下腹压痛和腹胀等体征,并应早期手术治疗。

(二) 小儿急性阑尾炎

小儿大网膜发育不全,不能起到足够的保护作用。患儿也不能清楚地提供病史。临床特点:①病情发展较快且较重,最常见的主诉是全腹疼痛,早期即出现高热、呕吐等症状;②右下腹体征不明显,不典型,但有局部压痛和肌紧张,是诊断小儿阑尾炎的重要依据;③穿孔发生早,穿孔率较高(15%~50%)。治疗原则是早期手术,并配合输液、纠正脱水、应用广谱抗生素等。

(三) 妊娠期急性阑尾炎

较常见。妊娠中期子宫增大较快,盲肠和阑尾被增大的子宫推挤,向右上腹移位,压痛部位也随之升高。腹壁被抬高,炎症阑尾刺激不到壁腹膜,因此压痛、肌紧张和反跳痛均不明显;大网膜难以包裹炎症阑尾、腹膜炎不易被局限而易在上腹部扩散。这些因素给妊娠中期急性阑尾炎的诊断增添了困难。B 超检查可帮助诊断。炎症发展易致流产或早产,威胁母子生命安全。治疗以开腹阑尾切除术为主。妊娠后期的腹腔内感染难以控制,更应早期手术。围手术期应加用黄体酮。手术切口的位置比非妊娠者偏高,操作要轻柔,以减少对子宫的刺激。尽量不用腹腔引流。术后使用对胎儿影响小的广谱抗生素,以及给予保胎药物。临产期的急性阑尾炎如并发阑尾穿孔或全身感染症状严重时,可考虑经腹剖宫产术,同时切除病变阑尾。

(四) 老年人急性阑尾炎

随着社会老龄人口增多,老年人急性阑尾炎的患病人数也相应增多。老年人对疼痛感觉迟钝,腹肌薄弱,防御功能减退,所以主诉不强烈,体征不典型,临床表现轻而病理改变却很重,体温和白细胞升高均不明显,容易延误诊断和治疗。又由于老年人动脉硬化,阑尾动脉也会发生改变,易导致阑尾缺血坏死或穿孔。加之老年人常伴发心血管病、糖尿病、肾功能不全等,使病情更趋复杂严重。早期手术治疗可以降低手术风险,因此一旦诊断应及时手术,同时要注意处理伴发的内科疾病。

(五) AIDS/HIV 感染病人的阑尾炎

其临床症状及体征与免疫功能正常者相似,但不典型。此类病人白细胞不高,常被延误诊断和治疗。B 超或 CT 检查有助于诊断。阑尾切除术是其主要的治疗方法,强调早期诊断并手术治疗,可获较好的短期生存率,否则穿孔率较高。

第五节 阑尾肿瘤

阑尾肿瘤非常少见,发生率为 0.5%。多在阑尾切除术中或术后病检中或尸体解剖中被诊断。主要包括类癌、腺癌和囊性肿瘤 3 种。

(一) 阑尾类癌(appendiceal carcinoid)

起源于阑尾的嗜银细胞,是阑尾肿瘤中最多见的一种,占阑尾原发肿瘤的 90%。阑尾是消化道类癌最常见的部位,占胃肠道类癌的 45%。阑尾类癌的典型肉眼所见为一种小的(1~2cm)、坚硬的、边界清楚的黄褐色肿物,约 3/4 发生在阑尾远端,少数发生在阑尾根部、伴黏液囊肿形成。其组织学恶性表现常不明显。由于病变多发生在阑尾尖端,并发急性阑尾炎者不常见,只有发生在阑尾体部及根部阻塞阑尾腔时,可以表现为急性阑尾炎,甚至阑尾周围脓肿。几乎总是在阑尾切除术中或术后对阑尾进行常规组织学检查时偶然发现。如果术中病理证实为阑尾类癌,应仔细检查小肠,因为类癌常是多发的。同时还要仔细检查阑尾和右半结肠的系膜淋巴结及肝有无转移。如类癌直径小于 2cm,无

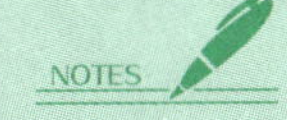

转移，单纯阑尾切除即可达到治疗目的。其中 2.9% 的病例（直径 >2cm）表现恶性肿瘤的生物学特性，肿瘤浸润或有淋巴结转移，此时应采用右半结肠切除术。

（二）阑尾腺癌（appendiceal adenocarcinoma）

起源于阑尾黏膜的腺上皮，很少见，分为结肠型和黏液型两种亚型。结肠型，由于其临床表现、肉眼及显微镜下所见与右半结肠癌相似，常被称为阑尾的结肠型癌。典型的肿瘤多见于 50 岁以上的病人，常发生在阑尾的根部，最常见的临床表现与急性阑尾炎或右半结肠癌相似。术前钡剂灌肠常显示盲肠和回肠末端外肿物。很少能在术前明确诊断，常需术中病理检查。治疗应行右半结肠切除术。预后与盲肠癌相近。黏液型腺癌的治疗同结肠型，其预后优于结肠型，5 年生存率可达 50% 以上。

腺类癌（adenocarcinoid）很罕见，其形态学和临床特征具有腺癌和类癌的特点。病理学显示中等度或严重的核异形性。治疗方法同上。

（三）阑尾囊性肿瘤

包括阑尾黏液囊肿和假性黏液瘤。近年来的数据显示此类肿瘤的比例逐年升高，有超过阑尾类癌的趋势。阑尾病变为囊状结构，或含有黏液的阑尾呈囊状扩张，称为阑尾黏液囊肿（appendiceal mucocele）。75%~85% 实际上是由于阑尾根部管腔梗阻后远端阑尾黏膜分泌的黏液潴留。待阑尾腔内压力增加到一定程度，黏膜上皮细胞便失去分泌功能，所以阑尾黏液囊肿一般不超过 3~8cm。其实质上并非肿瘤。少数为囊性腺癌。无急性感染时，临床表现类似慢性阑尾炎。若发生急性感染，临床表现同急性阑尾炎。病人可有无痛性肿块，或在 CT 检查时偶然发现。囊壁可有钙化。良性者经阑尾切除可治愈。恶性病例者可发生腹腔内播散转移。

假性黏液瘤（pseudomyxoma）是阑尾分泌黏液的细胞在腹腔内种植形成，具有恶性肿瘤的特点，但不发生淋巴结和肝脏转移。假性黏液瘤局限在阑尾时，临床诊断不易与阑尾黏液囊肿鉴别。待腹膜有大量种植时，可出现腹胀，但查体无胀气及移动性浊音，可造成肠粘连梗阻和内瘘。治疗主张尽量切除或需反复多次手术，减小肿瘤体积，并切除阑尾。5 年生存率可达 50%。

（李 靖）

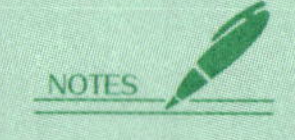

第四十三章 结直肠及肛管疾病

扫码获取
数字内容

第一节 解剖生理概要

（一）结直肠和肛管解剖

1. 结肠 包括盲肠、升结肠、横结肠、降结肠和乙状结肠，下接直肠。成人结肠全长平均约150cm（120~200cm）。盲肠的直径约为7.5cm，向远端逐渐变细，到乙状结肠末端平均为2.5cm。结肠有3个解剖标志，即结肠袋、肠脂垂和结肠带，对于术中寻找结肠及沿着结肠带寻找阑尾有重要的临床意义。盲肠以回盲瓣为界与末端回肠相连接。回盲瓣具有括约功能，可防止结肠内容物反流至回肠，并可阻止回肠内容物过快进入结肠。由于回盲瓣的存在，结肠梗阻易发展为闭袢性肠梗阻；另外，对于短肠综合征，在相同小肠长度的情况下保留回盲瓣者预后较好。盲肠为腹膜内位器官，故有一定的活动度，其长度在成人约为6cm，当盲肠过长时易发生扭转。横结肠与升结肠交界段称为肝曲，与降结肠交界段称为脾曲。肝曲与脾曲是结肠相对固定的部位。升结肠和降结肠为腹膜间位器官，前面及两侧有腹膜覆盖，后面以疏松结缔组织与腹腔后壁相贴，故其后壁穿孔时可引起严重的腹膜后感染。横结肠和乙状结肠为腹膜内位器官，完全被腹膜包裹，是结肠中活动度较大的部分，乙状结肠若系膜过长时易发生扭转。

2. 直肠 位于盆腔后部，上部直肠与结肠粗细相同，下部扩大成直肠壶腹，是暂存粪便的部位。直肠长度12~15cm，以腹膜反折为界，分为上段直肠和下段直肠。上段直肠的前面和两侧有腹膜覆盖，前面的腹膜反折成直肠膀胱陷凹或直肠子宫陷凹（Douglas窝），这些陷凹是腹腔的最低点。如陷凹有炎性液体或腹腔肿瘤种植时，直肠指诊可帮助诊断；如有盆腔脓肿，可经直肠穿刺或切开直肠前壁进行引流。下段直肠全部位于腹膜外，男性下段直肠的前方借直肠膀胱隔（Denonvilliers筋膜）与膀胱、前列腺、精囊、输精管壶腹及输尿管盆段相邻，女性下段直肠借直肠阴道隔与阴道后壁相邻。

直肠黏膜紧贴肠壁，黏膜在直肠壶腹部形成上、中、下三条半月形的直肠横襞，内含环肌纤维，称为直肠瓣。直肠下端由于与口径较小且呈闭缩状态的肛管相接，其黏膜呈现8~10个隆起的纵形皱襞，称为肛柱。肛柱基底之间有半月形皱襞，称为肛瓣。肛瓣与肛柱下端共同围成的小隐窝，称肛窦。窦口向上，肛门腺开口于此，窦内容易积存粪屑，易于感染而发生肛窦炎。肛管与肛柱连接的部位，有三角形的乳头状隆起，称为肛乳头。肛瓣边缘和肛柱下端共同在直肠和肛管交界处形成一锯齿状的环形线，称齿状线（图43-1）。

直肠系膜（mesorectum）指由盆腔筋膜脏层包裹的直肠周围血管、淋巴及脂肪结缔组织。

肛垫位于直肠、肛管结合处，亦称直肠肛管移行区。该区为一环状、纵长约1.5cm的海绵状组织带，富含血管、结缔组织、弹性纤维及与平滑肌纤维相混合的纤维肌性组织（Treitz肌）。Treitz肌呈网络状结构缠绕直肠静脉丛，构成一个支持性框架，将肛垫固定于内括约肌上。肛垫似一胶垫协助括约肌封闭肛门。现在认为，肛垫松弛下移是痔形成的基础。

3. 肛管 分为解剖学肛管和外科学肛管。解剖学肛管指的是上自齿状线、下至肛门缘，长约1.5~2cm，肛管内上部为移行上皮，下部为角化的复层扁平上皮。外科学肛管指的是上自肛管直肠环上缘（齿状线上方约1.5cm）、下至肛门缘，其范围较大，包括直肠末端和解剖学肛管，肛门外括约肌环绕外科学肛管。肛管为肛门内、外括约肌所环绕，平时呈环状收缩封闭肛门。

齿状线是直肠和肛管的交界线，是胚胎时期内、外胚层的交界处，故其上、下的血管、神经及淋巴

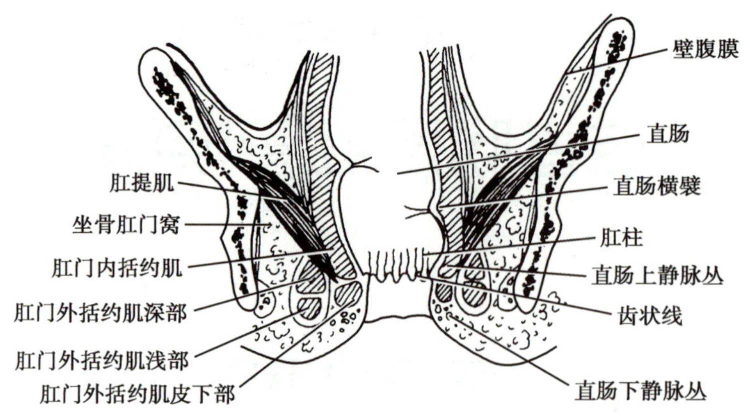

图 43-1 直肠肛管纵剖面图

来源都不同，是重要的解剖学标志。

括约肌间沟位于齿状线与肛缘之间，是内括约肌下缘与外括约肌皮下部的交界处，外观不甚明显，直肠指诊时可触到一浅沟，亦称白线。

4. 直肠肛管肌 直肠的肌层与结肠相同，有内层环肌与外层纵肌，较结肠肌发达。直肠环肌在直肠下端增厚成为肛门内括约肌，属不随意肌，环绕肛管上2/3，受自主神经支配，可协助排便，无括约肛门的功能。直肠纵肌下端与肛提肌和内、外括约肌相连。

围绕肛管下部1/3的为肛门外括约肌，属随意肌，受肛神经及会阴神经支配，分为皮下部、浅部和深部。肛门外括约肌组成三个肌环：深部为上环，与耻骨直肠肌合并，附着于耻骨联合，收缩时将肛管向上提举；浅部为中环，附着于尾骨，收缩时向后牵拉；皮下部为下环，与肛门前皮下相连，收缩时向前下牵拉。三个环同时收缩将肛管向不同方向牵拉，加强肛管括约的功能，使肛管紧闭（图 43-2）。

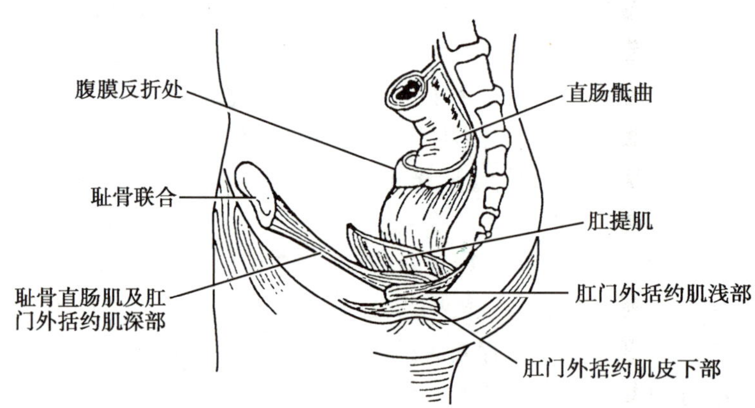

图 43-2 肛门括约肌环

肛提肌是位于直肠周围并与尾骨肌共同形成盆膈的一层宽而薄的肌肉，左右各一，属随意肌。根据起止及其纤维的不同排布分为三部分：耻骨直肠肌、耻尾肌和髂尾肌。肛提肌起自骨盆两侧壁、斜行向下止于直肠壁下部两侧，左右连合呈向下的漏斗状，有承托盆腔内脏、协助排便、括约肛管等功能（图 43-3）。

肛管直肠环是由肛门内括约肌，直肠壁纵肌的下部，肛门外括约肌的浅、深部及耻骨直肠肌纤维共同组成的肌环，包绕肛管和直肠分界处，在直肠指诊时可清楚扪及。此环是括约肛管的重要结构，如手术时不慎完全切断，可致肛门失禁。

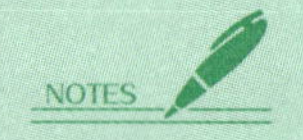

5. 直肠肛管周围间隙 在直肠和肛管周围有数个间隙，由脂肪结缔组织填充，感染后易形成脓肿。而肛周脓肿容易引起肛瘘。在肛提肌以上的间隙有：①骨盆直肠间隙（亦称骨盆直肠窝），在直肠

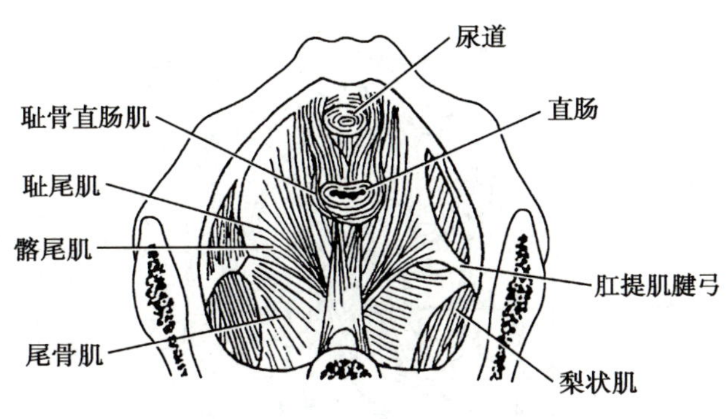

图 43-3　盆膈(上面观)

两侧,左右各一,位于盆腔腹膜之下;②直肠后间隙,在直肠与骶骨之间,与两侧骨盆直肠间隙相通。在肛提肌以下的间隙有:①坐骨肛管间隙(亦称坐骨直肠间隙、坐骨肛门窝),位于坐骨肛管横隔以上,左右各一,相互经肛管后相通(亦称深部肛管后间隙);②肛管周围间隙,位于坐骨肛管横隔壁以下至皮肤之间,左右两侧也于肛管后相通(亦称浅部肛管后间隙)(图 43-4)。

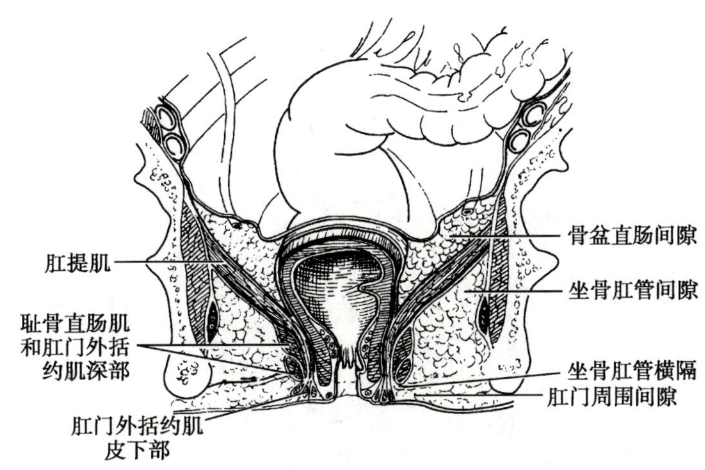

图 43-4　直肠肛管周围间隙

6. 结肠、直肠和肛管的血管、淋巴和神经

(1)血管:肠系膜上动脉发出的回结肠动脉、右结肠动脉、中结肠动脉供应右半结肠及横结肠;肠系膜下动脉发出的左结肠动脉与乙状结肠动脉供应左半结肠。静脉与动脉同名,分别经肠系膜上静脉和肠系膜下静脉汇入门静脉(图 43-5)。

直肠、肛管的供应动脉以齿状线为界,其上主要来自肠系膜下动脉的终末支——直肠上动脉,其次为来自髂内动脉的直肠下动脉和骶正中动脉。约 22% 的人体存在直肠中动脉,源于髂内动脉,经侧韧带供应直肠下部。齿状线以下的血液供应为肛动脉。齿状线上、下的动脉之间有丰富的吻合(图 43-6)。

直肠、肛静脉的分布与动脉相似,以齿状线为界分为两个静脉丛。直肠上静脉丛位于齿状线上方的黏膜下层,汇集成数支小静脉,穿过直肠肌层汇为直肠上静脉(痔上静脉),经肠系膜下静脉回流入门静脉。直肠下静脉丛位于齿状线下方,在直肠、肛管的外侧汇集成直肠下静脉和肛静脉,分别通过髂内静脉和阴部内静脉回流到下腔静脉。

(2)淋巴:结肠的淋巴结分为结肠上淋巴结、结肠旁淋巴结、中间淋巴结和中央淋巴结四组。结肠上淋巴结位于肠壁,常沿肠脂垂分布;结肠旁淋巴结沿边缘血管弓和从弓上发出的短直终末血管排列;中间淋巴结分布于边缘血管弓和结肠血管根部之间;中央淋巴结位于肠系膜上、下动脉根部的周

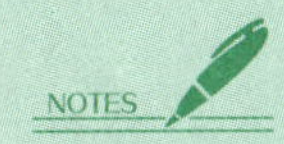

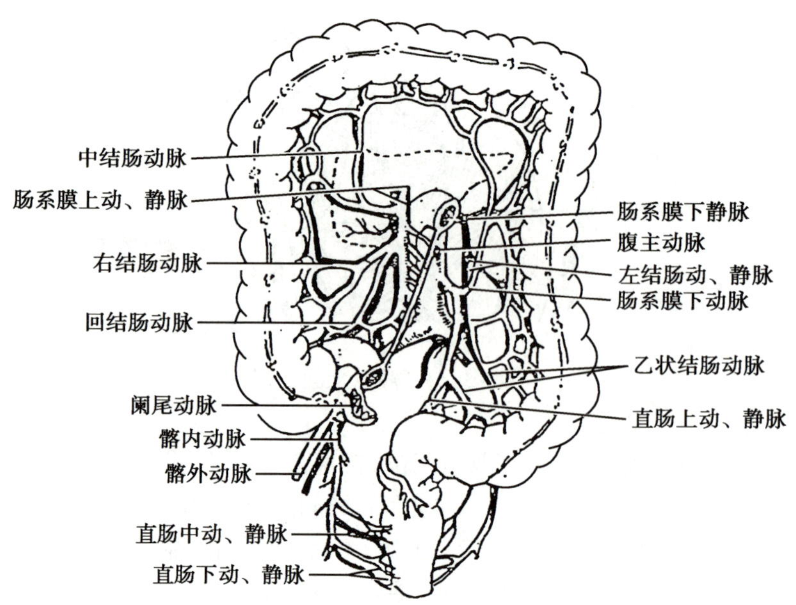

图 43-5 结肠的血液供应

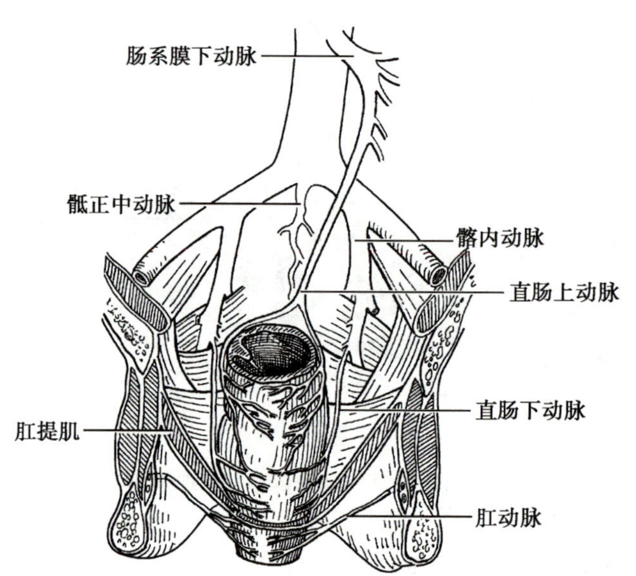

图 43-6 直肠肛管动脉供应

围，前者汇合升结肠、横结肠的淋巴引流，后者汇合降结肠、乙状结肠的淋巴引流，再引流至腹主动脉周围的腹腔淋巴结(图 43-7)。

直肠肛管的淋巴引流以齿状线为界，分为上、下两组。上组在齿状线以上，有三个引流方向：向上沿直肠上血管到肠系膜下血管根部淋巴结，这是直肠最主要的淋巴引流途径；向两侧的淋巴在直肠侧韧带内与直肠中动脉并行，入髂内淋巴结；向下的淋巴在坐骨肛门窝内与肛动脉、阴部内动脉并行，入髂内淋巴结。下组在齿状线以下，有两个引流方向：向下外经会阴及大腿内侧皮下到达腹股沟淋巴结，然后经髂外淋巴入髂总淋巴结；向周围穿过坐骨肛门窝沿闭孔动脉旁引流到髂内淋巴结。上、下两组淋巴之间均有交通，因此，直肠癌尤其是下段直肠癌及肛管癌有时可转移到腹股沟淋巴结(图 43-8)。

(3) 神经：支配结肠的副交感神经来源不同，迷走神经支配右半结肠，盆腔神经支配左半结肠。交感神经纤维则分别来自肠系膜上和肠系膜下神经丛。

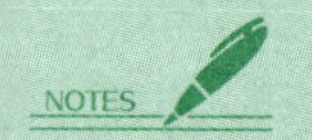

以齿状线为界，齿状线以上的直肠是由交感神经和副交感神经支配，故齿状线以上的直肠黏膜无

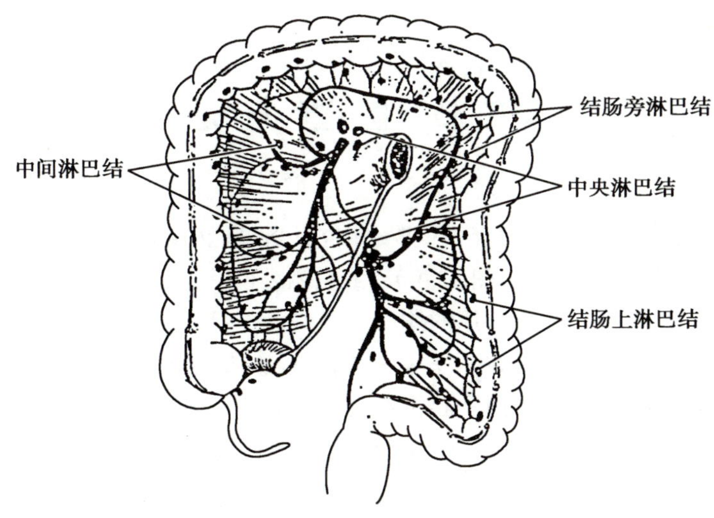

图 43-7　结肠淋巴结的分布

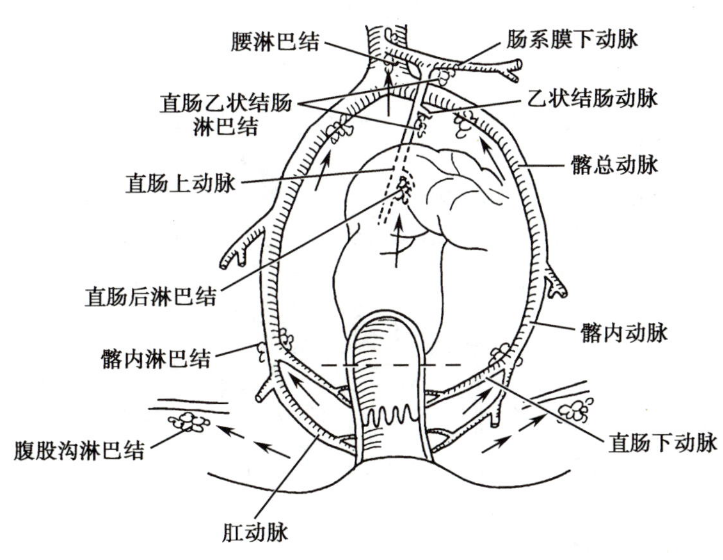

图 43-8　直肠肛管淋巴引流

疼痛感。直肠交感神经主要来自骶前（上腹下）神经丛，该丛在腹主动脉分叉下方分左右两支，称为骶前神经或射精神经（男），分别向下在直肠侧韧带两旁与来自骶交感干的节后纤维和第 2~4 骶神经的副交感神经形成下腹下丛（盆丛）。直肠的副交感神经对直肠功能的调节起主要作用。直肠壁内的便意感受器在直肠下段较多，它通过副交感神经到达下腹下丛，直肠手术时应予以注意。此外，骶前神经支配射精功能，第 2~4 骶神经的副交感神经形成的下腹下丛中含有支配排尿和阴茎勃起的主要神经，盆腔手术时，要注意避免损伤。

齿状线以下的肛管及其周围结构主要由阴部神经的分支支配。阴部神经中含有脊神经的分支，对疼痛等感觉特别敏锐，故肛周手术如行肛周浸润麻醉时，应特别注意在肛管两侧及后方要浸润完全。

（二）结肠、直肠和肛管的生理功能

结肠的主要功能是吸收水分，储存和转运粪便，也能吸收葡萄糖、电解质和部分胆汁酸。吸收功能主要发生于右半结肠。结肠能分泌碱性黏液以保护黏膜、润滑大便、利于粪便推进，也分泌数种胃肠激素。

直肠有排便、吸收和分泌功能。可吸收少量的水、盐、葡萄糖和一部分药物；也能分泌黏液以利排便。肛管的主要功能是排泄粪便。排便是一种非常复杂而协调的生理反射过程。直肠下段是排便反

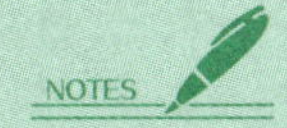

射的始发部位，故在直肠手术时应予重视。

第二节 检 查 方 法

（一）检查体位

病人的体位对直肠、肛管疾病的检查很重要，体位不当可能引起疼痛或遗漏疾病，应根据病人的身体情况和检查目的选择不同的体位（图 43-9）。①左侧卧位：病人左侧卧位，左下肢略屈，右下肢屈曲贴近腹部，是直肠指诊、结肠镜检查常用的体位。②胸膝位：病人双膝跪于检查床上，肘关节贴床，臀部抬高，大腿垂直床面，与髋关节呈 60°，头偏一侧，是检查直肠肛管的常用体位，肛门部显露清楚，肛镜、硬式乙状结肠镜插入方便，亦是前列腺检查或按摩的常规体位。③截石位：病人仰卧于专用检查床上，双下肢抬高并外展，屈髋屈膝，是直肠肛管手术的常用体位，双合诊时亦选择该体位。④蹲位：取下蹲排便姿势，用于检查内痔、脱肛和直肠息肉等。蹲位时直肠肛管承受压力最大，可使直肠下降 1~2cm，可见到内痔和脱肛最严重的情况，有时也可扪到较高位置的直肠肿物。⑤弯腰前俯位：双下肢略分开站立，身体前倾，双手扶于支撑物上，是肛门视诊常用体位。

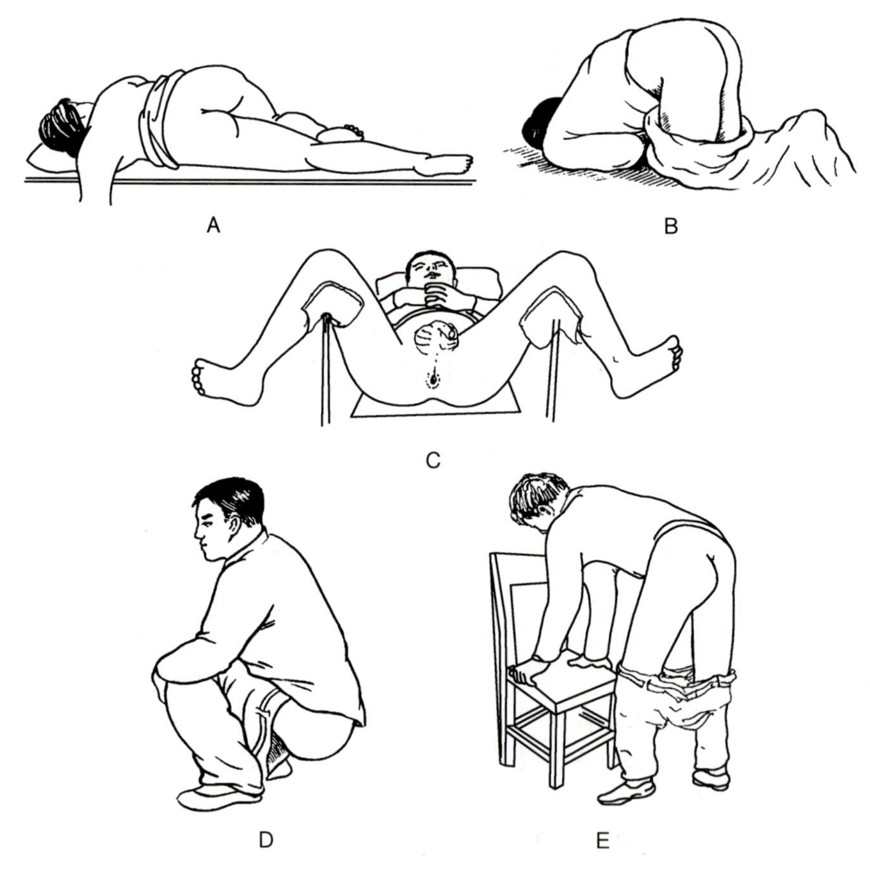

图 43-9 直肠肛管检查体位

A. 左侧卧位；B. 胸膝位；C. 截石位；D. 蹲位；E. 弯腰前俯位。

（二）肛门视诊

常用体位有左侧卧位、胸膝位、弯腰前俯位和截石位等。用双手拇指或示、中、环三指分开臀沟，观察肛门处有无红肿、血、脓、粪便、黏液、瘘口、外痔、疣状物、溃疡、肿块及直肠黏膜脱垂等。视诊有时可发现很有诊断价值的佐证：肛瘘可见瘘管外口或肛周沾有粪便或脓性分泌物；肛门失禁可观察到肛门松弛；血栓性外痔可见暗紫色的圆形肿块；疣状物或溃疡常为性传播疾病或特殊感染；肛裂在肛

管后正中处可见条形溃疡；肛周脓肿可见到炎性肿块。分开肛门后，嘱病人用力屏气或取蹲位，有时可使内痔、息肉或脱垂的直肠从肛门脱出。尤其是蹲位并用力做排便样动作，对诊断环形内痔很有价值。

（三）直肠指诊

是简单而重要的检查方法，对及早发现肛管或直肠肿瘤意义重大。据统计，70%的直肠癌可在直肠指诊时被发现。

在进行直肠指诊前，要求跟病人做好解释工作。直肠指诊时应注意：①右手戴手套涂以润滑液，首先进行肛门周围指诊，检查肛周有无肿块、压痛、疣状物及外痔等；②测试肛门括约肌的松紧度，正常时仅能伸入一指并感到肛门环收缩，在肛管后方可触及肛管直肠环；③检查肛管直肠壁有无触痛、波动、肿块及狭窄，触及肿块时要确定大小、形状、位置、硬度及活动度；④直肠前壁距肛缘4~5cm，男性可触及前列腺，女性可触及子宫颈，不要误认为是病理性肿块；⑤根据检查要求，必要时作双合诊检查；⑥抽出手指后，观察指套有无血迹或黏液。

直肠指诊可发现的常见病变包括痔、肛瘘、直肠息肉、肛管癌、直肠癌。此外，还可发现直肠肛管外的一些常见疾病，如前列腺炎、盆腔肿物、急性附件炎、骶前肿瘤等；如在直肠膀胱凹陷或直肠子宫凹陷触及硬结，应注意有无腹腔内肿瘤的种植转移。

（四）内镜检查

1. 肛门镜检查 肛门镜（亦称肛窥），长度一般为7cm，内径大小不一（图43-10）。用于低位直肠病变和肛门疾病的检查，能了解低位直肠癌、痔、肛瘘等疾病的情况。肛门镜检查时多选用胸膝位。肛门镜检查之前应先作肛门视诊和直肠指诊。肛门镜检查的同时还可进行简单的治疗，如取活组织检查等。

检查方法：右手持镜，拇指顶住芯子，肛门镜尖端涂以润滑剂。左手分开臀沟，用肛门镜头轻压肛门片刻再缓慢推入。先朝脐孔方向，通过肛管后改向骶凹，将肛门镜全部推进后拔出芯子。拔出芯子后要注意芯子有无血迹。调好灯光，由深至浅缓慢退出，边退边观察，注意黏膜颜色，有无溃疡、出血、息肉、肿瘤及异物等。在齿状线处注意有无内痔、肛瘘内口、肛乳头及肛隐窝有无炎症等。

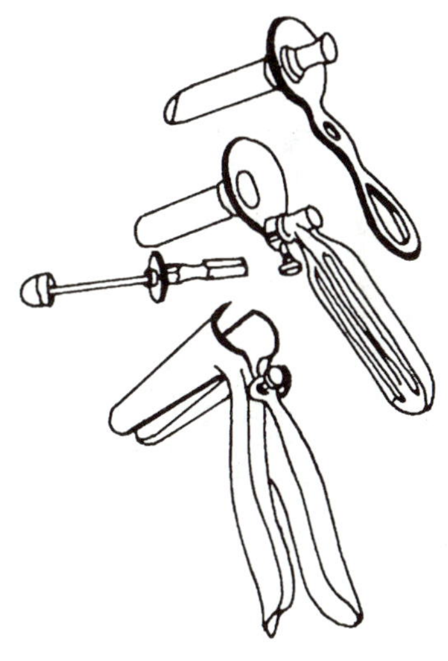
图43-10 常用肛门镜

肛门周围病变的记录方法，一般用时钟定位记录，并注明体位。如检查时取胸膝位，则以肛门后方中点为12点，前方中点为6点；截石位则相反（图43-11）。

2. 电子结肠镜检查 是目前诊断结直肠疾病最直接和最准确的方法，可显著提高结直肠疾病的检出率和诊断率，包括回肠末端和盲肠疾病，并可进行息肉摘除、活检、下消化道出血的止血、结肠扭转复位、结直肠吻合口良性狭窄的扩张等治疗，但也有一定的并发症发生风险，如出血、穿孔等。

（五）影像学检查

1. X线 钡剂灌肠尤其是气钡双重造影检查，有利于结直肠微小病变的显示，对结直肠内肿瘤、憩室、炎性肠病、先天性异常、直肠黏膜脱垂等病变有重要诊断价值。对怀疑有肠穿孔或肠梗阻的病人应谨慎。必须做时，可采用泛影酸钠水溶液代替钡剂。

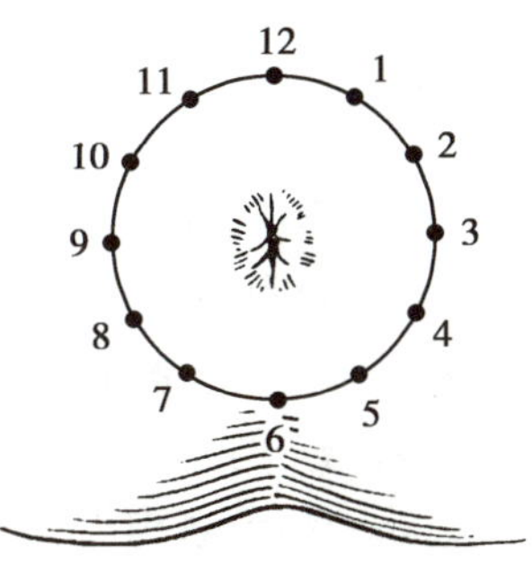

图43-11 肛门镜检查的时钟定位法（截石位）

2. 直肠腔内超声检查 可以清楚地显示肛门括约肌及直肠壁的各个层次。适用于直肠肿瘤的术前分期，可以明确肿瘤浸润深度和有无淋巴结受累，也适用于对肛门失禁、复杂肛瘘、直肠肛门周围脓肿、未确诊的肛门疼痛的检查。

3. CT 对结直肠癌的诊断、分期、有无淋巴转移以及肠外侵犯的判断有重要意义。

4. MRI 可清晰地显示肛门括约肌及盆腔脏器的结构，在肛瘘与直肠肛管周围脓肿的诊断及分型、直肠癌术前分期（明确肿瘤浸润深度和有无淋巴结转移）及术后复发的鉴别诊断方面较 CT 优越。

（六）直肠肛管功能检查

方法主要有直肠肛管测压、直肠感觉试验、模拟排便试验（球囊逼出试验和球囊保留试验）、盆底肌电图检查、排粪造影和结肠传输试验等。

第三节 乙状结肠扭转

乙状结肠扭转（volvulus of sigmoid colon）是乙状结肠以其系膜为中轴发生旋转，导致肠管部分或完全梗阻。乙状结肠扭转占结肠扭转的 65%~80%。60 岁以上老年人的发生率是年轻人的 20 倍（见第四十一章第四节）。

第四节 结直肠息肉与息肉病

结直肠息肉（colorectal polyp）是指结直肠黏膜的隆起性病变，包括肿瘤性和非肿瘤性病变。在未确定其病理性质前统称为息肉，明确病理性质后则按部位直接冠以病理诊断学名称，如结肠管状腺瘤、结肠炎性息肉等。

结直肠息肉病（colorectal polyposis）与结直肠息肉的区别在于息肉或腺瘤数目不同，临床常用标准为 100 枚以上。目前进行 *APC*、*MUTYH*、*MMR* 基因检测，大多可作出遗传性诊断。

结直肠息肉分类方法见表 43-1。

表 43-1 结直肠息肉分类表

	单发	多发
新生物性（肿瘤性）	管状腺瘤	家族性（或非家族性）腺瘤性息肉病
	绒毛状腺瘤	Gardner 综合征
	管状绒毛状腺瘤	Turcot 综合征
错构瘤性	幼年性息肉	幼年性息肉病
	Peutz-Jeghers 息肉	Peutz-Jeghers 综合征
炎症性	炎性息肉	假息肉病
	血吸虫性息肉	多发性血吸虫性息肉病
	良性淋巴样息肉	良性淋巴样息肉病
化生性	化生性（增生性）息肉	化生性（增生性）息肉病
其他	黏膜肥大性赘生物	

（一）结直肠息肉

1. 新生物性息肉 结直肠内新生物性息肉就是腺瘤性息肉，是公认的癌前病变。广基腺瘤的癌变率较有蒂腺瘤高；腺瘤越大，癌变的可能性越大，直径大于 2cm 者，约半数癌变；腺瘤结构中绒毛状成分越多，癌变的可能性也越大。

2. 非肿瘤性息肉 ①幼年性息肉：常见于幼儿，大多在 10 岁以下，成人亦可见。60% 发生在距肛门 10cm 内的直肠内，呈圆球形，多为单发，病理特征为大小不等的潴留性囊腔，是一种错构瘤。②炎性息肉：最多见于溃疡性结肠炎、血吸虫病、克罗恩病、肠阿米巴病等慢性炎症刺激所形成。

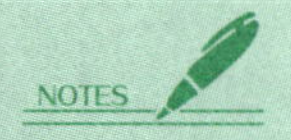

（二）结直肠息肉病

1. 家族性腺瘤性息肉病（familial adenomatous polyposis，FAP） 是5号染色体长臂上的*APC*基因突变所致的显性遗传病，常在青春发育期出现结直肠腺瘤，逐渐增多，甚至可满布所有结直肠黏膜，如不及时治疗，几乎所有FAP病人都将发生癌变。

2. 色素沉着息肉综合征（Peutz-Jeghers综合征） 是常染色体显性遗传病，以青少年多见，可癌变。多发性息肉可出现在全消化道，以小肠为最多见，占64%。在口唇及其周围、口腔黏膜、手掌、足趾或手指上有色素沉着，呈黑斑，也可为棕黄色斑。

3. 肠息肉病合并多发性骨瘤和多发性软组织瘤（Gardner综合征） 和FAP属于同一类型疾病，和遗传因素有关，会癌变，但其可有肠外表现。肠外表现主要为：骨瘤好发于上颌骨、下颌骨、颅骨及四肢长管骨；硬纤维瘤好发于手术后；皮脂囊肿多发于头背部、颜面和四肢。

4. 肠息肉病合并中枢神经系统肿瘤（Turcot综合征） 和FAP属于同一性质疾病，可伴有肠外表现。肠外表现为中枢神经系统肿瘤，而非结直肠癌脑转移，如脑胶质细胞瘤、髓母细胞瘤、垂体瘤等，预后较差。

（三）临床表现与诊断

肠息肉约半数无临床症状，当发生并发症时才被发现，其表现为：①肠道刺激症状，腹泻或排便次数增多，继发感染者可出现黏液脓血便；②便血，可因部位及出血量而表现不一；③肠梗阻及肠套叠。有家族性、遗传性息肉或息肉病的病人可通过家庭随访和定期检查发现新病人。该病最重要的是病理学诊断。

（四）治疗原则

根据息肉的大小、数目、并发症和病理性质决定治疗方案。

1. 小息肉一般在行结肠镜检查时予以摘除并送病理检查。

2. 直径<2cm的息肉都应争取内镜下行完整的瘤体切除。直径≥2cm的腺瘤，尤其是平坦型瘤变，或早期结直肠癌均可试行内镜黏膜切除术（EMR）或经内镜黏膜下剥离术（ESD）。距肛缘6cm内的较大息肉可经肛门局部切除。根据病理组织学结果，决定是否追加根治性手术。

3. 家族性腺瘤性息肉病如不治疗，最终将发生癌变，因此应尽可能在青春期内确诊并接受根治性手术。Gardner综合征、Turcot综合征的治疗原则同FAP，对肠外伴发的肿瘤，处理原则同该脏器肿瘤。

Peutz-Jeghers综合征由于范围广泛，无法手术根治，当并发肠道大出血或肠套叠时，可行部分肠切除术。

炎性息肉以治疗原发肠道疾病为主，炎症刺激消退后，息肉可自行消失；增生性息肉症状不明显，无须特殊治疗。

第五节 结直肠癌

结直肠癌（colorectal cancer）是常见的恶性肿瘤。中国人结直肠癌与西方人相比有3个流行病学特点：①直肠癌比结肠癌发病率高，约（1.2~1.5）∶1，然而，最近有资料显示，结肠癌和直肠癌发病率已逐渐靠近，部分地区已接近1∶1，主要是结肠癌发病率升高所致；②中低位直肠癌占直肠癌比例高，约为70%，因此大多数直肠癌可在直肠指诊时触及；③青年人（<30岁）直肠癌比例高，占12%~15%。上段直肠癌的生物学行为与结肠癌相似，根治性切除术后5年总生存率与结肠癌也相近，为60%~80%之间；中低位直肠癌的5年总生存率在50%左右。

（一）病因与病理

1. 病因 半数以上来自腺瘤癌变，形态学上可见到增生、腺瘤及癌变各个阶段（图43-12）以及相应的染色体改变。一般认为癌的发生发展是一个多步骤、多阶段及多基因参与的细胞遗传性疾病。

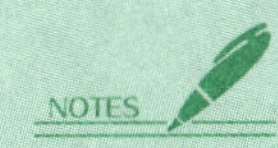

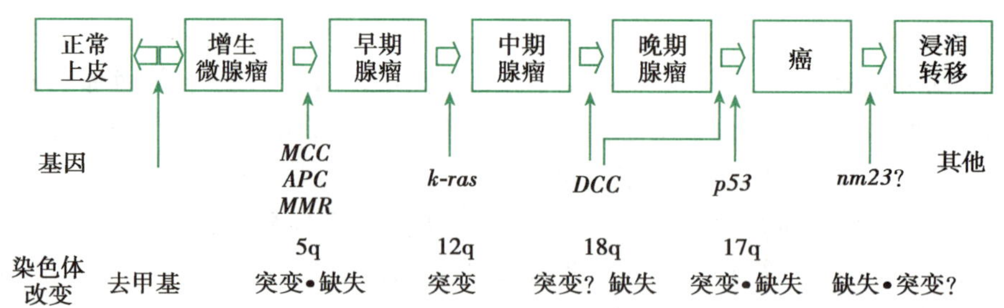

图 43-12 结直肠癌变过程模式图

从腺瘤到癌的演变过程经历 10~15 年。在此癌变过程中，遗传突变包括癌基因激活（*k-ras*、*c-myc*、*EGFR*）、抑癌基因失活（*APC*、*DCC*、*p53*）、错配修复基因突变（*MLH1*、*PMS2*、*MSH2*、*MSH6*）及基因过度表达（*PTGS2*，*CD44*）。*APC* 基因失活致杂合性缺失，APC/β-catenin 通路启动促成腺瘤进程；错配修复基因突变致基因不稳定，可出现遗传性非息肉病性结直肠癌（hereditary non-polyposis colorectal carcinoma，HNPCC），也称林奇综合征（Lynch syndrome）。

结直肠癌病因虽未明确，但其相关的高危因素逐渐被认识，如过多的动物脂肪及动物蛋白饮食，缺乏新鲜蔬菜及纤维素食品；缺乏适度的体力活动。遗传易感性在结直肠癌的发病中也具有重要地位，如遗传性非息肉性结直肠癌的错配修复基因突变携带者的家族成员，应视为结直肠癌的高危人群。有些病如家族性腺瘤性息肉病，已被公认为癌前病变；结肠腺瘤、溃疡性结肠炎以及结肠血吸虫病肉芽肿，与结肠癌的发生有较密切的关系。

2. 病理

（1）大体分型（图 43-13）

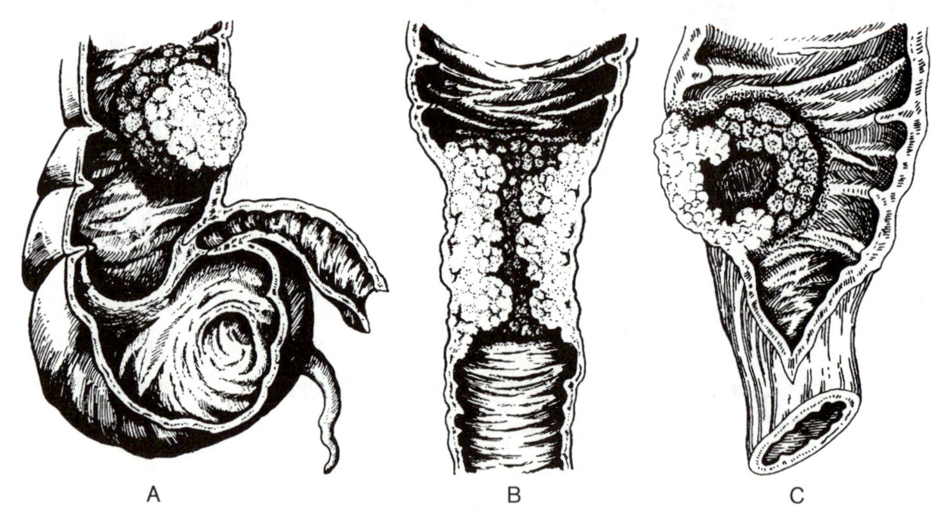

图 43-13 结直肠癌大体分型

A. 隆起型；B. 浸润型；C. 溃疡型。

1）隆起型：肿瘤的主体向肠腔内突出，肿块增大时表面可产生溃疡，好发于右侧结肠，特别是盲肠。

2）浸润型：向肠壁各层呈浸润生长，容易引起肠腔狭窄和肠梗阻，多发生于左侧结肠。

3）溃疡型：最为常见，其特点是向肠壁深层生长并向周围浸润，此型肿瘤中央形成较深的溃疡，溃疡底部深达或超过肌层。根据溃疡外形及生长情况又可分局限溃疡型和浸润溃疡型。

（2）组织学分类

1）腺癌：结直肠腺癌细胞主要是柱状细胞、黏液分泌细胞和未分化细胞，进一步分类主要为管状腺癌和乳头状腺癌，占 75%~85%，其次为黏液腺癌，占 10%~20%。①管状腺癌：最为常见的组织学

类型。②乳头状腺癌：癌细胞排列组成粗细不等的乳头状结构。③黏液腺癌：由分泌黏液的癌细胞构成，癌组织内有大量黏液为其特征，恶性程度较高。④印戒细胞癌：恶性程度高，预后差。

2）腺鳞癌：肿瘤由腺癌细胞和鳞癌细胞构成。其分化多为中度至低度，较少见。腺鳞癌和鳞癌主要见于直肠下段和肛管。

3）未分化癌：癌细胞弥漫呈片状或团状，不形成腺管状结构，细胞排列无规律，癌细胞较小，形态较一致，预后差。

结直肠癌可以在一个肿瘤中出现2种或2种以上的组织类型，且分化程度并非完全一致。

（3）恶性程度：按癌细胞分化程度分为四级（即Broders分级）。Ⅰ级：75%以上癌细胞分化良好，属高分化癌，呈低度恶性；Ⅱ级：25%~75%的癌细胞分化良好，属中度分化癌，呈中度恶性；Ⅲ级：分化良好的癌细胞不到25%，属低分化癌，高度恶性；Ⅳ级：为未分化癌，恶性度最高。

3. 扩散和转移

（1）直接浸润：结直肠癌可向3个方向浸润扩散，即肠壁深层、环状浸润和沿纵轴浸润。多组大样本临床资料表明，直肠癌标本向远侧肠壁浸润超过2cm的在1%~3%之间。直肠下切缘无癌细胞浸润的前提下，切缘的长短与5年生存率、局部复发无明显相关，说明直肠癌向下的纵向浸润很少，这是目前保肛术的手术适应证适当放宽的病理学依据。直接浸润可穿透浆膜层侵入邻近脏器如肝、肾、子宫、膀胱等。下段直肠癌由于缺乏浆膜层的屏障作用，易向四周浸润，侵入附近脏器如前列腺、精囊、阴道、输尿管等。

（2）淋巴转移：为主要转移途径，结肠癌首先转移到结肠上和结肠旁淋巴结，再到肠系膜血管周围和肠系膜血管根部淋巴结。

上段直肠癌向上沿直肠上动脉、肠系膜下动脉及腹主动脉周围淋巴结转移。下段直肠癌（以腹膜反折为界）以向上方和侧方转移为主。大宗病例报道提示，肿瘤下缘平面以下的淋巴结阳性率为6.5%；平面以下2cm仍有淋巴结阳性者仅为2%。表明直肠癌主要以向上方和侧方转移为主，很少发生逆行性的淋巴转移。如淋巴液正常流向的淋巴结发生转移且流出受阻时，可逆行向下转移。齿状线周围的肿瘤可向上、侧、下方转移。向下方转移可表现为腹股沟淋巴结肿大。

（3）血行转移：肿瘤侵入静脉后沿门静脉转移至肝，也可转移至肺、骨和脑等。结直肠癌致结直肠梗阻和手术时的挤压，易造成血行转移。

（4）种植转移：腹腔内播散，最常见为大网膜的结节和肿瘤周围壁腹膜的散在砂粒状结节，亦可融合成团块，继而全腹腔播散。在卵巢种植生长的继发性肿瘤，称Krukenberg肿瘤。腹腔内种植播散后产生腹腔积液。结直肠癌如出现血性腹腔积液多为腹腔内播散转移。

4. 临床分期 结直肠癌诊断明确后，对肿瘤进行准确分期是制订有效治疗方案、评估病人预后的关键。国际抗癌联盟（UICC）结直肠癌2017年第8版TNM分期法见表43-2。

TNM分期与结直肠癌预后的关系：结直肠癌的TNM分期基本能够客观反映其预后。国外资料显示：Ⅰ期病人的5年生存率为93%，Ⅱ期约为80%，Ⅲ期约为60%，Ⅳ期可根治性切除约为30%，姑息治疗约为8%。中国的地域医疗水平有一定差距，因此预后差别也较大。

（二）临床表现

早期无明显症状，肿瘤生长到一定程度，依其生长部位不同而有不同的临床表现。

1. 右半结肠癌的临床表现 因右半结肠肠腔大，右半结肠癌隆起型多见，其主要表现为：①腹痛：约有70%~80%的病人表现为腹痛，多为隐痛；②贫血：因癌灶的坏死、脱落、慢性失血而引起；③腹部肿块：腹部肿块亦是右半结肠癌的常见症状，腹部肿块同时伴梗阻的病例临床上并不多见。

2. 左半结肠癌的临床表现 因降结肠肠腔小，左半结肠癌浸润型多见，易引起肠腔狭窄梗阻，其主要表现为：①便血、黏液血便：70%以上可出现便血或黏液血便；②腹痛：约60%出现腹痛，腹痛可为隐痛，当出现梗阻表现时，亦可表现为腹部绞痛；③腹部肿块：40%左右的病人可触及左侧腹部肿块。左右半结肠癌的分子生物学差异大，药物敏感性不同，预后也不同。

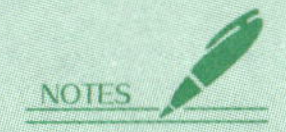

表 43-2 TNM 分期系统具体期别

期别	T	N	M
0	Tis	N_0	M_0
Ⅰ	T_1	N_0	M_0
	T_2	N_0	M_0
ⅡA	T_3	N_0	M_0
ⅡB	T_{4a}	N_0	M_0
ⅡC	T_{4b}	N_0	M_0
ⅢA	$T_{1\sim2}$	N_1/N_{1c}	M_0
	T_1	N_{2a}	M_0
ⅢB	$T_{3\sim4a}$	N_1/N_{1c}	M_0
	$T_{2\sim3}$	N_{2a}	M_0
	$T_{1\sim2}$	N_{2b}	M_0
ⅢC	T_{4a}	N_{2a}	M_0
	$T_{3\sim4a}$	N_{2b}	M_0
	T_{4b}	$N_{1\sim2}$	M_0
ⅣA	任何 T	任何 N	M_{1a}
ⅣB	任何 T	任何 N	M_{1b}
ⅣC	任何 T	任何 N	M_{1c}

注：**原发肿瘤（T）。**

T_x：原发肿瘤无法评价。

T_0：无原发肿瘤证据。

Tis：原位癌：局限于上皮内或侵犯黏膜固有层。

T_1：肿瘤侵犯黏膜下层。

T_2：肿瘤侵犯固有肌层。

T_3：肿瘤穿透固有肌层到达浆膜下层，或侵犯无腹膜覆盖的结直肠旁组织。

T_{4a}：肿瘤穿透腹膜脏层。

T_{4b}：肿瘤直接侵犯或粘连于其他器官或结构。

区域淋巴结（N）。

N_x：区域淋巴结无法评价。

N_0：无区域淋巴结转移。

N_1：有 1~3 枚区域淋巴结转移。

N_{1a}：有 1 枚区域淋巴结转移。

N_{1b}：有 2~3 枚区域淋巴结转移。

N_{1c}：浆膜下、肠系膜、无腹膜覆盖结肠/直肠周围组织内有癌结节（tumor deposit，TD），无区域淋巴结转移。

N_2：有 4 枚以上区域淋巴结转移。

N_{2a}：4~6 枚区域淋巴结转移。

N_{2b}：7 枚及更多区域淋巴结转移。

远处转移（M）。

M_0：无远处转移。

M_1：有远处转移。

M_{1a}：远处转移局限于单个器官（如肝、肺、卵巢、非区域淋巴结），但没有腹膜转移。

M_{1b}：远处转移分布于一个以上的器官。

M_{1c}：腹膜转移有或没有其他器官转移。

3. 直肠癌的临床表现 ①直肠刺激症状：便意频繁，排便习惯改变，便前有肛门下坠感，伴里急后重，排便不尽感，晚期有下腹痛；②肠腔狭窄症状：肿瘤侵犯致肠管狭窄，初时大便变形、变细，严重时出现肠梗阻表现；③肿瘤破溃感染症状：大便表面带血及黏液，甚至脓血便。

肿瘤侵犯前列腺、膀胱时，可出现尿频、尿痛、血尿等表现。侵犯骶前神经可出现骶尾部持续性剧烈疼痛。晚期出现肝转移时可有腹腔积液、肝大、黄疸、贫血、消瘦、水肿等。

（三）诊断

结直肠癌早期症状多不明显，易被忽视。凡 40 岁以上有以下任一表现者应列为高危人群：①一级亲属有结直肠癌史者；②有癌症史或肠道腺瘤或息肉史者；③粪便隐血试验阳性者；④以下五种表现及病史具 2 项以上者：黏液血便、慢性腹泻、慢性便秘、慢性阑尾炎史及精神创伤史。对此组高危人群，行结肠镜检查或 X 线钡剂灌肠或气钡双重对比造影检查，不难明确诊断。对于无上述表现的 50 岁以上人群，亦应该重视结直肠癌筛查。

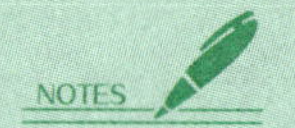

当根据病史提示结直肠癌时，常用方法如下。

1. 粪便隐血试验　作为大规模普查或高危人群结直肠癌的初筛手段。阳性者需作进一步检查。

2. 直肠指诊　是诊断直肠癌最重要的方法。我国直肠癌中约 70% 为低位直肠癌，能在直肠指诊中触及。因此，凡遇病人有便血、排便习惯改变、粪便变形等症状，均应行直肠指诊。

3. 内镜检查　内镜检查时可取组织进行病理检查。一般主张行全结肠镜检查，可避免遗漏同时性多原发癌和其他腺瘤的存在。直肠指诊与全结肠镜检查是结直肠癌最基本的检查手段。

4. 影像学检查

（1）钡剂灌肠：是结肠癌的重要检查方法，用以排除结直肠多发癌和息肉病。

（2）腔内超声：推荐对中低位直肠癌进行腔内超声检查，以检测肿瘤浸润肠壁的深度 T 分期、有无侵犯邻近脏器及周围淋巴结肿大情况。T 分期优于 MRI。

（3）MRI：推荐在中低位直肠癌进行常规 MRI 检查，以评估肿瘤在肠壁内的浸润深度，对中低位直肠癌的诊断及术前分期有重要价值。

（4）CT：可以了解结直肠和盆腔内扩散情况，有无侵犯膀胱、子宫及盆壁，是术前常用的检查方法。腹部 CT 扫描可检查有无肝转移癌及腹主动脉旁淋巴结肿大。

（5）腹部超声检查：由于结直肠癌手术时有 10%~15% 同时存在肝转移，所以腹部超声或 CT 检查应列为常规。

（6）PET/CT 检查：针对病程较长、肿瘤固定的病人，为排除远处转移及评价手术价值时，有条件者可进行 PET/CT 检查，以排除远处转移。

5. 肿瘤标志物　目前公认的对结直肠癌诊断和术后监测有意义的肿瘤标志物是癌胚抗原（carcinoembryonic antigen，CEA）和 CA19-9。CEA 及 CA19-9 分别在约 45% 和 30% 的结肠癌病人中升高，因此用于早期诊断意义不大，用于监测术后复发及预后判断更有价值。

6. 其他检查　低位直肠癌伴有腹股沟淋巴结肿大时，应行淋巴结活检。肿瘤位于直肠前壁的女性病人应作阴道检查及双合诊检查。男性病人有泌尿系统症状时应行膀胱镜检查。

（四）外科治疗

原则上是以手术为主的综合治疗。

结肠癌根治性手术的切除范围：应整块切除肿瘤及其远近两端 10cm 以上的肠管，包括切除区域的全部结肠系膜及区域淋巴结。

1. 结直肠癌的内镜治疗　①套圈切除：适用于有蒂、亚蒂或无蒂的早期结直肠癌；②黏膜切除：包括内镜黏膜切除术（endoscopic mucosal resection，EMR）和内镜黏膜下剥离术（endoscopic submucosal dissection，ESD），主要用于切除结肠扁平息肉、T_1 期肿瘤；③经肛门内镜显微手术（transanal endoscopic microsurgery，TEM）：适用于距肛门 16cm 以内的早期直肠癌。

2. 右半结肠癌的手术　右半结肠癌包括盲肠、升结肠、肝曲部癌，都应行右半结肠切除术（right hemicolectomy）。无法切除时可行回-横结肠侧侧吻合，解除梗阻。右半结肠的切除范围包括末端回肠 10~20cm、盲肠、升结肠、横结肠右半部和大网膜（图 43-14）。在根部结扎回结肠动脉、右结肠动脉和中结肠动脉右支。若肿瘤累及肝曲，应该根部结扎中结肠动脉。淋巴结的清扫范围包括结扎血管根部的淋巴结及切除区域系膜的淋巴结。

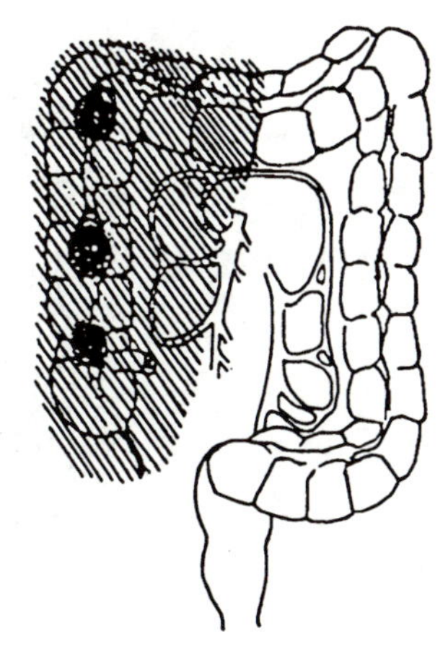

图 43-14　右半结肠切除范围

3. 横结肠癌的手术　由于横结肠右曲、左曲癌在治疗上分别采取右半结肠切除术和左半结肠切除术，所以从治疗角度，横结肠癌主要指横结肠中部癌。手术方式为横结肠切除术（transverse colon resection）。切除范围包括横结肠及其系膜、大网膜，部分非居中的横结肠癌需包括部分升结肠或部分降结肠（图 43-15）。

4. 左半结肠癌的手术　左半结肠癌包括脾曲癌、降结肠癌和乙状结

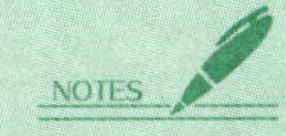

肠癌。其常规手术方式是左半结肠切除术(left hemicolectomy)。部分乙状结肠癌如肿瘤小,位于乙状结肠中部,而且乙状结肠较长,也可行单纯乙状结肠切除术。常规的左半结肠切除术的切除范围应包括横结肠左半、降结肠和乙状结肠及其相应的系膜、左半大网膜(图 43-16)。

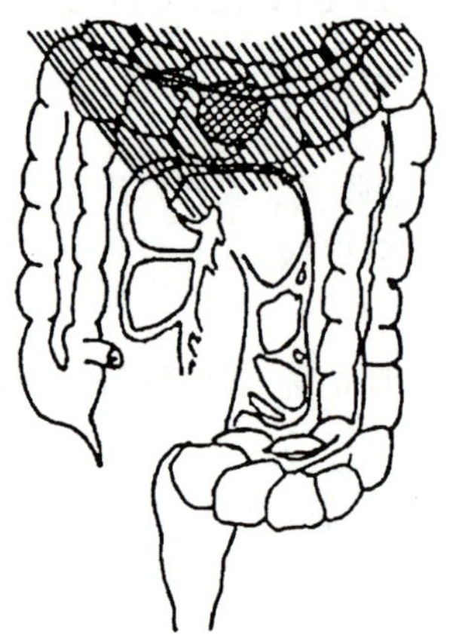

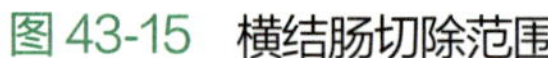
图 43-15 横结肠切除范围

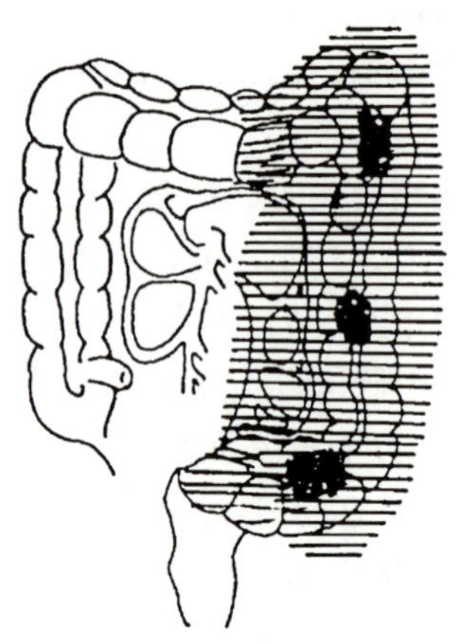

图 43-16 左半结肠切除范围

5. 直肠癌的手术 根治性直肠癌手术的切除范围:整块切除包括肿瘤在内的两端足够肠段(低位直肠癌的下切缘应距肿瘤边缘 2cm)、全部直肠系膜或至少包括肿瘤下缘下 5cm 的直肠系膜、区域淋巴结及受浸润的组织。

中低位直肠癌的手术应遵循全直肠系膜切除术(total mesorectal excision,TME)的原则,其具体要求是:①直视下锐性解剖直肠系膜周围盆筋膜壁层和脏层之间无血管的界面;②切除标本的直肠系膜完整无撕裂,或在肿瘤下缘 5cm 切断直肠系膜。

直肠癌根据其部位、大小、活动度、细胞分化程度以及术前的排便控制能力等有不同的手术方式。

(1)局部切除术:是指完整切除肿瘤及其周围 1cm 的全层肠壁。适用于早期瘤体小、局限于黏膜或黏膜下层、分化程度高的直肠癌。

(2)经腹会阴直肠切除术(abdominoperineal resection,APR):即 Miles 手术,原则上适用于腹膜反折以下的直肠癌。切除范围包括乙状结肠远端、全部直肠、肠系膜下动脉及其区域淋巴结、全直肠系膜、肛提肌、坐骨肛门窝内脂肪、肛管及肛门周围约 5cm 直径的皮肤、皮下组织及全部肛门括约肌(图 43-17),于左下腹行永久性乙状结肠造口。

(3)直肠低位前切除术(low anterior resection,LAR):即 Dixon 手术或称经腹直肠癌切除术,适用于距齿状线 5cm 以上的直肠癌,亦有更近距离的直肠癌行 Dixon 手术的报道(图 43-18)。但原则上

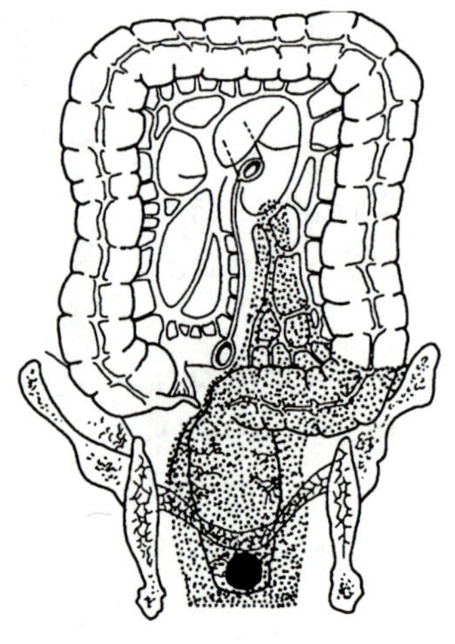

图 43-17 Miles 手术

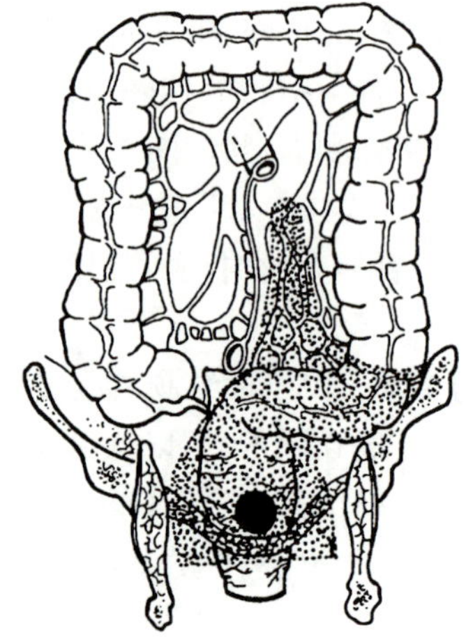

图 43-18 Dixon 手术

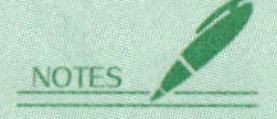

是以根治性切除为前提，要求远端切缘距肿瘤下缘 2cm 以上。由于吻合口位于齿状线附近，在术后的一段时期内病人出现便次增多，排便控制功能较差。推荐低位吻合、超低位吻合后行临时性肠造口术。

（4）经腹直肠癌切除、近端造口、远端封闭手术：即 Hartmann 手术，适用于全身一般情况很差的直肠癌病人（图 43-19）。

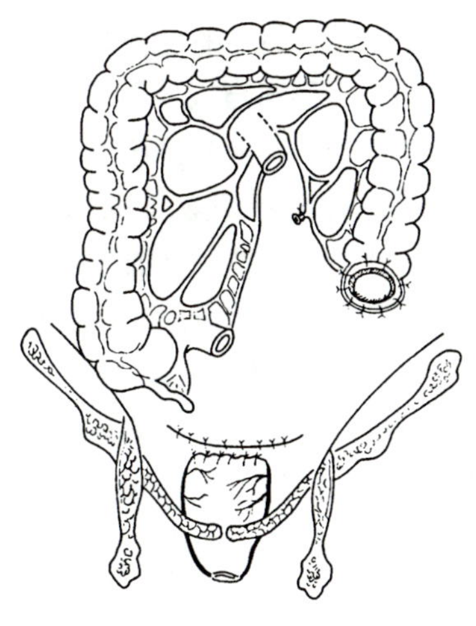
图 43-19　Hartmann 手术

直肠癌根治术有多种手术方式，但经典术式仍然是 Miles 手术和 Dixon 手术。对于超低位直肠癌，在保证根治性切除的情况下，还可行 Parks 手术或括约肌间切除术（inter-sphincteric resection，ISR），其长期生存率和无复发生存率不低于 Miles 手术。直肠癌侵犯子宫时，可一并切除子宫，称为后盆腔脏器清扫；直肠癌侵犯膀胱，行直肠和膀胱（男性）或直肠、子宫和膀胱（女性）切除时，称为全盆腔清扫。

施行直肠癌根治术的同时，要充分考虑病人的生活质量，术中尽量保护排尿功能和性功能。

（5）姑息手术：晚期直肠癌的姑息手术以缓解痛苦和处理并发症为主要目的，应充分评估手术获益和风险。当病人发生排便困难或肠梗阻时，可行乙状结肠双腔造口；肿瘤出血无法控制可行肿瘤姑息性切除。

（五）辅助治疗

1. 化疗　对Ⅲ期及高危Ⅱ期的根治性切除术后病人应采用辅助性化疗。化疗方案有多种，常用的方案为氟尿嘧啶、四氢叶酸联合奥沙利铂（FOLFOX 方案），或奥沙利铂联合口服氟尿嘧啶的前体卡培他滨（CAPEOX 方案）。

2. 放疗　结直肠癌的放疗主要是针对中下段直肠癌而言。直肠癌大多数为腺癌，对放射线敏感度较低。术后放疗仅适用于术前未经放疗，且术后病理提示局部复发风险较高的病人，如环周切缘阳性、盆侧壁淋巴结转移等。

3. 新辅助放化疗　以氟尿嘧啶为基础的化疗，术后再辅以化疗。术前放化疗能使直肠癌缩小和降低分期，从而提高手术切除率及降低局部复发率。最新研究显示，单纯新辅助化疗，也可使肿瘤降低分期，提高手术切除率。

强烈推荐在Ⅲ、Ⅳ期结直肠癌病人中应用辅助化疗、新辅助化疗；而在中低位、中晚期直肠癌建议新辅助放化疗，高危Ⅱ期病人中也可获益，Ⅰ期结直肠癌病人不建议使用辅助化疗和放疗。

4. 其他治疗　包括靶向治疗、生物免疫治疗等。目前常用的靶向药物包括以表皮生长因子受体信号转导通路为靶点和以血管内皮生长因子为靶点的两类药物。如 *k-ras* 基因野生型病人，应用西妥昔单抗可增加化疗效果。最新研究显示，针对错配修复蛋白缺陷（dMMR）或高度微卫星不稳定（MSI-H）的结直肠癌病人，靶向 PD-1、PD-L1 的免疫治疗在新辅助治疗中有很好的近期疗效，在这类晚期病人的治疗中也有很好的疗效。

第六节　溃疡性结肠炎的外科治疗

溃疡性结肠炎（ulcerative colitis）是发生在结直肠的一种弥漫性、炎症性病变。临床上以血性腹泻为最常见的早期症状，多为脓血便，腹痛表现为轻到中度的痉挛性疼痛，少数病人因直肠受累而引起里急后重。

（一）适应证

溃疡性结肠炎的外科指征包括中毒性巨结肠、穿孔、出血、难以忍受的结肠外症状（坏疽性脓皮病、结节性红斑、肝功能损害、眼的并发症和关节炎）及癌变。另外，因结直肠切除是治愈性的治疗，当

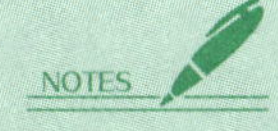

病人出现顽固性的症状时也可考虑手术治疗。

（二）手术方式

外科手术主要包括以下 3 种手术方式。

1. 结直肠切除、回肠储袋肛管吻合术（ileal pouch-anal anastomosis，IPAA） 常见的回肠储袋有 J 形、S 形、H 形、W 形（图 43-20）。该术式的优点是：①切除了所有患病的黏膜，理论上彻底消除了病变复发和癌变的危险；②保留对膀胱和生殖器的副交感神经支配，避免了术后排尿和性功能障碍的发生；③避免永久性回肠造口；④保留肛门括约肌环对排便的控制作用。该术式目前已成为治疗绝大多数溃疡性结肠炎病人的标准术式。

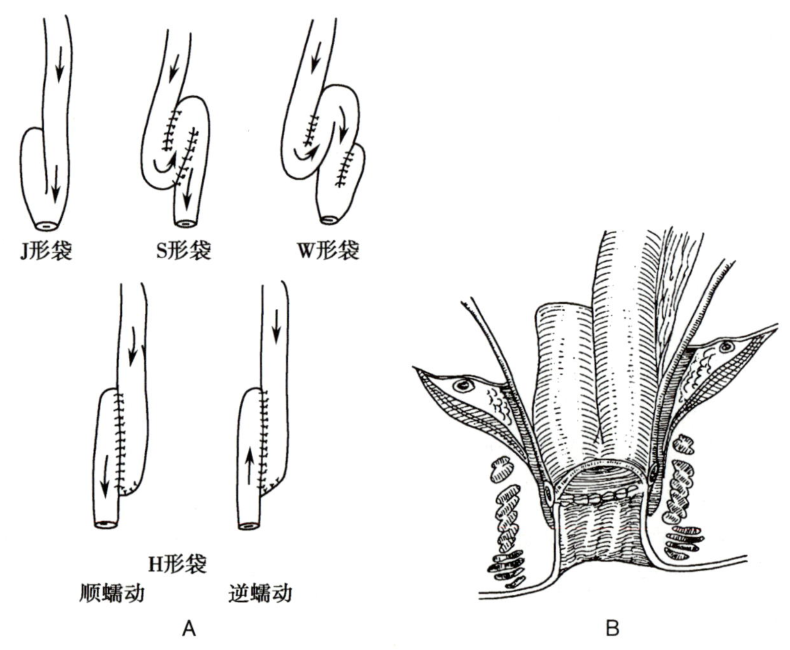

图 43-20 回肠储袋肛管吻合术

A. 各种类型回肠储袋；B. 储袋肛管吻合术。

2. 全结直肠切除、回肠造口术 此手术不但彻底切除了病变可能复发的部位，也解除了癌变的危险，但病人永久性的回肠造口对生活质量有一定的影响。

3. 结肠切除、回直肠吻合术 该手术目的是保留直肠、肛管功能，使病人避免回肠造口。但该手术没有彻底切除疾病复发的部位而存在复发和癌变的危险，已被逐渐摒弃。

第七节 直肠肛管周围脓肿

直肠肛管周围脓肿（perianorectal abscess）是直肠肛管周围软组织或其周围间隙发生的急性化脓性感染，并形成脓肿。脓肿破溃或切开引流后常形成肛瘘。脓肿是直肠肛管周围炎症的急性期表现，而肛瘘则为其慢性期表现。

（一）病因和病理

绝大部分由肛腺感染引起。肛腺开口于肛窦，位于内外括约肌之间。因肛窦开口向上，呈口袋状，存留粪便易引发肛窦炎，感染延及肛腺后导致括约肌间感染（图 43-21）。直肠肛管周围间隙为疏松的脂肪结缔组织，感染极易蔓延、扩散。感染向上可达直肠周围形成高位肌间脓肿或骨盆直肠窝脓肿；向下达肛周皮下，形成肛周脓肿；向外穿过外括约肌，形成坐骨肛门窝脓肿；向后可形成肛管后间隙脓肿或直肠后间隙脓肿。以肛提肌为界将直肠肛管周围脓肿分为肛提肌下部脓肿和肛提肌上部脓

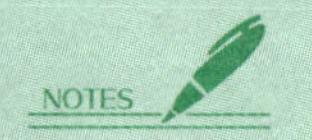

为经括约肌瘘。若瘘管位置较低，自外口向肛门方向可触及条索样瘘管。

确定内口位置对明确肛瘘诊断非常重要。直肠指诊时在内口处有轻度压痛，有时可扪到硬结样内口及条索样瘘管。肛门镜下有时可发现内口，自外口探查肛瘘时有造成假性通道的可能，宜用软质探针。以上方法不能肯定内口时，还可自外口注入亚甲蓝溶液 1~2ml，观察填入肛管及直肠下端的白湿纱布条的染色部位，以判断内口位置；碘油瘘管造影是临床有用的检查方法。MRI 扫描多能清晰显示瘘管位置及与括约肌之间的关系，部分病人可显示内口所在位置。建议肛瘘在术前行 MRI 检查。

对于复杂、多次手术的、病因不明的肛瘘病人，应做钡剂灌肠或结肠镜检查，以排除克罗恩病、溃疡性结肠炎等疾病。

(四) 治疗

肛瘘难以自愈，不治疗会反复发作并形成直肠肛管周围脓肿。原则是将瘘管切开或切除，形成敞开的创面，促进愈合。手术的关键是明确内口的位置及瘘管的走行，尽量减少肛门括约肌损伤，避免瘘复发及防止肛门失禁。

1. 瘘管切开术（fistulotomy） 是将瘘管全部切开开放，靠肉芽组织生长使伤口愈合的方法。适用于低位肛瘘，因瘘管在外括约肌深部以下，切开后只损伤外括约肌皮下部和浅部，一般不会出现严重的术后肛门失禁。

2. 挂线治疗（seton therapy） 是利用橡皮筋或有腐蚀作用的药线机械性压迫的作用，缓慢切开肛瘘的方法(图 43-27)。其最大优点是不会造成严重的肛门失禁。被结扎的肌肉组织发生血运障碍，逐渐坏死、断开，但因为炎症反应引起的纤维化使切断的肌肉与周围组织粘连，肌肉不会收缩过多且逐渐愈合，从而可防止被切断的肛管直肠环回缩引起肛门失禁。术后需每天坐浴及便后坐浴使局部清洁。若结扎组织较多，在 3~5 天后再次扎紧挂线。一般术后 10~14 天被扎组织自行断裂。

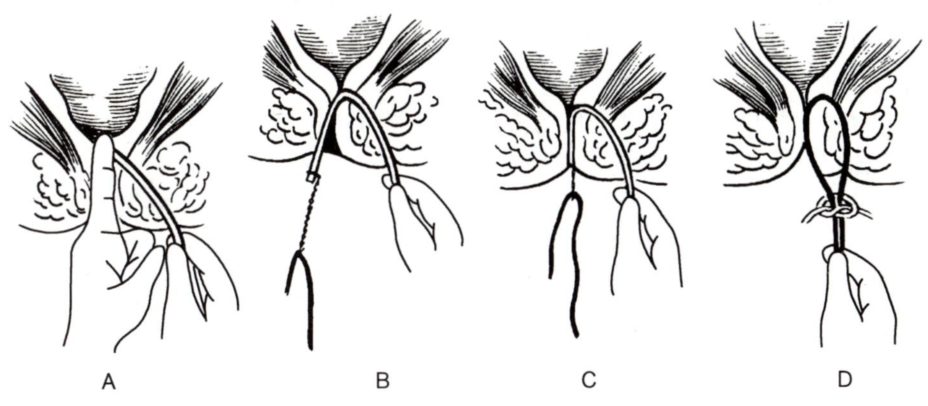

图 43-27 肛瘘挂线治疗

A. 用探针由瘘管外口探入内口，同时手指插入直肠或肛管内；B. 弯曲探针前端，将其拉到肛外；C. 探针前端附一丝线，并接上一橡皮筋；D. 退出探针，把橡皮筋经瘘管拉出，提起拉紧，并以线结扎。

3. 瘘管切除术（fistulectomy） 切开瘘管并将瘘管壁全部切除至健康组织，创面不予缝合；若创面较大，可部分缝合，部分敞开，使创面由底向外生长至愈合。适用于低位单纯性肛瘘。

第十节 肛　　裂

肛裂（anal fissure）是齿状线以下肛管皮肤层裂伤后形成的小溃疡。方向与肛管纵轴平行，呈梭形或椭圆形，常引起肛周剧痛。多见于中青年人，绝大多数肛裂位于肛管的后正中线上，也可在前正中线上，侧方出现肛裂极少。

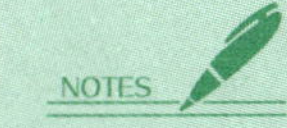

(一) 病因及病理

病因尚不清楚。长期便秘、粪便干结引起的排便时机械性创伤是大多数肛裂形成的直接原因。肛门外括约肌浅部在肛管后方形成的肛尾韧带伸缩性差、坚硬,此区域血供亦差,一旦损伤,愈合较慢;肛管与直肠成角相延续,排便时,肛管后壁承受压力最大,故后正中线处易受损伤。

裂口上端的肛门瓣和肛乳头水肿,形成肥大乳头;下端皮肤因炎症、水肿及静脉、淋巴回流受阻,形成袋状皮垂向下突出于肛门外,称为"前哨痔"(图 43-28)。肛裂、前哨痔、肛乳头肥大常同时存在,称为肛裂"三联征"。

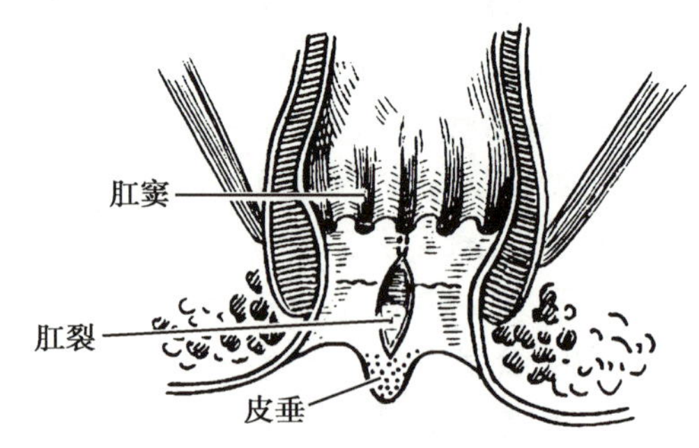

图 43-28 肛裂

(二) 临床表现

病人有典型的临床表现,即疼痛、便秘和出血。疼痛一般较剧烈,有典型的周期性:排便时由于肛裂内神经末梢受刺激,立刻感到肛门烧灼样或刀割样疼痛,称为排便时疼痛;便后数分钟可缓解,称为间歇期;随后因肛门括约肌收缩痉挛,再次出现剧痛,此期可持续半小时到数小时,临床称为括约肌挛缩痛。直至括约肌疲劳、松弛后疼痛缓解,但再次排便时又发生疼痛。以上称为肛裂疼痛周期。因害怕疼痛不愿排便,久而久之引起便秘,粪便更为干硬,便秘又加重肛裂,形成恶性循环。排便时常在粪便表面或便纸上见到少量血迹或滴鲜血。此外,可出现肛门分泌物、肛门瘙痒。

(三) 诊断与鉴别诊断

依据典型的临床病史、肛门检查时发现的肛裂"三联征",不难作出诊断。应注意与其他疾病引起的肛管溃疡相鉴别,如克罗恩病、溃疡性结肠炎、结核、肛周肿瘤、艾滋病、梅毒、软下疳等引起的肛周溃疡相鉴别,可以取活组织做病理检查以明确诊断。

(四) 治疗

急性或初发的肛裂可采用坐浴和润便的方法治疗;慢性肛裂可用坐浴、润便加以扩肛的方法;经久不愈、非手术治疗无效且症状较重者可采用手术治疗。

1. 非手术治疗 原则是解除括约肌痉挛,镇痛,帮助排便,中断恶性循环,促使局部愈合。具体措施如下:①排便后坐浴,保持局部清洁;②口服缓泻剂或液状石蜡,使粪便松软、润滑;增加多纤维食物,保持排便通畅;③扩肛:局部麻醉下扩肛后可解除括约肌痉挛,扩大创面,促进裂口愈合。但此法复发率高,可并发出血、肛周脓肿、大便失禁等。

2. 手术治疗

(1)肛裂切除术:即切除全部增生变硬的裂缘、前哨痔、肛乳头、炎症的隐窝和深部不健康的组织直至暴露肛门括约肌,可同时切断部分外括约肌皮下部或内括约肌,创面敞开引流。缺点为愈合较慢。

(2)肛门内括约肌切断术(internal anal sphincterotomy)(图 43-29):肛门内括约肌为环形的不随意肌,它的痉挛收缩是引起肛裂疼痛的主要原因。该方法治愈率高,但因内括约肌切断术可降低平均肛管最大静息压,所以手术不当可导致肛门失禁。

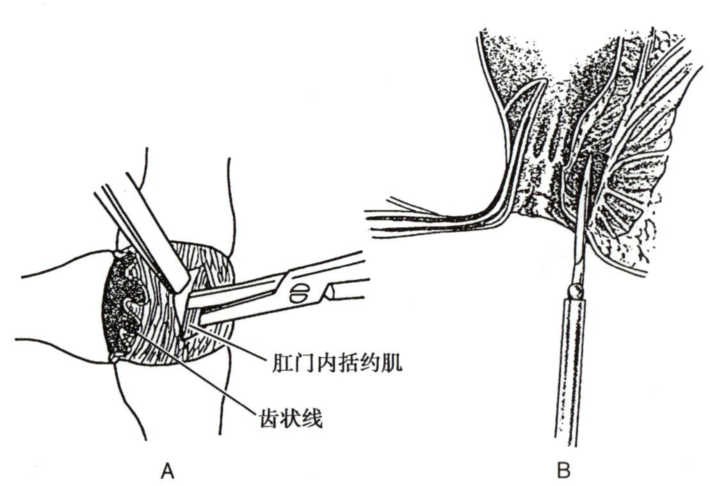

图 43-29 肛裂的手术治疗
A. 开放式肛门内括约肌切断术;B. 肛门内括约肌切断术。

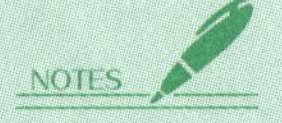

第十一节　痔

痔（hemorrhoid）是最常见的肛肠疾病。肛垫的支持结构、静脉丛及动静脉吻合支发生病理性改变或移位为内痔（internal hemorrhoid）；齿状线远侧皮下静脉丛的病理性扩张或结缔组织增生为外痔（external hemorrhoid）；内痔通过丰富的静脉丛吻合支和相应部位的外痔相互融合为混合痔（mixed hemorrhoid）。

（一）病因

病因尚未完全明确，可能与多种因素有关，目前主要有以下学说。

1. 肛垫下移学说　在肛管的黏膜下有一层环状的由静脉（或称静脉窦）、平滑肌和结缔组织组成的肛管血管垫，简称肛垫。起闭合肛管、节制排便作用。正常情况下，肛垫疏松地附着在肛管肌壁上，排便时主要受到向下的压力被推向下，排便后借其自身的收缩作用，缩回到肛管内。弹性回缩作用减弱后，肛垫则充血、下移并增生形成痔。

2. 静脉曲张学说　认为痔的形成与静脉扩张淤血相关。从解剖学上讲，门静脉系统及其分支直肠静脉都无静脉瓣；直肠上下静脉丛管壁薄、位置浅；末端直肠黏膜下组织松弛，以上因素都容易出现血液淤积和静脉扩张。直肠肛管位于腹腔最下部，可引起直肠静脉回流受阻的因素很多，如长期的坐立、便秘、妊娠、前列腺肥大、盆腔巨大肿瘤等。

另外，长期饮酒和进食大量刺激性食物可使局部充血；肛周感染可引起静脉周围炎，使静脉失去弹性而扩张；营养不良可使局部组织萎缩无力。以上因素都可诱发痔的发生。

（二）分类和病理

根据其所在部位不同分为三类。

1. 内痔　临床上最为多见，位于齿状线上方，好发部位为截石位 3、7、11 点方向。根据痔脱出的程度，将内痔分为四度。Ⅰ度：只在排便时出血，痔不脱出于肛门外；Ⅱ度：排便时痔脱出肛门外，排便后自行还纳；Ⅲ度：痔脱出于肛门外需用手辅助才可还纳；Ⅳ度：痔长期在肛门外，不能还纳或还纳后又立即脱出。

2. 外痔　位于齿状线下方，表面为肛管皮肤所覆盖。分为静脉曲张性外痔、血栓性外痔和结缔组织性外痔（皮赘）。

3. 混合痔　是内痔通过静脉丛和相应部位的外痔静脉丛相互融合而形成，位于齿状线上下，表面为直肠黏膜和肛管皮肤覆盖。内痔发展到Ⅲ度以上时多形成混合痔（图 43-30）。

混合痔逐步发展，周围组织被破坏和发生萎缩，肥大的肛垫逐渐增大、下移、脱出到肛门外。当脱出痔块在肛周呈梅花状时，称为“环形痔”（annulus hemorrhoid）（图 43-31）。脱出痔若被痉挛的括约肌嵌顿，以至发生水肿、淤血甚至坏死，临床上称为嵌顿性痔或绞窄性痔。

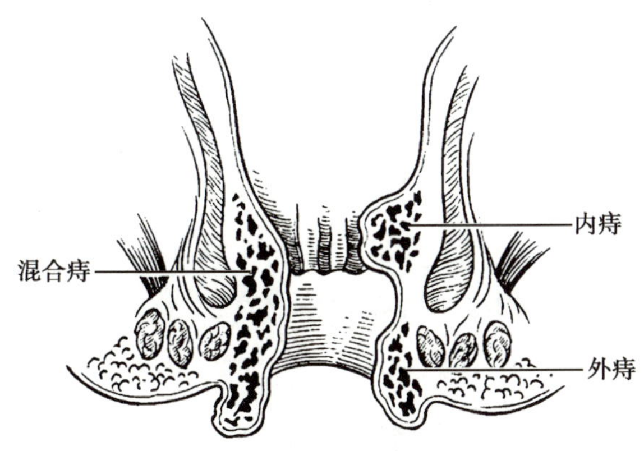

图 43-30　痔的分类

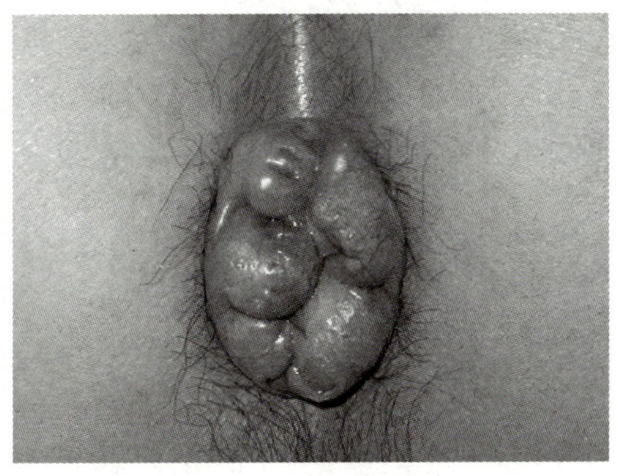

图 43-31　环形痔

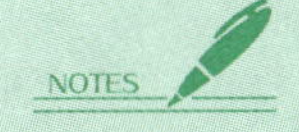

（三）临床表现

1. 便血 无痛性间歇性便后出鲜血是内痔早期的常见症状。常为排便时滴血或便纸上带血，少数呈喷射状出血，可自行停止。长期出血可导致缺铁性贫血。

2. 痔脱出 Ⅱ~Ⅳ度的内痔或混合痔可出现痔脱出。

3. 疼痛与不适 单纯性内痔无疼痛，可有坠胀感。当合并有血栓形成、嵌顿、感染等情况时，才感到疼痛。内痔或混合痔脱出嵌顿和血栓性外痔在发病初期，病人疼痛剧烈，坐立不安，行动不便。

4. 瘙痒 痔脱出时常有黏液分泌物流出，可刺激肛门周围皮肤，引起瘙痒。

（四）诊断

根据肛门直肠检查，不难诊断。但应与下列疾病鉴别。

1. 直肠癌 临床上常将直肠癌误诊为痔而延误治疗，主要原因是未进行直肠指诊和肠镜检查。直肠癌在直肠指诊时可扪到高低不平的硬块；而痔为暗红色圆形柔软的血管团。

2. 直肠息肉 低位带蒂息肉脱出肛门外易误诊为痔脱出。但息肉为圆形、实质性、有蒂、可活动，多见于儿童。

3. 直肠脱垂 易误诊为环形痔，但直肠脱垂黏膜皱襞多呈同心圆排列，伴有肛门括约肌松弛；而环形痔的黏膜呈梅花瓣状，肛门括约肌不松弛。

（五）治疗

原则：①无症状的痔无须治疗；②有症状的痔重在减轻或消除症状，而非根治；③以非手术治疗为主。

1. 一般治疗 在痔的初期和无症状的痔，只需增加纤维性食物，改变不良的排便习惯，保持排便通畅，防治便秘和腹泻。温水坐浴可改善局部血液循环。血栓性外痔有时经局部热敷、外敷消肿镇痛药物后，疼痛可缓解而无须手术。嵌顿痔初期也可采用一般治疗，用手轻轻将脱出的痔块推回肛门内，阻止其再脱出。

2. 注射治疗 治疗Ⅰ、Ⅱ度出血性内痔的效果较好。注射硬化剂的作用是使痔和痔周围产生无菌性炎症反应，黏膜下组织纤维化，使肛垫回缩固定于肛门内括约肌上（图 43-32）。

3. 胶圈套扎治疗 可用于治疗Ⅰ~Ⅲ度内痔。原理是将特制的胶圈套入到内痔的根部，利用胶圈的弹性阻断痔的血运，使痔缺血、坏死，发生无菌性炎症，从而使肛垫固定。目前常用胶圈套扎器，亦可用两把血管钳替代（图 43-33）。术后注意痔块脱落时有出血的可能。

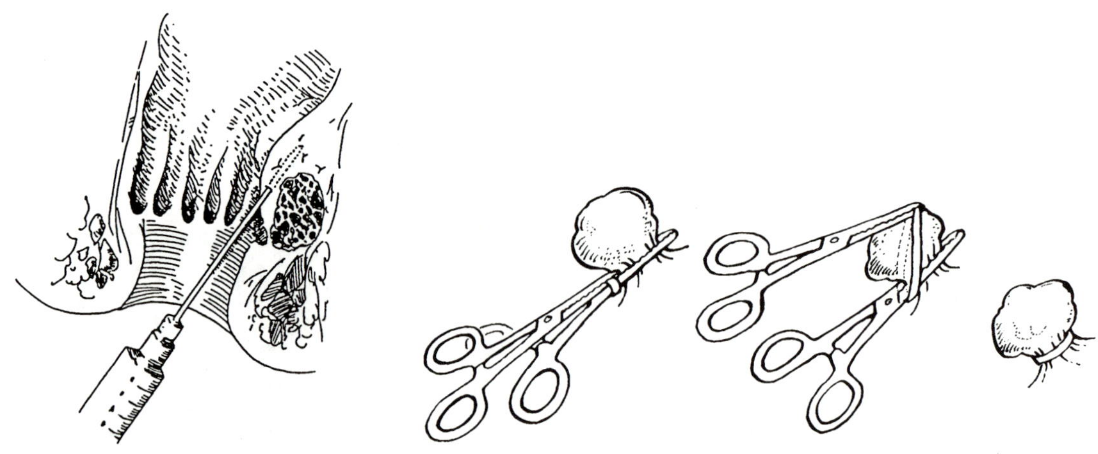

图 43-32 内痔注射法　　图 43-33 内痔胶圈套扎术

4. 手术治疗

（1）痔切除术：主要用于Ⅱ~Ⅳ度内痔和混合痔的治疗。骶管阻滞或局部麻醉后，扩肛，在痔块基底部两侧皮肤上作 V 形切口，分离痔块。用止血钳于底部钳夹，贯穿缝扎后，切除痔核。齿状线以上

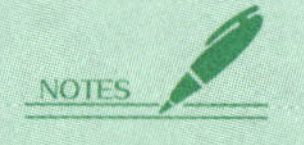

黏膜用可吸收线予以缝合；齿状线以下的皮肤切口不予缝合（图 43-34）。嵌顿痔也可用同样方法行急诊切除。

（2）痔上黏膜环形钉合术（procedure for prolapse and hemorrhoid，PPH）：主要适用于Ⅲ、Ⅳ度内痔、非手术治疗失败的Ⅱ度内痔和环形痔，直肠黏膜脱垂也可采用。其方法是用痔吻合器环形切除齿状线上 2cm 以上的直肠黏膜 2~4cm，使下移的肛垫上移固定（图 43-35）。与传统手术比较具有疼痛轻微、手术时间短、病人恢复快等优点。

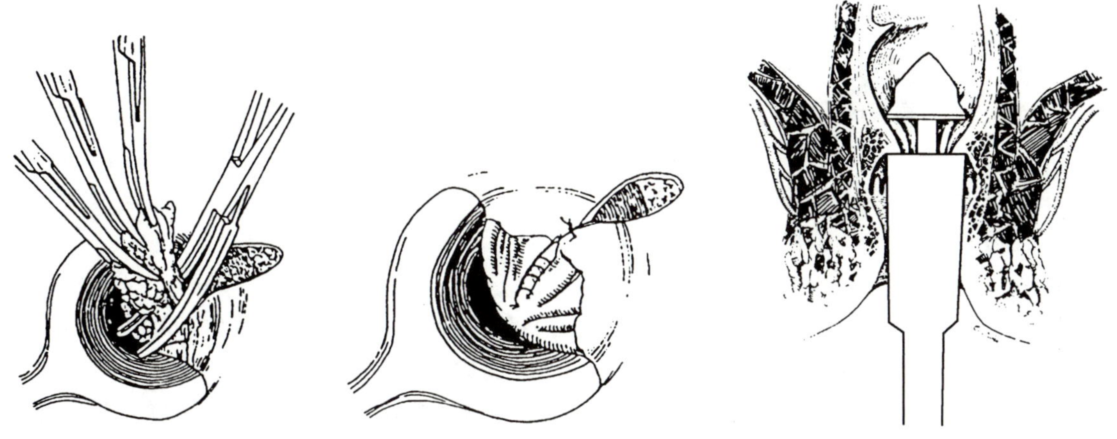

图 43-34 痔单纯切除术

图 43-35 痔上黏膜环形钉合术（PPH）

（3）血栓外痔剥离术：用于治疗血栓性外痔。在局部麻醉下将痔表面的皮肤行梭形切开，摘除血栓，不缝合创面。

第十二节 肛管及肛周恶性肿瘤

肛管恶性肿瘤是指发生在齿状线上方 1.5cm 处至肛缘的恶性肿瘤，主要有鳞状细胞癌、基底细胞癌、肛门移行上皮癌和恶性黑色素瘤。肛周恶性肿瘤是指发生在肛缘外，以肛门为中心，直径约为 6cm 圆形区内的恶性肿瘤，主要包括鳞状细胞癌、Bowen 病、Paget 病和基底细胞癌。肛管及肛周恶性肿瘤以鳞状细胞癌最为常见，约占 85%，一般所指肛管癌即为鳞状细胞癌。

（一）鳞状细胞癌（squamous cell carcinoma）

最常见。主要位于肛管下半部及肛门周围皮肤。肿瘤边缘隆起、溃疡状，有些呈斑块状或结节状，少数呈菜花状。症状有便血、肛门疼痛、里急后重、肛周肿胀感、排便习惯改变等，有时以在腹股沟处触及肿大的淋巴结为首要症状。

治疗方法：肛管鳞状细胞癌的放化疗为首选方案，Miles 手术作为放化疗失效（肿瘤残留或复发）的一种补救性手术。目前认为肛管鳞癌放化疗可达到与 Miles 手术相同的治疗效果。肛管腺癌的治疗与低位直肠癌的治疗原则相同。

（二）基底细胞癌（basal cell carcinoma）

发生率仅次于鳞状细胞癌，多发生在肛缘，常见于老年人。肿瘤局部广泛切除可满足治疗上的要求。基底细胞癌对放射治疗敏感。

（三）恶性黑色素瘤（malignant melanoma）

恶性程度高，非常少见，来源于黑色素细胞的恶变。便血是最常见的临床表现。易与血栓性痔相混淆，组织学检查可鉴别。

（四）肛门移行上皮癌（cloacogenic carcinoma）

多在齿状线附近。此区域有柱状上皮、鳞状上皮、移行上皮或三种混合上皮。肛门移行上皮癌即

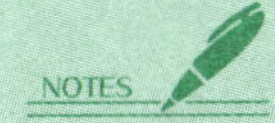

指发生在该处移行上皮的肿瘤。恶性程度高,转移早而快,预后不良。

第十三节 慢性便秘的外科治疗

便秘(constipation)不仅是一种疾病,还是一种临床上最为常见的消化道症状。表现为粪便排出困难,便质干燥、坚硬。慢性便秘(chronic constipation)发病的男女比例约为1∶3,发病率随年龄增长而升高。

(一)病因与分类

原因十分复杂,可以是结肠的传输功能受损(运动失调),也可因肛门括约肌功能失调引起。另外,众多的消化道疾病、药物及神经、内分泌或代谢系统的异常也可引起慢性便秘。慢性便秘总体归纳为慢传输型便秘(slow transit constipation,STC)、出口梗阻型便秘(outlet obstruction constipation,OOC)和混合型便秘(mixed constipation,MC)。其中,出口梗阻型便秘的原因包括直肠前突、直肠黏膜脱垂、耻骨直肠肌综合征、盆底肌痉挛综合征等。

(二)诊断

1. 慢传输型便秘 即肠道运输能力减弱引起的便秘。行结肠传输时间测定时可发现全结肠传输慢或乙状结肠、直肠传输延迟。

2. 直肠前突 多见于女性,因直肠阴道隔薄弱,长期在排便时粪便的压迫下向阴道突出,引起便秘。直肠指诊可触及直肠前壁有明显薄弱松弛区域,排粪造影可直接显示直肠前突的宽度和深度。

3. 直肠黏膜脱垂 因直肠黏膜松弛、脱垂,排便时形成套叠,堵塞肛管上口,引起排便困难。直肠指诊可发现直肠下端黏膜松弛或肠腔内黏膜堆积。排粪造影可见到在直肠侧位片上用力排便时的漏斗状影像。

4. 耻骨直肠肌综合征 耻骨直肠肌痉挛性肥厚致使出口处梗阻,引起便秘。直肠指诊时可感到肛管紧张度增加;肛管测压时可见到静息压及收缩压均增高;肛门肌电图检查发现耻骨直肠肌、外括约肌反常电活动。

5. 盆底肌痉挛综合征 正常排便时,耻骨直肠肌和肛门外括约肌松弛,使肛管直肠角变大,肛管松弛,便于粪便排出。若排便时以上两肌不能松弛,甚至收缩,则会阻塞肠道出口,引起排便困难。直肠指诊可触及肥厚的呈痉挛状的内括约肌。直肠测压时发现肛管静息压升高。排粪造影时发现肛门直肠角在用力排便时不变大甚至变小。

(三)治疗

1. 非手术治疗 先行非手术治疗,如多食纤维素性食物,养成定时排便习惯等;必要时可辅用泻剂、栓剂或灌肠。生物反馈治疗对各型便秘均有一定的效果。慢性便秘病人常伴有精神焦虑,偶见心理障碍,治疗过程中应该进行心理建设,适当给予抗焦虑药物。经非手术治疗无效时,可考虑手术治疗。

2. 手术治疗 出口梗阻型便秘需依据出口梗阻的原因作出相应处理,慢传输型便秘则需切除无传输力的结肠。有时两种病因同时存在,即混合型便秘,应慎重选择手术治疗方案。

(1)结肠切除术:用于结肠慢传输型便秘的治疗,主要有以下两种。①全结肠切除、回肠直肠吻合术;②结肠次全切除、盲肠直肠吻合术。手术效果肯定。

(2)直肠前突修补术:用于直肠前突的治疗,手术目的是修补缺损的直肠阴道隔薄弱区。

(3)痔上黏膜环形钉合术:用于直肠黏膜脱垂的治疗。

(4)直肠固定术:主要用于直肠脱垂的治疗。

(5)耻骨直肠肌切断或部分切除术:用于耻骨直肠肌综合征的治疗。

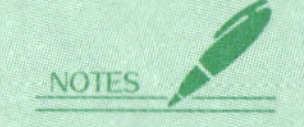

(兰 平)